药明康德经典译丛

药物代谢动力学技术在药物设计和开发中的应用

ADME-Enabling Technologies in Drug Design and Development

〔美〕DongLu Zhang and Sekhar Surapaneni 编

上海药明康德新药开发有限公司 译

科学出版社
北京

图字：01-2018-6962

内 容 简 介

本书是药明康德经典译丛系列之一，全书共分为四大部分三十四章。第一部分介绍 ADME 的相关原理和该研究领域内较为前沿的话题；第二部分阐述了 ADME 的研究体系及方法；第三部分对目前常用的分析方法如液相色谱串联质谱技术（LC-MS/MS）、加速器质谱法（AMS）和放射性分析等进行深入探讨；第四部分介绍了目前 ADME 研究中不断发展的一些新技术。

本书对药物代谢动力学性质的评价及优化具有很好的指导作用，可供制药企业、医药研发服务机构中的药物代谢动力学技术人员，国内高校和研究机构的科研及教职员工及新药评审机构的相关专业人员参考使用。

图书在版编目（CIP）数据

药物代谢动力学技术在药物设计和开发中的应用 / （美）雷蒙德常（Donglu Zhang）等著；上海药明康德新药开发有限公司译. —北京：科学出版社，2020.1
（药明康德经典译丛）
书名原文：Adme-enabling Technologies in Drug Design and Development
ISBN 978-7-03-062892-3

Ⅰ. ①药… Ⅱ. ①雷… ②上… Ⅲ. ①药物代谢动力学—研究 Ⅳ. ①R969.1

中国版本图书馆 CIP 数据核字（2019）第 246291 号

责任编辑：谭宏宇 / 责任校对：郑金红
责任印制：黄晓鸣 / 封面设计：殷 靓

科学出版社 出版
北京东黄城根北街 16 号
邮政编码：100717
http://www.sciencep.com
南京展望文化发展有限公司排版
广东虎彩云印刷有限公司印刷
科学出版社发行 各地新华书店经销

*

2020 年 1 月第 一 版 开本：787×1092 1/16
2023 年 1 月第八次印刷 印张：37 3/4
字数：822 000
定价：260.00 元
（如有印装质量问题，我社负责调换）

译者的话

进入新世纪以来,随着药物研发的日新月异及人类健康水平的不断提高,对药物的药物代谢动力学(简称药代动力学)性质的要求越来越高:判断一个药物的应用前景特别是市场前景,不单纯是疗效强、毒副作用小,更要具备良好的成药性。优化药代动力学性质,是药物设计的重要内容之一。一般来说,对药代动力学性质的优化,涉及优化药物的吸收,分布,代谢,排泄,有可能以较小的成本,获得合适的临床剂量及给药间隔,平衡的药物处置途径,较低的药物-药物相互作用风险。

由张东鲁博士主编的《药物代谢动力学技术在药物设计和开发中的应用》一书是近年出版的药代动力学领域的名著之一,不仅值得药物代谢科学家深入学习,而且对药理学、药物化学、药剂学、毒理学和生物分析学等领域的科学家们也有很好的参考价值。将本书翻译成中文,将对国内创新药物研发人才的培养具有重要的意义。

《药物代谢动力学技术在药物设计和开发中的应用》一书共分为四个部分,三十四个章节。第一部分综述了ADME(吸收、分布、代谢和排泄)的相关概念和一些前沿的话题,包括药物发现和开发过程中的ADME和转运体研究,具有活性或毒性的代谢物建模与仿真,以及生物药和个体化药物的研发。第二部分介绍了ADME的体系和研究方法,包括ADME筛选技术,渗透性和转运体实验,特殊屏障的分布实验如血脑屏障(BBB)或胎盘屏障,细胞色素P450酶的抑制、诱导和酶表型鉴定,用于代谢和转运体研究的动物模型,以及胆汁采集。第三部分对分析技术进行了探讨,包括用于定量和代谢物鉴定与表征的液相色谱串联质谱技术(LC-MS),加速器质谱法(AMS)和放射性分析,磁共振(NMR),超临界流体色谱法(SFC)和其他的分离技术,质谱成像,定量全身放射自显影(QWBA)组织分布技术。第四部分介绍了ADME研究中的一些不断发展的新技术,如干细胞、转基因动物模型和siRNA等。这一部分还包括了一些其他的技术,如目标成像技术、放射性同位素标记、剂型开发,以及心血管毒性风险的评估。

2001年以来,药明康德集团为不断提升科研团队药物研发水平而持续追踪全球最新研究成果,同时也努力将国际先进知识和经验介绍给国内同行,以共同提升中国药物研发的整体水平。至今已先后与华东理工大学出版社合作完成了具有很高学术水平的《有机化合物的波谱解析》《新药合成艺术》的翻译和出版,与科学出版社合作完成了《有机合成——切断法》《有机人名反应——机理及应用》《波谱数据表——有机化合物的结构解析》《基于结构的药物及其生物活性分子设计:工具和策略》《药物设计:方法、概念和作用模式》的翻译和出版,本书是与科学出版社合作出版的第6本译作。这些译著组成"药明康德经典译丛"系列。药明康德新药开发有限公司具有一流科研团队,其优秀的专业知识背景为本书的翻译质量提供了保证,相信本书的出版能为国内高校、研究机构及医药研发企业中从事药物研究的专业人士提供重要的参考。

药明康德新药开发有限公司于2000年12月成立,是全球领先的制药、生物技术及医疗器械研发开放式能力和技术平台。药明康德的愿景是"成为全球医药健康产业最高、最宽和最深的能力和技术平台,让天下没有难做的药,难治的病"。药明康德测试事业部作为药明康德主要的事业部之一,在中美两地拥有运营实体。该部门为药物研发及医疗器械提供一体化测试平台。其服务涵盖分析化学、药代动力学、体内药效学、毒理学、生物分析、医疗器械测试及抗体定制和试剂生成等。

本书翻译工作主要由药明康德新药开发有限公司测试事业部下属药性评价部(DMPK)科研团队完成。药性评价部拥有AAALAC认证的实验室,可提供涵盖体外ADME试验及体内药代动力学试验的全套服务。我们能通过早期ADME试验进行高通量药物筛选,进而与药物化学部和生物部合作进行先导化合物优化,并与毒理部门紧密衔接,开发临床前候选药物,为全球客户在世界各地监管机构递交新药临床申报。另外,药性评价部还在临床阶段提供人体物质平衡、代谢产物鉴定及安全性评价。本书的第一部分由顾詹妮博士、郝星洁、崔凤玉、祁慧昕、谭希完成;第二部分由曹丽华博士、刘海娟、陈松、贾美美、刘飞、顾淑梅、张传静、张璇、袁梦奇和严金玉完成;第三部分由余京华博士、文欣欣、王义祥、李欢、高峥贞、安培云、朱春利、胡维民和金天完成;第四部分由蔡婷婷博士、秦袁、杨海芮、丁姗姗、杨光、徐云婷、李瑞兴和陈澄完成。陈根富博士、金晶博士、张玲玲博士、王翔凌博士、王洁博士、谢斯谈博士、姜利芳博士、李陟昱博士、胡立荣博士、马利萍博士、孔繁迪博士、汤城、侯丽娟、朱珍珍、孙建平、熊涛、熊海伟、温源、李姝、李小童、郭莲、邢丽丽、覃耿垚完成了译稿的审校工作。李洪叶、徐晔和胡懿萍负责全书翻译的协调工作。

尽管该书的出版凝聚了众多参与人员的心血,但翻译和审校过程中疏漏之处在所难免,恳请广大读者在使用过程中提出宝贵意见。

陶怡博士

上海药明康德新药开发有限公司　执行主任

沈良博士

上海药明康德新药开发有限公司　执行主任

原著序

　　药物的发现、设计和开发是一项复杂的工程,需要在三个维度进行优化:有效性、安全性、成药性或类药性。一个新分子实体在经历药物研发的各阶段时,上述的任何一方面都有可能成为其失败的原因。在发现阶段的 5 000~10 000 个化合物中,仅有 250 个进入临床前研究,5 个能够进入临床试验阶段,最终只有 1 个能够获得美国食品药品监督管理局(FDA)的批准,预计成本在 13 亿~16 亿美元[1]。提高创新性、降低失败率、减少药物研发成本是制药公司和监管机构共同关注的目标。目前在药物代谢和动力学领域已经取得了一些进展,尤其在吸收、分布、代谢和排泄(ADME)研究方面。例如,一项临床失败率的根源性分析[2]中显示,在 20 世纪 90 年代,由于药物代谢性质或生物利用度的原因导致的临床失败率高达 40%,但在 10 年内已经降低至 10% 以下,这很大程度上归功于药物发现的早期阶段识别并降低了与 ADME/PK 性质有关的风险。这一风险的降低是由于在发现阶段对先导化合物的优化过程中,引入了自动化的高、中通量筛选。虽然这一进步是骄人的,但并不足以扭转成本增加、研发周期长的局面。不过,这却是向着正确的方向迈出的一步。随着制药行业的发展,ADME 研究的重点已经发生了改变,从主要支持向监管机构提交申报材料转向了在药物发现的最早阶段担任重要角色。药物发现阶段有了 ADME 专家的参与,使药物候选化合物更有可能成功地进入研发的下一个阶段,这是因为化合物被设计成药代性质更加理想的分子,比如针对吸收具有良好的水溶性,较高的生物利用度和较为平衡的清除,反之,一些不利的因素则会被排除,如具有较强的首过代谢,以及可能发生严重的药物-药物相互作用。

　　不少文献完善地记录了源自有机化学和药理学的药物代谢动力学、ADME 这类学科的发展史[3-8]。在过去的 50 年中,该学科的飞速发展与日渐精密的分析仪器开发、制药公司的发展有着密切的联系。药物代谢学家运用大量的工具,将外源化合物的研究从定性转为定量、从体内水平转化至分子水平、从简单的表征转变为对 ADME 性质的预测。

　　历史记录了塑造这一领域的众多技术优势,如果一一进行列举,将超出本概述的范围。但是,在学科发展的过程中有三个显著的里程碑值得一提:放射性同位素在代谢和处置研究中的应用;细胞色素 P450 酶——药物代谢酶超家族的发现;质谱法作为一个既可以定性又可以定量的工具所带来的革命性影响。

　　随着 Martin 和 Ruben[9]发现了一个新的碳同位素——^{14}C,依赖于这一强大的分析工具,使得第一个用于研究外源化合物代谢途径和处置的同位素标记实验在大鼠体内顺利开展[10,11]。放射性示踪元素的应用逐渐发展成为阐明生化途径和药物处置研究中必不可少的工具。虽然^{14}C

标记的化合物主要用于应监管机构要求所开展的体内研究,但氚标记新试剂和新技术的发展使得立体选择合成和位点选择合成具有高放射比活性,也让这些标记分子在药物发现的最早期阶段易于使用[12,13]。

细胞色素(CY)P450 酶的发现及其在内源性、外源性物质代谢发挥的作用开启了一个不断发展的科学领域,对药物的开发和医学实践有着巨大影响。该领域的开创性研究被 Estabrook 收录在文献中,他是我们目前理解该 CYP450 酶超家族的主要贡献者[14]。2003 年以来,有关 CYP450 酶的研究数量呈爆炸式增长(根据 2011 年搜索 PubMed 数据库的结果显示,参考文献已经从 2 000 多篇增长到 67 000 以上)。对 CYP450 酶逐渐丰富的认知,影响了早期在药物发现阶段的研究工作,包括代谢稳定性实验、种属比较实验(为毒理研究选择最相关的种属)、鉴定候选药物的主要代谢酶、评估候选药物发生药物代谢多态性或药物-药物相互作用的风险。CYP450 酶的相关研究还影响着药物开发的临床阶段,如开展药物-药物相互作用临床试验的必要性和方案设计,以及监管机构有关药物相互作用的指导原则[15,16]。

没有一种分析技术可以媲美质谱法在药物研发中的强大作用,它对多种学科均有影响,包括化学、生物学和 ADME[17]。最近,一篇关于质谱法及其在药物代谢和药动学的优秀综述刚刚发表[18]。质谱法已经从一个主要用于结构鉴定的工具,转变为制药企业和学术界使用的"常规"但却功能强大的分析技术。质谱技术的选择性、灵敏度和快速性,使得高通量筛选成为可能且在药动学和生物转化实验等多种生物基质存在的情况下成功地进行生物分析。

今天的 ADME 科学家是幸运的,他们可以运用大量的工具进行研究,很多工具也将在本书中详细介绍。这些技术的进步通常也影响着那些促进药物代谢和药动学学科发展的其他相关技术,使得在药物研发的各阶段中有完善的方法来解决问题以及推进候选药物的开发进程。

LISA A. SHIPLEY

参考文献

原著前言

了解和表征新化学实体和药物候选化合物的吸收、代谢、分布和排泄（ADME）性质，是药物设计和开发的一个重要组成部分。ADME 是一个涉及整个药物研发过程的学科，从发现阶段、先导化合物优化，到临床药物候选物的筛选，贯穿了整个药物研发和监管过程。在药物发现和开发过程中 ADME 实验的复杂性要求药物代谢学家了解所有可以应用的技术，以便选择正确的实验方法和技术来及时地解决问题。在过去的十年中，包括质谱和分子生物学工具在内的诸多技术取得了巨大进展，使得这些技术被 ADME 科学家们广泛应用。产生 ADME 数据并对发现和开发团队提供支持是一个把关的过程，而且及时地生成数据并做出正确的决定是至关重要的。鉴于药物发现和开发过程的复杂性，采用正确的技术和工具来产生及时的数据有助于决策制定和监管备案。这就要求科学家们不仅需要了解 ADME 技术的广度和深度，还要了解它们的局限性和缺陷，这样才能在使用这些工具时做出恰当的选择。一本关于完整赋能技术的书籍，不仅对药物代谢学家来说是有用的，而且对学术界和工业界的药理学、药物化学、药剂学、毒理学和生物分析学领域的科学家们也有很好的参考价值。

本书分为四个主要部分。A 部分向读者们综述了 ADME 的相关概念和一些前沿的话题，包括药物发现和开发过程中的 ADME 和转运体研究、具有活性或毒性的代谢物、建模与仿真，以及生物药和个体化药物的研发。B 部分介绍了 ADME 的体系和研究方法，包括 ADME 筛选技术，渗透性和转运体实验，特殊屏障的分布实验如血脑屏障（BBB）或胎盘屏障，细胞色素 P450 酶的抑制、诱导和酶表型鉴定，用于代谢和转运体研究的动物模型，以及胆汁采集。本书中的 C 部分对分析技术进行了探讨，包括用于定量、代谢物鉴定与表征的液相色谱串联质谱技术（LC-MS），加速器质谱法（AMS），放射性分析，磁共振（NMR），超临界流体色谱法（SFC）和其他的分离技术，质谱成像，定量全身放射自显影（QWBA）组织分布技术。D 部分介绍了 ADME 研究中的一些新的和不断发展的技术，如干细胞、转基因动物模型和 siRNA 等。这一部分还包括了一些其他的技术，如目标成像技术、放射性同位素标记、剂型开发，以及心血管毒性风险的评估。

感谢我们的同事对本书做出的贡献，他们是书中相关技术的专家和主要从事者。

我们希望这本书有助于快速地为所有药物研发人员以及 ADME 学科的新入行者提供参考。

张东鲁

SEKHAR SURAPANENI

目 录

B 部分　ADME 体系和研究方法

C 部分 分 析 技 术

D 部分　相关新技术进展

A 部分
吸收、分布、代谢、排泄、概述及前沿论题

1

监管条件下的药物处置研究及包含代谢产物安全性评价(MIST)的新药注册申报(NDA)

Sekhar Surapaneni

1.1 引言

药物代谢动力学(DMPK)是药物发现和开发过程中重要而不可缺少的组成部分。在药物发现阶段,先导化合物优化和候选药物确定过程中,代谢研究用于筛选大量具有潜在不利因素的化合物,其重点在于高效、及时地获得与化合物吸收、分布、代谢、排泄(ADME)性质相关的数据。随着分析技术、药物代谢及转运体生物学的发展,药物代谢学家们开发了体内外的工具来对大量的化合物进行高效筛选,并将 ADME 信息用于先导化合物的优化和确定。对药物代谢动力学(PK)性质的早期表征是先导化合物优化和候选药物挑选的基本要素[1,2]。在药物发现的早期阶段,代谢研究通常包括对一系列化合物的评价,以便确定和挑选候选化合物进行进一步开发。这些研究的主要目的是确认化合物是否具有适当的代谢稳定性,是否对细胞色素 P450 酶(CYP)有诱导或抑制作用因而具有较低的潜在药物-药物相互作用风险,是否不被多态性酶(如 CYP2D6)代谢或只被单一种类的酶代谢。此外,对代谢产物进行表征,以评估是否产生安全性相关的反应性代谢产物。最近的统计研究表明,由于DMPK 在早期优化中发挥的作用,因 PK 相关问题造成的失败率从 20 世纪 90 年代的40%降低到了 21 世纪初的小于 10%[3]。一旦选中化合物进行临床开发,就需要开展详细的 PK/ADME 研究,表征药物的生物利用度、代谢、分布、排泄和清除等性质。这些研究为安全性评估提供信息并为新药注册提供数据。本章主要关注药物开发的不同阶段开展的多种 DMPK研究,并且展示新药注册申报(NDA)时如何体现这些研究。图 1.1 展示了药物开发不同阶段所开展的 DMPK 研究。这张示意图是一般流程图解,而实际开展这些研究的精确时间点不仅取决于药物及其性质,还取决于预期治疗效益和目标人群。监管机构(美国食品药品监督管理局[FDA]、欧洲药监局[EMEA]等)发布了诸多监管指导文件,在体内外代谢研究开展过程中应遵守这些指导原则。此外,DMPK 为安全性研究(毒理学和首次人体试验)和有效性研究(概念验证或关键临床研究)提供生物分析支持。方法开发、验证及样品分析应根据各地监管机构发布的指导原则开展,任何在药物非临床研究质量管理规范(GLP)指导下开展的样品分析都要符合这些指导原则制订的标准。药物开发不同阶段生成的代谢数据需要整合、总结用于监管文件的递交和审批。人用药物注册技术要求国际协调会议(ICH)已对收集所有质量、安全性及有效性信息所用的通用格式(通用技术文件,CTD)以及药品注册的技术要求进行了统一协调。这一举措改革了监管审批程序,统一了电子提交的文件格式。表1.1列出了一项新药申报的CTD中药物代谢研究的贡献。本章将讨论药物开发过程中开展的DMPK研究并引用适用于不同研究的监管指导文件以供参考。目的在于以清晰易懂的方式整合不同研究、不同种属间安全性和有效性相关的信息,帮助监管者评价药物的成分和主要特点。

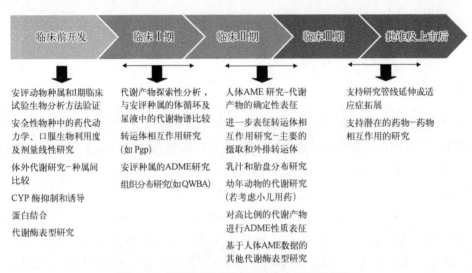

图 1.1 新药开发不同阶段开展的 DMPK 研究。

表 1.1 通用技术文件(CTD)中的 DMPK 内容概述

   2.4 非临床概述
   2.6 非临床书面/列表摘要
      2.6.4 药代动力学书面摘要
         ·小结
         ·分析方法
         ·吸收
         ·分布
         ·代谢(包括种属间比较)
         ·排泄
         ·药代动力学药物相互作用
         ·其他药代动力学研究
      2.6.5 药代动力学列表摘要
      模块4(2.6.4和2.6.5总结的研究报告)
      4.2.2.1 分析方法和验证报告
      4.2.2.2 吸收

1.2 非临床概述

非临床概述介绍了药理学、PK/ADME 及毒理学相关的信息。本章节中的非临床 PK 信息并不会包含每一项研究。这部分的目的在于整合各研究中产生的药物代谢信息,提供涉及安全性和有效性的结论性概要,并联系药理、药代和毒理学实验的结果对药物临床安全使用相关的非临床研究进行讨论。需要特别讨论的内容包括安评种属中的 PK/毒代动力学(TK)数据、体内外代谢特征及任何种属间差异、组织分布性质及与安全性或有效性的相关性。此外,数据的任何矛盾之处和局限性都会被讨论到。

1.3 PK

模块 2 的 2.2 节主要描述非临床 PK 信息。这部分简要地列出了所有的 ADME 研究及分析方法,同时还给出 3 到 4 页的主要研究结果小结。

"方法与分析"部分包含分析生物样品所应用的分析方法小结。生物分析实验室支持了一系列申报类的研究,从早期毒理学研究到临床研究(Ⅰ、Ⅱ、Ⅲ期)再到关于已上市产品的确定性生物等效性和生物利用度研究。PK/TK 数据有助于解释有效性和安全性信息,而PK/TK 数据的质量与生物分析数据的质量及生成这些数据所用的方法直接相关。因此,分析方法的验证和样品的分析应根据 GLP 指导原则来进行[4,5]。尽管生物分析方法通过验证来确保按照预期运行,但实际研究中来自动物或人体的样品成分可能不同,其行为与标准品或质控样品相比可能有所区别。因此,建议分析一部分研究样品来考察重现性。目前的监管预期是许多公司常规进行试验样品再分析(ISR),确保研究样品数据的重现性和质量。监管要求的详细讨论不在本章范围内,但读者可以参考该领域近期的综述[6~8]。毒理研究使用的生物分析方法应描述动物种属、检测限和定量限以及数据的有效性和稳定性。

1.4 吸收

在药物开发早期,通常在啮齿类试验动物(大鼠和小鼠)和非啮齿类试验动物(犬和猴)体内开展药物代谢动力学研究,用于评估药物吸收(吸收程度和吸收速率)、生物利用度

（%F）、剂量线性关系和药物动力学参数（C_{max}、AUC 和 $t_{1/2}$）。通过体内外代谢性研究筛选和人代谢相近的种属用于开展临床前研究，关键需确保毒理研究中至少有一种动物种属能够涵盖人体产生的代谢产物。另外，在安全性评估研究中至关重要的是在剂量爬坡试验中获取足够的系统暴露量。药代动力学研究中出现的任何非线性也应当进行评估以支持安全性研究的剂量选择。吸收和系统暴露评估通常同时在雄性和雌性试验动物中进行，以评估是否有性别差异，并作为毒理学研究剂量选择的考量因素之一。

试验中的给药方式尽量和临床上拟用的给药方式保持一致。虽然大量小分子药物采用口服给药，但同时需开展静脉给药药代动力学研究，以评估药物绝对生物利用度、清除率和表观分布容积；从而更清楚地了解药物的口服动力学特性。药代动力学研究中需要使用已充分研究了稳定性和纯度性质的化合物。药代动力学研究中使用的化合物盐型和晶型需要和安全性评价研究中使用的保持一致。安全性研究中选择的化合物剂量应当覆盖起效剂量的 30～50 倍。所选择的剂量需获得相应系统暴露量来评估剂量线性关系，并支持高剂量下的任何代谢问题的评估。对比研究中各剂量组之间系统暴露量以评估药物的剂量线性关系，同时评估高剂量组的代谢等内容。药代动力学实验中采用毒理学实验的给药体积和制剂，这样产生的药代动力学数据可用于毒理学实验的参考。临床前制剂开发策略和方法详见第 31 章。尽管药物开发指导原则中未要求临床前药代动力学实验必须在 GLP 条件下进行，但这部分研究经常在符合 GLP 精神的条件下开展。生物样品分析需采用可靠和可重复性的方法。药代动力学参数计算中多采用非房室模型，且提供使用如下参数表征药代动力学：C_{max}、T_{max}、AUC、CL、Vss、$t_{1/2}$ 和 %F。在多次给药研究前，精确计算药物半衰期可以评估化合物是否会产生潜在的蓄积问题。

吸收研究在本书 2.6.4 部分有相应总结。该部分描述了试验系统（动物种属、性别、重复动物数量）、给药途径、制剂、分析方法以及数据处理方式。药代动力学总结摘要应描述吸收（吸收速率和程度）、口服吸收生物利用度、动力学线性情况以及性别差异等。

1.5 分布

分布是指药物及其代谢产物在各种细胞和机体组织中进出的过程。化合物需具有透过细胞膜的能力才能进入组织，且主要是通过被动扩散方式进行。然而，有一些特殊的屏障系统可以阻止或者减少药物进入组织，如表达有转运蛋白（如 P-糖蛋白［Pgp］）的血脑屏障系统（BBB），其主要药物在组织中的分布取决于化合物的物理化学性质（log P、pK_a、分子量等等）、蛋白结合、渗透性和转运体活性[9、10]。

1.5.1 血浆蛋白结合

血浆蛋白结合影响药物在机体内的分布速度和范围。一般认为游离的药物与药理活性和毒性息息相关[11、12]。只有游离的而非结合部分的药物才能够分布到组织中。药物可与血浆蛋白白蛋白、α-酸糖蛋白（AGP）和脂蛋白结合。结合和转运外源性和内源性物质是血浆蛋白的重要功能。具有高亲脂性的药物更容易与血浆蛋白结合。本书第 9 和 12 章对蛋白结合的相关技术和问题进行了深入探讨。

如上所述,血浆蛋白结合是药效动力学（PD）/毒理学研究中的重要参数,药物游离部分会影响药物的分布、清除和消除半衰期。因此,对种属间药物蛋白结合程度的了解对解释有效性和安全性具有重要意义。在解释药理学或毒理学研究中实验结果时,需充分考虑不同种属间蛋白结合的差异。此外,需要评估在不同物种间药效研究和安全性研究中的药物浓度范围,以确定药物蛋白结合是否是在线性范围内,还是已经达到饱和状态。这对高药物浓度时蛋白结合饱和状态下药效的解释具有重要意义。此外,疾病、年龄和妊娠都会改变药物的血浆蛋白结合,进而影响游离药物浓度、清除和分布[13]。例如,妊娠期间,机体会高表达AGP,所以应特别注意与此种蛋白高结合的药物[13]。血浆蛋白结合研究一般通过健康动物和人来源的血浆进行体外研究,但有时也会在疾患者群中进行血浆蛋白结合研究,以确保蛋白结合结果在健康和疾病状态下是相似的。

除血浆蛋白结合外,也会评估药物的全血-血浆分配比值。这对于易于分布在血细胞并与细胞内组分结合的药物尤为重要[14]。对于全血/血浆药物浓度比远高于 1 的药物,血浆药代动力学本身并不能够充分显示药物的 PK 性质。因此,早期了解药物的全血血浆分布是非常重要的,这可以尽早确定药代动力学研究中采用相关基质。

血浆蛋白结合和全血-血浆分布研究在 2.6.4 章节"分布"部分有所讲述。该部分对所使用的实验种属、基质、浓度范围和技术方法进行了描述。实验结果应描述不同物种间蛋白结合情况,并特别说明是否有种属间差异。此外,需讨论是否观察蛋白结合的饱和情况,及其对 PK/TK 数据解读的影响。虽然在某些指导中提到了血浆蛋白的结合的研究,但是并没有特定的指导原则供参考。

1.5.2　组织分布

组织分布研究对了解化合物及其代谢产物在组织中的分布和潜在的药物蓄积至关重要。组织分布研究通常是使用临床预期给药途径,以放射性标记化合物（如^{14}C）进行单剂量研究[15]。给药后,根据化合物的药代动力学性质,在某段时间内（1~2 周内）进行目标组织的采集。样品采集后,进行组织匀浆、氧化燃烧组织匀浆液,然后利用液体闪烁计数法测定放射性。这种劳动密集型的传统研究方法受限于实际操作可行性,不能采集所有组织。因此,对药物分布的了解比较有限。而全身放射性自显影技术（QWBA）以其简便和全面研究的特点越来越多地被应用于组织分布的测定[16]。试验动物给予放射性药物后,在特定时间点安乐死试验动物。将尸体冷冻并包埋于特定基质,之后将尸体切成薄片,利用成像技术来测定放射性。这种方法,可以捕捉到所有组织中药物浓度,且这些切片可以长期保存,以便后期在药物开发过程中发现问题时做进一步的研究。全身放射性自显影技术研究只适用于小动物,任何大型动物的研究都不得不采用传统的组织分布研究方法进行;另一个局限性的地方是从这些研究中获得的浓度数据是基于总放射性,而不是基于母体化合物浓度。因此,必须谨慎解释浓度数据,且必须结合其他药代动力学信息做出推论。

组织分布研究的目的是理解药物相关物质(母药和代谢物)的分布情况,确定任何组织中是否有潜在的药物蓄积,了解药物透过机体特定屏障系统的情况(例如,中枢神经系统),以及和黑色素结合并为人体放射性标记药物的吸收、代谢和排泄(AME)研究提供剂量分析及指导。

1.5.3 乳汁和胎盘分布研究

除了药物的常规组织分布研究外,药物在乳汁和胎盘中的分布同样值得评估,以便分别了解药物对于母乳喂养的婴儿和胎儿的潜在暴露及风险。这些研究是在药物开发的后期作为注册申报的一部分进行的,研究动物一般选择与生殖毒性和发育毒性研究一样的种属。针对乳汁和胎盘分布研究,美国食品药品管理局(FDA)和欧洲药品管理局(EMEA,现更名为 EMA)在有关生殖毒性和发育毒性的指导原则中都表示有必要对药物及/或其代谢产物在乳汁和胎盘(胎儿)中的分布进行与评估[17-19]。比如 EMA 在指导原则①("人类生殖和哺乳类药品风险评估指南",2006)中指出,申报材料应该包含排泄入乳汁中的药物活性物质及/或其代谢产物的相关信息。此外,该指导原则中还提到申报材料应包括关于药物及/或其代谢产物在怀孕动物的血浆浓度暴露量的研究。同样,国际药品注册技术要求协调国际会议(ICH)的指导原则(ICH S3A)中也强调了对新生儿或胎儿中药物暴露量研究的重要性,并且指出药物的乳汁分泌研究有助于了解其对新生儿药物暴露量的影响[20]。除了以上提到的研究之外,特殊的分布研究也可能需要考虑,比如药物在精液中的分布。对于一些药物,药物进入雄性受试者体内后在精液中暴露,随后暴露在雌性体内,从而可能对雌性产生潜在影响。对于大部分药物来说,这并不是常规的研究内容,并且对于是否需要进行这样的研究也并没有明确的指导原则。然而,很多药物在一定程度上会分泌进精液,如果同时该药物有生殖发育毒性方面的担忧,那么就应该主动考虑该项研究。在第 17 章中我们会详细讨论乳汁和胎盘分布研究中涉及的化合物性质、研究方法和手段以及体内外模型。

在 CTD 格式的药物申报材料中的 2.6.4 节中的"分布"模块下应对乳汁和胎盘分布的相关信息进行概述,2.6.5 节进行表格化总结,具体内容包括动物种属、品系、分析技术和方法、暴露量或浓度数据、乳汁与血药浓度比及胎盘或胎儿与血药浓度比。这些数据对于婴儿和胎儿的风险评估很有用处。

1.6 代谢

大多数药物在排泄进入尿液和粪便之前都会在体内转化成代谢产物。在药物发现

---

① Guideline on Risk Assessment of Medicinal Products on Human Reproduction and Lactation, 2006

的早期阶段,为了获得理想的药代动力学特性,研发者们会根据化合物的代谢特征对其进行结构优化。当药物通过代谢消除时,药物的代谢速率和代谢途径会对其安全性和药效产生显著影响。因此,在药物开发过程中,为了更好地理解一个化合物的代谢特性,需要对其进行一系列的体外及体内代谢研究,从而解答由药物代谢产生的一些问题,比如与安全性相关的反应性代谢产物、CYP 酶诱导或抑制导致的潜在药物-药物相互作用、基因多态性引起的药动学差异以及潜在影响药代动力学-药效学(PK-PD)的活性代谢产物以及知识产权。体内外代谢研究信息是新药上市申报(NDA/MAA)资料的重要组成部分。

1.6.1 体外代谢研究

体外代谢研究是用来确定药物代谢速率和途径,以帮助了解药物及其代谢产物的潜在安全性和活性。体外代谢研究的目的如下: ① 在不同种属和人中识别和鉴定药物代谢产物,以便于选择最相关的种属做安全性评估; ② 研究潜在的药物-药物相互作用; ③ 确认药物的主要代谢酶以及基因多态性对药代动力学、药效学以及安全性的影响; ④ 识别是否存在需要进一步进行安全性考察的反应性代谢产物或基因毒性警示结构。体外代谢实验中经常使用的肝组织成分包括肝微粒体、S9 以及肝细胞。对于被 CYP 系统代谢的大多数药物,肝微粒体的代谢研究是最佳选择。然而,肝细胞提供补充了其他完整的代谢酶系。无论选择哪种代谢模型,建立合理的质控体系确保实验系统的可行性,即使用已知的活性对照化合物并用灵敏的分析方法检测并表征代谢产物。代谢模型的选择以及每个模型的优劣势会在本书的第九章详细介绍。第 19 和 20 章将对药物代谢研究中应用的质谱分析方法和策略作详细的介绍。

针对药物开发过程中的体外代谢研究和药物-药物相互作用研究,监管部门制定了相关指导原则[21-24]。FDA 和加拿大卫生部的官方文件中提及了各种体外代谢研究模型、探针和对于实验方案的考量(实验浓度及时间的确定)。从这些指导原则中可以看出这些模型首先必须可行,并且可以用于表征不同的新化合物或药物。体外代谢模型的选择依据来源于预实验得出的药物的代谢途径。若药物代谢中有多态酶的参与,可考虑使用重组酶体系进行进一步研究。指导原则中指出体外代谢研究中药物的浓度应与体内的药物浓度接近,这一点当出现代谢饱和时尤为重要。实验浓度不同时化合物的代谢速率和代谢产物的相对量也可能不一样。这些指导原则还强调体外代谢实验结果需要得到体内代谢实验的验证并且不能取代体内代谢实验的结果。体外代谢研究可为体内代谢研究提供参考并需要得到体内实验的验证。

在 CTD 文件中的 2.6.4 节中"代谢"部分应当对药物代谢产物谱、代谢产物的鉴定、种属差异性比较及主要的代谢途径进行介绍,并表格化总结在 2.6.5 节中的"代谢"部分。文件应当总结体外代谢研究的实验条件(实验体系、药物浓度、孵育时间、检测系统等等)、代谢的相对速率、主要的代谢途径、代谢产物鉴定及不同种属差异性比较,尤其是在特定种属中的特异性的代谢途径。与代谢实验研究相关的报告应在模块 4 中的 4.2 节的"代谢"部分列出。

1.6.2　药物–药物相互作用研究

1.6.2.1　CYP 代谢酶抑制

代谢是大多数药物清除的主要途径,CYP 在代谢中起主要作用,约有 75% 的药物被这一家族酶代谢[25]。药物代谢中主要的 CYP 代谢酶有 CYP3A4、CYP2D6、CYP2C9、CYP2C19、CYP1A2、CYP2E1、CYP2B6 和 CYP2A6。抑制这些代谢酶的活性可改变药物的清除和药代动力学特性,从而引发不良反应。这一点考虑对于老年人尤其重要,因为他们常常同时服用多种药物。因此,对于药物–药物相互作用的研究也是评价药物药效和安全性的组成部分。在本书的第 9 章和第 14 章将详细讨论研究药物–药物相互作用的方法、孵育条件、探针底物以及相关液质分析方法。

1.6.2.2　CYP 酶诱导

药物对代谢酶的诱导,是指一个化合物给药后通过增加酶的表达、合成或提高酶的稳定性,使酶的活性增加的过程。大多数的氧化酶和结合酶及药物转运体均可以被不同程度的诱导。但是由于 CYP 酶对药物代谢的重要作用,因此在药物开发过程中关注最多的是 CYP 酶的诱导。调控 CYP 酶诱导的核受体主要有 3 种,分别为孕烷 X 受体(pregnane X receptor, PXR),组成型雄烷受体(constitutive androstane receptor, CAR)和芳香烃受体(aryl hydrocarbon receptor, AhR)[26]。药物与受体结合后,引起一系列分子水平的变化,使 mRNA 表达及酶的合成水平上调。而酶的表达量增加,可以加快其底物药物的代谢清除,使药物的暴露量降低。酶诱导引起的药物暴露量降低,可能会导致药效活性的减弱,反之,与安全性相关的代谢物的生成量增加也可能导致毒性反应。

本章不对诱导机制进行详细讨论。但在本书第 15 章详尽地提供了相关的体内、体外技术,包括它们的优势、策略、建模与模拟,以及风险评估。

各监管机构都发布了相关指导原则,以指导在药物开发过程中评价药物潜在的诱导作用,并希望在新药注册申报(NDA)中包含相关研究结果。很多公司通常在临床Ⅲ期之前开展这一评价,因为在该阶段的临床试验中有较多患者参与,并且可能发生药物–药物相互作用。FDA 指导原则建议在实验中采用一个阳性诱导剂作为对照,以解释在个体肝细胞制备过程出现的差异。作为阳性对照的诱导剂在推荐浓度下应该产生至少 2 倍的诱导作用。同时指导原则也推荐了进行诱导实验时可以采用的底物。对于受试药物的测定浓度,指导原则建议设定 3 个浓度,范围覆盖治疗剂量下观察到的最高血药浓度,到比平均血药浓度高一个数量级的浓度。为了确保诱导可以发生,肝细胞应该被处理 2~3 天。在处理之后,应该采用推荐的探针底物评估 CYP3A、CYP2B6 和 CYP1A2 的酶活。尽管测定酶活性是最可靠的方法,但是其他评价诱导的方法也是被接受的,如酶的免疫定量、mRNA 测定、报告基因检测。但是,在美国药品研究和制造商(Pharmaceutical Reasearch and Manufactures of America,

PhRMA）近期的调研中，推荐酶活性和 mRNA 的测定作为最可靠的方法[27]。如果某个药物导致酶的催化活性或 mRNA 表达变化大于阳性对照的40%，则该药物被认定为诱导剂，应进行进一步的临床评估。

1.6.2.3 转运体的相互作用实验

转运体可能是一些药物的吸收、分布和处置的主要决定因素。表达在关键生理屏障的转运体会限制药物的分布或促进药物的排泄。得益于生物化学和分子生物学技术的最新进展，不仅使我们鉴定了很多转运体，还可以对它们进行克隆，并表征其在组织中的功能与分布。转运体一般被分为溶质载体蛋白（solute carriers，SLC）和 ATP 结合盒转运体（ATP binding cassette，BC）两大类。第3章详细介绍了转运体家族和它们在药物的转运和处置中的角色，以及用于表征、研究转运体在药物吸收与处置中的作用的技术。调控这些转运体的功能可能导致药物-药物相互作用，相关内容在文献中已有大量报道（如他汀类、地高辛、头孢类抗生素）[28,29]。

世界范围内的各监管机构已经认识到基于转运体的药物相互作用问题，并在各自的文件中对此进行了探讨。例如，FDA 在2006年发布的指导原则草案中列出了一些重要的人转运体、已知的底物、抑制剂和诱导剂。指导原则指出，Pgp 是所有转运体中研究最为透彻的，应在药物开发阶段对其进行评价。Pgp 在小肠屏障上的表达限制了药物的吸收。Pgp 在肾脏和肝脏中也有表达，对于药物和代谢物的排泄具有重要作用。Pgp 还会限制药物在中枢神经系统和胎儿的分布，因为其在这些屏障上也有所表达[29]。任何对 Pgp 功能的干扰都会导致系统循环和组织中的药物水平发生改变，危及药物的安全性和有效性。因此，应对一个候选药物是否是 Pgp 的底物和抑制剂进行研究。这类研究可以通过 Caco-2 细胞或过表达 Pgp 的其他工程细胞系来完成。无论采用哪一种测试体系，实验中应包括已知的底物和抑制剂以保证测试体系的适用性。首选双向转运的测定方法，并计算净外排比以解释结果。净外排比值大于2的化合物被认为是 Pgp 底物，应该开展进一步的评估。如果一个化合物的净外排比值小于2，则不是 Pgp 的底物，不需要进行后续的相互作用研究。在评价过程中，需要根据药物在血浆和小肠屏障中的最大浓度以及药物本身的溶解度限制，选择合适的测试浓度范围（如 1 μmol/L、10 μmol/L、100 μmol/L）。

无论候选药物是否为 Pgp 的底物，都应该测定其对 Pgp 的抑制作用。在测定抑制参数（IC50 或 Ki）时，应考虑设定较宽的浓度范围。指导原则草案提供了一系列可应用的探针底物和阳性对照抑制剂。如果受试化合物的 I/IC50>0.1，那么该化合物是 Pgp 的抑制剂，应该以地高辛为探针进行体内的相互作用实验。如果 I/IC50<0.1，则该化合物是弱抑制剂，不需要开展体内的相互作用实验。指导原则中也对 Pgp 的诱导进行了讨论，建议如果某一药物在体内不会诱导 CYP3A，那么不必要进行 Pgp 的体内诱导实验。但是，如果 CYP3A 的体内诱导实验结果为阳性，那么推荐进一步研究药物对 Pgp 探针底物的作用。日本厚生劳动省（Ministry of Health, Labor, and Welfare, MHLW）也发布了类似的指导原则，名为"药物相互作用研究的方法"。该文件在部分章节讨论了指导原则，用于评价转运体在肠道屏障、组织

分布、尿和胆汁排泄中介导的相互作用。

1.6.2.4 代谢酶表型鉴定

多数药物在体内被代谢清除,据报道有 75% 的上市药物主要由 CYP 酶系统进行代谢。尽管很多 CYP 酶具有重叠的底物特异性,但大多数情况下都是单一的亚型对代谢起到主要的贡献。因此,研究的早期目标是确定药物是由一种酶还是多种酶,或不同家族的酶代谢的。理想的情况是多种酶对药物的代谢具有相同的贡献,那么当同时服用特定酶的强抑制剂或诱导剂时,药物的相互作用将被减弱。代谢酶表型鉴定的另一个目的是确定在代谢中是否有多态酶参与。最近的 FDA 指导原则对酶反应表型进行了详细说明,建议如果人体内数据表明 CYP 酶对药物的清除的贡献大于 25%,应该进行 CYP 代谢酶的体外鉴定研究[22]。这一建议包括氧化代谢后再发生转移酶的反应,因为抑制原型药物的氧化代谢可能导致原型药物的浓度增加。该指导原则建议,体外实验中应该考虑药物的临床相关浓度。首先需要进行预试验,以评估代谢物生成和蛋白浓度的线性关系,并优化反应时间。使用稳定、可靠的分析方法监测代谢物的生成,并且分析方法应该有合适的灵敏度以检测测试浓度范围内的抑制百分比。指导原则中介绍了 3 种主要的方法,分别为采用 CYP 同工酶的化学抑制剂或选择性抗体法、重组酶体系、与微粒体库进行相关性分析,且该微粒体库的活性已经采用已知同工酶的选择性探针底物进行表征。第 13 章详细探讨了 CYP 酶和非 CYP 酶介导的药物代谢相关的各方面内容。

在本书 2.6.4 的"代谢"部分概述了有关代谢酶表型鉴定的内容。在概述中介绍了应用的测试体系、孵育条件、分析方法和结果。总而言之,数据应能够反映研究的结果,举例来说,如果药物只被某种特定酶专一代谢,那么当同时服用该酶的强抑制剂时,就会有发生相互作用的可能性。另外非常重要的一点就是,各个文件应保持信息一致性,如书面总结、综述和研究资料等。

1.6.3 体内代谢研究

药物的生物处置研究或 ADME 在药物早期筛选和随后的临床开发中起着关键作用。体内 ADME 研究提供关于药物吸收、药物相关物质在靶组织中的分布、重要的代谢途径以及药物相关物质的排泄等重要信息[30,31]。从这些研究中得到的信息将有助于理解安全性研究结果和药理学研究的药效结果[32]。因此,采用放射性标记示踪的体内代谢研究已成为新药开发申报资料中的重要组成部分。

通常采用放射性标记(^{14}C 或 ^3H)化合物进行体内药物代谢和处置研究,以提供母体化合物、代谢产物及循环代谢产物的代谢速率和程度、排泄途径等定量信息。非临床的 ADME 研究在啮齿动物(大鼠或小鼠)和非啮齿动物(犬或猴)两个种属中进行,种属的选择参考毒理学研究采用的种属。剂量、给药途径和制剂的选择也应参照毒理学研究。这些研究通常采用单剂量给药,样本收集时间可长达一周。但是,如果药物具有较长半衰期,则可能需要延长样本收集时间。研究期间收集血浆、尿液和粪便样品,进行放射性分析和代谢产物鉴定。特殊情况可以收集组织样本,用以说明安全性或药效方面的问题。血浆、尿液和粪便样品的代谢产物鉴定需结合多种检测技术(例如高效液相色谱(HPLC)放射性检测,液相色谱(LC)分离之后的闪烁计数法检测,以及 LC-MS 偶联放射性检测)。有关放射性表征技术和最新进展的详细描述,请参阅第 22 章。感兴趣的还可参阅第 19 章和第 20 章,描述了用于代谢产物鉴定的质谱方法。

　　ADME 研究中尿液和粪便样品中代谢产物鉴定为了解药物代谢的程度及母体药物和代谢产物的排泄途径提供了信息。这将有助于研究者评估重要的代谢途径、器官对于药物消除的重要性、药物吸收的总量以及是否产生有安全性问题或有活性的代谢产物。而采集多时间点的血浆样品进行代谢产物鉴定,将有助于计算各代谢物的血浆暴露量,了解主要循环代谢产物,以及代谢物的半衰期是否在重复给药过程中可能导致蓄积。此外,该研究也可用于将毒理种属和人体产生的代谢产物进行比较。

1.6.3.1　代谢产物的安全性评价(MIST)

　　代谢领域最具争议的指导原则之一是 FDA 在 2005 发表的 MIST[33],该指导原则对何时鉴定和表征代谢物给出了推荐。其借鉴了制药工业界早期发表的文章,其中广泛讨论了代谢物可能引起潜在的不良反应[34]。在经历一系列学术会议、专题讨论会和相关文献的广泛讨论之后,FDA 在 2008 年发布了最终指南[35]。虽然草案和最终指南之间存在一些差异,但最终的指南指出,当人体高比例的代谢产物暴露量达到母体药物 10%以上,则需要对该代谢物进行进一步安全性评估。该指南建议在新药开发早期进行代谢物的表征和鉴定,以期在大规模关键临床研究之前研究具有潜在安全性问题的代谢物(高比例的或人体特殊代谢物)。该指南还指出,在人体中观察到的高比例的代谢物必须在至少一种毒理种属中被观察到。值得注意的是,该指南并没有指明必须是敏感种属而可以只是一个种属。该指南激发了早期新药开发中对人体和毒理种属中代谢物的定性和定量研究,因此可以比较人体和毒理种属代谢谱的异同。这也导致在开展Ⅲ期临床试验之前,须完成放射性同位素标记的研究并得到所有必要的信息。对于在早期开发中何时进行非标记或标记化合物的体内代谢研究以及不同的方法,相关文献报道非常多。在人体中发现高比例的代谢物,而在毒理种属中没有发现,则需要对该代谢物进行进一步研究。FDA 建议进一步研究的内容包括:① 代谢物在人体同等暴露量下的一般毒理学研究;② 被认可的体外基因毒性试验;③ 如药物用于有生育需求的妇女,则需要进行胚胎-胎儿发育研究;④ 代谢物的致癌性研究。由于代谢物问题本身比较复杂,该指导原则也指出具体情况需具体分析。该指南还指出,除乙酰葡萄糖结合产物外,某些结合产物(比如 O-葡萄糖醛酸结合物或硫酸盐结合物)通常不具有药理活性,即使其暴露量大于 10%的临界值,也无须考察其毒性问题。尽管 FDA 的指南认为代谢物暴露量大于母体药物暴露量的 10%被认为是高比例的代谢产物,但 ICH 的指南则认为代谢物大于母体药物及其相关成分的总暴露量 10%才认为是主要代谢产物[36]。这对于在体内被广泛代谢的药物将产生很大的影响,如果基于母体药物及其相关成分的总暴露量而不仅仅是母体的话,可以减少很多代谢物的监测工作。正是出于这些原因,FDA 的指导原则还提供了案例研究,并强调问题的复杂性,也强调考虑安全性实验中的代谢情况需要具体问题具体分析。

1.7　排泄

如前所述,ADME 研究提供了有关药物代谢和排泄的重要信息。研究的目标不仅是了解药物的代谢,而且要了解母体药物和代谢物如何被消除。这些研究获得的信息将有助于评估肾脏或肝脏是否是为药物消除的重要器官,以及肝脏或肾脏损伤人群服用该药物是否存在安全性问题。此外,排泄结果也有助于了解药物转运体参与的作用。例如,如果母体药物或代谢物的肾脏排泄速率大于肾小球滤过,那么可能存在主动分泌排泄,需要进一步评估潜在的问题。在药物开发早期的非临床研究中,会采用正常和胆管插管的啮齿类和非啮齿类动物进行排泄研究来了解药物和代谢物的排泄。这有助于了解代谢途径和排泄速率。有关在动物和人体中收集胆汁的详细讨论,请参阅第 18 章。第 16 章也讨论了用于药物代谢和转运体研究的各种动物模型。

关于排泄的信息包含在 CTD"排泄"章节 2.6.4 模块中,数据总结表格包含在 2.6.5 模块中。在书面总结中应讨论化合物是以母体还是代谢物形式排泄,肝脏和肾脏对排泄的相对贡献,以及母体和代谢物的排泄特征是否存在种属差异。

1.8　代谢信息对药品说明书的影响

正如前面所述,药物代谢和处置数据用来全面了解药物代谢途径、药物清除、药物-药物相互作用及在疾病或特殊人群中药物暴露量的变化。上述研究结果应整合并包含在 NDA 申请资料中。数据的整合不仅有助于评审者审评药物,而且在处方药说明书中汇总了药物的关键信息,为开具处方和患者使用带来了便利。FDA 还建议,当这些信息可能影响药物的安全和有效使用,药物代谢信息建议进行剂量调整、禁忌使用或警告时,这些信息需包含在药品说明书中适当的部分,如在黑框警告、用法用量、禁忌证或药物相互作用等内容中。药物代谢信息一般包含在药品说明书"临床药理"部分下的药代动力学、吸收、分布、代谢和排泄子章节中。这些信息简洁明了,给开具处方者提供了重要信息,当患者同时服用有相互作用的药物时可进行剂量调整或避免开具该药物。

1.9　总结

药物代谢在药物研发到批准的过程中发挥着核心作用。早期先导化合物优化和候选化合物选择时会进行大量的研究。随着分析技术和体内外代谢工具的进步,采用快速筛选方法可加速药物发现速度。然而,一旦某个化合物被提名进一步开发,需要根据候选产品开发进度及时并分阶段进行详细的药物代谢研究。最重要的是,药物代谢科学家需要关注有关研究的监管指南和期望,这样才能选择最佳的研究方法来得到数据。

(DMPK 项目负责人团队译;沈良审校)

参考文献

2

探寻 ADME 最佳性质用于临床候选药物和新药临床研究申请(IND)数据包

Rajinder Bhardwaj and Gamini Chandrasena

2.1 简介

  潜在候选药物的临床成功取决于其在药效、安全性和药代动力学(PK)性质之间综合均衡后而获得的"最佳"类药性质(Sugiyama,2005;Segall et al.,2006)。为了成功和高效地获得"均衡"的药物性质,在药物发现的探索阶段,必须深入了解及考量药物治疗靶点和适应证的理想特征。尽管效价强度是潜在候选药物的一项重要指标,但 PK 性质总是在临床治疗中影响成功药物的有效性。在临床人体给药前,关于新化学实体(NCE)的一系列临床前研究必须在药物发现和开发阶段进行,化合物表征涵括效价强度、选择性、PK 和安全性的合理组合(Kennedy,1997)。药物发现过程包含由特定疾病或生物学领域决定的各种药理学机制、功能或药效研究,以提供最有效的治疗效果(DiMasi,1994;Kennedy,1997)。虽然 NCE 与治疗靶点的"最佳"结合性质是非常关键的,但是更重要的是 NCE 以所需浓度到达靶点来参与和调节靶标从而有效地改变或缓解疾病状态。因此,PK 和药效(PD)之间的相互关系对于药物有效治疗是至关重要的(Gabrielsson et al.,2009)。化合物的 PK 表征通过确定其吸收、分布、代谢和排泄(ADME)性质来定义。现在人们认识到不可接受的物理化学、ADME 和毒性性质可能导致候选药物无法进入 NCE 阶段。因此,人们普遍认为候选药物的早期 ADME 研究是决定 NCE 在药物开发中能否取得成功的关键因素之一(DiMasi,1994,2001;Kennedy,1997)。表 2.1 总结了从化学家合成的化合物到成为治疗药物的经典研发途径。

表 2.1 药物临床前和临床开发的典型计划:各个阶段和测试方案(修改自 Kramer 等人,2007)

药物发现和开发	阶 段	测 试 方 案
临床前 IND 申报	靶标识别	靶标识别和验证、体外药效实验、理化性质测定
	先导化合物优化	体内药效实验(临床前药效机理验证)、体外 ADME 实验以及初步的 PK 和毒理学研究

药物发现和开发	阶 段	测 试 方 案
临床	临床前开发	PK/PD 建模、盐形选择、晶形评估;GLP 毒理学研究: 遗传毒理,安全药理,含两个动物种属的体内毒理研究
	临床Ⅰ期	正常健康志愿者中的首次人体剂量、安全性和耐受性 研究
	临床Ⅱ期	患者的安全性和耐受性、早期临床疗效验证
	临床Ⅲ期	临床治疗作用确证
	临床Ⅳ期	上市后安全性考察

近年来,与提供数据支持申报的传统临床前操作不同,PK 领域的药物代谢、药物吸收以及生物药剂学等相关领域已经开发并使用了最先进的临床前测试工具来增加 NCE 开发价值且降低临床开发中潜在 NCE 失败的风险(DiMasi,2001;Reichel,2006;Gabrielsson et al.,2009)。自动化技术的进步、仪器小型化、新 ADME 筛选工具及基于机理的高效研究方式的出现,并利用计算机预测工具(Kirchmair et al.,2008;Mayr and Bojanic,2009)和数据汇总挖掘技术使科学家能够有效、迅速地将药物发现先导化合物推向候选药物开发阶段(DiMasi,2001;Reichel,2006)。鉴于具有挑战性的研发时间表及更加激烈的同行竞争,制药工业界已利用新技术采用更加多维度的先导优化方法来解决药物发现和开发中的关键问题,而不是遵循传统按部就班的方法。观察数据表明在过去 10 年中通过药物代谢和药代动力学(DMPK)策略衡量药物性质,降低了药物因 ADME 和 PK 问题导致的其在临床开发阶段的失败率(Kennedy,1997;Frank and Hargreaves,2003)。本章试图提供一般 ADME 和 PK 特征的概述,以及目前可用于将先导化合物推进到临床开发的方法。随后的章节将会针对每种特定 ADME 流程及用于支持上述流程的现有技术进行全面深入的介绍。

2.2 NCE 和临床研究申请(IND)数据包

提交 IND 申请是早期临床前开发计划的第一步,其主要目标是确定:① NCE 是否在人体使用中合理安全;② 是否表现出药理活性,保证进一步的商业开发以获得人体研究的批准。美国《联邦规章典集》第 21 篇 312 部(21 CFR 312)包含了 IND 申报的规章。美国食品药品监督管理局(FDA)药品审评中心 IND 申报网站的页面提供了新药临床申报(IND)数据包有关的申报流程和适用法规要求的相关信息和链接(http://www.fda.gov/Drugs/DevelopmentApprovalProcess/HowDrugsareDevelopedandApproved/ApprovalApplications/InvestigationalNewDrug INDApplication/default.htm)。

一般而言,提交给 FDA 的 IND 数据包应包括如临床前动物种属的一般安全性药理学和毒理学信息、生产工艺以及临床研究方案和研究者信息的关键内容。FDA 审查 IND 申请的主要目的是确保提供的 NCE 的相关数据是充足全面的,确保其有效性和安全性可以在临床各期研究中进一步开发。从 ADME 的角度来看,典型的 IND 数据包应该包含一系列体内外 ADME 实验的信息(图 2.1),这些数据可表明研发化合物在临床阶段推进过程中具有最低的 PK 不利因素和药物-药物相互作用(DDI)风险。体外数据通常包括 NCE 的代谢、渗透性和蛋白/血液分配实验数据;然而,在体内实验中,需涵括生物分析方法研究、啮齿类和非啮齿类种属中的单剂量和多剂量 PK 数据,且含有不同给药途径的 PK 数据(DiMasi, 1994; Zhang et al., 2009)。相关的机制研究,如结合啮齿类动物和/或非啮齿类动物的消除途径、代谢产物分析和组织分布来获得物质平衡研究结果,例如,可结合定量全身放射自显影技术进行相关研究(Luffer-Atlas, 2008; Zhang et al., 2009)。此外,非常重要的一点是需要将相关动物种属的毒代动力学分析结果包括在 IND 数据包中,因为它可以就某一可能在人类研究中会出现的毒性情况定义治疗窗口(Cayen, 1995)。除此以外,代谢产物的结构鉴定及其相关的分布特征将有助于提供必要的支持信息来进一步解释毒理学研究中的相关问题(Cayen, 1995)。一旦提交了 IND 申请,药物研发机构在启动临床试验之前有 30 天的等待时间,允许监管机构有时间审查申请药物的安全性,以确保研究对象的风险最小化。如果提交的数据有问题,FDA 将期望申报方给予相关数据信息的响应;或者在 FDA 要求暂停临床研究,直到 FDA 强制需求的信息获得满意解答。

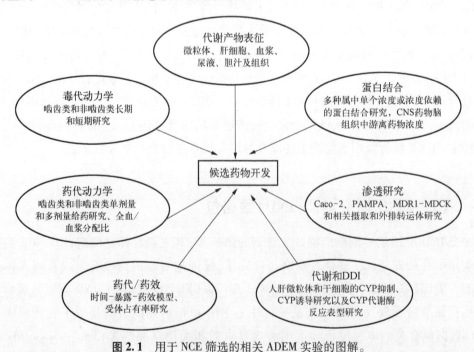

图 2.1　用于 NCE 筛选的相关 ADEM 实验的图解。

2.3　ADME 性质优化

在 NCE 的设计阶段,要优化研发化合物的 ADME 性质,需要做出相当大的努力。研究证明 NCE 的 ADME 特性可以在一定程度上基于物理化学参数进行预测(Lipinski et al., 1997)。因此,理想的理化性质是人们在开发先导候选药物中应该关注的第一要点。Lipinski 定义了化合物综合性质(Lipinski et al., 1997),如理想的分子量(MW)(<450)、亲脂性(log P<5)和总氢键受体和供体(<10),与良好的口服生物利用度相关。在以往十年中,许多其他理化性质如极性表面积(PSA)、自由旋转键、摩尔折射率和重原子数(Bajpai 和 Adkison,2000;Veber et al., 2002)在药物研发早期备受关注,以便于除了寻找在研化合物的"类药"性质外,尽而确认"类先导"的特性。在最近的一项研究中,将 309 种市售药物的物理化学性质与口服给药后的肠吸收率(Fa)、肠道提取率(Fg)和肝脏提取率(Fh)进行了比较(Varma et al., 2010)。该研究表明,较高的分子是(>500)显著影响 Fa,然而,Fg 和 Fh 随着亲脂性的增加而降低。此外,分子中的自由旋转键对首过代谢具有消极影响,表明紧密分子受限于较少的构象,因此对药物代谢酶的结合具有更多限制性(Varma et al., 2010)。简而言之,文献中有大量关于物理化学参数对 ADME 性质影响的信息;然而,重要的是要注意最佳 ADME 性质需要在一些物理化学参数之间细致地"兼顾各种 ADME 性质",这增加了化合物成为潜在药物的可能性。

计算机模拟数据提供并辅助建立定性、半定量或定量结构-活性关系(QSAR)模型(Bidault,2006;Subramanian et al., 2006;Singh et al., 2007a,b)。在苗头化合物到先导化合物优化过程初期,这种机器学习使人们能够提高预测一组分子相互作用的能力,从而引导化合物合成。此外,于化学合成工作之前,计算机模拟预测模型能够在评估分子的 ADME 和物理化学性质方面显现优势,这种虚拟筛选过程显著节约成本和时间。市场上可获得的预测软件包,例如 ClogP 4.0 (BioByte Corp., Claremont, CA)、ADMET Predictor 和 ClassPharmer (Simulations Plus, Lancaster, CA)、ACD/Structure Design Suite (Advanced Chemistry Development Inc., Toronto, ON)、META (Multicase Inc., Cleveland, OH) 和 MetaDrug™(Genego, Saint Joseph, MI)研究了一套从文献和专有来源注释的编程规则,以预测化合物的 ADME 特性和/或其代谢产物(Greene et al., 1999;Testa et al., 2005)。诸如 MetaDrug/ToxHunter™ (Genego)的软件包被设计为利用已知途径将母药和/或预测的代谢物结构与潜在的靶标和/或毒性联系起来。在一个相关的例子中,利用分子描述符,如 PSA、分子大小、灵活性和 QSAR 型模型的氢键结合能力(Tetko and Oprea, 2008),用计算机模拟方法进行的早期苗头化合物筛选已被证明可以合理地预测口服吸收和渗透性。然而,尽管合成、纯化和表征化合物消耗成本和时间,但仅使用虚拟模型的 ADME 优化过程不能替代利用相关体外和体内实验结果来做出选择开发候选化合物的关键决策。

候选化合物应该具备的理想 ADME 性质是:① 良好的口服生物利用度;② 低至中等血液清除率;③ 理想的分布容积(超过血浆容量);④ DDI 风险较低;⑤ 与人类相关代谢方面的低毒性;⑥ 预期的人体半衰期满足与患者依从性一致的给药方案。然而,并不是很多或所有潜在的 NCE 能够具备上述所有所需性质的理想数据包,这表明通常情况下,推进化合物的决定是均衡药效、有效性和 PK 特征方面的风险-效益比。PK 性质优化可以利用体内外 ADME 研究筛选来自化合物库或者根据合理的药物设计一次性合成较少化合物系列。根据可用资源和实验室通量,体外内实验可根据项目决策需求进行分级以解决 ADME 问题和符合定制的项目筛选流程。实验决策树应该在逻辑上做出合理的决策,以缩小从先导化合物选择到先导化合物优化的先导化合物的数量,而不是使用复选框模式。作者在中枢神经系统(CNS)药物的先导化合物优化阶段中使用的典型项目决策树如图 2.2 所示。

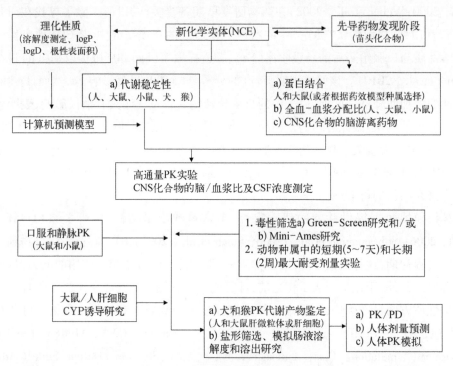

图 2.2 先导化合物筛选到优化过程中使用的典型决策树(确定潜在的候选药物)。

2.3.1 吸收

绝大多数正在开发中的新药都是以开发口服给药为目的的,并期望 NCE 具有良好的口服生物利用度。口服生物利用度可以在动物模型中测定,但这不是在药物发现阶段中筛选大量化合物的最佳方法。许多利用细胞单层或组织片段的体外模型已经被开发,用来辅助肠道膜吸收的评估。制药工业界中最常用的方法是利用细胞系进行细胞培养的方法,如 Caco-2、MDCK II 或 LLC-PK 等细胞系(Artursson,1991;Artursson and Karlsson,1991;Rubas et al.,1996)。在没有任何潜在的溶出问题的情况下,化合物在肠腔溶解度对其通过肠上皮细胞的吸收起着关键作用(Avdeef,2003;Yalkowsky and He,2003)。NCE 的溶解度可以通过摇瓶法(Avdeef,2003;Yalkowsky and He,2003)的热力学方法或利用浊度测定法测量动力学溶解度来确定。更多资源和化合物密集型的热力学溶解度测定被用来建立稳定的 PK 和 PK 和/或 PD 实验处方(Hageman,2006;Zhou et al.,2007;Bard et al.,2008;Yamashita et al.,2008),然而动力学溶解度测定正在用于更高通量的 ADME 筛选

(Yamashita et al.，2008)。

人结肠癌细胞系 Caco-2 是工业界普遍用来测定化合物渗透性的细胞模型(Arturrson，1991；Arturrson and Karlsson，1991；Rubas et al.，1996)。Caco-2 细胞在半透性滤膜上形成完整的单层细胞。在合适的培养条件下，Caco-2 细胞发生肠上皮细胞样分化并形成紧密连接极化，类似于人肠上皮细胞(Arturrson and Karlsson，1991)。化合物穿过 Caco-2 单层细胞膜的渗透速率可用于确定渗透系数(Pc)，这个系数与化合物的体内吸收相关(Arturrson 和 Karlsson，1991)。这些细胞系也显示出表达许多外排和摄取转运蛋白和药物代谢酶(Sun et al.，2002)，但其中许多蛋白的功能仍有待完全阐明。Caco-2 细胞可用于进行机理研究，如通过肠上皮细胞替代测量前药渗透性或通过细胞工程过表达或敲除某一特定转运蛋白。FDA 指南还将 Caco-2 细胞系模型系统列为一种可接受的评估药物渗透性潜力的方法。如果已知回收率和外排比，在 Caco-2 单层细胞中产生的双向渗透率数据可以分为高、中、低渗透性类别，与生物药剂学分类系统(BCS)分类(Arturrson et al.，2001)一致。通常，具有高渗透性和极小或无 P-糖蛋白(Pgp)活性的化合物推荐继续推进；然而，为了推进低至中等渗透性、具有或不具有 Pgp 外排倾向的化合物，需要更好地了解分子的体外活性、药效和代谢性质。

平行人工膜渗透性测定(PAMPA)数据也是一个合理选择，在药物发现阶段挑选化合物是否具有良好膜渗透性。与基于细胞培养的实验相比，PAMPA 的资源和时间成本较低，可以作为高通量实验运行(Avdeef，2005)。磷脂的渗透速率已显示出与人体药物吸收程度的良好相关性，但需要注意的是，它可能无法准确预测与药物转运蛋白相互作用的化合物(Avdeef，2005)。PAMPA 和单向 Caco-2 细胞模型也可以组合使用以评估渗透性(Balimane et al.，2006)。PAMPA 和 Caco-2 高渗透性(顶部到基部)表明在人体具有高的肠道通透性，而 PAMPA 高渗透性加上 Caco-2 细胞低渗透性(顶部到基部)表明有外排转运蛋白的参与。PAMPA 和 Caco-2 细胞渗透性(顶端到基部)都低的化合物不应该优先考虑推进。因此，化合物本身渗透性较低可能导致人体吸收较差(Balimane et al.，2006)。此外，肠道 pH 从酸性到碱性范围变化导致不同的电离程度，可能影响药物的渗透性。PAMPA 和 Caco-2 测定均可在不同 pH 下进行，以捕获化合物溶解度和电离度的影响，用来预测肠道不同区域的肠吸收(Avdeef，2005；Balimane et al.，2006)。

除细胞系模型外，外翻肠环和刷状缘膜囊泡(BBMV)也是评估膜通透性的常用系统(Alcorn et al.，1993；Barthe et al.，1999)。相较于测量跨上皮通量，外翻肠环和 BBMV 在确定药物摄取速率方面最有用。然而，这两种实验都不适合高通量迭代实验形式，因为囊泡或外翻肠的制备在某种程度上是劳动密集型的。大鼠原位肠灌注是另一种方法，即麻醉大鼠的肠段通过单次灌流或经肠腔再循环暴露在药物溶液中(Fagerholm et al.，1996)。根据药物从收集的灌注液中消失的速率(或测定肠系膜血液的药物浓度)来估计渗透率，该实验体系已证明所得药物渗透率与人类空肠中测定的渗透性有良好相关性(Fagerholm et al.，1996)。此外，Lennernäs(1998)认为根据 BCS 分类，大鼠空肠的原位灌注是分类药物渗透性的有效手段。在发现阶段,使用外翻肠环或原位肠灌注模型可以帮助了解肠段区域渗透性差异以及药物在肠道吸收的机制;也可能为略逊于最优先导化合物且有潜力的化合物降低其潜在处方策略风险的有用工具(Barthe et al.,1998;1999)。

药物转运蛋白,尤其重要的外排转运蛋白,已被确定在药物的口服生物利用度中发挥重要作用。人们普遍认为,共同服药可引起转运体相互作用,类似于细胞色素 P450(CYP)酶相互作用(如作为底物、抑制剂或诱导剂),均可引发潜在药物-药物相互作用(DDI)(Giacomini et al.,2010)。此外,转运蛋白的调节还可以影响胆汁和/或肾清除,以及透过血脑屏障(BBB)的药物渗透性。在各种外排转运蛋白中,Pgp 在药物发现中起着重要作用。无论化合物是底物还是抑制剂,Pgp 相互作用都可以通过双向转运体系来测定,例如在mdr-1 转染的 MDCK Ⅰ 或 MDCK Ⅱ 细胞系中测定,这被认为是早期药物发现中最可靠的测试方式(Feng et al.,2008)。通常将双向外排率>2 的化合物视为 Pgp 底物;而在相同模型系统中,使用共孵育 NCE 后的地高辛外排抑制率来评判化合物对 Pgp 抑制情况。然而,其他更高通量的测定,如 Pgp 结合和 ATP 酶活性测试已被用于药物发现阶段,以确定 Pgp 亲和力并用于排序化合物 Pgp 底物特性。Pgp 基因敲除小鼠模型在肠和血脑屏障水平上均被有效地用于降低潜在的外排风险。同时,应该注意的是,只要化合物具有高的细胞渗透性,那么 Pgp 或任何其他外排转运体对化合物的影响可能并不大。因此,在解释双向渗透性实验时,应组合考虑跨细胞渗透性以及外排比,因为低渗透性化合物可能混淆 Pgp 效应。后续机制研究可以使用 MDCK 或 LLC-PK1 稳转特定外排转运蛋白的细胞系(如 MDR1、MRP2 或BCRP),使用选择性较高的抑制剂,进一步证实转运蛋白(即转运蛋白表型)的参与,以梳理转运蛋白相关的潜在 DDI。此外,孕烷 X 受体(PXR)已表明具有诱导 Pgp 表达的倾向,这类似于 CYP3A4 诱导(Collett et al.,2004),并且建议在提名潜在开发候选化合物之前对先导化合物进行 PXR 上调筛选。除了诱导潜力外,如药物代谢酶易受遗传变异影响,外排转运蛋白很可能也是易受遗传变异影响,因此也应注意在药物处置中外排转运蛋白的药物遗传学的影响(Cascorbi,2006)。在药物处置中,还应考虑摄取转运蛋白的相关性,尤其是位于两个主要清除器官——肝脏和肾脏中的转运蛋白。然而,要评估摄取转运蛋白及其对体内总体药物清除的重要性还有很多工作要做(Kusuhara and Sugiama,2009)。

2.3.2 代谢

化合物的体内生物转化速率在描述系统利用度及候选药物的终极治疗效果中起重要作用。通常情况下,药物的生物转化过程会产生更多的水溶性产物,从而增强药物从体内清除的潜在能力,因此化合物的整体结构将决定其代谢稳定性。建议对 NCE 的化学结构进行分析,以提供一定的物理化学性质和安全性分析。例如,应评估呋喃、噻吩和亚甲基环系及芳香族硝基和胺基基团是否形成具有潜在毒性的活性中间体(Kalgutkar and Didiuk,2009;Walsh and Miwa,2011)。在该研究体系中,谷胱甘肽结合体系可用于筛选产生亲电子物质的化合物(Korfmacher,2009)。此外,酰基葡糖苷酸是另一种活性代谢物,它有可能与蛋白质形成共价结合物,从而在某些情况下导致特异性药物反应(Korfmacher,2009)。各种各样的计算机工具,如 MetaDrug、META 和 METOR(Lhasa Ltd., Leeds, UK),可用于预测潜在的易发生代谢的软位点,即氧化、还原及结合反应,亦可能预测和确定活性中间体的形成。

研发团队利用多种体外筛选试验来测试化合物的代谢稳定性。其中,最流行和广泛使用的系统是由不同种属产生的肝微粒体和肝细胞稳定性研究。人肝微粒体(HLM)的代谢稳定性实验被证实适用于更高通量的筛选;该方法在药物发现阶段已被广泛应用于预测人体内清除率,亦被认为是工业界的金标准(Shou et al., 2005; Fonsi et al., 2008)。新鲜或冷冻保存的离体肝细胞已被证明可以保留更全面的药物代谢酶活性,不仅包括网状系统,还包括细胞溶质和线粒体酶(Caldwell et al., 1999; Li, 1999)。此外,包含不止一层肝细胞的肝脏切片,也已被证明具有代谢活性,并随着时间的推移使用越来越普遍。肝细胞以及肝组织切片两种系统都具有评估体外代谢酶诱导的能力。大多数化合物根据肝脏微粒体中母药消失速率的数据来排序,通常的策略是在筛选级联中将化合物分成高、中和低以供选择。据观察,微粒体时常不能很好地预测 NCE 的体内清除率,这可能是由于二相代谢的参与。因此,其他体外代谢实验体系如肝组织切片(Ekins et al., 2001; Vanhulle et al., 2001)、肝三明治培养(Swift et al., 2010)、肝膜亚细胞组分(Ume-hara et al.),和纯化的 P450 酶制备物(Crespi, 1999)可用于掌握除了一相代谢外的 II 相代谢情况,并且能更准确地预测体内清除率。在化合物进入先导化合物优化阶段并进入开发阶段时,另一个比较重要的药物代谢研究部分是 CYP 酶反应表型研究。从 CYP 酶反应表型研究中获得的信息非常有用,不仅可确定各 CYP 酶在药物清除中的贡献度,且可根据已知人源 CYP 酶基因多态性(Zhang et al., 2007)预测清除率并应用到临床研究中。最常用的模型是肝微粒体;或表达的人 CYP 同工酶的外源 cDNA 的酵母(Saccharomyces cerevisiae)、细菌(大肠杆菌)以及哺乳动物 B-淋巴母细胞(Ohgiya et al., 1989; Crespi et al., 1991)。此外,这些酶在生物反应器中放大也可以用于产生大量有用的代谢产物,而这些代谢产物往往在化学合成中很可能具有较大技术挑战。

化合物的药物-药物相互作用(DDI)可以通过使用 HLM 或肝细胞的体外抑制研究来评估(Obach, 2008; Shou and Dai, 2008)。在早期筛选决策树中,通常利用重组 CYP 同工酶考察 CYP 抑制作用,并将候选药物与特定探针底物一起与母药分子一起孵育,或通过荧光(Crespi, 1999)或液相色谱与串联质谱(LC-MS/MS)技术(Smith et al., 2007)定量底物的主要代谢物。如前段所述的许多重组人 CYP 酶系统可用于 CYP 抑制研究(Crespi, 1999),并且在筛选级联的早期,通常使用单一浓度(5~10 μmol/L 范围)进行 CYP 抑制。基于抑制百分比将化合物分成低、中或强抑制剂。候选药物对特定探针底物的表观 IC50 的测定在先导化合物优化阶段作为降低风险策略进行(Yan et al., 2002),化合物通常被归类为弱($IC_{50}>$ 10 μmol/L)、中等(1 μmol/L$<IC_{50}<$10 μmol/L)或强($IC_{50}<$1 μmol/L)抑制剂,以便于化合物排序。中等和强抑制剂可进一步进行基于机理的抑制研究(Yan et al., 2002),以区分可逆

与类似不可逆或不可逆抑制剂(Fowler and Zhang,2008)。典型的机理性抑制剂研究需要代谢过程,它是时间和浓度依赖性的,需对测试化合物进行预孵育后,并进行肝微粒体稀释测定剩余酶活性(Di et al.,2007)。如果有测试化合物预孵育的实验中观察到 IC50 值降低,则是预示着是测试化合物为潜在的不可逆抑制。然而,Ki 值的估测以及分配比率将提供测试化合物潜在不可逆抑制的程度;因此,可以使用预测的人体最大血浆药物浓度(I)和抑制剂的 K_i 之间的比率(I/K_i)来评估相应的临床 DDI 风险(Blanchard et al.,2004)。此外,这些体外参数被整合到基于生理学的药代动力学(PBPK)模型,如 SimCyp(Grime et al.,2009)可应用从临床获得相关化合物的人 PK 参数模拟 DDI 的潜在情况。LC-MS/MS 分析技术的进步使得最近开发的"CYP 鸡尾酒抑制"实验(Smith et al.,2007;Bacolod et al.,2009)可以利用临床相关的人 CYP 酶探针底物同时测量可逆和不可逆抑制。这是在临床前早期阶段评估临床 DDI 风险的显著改进,能够最大程度模拟临床结果。

人 CYP 酶 CYP1A2、CYP2B6、CYP2C9、CYP2C19 和 CYP3A4 的诱导已发现引起临床 DDI,因此在临床前开发中评估 NCE 的 CYP 诱导潜力的临床风险亦很重要(Lewis,1996)。人类孕烷 X 受体(hPXR)(Cui et al.,2008)和人芳基烃受体(hAhR)(Flaveny et al.,2009)已经被证实分别是 CYP3A4 和 CYP1A2 表达的关键调控因子。在复方用药的情况下,诱导特定药物清除的 CYP 同工酶可能导致药物血浆暴露水平降低,这可能会改变治疗效果;否则该药物需要单独给药。虽然有许多基于结合和转染细胞的体外实验适合于高通量 hPXR 或 hAhR 筛查(Cui et al.,2008),但具有高通量模式可行性的人原代肝细胞单层模型已成为工业界的首选实验方法(Flaveny et al.,2009)。测定人 CYP 诱导潜能的机制模型通常为测定 CYP1A2 和 3A4/5 的 mRNA 和酶活性,且以奥美拉唑和利福平作为阳性药对相应的芳烃受体(Ahr)和 PXR 受体进行诱导(Yueh et al.,2005;Fahmi et al.,2008)。CYP3A4 的诱导能力与临床相关的 CYP3A 诱导剂的 40% 进行比较;监管机构认为药物的诱导能力达到利福平在 10 μmol/L 产生诱导情况的 40% 即有诱导风险。LC-MS/MS 被用来定量测定具有诱导潜力的母药和/或代谢产物(Li,1999)。肝细胞模型优于 PXR 测定的地方是测量 CYP mRNA 和活性,从而鉴定母药和潜在代谢产物对 CYP 诱导的相对贡献。

2.3.3 PK

动物药代动力学研究在药物发现到开发阶段中是一个重要的组成部分,因为这些研究通常被设计为提供全身药物处置动力学,随后被应用于潜在的人体剂量预测。并非所有体外代谢数据都能够成功预测啮齿动物和非啮齿类动物的体内血浆或全血暴露量,因此,推测到人体的体外体内相关性(IVIVC)研究中产生某些不确定性。然而,两种关键动物种属 PK 参数,全血或血浆清除率和分布容积,已经被常规用于异速放大来预测人体 PK 参数和预估化合物的末端半衰期(Mahmood et al.,2006;Fager-holm,2007)。此外,评估动物口服生物利用度,以评估口服药物对人体系统口服利用度。因此,研究者在动物 PK 研究的设计和实施中付出了相当大的努力,因为这些 PK 参数会被用于模拟人体剂量和给药方案以支持首次人体试验(FIH)的 IND 申请。

在药物发现的早期阶段,确定化合物的完整动物 PK 特征并不是至关重要的。大多数情况下,药物研发组织遵循快速排序策略,以帮助快速降级那些血浆暴露量低于最佳水平的化合物,继续推进少量在动物种属中具有满意 PK 特征的先导化合物,从而使它们沿着药物发现阶段的价值链推进。各种体内筛选方法,例如盒式给药(Bayliss and Frick,1999;White and Manitpisitkul,2001;Manitpisitkul and White,2004)或盒式加速大鼠快速实验(CARR)(Korfmacher et al.,2001)法,已被用来筛选具有理想血浆暴露量的化合物。盒式给药已被许多研究小组广泛采用,根据口服(PO)血浆暴露量对化合物进行排序或预估静脉注射后的全身清除率。与传统的 PK 实验相比,虽然该方法可以以相对高通量的方式应用,减少动物的使用量,但盒式给药由于其潜在的 DDI 风险,预期会增加假阳性/阴性结果,并没有引起业界足够的注意力。在快速大鼠筛选方法(Korfmacher et al.,2001)中,测试化合物基于曲线下面积(AUC)进行排序。简而言之,每个化合物使用两只大鼠中给予固定剂量,并在 6 小时内以 1 小时的时间间隔取出全血样品,每个时间点的给药化合物的全血样品等体积混合并进行盒式生物分析以确定血浆浓度;进而计算浓度-时间曲线下面积(AUC_{0-6hr}),AUC_{0-6hr} 低于 500 hr×ng/mL 的化合物优先级别会降低。与盒式给药相似,CARR 方法也不能提供可靠的半衰期估计值或化合物的完整 PK 曲线。Korfmacher 等(2001)已经报道了对超过 5 000 种化合物的筛选结果的评估,表明 CARR 方法的药物筛选效率仅为 50%,并且表明该方法在药物发现的早期筛选阶段提供了有用的决策标准,使用较少体内资源淘汰无竞争力的候选化合物。

进行 PK 实验的主要限制是常规动物使用的伦理要求以及执行体内部分所需的时间成本和密集型的人力成本,此外为测定药物水平还需要耗费大量的生物分析资源来分析大量的动物血浆/血液样本。因此,PK 表征会在筛选级联的后半部分考虑,因为前期根据成药性质筛选并减少了许多潜在的先导化合物数量。如果在早期发现决策中需要 PK 参与,则可以启动前面段落介绍的更有效的方法,如单个时间点血浆暴露量分析或盒式给药。半同步生物利用度(F)评估是一种已成功用于药物发现的方法(Bredberg and Karlsson,1991),首先动物给予静脉剂量,并于同一动物静脉给药后的恰当时间(例如分布后)进行口服给药(PO)。*CL* 和 *V*ss 等关键 PK 参数可以通过静脉血浆浓度-时间曲线的非房室或房室模型来估算。口服 PK 参数 C_{max}、T_{max} 和生物利用度会随后分别通过 PO 数据并结合静脉和 PO 的血浆浓度-设计曲线数据进行测定(Bredberg and Karlsson,1991)。一旦确定了进一步开发的潜在先导化合物,就可以使用足够量的动物来进行啮齿类动物和非啮齿类动物的 PK 实验,并选用恰当的统计模型进行拟合相关参数。这也有助于鉴定体内血液循环中的代谢物,这在早期发现阶段实验的设计中很难产生,特别是使用盒式给药方法。包括非人灵长类动物在内的多种动物种属(啮齿类动物和非啮齿类动物种属)的其他 PK 研究将能够支持种属间异速放大预测人类 PK,而相关动物种属的多剂量 PK 实验将会支持毒代动力学以评估潜在先导化合物的治疗指数(TI)。

靶组织暴露的药物分布是一个重要的组成部分,需要在 PK 的实验中进行评估,以建立一个稳定的 PK/PD 关系(Jusko and Gretch, 1976; Til-lement et al., 1978)。全血和/或血浆和组织中游离药物部分的作用已引起关注;相较于总的药物浓度,许多药物均观察到治疗反应与可扩散的未结合药物的浓度相关性更好(Rowland, 1980)。对于蛋白结合研究,最常用的技术是平衡透析或超滤法,或测定化合物与固定在高效液相色谱(HPLC)柱上的人血清白蛋白(HSA)和/或 α-酸糖蛋白(AGP)蛋白的结合亲和力。平衡透析被认为是蛋白结合的金标准,因为它具有实验人工低能耗并且有助于确定蛋白质结合的整个范围。另一方面,超滤是一种流行的替代方法,因为这种方法消除了平衡透析所需的大量实验耗时,并且能够在短时间内产生用于浓度分析的生物样品,并提供测试代谢和/或化学不稳定化合物的方法(Banker and Clark, 2008)。在药物发现阶段中,蛋白结合测量通常在人和选择的动物种属(大鼠、小鼠、犬或猴子)中进行。高蛋白结合(>99%)化合物是实验中最需关注的,因为结合亲和力的轻微变化可导致游离部分更大倍数的变化。另一方面,如果化合物具有狭窄的治疗窗,那么具有高游离药物(<95%)的化合物在毒性结果方面也可能是问题。然而,也有人提出血浆蛋白结合可能对关键的 PK 参数产生重要影响,而血浆蛋白结合的变化可能不会显著影响临床 PK(Benet and Hoener, 2002)。在药物发现阶段中,应与其他 ADME、PK 和 PD 参数(例如效力或作用位点)结合蛋白结合特征综合考虑决定推进或不推化合物。

2.4　中枢神经系统药物的 ADME 优化

特别是当化合物被靶向 CNS 时,将寻找具有透过血脑屏障这一非常重要的 ADME 特征的药物(Smith, 1992)。这些化合物应具有 CNS"类药"特性,例如低 MW(<400)、中度亲脂性(clogP<3)以及氢键供体和受体数量分别<4 和<8,以使化合物可能跨越 BBB 的概率增高(Ajay 和 Aurcko, 1999; Reichel, 2006)。有几种可用的实验方法可以单独或共同解释,以便对正在为 CNS 项目开发的化合物的 ADME 性质做出合理的评估决策(Di et al., 2009)。在其中一类实验中,使用原位脑灌注技术(Dagenais et al., 2000; Bhat-tacharjee et al., 2001)在体内测定 BBB 的渗透性,实验中药物从颈动脉或通过使用脑微透析灌注进入脑部(Dagenais et al., 2000; Sawchuk and Elmquist, 2000; Mano et al., 2002; Cano-Cebrián et al., 2005)。然而,由于使用大量动物的限制以及常规进行研究所需的大量劳动力,该方法尚未被广泛用作发现阶段中的高通量模型。在体外细胞培养模型方面,原代培养的猪脑内皮细胞已被普遍用于学术研究;然而,原代脑内皮细胞的分离和培养是一个漫长的劳动过程,不适用于常规应用(Gumbleton and Audus, 2001)。进而,Kusch-Poddar 等人(2005)已建议使用内皮起源的永生化细胞模型来预测 BBB 通透性。

有趣的是,用 MDR1 基因转染的 MDCK 细胞系(狗肾上皮细胞)已广泛用于制药工业中以预测 BBB 渗透性以及确定 Pgp 外排潜力(Doan et al., 2002)。根据 MDR1-MDCK 细胞(MDCK I 或 II)的渗透性和外排比(基部-顶端/顶端-基部)获得的渗透性排序化合物已成为具有吸引力的测试工具,这反过来又驱动药物化学建立构效关系(SAR)。在早期药物发现中,MDR1-MDCK 测定产生的数据也可用作化合物固有 CNS 穿透性的替代指标(Doan et al. , 2002；Carrara et al. , 2007)。然而,预测与其他 BBB 外排转运蛋白如多药耐药蛋白(MRP)或乳腺癌耐药蛋白(BCRP)的相互作用可能具有挑战性,因此可能需要具有与 MDR1-MDCK 细胞系相似的单个转染转运蛋白的工程化细胞系。目前,一些工业界人士已经开始使用此类细胞系评估这些新型转运蛋白的外排潜力(Jin and Di, 2008；Nies et al. , 2008；Colabufo et al. , 2009)。

与体外实验结合的体内实验可用于研究 BBB 渗透性。据报道,脑渗透速率和脑渗透程度之间的良好平衡是设计最佳 CNS PK 的重要因素(Liu and Chen, 2005)。与脑渗透的程度相关的大鼠或小鼠体内测定脑/血浆比是已经观察到的工业上最普遍接受的做法。然而,选择测量脑/血浆比率的时间点对于脑/血浆比率的解释非常关键(Doran et al. , 2005)。通常认为脑/血浆比>0.3 的化合物被认为能够穿透 CNS 组织,而>1 的化合物被认为可自由地穿过 BBB。然而,由于与脂质、膜、蛋白质或溶酶体的高结合,高脑/血浆比可能会使结果混乱。多兰(Doran)等(2005)已经表明脑/血浆比可能受到化合物性质的影响,例如酸性或中性,这些化合物显示出在 0.5~1 的比例。然而,碱性化合物脑/血浆比率已证实高达 6。因此,解释脑-血浆比是 CNS 渗透的重要组成部分;在筛除具有低脑/血浆比的化合物之前,还应考虑其药效。具有低内在 BBB 渗透性的化合物可能由于良好的靶组织结合和/或参与而显示出相关的药效作用,而具有高渗透性的化合物可能达不到高的脑内暴露量,因为广泛的血浆蛋白结合削弱了脑组织渗透或化合物参与了 CNS 房室的快速处置。除了测定脑和血浆中的化合物浓度外,脑脊液(CF)浓度经常被用来替代测量游离脑浓度,甚至是测定中枢神经系统的渗透性(Martin, 2004)。此外,利用体外实验(如平衡透析)测定游离脑组织和游离血浆浓度的比例,以确定脑渗透的程度(Kalvass et al. , 2007)。游离脑浓度也可以从脑脊液药物浓度估算,前提是假设没有药物转运蛋白相互作用(Kalvass et al. , 2007)。Shen 等(2004)表明对于中等到高渗透化合物,CSF 浓度近似于游离脑浓度;然而,CSF 浓度可能不能代表低渗透性化合物和/或有转运蛋白参与的化合物的游离脑浓度。

2.5　总结

在复方用药时代,ADME/PK 中最大的挑战之一是确定药物代谢酶和转运蛋白(摄取和外排)在 DDI 相互作用中的潜在作用,并在药物发现阶段促使测试化合物优化流程,以便使先导候选药物能够在 FIH 研究中取得成功。PBPK、PK/PD 工具的使用以及 PK 模拟建模能够更好地预测人类结果,从而将具有更好药物特性的候选药物定位为成功的临床候选药物。最近一份关于转运蛋白的白皮书强调了几种主要的摄取和外排转运蛋白可能与潜在的临床结果相关(Giacomini et al. , 2010)及行业面临的挑战,特别是在药物发现阶段,开发相关的筛选和机理模型以用于评估关键转运蛋白和药物代谢酶之间的潜在相互作用,以减少临床中的药效、安全性和潜在的遗传多态性问题。

简而言之,将一个化合物推进到先导候选药物阶段,充分了解化学结构(SAR)的各个方面及其结构对 ADME/PK 和安全性的影响是非常必要的。大多数情况下,在药物发现阶段中获得候选药物的所有期望的 ADME 性质是不现实的。但如果一个候选药物为未被满足的需求或者是一个好的商业案例被提出的话,这不应该阻止候选药物进一步发展。最重要的,药物活性与候选药物的药代动力学优势相结合被认为是在临床开发项目中对冲成功的关键。因此,早期先导候选药物的开发应根据具体情况进行判断,解决风险与收益比,同时有一个精心设计的风险缓解计划来评估开发过程中的感知风险,从而生产出一种商业上可行的药物。在本章中,作者们试图提供一个药物早期 ADME/PK 筛选策略及其需要考虑哪些因素的综述,以便于定位一个具有在临床可行性的候选药物。

（郝星洁译；侯丽娟审校）

参考文献

3

药物转运体在药物相互作用和药物处置中的作用

Imad Hanna and Ryan M. Pelis

3.1 引言

药物转运体会影响药物的吸收、分布、代谢和排泄(ADME),对药物不良反应和药物-药物相互作用(DDIs)具有潜在作用,因此越来越受到药物开发行业的重视。药物转运体为膜结合蛋白,能够转运相对较小的有机分子(比如非生物制剂)跨过细胞膜,包括那些具有生理学、药理学和毒理学意义的小分子。尽管这些转运体表达在许多极化的上皮细胞和一些非极化的细胞上,但是在肠道、肝脏、肾脏、脑毛细血管内皮细胞(血脑屏障)表达的转运体被认为是影响药物处置的主要场所。比如,表达在肠道上皮细胞和脑毛细血管内皮细胞顶侧膜上的药物转运体可能会减缓药物的口服吸收和脑部渗透。表达在肝细胞和肾小管细胞的药物转运体能促进药物从体内排出。表达在肝细胞上的药物转运体还可能影响细胞内药物浓度,进而影响能够被药物代谢酶所代谢的药物量。尽管生理屏障系统(肠道和血脑屏障)或排泄组织(肝脏和肾脏)中表达的药物转运体能够保护机体器官免受药物暴露所致的毒性的侵害,但这也可能是影响药物疗效的一个主要限制因素。

药物转运体包含两个不同的超家族,ATP 结合盒家族(ATP-binding cassette,ABC)和溶质载体家族(Solute carrier,SLC)。其中 ABC 转运体家族总是将它们的底物从细胞中外排出来,而 SLC 家族成员既有摄取转运体也有外排转运体。尽管已知有大约 50 个 ABC 转运体蛋白,本章将主要讨论其中的 P-糖蛋白(Pgp 或 MDR1;ABCB1)、多药耐药相关蛋白 2(MRP2;ABCC2)和乳腺癌耐药蛋白(BCRP;ABCG2),因为越来越多的文献资料表明以上转运体蛋白在药物处置中发挥重要的作用。同样,有很多 SLC 家族成员能够转运药物,但本章主要关注有机阳离子转运体 1(OCT1;SLC22A1)和 2(OCT2;SLC22A2);多药毒物外排蛋白(MATE1;SLC47A1)和 2K(MATE2K;SLC47A2);有机阴离子转运体 1(OAT1;SLC22A6)和 3(OAT3;SLC22A8);以及有机阴离子转运多肽 1B1(OATP1B1;SLCO1B1)、1B3(OATP1B3;SLCO1B3)和 2B1(OAT2B1;SLCO2B1)。图 3.1 展示了上述药物转运体在肾脏、肝脏、肠道和脑内的细胞及亚细胞的定位。需要指出的是,其他药物转运体尽管未标示在图 3.1 中,可能对药物处置和药物相互作用也具有同样或更加重要的作用。因此,它们在药物开发中不应该被完全忽视。

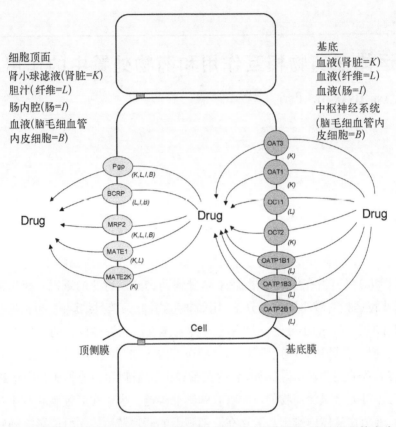

图3.1 该模型显示表达在近端肾小管细胞、肝细胞、肠道细胞、脑毛细血管内皮细胞的摄取和外排转运体在药物转运中的作用。如正文中所述,图中并没有详尽列出所有表达在这些屏障组织中的转运体,而是列出一些被认为与人体内药物处置最为相关的药物转运体。摄取转运体表达在基底侧膜而外排转运体表达在顶侧膜,图中显示各转运体在细胞中的定位(K,近端肾小管细胞;L,肝细胞;I,肠道细胞;B,脑毛细血管内皮细胞)。箭头显示转运的方向。各转运体的底物特异性将在正文中进行讨论。

　　药物转运体的一个显著特征是它们能够转运具有各种理化性质的化合物(多重特异性),因此它们可能具有重叠的底物特异性。比如,人直系同源转运体 OCT1、OCT2、MATE1 和 MATE2K 均能转运 H_2 组胺受体拮抗剂西咪替丁和抗糖尿病药物二甲双胍。药物转运体的多重特异性、重叠的底物特异性的倾向,以及某些情况下在相同细胞中的共表达,常使得确定单一转运体对药物处置、药物不良反应和药物药物相互作用的贡献充满挑战。

　　临床前药物开发的主要目的是为了判定药物在上市后是否安全有效。为此,了解哪些转运体参与对相关药物的转运就显得非常重要。除此之外,也要弄清楚这些转运体在哪里表达。这些将有助于预测一个药物如何在全身分布以及主要经哪些途径排除。由于临床上药物合用很常见,因此有必要确定一特定药物是否为某摄取或外排转运体的抑制剂。这将影响合用药物的药代动力学或药效动力学结果。基于上述原因,本章将介绍药物转运体的表达、转运机理/转运能量、底物/抑制剂特异性等方面的背景知识。此外,由于药物转运体与药物开发行业紧密相关,药物转运体影响药物处置或参与 DDIs 的临床案例将会被重点阐述;也会讨论在药物开发领域当前用于研究药物转运体的方法。当前,哪些转运体与药物处置和药物相互作用最为相关以及如何在药物开发中最为合理的研究他们的转运活性,是最近一篇评论讨论的焦点(Giacomini et al., 2010)。

3.2 ABC 转运体

Pgp、MRPs 和 BCRP 是 ATP 依赖的外排转运体,它们最先在对许多化疗药物产生耐药性的肿瘤细胞中被鉴定出来。ABC 转运体是 ATP 依赖的转运体,ATP 水解与 ABC 转运体介导的药物外排相关。因为 ABC 蛋白是外排转运体,评估作为底物或抑制剂的药物与这些转运体的相互作用将面临一些挑战性的问题,这些将在本章后面进行阐述。

3.2.1 Pgp(MDR1,ABCB1)

3.2.1.1 组织表达

Pgp 是第一个被克隆的 ABC 转运蛋白,也是研究最为深入的药物转运体。Pgp 表达在多种屏障性的、起排泄作用的上皮组织中,包括肠上皮细胞、肝细胞、肾小管细胞和脑毛细血管内皮细胞等,且 Pgp 仅表达在它们的顶侧膜上(Schinkel and Jonker, 2003)。Pgp 参与药物外排至肠腔(肠上皮细胞)、胆汁(肝细胞)、尿液(肾小管细胞)和血液(脑毛细血管内皮细胞)。因此,Pgp 在限制口服药物的吸收、将药物从体内清除及限制药物渗透入脑方面发挥极为重要的作用。

3.2.1.2 底物/抑制剂特异性

通常 Pgp 底物为具有较大的分子量(>400 Da),呈中性或带正电的两性有机分子。尽管 Pgp 也会转运一些阴离子化合物,但转运速率较低(Schinkel and Jonker, 2003)。Pgp 底物有紫杉醇、依托泊苷、甲氨蝶呤(抗癌)、地高辛(强心苷)、环孢素 A(免疫抑制剂)、红霉素(抗生素)、维拉帕米(钙通道阻滞剂)等(Schinkel and Jonker, 2003)。PSC833(伐司扑达)、GF120918(依克立达)和 LY335979(zosusquidar)通常被用作体外和体内的 Pgp 抑制剂(Thomas and Coley, 2003;Nobili et al., 2006;Mayur et al., 2009)。然而,PSC833 和 GF120918 均能抑制 BCRP;LY335979 不能抑制 BCRP(Shepard et al., 2003;Mahringer et al., 2009)。HM30181 是一种最新确认的 Pgp 抑制剂,对 Pgp 具有较高的特异性且抑制作用极强($IC_{50} < 100$ nmol/L)(Kwak et al., 2010)。

3.2.1.3 动物模型

采用 Pgp 缺失的小鼠进行的体内研究已经证明 Pgp 在药物处置中具有相当重要的作用。尽管人类只有一种 Pgp 亚型(MDR1),小鼠却有两种功能性 Pgp 亚型(Mdr1a 和Mdr1b)。静脉注射 Pgp 底物地高辛后,Pgp 双敲除小鼠(Mdr1$^{a/b-/-}$)中地高辛的血浆药物浓度显著高于野生型小鼠,同时 Pgp 双敲除小鼠中地高辛的胆汁排泄减少,提示 Pgp 在地高辛胆汁排泄中发挥重要的作用(Schinkel et al., 1997)。Pgp 缺失的小鼠脑内地高辛浓度也升高(27 倍),提示 Pgp 活性的丧失可能损害血脑屏障的药物屏障功能。

3.2.1.4 临床研究

编码 Pgp 的基因中已经发现很多同义和非同义突变(Maeda and Sugiyama, 2008)。最值得关注的是 Pgp 基因编码区中的 3435C>T 突变,该突变不会导致氨基酸的改变(同义突变),但是可能通过损伤正常的蛋白折叠从而影响蛋白质功能(Komar, 2007; Kimchi-Sarfaty et al., 2007a,b)。口服地高辛后,携带 3435C>T 突变的日本患者地高辛血浆浓度较低,但其确切机制尚不明确(Sakaeda et al., 2001)。永生化的人 Caco-2 细胞系表达 Pgp,是一种用于研究肠道药物吸收的模型。采用 shRNA 方法敲除 Pgp 后,地高辛通过 Caco-2 细胞的吸收量增加(Watanabe et al., 2005)。

Pgp 介导的药物药物相互作用已经得到证实。健康志愿者合用 Pgp 抑制剂 PSC833 和Pgp 底物地高辛后,地高辛药时曲线下面积(AUC)增加了 2~3 倍。其原因为 Pgp 介导地高辛在肾脏和肝脏的清除被抑制(Kovarik et al., 1999)。静脉给药后,采用正电子发射断层扫描测定健康志愿者脑内的^{11}C-维拉帕米浓度,发现合用 Pgp 抑制剂塔里奎达(XR9576)时,^{11}C-维拉帕米脑内浓度显著增加,提示 Pgp 在血脑屏障中具有重要的作用(Wagner et al., 2009)。

3.2.2 乳腺癌耐药蛋白 BCRP(ABCG2)

3.2.2.1 组织表达

BCRP 于 1998 年首次从耐米托蒽醌、阿霉素和柔红霉素的 MCF-7 人乳腺癌细胞中克隆得到(Doyle et al., 1998)。类似于 Pgp,BCRP 也表达在肠上皮细胞、肝细胞、肾小管细胞和脑毛细血管内皮细胞的顶侧膜上(Robey et al., 2009)(图 3.1)。因此,BCRP 被认为在限制药物透过肠道和血脑屏障的吸收,及药物经胆汁和肾脏的排泄中发挥重要的作用。

3.2.2.2 底物/抑制剂特异性

BCRP 的底物和抑制剂特征比较宽泛。分子量较小或较大的有机分子(200~700 Da),无论携带正电荷、负电荷还是呈中性,均能与 BCRP 相互作用。BCRP 底物有拉米夫定和齐多夫定(抗病毒药物);红霉素和诺氟沙星(抗生素);拓扑替康、伊马替尼和甲氨蝶呤(抗癌);尼群地平和双嘧达莫(钙通道阻滞剂);瑞舒伐他汀和普伐他汀(HMG-CoA 还原酶抑制剂)等(Staud and Pavek, 2005; Ieiri et al., 2009; Robey et al., 2009)。烟曲霉毒素 C、

Ko143 和新生霉素是 BCRP 的抑制剂,在多种原代细胞或永生化细胞实验中,常用于鉴定 BCRP 对药物转运的贡献(Nicolle et al.,2009)。其中 Ko143 也是一种相对较强的 MRP2 抑制剂(Matsson et al.,2009)。

3.2.2.3　动物模型

采用 Bcrp 基因敲除小鼠(Bcrp$^{-/-}$)进行的相关研究已经表明 BCRP 不仅在治疗药物的体内处置中发挥重要的作用,而且在环境毒素(如脱镁叶绿酸 A)的体内处置中也具有重要作用(Jonker et al.,2002)。拓扑替康在 Bcrp$^{-/-}$ 小鼠中的口服生物利用度提高了约 6 倍,说明 BCRP 对限制拓扑替康的肠道吸收具有重要作用(Jonker et al.,2002)。在另一项研究中,拓扑替康的组织血浆浓度比值在 Mdr$_1$$^{a/b-/-}$ 小鼠中提高了 1.5 倍,在 Bcrp$^{-/-}$ 小鼠中提高了 1.6 倍,而在 Mdr$_1$$^{a/b-/-}$ Bcrp$^{-/-}$ 小鼠中提高了不止 12 倍(de Vries et al.,2007)。这些数据表明 Pgp 和 BCRP 可能在限制药物渗透入脑中起协同作用。与野生型小鼠相比,口服或静脉注射柳氮磺胺吡啶后,Bcrp$^{-/-}$ 小鼠中的 AUC 明显升高,但是在 Mdr1$^{a/b-/-}$ 小鼠中并未明显升高,说明柳氮磺胺吡啶可能是一个合适的 BCRP 探针底物,用来评估作为 BCRP 抑制剂的候选药物在人体内是否存在潜在的药物药物相互作用(Zaher et al.,2006)。

3.2.2.4　临床研究

BCRP 基因呈现高度的基因多态性,很多体外研究表明,BCRP 单核苷酸的基因多态性影响 BCRP 蛋白表达水平、膜表达或 BCRP 的转运活性(Mizuarai et al.,2004)。BCRP 编码基因中研究最多的单核苷酸多态性是非同义的 Gln141Lys 突变,该多态性在白种人(10%~15%)和亚洲人(25%~35%)中的出现频率较高(Niemi,2010)。在 Gln141Lys 突变患者中,静脉注射 BCRP 底物二氟美康后,二氟美康血浆浓度水平升高约 3 倍,其原因可能为 BCRP 介导的肾脏或肝脏清除减少(Sparreboom et al.,2004)。口服给予瑞舒伐他汀或阿托伐他汀后,Gln141Lys 突变个体的平均血浆 AUC 显著高于未突变个体(Keskitalo et al.,2009)。在一项回顾性研究中,对 291 名接受化疗的急性淋巴细胞白血病患儿的数据进行了分析,存在 Pgp 3435C>T 突变和 BCRP Gln141Lys 突变患者比携带野生型等位基因的患者更易出现脑病发作(Erdilyi et al.,2008)。尽管没有直接的证据,与此观察结果一致的是,这些患儿中枢神经系统中化疗药物暴露量增加,从而增加了中枢神经系统毒性的风险。而携带这两种突变基因的患儿比没有或仅有一种易感基因的患儿发生不良事件更多(Erdilyi et al.,2008)。与基因敲除小鼠结果类似,对于 BCRP 和 Pgp 转运体,可能由于它们的底物特性和组织表达均有重叠性,当一种转运体缺失时另一种转运体可以代偿其功能。

3.2.3　多药耐药相关蛋白 2 MRP2(ABCC2)

3.2.3.1　组织表达

MRP2 最初在人和大鼠肝细胞中被鉴定,不久之后从耐顺铂的头颈癌 KB 细胞系中克隆出人源 MRP2(Mayer et al.,1995;Taniguchi et al.,1996)。MRP2 表达在肠道上皮细胞、肝细胞和肾小管细胞的顶侧膜上(Jedlitschky et al.，2006)(图 3.1)。从大鼠或健康人中分离出的脑微血管中并未检测到 MRP2 的表达(Kubota et al.，2006;Yousif et al.，2007)。但是，从癫痫患者和实验诱导的癫痫大鼠分离的脑微血管中却检测到了 MRP2 的表达(van Vliet et al.，2005;Kubota et al.，2006)。癫痫患者血脑屏障上 MRP2 表达的上调可能对癫痫的药物治疗有一定的启示。

3.2.3.2 底物/抑制剂特异性

MRP2 能够转运各种内源性和外源性化合物，包括谷胱甘肽、葡萄糖醛酸和硫酸结合物(Konig et al.，1999)。MRP2 底物主要是阴离子型，但是也能转运中性和弱碱性药物。MRP2 的底物包括阿霉素、紫杉醇和甲氨蝶呤(抗癌);普伐他汀(HMG-CoA 还原酶抑制剂);头孢地嗪和依诺替康(抗生素);沙奎那韦、利托那韦和茚地那韦(HIV 蛋白酶抑制剂);缬沙坦和奥美沙坦(血管紧张素 II 受体拮抗剂)等(Huisman et al.，2002，2005;Jedlitschky et al.，2006;Nakagomi-Hagihara et al.，2006;Yamashiro et al.，2006)。MK571 是一种常用的 MRP2 抑制剂，尽管它对 Pgp 和 BCRP 也具有几乎相同的抑制作用(IC_{50} 在同一数量级)(Matsson et al.，2009)。

3.2.3.3 动物模型

MRP2 突变的转运缺陷(transport-deficient，TR)大鼠和埃塞高胆红素血症(Esai hyperbilirubinemic，EHBR)大鼠均缺乏 MRP2 功能，已被广泛用作人类遗传性 MRP2 缺陷的杜宾-约翰逊综合征(Dubin-Johnson syndrome)疾病模型。采用这些模型大鼠进行的大量研究有助于确定 MRP2 在药物处置，尤其是在肝脏和肾脏药物清除中的作用，下面将举例说明。与对照组大鼠相比，MRP2 底物奥美沙坦和甲氨蝶呤在 EHBR 大鼠中的胆汁排泄减少，说明 MRP2 在这些药物的肝脏清除中具有重要作用(Chen et al.，2003;Takayanagi et al.，2005)。静脉注射重金属螯合剂 2,3-二巯基-1-丙磺酸和内消旋-2,3,-二巯基丁二酸后，TR 大鼠尿液和粪便中甲基汞排泄量均低于对照组，提示 MRP2 能够转运与螯合剂结合的甲基汞，并与它们的肾脏排泄相关(Zalups and Bridges，2009)。

除 TR 和 EHBR 大鼠外，已经培育得到的 MRP2 基因敲除小鼠($Abcc2^{-/-}$)也被证明可用于体内研究 MRP2 的转运活性(Chu et al.，2006)。在初步鉴定这些小鼠的功能时，发现在基因敲除动物体内有机阴离子和用于肝功能诊断的溴磺酚的胆汁排泄被抑制。$Abcc2^{-/-}$ 小鼠结合其他 ABC 转运体敲除如 Pgp 敲除的小鼠，在解析各个转运体的贡献方面非常有价值(Kruh et al.，2007)。例如，Pgp 和 MRP2 都转运抗癌药阿霉素，静脉注射阿霉素后阿霉素的胆汁排泄在 $Abcc2^{-/-}$ 小鼠中减少约 2 倍，在 $MDR1^{a/b-/-}$ 小鼠中减少约 10 倍，在缺乏这两种蛋白的小鼠中减少约 54 倍(Vlaming et al.，2006)。重要的是，须谨慎解读从基因敲除动物模型中得到的药物处置数据，因为已经有研究表明这些动物模型中具有重叠的底物特异性的其他转运体和代谢酶的表达也会发生改变(Chen et al.，2005;Johnson et al.，2006;Vlaming et al.，2006)。

3.2.3.4 临床研究

与 Pgp 和 BCRP 相比,我们对 MRP2 在人体药物处置中的作用知之甚少,并且大多数已知的信息均来自对编码转运蛋白的基因发生突变的个体进行的观察。杜宾-约翰逊综合征是由 MRP2 基因功能缺失引起的常染色体隐性遗传性疾病。该疾病的特点是结合胆红素的胆汁排泄减少,从而导致高胆红素血症。杜宾-约翰逊综合征还可能导致其他有机阴离子的血浆清除减弱,比如甲氨蝶呤和溴磺酚(Abe and Okuda, 1975)(Hulot et al., 2005)。除了与杜宾-约翰逊综合征相关的 MRP2 突变外,许多单核苷酸多态性也被发现对转运活性有不同程度的影响(Ieiri et al., 2009)。最值得关注的是 MRP2 的 5′非编码区的 24C>T 突变。该突变可能导致急性淋巴细胞白血病女性患儿静脉注射甲氨蝶呤治疗后平均血浆甲氨蝶呤 AUC 升高两倍(Rau et al., 2006)。在另一项研究中,具有 24C>T 突变的个体,其双氯芬酸相关的肝毒性的发生率较高。这可能是由于 MRP2 介导的双氯芬酸酰基葡萄糖醛酸结合物外排减少所致(Daly et al., 2007)。

3.3 SLC 转运体

SLC 家族中的药物转运蛋白包括摄取和外排转运蛋白。不同于 ABC 外排转运蛋白,SLC 家族成员介导的转运无须直接由 ATP 水解供能。在这些转运蛋白中,有一些通过生电性的易化扩散或物质交换起作用。下面将讨论由这些转运体介导的驱动药物摄取或外排的能量学,因为它们与这些转运体在药物处置中所起的作用有关。

3.3.1 OCT1(SLC22A1)和 OCT2(SLC22A2)

3.3.1.1 组织分布和转运机理

OCT1 是第一个被克隆的 OCT 转运体,在人体内 OCT1 主要表达于肝细胞的窦状隙膜,在肾脏中表达较少(图 3.1),且 OCT1 的组织分布具有种属差异(见下文)(Gründemann et al., 1994;Gorboulev et al., 1997;Meyer-Wentrup et al., 1998;Motohashi et al., 2002)。相反的是,OCT2 特异性表达在肾小管上皮细胞的基底侧膜上(Motohashi et al., 2002)。

OCTs 是生电性的易化扩散转运蛋白,能够转运分子量相对较小的一价有机阳离子。细胞内相对于细胞外的电负性主要是由于 Na^+, K^+-ATP 酶和 K^+ 通道的活性所致。OCTs 为摄取转运体,由内膜负电位驱动。在典型的跨膜电位(−60~−70 mV)下,由于 OCTs 的作用,阳离子药物在细胞内的浓度会高出 10~15 倍。

3.3.1.2 底物/抑制剂特异性

如前文所述,OCTs 能够转运分子量相对较小(<500)的有机阳离子,包括阳离子和弱碱,这些在历史文献中被称为 I 型有机阳离子(Wright,2005)。弱碱作为抑制剂与 OCT2 的底物之间的相互作用已被证明与它们的电离程度相关;在较低的 pH 下,弱碱可以被更高效

的转运或抑制(Barendt and Wright,2002)。人 OCT1 和 OCT2 的底物/抑制剂特异性已在其他文献中有详细描述(见 Koepsell,2004；Koepsell et al.,2007；Nies et al.,2011)。已被证明为 OCT1 和 OCT2 的底物或抑制剂的治疗药物包括奎宁(抗疟疾)、普鲁卡因酰胺[钠离子(Na^+)通道阻滞剂]、二甲双胍(抗糖尿病)、顺铂(抗癌)、西咪替丁和可乐定(α-肾上腺素能受体激动剂)。常用的 OCT1 和 OCT2 抑制剂包括 Decynium 22、1-甲基-4-苯基吡啶、四乙铵和四丁铵。

3.3.1.3 动物模型

Oct1(Oct1$^{-/-}$)、Oct2(Oct2$^{-/-}$)和 Oct1/2$^{-/-}$ 基因缺陷小鼠已被培育出,并表明可用于研究 OCTs 在阳离子药物肝脏和肾脏清除中的作用。OCT 经典底物四乙铵在野生型小鼠肝脏中浓度为血浆中的 11 倍,但是在 Oct1$^{-/-}$ 小鼠中,这个比值大约只有 2 倍(Jonker et al.,2001)。除肝脏中浓度减少,四乙铵在 Oct1$^{-/-}$ 小鼠中的胆汁清除率也降低。虽然 OCT1 在人肾脏中没有显著表达,但其在啮齿动物肾脏中表达且发挥重要的作用。例如,OCT 底物顺铂的肾脏排泄在 Oct1/2$^{-/-}$ 小鼠中显著减少,但在 Oct1$^{-/-}$ 或 Oct2$^{-/-}$ 小鼠中均无显著减少,并且两种转运体均缺失的动物较不容易发生顺铂诱导的肾毒性,这说明 OCTs 对顺铂的肾脏摄取和消除具有重要作用(Filipski et al.,2009)。在另一项研究中,与野生型小鼠相比,四乙铵在 Oct2$^{-/-}$ 小鼠体内的药代动力学并没有改变,但在 Oct1/2$^{-/-}$ 小鼠体内,四乙铵的肾清除率降低约 2.5 倍(Jonker et al.,2003)。有研究提出 Oct1 在小鼠小肠上皮细胞的基底侧膜也有表达,并且在 Oct1$^{-/-}$ 小鼠中四乙铵的肠道直接分泌减少约 2 倍(Jonker et al.,2001)。OCT1 在人胃肠道的表达似乎相对较低,因此目前尚不清楚肠道表达的 OCT1 对人体内药物处置的影响有多大(Hilgendorf et al.,2007)。

3.3.1.4 临床研究

编码人 OCT1 和 OCT2 的基因中已经发现许多非同义突变,并且许多突变已经在体外研究中被证明可以改变转运体功能(Takane et al.,2008；Zair et al.,2008)。在携带功能降低的 OCT1 等位基因的个体中,二甲双胍的血浆 AUC 和血浆峰浓度显著升高,其原因可能为肝脏对二甲双胍的摄取减少,导致其肝胆排泄降低(Shu et al.,2008)。重要的是,在携带功能降低的 OCT1 等位基因的个体中,二甲双胍的降糖作用减弱,说明转运体与二甲双胍的药效相关(Shu et al.,2007)。OCT2 的非同义突变 Ala270Ser 具有很高的发生频率(~10%),当在 Madin-Darby 犬肾(MDCK)细胞中异源表达时,可导致其转运活性增强。与体外结果一致的是,相对于具有纯合等位基因(808G/G)的个体,在具有 OCT2 杂合等位基因(808G/T)的白种或非裔美国人血统的健康志愿者中,二甲双胍的肾脏清除尤其是肾小管分泌更为显著(Chen et al.,2009a)。来自携带杂合突变的亚洲健康志愿者的研究显示,二甲双胍的清除率在这些人群中没有增加反而降低,其原因尚不明确(Song et al.,2008；Wang et al.,2008)。与 808G/T 突变导致体内 OCT2 功能降低一致的是,该突变与顺铂引起的肾毒性减少相关(Filipski et al.,2009)。

3.3.2　MATE1（SLC47A1）和 MATE2K（SLC47A2）

3.3.2.1　组织分布和转运机理

大量采用肝细胞和肾小管细胞分离的刷状缘膜囊泡的实验已经确定，呈电中性的有机阳离子/H^+ 交换被认为在介导肝脏和肾小管分泌 I 型有机阳离子的最终步骤中起主导作用（Oude Elferink et al.，1995；Pritchard and Miller，1996；Wright and Dantzler，2004）。最近，通过筛选人类基因组中类似于细菌 MATE 类的转运体序列，克隆出了人 MATE 同源序列，从而确定了膜顶侧表达的有机阳离子/H^+ 交换器的分子特性（Otsuka et al.，2005）。MATE1 表达于肝细胞和肾小管细胞的顶侧膜，而 MATE2K 仅表达于肾小管细胞的顶侧膜（Otsuka et al.，2005；Masuda et al.，2006）（图 3.1）。早期对天然组织的研究证明，MATEs 在 I 型有机阳离子的肝脏转运和肾小管分泌的最终步骤中发挥重要作用，这些有机阳离子通过顶侧膜被外排至胆汁和尿中进行最终的消除。因为它们是电中性的转运体，所以跨膜电位并不直接影响其转运活性。相反，MATEs 介导的转运能够由底物（即有机阳离子）和/或跨细胞膜的 pH 梯度驱动。由于 MATEs 最近才在分子水平上被鉴定，关于它们的底物/抑制剂特征和参与药物体内处置情况的了解还相对较少。

3.3.2.2　底物/抑制剂特异性

尽管某些有机阴离子如雌酮-3-硫酸盐也被鉴定为 MATEs 底物，MATEs 主要作用于分子量相对较小（<500）的有机阳离子（I 型）（Tanihara et al.，2007）。与 OCTs 类似，四乙铵和 1-甲基-4 苯基吡啶是很好的 MATE1 和 MATE2K 底物，常被用于体外活性的评价（Tanihara et al.，2007）。临床相关的 MATE1 和 MATE2K 底物包括西咪替丁、二甲双胍、普鲁卡因酰胺［钠离子（Na^+）通道阻滞剂］、顺铂和卡铂（抗癌）（Yonezawa et al.，2006；Tanihara et al.，2007）。肌酐为肌酸的内源性代谢物，常作为评价人肾小球滤过率的标志物。肌酐既是 MATE1 和 MATE2K 的底物，同时也是 OCT2 的底物（Urakami et al.，2004；Tanihara et al.，2007）。OCTs 和 MATEs 能够介导肌酐的肾小管主动分泌，这也解释了为什么肾肌酐清除率方法可能高估人实际的肾小球滤过率（Shannon，1935；Miller and Winkler，1938；Miller et al.，1952）。采用 OCT2 或 MATE 抑制剂，如西咪替丁，抑制肌酐的肾小管主动分泌，可能使得肾小球滤过率的估算更为可靠。相对于 OCTs，乙胺嘧啶是最近发现的 MATE1 的强效且相对特异的抑制剂（$Ki = 145 \ \text{nmol/L}$）（Ito et al.，2010）。

3.3.2.3　动物模型

鉴于 MATE1 在肾脏中对肌酐的排泄作用，Mate1$^{-/-}$ 小鼠的血肌酐水平与野生型相比显著升高（Tsuda et al.，2009）。Mate1$^{-/-}$ 小鼠肾脏和肝脏中 Oct1 和 Oct2 的 mRNA 水平与野生型小鼠无明显差异，然而单次静脉注射二甲双胍后 Mate1$^{-/-}$ 小鼠肾脏和肝脏中二甲双胍的浓度显著高于野生型小鼠。在 Mate1$^{-/-}$ 小鼠中，二甲双胍的血浆 AUC 较高，且通过肾小管分泌排泄至尿液中的二甲双胍量较低，提示 MATE1 转运蛋白在抗糖尿病药物的肾脏消除中发挥重要的作用。

3.3.2.4 临床研究

在 MATE1 和 MATE2K 基因的编码区已经鉴定出许多非同义单核苷酸多态性,体外研究显示大多数多态性会导致转运活性的下降甚至完全丧失(Kajiwara et al., 2009;Chen et al., 2009b)。例如,MATE1 的 Gly64Asp 和 Val480Met 变异基因型,以及 MATE2K 的 Gly211Val 变异基因型都是没有活性的,其主要原因是其膜表达的丧失(Kajiwara et al., 2009;Chen et al., 2009b)。MATE1 内含子区存在 rs228969(G>C)单核苷酸多态性的个体,对二甲双胍的降糖作用有较好的响应,提示该单核苷酸多态性可能导致 MATE1 转运蛋白活性降低,但导致其活性降低的内在机制尚不清楚(Becker et al., 2009)。在 MATE1 和 OCT2 共转染的细胞中,选择性抑制 MATE1 功能可导致 OCT2/MATE1 共同底物的跨膜转运减少和细胞内蓄积增加。这证明在体内对外排的抑制是如何导致 DDI 的,即可能具有细胞毒性的药物在肝脏与/或肾脏的清除减少,同时在肝脏与/或肾脏的蓄积增加(Meyer zu Schwabedissen et al., 2010)。

3.3.3 OAT1(SLC22A6)和 OAT3(SLC22A8)

3.3.3.1 组织分布和转运机理

OAT1 和 OAT3 为主要表达在肾小管细胞基底侧膜上的有机阴离子转运体(图 3.1)。OAT1 和 OAT3 为阴离子交换剂,这些转运体介导药物摄取进入肾小管细胞的主要驱动力被认为是三羧酸循环(Kreb' cycle)中间体 α-酮戊二酸的外向浓度梯度(Wright and Dantzler, 2004)。α-酮戊二酸的外向梯度,部分由基底侧(NaDC1;SLC13A2)和顶侧(NaDC3;SLC13A3)表达的 Na^+ 依赖的二羧酸共转运体维持,而 Na^+ 依赖的二羧酸共转运体部分由 Na^+,K^+-ATP 酶建立的 Na^+ 梯度供能。OAT1 和 OAT3 可能以 1:1 的化学计量比进行转运,因此根据被转运的底物不同,转运过程可以是生电性的(底物是一价有机阴离子)或电中性的(底物是二价有机阴离子)(Aslamkhan et al., 2003)。细胞内 α-酮戊二酸(净电荷-2)通过 OAT1 或 OAT3 与细胞外单价有机阴离子(净电荷-1)发生的生电性交换将进一步受细胞内负膜电位的刺激。

3.3.3.2 底物/抑制剂特异性

OAT1 和 OAT3 能够转运分子量相对较小(<500)的有机阴离子,此外它们也能转运数量有限的中性药物(Wright and Dantzler, 2004;Rizwan and Burckhardt, 2007)。最近发现 Oat1 和 Oat3 的小鼠同源蛋白能够被几种有机阳离子所抑制,另外还发现小鼠 Oat3 能转运 1-甲基-3-苯基吡啶这一阳离子化合物(Ahn et al., 2009)。考虑到对氨基马尿酸的肾脏清除部分由于肾小管细胞的主动分泌,对氨基马尿酸常被用作肾血流量的诊断标志物,并且被用作 OAT1 的经典底物/抑制剂。OAT3 对对氨基马尿酸的转运能力较弱(Wright and Dantzler, 2004)。具有临床意义的 OAT1 底物包括许多抗病毒药物,如西多福韦、阿德福韦、阿昔洛韦和齐多夫定(AZT),H_2 组胺受体拮抗剂西咪替丁和雷尼替丁,以及髓袢利尿剂呋塞米和布美他尼(Rizwan and Burckhardt, 2007)。一些非甾体抗炎药(NSAID),如布洛芬和

吲哚美辛,在体外研究中也被鉴定为 OAT1 底物。但这些药物疏水性极强,因此 OAT1 不太可能是其肾清除的限速步骤。上述许多药物既是 OAT1 的底物,还可以作为 OAT1 的抑制剂。激素雌酮的代谢产物雌酮-3-硫酸盐,是 OAT3 的经典底物/抑制剂,OAT1 对其转运能力较弱(Wright and Dantzler, 2004)。OAT3 也能够与抗病毒药、H_2 组胺受体拮抗剂、髓襻利尿剂、非甾体抗炎药,以及 β-内酰胺类抗生素苄青霉素相互作用(Rizwan and Burckhardt, 2007)。促尿酸排泄药丙磺舒是常用的 OAT1 和 OAT3 的共同抑制剂,已经在体内研究中用于防止肾毒性 OAT 底物进入肾小管细胞胞质中(见下文)。丙磺舒也被用作临床 DDI 研究的抑制剂,旨在评估 OAT1 和 OAT3 对候选药物肾脏清除的影响(Giacomini et al., 2010)。

3.3.3.3　动物模型

与野生型小鼠相比,Oat1$^{-/-}$小鼠中对氨基马尿酸和髓襻利尿剂呋塞米的肾脏排泄减少(Eraly et al., 2006)。在这项研究中,对氨基马尿酸在 Oat1$^{-/-}$小鼠中的肾脏清除率接近菊粉的肾脏清除率,而菊粉是肾小球滤过率的标志物,这也表明 Oat1 在对氨马尿酸肾小管分泌中起重要作用。呋塞米的利尿作用在 Oat1$^{-/-}$小鼠中减弱,可能是由于药物的肾小管分泌减少所致,这表明 Oat1 转运活性对利尿剂的药效具有重要作用(Eraly et al., 2006)。在 Oat3$^{-/-}$小鼠中,两种已知的 OAT3 底物青霉素和甲氨蝶呤的血浆清除率均降低(Vanwert et al., 2007;Vanwert and Sweet, 2007)。

3.3.3.4　临床研究

在编码 OAT1 和 OAT3 的基因中,已经在不同人种中发现几个非同义单核苷酸多态性(Bleasby et al., 2005;Fujita et al., 2005;Erdman et al., 2006)。然而,目前还不清楚这些突变对 OAT 底物的体内处置会有什么影响。值得关注的 OAT3 突变体包括 Arg149Ser、Gly239Stop、Iso260Arg 和 Iso305Phe,在体外试验中它们会导致 OAT3 的转运功能完全丧失。Iso305Phe 突变体被发现存在于 3.5% 的亚裔美国人中,其底物特异性也发生了改变(Erdman et al., 2006)。OAT1 的 *Arg454Gln* 突变在爪蟾卵母细胞中是无功能的,尽管如此,OAT1 的底物抗病毒药物阿德福韦的肾脏分泌清除率(总清除率减去肾小球滤过率)在杂合个体中并没有发生变化(Fujita et al., 2005)。阿德福韦的肾脏分泌清除率没有发生变化的可能原因是:① 杂合个体可能存在足够的 OAT1 活性,因为它们只有一个无功能的等位基因,② 在肾小管分泌过程中阿德福韦从顶侧排出可能是其限速步骤,③ 其他转运蛋白可能会代偿OAT1 转运活性的减少/丧失(Fujita et al., 2005)。由于 OAT3 对阿德福韦的转运活性较弱,推测 OAT3 不会在阿德福韦的肾小管分泌中起补偿作用(Fujita et al., 2005)。OAT1 和OAT3 也与肾小管分泌相关的药物不良反应和药物药物相互作用有关。抗病毒药物阿德福韦和西多福韦通过 OAT1 转运,异源表达 OAT1 使细胞对这些药物产生的细胞毒性更敏感(Cihlar et al., 1999)。事实上,在临床上阿德福韦和西多福韦的肾毒性是剂量限制性的,其机理可能与肾小管细胞基底侧膜表达的 OAT1 对阿德福韦和西多福韦的摄取作用相关(Lalezari et al., 1997;Cundy, 1999)。此外,在临床上有机阴离子转运体抑制剂丙磺舒已被用于降低阿德福韦和西多福韦引起的肾毒性（Cundy，1999）。甲氨蝶呤合用非甾体抗炎药可引起药代动力学相关的药物相互作用,导致甲氨蝶呤血浆水平升高和潜在毒性增加（Johnson et al.，1993）。体外实验表明,在异源表达 OAT3 的细胞中,非甾体抗炎药能够抑制 OAT3 介导的甲氨蝶呤的细胞摄取;而在体内研究中,合用非甾体抗炎药会导致甲氨蝶呤的肾脏清除减小。这两者良好的相关性支持了非甾体抗炎药与甲氨蝶呤之间的相互作用发生在 OAT3 介导的转运水平这一观点（Maeda et al.，2008）。

3.3.4 OATP1B1（SLCO1B1，SLC21A6），OATP1B3（SLCO1B3，SLC21A8）和 OATP2B1（SLCO2B1,SLC21A9）

3.3.4.1 组织表达和转运机理

OATP 家族由 11 个成员组成。OATP1B1、OATP2B1 和 OATP1B3 在人肝细胞的血窦膜（基底侧膜）中表达,并且 OATP1B1 和 OATP1B3 被认为与治疗药物的肝清除相关（Smith et al.，2005；Niemi，2007；Hagenbuch and Gui，2008；Kalliokoski and Niemi，2009；Fahrmayr et al.，2010；Giacomini et al.，2010）。OATP1B1 和 OATP1B3 在肝脏特异性表达,而 OATP2B1 同时在肠道上皮细胞和脑毛细血管内皮细胞的顶侧膜也有表达（Kobayashi et al.，2003；Bronger et al.，2005）。这三种转运蛋白中研究最为广泛的是 OATP1B1,大量研究表明 OATP1B1 能够转运各种外源性和内源性化合物。OATP1B1 在肝细胞基底膜和侧膜中均有表达。Konig 等人（2000）使用免疫荧光显微镜观察发现,与靠近门静脉的肝细胞相比,在中央静脉附近的肝细胞中 OATP1B1 的染色更为丰富。同样地,免疫组化研究显示在中央静脉周围的肝细胞中 OATP1B3 的表达是最高的（Abe et al.，2001）。

OATP 介导转运的供能机制尚不清楚,可能通过非依赖 Na^+ 的阴离子交换（Kullak-Ublick et al.，1995；Noe et al.，1997；Abe et al.，1999；Walters et al.，2000）。当在卵母细胞中表达时,卵母细胞预先加载几种有机阴离子,包括雌二醇 17β-D-葡萄糖醛酸苷,牛磺酸盐和雌酮-3-硫酸盐,可使 OATP1B1 介导雌酮-3-硫酸盐的转运和 OATP1B3 介导牛磺酸盐的转运被反式激活（Mahagita et al.，2007）。但是,硫酸盐、碳酸氢盐和谷胱甘肽不能反式激活 OATP1B1 和 OATP1B3 的摄取活性（Mahagita et al.，2007）。改变膜电位（通过改变细胞外钾浓度水平）并不能改变 OATP1B1 和 OATP1B3 的摄取活性,这表明转运机制是呈电中性的（Mahagita et al.，2007）。但是,Martinez-Becerra 等（2010）在用电压钳检测表达 OATP1B1 和 OATP1B3 的卵母细胞发现,当底物被添加到细胞外缓冲液中时,会产生一股向外的电流,这与生电转运的现象一致。一些研究表明,调节 pH 可以影响 OATP 的转运活性,但目前还不清楚其发生的机制（Kobayashi et al.，2003；Mahagita et al.，2007；Leuthold et al.，2009；Martinez-Becerra et al.，2010）。重要的是,肝细胞中哪些内源性有机阴离子与细胞外 OATP 底物发生交换,仍然不是十分清楚。

3.3.4.2 底物/抑制剂特异性

总的来说,OATPs 能够转运各种内源性和外源性的两亲性有机分子,其中许多在生理

pH 下为有机阴离子。OATPs 的内源性底物包括激素和激素的结合产物,如甲状腺素、雌酮-3-硫酸盐、硫酸脱氢表雄酮、雌二醇 17β-D-葡萄糖醛酸苷、类二十烷(白三烯 C4)、胆汁酸(牛磺胆酸盐)以及胆红素葡萄糖醛酸结合物等(Abe et al., 1999;Hagenbuch and Meier, 2004;Smith et al., 2005;Hagenbuch and Gui, 2008;Hagenbuch, 2010)。有治疗作用的 OATPs 底物有很多不同的种类,包括 HMG-CoA 还原酶抑制剂(阿托伐他汀、瑞舒伐他汀、普伐他汀等)、抗生素(利福平)、血管紧张素 II 受体拮抗剂(缬沙坦、奥美沙坦和替米沙坦)、抗癌药物(甲氨蝶呤、紫杉醇和 SN-38)、抗组胺剂(非索非那定)和抗糖尿病药物(瑞格列奈)等(Smith et al., 2005;Niemi, 2007;Kalliokoski and Niemi, 2009;Fahrmayr et al., 2010)。与 OATP1B1 和 OATP1B3 相比,OATP2B1 的底物特异性更为有限(Hagenbuch and Meier, 2004)。

由于 OATP1B1 和 OATP1B3,有时还有 OATP2B1,具有重叠的底物特异性,且它们都共同表达在人肝细胞的血窦膜中,因此如何确定每个转运体对肝脏药物摄取的贡献成为制药企业面临的一个挑战。事实上,尝试寻找只与单个肝 OATP 转运体相互作用的底物和抑制剂的研究收效甚微。例如,OATP1B1 的底物雌酮-3-硫酸盐和雌二醇 17β-D-葡萄糖醛酸苷也分别是 OATP2B1 和 OATP1B3 的底物和抑制剂,溴磺酚酞是三种 OATPs 的底物(Kullak-Ublick et al., 2001;Smith et al., 2005)。但是,OATP1B3 确实更倾向于转运某些底物,包括地高辛和胆囊收缩素 8(Ismair et al., 2001;Kullak-Ublick et al., 2001)。以荧光素标记的甲氨蝶呤为探针底物,采用 96 孔板进行测定,Gui 等人(2010)发现 OATP1B1 和 OATP1B3 对所测试化合物的选择性存在差异。例如,雌酮硫酸酯哌嗪(Estropipate)选择性地抑制 OATP1B1(IC$_{50}$=0.06 μmol/L,而对 OATP1B3 的 IC$_{50}$=19.3 μmol/L),而熊果酸选择性抑制 OATP1B3(IC$_{50}$=2.3 μmol/L,而对 OAPT1B1 的 IC$_{50}$=12.5 μmol/L)。最近关于绿茶中儿茶素对 OATPs 的抑制作用研究显示了 OATP 底物结合位点的复杂性(Roth et al., 2011)。在这项研究中,表儿茶素没食子酸酯(Epicatechin gallate)和表没食子儿茶素没食子酸酯(Epigallocatechin gallate)对 OATP2B1 和 OATP1B1 的抑制呈浓度依赖性,而它们对 OATP1B3 的作用呈现底物依赖性。低浓度条件下表没食子儿茶素没食子酸酯可促进 OATP1B3 对雌酮-3-硫酸盐的转运,但是不影响对雌二醇 17β-D-葡萄糖醛酸苷的转运,且非竞争性地抑制荧光钙探针(Fluo-3)的转运。这些数据表明 OATP1B3(可能还有其他的 OATPs)有多个底物结合位点。这些结果对于那些只使用一种探针底物来评估 OATPs 抑制作用的研究具有一定的指导意义。

3.3.4.3 *动物模型*

OATPs 表达具有明显的种属差异,因此采用临床前种属预测人体内 OATPs 在肝脏药物处置的作用遭到一定的质疑。在人体内,OATP1B 亚家族包含两个成员,OATP1B1 和 OATP1B3;而啮齿类动物中只含有一种同源基因(Oatp1b2),其具有与两种人类同源基因(OATP1B1 和 OATP1B3)相同的功能特征。OATP1B 亚家族的基因复制发生在啮齿类动物分化后(Hagenbuch and Meier, 2004)。人类 OATP2B1 在啮齿动物中具有一个直系同源基因(Oatp2b1），且人类和大鼠的直系同源基因有 77% 的序列一致性。但是，与人类的 OATP2B1 相比，大鼠 Oatp2b1 具有更广泛的底物特异性（Hagenbuch and Meier，2003）。

尽管肝脏 OATPs 存在种属差异，科学家已经培育出 Oatp1b2 基因缺失的小鼠。鉴于 Oatp1b2 与人体 OATP1B1 和 OATP1B3 具有相同的底物特性，这些 Oatp1b2 基因缺失小鼠可能有助于预测 OATP1B1 和 OATP1B3 在人体内药物处置中的作用（Chen et al.，2008；Zaher et al.，2008）。静脉注射利福平（Oatp1b2、OATP1B3 和 OATP1B1 的共同底物）后，与野生型小鼠相比，Oatp1b2$^{(-/-)}$ 小鼠体内血浆 AUC 增加了 1.7 倍，同时其肝/血浓度比值也有所下降（Zaher et al.，2008）。此外，表达人 OATP1B1 的转基因小鼠已被培育出，并被用于研究 OATP1B1 和 OAPT1B3 的共同底物甲氨蝶呤的处置（van de Steeg et al.，2009）。与野生型小鼠相比，转基因小鼠中甲氨蝶呤的血浆 AUC 更低，而肝/血浆浓度比值更高。该结果提示人体内 OATP1B1 在甲氨蝶呤的肝摄取，以及后续的代谢或/和胆汁清除过程中发挥重要作用。

3.3.4.4　临床研究

OATP1B1、OATP1B3 和 OATP2B1 中已经发现有多种突变，体外研究发现这些突变具有不同的功能改变（Tamai et al.，2000；Iida et al.，2001；Tirona et al.，2001；Michalski et al.，2002；Nozawa et al.，2002；Letschert et al.，2004）。而这些突变对体内药物处置的影响目前只有 OATP1B1 是可以下定论的。关于 OATP1B1 基因多态性对药物药动学和药效学的影响，在其他地方有详细评述（Fahrmayr et al.，2010）。特别是单核苷酸多态性 Asn130Asp（OATP1B1 * B）和 Val174Ala（OATP1B1 * 5）的等位基因发生频率较高（来自对白种人、非洲裔美国人和日本人群进行的评估），并可能发生单突变或双突变（双突变标示为 OATP1B1 * 15）（Romaine et al.，2010）。在发生 OATP1B1 * 15 突变的情况下，* 5 等位基因似乎对转运功能起主导作用。当被异源表达时，OATP1B1 * 5 突变体的最大转运速率（J_{max}）降低导致其转运功能降低。与 J_{max} 降低一致的是，* 5 突变体在细胞膜上的表达也降低（Kameyama et al.，2005）。与携带一个 * 5 等位基因或携带两个野生型等位基因的个体相比，瑞格列奈的 AUC 在携带两个 * 5 等位基因的个体中显著升高（Niemi et al.，2005）。此外，瑞格列奈的降血糖作用在携带两个 * 5 等位基因的个体中更为明显（Niemi et al.，2005）。同时具有两个 * 5 等位基因的个体中，辛伐他汀酸的系统暴露量更高，且这些个体发生辛伐他汀诱发肌病的风险也更高（Link et al.，2008；Niemi，2010）。考虑到 OATP1B1 在他汀类药物肝脏摄取和清除中的重要性，以及发生 * 5 等位基因的普遍性和对转运功能的影响，《美国食品药品监督管理局》颁布了基于 OATP1B1 基因型的他汀类药物剂量建议（Niemi，2007）。

许多研究也表明，发生在 OATP1B1 水平上的 DDIs 可以抑制肝脏的药物摄取（参考以下专家的综述（Smith et al.，2005；Niemi，2007；Fahrmayr et al.，2010））。在这些研究中，使用已知的 OATP 抑制剂，如环孢素、吉非罗齐和利福平，可以增加血浆中 OATP 底物（如他汀类药物）的暴露量。然而，由于许多 OATP 的抑制剂和底物也与肝脏药物代谢酶发生相互作用(作为底物/抑制剂),所以很难确定转运体抑制和代谢酶抑制对观察到的药物暴露量增加的贡献。

3.4 用于药物开发的体外试验

鉴于药物转运体参与药物不良反应和DDIs,以及药物转运体的多态性可影响药物的处置,因此鉴定参与候选药物处置的转运体很重要。不仅要评估候选药物是否为一特定转运体的底物,也要评估其是否为转运体抑制剂。重要的是,随着参与药物处置的转运体数量增加,转运体多态性或抑制作用对药物整体处置产生影响的可能性也降低。鉴于越来越多的数据表明它们参与药物处置,在开发候选药物时上述提到的转运体都需要进行研究。本章所描述的试验并不是一份研究药物转运体的详尽的试验清单,而是在药物开发后期当获得放射性标记化合物时最常用的试验。这些试验有助于从临床前研究过渡到首次人体试验。此外,这些试验也被用于支持候选药物的临床研究计划,特别是针对体内DDI研究的建议。

许多体外模型已被开发并用于研究药物转运体的作用,下面将讨论在药物开发中最常用的体外模型。人结直肠癌细胞系Caco-2表达了几种定位在人肠道上皮细胞管腔膜上的药物转运体,被用于预测药物在人肠道中的渗透性,以及转运体在这一过程中的影响(Sun et al.,2008)。几种构型的原代肝细胞(贴壁、悬浮和三明治培养)被用于评估肝脏的药物转运。目前,还缺乏一种等效的原代培养的细胞模型用于评估肾脏药物转运。这是因为在原代培养条件下分离和维持分化状态的人近端肾小管细胞相对较困难。但是,肾脏转运体和其他药物转运体均可以在异源基因表达系统中被克隆和研究。下面描述的每个实验体系都有其各自的优缺点,没有任何一个实验体系被证明在各个方面都是优秀的。显然,使用多种实验体系是导致无法清晰地将转运过程与临床结果联系起来的原因之一。制药行业从业人员在尝试规范化这些研究体系,这将有助于改善这些关联性。

3.4.1 评估候选药物抑制作用时的注意事项

当评估候选药物的潜在抑制作用时,有几个问题需要考虑。首先,需要根据合用药物的清除途径来确定哪些转运体或组织需要被评估。例如,如合用药物主要通过主动转运经尿液排出(肾清除率>肾小球滤过率),那么需要优先评估候选药物对肾脏药物转运体的潜在抑制作用,而候选药物对肝脏药物转运体的潜在抑制作用引起的受害者药物的药代动力学变化可能是无关紧要的。由于尚不清楚哪种药物会与候选药物进行联合使用,因此有必要全面评估候选药物对预期临床最相关的转运体的潜在抑制作用。

3.4.2 评估候选药物作为底物时的注意事项

在理想情况下,应该根据候选药物的理化性质、给药途径和清除途径来确定体外研究方案,以评估其作为药物转运体底物的相互作用(转运体表型研究)。例如,肠道转运体与口服药物最为相关,而对于高溶高渗的化合物(生物药剂学分类系统Ⅰ类,BCS Ⅰ类)而言,肠道中的药物转运体和可能与入肝相关的药物转运体,可能不影响这些化合物的总体流通。同样,假设游离药物浓度高到足以使底物结合位点完全饱和,肠道转运体不太可能影响低溶高渗化合物(BCS Ⅱ类)的吸收。相比之下,药物转运体更可能影响 BCS Ⅲ类(高溶低渗)和Ⅳ类(低溶低渗)的候选药物的处置。最后,当药物主要以原型(非代谢型)的形式排泄,或当转运活性可以影响细胞内可被代谢酶清除的药物的量时,则有必要进行转运体研究。

3.4.3 实验体系

3.4.3.1 Caco-2

在药物开发中,Caco-2 细胞被用于预测候选药物的肠道渗透性和口服制剂被吸收的比例。Caco-2 细胞也可被用来研究候选药物作为药物转运体的抑制剂或底物的潜力。在这些研究中,Caco-2 细胞被种到可渗透的支撑膜上并培养 7~28 天,从而形成极化的具有紧密连接且表达相关转运体的单层细胞(Hidalgo et al., 1989;Hilgers et al., 1990)。Pgp、MRP2 和 BCRP 是 Caco-2 细胞和肠上皮细胞顶侧膜常见的外排转运体(Hunter et al., 1993;Gutmann et al., 1999;Xia et al., 2005)(图 3.1)。在一个用于测定化合物跨细胞层的单向转运(基底侧至顶侧转运和顶侧至基底侧转运)的特殊装置中,测试化合物被加到单层细胞的任意一侧。由于外排转运体表达在顶侧膜上,外排转运体底物从基底侧至顶侧方向上的转运通量比在相反方向上的要高。候选药物或转运体特异性抑制剂对外排转运体的抑制会导致两个方向的单向转运趋于一致。关于该测定体系的详细描述,读者可以参考 Hubatsch 等(2007)的一篇评论。采用其他细胞系如 MDCK 细胞和猪肾细胞系(LLC-PK1)也可以进行类似的研究,并且具有一定优势,因为它们可以异源表达单一外排转运体,而不是像 Caco-2 细胞表达一系列转运体。Caco-2 研究获得的数据可以准确预测某些候选药物的肠道吸收程度,尤其是那些被动渗透率较高的药物。在这种情况下,转运体转运和跨紧密连接的扩散对药物总体转运来说相对并不重要(Sun et al., 2008)。然而,如果跨紧密连接的被动扩散和转运体能够很大程度上影响候选药物跨单层细胞的净流量,那么 Caco-2 细胞培养过程中紧密连接的阻力的变化,以及药物转运体和代谢酶表达水平的多变性,都将导致无法准确预测候选药物的吸收程度(Sun et al., 2008)。

3.4.3.2 悬浮培养的原代肝细胞

肝细胞在标准的二维支架(如塑料板)上贴壁培养后,有丢失药物转运体表达的倾向(Kukongviriyapan and Stacey, 1989;Luttringer et al., 2002;Richert et al., 2006)。相反,Richert 等人(2006)发现,选择性肝脏摄取转运体在新鲜分离和冷冻保存的肝细胞中的表达可以代表它们在原生组织中的表达。但是,一旦分离出来,肝细胞就会失去极性,典型表达于体内肝细胞中顶侧膜的外排转运体将迅速内化(Bow et al., 2008)。因此,悬浮培养的肝细胞最适合用于评估转运体(包括 OATP1B1, OATP1B3, OATP2B1 和 OCT1)在候选药物跨肝血窦膜的摄取转运中的作用,或者候选药物对血窦膜中摄取转运体的抑制作用。

通过加入一层矿物油并进行离心的方法可获得悬浮培养的肝细胞,读者可以阅读 Maeda 和 Sugiyama(2010)的一篇综述,以获得关于实验设计和应用的详细信息。在这项试验中,在预计的时间内将肝细胞与含有测试化合物和含有或不含有转运体抑制剂的溶液进行混合,使细胞进行摄取。在摄取结束后,所有混合液将被转移到含有上下分层的矿物油和 NaOH 溶液的离心管中。将含有肝细胞的转运溶液加入矿物油的上层并快速离心,这样肝细胞会穿过油层进入到 NaOH 溶液中进而被裂解。将离心管快速冷冻,沿油层和 NaOH 层分界面进行切断,分析裂解的细胞(即 NaOH 溶液),以测定进入肝细胞的化合物的量。转运实验通常会在 37℃ 和 4℃ 进行,目的是来确定通过主动转运和被动扩散(包括非特异性吸附)的摄取量。但是,被动扩散也可因温度而改变(Poirier et al., 2008)。旨在完全抑制所有可能的摄取转运体的鸡尾酒抑制剂可能是一种用于测定悬浮肝细胞的主动转运和被动扩散的替代方法。当评估一个候选药物是否有可能抑制某一肝脏摄取转运体时,在候选药物浓度递增条件下,转运溶液中应包含该摄取转运体的特异性探针底物(比如 1-甲基-4-苯基吡啶为 OCT1 的探针底物,见表 3.2)。当评估一个候选药物是否为一个特殊的肝摄取转运体的底物时,转运溶液应包含候选药物以及该转运体的特异性抑制剂。通过这些实验解释转运表型和抑制数据时应谨慎,因为悬浮肝细胞表达的一组转运体可能具有重叠的底物和抑制剂。不管怎样,悬浮的肝细胞已经被用来准确地预测转运体在肝脏药物清除中的作用(Watanabe et al., 2009, 2010)。

3.4.3.3 三明治法培养的原代肝细胞

不同于在传统的二维支架上生长的肝细胞,在胶原中间的三维基质中生长的肝细胞仍保持细胞极性,能重组形成微管网络,并保留许多肝细胞在体内的生理和药理功能(Dunn et al., 1989;Berthiaume et al., 1996)。一些药物转运体,包括 Pgp、MRP2、OATP1B1 和 OATP1B3 表达在三明治培养的人(和大鼠)肝细胞的合适膜层上,在体外培养中能够保留一定天数(Swift et al., 2010)。三明治培养的肝细胞,已被用于预测药物的肝胆清除和转运体抑制对药物清除的影响(Swift et al., 2010)。该方法培养的肝细胞的一大缺点是细胞色素 P450 酶的表达明显减少(Boess et al., 2003)。但是,药物代谢酶的表达是可以被诱导的。因此,三明治培养的肝细胞在测定代谢和转运对肝脏药物处置的相互作用时,很有潜力(Swift et al., 2010)。三明治法培养的肝细胞不仅用于测定底物在肝细胞中积聚(血窦膜摄取),还可以用于测定药物在胆小管和血窦膜侧的外排(Swift et al., 2010)。常规的测定肝细胞血窦膜侧摄取(从孵育液中摄取进入细胞)和胆管侧外排(从细胞外排至管腔内)的方法简述如下:将肝细胞与含有稀释在生理浓度的钙缓冲液中的化合物(标准缓冲液)共孵育。孵育结束后,将肝细胞用标准的缓冲液或无钙的缓冲液(无 Ca^{2+})进行漂洗。用标准的缓冲液漂洗后,积聚在三明治法培养的肝细胞中的化合物的量代表血窦膜摄取和胆管侧外排的综合结果。当用无 Ca^{2+} 的缓冲液进行漂洗时,肝细胞的紧密连接会被破坏,导致留在胆管内的底物被冲走。因此,用无 Ca^{2+} 的缓冲液漂洗后,肝细胞内化合物积聚量仅代表血窦膜摄取。外排至管腔的化合物量的测定,可用标准缓冲液漂洗后细胞内化合物积聚量减去无

Ca^{2+}的缓冲液漂洗后细胞内化合物积聚量的差值表示。在4℃或含有多种转运体抑制剂的条件下进行的转运试验,可用来确定主动转运和被动转运(或非特异性结合)。由于三明治法培养的肝细胞表达了一组转运体,用它们来确定候选药物是否为某特定转运体底物时,需要使用该特定转运体的抑制剂。同样,评估候选药物是否为某特殊转运体的抑制剂时,需要在含有或不含有候选药物的情况下,采用转运体特异性底物进行确定。与悬浮肝细胞一样,在解读用三明治法培养的肝细胞实验产生的转运体表型和抑制数据时也应谨慎,因为在该系统中表达的转运体可能具有重叠的底物和抑制剂特异性。

3.4.3.4　异源表达的克隆的转运体

本章前面讨论的所有转运体都在不同的细胞类型中进行了异源表达。与原代细胞或Caco-2等永生化细胞系相比,采用异源表达系统可单独研究某转运体的作用。这一点非常有用,因为转运体通常具有重叠的底物/抑制剂特异性。通过化疗药筛选方法已经建立了表达某些ABC转运体的肿瘤细胞系。例如,通过采用BCRP底物拓扑替康进行的筛选,建立了BCRP高表达的IGROV-1卵巢癌细胞系(Ma et al., 1998)。此外,也可以通过将cDNA转染到不同类型的细胞中来建立稳定表达药物转运体的细胞系。最常用于瞬时或稳定表达药物转运体的细胞为非极化细胞,如人胚肾细胞(HEK)和中国仓鼠卵巢细胞(CHO)。非洲爪蟾卵母细胞也被用于药物转运体的异源表达。用于瞬时或稳定表达药物转运体的极化细胞包括MDCK和LLC-PK1细胞。最近,极化细胞被用于在同一细胞内表达摄取和外排转运体,以测定摄取和外排转运体在介导垂直转运(即经皮转运)中的协同作用(Shitara et al., 2006)。从外源表达ABC转运体的细胞中分离出来的外翻膜囊泡对于研究相对亲水性药物与这些依赖ATP的外排转运体的相互作用十分有益。

3.4.3.5　用表达单个转运体的细胞系进行转运体表型研究

为确定候选药物是否为某一特定摄取转运体的底物,测定候选药物在表达单个摄取转运体的细胞中摄取情况,与候选药物在不表达一定水平转运体的母体对照细胞中摄取情况进行比较。当候选药物被认为是底物时,那么需要测定米氏常数(K_m)和最大转运速率(J_{max})。在测定转运动力学之前,需研究候选药物在表达该转运体的细胞上随时间的摄取情况,其目的为测定初始转运速率的时间点(即摄取与时间呈线性关系的时间点),从而在这个时间点上进行动力学研究。以初始速率进行动力学研究,是为了确保研究的转运过程主要是由于转运体作用而不是其他作用(如被动扩散导致的)。在动力学实验中,不同浓度水平的候选药物在表达摄取转运体的细胞中的摄取量需减去在母体对照细胞中的摄取量。考虑内源性的转运活性(如果有的话)以及候选药物与细胞外膜或转运体的非特异性结合,减去在母体对照细胞中的摄取量非常重要。

采用表达ABC转运体的活细胞进行转运体表型研究具有其固有的困难,因为这需要候选药物到达底物结合位点,而该位点可能存在于脂质双分子层的内侧,比如Pgp;或在转运蛋白的胞内侧。亲水性的候选药物将很难到达这些结合位点。无论如何,积聚研究是可以进行的,通过将候选药物加入细胞外缓冲液中,测量药物在表达 ABC 外排转运体的细胞系中积聚的量,并与母体对照细胞系中的积聚量进行比较。如果候选药物是转运体底物,其在表达 ABC 外排转运体细胞系中的积聚将低于在对照细胞系中的积聚。当进行表型研究时,候选药物应设置多个浓度(从低到高),以确保转运体的底物结合位点没被饱和,否则其外排活性很可能被忽略(假阴性)。采用活细胞进行的转运体介导的外排动力学研究可以得到表观 K_m 值,因为候选药物在 ABC 外排转运体的底物活性结合位点的准确浓度是无法知道的,或者仅可以基于某些假设进行估计,比如细胞体积和可以与底物结合位点相互作用的游离的候选药物的比例。

3.4.3.6 用表达单个转运体的细胞系进行转运体抑制研究

当采用表达单个转运体的细胞系研究候选药物对摄取转运体的抑制时,需要将探针底物加入细胞外缓冲液中,在含有或不含有候选药物的情况下测定探针底物在细胞内的积聚。药物转运体的荧光底物(表 3.1)和放射性标记的(表 3.2)探针底物常用于转运体抑制研究。如候选药物是摄取转运体的抑制剂,当候选药物存在时,探针底物的细胞内积累应该会大大降低。同时在母体对照细胞系中平行研究探针底物的细胞摄取,以确定由候选药物引起的转运体抑制的百分比。尤其是当所使用的异源细胞中存在内源性转运体能够介导探针底物的摄取,因为内源性转运体的活性也可能受到候选药物的影响。如观察到转运体抑制,那么可以确定抑制的动力学,即 K_i(抑制常数)或 IC_{50}(产生最大抑制作用一半时的浓度)。K_i 的测定比较烦琐,需要确定在有或没有浓度递增的候选药物情况下特定转运体的探针底物的 K_m 值。测定 IC_{50} 值相对比较快速,因为它只需要研究候选药物随浓度增加对探针底物在单个浓度下的抑制作用。此外,如果探针底物的使用浓度远低于它的 K_m 值,那么测得的 IC_{50} 值将近似于 K_i 值,因为此时 K_i 等同于 $K_i(1+[S]/K_m)$。

表 3.1 可用于体外抑制研究的人体药物转运体的荧光底物

转运体	荧 光 底 物	参 考 文 献
Pgp	罗丹明 123	Weaver et al. (1991)
	阿霉素	Weaver et al. (1991)
	柔红霉素	Weaver et al. (1991)
	钙黄绿素	Hollo et al. (1994)
BCRP	米托蒽醌	Litman et al. (2000); Robey et al. (2001); Minderman et al. (2002)
	硼-联吡咯甲烷-哌唑嗪(BODIPY-哌唑嗪)	Robey et al. (2001)
MRP2	5-(6)-羧基-2′,7′-二氯荧光素	Pratt et al. (2006); Lechner et al. (2010)
	谷胱甘肽甲基荧光素	Forster et al. (2008)
	钙黄绿素	Masereeuw et al. (2003)

转 运 体	荧 光 底 物	参 考 文 献
	Fluo-3	Masereeuw et al.（2003）
	胆酰-L-赖氨酸-荧光素	de Waart et al.（2010）
OAT1	6-羧基荧光素	Cihlar and Ho（2000）
OAT3	6-羧基荧光素	Rodiger et al.（2010）
OATP1B1	8-荧光素-环磷酸腺苷	Bednarczyk（2010）
	荧光素-甲氨蝶呤	Gui et al.（2010）
	鹅脱氧胆酸盐-NBD	Yamaguchi et al.（2006）
OATP1B3	8-荧光素-环腺苷酸	Bednarczyk（2010）
	荧光素-甲氨蝶呤	Gui et al.（2010）
	鹅脱氧胆酸盐-NBD	Yamaguchi et al.（2006）
	Fluo-3	Baldes et al.（2006）
	胆酰-L-赖氨酸-荧光素	de Waart et al.（2010）
OATP2B1	未知	
OCT1	4-[4-（二甲氨基）苯乙烯]-N-甲基吡啶（ASP⁺）	Ciarimboli et al.（2004）
OCT2	4-[4-（二甲氨基）苯乙烯]-N-甲基吡啶（ASP⁺）	Cetinkaya et al.（2003）
MATE1	4′,6-二胺-2-苯基吲哚（DAPI）	Yasujima et al.（2010）
MATE2K	4′,6-二胺-2-苯基吲哚（DAPI）	Yasujima et al.（2010）

表 3.2　可用于体外抑制研究的人体药物转运体的放射性标记底物

转 运 体	底 物	参 考 文 献
Pgp	N-甲基奎尼丁	Karlsson et al.（2010）
	地高辛	de Lannoy and Silverman（1992）；Tanigawara et al.（1992）
BCRP	雌酮-3-硫酸盐	Karlsson et al.（2010）
	甲氨蝶呤	Volk and Schneider（2003）
MRP2	雌二醇 17β-D-葡萄糖醛酸苷	Karlsson et al.（2010）
	甲氨蝶呤	Bakos et al.（2000）
OAT1	对氨基马尿酸	Lu et al.（1999）
	阿德福韦	Ho et al.（2000）；Mulato et al.（2000）
OAT3	雌酮-3-硫酸盐	Takeda et al.（2002）
OATP1B1	雌二醇 17β-D-葡萄糖醛酸苷	Abe et al.（1999）
	牛磺胆酸盐	Abe et al.（1999）
	雌酮-3-硫酸盐	Abe et al.（1999）

续　表

转运体	底　物	参　考　文　献
OATP1B3	雌酮-3-硫酸盐	Kullak-Ublick et al.（2001）
	甲氨蝶呤	Abe et al.（2001）
	雌二醇 17β-D-葡萄糖醛酸苷	Konig et al.（2000）
	牛磺胆酸盐	Abe et al.（2001）
OATP2B1	雌酮-3-硫酸盐	Tamai et al.（2001）
OCT1	四乙铵	Sakata et al.（2004）
	1-甲基-4-苯基吡啶	Kerb et al.（2002）
OCT2	四乙铵	Barendt and Wright（2002）
	1-甲基-4-苯基吡啶	Barendt and Wright（2002）
	二甲双胍	Kimura et al.（2005）
MATE1	四乙铵	Tanihara et al.（2007）
	1-甲基-4-苯基吡啶	Tanihara et al.（2007）
	二甲双胍	Tanihara et al.（2007）
MATE2K	四乙铵	Tanihara et al.（2007）
	1-甲基-4-苯基吡啶	Tanihara et al.（2007）
	二甲双胍	Tanihara et al.（2007）

以上底物均可购买到^{3}H 或^{14}C 标记的底物。

　　同样的,与摄取转运体相比,在活细胞体系中研究对 ABC 转运体的抑制就不那么简单直接了,因为它们的底物结合位点存在于细胞内(或存在于脂质双分子层内侧),且它们只以外排形式发挥作用。当采用过表达单个 ABC 转运体的细胞时,可以测定候选药物对探针底物细胞内积累的影响(表 3.1 和 3.2)。如候选药物是一个有效的抑制剂,那么探针底物在细胞内积累将增加。同时,在母体对照细胞中检测探针底物的摄取,以测定由候选药物导致的对转运体活性抑制的百分比。在进行 ABC 转运体的抑制实验时,需要注意以下几点:① 如上所述,由于探针底物和候选药物的细胞内浓度是未知的,因此很难准确获得 K_i 或 IC$_{50}$ 值;② 通常于探针底物和抑制剂在细胞内浓度达到稳态时,进行抑制研究;③ 探针底物的浓度应该足够低,以免底物结合位点被饱和(这可以在早期方法开发时建立);④ 理化性质将会影响候选药物到达底物结合位点的能力,从而极大地影响其潜在的抑制作用。也就是说,如抑制剂不能进入细胞,即使是最有效的抑制剂也不会表现出抑制作用。

3.4.3.7　表达两种或两种以上转运体的细胞系

　　极化的细胞,比如 MDCK 细胞,能够瞬时或稳定转染摄取和外排转运体,用于研究它们在药物跨膜转运和抑制过程中的协同作用。在这些研究中,极化细胞被接种在可渗透的支架上,这样细胞的基底侧和顶侧都能够与化合物接触。转运研究可以以类似于 Caco-2 的研究方法进行。候选药物在细胞内浓度,从基底侧至顶侧的转运以及从顶侧至基底侧的转运可以通过以下细胞系测定:① 母体对照细胞;② 仅表达摄取转运体的细胞;③ 仅表达外排转运体的细胞;④ 共表达摄取和外排转运体的细胞(关于实验设计举例,请参阅下面的研究:Cui et al.,2001;Sasaki et al.,2002;Mita et al.,2005;Liu et al.,2006;Nies et al.,2008)。如摄取和外排转运体协同介导底物的跨膜转运,那么候选药物在共表达摄取和外排转运体的细胞中的运动矢量是最高的。然而,为保证实验体系成功,当将这些外排和摄取转运体转染到细胞中时需要测定其是否被表达在正确的膜层上。这可通过一些策略来评估,比如功能检测、免疫细胞化学方法以及细胞表面生物素化后再用蛋白免疫印迹法进行测定。表达某些肝脏和肾脏摄取转运体的 MDCK 细胞已经被用于测定它们在肝胆管和肾小管药物体内清除中的潜在作用。比如,Sasaki 等(2004)采用双转染大鼠 Oatp1b2 和 Mrp2 的 MDCK 细胞,发现一些有机阴离子,比如雌二醇 17β-D-葡萄糖醛酸苷、普伐他汀、石胆酸-3-硫酸盐、BQ123 和白三烯 C4,更倾向于优先从基底侧至顶侧转运,对体外和体内转运体表达的差异进行矫正后,这些有机阴离子体外跨膜转运的结果与它们在体内的胆汁清除相关性良好。但是,当采用双转细胞的结果推测体内结果时还需谨慎,因为异源表达系统并未完全表达原组织中的药物转运体和代谢酶。

3.4.3.8 外翻膜囊泡

外翻的膜囊泡可用于研究候选药物作为底物和抑制剂与 ABC 转运体的相互作用。异源表达 ABC 转运蛋白的非哺乳动物细胞和哺乳动物细胞,如 Sf9 昆虫细胞和 HEK293 细胞,均可制备外翻膜囊泡。外翻的膜囊泡可使 ABC 转运体的底物结合位点暴露于细胞外缓冲液中。因此,与在活细胞中研究 ABC 转运体不同的是,外翻的膜囊泡可精确地测定 K_m、K_i 或 IC_{50} 值。读者可参考以下关于外翻膜囊泡在 ABC 转运体研究中应用的综述(Glavinas et al.,2004,2008)。

采用膜囊泡研究 ABC 转运体介导的转运主要有两种实验类型:ATP 酶测定法(间接法)和囊泡转运测定法(直接法)。ATP 酶测定法并不直接测定底物转运,而是检测与转运周期相关的 ATP 水解产生无机磷酸盐的量(Sarkadi et al.,1992)。Sarkadi 等人(1992年)测试了一小组底物发现,底物刺激 Pgp ATP 酶活性的水平与其对转运体的亲和力相关。ATP 酶测定法尤其适用于高通量筛选,以及评价疏水性底物药物(具有高被动渗透性)的相互作用。然而,当转运周转率较低时,底物结合可能被忽视(导致假阴性结果),因为这种情况下会导致 ATP 水平低而无法被检测(Glavinas et al.,2008)。例如,环孢霉素 A 是已知的 Pgp 底物,但在 ATP 酶测定中会产生假阴性结果(Glavinas et al.,2008)。

与 ATP 酶测定法相比,囊泡转运测定法直接检测底物跨囊泡的脂质双分子层的迁移。在该实验中,化合物被加到囊泡外的缓冲液中,并测定有/无 ATP 的条件下底物在囊泡中的积聚量。转运过程可以通过快速过滤的方法进行中止。在这种方法中,囊泡被吸附在硝化纤维膜上,可以用适当的分析方法来测定囊泡内的化合物积累量。如化合物是转运体底物,相比无 ATP 的条件,有 ATP 参与条件下底物在囊泡内积聚较高。如候选药物为转运体底物,可能需要测定与转运活性相关的 J_{max} 和 K_m 值。由于 ABC 转运体可能具有多个结合位点,随底物浓度的增加,底物摄取的增加可能不是遵循简单的米氏动力学过程,而可能是 S 型的(表明有正协同作用),这一点在 MRP2 中已经被发现(Borst et al.,2006)。候选药物完全抑制 ABC 转运体介导的探针底物的转运,会导致囊泡内底物浓度在存在和不存在 ATP 的情况下是相当的。评价候选药物为抑制剂时需要采用较宽的候选药物浓度范围。因为 ABC 转运体具有多个作用位点,可能导致随着候选药物浓度的增加,探针底物的摄取表现为钟形曲线。比如,相对低浓度的呋塞米能刺激 MRP2 介导的雌二醇 17β-D-葡萄糖醛酸苷的转运,而较高浓度的呋塞米将抑制其转运(Zelcer et al.,2003)。膜囊泡转运的一个缺点是高渗透性的化合物可能无法在囊泡内保留(Glavinas et al.,2008)。

3.5 总结和展望

越来越清楚的是,药物转运体对于市场上许多药物及即将上市的候选药物的 ADME 特性都非常重要。此外,药物转运体是发生 DDIs 和药物不良反应的潜在部位,并且药物转运体基因的遗传变异也可能影响药物的药代动力学特性。在药物研发过程中 SLC(OATs、OCTs、OATPs 和 MATEs)和 ABC(Pgp、BCRP 和 MRP2)家族的许多药物转运体开始受到相当多的关注,因为有证据表明它们与临床相关。目前,产业界的科学家有多种工具来评估候选药物作为底物或抑制剂,与上述转运体家族的转运体或其他药物转运体的相互作用,并能够得到可能有用的动力学数据。然而,用体外转运体研究得到的数据准确预测药物的药代动力学的能力仍然不成熟。缺少的是将转运体体外活性外推到体内的能力。目前正在努力采用定量蛋白免疫印迹法或质谱法来确定体外和体内转运体的表达,这将有利于将体外转运体活性(即 J_{max})外推到体内。此外,结合体外转运体数据来预测药物药代动力学的计算机模型还处于开发和测试的早期阶段。当前已有针对细胞色素 P450 酶活性的标度因子,通过适当的体外数据,计算机模型能够准确地预测那些主要由细胞色素 P450 酶代谢清除的候选药物的药代动力学。在转运体方面,当由 DDI 或遗传变异引起的转运体介导的清除率发生改变时,预测药物血浆暴露量变化倍数的能力还是缺乏的。目前预测 DDI 建议采用 I/K_i(或 I/IC_{50})或 I_2/K_i(或 I_2/IC_{50})的方法预测对体循环中转运体(在肾脏、肝脏和脑中的)或肠道外排转运体的抑制能力。其中 I 为抑制剂的最大游离血浆药物浓度,I_2 为抑制剂的口服给药剂量除以 250 mL 水,K_i(或 IC_{50})是从体外数据获得的抑制常数;在评估体内转运体的抑制作用时,K_i 或 IC_{50} 值需用血浆蛋白结合率进行矫正(Giacomini et al.,2010)。当 $I/K_i \geq 0.1$ 或当 $I_2/K_i \geq 10$ 时,应该考虑临床 DDI 试验(Giacomini et al.,2010)。另一种是体外到体内外推的方法,该方法考虑到了进入肝脏最大的游离药物浓度,可用于专门评估对肝脏摄取转运体的抑制,如 OATPs(Giacomini et al.,2010)。虽然这些方法是可行的,但目前还没有足够的数据证明体外抑制和临床结果之间的相关性。未来的目标应该是进一步开发并完善我们的体外研究体系,并确定如何最好地将这些数据纳入模型中,以便更好地预测药物转运体对治疗药物体内处置的影响。

(马利萍译;朱珍珍审校)

参考文献

4

药物代谢产物的药理和毒理活性

W. GRIFFITH HUMPHREYS

4.1 前言

药物代谢产物通常在药物有效性和副作用的表征中具有至关重要的作用,这种认识已经推动药物代谢研究成为现代药物研究中先导化合物优化和开发阶段不可或缺的一部分。代谢物谱鉴定的重要性被公认后,开展该研究所必需的工具也随之迅速发展。

按照药物的开发流程,该领域的工作可分为四个阶段,各阶段的目标略有不同,分别是:① 设计和优化阶段:帮助发现最优分子;② 初始表征和预测阶段:帮助选择化合物和制定早期的开发策略;③ 描述性阶段:确定化合物的完整代谢物谱,并用于优化临床和安全性方案;④ 回顾性研究:旨在帮助解释非预期的临床或毒理现象。

在发现阶段,该工作的目标是尝试优化临床候选化合物的代谢特征,同时优化其潜力和有效性。快速代谢清除的药物可能在患者间和患者自身具有高度的变异性(Hellriegel et al.,1996),产生药物-药物相互作用的可能性更大。此外,快速清除和生物利用度(%F)低的药物可能需要次优的给药方案,即每日两次(b.i.d.)或每日三次(t.i.d.),和/或给予相对高的剂量。前者会导致患者依从性差、药效欠佳及营销问题,后者可能由于大量药物及其代谢产物而导致意外的毒性。理解和优化新化学实体(NCEs)的代谢特征,还有一些其他优势:

1. 清除率的降低可能使给药的总剂量降低。

2. 降低反应性中间体的生成速率及总生成量,这些反应性中间体可能导致急性或特异性的毒性。

3. 延长药代动力学(PK)半衰期,有望转化为更长的作用时间、更低的给药频率和更好的患者依从性。

4. 更好地理解动物数据至人体的外推法,使人体剂量预测更可靠,降低临床开发风险。

5. 降低药物-药物相互作用的风险,因为低清除率的药物与抑制剂联合用药时,引起药物-药物相互作用的可能性更低。

6. 降低由剂量减少引起的药物-食物相互作用风险。

7. 减少可能对靶标有药理活性或显著脱靶活性的代谢产物的生成。

这些考虑使得理解候选药物分子的代谢特征并在临床前优化这些特征变得尤为重要,列表的最后一项是本章的主题。药物代谢在现代药物的发现和候选化合物的优化中发挥着核心作用,最近有综述详细阐述了代谢是如何影响药物的发现和设计过程,以及该领域未来面临的挑战(Baillie, 2006; Caldwell et al., 2009; Tang and Lu, 2009; Zhang et al., 2009; Sun and Scott, 2010)。

候选药物选定之后,发现阶段后期的工作包括对所选药物进行进一步地表征,以预测其临床 PK 及代谢特性,其中可能包括对人体有效剂量的预测(Huang et al., 2008)。这些特性对管理毒理学和首次人体研究的设计很重要,并可能影响早期研究中的毒理种属选择、剂量设定及重要代谢产物监测等工作(Baillie, 2009; Walker et al., 2009; Zhu et al., 2009)。

药物在开发阶段的研究,从影响药物设计的预测性和前瞻性研究,转变为对候选药物进行完整代谢物谱的描述性研究。此阶段完成的工作对安全性和临床药理学研究计划都有重大影响。确定药物所有的代谢途径并对其代谢进一步地表征,可以获得有关药物-药物相互作用潜力及特殊人群差异的重要信息。

本章将对具有潜在药理或毒理活性的代谢产物的相关主题进行概述,这些代谢产物通常被纳入药物的发现和开发工作中,目的是将最佳候选药物推进至临床研究,然后将其作为开发的一部分进行充分表征。

4.2　潜在活性代谢产物评估

在大多数情况下,药物代谢可使药物通过生物转化成为无治疗活性的分子,从而丧失药理活性。然而,药物代谢也可以生成具有药理活性的代谢产物。虽然具有药理活性的代谢物的生成可以由所有类型的生物转化反应介导,但较常见的生物转化途径是由细胞色素 P450(CYP)酶介导的氧化代谢。

活性代谢产物可能比其母体分子具有更好的药理活性、PK 性质和安全性(Fura et al., 2004; Fura, 2006)。因此,许多性质优于母体分子的活性代谢产物已经被开发并作为药物上市。已开发并作为药物上市的活性代谢产物实例包括对乙酰氨基酚、氧苯哒嗪、奥沙西泮、地氯雷他定(Clarinex: Merck Corp., Whitehouse Station, NJ)、西替利嗪(Zyrtec: McNeil Corp., Ft. Washington, PA)、非索非那定(Allegra: Sanofi Corp., Bridgewater, NJ)和非索罗定(Toviaz: Pfizer Corp., New York, NY)(图 4.1)。上述每一种药物与母体分子相比都有特别的优势,并在对药物作用重要的一种或多种性质上优势更明显。

在进行先导化合物优化时,对候选药物进行常规筛选以确定其代谢稳定性或体内系统暴露量,并且根据代谢速率、程度或系统暴露量水平进行排序。在对药物代谢进行筛选时,通常是候选药物在体外与亚细胞组分进行孵育,如肝微粒体或含有药物代谢酶的完整细胞

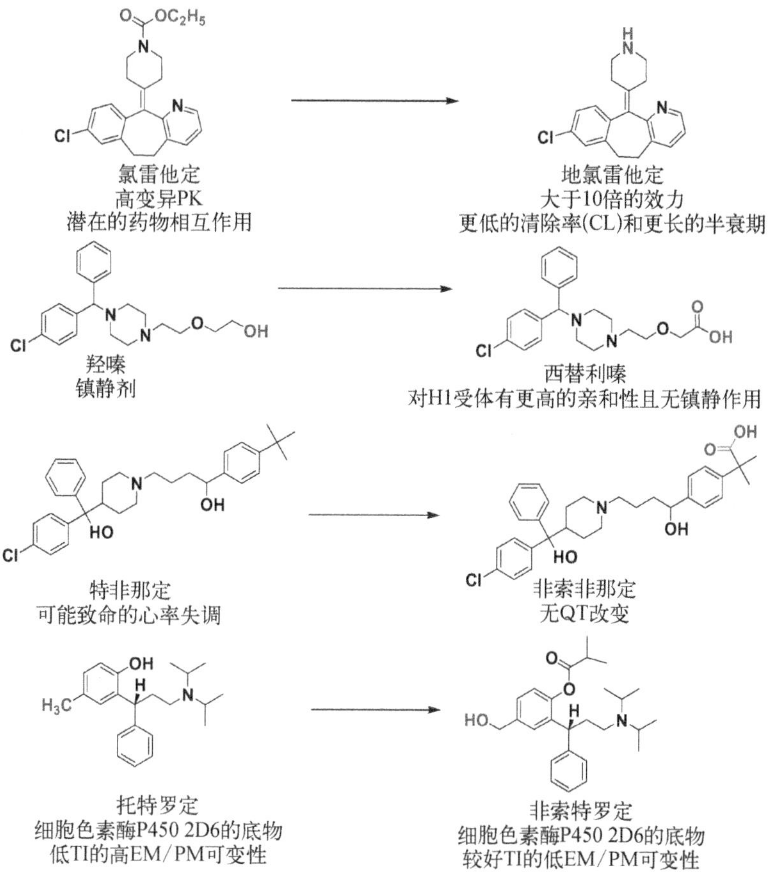

图 4.1 已成为新上市药物的原上市药物的代谢产物。EM/PM：快代谢型/慢代谢型；CL：清除率；CYP2D6：细胞色素酶 P450 2D6；TI：治疗指数。

体系(如肝细胞)。低代谢稳定性的化合物将不作进一步考虑，因为大多数治疗靶点需要化合物有较长的 PK 半衰期。体内暴露量研究也是如此，具有高清除率的化合物也会被排除。在这些早期的筛选中，母药的浓度通常是唯一的测量内容。因此，并没有包括可能已生成的代谢物的个数、特性及药理意义等信息。即使在完成了代谢表征并且鉴定了代谢产物后，这些信息仍被用于指导类似物的合成，通过修饰代谢软位点/热点改善类似物的代谢稳定性。因此，这些信息很少用于寻找具有药理活性的化合物作为新的类似物。但是，母药的快速代谢可能产生具有药理活性的代谢物，这些代谢物可能具有相对更优的开发价值。这样一来，原本被视为不利因素的代谢不稳定性，可以作为一种药物设计方法而产生有利的作用。

在药物发现阶段筛选候选化合物是否有活性代谢产物有许多优势。主要原因是该过程能够发现具有良好可开发特性的候选药物，例如：

1. 改善药效(PD)。

2. 改善 PK。

3. 降低药物相互作用的可能性。

4. 个体差异更小的 PK 和/或 PD。

5. 改善整体安全性。

6. 改善理化性质(如溶解度)。

活性代谢物早期筛选还有其他的优势,包括对整个化学型进行修饰的潜力,用以改善整体的特性(Clader, 2004;Fura, 2004)。此外,在药物发现阶段追踪活性代谢物,有助于正确说明在临床前种属中观察到的药理作用与人体预测结果的相关性。换言之,如果一个活性代谢物在测定药效的临床前种属中有显著的活性,那么在人体中,将会因为这种活性的巨大差异而产生重大的风险,除非该代谢物在人体中有相似的水平。最后一点是,活性代谢产物的早期发现可以使母体分子拥有更全面的专利保护。

活性代谢产物可能具有较低的脱靶毒性,因为在大多数情况下,与母药相比代谢物的生成量较少。此外,大多数活性代谢物是官能团反应的产物,因此更易于发生结合反应。结合反应会导致次级代谢产物的生成,通常可以从体内安全清除。例如,非那西汀可代谢为多种代谢物,其中经 O-去乙基可以生成效果更好的镇痛剂对乙酰氨基酚,但是非那西汀经 N-羟基化则会生成毒性代谢物。另一方面,相应的活性代谢产物对乙酰氨基酚,主要通过结合反应(硫酸化和葡萄糖醛酸化)清除,而且比非那西汀的安全窗更大。

通常来说,药物代谢反应可以将亲脂性化合物转化为更亲水、水溶性更好的产物。溶解度性质的改进是一个附加的优势,尤其是在当前的药物发现范例中,许多候选药物在先导化合物优化时具有较差的水溶性。

在药物发现过程中的先导化合物优化阶段,活性代谢物的发现可视为一种围绕新的结构-活性关系改进的先导化合物。例如,该方法曾用于依泽替米贝(一种胆固醇吸收抑制剂)的发现(Van Heek et al., 1997;Clader, 2004)。在这些研究中,先导候选化合物(SCH48461)产生了一种具有药理学活性的胆汁代谢物,大鼠口服后的药效约比母药分子高30 倍。通过对该代谢物的结构修饰进行进一步的优化,发现了依泽替米贝,其药效比最初的先导候选化合物约高 400 倍。

总之,在药物发现阶段追踪活性代谢物,不仅对正确解释临床前种属的药理作用很重要,而且还可能发现具有更优药物开发特征的先导候选物。

4.2.1 药物发现阶段活性代谢物的检测

通过代谢、PK 和生物/药理实验收集的信息,可以不同程度地指导对可能生成的活性代谢物的探索。活性代谢物非定向筛选的一个例子是根据将化合物库在代谢体系中得到的结果对其进行修饰,之后采用这些修饰的化合物库针对预期或更广泛的靶点进行高通量筛选。该实例是一种从既定的化学物库中产生更多分子多样性的方法。然而,当在混合物中发现活性时,这种方法需要大量"去卷积"的工作。为了提高成功率并将筛选的化合物减少到可控数目,对活性代谢物的探究可能仅限于那些在体外代谢稳定性或体内暴露量筛选中显示高清除率的化合物/化学型。

体内活性实验被认为是探究活性代谢物更合理的方法。在为了收集 PD 和 PK 信息设置的药效实验中,这是最常用且最有效的方法。在分析 PD 终点和 PK 特征之间的关系时,有时会显示两批数据之间存在明显不一致,并显示某一活性代谢物可能与某种活性有关。这些不一致可视为启动寻找活性代谢物的明确触发点。

例如,Van Heek et al. (1997)观察到一个先导候选化合物,其经历广泛的首过代谢并产生了显著水平的药理活性。为了评估体内生物转化产物的生物活性,他们收集了先导化合物给药后的大鼠胆汁样品,并通过十二指肠插管直接将样品给到胆管插管的大鼠体内。作为对照,将母药溶在空白胆汁中以相似的方式给到大鼠体内。结果表明,胆汁样品产生的体内活性高于母药对照样品,明确地说明了存在比母药更有效的活性代谢物。为了鉴定活性成分,对胆汁样品进行分馏并测试每个馏分的生物活性。活性馏分确定后,该代谢产物的结构也被确定。活性代谢产物被进一步修饰后发现了依泽替米贝。

尽管"PK 和 PD 数据之间缺乏相关性"这一现象是在寻找可能的代谢产物对已观察到的药效的贡献时最明确的触发点,但还有一些其他潜在的触发点,包括:① 相对于注射给药,血管外给药观察到更大的药效;② 在体内/体外与抑制代谢的化合物(如氨基苯并三唑、酮康唑)共同给药时,药效降低;③ 尽管体外代谢迅速,但 PD 作用持续时间较长。在药物设计中利用代谢物结构信息的例子可在多篇综述中找到(Fura et al. , 2004;Fura, 2006)。

4.2.2 代谢物混合物的生物活性评价方法

为了评估代谢产物的生物活性及有效性,可以采用几种方法。最直接的方法是采集感兴趣的样品(如微粒体孵育样品、血浆样品等)并分离和纯化所有存在的代谢产物,然后鉴定代谢产物的结构并测定其生物活性。另一种方法是使用生物测试指导的方法,首先要评估包含生物转化产物的生物样品的药理活性,而不是努力分离或结构表征代谢物。生物测定方法是基于体外配体结合(Soldner et al. , 1998;Lim et al. , 1999)、细胞实验或体内药理学测定等方法而进行的药理活性评估(Van Heek et al. , 1997)。代谢产物可以通过多种体外和体内方法产生,其中一些方法将在下面章节中讨论。样品混合物的生物活性可使用色谱技术在分馏之时或之后来评估。通过分离和/或进一步生物或化学合成,可确定活性代谢产物的结构特征及其体内和体外活性。

已有文献描述过使用 96 孔板的形式来表征活性代谢产物的系统方法(Shu et al. , 2002)。分离药物代谢产物混合物,并将馏分收集到微量滴定板如 96 孔板中,然后将馏分进行一种或多种相关的活性(如受体配体结合)测定。

4.2.3 代谢产物生成的方法

有许多体外和体内生物转化技术可用于代谢产物生成。体外技术包括使用来源于细胞的介导药物代谢的亚细胞组分、完整的细胞系统、完整的器官和分离的表达酶系。体内方法涉及从给予母体分子的实验动物或人体获得的生物基质(如血浆、胆汁、尿液等)的使用。基于金属卟啉化学的微生物方法和仿生系统也可用作生物反应器以生成代谢产物。

4.3 代谢产物潜在毒性的评估

药物代谢生成反应性中间体然后与细胞组分共价结合,通常被认为是引起某些药物特异毒性的基础(Walgren et al., 2005;Amacher, 2006;Baillie, 2008;Uetrecht, 2009)。它也被认为与动物实验过程中的急性或长期毒性有关(Guengerich and MacDonald, 2007)。很多文章综述了新的药物候选物形成反应性代谢物潜力的测试,以及与解释这些实验数据相关的挑战(Guengerich and MacDonald, 2007;Baillie, 2008;Kalgutkar, 2010;Park et al., 2011)。许多制药公司会研究新的药物候选物是否有生成反应性代谢物的可能性,如果这种可能性存在,他们就会试图通过有针对性的结构修饰来去除该性质(Doss and Baillie, 2006;Kumar et al., 2010)。反应性中间体通常被认为是药物在 CYP 或其他酶介导的氧化过程中,通过生成高能量的中间体而产生的(Guengerich, 2005, 2008;Kalgutkar et al., 2005)。这些中间体包括环氧化合物、氧烯、芳烃氧化物和醌类化合物。由羧酸与葡萄糖醛酸或酰基辅酶 A 结合形成的反应性酯也被认为是反应性代谢物的来源(Grillo, 2010;Regan et al., 2010;Sawamura et al., 2010)。

反应性中间体产生可观察的毒性的机制仍有争议(Adams et al., 2010;Guengerich, 2010;Park et al., 2010)。反应性代谢物生成的下游影响一般被认为是:① 广泛性的氧化应激造成的损伤或②通过特定的蛋白功能改变或特定蛋白加合物生成,导致新抗原生成引起的损伤。这两种通常的机制也可能联合起作用。

最近多篇文献将免疫系统成分的基因遗传多态性与药物诱导的毒性(DIT)联系起来(Daly and Day, 2009)。这些关联见于阿巴卡韦(Hughes et al., 2009)、氟氯西林(Daly et al., 2009)、希美加群(Kindmark et al., 2008)及对乙酰氨基酚(Harrill et al., 2009),并强调了这样的事实,即虽然共价结合可视为特异性毒性的起始事件,但下游反应非常复杂,而且难以基于该过程的早期步骤进行预测。

本文将概述数据如何生成,以及在药物发现过程的优化和设计工作中,使用这些数据的策略。

反应性代谢物是许多药物诱发毒性的基础,这一概念是在多年药物研究中建立起来的,这些药物在实验动物或人体中都显示某种类型的毒性。引发毒性的化合物也是形成反应性中间体的化合物,这种正向联系会产生以下的结论,即最小化反应性代谢产物的生成也将最小化毒性的风险。虽然这个结论仍然有效,但是需要将概念简化为实践,这就引发了最近的一些文章描述了已知引发临床 DIT 的药物的蛋白共价结合(PCB)特性,重要的是还包含了与临床毒性不相关的药物的数据。这类关于"安全药物"的数据以前没有被提供过,它对判断如何使用反应性代谢物研究信息至关重要。来自 Pfizer(纽约、NY)、Daiichi(东京、日本)和 Dianippon(大阪、日本)三大集团的三份主要报告结果是相似的。他们都得出结论:

① 一些与 DIT 无关的化合物确实形成了可量化的反应中间体;② 反应中间体与一个化合物是否被认为大体上是安全的或与 DIT 有关,这两者之间的相关性较弱;③ 多重因素使 PCB/谷胱甘肽(GSH)加合物数据简单外推至毒理的预测变得复杂化;④ 在阳性和阴性之间有一个很大的"灰色区域"(Takakusa et al., 2008; Bauman et al., 2009; Nakayama et al., 2009; Usui et al., 2009)。一项包含多种阳性和阴性化合物的研究也得出了类似的结论,该研究测定了代谢活化后的硫醇加合物水平(Gan et al., 2009;图 4.2)。虽然这些研究的结论无疑使反应性代谢物数据的前瞻性使用变得更具挑战性,但它们并没有改变一个事实,就是关于 DIT 的所有假设的核心都是反应性组分的初始生成。

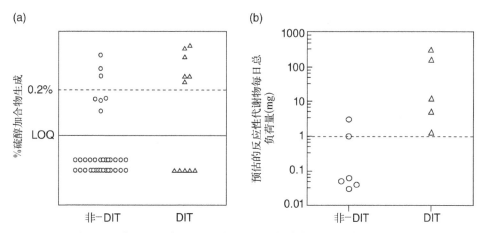

图 4.2　在 DIT 和非- DIT 组中% dGSH 加合物生成的散点图(a)和预估的每日总负荷量(b)。

圆形和三角形分别表示与 DIT 无关的药物和与 DIT 相关的药物。LOQ:定量限。为了便于说明,在图(a)的 0.2%加合水平处绘制了一条水平虚线,在图(b)的 1 毫克水平处绘制了另一条虚线(数据翻印自 Gan et al., 2009;已被允许)。

发现领域中一个重要考虑是,虽然以上列出的研究确实评估了阳性反应性代谢物的潜力,即引起 DIT 的药物,但反映的动态范围并不像在典型的发现阶段中看到的那么大。这可能是因为这些被选作阳性的药物都已通过临床开发并有相关的动物和人体安全性研究。在发现阶段的候选药物可以更有效地在体外实验中产生反应性物质,并且加合物的形成可以轻易超过总药物的 50%(Evans and Baillie, 2005)。在上述体外实验研究中,最真实有效的阳性化合物产生的 PCB 值相当于药物总量的 10%~20%发生转换,而大多数研究的化合物只有 1%~5%的药物总量可转化为捕获的反应性中间体。观察到的毒性与预测产生较高水平反应性代谢物的化合物之间是否存在更好的相关性尚不清楚。也许在体外形成高水平的反应性中间体的化合物在真正的阳性化合物库中是不多的,因为这些类型的化合物在开发过程中已被淘汰。

长毒研究的失败是推进可形成反应性代谢物的化合物的另一个潜在风险。无论是在啮齿类动物致癌性生物检测中,还是啮齿类动物或更高级种属的多剂量研究中,许多毒性相关研究的失败都可能与形成反应性代谢物后的下游事件有关(Guengerich and MacDonald, 2007)。反应性代谢物数据的前瞻性在预测毒理失败方面具有很多局限性,类似于上文指出的针对特异性毒性的预测(Park et al., 2011)。在这些探索性的毒理研究中,由于药理靶点的不确定性,以及观察到的毒性是否与药理靶点有关,常常使研究结果复杂化。在这种情况下,通过证明毒性是否与代谢相关,来试图将毒性与靶点分离可能是有益的。与代谢相关的毒性更可能是化合物特有的,而与靶点无关。

4.3.1 研究反应性代谢产物生成的方法

药物与细胞组分相互作用的研究,通常涉及与细胞内大分子上的亲核位点反应后测定共价结合,或是与小分子亲核试剂的研究。比较新的实验试图使用通用的终点读数来衡量反应性代谢物生成的影响。最后,机理研究将探究如何调节反应物的生成来试图改变观察毒理学。

4.3.2 反应性代谢产物研究:体外

捕获实验通常使用非标记的药物和谷胱甘肽反应,并通过液相色谱-串联质谱(LC-MS/MS)检测。因为使用非标记药物,这些捕获实验可以在发现阶段比共价结合实验更早完成(Shu et al., 2008;Kumar et al., 2010)。谷胱甘肽的特征碎片模式有助于检测谷胱甘肽加合物。其他分析策略已经开发出来,可在筛选阶段提供反应性代谢产物生成的定性和/或定量测定(Argoti et al., 2005;Dieckhaus et al., 2005;Gan et al., 2005;Mutlib et al., 2005;Yan et al., 2005)。这些实验仅提供定性信息或利用非生理捕获剂,因此在使用时有一定的限制。为了克服这个问题,最常用的方法是使用放射性标记的捕获剂,通常使用氚代谷胱甘肽。

PCB 研究需要放射性标记药物,因此通常在发现阶段后期或开发阶段早期进行。一个典型的实验可以使用标记药物在微粒体中开展,也可以将标记药物给到啮齿动物体内进行。这两种类型的研究都涉及通过沉淀分离细胞蛋白,然后进行大量的清洗步骤以去除非共价结合药物。然后用闪烁计数器测定与蛋白质结合的残余放射性。这类数据的使用作为一种潜在的毒性预测指标,特别是特异毒性的预测指标,最近受到了广泛关注,尽管它仍是一个有争议的话题。如上所述,最近许多文献测定了引起临床 DIT 的药物的 PCB 特性,并重点包括了与临床毒性无关的药物的数据。

文献中还提出了许多筛选反应性代谢物生成的其他方法,但尚未得到广泛认可。最引人注意的是基于细胞的筛选,它利用代谢能力强的细胞组分中的毒性结果(Tuschl et al., 2008)或测定细胞应激信号的激活(Simmons et al., 2009)。

4.3.3 反应性代谢产物研究:体内

关于与蛋白质共价结合的代谢物生成的问题,可以通过体内实验来解决,本质上与体外章节描述实验类似。动物研究多以肝脏蛋白作为药物结合的靶点,而人体研究因为明显的伦理限制,通常只关注血液成分。在解读毒理结果时,确定所观察到的毒性是否与反应性代谢物有关常常是一个重要问题。所用的实验方法通常围绕着被认为是参与生物激活的代谢调节。这可以通过许多工具来实现,包括化学抑制剂或诱导剂,以及敲除或人源化的小鼠模型。这些研究结果可能会为药物设计工作提供数据。

4.3.4 反应性代谢产物的数据解读

上述筛选方法产生的信息可用于多个方面：① 在确定加合物生成和/或定量加合物水平后，可以鉴定加合物结构并利用药物化学方法来设计新类似物，目标是限制加合物生成量；② 作为进行更深入的共价结合研究的触发因素；③ 作为开展基于细胞或动物实验的毒理研究的触发因素。利用上述数据的第一种方法仅仅是通过设计去除不利因素来改善化学型，而第二种和第三种方法试图将所述化合物的不利因素具体化。很多文献中都有使用反应性代谢物数据来帮助设计候选药物的实例（Kumar et al., 2010）。这些研究遵循最小化范例，并在许多情况下成功地找到了基于结构的解决方案，这些解决方案大大减少了某一特定化学型的化合物的反应性代谢产物的生成。

药物设计工作试图将反应性代谢物生成的特性降到最低，自然会产生诸如"低到什么程度才算足够低？"以及"是否存在需要达到的阈值限制？"这样的问题。下面几种策略有助于做出决策：① 设定接受阈值——这种方法包括将阈值设定在实验的检测限，即零容忍策略；② 相对于一组标准（应含已知的阳性和阴性标准）最小化其特性；③ 比对"本地"的参照标准进行最小化，即来自待测化学型的化合物。除零容忍方法外，所有这些方法都需要对反应性代谢物生成进行某种类型的定量。

当试图将反应性代谢产物数据纳入考虑时，了解其局限性非常重要。如上所述，最近在PCB 和 GSH 捕获实验检测阳性和阴性化合物的研究中，发现反应性代谢物生成和毒性终点间的相关性较弱。所有研究都得出以下的结论，即考虑加合物总负荷量很重要，而不仅仅单纯考虑体外孵育过程中生成的加合物水平，因为在所有案例中，共价结合的测定与 DIT 的相关性都有所提高。计算加合物负荷量时，需要考虑的重要参数是总剂量和预测药物在反应性代谢产物生成途径所占的比值（例如，总加合物负荷量＝剂量×Fa×Fm×Fadduct，其中 Fa 是吸收的比例，Fm 是代谢的比例，而 Fadduct 是共价加合物/总代谢产物的比例）。需要特别着重考虑的化合物是在体外代谢缓慢，而动物研究预测其可以通过体内代谢完全清除的化合物。尽管这些情况下的实验是非常具有挑战性的，但结果可能很重要，因为一个简单的体外速率测定将低估体内观察到的加合物总负荷量。

这些研究得出的另一个重要结论是，事实上每项研究都发现了假阳性和假阴性。假阳性并不令人惊讶，因为很难发现完全没有共价结合的高度代谢的化合物。实验中的假阴性可通过替代途径的生物活化来解释，但并非所有情况都如此。

4.3.5 代谢产物对脱靶毒性的贡献

母体分子的生物转化常会生成结构变化相对较小的代谢产物（加羟基、去甲基化等）。虽然这些变化可能不足以脱离母体的结构-活性关系，但这些代谢产物可能对与母体相同的药理靶标有很强的相互作用。虽然代谢物比母药具有更高效力很罕见，但代谢物具有偏低一个数量级内的药效还是相当普遍的,并且代谢产物可能足以对整体药理反应做出贡献。

虽然代谢物与和母体相同的药理靶点产生强相互作用是相当普遍的,但代谢物与其他不受母体影响的"脱靶"受体产生强相互作用是相当罕见的。当然,随着药物和代谢物剂量及血浆浓度的增加,这种关系可能会被打破。这种剂量与代谢产物毒性考虑之间的关系,是提出"低剂量药物的代谢产物不需要像高剂量药物那样被广泛表征"这一论点的基础(Smith and Obach,2005)。给药持续时间也是一个重要的考虑因素(Smith et al.,2009)。由于主要结构改变生成的代谢物,其产生新的药理作用的机会预计会增加,但即使在这些情况下,这类现象的例子也相对较少。当靶点是具有多个相关成员(如过氧化物酶体增殖激活受体[PPARs]、激酶家族)的受体家族时,预计代谢产物产生脱靶药理作用的机会也会增加(Humphreys and Unger,2006)。

4.4 药物代谢产物的安全性测试

药物代谢产物安全性检测是近年来受到了人们广泛关注的话题,药企在该过程中确定用于毒理研究的种属的适用性。其中很大一部分原因是美国食品及药物管理局(FDA)在2008年发表了《药物代谢产物安全测试指南》。该指南以及最近的国际协调委员会(ICH)指南(《药物人体临床试验开展前的非临床安全性研究》)提供了一个框架,以确保人体代谢产物在毒理研究种属中具有适当的暴露量,以及在毒理种属被认为不足以模拟人体代谢产物暴露时,提供一种继续进行的途径。

如上所述,与代谢产物生成有关的最重要的毒理学问题通常被认为是反应性代谢产物的生成。然而,血浆监测在检测反应性代谢物生成方面有很大的局限性。在血浆中检测到的物质通常都是反应性代谢产物生成的下游产物而非反应性代谢产物本身,但是这些物质仍是反应性代谢产物生成的有用信号和可能的生物标志物。在循环中反应性代谢物或其下游产物的缺失,不能排除反应性代谢产物的生成,它们仍然可以在高水平形成但在血浆中无法检测到。对可能介导靶向(活性代谢产物)或脱靶药理作用的代谢产物来说,通过血浆监测可能会更好地发现其特性。代谢产物介导靶向药理作用的可能性相对较高,如前所述,许多药物的代谢产物都具有显著的活性。然而,代谢产物介导受体基础的药理作用但母药无表现的可能性相对较低(Humphreys and Unger,2006)。对于低剂量给药的药物,这种毒性的可能性甚至更低,最近的几篇综述(Humphreys and Unger,2006;Smith and Obach,2009)已经提到了这一点。这也是ICH M3指南中,对于给药剂量低于10 mg的药物的非临床毒性研究的代谢产物表征特殊处理的基础。

为了更好地做出早期决策和更完整的早期开发,代谢物表征在许多制药公司的开发项目中得以推进。传统意义上,这是一项只在进入开发阶段的项目中才会做的测试,并且是在使用放射性标记药物开展临床ADME研究时才启动的。现在许多公司对早期临床试验中获得的人体血浆进行表征,并通过质谱法检测代谢产物,通常采用精确的串联质谱和数据挖掘技术等先进工具(Tiller et al.，2008)。有多种方法和策略来比较动物体内发现的代谢产物水平。这些研究中收集到的信息可以用来启动重要人体代谢产物的表征研究,并可能用于优先或取消人体 ADME 研究的开展。最近有人建议将首次人体研究(用药理活性剂量水平的母药来做)中痕量水平的放射性物质和加速质谱技术整合,这样可以提供非常早期的血浆定量表征,还可能进行对完整消除的表征。这种类型的研究可以在多剂量递增方案中使用多剂量的痕量标记物来完成,以允许在稳态或接近稳态下进行代谢产物表征。总之,制定一个允许对代谢产物进行完全表征的策略非常重要(Baillie，2009；Walker et al.，2009；Zhu et al.，2009)。

4.5　总结

药物代谢产物在新药的有效性和毒性中都发挥着重要作用,因此在描述药物的全部表征之前必须充分了解这一点。在发现和开发过程中需要的代谢信息类型不同,从发现阶段优化新化合物代谢特性的中-高通量筛选,到开发阶段完成的人体样品的详细代谢产物表征。

在发现/开发过程的早期对药理活性代谢产物的表征及结构特征的理解可导致药物设计的变化,比如化学型结构的改变或替代先导化合物的选择,以及更好的专利保护。这些变化有可能导致选择一个改良的候选化合物,而大量成功的案例也证明了,很多药物是作为已上市药物的活性代谢产物被发现从而开发的。此外,对许多临床项目重要的基于模型基础的药物开发,是严重依赖于对驱动药效的 PK-PD 关系的充分理解,包括活性代谢产物的贡献。

药物代谢产物与毒性的关系在未来多年仍将是一项重大挑战。即使充分考虑了上述基于反应性代谢产物生成的毒性预测可能涉及的所有因素,必须明白的是,对相关科学的基本理解仍存在很大差距,预测过程也会增加很多不确定性。虽然反应性代谢物的证据筛选和根据结果进行结构修饰的范例实施起来相当简单,但它具有很大的风险,即正在被优化的性质可能并不是真正的不利因素。因此,在药物早期开发中,反应性代谢物信息在药物设计和决策中使用的程度,必须在每个项目和化合物基础上仔细考虑。

这些考虑因素使得药物开发变得越来越具有挑战性,因为候选药物的所有特性都需要在完整的分子代谢和处置图中进行综合。该图的一个重要部分是代谢产物在新药的 PD 和安全性研究中的作用,这确保了药物代谢领域将继续致力于在提供高质量候选药物方面发挥重要作用,使之将来成为安全并具有高药效的药物。

(崔凤玉译;孔繁迪审校)

参考文献

5

在药物研发中改善生物药的药学特性：独特的挑战和解决方案

Jiwen Chen and Ashok Dongre

5.1 介绍

在过去的三十年内,生物制药在治疗人类严重疾病方面有了长足的发展。自 1976 年开始,生物制药产业已经达到超过 750 亿美元的规模,现在有超过 20 个生物药年销售额超过 10 亿美元(IMS Health,2008 年 6 月 17 日)。2009 年,美国 FDA 批准的 25 个新药中有 6 个是生物药(Hughes, 2010)。在可预见的未来,随着整个制药行业将更多的资源投向生物药的研发,生物制药将保持强劲的增长,到 2013 年,生物药可能会占到大型制药公司产品管线的 40%(Goodman, 2009)。

尽管生物药增长的主要驱动源于它们在临床和商业上的成功,但许多其他因素在其中也发挥了重要作用。蛋白质类药物往往具有高特异性,很少脱靶而产生毒性,因此临床开发失败的可能性较小。许多生物药非常稳定且半衰期长,因此可以减少频繁的用药。生物药可以阻断小分子抑制剂难以攻克的生物靶点,如肿瘤坏死因子 α(TNFα)(Palladino et al., 2003)。此外,生物药通常是异质的,有时在生产过程中一个小的改变会严重影响药物的有效性和安全性。因此,生物药的仿制门槛更高,比小分子药物的专利实际有效期会长很多。

在生物技术产业发展早期,主要的生物制药产品都是通过 DNA 重组技术生产的自体蛋白的变体。这些产品包括胰岛素、干扰素 α 和 β、促红细胞生成素和粒细胞集落刺激因子。近些年来,作为有效的靶向疗法,单克隆抗体(mAb)在治疗严重疾病,如癌症和类风湿性关节炎方面展现出非常显著的临床获益。目前在美国市场上有 23 个单克隆抗体药物(表 5.1),且在未来 10 年这个数字会大幅增加,因为目前已有超过 150 个单克隆抗体药物正处在不同的临床开发阶段。(Reichert and Dewitz, 2006)。

二十年前,几乎一半的候选药物在临床试验中失败是由于化合物的成药性差,如在药代动力学方面的性质不佳(Kola and Landis, 2004)。随着几乎所有制药公司都在药物研发的早期阶段开始了药物的代谢和动力学评估,到 2000 年,由于药代动力学性质和生物利用度

表5.1 2010年8月之前美国批准上市的单克隆抗体疗法

通 用 名 称	靶 点	首次批准适应证	FDA批准日期
莫罗单抗-CD3	CD3	移植排斥	1986年6月19日
阿昔单抗	GP Ⅱb/Ⅲa	预防心肌缺血并发症	1994年12月22日
利妥昔单抗	CD20	非霍奇金淋巴瘤	1997年11月26日
达利珠单抗	IL-2Rα	移植排斥	1997年12月10日
巴利昔单抗	IL-2Rα	移植排斥	1998年5月12日
帕利珠单抗	呼吸道合胞病毒	呼吸道合胞病毒感染	1998年6月19日
英夫利昔单抗	TNFα	类风湿性关节炎	1998年8月24日
曲妥珠单抗	HER2	乳腺癌	1998年9月25日
阿仑单抗	CD52	慢性淋巴细胞白血病	2001年5月7日
阿达木单抗	TNFα	类风湿性关节炎	2002年12月31日
奥马珠单抗	IgE	哮喘	2003年6月20日
托西莫单抗；I131	CD20	非霍奇金淋巴瘤	2003年6月27日
西妥昔单抗	EGFR	结直肠癌	2004年2月12日
贝伐珠单抗	VEGF	结直肠癌	2004年2月26日
那他珠单抗	α4-整合素	多发性硬化症	2004年11月23日
雷珠单抗	VEGF-A	新生血管性老年黄斑变性	2006年6月30日
帕尼单抗	EGFR	结直肠癌	2006年9月27日
依库珠单抗	CP C5	阵发性睡眠性血红蛋白尿症	2007年3月16日
赛妥珠单抗	TNFα	类风湿性关节炎	2008年4月18日
戈利木单抗	TNFα	类风湿性关节炎	2009年4月25日
优特克单抗	IL-12/IL-23	斑块状银屑病	2009年9月25日
托珠单抗	IL-6受体	类风湿性关节炎	2010年1月8日
地诺单抗	RANK配体	骨质疏松症	2010年6月1日

此列表不包括撤市药物,例如吉妥珠单抗和依法利珠单抗。通用名称中的后缀代表抗体的类型:"o"代表鼠源性抗体
(如:muromonab),"xi"代表嵌合抗体(如:abciximab),"zu"代表人源化抗体(如:daclizumab),"u"代表全人源抗体
(如:adalimumab)。CD:分化抗原;CP C5:补体蛋白C5;EGFR:表皮生长因子受体;GP Ⅱb/Ⅲa:糖蛋白Ⅱb/Ⅲa;HER2:
人类表皮生长因子受体2;IgE:免疫球蛋白E;IL:白介素;IL-2Rα:白介素2受体α;RANK ligand:核因子kappa-B受体活
化因子配体;TNFα:肿瘤坏死因子α;VEGF:血管内皮生长因子。

原因而终止的临床候选化合物已经低于总数的10%。尽管总体的失败率还是很高,并且对
于药物研发人员而言,将药物顺利推向市场仍然是一项艰巨的任务,在药物发现阶段优化药
物的成药性将是能够最大化提高临床试验成功概率的一条途径。本章将重点关注用于评估
生物药药学特性的新颖且重要的技术。这些研究热点和令人振奋的进展,对生物药的持续
增长及应用于解决重要但未得到满足的医疗需求方面都有着积极的影响。

5.2 药代动力学

绝大多数生物药是通过静脉或者皮下注射进行给药,其生物利用度通常都很高。多肽

和蛋白药物在体内的滞留时间通常与其分子量大小相关。分子量小于 4 kDa 的内源性多肽在机体内通常几分钟即被降解,而分子量大的多肽的半衰期会达到几个小时(Lin, 2009)。对于分子量超过 50 kDa 的蛋白药物,在被机体清除前,它们在体内可以滞留好几天甚至几个星期。基于这个现象,通常将活性分子与聚乙二醇聚合物相连以延长多肽或者小蛋白药物在血浆中的半衰期,这一过程被称为 PEG 化(Jevsevar et al., 2010)。PEG 化不仅可以提高分子量,而且更重要的是可以增加多肽类药物的流体半径。工程改造蛋白支架有望成为下一代新兴抗体治疗的一项重要技术,例如 adnectin 和结构域抗体(Gebauer 和 Skerra, 2009)。尽管这些抗体片段具有非常好的特性,但是相比于传统抗体它们的分子量更小,因此需要结构修饰来获得较好的药代动力学特性。

蛋白类药物的血浆浓度通常通过三明治酶联免疫法(ELISA)进行检测 (Damen et al., 2009)。在这项技术中,待测物特异性的抗体被固定在微量滴定板上,血浆样品通常在稀释后加入板中并孵育一段时间,清洗去除非特异性结合后,加入与酶相连的二抗。最后加入显色底物,显色底物会在酶的催化下变成有色的产物。有色产物的生成量代表了酶的含量,而酶的含量取决于待测物的量。其他免疫分析方法,如免疫荧光法(Washburn et al., 2006)和化学发光法(Zhu et al., 2009),与 ELISA 原理相同,只不过使用的是不同的检测方法。ELISA 快速灵敏,最低定量限在某些检测中可以达到 1 pmol/L (Ezan et al., 2009)。

绝大多数蛋白药物的药代动力学评估都是通过 ELISA 来检测,这种检测方法的建立大都依赖于是否有高度特异性的抗体,而制备这些抗体通常需要几个月的时间。这个时间对于已在临床开发阶段的药物而言也许不是很大的问题,但对于正在临床前开发阶段的药物而言无疑是棘手的。此外,对于相同样品,使用不同捕捉抗体所得到的结果是很难进行比较的(Damen et al., 2009)。可以说,复杂基质中定量生物药方面,最重要的进展是免疫亲和捕获后通过质谱进行分析(ImmunoMS)(Ackermann and Berna, 2007; Ezan et al., 2009)。其原理与三明治 ELISA 分析类似,但是不需要使用二抗而是使用质谱作为通用的检测器。一方面,抗体捕获可以将待测物进行特异性的富集,因此 ImmunoMS 相对于传统质谱检测而言灵敏度更高。另一方面,由于不同的分子实体通常会产生不同的信号,而这些信号可以在质谱仪中进行区分,ImmunoMS 比 ELISA 的选择性更高。因此,ImmunoMS 结合了 ELISA 检测的灵敏性和质谱检测的特异性。Erbitux(ImClone LLC, Bridgewater, NJ, and Bristol-Myers Squibb Company, New York, NY)作为一种治疗结直肠癌和鳞状细胞癌的单抗,就是通过这一方法对其人血浆浓度进行定量检测(Dubois et al., 2008),其最低定量下限与 ELISA 相似,但是分析的变异性更低。另外一项研究中(Wolf et al., 2004),采用 ImmunoMS 同时测定人血浆中肠激素葡萄糖依赖型胰岛素肽(GIP)和胰高血糖素样肽-1(GLP-1)的活性和非活性形式,定量限分别为 5 和 11 pmol/L。活性和非活性激素在 N 端仅存在两个残基的差异,获得分别针对每个形式并具有很少交叉反应活性的抗体是相当困难的。除了选择性更强,ImmunoMS 稳定可靠的定量表现可以帮助比较来自不同实验室的结果,即使他们使用的捕获抗体不同。此外，ImmunoMS 所使用的捕获抗体可以是多克隆抗体，比用于高质量 ELISA 分析的抗体特异性要求低。因此，这种新方法特别适合药物研发早期阶段。而在药物临床开发过程中，当需要考虑特异性或数据变异性时，ImmunoMS 也可以用于替代 ELISA 方法。

尽管 ImmunoMS 很有前景，但是相比于 ELISA 其花费更高。此外，不一定每次都可以找到用于质谱定量分析时合适的内标。对于重组蛋白来说，找到同位素标记的内标绝非易事。ImmunoMS 数据的变异性主要来自蛋白水解消化过程以及缺乏合适的内标（Damen et al.，2009）。采用电感耦合等离子体质谱（ICPMS）检测完整的蛋白，上面两个问题都有可能被解决。在最近的一项研究中（Yan et al.，2010），将胰岛素用含有元素标记（^{151}Eu）的试剂进行定量标记，并通过同位素稀释高效液相色谱（HPLC）-ICPMS 进行检测。^{153}Eu 作为一种通用内标，不受待测物限制。这项研究中检测精确度可以低至 10 pmol/L。与电喷雾质谱相比，ICPMS 具有更大的动态范围和均一的信号响应，而且不受目标蛋白序列或者大小的影响。找到合适的标记，ICPMS 可成为蛋白质绝对定量的有效方法。

对于分子量在 5 kDa 以下的多肽药物，不需水解消化就可以使用液相色谱-串联质谱法（LC-MS/MS）进行可靠直接的定量分析。与 ELISA 不同，利用 LC-MS/MS 检测手段可以避免多肽药物的代谢产物产生的信号干扰。多肽类药物的分析策略与小分子药物类似，只是稍作了一些修改。例如，人体免疫缺陷病毒（HIV）融合抑制剂恩福韦肽是由 36 个氨基酸分子组成的分子量为 4 492 Da 的多肽。在开发其人血浆中浓度测定的分析方法过程中，发现使用 3~4 倍体积乙腈进行蛋白质沉淀（小分子萃取的常用方法）会导致分析物的回收率较低（Chang et al.，2005）。这可能是因为多肽在水溶液中具有明显的二级结构，而在高比例有机溶剂中会有一定程度的沉淀。当乙腈用量降低至两倍体积时，就能得到较好的恩福韦肽回收率。与小分子药物样品的纯化相似，多肽药物纯化常用的方法有液-液萃取法和固相萃取法。对于小分子化合物而言，使用具有一定分子截留的半透膜进行超滤（Cho et al.，2010）这一方法并不常用。然而，如果肽类药物的回收率不够理想，可以考虑使用超滤法将肽类药物从大分子蛋白质中分离出来，以代替常用的蛋白沉淀法。

许多生物药是糖蛋白，该类药物的聚糖（碳水化合物）含量对其药代动力学行为有重要影响。例如，重组红细胞生成素的半衰期随着唾液酸含量的增加而延长（Egrie et al.，2003）。这一现象促成了高糖基化的促红细胞生成素 α 的开发和商业化，它比红细胞生成素 α 多出两条唾液酸链，并且体内滞留时间是其 3 倍。另一方面，甘露糖受体在清除组织纤溶酶原激活剂（tPA）中发挥着重要作用（Biessen et al.，1997），预先给予大鼠高亲和力的甘露糖受体配体可使大鼠 tPA 清除率降低约 60%。

聚糖的定量分析十分具有挑战性。它通常涉及从糖蛋白中裂解出聚糖，以及随后对释放出的聚糖所进行的分离、鉴定和定量工作，整个过程耗时费力。"芯片上的实验室"（Figeys and Pinto，2000）是这一领域中一项日益普及并令人兴奋的进展，它将样品制备、液相分离和质谱检测结合在一个集成单元中。在其中一款设置中（Bynum et al.，2009），三层

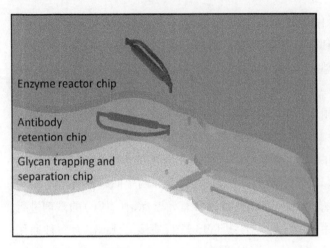

图 5.1   用于酶解脱糖、蛋白去除、聚糖富集和分离的三层芯片示意图。从上到下依次是 PNGase F 酶芯片、C8 芯片和 HPLC 芯片。样品和溶剂通过毛细管流泵和纳米流泵自动导入。

微流体芯片相互层叠,用来进行 N-聚糖分析(图 5.1)。第一层芯片包含有将糖苷酶 F 固定其中来进行脱糖反应的反应腔。与传统方法需要几个小时裂解聚糖的过程相比,由于该芯片中酶与底物的比例很高,聚糖的裂解通常只需几秒钟。随后蛋白质和裂解的聚糖通过带有 C8 柱的第二层芯片进行分离,此时聚糖可以通过 C8 柱,而蛋白质则被截留。第三层芯片含有富集柱和液相分离色谱柱来用于聚糖的分离,而液相色谱柱的末端最终与质谱仪相连接进行分析检测。这种集成设计最大限度地减少了柱外展宽和样品消耗,从而在 10 分钟内只用少量的 100 ng 左右的样品就可以完成单克隆抗体的 N-聚糖分析。与 N-聚糖不同,从糖蛋白中释放 O-聚糖更有挑战性,这一过程通常需要化学水解。微波辐射可以被用来缩短其反应时间(Maniatis et al., 2010)。

5.3   代谢与处置

类似于体内动力学行为,多肽和蛋白类药物的代谢和清除很大程度上取决于其分子大小(Lin, 2009)。多肽类药物的主要代谢途径由多种蛋白酶介导。许多内源性多肽是具有较强生物学活性的激素或生长因子,它们的功能调节部分是通过其血浆内快速降解而实现。尽管经过一些结构修饰比如用 D-氨基酸进行替换,多肽在体内可以达到更长的滞留时间,但在许多情况下,其总清除率仍然超过肾小球滤过速率,此外,体外代谢稳定性研究也指出代谢对多肽类药物的清除有重要作用。一些小于肾小球有效滤过孔径(8~10 nmol/L)的小蛋白主要是经肾排泄。相反的,一些如单抗类的大的蛋白,经肾和胆汁清除的比例比较有限,它们主要是经细胞内吞随后由蛋白酶水解。抗体包含两部分:与抗原结合的 Fab 段和可结晶的 Fc 段。通过 Fab 段与相应受体结合所发生的受体介导的细胞内吞,特异性高,速度快,但通常容量低(Lin, 2009)。位于细胞表面的受体数量有限,易被饱和,所以许多单抗类药物在体内呈非线性动力学。另一方面,Fc 受体介导的内吞是非特异性的,容量高但速度较慢(Presta, 2008)。

如果代谢物与蛋白母药结构相似,可以通过 ImmunoMS 对代谢物进行精细描述。这个方法在定量检测一个人源化多抗的脱酰胺基作用中首次被阐述(Huang et al., 2005)。在这项工作中，给予猴单抗药物，收集血浆样品并进行免疫沉淀反应，蛋白母药和 55 位天冬酰胺脱酰胺基的代谢产物经过亲和富集步骤同时被捕获。蛋白质被消化生成的多肽经液相色谱-质谱联用（LC-MS）进行分析。脱酰胺的速率通过比较蛋白质消化后含 55 位天冬酰胺的脱酰胺基肽段和原生肽段的相对信号强度获得。脱酰胺基作用由于引入了负电荷会改变单抗的生物学作用。更重要的是，55 位天冬酰胺位于抗原结合区域，当天冬酰胺被天冬氨酸取代，抗原结合的亲和力会下降超过 10 倍。相比较于在药代动力学实验中用 ELISA 方法同时检测母药和脱酰胺基的代谢产物，对脱酰胺基代谢产物进行单独的鉴定和定量会更好地阐述药代动力学和药效学之间的相关性。

应用 ImmunoMS 进行代谢物谱分析成功与否取决于捕获抗体结合代谢物的能力。肽体（peptibody）的独特结构使得在临床前物种中鉴定主要代谢产物成为可能。肽体是具有生物学活性的多肽和抗体 Fc 段的融合蛋白，其延长了多肽在体内的半衰期。在近期的一项研究中（Hall et al. , 2010），3 种仿促血小板生成素的肽体在大鼠体内的代谢得到了详细的描述。大鼠给药后，收集血浆样品并用针对人 Fc 段特定的抗体进行富集，随后捕获到的蛋白经 LC-MS 分析。在一个肽体中鉴定出 5 个蛋白水解位点（图 5.2），其他 2 个肽体的代谢则相对稳定。这些信息被用来合理设计出在体内更稳定的候选药物。

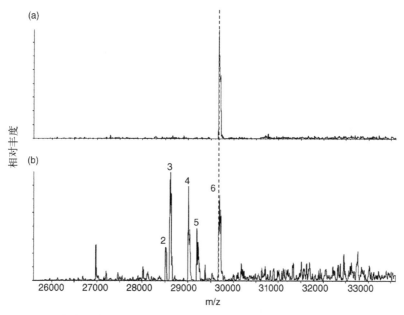

图 5.2 静脉给药 10 mg/kg 后大鼠血浆样品中罗米司亭及其代谢产物的质谱图谱：（a）给药后 30 分钟，仅出现一个对应于完整罗米司亭的峰；（b）给药后 24 小时，鉴定出与罗米司亭蛋白水解片段相对应的 5 个代谢物。（经许可转载，Hall et al. , 2010）。

药物-药物相互作用（DDI）是小分子药物开发过程中的关注重点，而对于生物药，发生 DDI 的风险则相对较低。与细胞色素 P450 酶相比，负责生物药降解的蛋白酶在体内极其丰富且具有重叠的特异性,所以生物药的清除途径不易被饱和(P. Theil, AAPS National Biotechnology Conference, 2008 年 6 月,美国西雅图),同时给予两个生物药(在目前的临床应用中不常见),发生 DDI 风险非常小。当同时给予一个生物药和一个小分子药物时,DDI 风险也不高,这是因为它们是被两种不同的酶体系所代谢。然而,生物药可以通过间接的方式影响小分子药物的药代动力学行为。例如,干扰素可以抑制 CYP1A2 的生成 (Williams et al., 1987)。在一项临床 DDI 实验中,健康受试者接受一周一次共 4 周的 PEG 化干扰素-α2a 的治疗,发现茶碱在体内的药时曲线下面积(AUC)有一定程度增加(茶碱是 CYP1A2 的底物),但没有检测到对 CYP2C9, CYP2C19, CYP2D6 和 CYP3A4 的探针底物的影响(PEGASYS [Hoffmann-La Roche, Basel, Switzerland]药品说明书)。

5.4 免疫原性

生物药与小分子药物在毒理研究方面的关注点是截然不同的。一方面,蛋白药物治疗对靶点的特异性更高,因此药物脱靶引起的毒性并不常见;另一方面,产生免疫反应的小分子药物通常是生成反应性代谢产物的药物分子,而对于生物药而言,免疫原性则是一个普遍的问题。免疫原性是给予生物药后产生不需要的免疫应答的能力。急性免疫反应包含从注射部位的皮肤反应到可致命的全身免疫反应如过敏性反应和细胞因子释放风暴。较长期免疫原性的一个特点是在患者体内生成中和抗药抗体(ADA)。ADA 可改变药物的代谢动力学,并可能降低其疗效。如果 ADA 直接针对患者体内的内源性蛋白,可能会发生危及生命的自身免疫并发症。例如,由于药物生产环节的一个改变,在一些接受 Eprex(Johnson and Johnson, New Brunswick,新泽西)(促红细胞生成素 α)治疗的患者体内检测到 ADA (Bennett et al., 2004)。这些 ADA 与内源性红细胞生成素产生交叉反应,导致这些患者产生严重的贫血。鉴于潜在的严重后果,免疫原性的评估在生物药开发过程中至关重要。

第一个上市的单克隆抗体莫罗单抗是鼠源性抗体。在 20 世纪 90 年代批准的单抗大多是嵌合抗体或人源化抗体,嵌合抗体和人源化抗体分别包含约 30% 和 5% 的鼠源性序列 (Strohl, 2009)。第一个全人源抗体阿达木单抗在 2003 年批准上市。在过去的 20 年,由于抗体工程技术的进步,抗体中鼠源性部分已经逐渐减少,同时也降低了免疫原性(Hwang and Foote, 2005)。因此,抗体的人源化让生物药具有更好的耐受性。许多其他因素也影响着蛋白类药物的免疫原性反应(Scott and De Groot, 2010)。例如,蛋白质聚合体具有高度的免疫原性,蛋白药物的降解产物也能够诱导免疫反应。这些都显示化学生产与控制(CMC)是保证生物药安全性的重要组成部分。给药途径是产生免疫原性反应的另外一个决定因素,当皮下注射或静脉注射相同的生物药,皮下注射更易产生免疫原性反应(Ponce et al., 2009),这是由于皮肤组织有丰富的树突状细胞,能够将注射的蛋白药物以抗原递呈,从而触发免疫反应。

美国食品药品监督管理局(FDA)和欧洲药品管理局(EMEA)发布了在临床试验申请和

新药上市申请前的生物药免疫原性评估指导文件，强调了监管机构的关注点。虽然在药物开发阶段严格的免疫原性测试是非常关键的部分，但在药物发现阶段降低临床候选药物免疫原性的概率也同样重要。可以按照次序在以下三个阶段对生物药的免疫原性进行筛选测试：计算机模拟，体外实验和体内实验。这三种方法的实验通量逐渐降低，预测能力逐渐增强。

在生物药的免疫反应过程中，治疗蛋白由抗原呈递细胞（APC）递呈，加工成大量的多肽片段。只有少量有正确序列的肽段能够在 APC 表面与主要组织相容性复合体（MHC）分子结合，并递呈给 T 细胞（De Groot and Martin, 2009）。目前已有超过 10 种软件可以预测肽段与 MHC 结合的能力，它们可以在短时间内分析大量的蛋白质序列，许多软件还可以筛选高亲和力的结合区域（Bryson et al., 2010）。这些不同的预测算法都是基于已被实验证实可与 MHC 结合的大量多肽的信息。现在公共免疫表位数据库已包含超过 100 000 个这样的 T 细胞抗原表位（Peters 和 Sette, 2007）。

经由电脑模拟预测的含有 T 细胞抗原表位的多肽，可以以高通量筛选的方式通过体外人类白细胞抗原（HLA，即人 MHC）结合测试来进一步确证（Steere et al., 2006）。这些测试检测多肽与放射性标记配体竞争结合特定 HLA 分子的能力，因此完成这些测试需要大量不同类型的 HLA。关于计算机模拟预测和体外结合实验，两者一个共同的局限性是它们往往过高地预测了蛋白药物的免疫原性，这是因为在抗原处理过程中，许多能够与 HLA 结合的多肽不会从其母体蛋白中释放出来，而抗原处理是 T 细胞介导免疫反应的必要步骤（Baker and Jones, 2007）。另一方面，人 T 细胞检测（De Groot and Moise, 2007）由于涉及抗原处理和 T 细胞活化两个步骤，因而假阳性较少。在这项技术中，从献血者血液中分离出来的 T 细胞经多肽或完整蛋白刺激，分泌 T 细胞活化的标志物细胞因子，随后通过 ELISpot 进 行 检 测 （Tangri et al.,

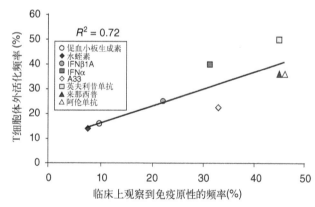

图 5.3 临床报道的治疗性抗体产生免疫原性的频率（文献值的平均值）与体外 T 细胞测试中人血液 T 细胞激活频率的相关性。IFN，干扰素；A33，人源化单克隆抗体 A33。（经许可改编，Baker 和 Jones，2007）。

2005）。ELISpot 与 ELISA 相似，只是在 ELISpot 中捕获抗体被预涂在检测板上。已有数据显示 T 细胞检测结果与临床上观测到的治疗性蛋白免疫原性直接相关（图 5.3）。

尽管针对免疫原性的体内实验可以评估生物药在一套完整免疫系统下的影响，但挑战在于几乎所有治疗性蛋白对野生型实验室动物而言都是外来的。MHC 在人类和非人灵长类动物中具有不同的多肽结合特性，在人类和非人灵长类动物的 MHC 中，几乎没有相同的多肽结合。为了克服免疫反应的物种差异，已经培育出携带人类 MHC 的转基因小鼠。人源化小鼠携带人类常见的 MHC 等位基因,包括 HLA A、B 和 DR。一些研究表明,这些小鼠和人类的免疫原性之间存在显著相关性(Man et al., 1995; Shirai et al., 1995),提示 HLA 转基因小鼠是预测生物制品在人体中潜在免疫原性的最佳替代物之一。另一种方法是将人造血干细胞植入新生免疫缺陷小鼠体内(Traggia et al., 2004; Ishikawa et al., 2005),这些小鼠已经被证明可以产生功能性的人类免疫反应。

通过计算机模拟、体外和体内的测试,可以在到达临床试验阶段之前筛选淘汰掉在患者体内非常可能产生免疫原性的候选药物。一旦确定了引起免疫原性的抗原表位,就可以通过改变表位内的残基来降低其与 MHC 分子的结合亲和力。这种合理的药物设计方法可以帮助得到免疫原性较弱的新的候选药物,然而在某些情况下,与目标靶点的结合亲和力也可能同时受到影响。"去免疫化"治疗蛋白的一个新趋势是在药物中加入某些结构元素以诱导免疫系统的耐受。这种方法的基本原理是基于我们对调节性 T 细胞(Treg)在维持免疫稳态中核心作用的不断认识(Brusko et al., 2008)。Treg 是一种专职的抑制性 T 细胞,它限制了免疫反应的激活,并与多种自身免疫疾病有关。动物模型上大量的工作已经证明 Treg 具有诱导耐受的免疫抑制特性,这表明 Treg 具有治疗自身免疫性疾病和促进移植耐受的潜力。最近的一些研究已经在免疫球蛋白 G (IgG)的 Fc 片段中发现了一类独特的抗原表位,它可以激活 Treg,并在体外和体内抑制效应 T 细胞反应(De Groot et al., 2008)。这些结果也为静脉输注 IgG 的免疫抑制特性提供了可能的机制,而静脉输注 IgG 正是临床上几十年来治疗炎症和自身免疫性疾病的有效方法。因此,在生物药结构中设计激活 Treg 的抗原表位代表了一种降低这些疗法免疫原性的新方法(Scott and De Groot, 2010)。

5.5 毒性及其临床前评估

除了有诱发免疫反应的倾向外,患者通常对生物药耐受性良好。尽管它们的安全记录令人鼓舞,但生物药也被报道会引起包括感染和癌症在内的一些副作用(Hanse et al., 2010)。在几起事件中,生物药的毒性更是因其致命后果而被广泛知晓。2005 年初,治疗复发性多发性硬化症的单克隆抗体那他珠单抗(natalizumab)在获得批准后仅 3 个月就被暂停销售,原因是 3 例患者被报道服用那他珠单抗后出现进行性多灶性白质脑病(PML)。PML是由 John Cunningham 病毒(JCV)引起的一种机会性的、通常是致命的脑部感染疾病。尽管JCV 在普通人群中很常见,但导致 PML 的病毒的重新激活只发生在免疫功能受损的患者中。接受那他珠单抗治疗的患者 PML 发生率为 0.5%~1.3%,并且感染风险与患者接受该单抗输液次数呈正相关(FDA Drug Safety Communication, 2010 年 2 月)。目前尚不清楚该单克隆抗体如何引发 PML,但那他珠单抗给药可能与 CD4+T 淋巴细胞减少和改变 T 淋巴细胞进入中枢神经系统的转运有关(Carson et al., 2009)。毫不奇怪,另外两种被报道会引发PML 的单克隆抗体依法利珠单抗(efalizumab)和利妥昔单抗(rituximab)也能调节免疫功能。由于 PML 的风险,依法利珠单抗(efalizumab)随后退出了市场(Pugashetti 和 Koo, 2009)。

另一个在临床中引起严重不良反应的单抗是一种名为 TGN1412 的实验性药物，该人源化抗体是激活 T 细胞的 CD28 激动剂。在 2006 年初的首次人体试验中，所有 6 名健康志愿者均出现全身炎症反应，导致严重的器官损伤，如肾功能衰竭，其中 2 名受试者需要重症监护 1 周以上(Suntharalingam et al.，2006)。试验参与者的症状与细胞因子释放综合征或称"细胞因子风暴"相一致，其特征是大量细胞因子不受控制地释放，导致多个器官受损，可能危及生命。人体对 TGN1412 的近乎致命的反应是出乎意料的，因为在临床前毒理学试验中，当剂量是临床使用剂量的 500 倍时，并没有导致猴子出现不良反应(Stebbing et al.，2009)。这一事件突出显示了开展用于新药临床研究申请(IND)的毒理学试验的挑战，毒理学研究应该做到准确预测在人体中具有全新作用机制的生物药的安全性。近期数据(Eastwood et al.，2010)显示，与阿仑单抗(alemtuzumab)、利妥昔单抗(rituximab)等其他单克隆抗体相比，TGN1412 通过一种独特的机制触发细胞因子释放，该机制涉及 CD4+效应记忆 T 细胞的激活。有趣的是，CD28 在人类的 CD4+效应记忆 T 细胞中表达，但在 TGN1412 毒理学研究中的动物物种中均未表达。这种受体表达方面的细微免疫学差异可以解释毒理反应上的物种差异。

鉴于可能发生严重不良事件，若干体外测试已被开发出来用以预测生物药引起细胞因子风暴的趋势。在其中一个体系(Findlay et al.，2010)中，感兴趣的单克隆抗体通过干涂层包被固定在 96 孔板上。固定的单抗与人类外周血单核细胞(PBMC)孵育过夜，生成的例如 TNFα、白细胞介素-6(IL-6)和白细胞介素-8(IL-8)等细胞因子通过 ELISA 方法量化。通过这项测试观察到 TGN1412 会导致深度刺激，而贝伐珠单抗(Hoffmann-La Roche，巴塞尔，瑞士)作为一种很少发生输液反应的单克隆抗体，其诱导的细胞因子释放很少。根据单克隆抗体的作用机制，这种测试可以使用全血或与内皮细胞共培养的 PBMC。值得注意的是，目前细胞因子释放实验的预测能力仍然有限，最好将其作为继续或暂停决策的风险识别工具，而不是风险量化工具(Vidal et al.，2010)。

5.6　可比性

由于重组蛋白的异质性，CMC 过程中的改变，上至上游细胞培养和发酵，下到下游蛋白纯化和配方，都可能会对临床候选药物的安全性和有效性产生重要的影响(Lynch et al.，2009)。如果发生这种变化，在分子水平上展示可比性将是开发过程中的关键。尽管这绝不是一项无关紧要的任务，多亏了分析技术特别是质谱分析的最新进展，许多治疗性蛋白药物的完整化学特性现在已经都可以常规获得。利用紫外(UV)和质谱(MS)检测的正交肽图(orthogonal peptide mapping)可以确定蛋白质的一级结构，包括序列变异和翻译后修饰。最近的一项研究(Xie et al.，2010)展示了如何使用先进的 LC-MS 技术快速检查可比性。在这项研究中，首先对完整的蛋白进行精确的质量测定，检测曲妥珠单抗(trastuzumab)与候选生物类似物的分子相似性，并观察到 64 Da 的质量差异。随后，用胰蛋白酶消化蛋白质，利用快速交替的高低碰撞能串联质谱(MS/MS)绘制肽图。与传统的数据依赖采集不同,这种"宽带"MS/MS 扫描模式不受使用者和前体离子信号的影响,允许对低丰度肽进行测序。最后,在使用者干预最小的情况下,软件对肽序列和翻译后糖基化、脱酰胺化等修饰进行了分配。与完整蛋白质的质量差异最终归因于重链中两个残基的序列差异。

一旦确定了一级结构的相似性,就可以通过活性测试、圆二色谱(CD)和磁共振(NMR)来确定蛋白质的高级结构(Locatelli 和 Roger, 2006; Skrlin et al. , 2010)。NMR 一般适用于小分子量蛋白,对于较大分子量的蛋白质,如单克隆抗体,一个有效的方法是氢-氘交换结合质谱检测(Chen et al. , 2001; Engen, 2009)。

5.7　结语

在药物研发中,改善生物药的类药性质可以最大限度地提高其临床应用的成功率。与小分子相比,在这一领域工作的科学家面临着一系列不同的挑战。由于许多生物制品的高特异性,其脱靶毒性较少见。由于蛋白药物清除途径一般容量较大,药物药物相互作用通常不需要特别关注。由于全人源抗体的结构相似性,它们在人体内的药动学通常是可预测的。另一方面,许多生物药在人体中具有不同程度的免疫原性,因此在进入临床前必须对候选药物的免疫原性进行严格的评估。随着蛋白质工程技术的发展以及我们对于 T 细胞介导的免疫反应的理解不断加深,通过合理的设计,候选药物的免疫原性潜能往往可以降到最低。除了免疫原性之外,临床前毒理学研究在首次人体试验中预测 TGN1412 安全性方面的惨痛失败,凸显了将生物药引入临床过程中伴随的风险,特别是其中一些生物药需要作用于小分子干预不适用的全新靶点。此外,与小分子不同的是,生物药是在具有大量异质性的活细胞中产生的。最先进的分析技术,特别是那些利用质谱分析的技术,使科学家能够以前所未有的速度和准确性建立不同生产工艺的两种生物药之间的可比性。我们预期,全新优化的测定生物药药学性质的方法,将更有效地为广大患者带来更好的治疗选择。

（祁慧昕译;金晶审校）

参考文献

6

临床剂量预测：应用药代动力学/药效学建模和仿真的方法

LINGLING GUAN

6.1 介绍

新药研发过程可划分为发现和开发两个阶段，而开发阶段则可以进一步分为临床前开发和临床开发。临床前积累的体外和体内的药理学和毒理学数据，确保了人体服用药物时风险最低。近年来，药物研发成本增加以及产出率下降等问题日益受到关注，一个潜在的原因是应用科学没有跟上基础科学发展的步伐。然而，有一些方法可以改善这一现状，使药物研发过程更具成本效益，并使更多的新药能够快速安全地上市。

近年来，支持新药开发的临床前数据在质量和数量方面都有了很大的提升。药物发现阶段的技术发展以及先导化合物优化方面取得的巨大进步，使得临床前阶段产生了比以往更多可以推向临床阶段进行测试的化合物。在这个阶段，药代动力学（PK）/药效学（PD）建模的主要贡献之一，是帮助确定特定作用机制的潜在替代物或生物标志物，这可以加快临床试验中的决策，允许在早期评价出候选药物在临床开发阶段的表现，特别是当药物的临床效果不易测量或进展缓慢时，这一作用更加明显。

临床药物开发的信息收集工作（I至IV期临床）从化合物首次引入人体开始，一直到收集信息汇总提交给监管机构进行上市申请时结束。临床I期通常是从健康志愿者密集采样的剂量递增研究开始，其主要目的是研究候选药物的药代动力学特性。在此过程中建立初步的剂量-浓度-效应关系，以初步预测和评估药物的安全性和耐受性，早期评价药物的活性与疗效，并且应用生物标志物来建立可能的剂量范围。通常这个阶段被视为临床开发的学习阶段，同时它也可以被视为临床前开发的确证阶段（特别是药代动力学方面）。本阶段获得的知识会反馈回临床前研究中，帮助筛选出下一代候选药物。

传统的临床药物开发模式基于一种经验线性模型而建立（Rooney et al.，2001），而近些年一些制药公司开始采用一种学习-确证的药物开发模式。药物开发是一个信息收集过程，包含了两个连续的周期(Sheiner 和 Steimer, 2000)。第一个周期(Ⅰ期和Ⅱa期)需要解决的问题是,能否预期在疗效和安全性方面,候选药物相对现有疗法具有一定优势。这一阶段包含了在Ⅰ期临床研究中探索对人体无害的最大短期剂量,并在Ⅱa期研究中测试该剂量是否会对目标患者产生可测量的短期疗效。第二个周期(Ⅱb期和Ⅲ期)试图找到一个最佳的药物治疗方案以达到一个可以接受的收益风险比(Ⅱb期),紧接着在一个正式的Ⅲ期临床研究中对该治疗方案和参比方案进行比较。

对于任何一款新药,Ⅱ期和Ⅲ期临床研究都占据了其研发成本的相当大一部分。Ⅱ期临床研究用来检验剂量范围假设,通常分为两个阶段即Ⅱa期和Ⅱb期。Ⅱa期研究的目标是检验候选药物在药效方面的假设,展示其概念验证(proof of concept)。根据 Sheiner (1997)的说法,该阶段完成了第一个学习-确证周期。我们可以将学习看作是确证的一种形式,但是更为自然的一种理解是,学习可以被视为构建输入-结果关系模型的阶段。该阶段确认的阳性结果将推动候选药物进入下一个循环。Ⅱb期的主要目标之一是在目标患者人群中探索大范围剂量,以建立疗效和安全性方面的浓度-效应关系。从临床前一直到Ⅱb期期间建立的 PK/PD 关系将被用来帮助设计Ⅲ期研究。

Ⅲ期研究旨在展示有统计学意义的药物临床疗效,通过提供确认性的证据,证明在大范围的目标患者群体中候选药物有可接受的收益风险比。这一阶段对 PK/PD 关系进行最终的表征,并且使用群体药代动力学/药效学方法解释患者反应中存在的个体之间差异。这种方法一定程度上依赖于经验来进行决策制定,即根据有限的研究结果以半定性和半定量的方式做出决定。因为没有对特定决策的成功与风险做完全定量的评估,它可能导致做出次优的发展策略。

出于商业上的考虑,药物在Ⅲ期研究中的失败越来越不被接受,由此便发展出了一种应用定量分析的药物开发新模式(Rooney et al., 2001)。作为一种改进药物开发决策的手段,定量分析可以应用在药物开发的各个阶段,以最大限度地提高药物在Ⅲ期研究中的成功率。基于模型的药物开发(Model-based drug development, MBDD)已被公认为是解决这些相关挑战的有效工具。这种方法包含了应用自适应试验设计、广泛使用生物标志物、开发个体化用药以及定量药理学,并已经在监管获批方面得到了应用。这种新模式可用于测试与药物、疾病特征以及试验设计相关的各种假设情境。

在药物开发的学习阶段,人们更倾向于应用依赖于模型的方法,因此要求模型必须在实际试验条件之间进行联系,并且能够进行外延。建立的模型必须具有一定预测能力,最重要的是,模型是基于一定机制而不是建立在某些经验基础上。不依赖于模型的方法通常适用于药物开发的确证阶段。这种方法实际上有时意味着模型是独立于假设的,并且模型可以通过一个简单的统计来实现,统计中的分布依赖于可控的研究设计,而不是依赖于针对数据建立的模型本身。通过使用这种方法,在临床研究患者给药前,开发团队可以预测和评估一系列临床研究中可能产生的潜在结果。本章将重点介绍一些关于首次人体剂量预测和在药物临床开发过程中应用 PK/PD 建模与仿真的新范例。

6.2 药代动力学和药效学中生物标志物的应用

生物标志物作为临床效应的可靠替代物,具有提高临床试验和药物开发效率的潜力。最近的一些综述文献讨论了在药物发现和开发阶段应用生物标志物进行 PK/PD 建模和仿真的潜力,这种方法为早期决策提供有效建议,最终在整个药物开发过程中创造价值。

6.2.1 药代动力学

药代动力学关注机体对药物的作用,研究体内药物及其代谢物的动力学,从中产生药物浓度-时间曲线。机体是一个复杂的系统,药物在机体内经历了一系列的过程,包括吸收、分布、代谢和排泄(ADME)。药代动力学大致可以划分为吸收和处置两个步骤(Ruiz-Garcia et al. , 2008),处置可以进一步分为分布和消除,而消除包括了代谢和排泄两种方式,如图 6.1 所示。

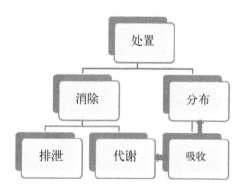

图 6.1 药物吸收、分布、代谢和排泄(ADME)的关系示意图。

药代动力学使用数学模型来描述和预测药物及其代谢物在血清、血浆、全血、组织和器官中浓度随着时间推移而变化的情况。药代动力学代表了药物的流入(比剂量更加直观)和身体各个部位的药物浓度(也称为药物发生作用的生物相)之间的关系,而这种关系是由药物 ADME 的各个子过程(子模型)所决定。从药代动力学的角度来看,当药物的初始结构发生改变,即母药化合物发生了生物转化,我们可以认为药物被清除出了体内。

多种不同的方法以及数学手段被引入到药代动力学的分析。我们可以将药代动力学分析策略分为两类:非房室分析(NCA)和建模。非房室分析使用代数方程式的手段,提供了测试化合物的描述性信息。这种方法建立在最少的假设基础之上(最主要的假设是一阶指数末端消除相),目的是通过去除建模所需的假设来减少主观因素的影响(Ruiz-Garcia et al. , 2008)。它是生物等效性研究(BE)的首选方法,并且是 FDA 对新药上市申请(NDA)所要求开展的唯一分析。但是,以 NCA 为基础无法进行任何仿真模拟。另一方面,建模分析包括经典的房室模型分析、基于生理学的药代动力学(PBPK)分析以及结合了这两种分析的混合模型分析。

6.2.2 药效学

药效学关注药物对机体的作用,即机体如何对药物暴露做出反应(例如血压的变化),从而产生效应-时间曲线。药效学研究药物浓度与药理学效应之间的关系(有时称为替代效应,但更恰当地是称为生物学反应),以及这些药理学效应与临床疗效之间的联系。药效学还包括在给定剂量下机体发生副作用的概率。

药效学中还存在其他影响药物效果的因素。

药物的药代动力学和药效学都可以使用数学和统计函数来进行描述。剂量-暴露量-效应关系中,"暴露量"可以是浓度-时间曲线,或者是浓度曲线下面积,也可以是 C_{max},"效应"可以是代表药效的药理学标志物,也可以是一种药物安全性方面的检测结果(Sheiner 和 Steimer,2000)。在许多情况下,药代动力学和药效学行为的分布类似于钟形曲线或正态分布。典型的患者可能是一名相对健康并且不在服用其他药物的中年人,药物在这名患者体内的药代动力学行为将是分布的中心。

与典型患者在药代动力学上的差异,提供了剂量调整的依据,以确保所有患者具有相同的药物暴露。这是群体药代动力学/药效学(PopPK/PD)建模的核心,即通过测试模型函数以了解它们描述临床试验中收集到数据的吻合度,并且通过模型趋势确定患者因素(如人口统计学、疾病状态和进展以及共服药物情况)如何影响药物的暴露以及影响随后这些患者的反应。

6.2.3 生物标志物

生物标志物为药物临床开发过程中的治疗效果评估提供广泛的帮助,为下一步临床研究遴选候选药物提供基础,并有助于加深对于候选药物药理学机理的理解。生物标志物可以提供关于作用机制、用药指导以及对于特定治疗干预最合适的疾病亚型的表征信息。生物标志物还可以被用作诊断工具,或被用来对疾病进展进行分期,以及用于监测对治疗干预的临床反应。图 6.2 对生物标志物、替代终点和临床终点作了相关的定义(Frank and Hargreaves,2003;Matfin,2007;Wagner,2008)。

明确的临床终点(如死亡或中风)是评估治疗干预(药物或器械)临床疗效的最可靠方法。然而,这种评估对于评价一些治疗慢性疾病的疗法可能是不可行的,因为这类研究通常需要相当长一段时间来达到临床终点,并且在研究中需要招募大量患者参与,由此带来更高的研究成本和复

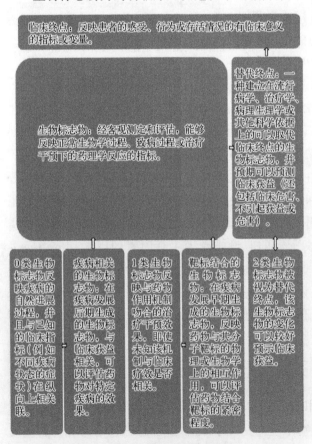

图6.2 生物标志物的概念与定义。

杂性。通过评估,生物标志物可以成为"硬性"临床终点(死亡、中风、终末期肾病)的替代终点(血压)。这一过程需要严格的统计标准来评估生物标志物或替代终点与临床终点之间的相关性。

生物标志物的评估不应当是冗余的,同时,也不应该在没有充分的科学或临床依据的情况下检测大量的生物标志物,以避免对研究结果做出错误的解读。特定研究中的生物标志物应能同时反映疗效与安全性,这是因为对收益和风险的评估必须是所有治疗干预临床开发计划的主要目标。单一指标测定很难同时获得收益和风险两方面信息,因此,在具体的研究中经常会同时使用一系列生物标志物。用于发现生物标志物的技术包括基因组学、蛋白质组学、转录组学、代谢组学、生物统计学以及对疾病机制进行透彻理解的系统生物学。

临床试验和药物开发中的生物标志物信息是非常宝贵的。当候选药物改善疾病状况,并且这一改善与假设的作用机制预测相一致时,就可以实现概念的验证。生物标记物可以更容易、更频繁,并且以更高的精度从生物样品、体格检查或成像测试中检测。确证(qualification)是基于目的出发的,将生物学过程中的生物标记物和临床终点关联起来的过程。验证(validation)则是基于目的出发的评估方法及其测试表现的过程,通过该过程决定可以重复并准确获得数据的条件范围。开发和使用生物标志物可以用更早期的终点取代后期的临床终点,实现早期评估的目的。

使用生物标志物和替代终点有助于更好地理解药物作用机制,为剂量选择提供依据,并用于评估收益风险比。生物标志物可以表明药物正在发挥作用,即使患者没有感觉到主观变化;这可以帮助更快做出"继续或放弃"药物开发的决定,并且减少临床研究的样本量要求。替代终点可以支持监管机构(FDA)根据充分和良好控制的临床试验批准药物上市,在这些试验中该药物被证明对可以合理预测临床获益的替代终点发挥影响。但是,在某些情况下可能需要进一步的 4 期上市后研究来确认临床获益。

下一代的生物标志物包括药物基因组学和药物遗传学中的生物标志物(Frank and Hargreaves,2003)。药物基因组学旨在研究全基因组或候选基因单核苷酸多态性图谱的个体间差异、单倍体标志物以及可能与药理学功能和治疗效果相关的基因表达或失活的改变。药物遗传学研究与药物吸收和处置(PK)或药物作用(PD)相关的 DNA 序列个体间差异,包括编码转运蛋白、代谢酶、受体和其他蛋白质的基因多态性差异。

因为可以为临床反应提供可靠的替代信息,生物标志物正越来越多地被用作疾病的诊断、严重程度、活性、预后和治疗效果的指标。理想的替代终点应该在所有患者中都是可行的、低成本的、患者可接受、与已知的药物作用机制相一致、并且可检测可量化(具有可接受的变异度)。生物标志物也应与疾病的发病机制相吻合,在生物学上有合理性,并与最终临床结果一道被接受作为药物疗效的证据。通过验证,生物标志物可以用作"硬性"临床终点的替代物:比如,在长期临床研究进行的同时,可以通过合适的生物标志物和替代终点,评估临床研究过程中的心血管代谢风险。

6.3　基于模型的临床药物开发

在传统的药物开发模式下,确证和假设的细节往往会随着更多数据的出现而丢失。在近些年药物开发过程中,这种数据的损耗直接导致一种新方法的建立。基于模型的药物开发(MBDD)是一种更加综合的方法,它在药物开发过程中产生的复杂数据间,组织和建立起一系列定量的关系。这些关系最终在药物开发的各个关键阶段递交监管机构进行审评,以便为更有针对性的临床开发计划提供合理解释,并进而形成最佳决策。

生物标志物作为正常生物学过程、疾病进展或者药理反应的指标被测定并评估。建模通常对预测基于单剂量数据的多剂量给药后 PK/PD 暴露量非常有用,而这通常是临床开发过程中最早和最常见的外推之一。对于某些情况,当建模是解决问题的唯一方法时,建模将是非常有价值的。药效学建模用于将暴露量与效应联系起来,其中效应可以是安全性指标、生物标志物或临床反应。MBDD 通过生物标志物、药物和疾病模型,将以下一系列信息整合起来,包括随时间发展的药物作用、疾病进展、剂量反应、相关协变量以及安全性或毒性信息。

6.3.1　建模

建模是一种基于合适的数学和统计函数的数据驱动型探索性分析,它描述了研究输入和输出之间如何相互关联,以及如何使用模型来预测各种不同条件下的输出结果。输入可以是各种描述性数据,例如剂量、患者人口统计学数据或者依从性信息。输出是从研究中获得的结果,例如浓度-时间数据以及药效学和疗效结果。模型不能在研究方案中预先指定好,相反,模型一般由数据所驱动,基于已有结果建立并完善。不同模型的定义如图 6.3 所示(Sheiner and Steimer, 2000;Aarons et al. , 2001)。

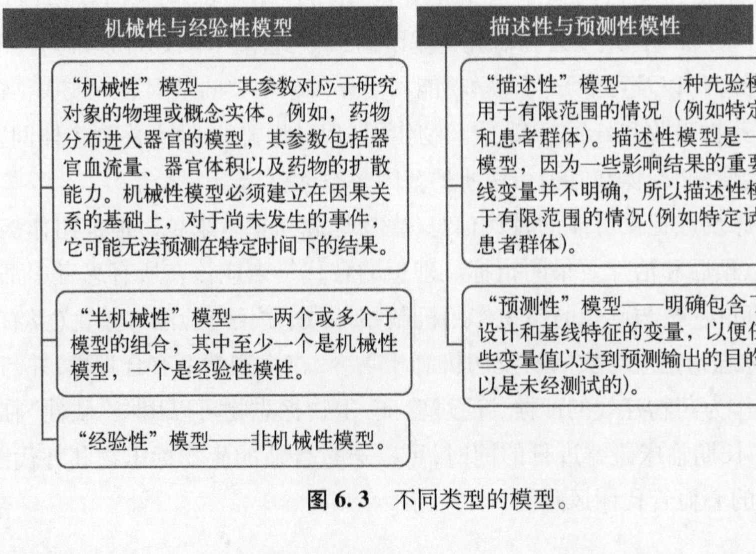

机械性与经验性模型	描述性与预测性模型
"机械性"模型——其参数对应于研究对象的物理或概念实体。例如,药物分布进入器官的模型,其参数包括器官血流量、器官体积以及药物的扩散能力。机械性模型必须建立在因果关系的基础上,对于尚未发生的事件,它可能无法预测在特定时间下的结果。	"描述性"模型——一种先验模型,仅适用于有限范围的情况(例如特定试验设计和患者群体)。描述性模型是一种先验模型,因为一些影响结果的重要设计或基线变量并不明确,所以描述性模型仅适用于有限范围的情况(例如特定试验设计和患者群体)。
"半机械性"模型——两个或多个子模型的组合,其中至少一个是机械性模型,一个是经验性模型。	"预测性"模型——明确包含了量化重要设计和基线特征的变量,以便任意输入这些变量值以达到预测输出的目的(变量值可以是未经测试的)。
"经验性"模型——非机械性模型。	

图 6.3　不同类型的模型。

　　模型可以分为药物模型、疾病模型和试验模型,模型可以通过生物学、药理学或统计学建模的方式生成。生物学建模针对治疗干预目标的疾病信号通路建立模型。药理学建模帮助确定剂量、暴露量和效应之间的关系。统计学建模评估药物开发策略以及临床试验设计。药物模型描述了在期望的或不期望的反应上,暴露量(PK)与效应(PD)之间的关系。疾病模型描述了疾病和安慰剂效应随时间进展的过程。试验模型描述了由于诸如受试者脱落和缺乏对给药方案的依从等对试验方案的偏离所带来的影响。疾病和药物模型用于理解治疗、生物标志物变化和临床结果之间的关系。

　　关于试验数据的模型通常是一个微分方程,它帮助人们理解数据,并定义各个随机变量的概率分布,这些随机变量可以代表各种观测值、药物浓度或者是某方面的效应。一个模型可以由几个子模型(如 PK 或 PD)组成,其中有些子模型模拟了不可观测的概念实体的分布,例如群体的药物清除率。这类模型可以是完全经验性的,比如药代动力学中的房室是一个个黑匣子(单房室、二房室或三房室模型),或者,在生理药代动力学(PBPK)模型中,这些房室被给予了生理学上的意义。PK 模型可用于研究母体药物和活性代谢物。PD 模型用于研究替代终点、临床终点以及各类副作用,表征疾病进展、安慰剂和药物效应之间的相互作用。协变量模型将患者特征以及患者间和患者内的变异性与 PK 和 PD 参数联系起来。建模还可以加入患者依从性、脱落率以及不确定性等因素。

6.3.2　仿真

　　仿真就是应用建立的模型来预测各类结果,这一过程受到输入范围以及输入输出之间关系的约束。在某种意义上,建模与仿真是两个相反的过程。建模始于数据而终于包含各类参数的模型,而仿真则是以参数模型为起点,最终得到一系列输出结果。在临床研究之前,通常通过仿真的手段尝试多个不同的剂量,从而减少在真正的试验中给予受试者剂量的数目。仿真可以建立在重新取样的基础上,这一过程中新数据集源于在原始数据库中的随机抽样。作为一种重新取样的方法,自展法(bootstrap)(Efron and Tibshirani,1993)受到越来越多的应用,可以帮助确定估计或预测值的变异范围(置信区间)。

　　仿真包括两种类型:一种是不包含随机变量的确定性仿真,另一种是包含随机变量的随机仿真(Aarons et al.,2001;Sale,2004)。确定性仿真的一个例子是,根据单剂量研究中得到的参数典型值或平均值,预测多剂量给药后的情况。确定性仿真并不能反映真实情况,因为它未能将随机变量纳入输出计算中,通过它只能得到受试人群的平均值(Sale,2004)。随机仿真的一个例子是,基于从概率分布中采样的个体参数值,模拟未来试验中所有个体的可能结果(Aarons et al.,2001)。学术研究仿真会使用称为蒙特卡罗模拟(Monte Carlo simulation)的技术将随机变异源纳入建立的模型中。

　　使用临床前和早期临床数据建立的用于仿真的模型被视为一种"工作模型",随着更多数据和信息的出现,这种模型将得到补充和改进。在模型开发出来之后,应该对其进行严格测试,以确保该模型的预测是合理的。模型可用于模拟新研究的 PK 和 PD,然后将模拟结果与实际研究数据进行比较。接下来 PK 和 PD 模型进行测试模拟不同的剂量和治疗方案。这是"学习和确证"周期的一部分,其中来自单个研究的信息被用来建模,然后该模型用于帮助设计下一个研究,使得接下来的研究更具信息性也更为有效。

6.3.3 群体建模

药代动力学研究的主要目的是获得一组给药后药物在体内动力学的参数。我们倾向于将单个研究的药代动力学结果外推至药物的潜在目标患者人群。从任何临床试验中获得的信息都是基于从随机噪声中提炼出的科学信号。"信号"是可以通过模型来解释和预测的,而临床试验中的"噪声"则是任何不明原因的变异。群体建模通过降低"噪声"使得"信号"更加容易被测得,因此对于识别数据趋势特别有用。因为药物的 PK 和 PD 对于每个患者可以是不同的,确定哪些因素会影响患者对药物的反应显得尤为重要。

FDA 将群体药代动力学(PopPK)定义为"研究接受临床相关剂量药物的目标患者人群中药物浓度变异的来源和相关性的学科"。群体药代动力学通过同时分析来自群体内所有个体的数据,提供关于模型参数变异度的信息。这些信息的丰富程度取决于所采用的数学方法以及可用的数据集。"群体分析"一词不仅可用于指台上分析(onstage analysis),而且同样适用于单纯聚集数据法(NPD)、单纯平均数据法(NAD)、标准二步法(S2S)、三步分析(3S)、贝叶斯估计(Bayesian estimation)以及一步分析(线性和非线性混合效应建模)。

群体建模只需要从单个个体采集较少数量的样本,这符合伦理的要求,同时可以恰当地处理好在诸如剂量递增研究中或当一些样品浓度低于检测限时所产生的不平衡的数据。当来自许多受试者的数据被一起分析时,群体建模执行组合分析并会应用到复杂模型(Aaron et al.,2001),以直接获得关于 PK/PD 模型参数的群体特征。群体 PK/PD 分析可以检测对于剂量成比例关系的偏差并确定所涉及的因素,同时可以帮助更快速地确定适当的剂量方案。它还可以帮助更好地理解患者的耐受性以及对药物的反应,并通过进行可以提供大量信息的试验来优化研究以缩短开发时间。在药物开发过程中及时做出明智的发展决策,往往可以节省大量成本。

6.3.4 定量药理学

定量药理学作为基于模型的药物开发(MBDD)的一种方法,整合不同学科共同开发定量模型,以解决药物开发中的特定、复杂和多变量问题。通过实现从发现到开发整个阶段的定量决策过程,定量药理学帮助人们理解疾病、药物作用以及变异性之间的关系,最终改善患者的治疗效果。通过鼓励更加透明和客观的研究设计,以及更多数据驱动的风险尝试,定量药理学帮助提高药物开发的效率,优化项目的时间表、分析和决策。这反过来将有助于更好地理解药物与疾病相互作用的机制,识别能够影响疾病进程的分子靶标,在药物开发早期选择理想的候选药物,通过建模和仿真优化临床试验,并确定对于特定药物的最佳患者人群和治疗方案。

人们越来越关注使用 PK/PD 建模和仿真来支持药物开发,改善药物临床研究和监管审评中的决策。定量药理学应用基于药理学、生理学和疾病特点建立的模型,定量分析药物与人体之间的相互作用,帮助进行高效的药物开发、监管决策和针对患者的合理药物治疗。定量药理学重点关注药物反应在人群中的差异,这些反应包括 PK、PD 和疾病进展这些方面。有些差异是可预测的(比如在体重或肾功能方面的差异),也有些差异受到现有知识的局限目前尚不能被预测。

PK/PD 建模和仿真可用于药物开发从临床前到临床的所有阶段。生物标志物和替代物模型的开发以及数据驱动的探索性分析应该随着药物开发过程的进展在临床前和临床 I 期过程中不断优化深入。药物开发的主要模式是进行经验性临床试验,通过检验原假设来评估新药的临床表现。II 期试验用于评估特定剂量,而 IIb 阶段具有更广泛的目标,在该阶段需要得出针对每种患者类型的最佳剂量。如果先前已经有了丰富并且高质量的 I 期数据并对此开发了相应的模型,则通常可以更加有效和可靠地进行针对患者数据的建模和仿真。

在药物开发的学习阶段,一般通过构建模型来解释和评估输入和输出之间的定量关系。模型输入可以是药物剂量、服药时间、患者特征、疾病进展等信息,而输出则是可观测到的临床结果,例如不良事件的发生率。学习阶段的关键是对药物的作用进行建模,而所建立的模型是具有预测性的(而非描述性的),因此随着更多数据被应用进来,建模的价值会变得越来越大。有用的学习模型必须是机械性的,而非经验性的,模型的应用范围应该能够超出原先研究的范围(模型必须明确界定这些界限范围),并提供可靠的外延(模型必须整合当前该领域最新的科学认识)。

一个良好的模型是模拟临床试验的基础。建模与仿真的方法正受到越来越多的关注和应用,比如基于早期临床数据建立的模型被用来指导后期患者研究的试验设计。使用建模和仿真的方法来尝试各种研究设计可以帮助确保临床试验能够顺利检测出药物效果。模拟在给定剂量下发生疗效和副作用的概率将有助于证明药物的风险收益比。更重要的是,建模可以通过改变剂量来展示不同剂量的相对风险和益处,从而为患者提供更合理的剂量,改善药物的疗效并减少副作用。对 PK/PD 建模和仿真的合理使用最终可用于帮助支持药物的注册申报。

6.4 首次人体试验剂量

FDA 要求首次人体试验剂量基于临床前动物安全性和药效数据,以确保安全的 I 期临床试验。临床前动物模型通常包括小鼠和非人灵长类动物。虽然通过种属间放大来计算 PK 参数不是最佳的方法,但它仍被经常用于预测人体给药剂量。这时候就有必要通过体内和体外试验了解药物在不同种属的处置方式,以便选择合适的种属进行人体剂量的估算。

6.4.1 作为开发工具的药物分类系统

患者通常更接受口服药物用于治疗,因此从药物理化性质的角度更好地理解生物利用度(F)就成了药物开发工作的重点。生物利用度被 FDA 定义为药物中的活性成分或活性部分被吸收并出现在作用部位的速度和程度。根据药物体外溶解度和体内渗透性,生物药剂学分类系统(BCS)将药物分为四类(Ruiz-Garcia et al.，2008)。根据药物溶解度、转运和代谢活性以及预测的食物效应,基于药物体内处置的生物药剂学分类系统(BDDCS)也将化合物分为四类(Wu and Benet，2005),如图 6.4 所示。

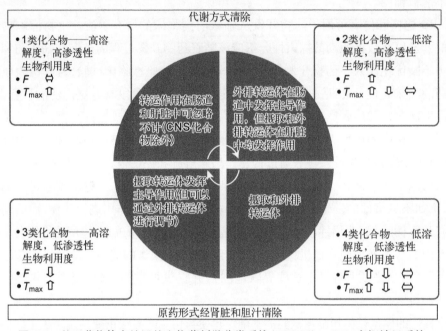

图 6.4 基于药物体内处置的生物药剂学分类系统(BDDCS)。CNS,中枢神经系统。

第 1 类(高溶解度,高渗透性):这类化合物的高渗透性和高溶解性使得药物能够在胃肠道中达到较高的浓度,在这些浓度下外排和摄取转运体均被饱和。这类化合物可以是体外摄取和外排转运体的底物,但转运体对这类化合物吸收的影响在临床上并不重要。但是,外排转运蛋白仍然可能对化合物通过血脑屏障(BBB)的渗透产生一定的影响。如果化合物在系统循环中的浓度较低,则转运蛋白可以克服高的被动扩散的影响。这些化合物也可能参与转运蛋白介导的药物相互作用。由于 1 类化合物高溶解度和高渗透性的性质,机体对这类化合物的吸收较为完全,因此高脂肪膳食对生物利用度没有显著影响,但可能由于胃排空延迟而增加达到最高血浆浓度的时间(T_{max})。

第 2 类(低溶解度,高渗透性):在这类高渗透性化合物通过肠膜的过程中,摄取转运蛋白发挥的作用可以忽略不计。然而,低溶解度将限制这类化合物在肠上皮细胞内的浓度,造成外排转运体很难被饱和。因此,外排转运蛋白将在 2 类化合物口服吸收的程度和速度方面发挥一定作用。高脂饮食通过抑制外排转运体以及在肠道中对化合物的增溶作用(比如形成胶束),增加 2 类化合物的生物利用度。同时,在影响 T_{max} 方面,高脂饮食可以通过抑制外排-吸收循环缩短 T_{max},或者通过减慢胃的排空来延长 T_{max}。当化合物主要通过被动扩散过膜的时候，延迟胃排空将在上述过程中占主导地位。如果 2 类化合物的高渗透性来自摄取转运体的作用，则高脂饮食对生物利用度影响不大，但会通过延长胃排空来增加 T_{max}。当通过制剂的方式增加 2 类化合物的溶解性，使其表现得类似一个 1 类化合物，则食物效应以及转运体介导的药物相互作用情况将减小甚至消失。

第 3 类(高溶解度，低渗透性)：对于第 3 类化合物，由于良好的溶解性，药物在肠腔中可以达到较高浓度，但是其吸收仍然需要通过摄取转运体来克服其较低的渗透性。当通过摄取转运体实现足够的渗透时，顶端外排转运蛋白在这类化合物的吸收过程中将发挥重要的作用。食物效应方面，高脂饮食通过抑制肠道中摄取转运体的作用降低 3 类化合物的生物利用度。一些 3 类化合物可能是肠道外排转运体的底物，此时高脂饮食对外排转运体的调节可能会导致对生物利用度的增加或没有影响。在食物引起的吸收变慢和胃排空延迟的综合作用下，T_{max} 会得到延长。

第 4 类(低溶解度，低渗透性)：由于这类化合物的低渗透性和低溶解性，摄取和外排转运体在其口服吸收过程中起重要作用。很难预测食物对于 4 类化合物的影响，但由于对药物在肠道中的增溶作用和对外排转运体的抑制效果，高脂饮食可能会增加 4 类化合物的口服吸收。

6.4.2 种属间异速放大

从临床前数据预测药物的人体 PK 参数一般采用一些种属间缩放的方法，如根据最大寿命潜力(MLP)、脑重、体表面积(BSA)、基于生理学建立的模型以及异速放大法。多年来，这些方法在不同药物开发方面取得了不同程度的成功。然而，对于哪种方法能够给出最好的预测，仍然存在争议。虽然能够将体表面积直接与不同哺乳动物(大鼠、狗和人)的肾脏重量相关联(Pinkel，1958)，并且在某些参数的小尺寸范围内，体表面积与这些参数的关联性也很好，但是对于各个物种中的所有生理参数，体表面积与它们的关系可能不都是线性的。科学家们已经提出了根据诸如 log D、pK_a 值等理化参数来预测药物在人体中的分布容积(Lombardo et al.，2002)，其预测结果可以达到观测值的 2 至 3 倍之内。

在过去多年里，生理药代动力学(PBPK)模型和异速放大法这两种种属间缩放的方法已被广泛应用。两种方法各具优缺点，并且两者的预测能力差别很大。PBPK 模型采用基于机械的方法来评估药物处置，数学处理上比较复杂，整个过程相对比较耗时。异速放大法根据体重来缩放药物在几个种属中的 PK 参数。它是一种种间缩放的方法，利用体重和 PK 参数的对数变换，由等式 $Y=aW^b$ 将 PK 参数从动物外推到人。Y 是生理参数，如药物清除率(CL)、半衰期($t_{1/2}$)或分布容积(Vd)，W 是体重，a 是异速放大系数，b 是异速放大指数。该等式也可以表示为 $Y=\log a+b\log W$，其中 a 是 y 轴的截距，b 代表斜率。

许多机体参数和生理参数已被证明与动物包括人体的体重相关(Dedrick et al.，1970；Weiss et al.，1977；Boxenbaum，1982)，因此，假设清除率和半衰期等 PK 参数也与体重相关。在药物仅在肝脏中被代谢，同时药物的清除率高且依赖于肝血流的情况下，血流量与体重相关联至 0. 75 次方。基础代谢率可以关联到体重的三分之二或四分之三次方(West et al.,1997;Dodds et al., 2001)。血流量、酶活性和肾排泄参数的异速放大方程的指数都约为0. 7(体重的 0. 7 次方)。

这种体重规则,也称为指数规则,即使在药物清除机制未知的情况下也可用于进行合理的种属间预测。为了获得高质量和准确的外推,该规则还需要进一步改进,原因在于药物代谢在很多情况下并不受肝血流量的限制,同时种属间在药物吸收、血浆蛋白结合、胆汁排泄、肾小球滤过和肠道菌群方面存在的差异也增加了种属间外推的复杂性。一些研究将包括脑重量、最大寿命潜力(MLP)和肾小球滤过在内的各种校正因子应用到种属间异速放大方法中,结果表明,包含或未包含校正因子的异速放大法在从临床前动物体内数据预测人的药物清除率方面都是不够理想的(Nagilla and Ward, 2004)。

6.4.3 动物种属、血浆蛋白结合和体内-体外相关性

在一些研究中考察了使用两种或三种种属进行异速放大预测药物人体清除率和分布容积的准确性(Mahmood and Balian,1996;Tang et al., 2007)。Tang 和他的同事得出了 CLhuman = 0. 152 · CLrat 或 0. 410 · CLdog 或 0. 407 · CLmonkey 的基于一种种属的预测,以及 CLhuman = a · Whuman^b[其中 b = 0. 628(大鼠/犬)和 0. 650(大鼠/猴)]的基于两种种属的预测。Mahmood(2009)指出,基于指数规则的对药物人体清除率的预测仍然比基于一种或两种种属的方法更准确。通常假设在异速放大中使用的种属越多,预测就越可靠(Mahmood 和 Balian, 1996)。另一个重要的注意点是需要尽量包括更宽的体重范围以进行异速放大,目的是获得更准确的外推斜率。然而,需要仔细评估是否有必要引入更多种属的数据以提高预测的准确性,因为这往往意味着需要额外的时间、资源和成本。

蛋白结合是一个可逆的过程,维持着血液中药物结合和未结合形式之间的平衡,其中只有未结合的部分可以发挥药理作用并且被代谢和排泄。人血清白蛋白、脂蛋白、糖蛋白和 α、β 和 γ 球蛋白是人体血液中常见的药物结合蛋白。由于白蛋白是碱性的,酸性和中性药物将主要与白蛋白结合。如果白蛋白被结合药物饱和,那么这些药物将与脂蛋白结合。另一方面,碱性药物主要与酸性的 α-1-酸性糖蛋白结合。各种医学病症可能影响这些药物结合蛋白的浓度水平。大分子,特别是含有芳香环、氨基酸和连接头的分子,与白蛋白的亲和力通常更强。需要长时间发挥作用的药物可以通过增加血浆蛋白结合来实现。高蛋白结合会导致药物具有较低的水溶性和较长的半衰期。

通常,药物在人体中与白蛋白结合的程度要高于其他物种。这种差异可以通过种属间白蛋白的含量不同或结构差异来解释。对于蛋白结合率高的药物,异速放大需要对血浆蛋白结合进行校正,但如果药物的血浆蛋白结合较低,校正与否可能没有太大差异。如果药物的蛋白结合很高或者在种属间有差异,则对未结合药物进行异速放大可能更加合适(Mordenti, 1985)。然而,Mahmood(2000)通过研究 20 种随机选择的药物得出结论,使用异速放大的方法预测药物未结合部分的清除率与总清除率,两者准确度基本一致。Caldwell

（2004）的研究表明,仅通过大鼠一种种属进行异速放大得到的清除率、表观分布容积和末端半衰期,分别除以40、200和4,可以较合理地估计人体的相应药代参数。

　　了解药物的体内代谢途径非常重要,因为药物的代谢稳定性可能因种而异,并进而影响药物的药理作用、毒性和清除。药物代谢分为两个阶段：一相代谢反应包括氧化、还原和水解,其形成可以进行二相代谢反应的产物。二相代谢反应是结合反应（如葡糖醛酸化）,最终使代谢物变得极性更强从而加速其肾脏排泄。经一相和二相代谢,药物以母药、一相代谢产物和二相代谢结合产物的形式排出体外。药物代谢的种间差异可能是由种属间在酶含量、酶的诱导物或抑制剂、酶活性以及竞争反应程度等方面的差异造成的。催化一相和二相反应的酶的活性和特异性在种属间定性和定量的差异应得到重点关注。

6.5　实例

6.5.1　首次人体试验剂量

　　首次临床试验中使用的单次给药剂量是根据 IND 阶段中对于化合物的了解而选择的。根据原位渗透性数据,该药物在 BCS 和 BDDCS 分类系统中被划分为 2 类化合物（高渗透性和低溶解度）。它既不是 P-糖蛋白（Pgp）的底物也不是其抑制剂,但转运蛋白可能参与介导其 Caco-2 细胞的渗透。体外代谢研究表明 P450 酶是其主要代谢酶。由于药物快速吸收的特点,肠道摄取转运体对该化合物吸收的影响不大,该化合物的吸收方式应该主要是由亲脂性决定的被动扩散。其低溶解度限制了药物在肠上皮细胞内的浓度,因此顶端外排转运体和如 CYP3A4 的肠代谢酶不易被饱和。

　　外排转运体在影响该化合物的口服吸收程度和吸收速度方面发挥重要作用,同时肠道内的转运体-酶之间的相互作用对该药物也很重要。在预测药物人体 PK 时,经人体血浆蛋白结合校正的体内体外关联的方法,以及根据临床前药理和毒理模型（啮齿和非啮齿种属）进行的异速放大法都得到了运用。两种方法（一种是体重异速放大法,另一种是未结合形式药物的体外人体固有清除率经人体血浆蛋白结合校正）预测的人体清除率的平均值为 0.13 L/h/kg,清除速度适中。同时,经预测该药物在人体内具有适中的分布容积和较长的半衰期。

　　体外研究表明,该药物被广泛代谢,同时转运蛋白和代谢酶可能在其吸收过程中发挥作用,因此人体中该药物的生物利用度预测约为 10%,远低于动物中的测定值（超过 50%）,尽管后者与体外-体内关联法的预测值更加吻合。预测普通人单次口服 1 mg 后药物暴露量约为 13 ng·h/mL,而在相关的动物药效模型中平均血浆药物浓度-时间曲线下面积（AUC）约为 1.2 μg·h/mL。如果该动物药理学模型能够准确代表人体治疗适应证的机制,则 90 mg 的口服剂量将在普通人（例如 60 kg 体重）中实现"有效"暴露。

　　由于抑制了肠道中的外排转运蛋白并且对药物在肠腔中有增溶作用,预计高脂饮食会增加 2 类化合物的生物利用度。T_{max} 预计会由于外排循环被抑制而缩短,或者由于胃排空延迟而增加。来自人单剂量递增（SAD）研究得到的 PK 数据显示,药物具有高清除率和长半衰期的特点。60 mg 剂量时的平均 AUC 约为 0.9 $\mu g/h/mL$，CL/F 为 1.2 L/h/kg，$t_{1/2}$ 为 40 h。单次口服给药后 C_{max} 和 AUC 增加小于剂量增加比例，并且在高剂量时达到平台。此外还观察到两倍的食物效应，生物利用度（AUC 和 C_{max}）加倍，吸收速度降低（T_{max} 从 2.4 增加到 4.3 小时）。

胃排空延迟对其吸收的主导作用表明，该药物的膜渗透方式很可能是被动扩散。在人体代谢分析样本中发现了两个主要代谢物，分别是主要存在于血浆中的 N-脱羧基酸和主要存在于尿液中的 N-脱羧基葡糖苷酸，这两种代谢物先前已在动物体内样本以及体外稳定性研究中检测到过。临床数据证实，药物在循环系统中主要以代谢物的形式存在，这与从收集到的尿液样品中极少能检测到母药形式相吻合。为了合理地预测剂量，进而在首次人体临床研究中达到目标暴露量，需要确定好种属间在代谢稳定性和转运活性方面的差异。

6.5.2 儿科用药剂量

儿科用药独占权以及在儿科人群中进行临床研究的相关要求正日益受到关注。监管机构建议，当针对成人病症开发药物，并预计该药物将用于儿童时，应启动儿科人群的临床研究。根据 ICH E11 指南（Abernethy 和 Burckart, 2010），在药物用于相同的适应证，并且在成人与儿科人群中疾病进程相似、治疗结果可比的情况下，药物疗效可以从成人外推到儿科人群。儿科临床药理学的重点就是要找到对于儿童既安全又有效的剂量。

广泛用于成人药代动力学预测的种属间缩放的方法也被用来预测儿科人群的 PK 参数。一种建议是将儿童的药物清除率预测为 $CL_{儿童} = CL_{成人} \cdot$（儿童体重/70）^{b}。Mahmood（2007）使用清除率与儿童体重或年龄的双对数图来研究相应的异速放大关系。结果显示，指数为 0.75、0.80 或 0.85 对药物在儿童体内 PK 的预测准确度没有明显差异（Mahmood, 2006），并且异速放大的方程在准确预测儿童清除率方面是具有药物特异性的，因为没有单一的方法能够适用于所有药物或所有的年龄段。

最近的一项研究（Mahmood, 2010）表明，成年大鼠、狗和人体清除率的种属间缩放可能有助于预测不同年龄段儿童的药物清除率。运用四种方法（简单的异速放大、MLP、带有经验校正因子的 MLP 以及固定指数为 0.75）预测儿童的药物清除率，结果表明，简单的异速放大将高估儿童的药物清除率，使用 MLP 则会造成低估。添加经验校正因子之后的 MLP 方法能够显著改善预测准确度。

随着 PK/PD 建模和仿真方法的不断完善，儿科临床药理学研究得到了长足的发展。异速放大法具有其固有的局限性，它无法充分利用已有的药物特定信息，因此将异速放大法和定量药理学结合起来会是从成人数据预测儿童清除率的有效工具。在制定儿童和成人临床试验的研究设计和分析方法时也要考虑到这一点，以便充分获得药物的药代动力学、疗效和安全性信息。

计划开展关于一种用于儿童和青少年药物的儿科 II 期和 III 期临床试验。尽管该药物的剂量范围和 PK/PD 关系已在成人中得到充分表征，估算儿科人群的剂量仍然具有一定挑战。在Ⅱ期儿科临床研究中需要考察药物在儿童(7~11岁)和青少年(12~17岁)中的药代动力学、安全性和疗效。每组受试者接受四种不同剂量。儿童和青少年的平均体重分别为45和60 kg。结果显示，CL/F 与剂量或年龄无相关性，青少年和成人之间的 CL/F 值也大致相似。与成人相似，随着剂量增加，在这项研究中也观察到 AUC 的线性增加。如图 6.5 所示，体重对剂量标准化 AUC 的影响可用指数方程描述为 $AUC/D = 430 \cdot W^{(-0.55)}$。

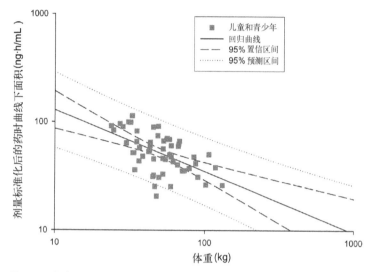

图 6.5 儿童和青少年单次口服给药后体重对剂量标准化 AUC 的影响。

将该指数方程预测的 AUC 与本研究中实际观测到的 AUC 一同绘制，如图 6.6 所示，预测值与接受等效剂量的类似体重儿科患者的观测值相似。由于仅体重一项就足以预测暴露量，可以基于药物暴露量和体重之间的关系，通过允许的较轻体重患者接受最高剂量来控制 AUC 值。成人治疗剂量下的典型暴露量将为Ⅲ期临床研究中年轻患者组的剂量选择提供一

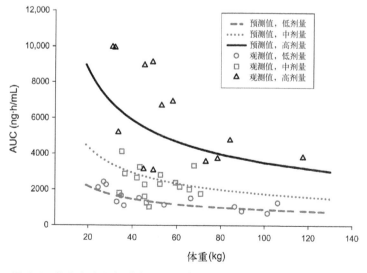

图 6.6 儿童和青少年单次口服给药后模拟 AUC 与体重的关系曲线。

个合理的起爬点。此外,固定剂量设计也是可行的,这可以为儿童和青少年提供一系列暴露量,而这些暴露量能够覆盖成人安全有效剂量下的暴露量。

6.6　讨论和结语

由于产出低且成本持续上升,药物研发正受到越来越密切的关注。基于模型的药物开发(MBDD)的概念及其不断演变的作用,以及相关的基于定量药理学的循环"学习和确证"模式,为药物开发中的理性决策提供了简明的信息。缺乏关键的基础元素是在药物开发过程中成功应用建模和仿真方法的主要障碍。目前,建模和仿真在设计临床试验过程中起着支持性作用,而在一个完全实现的 MBDD 范例中,模型可以成为药物开发项目的主要成果。

在 PK/PD 建模和仿真之前,应该根据已有的临床前和临床信息提出一系列问题(Colburn,2003)。分析计划是临床试验分析的关键组成部分,它应包括具体目标、敏感度分析以及模型验证。PK/PD 模型可以用于更好地理解 PK 与 PD 之间的关系,以及这种关系如何随药物输入和其他变量而变化。生物标志物效应并不总是与药物和其活性代谢物浓度平行发生,浓度和效应之间通常存在着延迟。最终的分析报告应该包含所做的假设、外推的程度和维度以及用于支持该模型的数据。

到目前为止,还没有单一某种方法能够为人体首次剂量预测提供"完美"的解决方案(Mahmood,2005)。对于首次人体剂量预测,经过血浆蛋白结合和代谢稳定性校正的、基于体重的异速放大法虽然非常有用,但仍然不是最佳的(Bonate and Howard,2000)。剂量预测通常基于动物药效模型中低剂量研究和毒性模型中高剂量研究中所得到的数据进行,较宽的剂量范围可以提供可能影响药物 PK/PD 的关于代谢酶和受体结合饱和的大量信息。对于稳健可靠的人体预测,选择能够代表人体的适当临床前动物模型将是一项挑战。每种疾病都需要定义其相关的动物药效模型,这可能涉及应用临床前疾病模型进行测试,或者将已知的由疾病引起的变化应用到正常动物的数据上。

从动物到人体的异速放大,结合 PK/PD 建模和仿真,将提高首次人体剂量预测的能力。应该在整个血药浓度-时间曲线范围内检测母药和代谢物,并且应该研究在蛋白和受体结合方面的药物药物相互作用,因为 PK/PD 机制可能因物种而异,并最终影响种属间放大成功与否。只有一个而不是几个活性成分,或者一个成分主导药物的药效和毒性作用,将使得 PK/PD 分析变得更简单。如果药物血浆蛋白结合在治疗和毒性剂量范围内是线性的,则未结合的和总的药物浓度之间只是简单的比例关系。然而,非线性血浆蛋白结合则需要测定未结合的药物浓度,这是因为随着剂量增加,游离药物浓度增加程度将大于药物总浓度的增加。

竞争性内源配体使得 PK/PD 测定方法的开发和验证变得复杂,并进而影响到 PK/PD 模型的输入值。应该鉴定竞争性内源物并将其用作药物开发中的生物标志物,因为它们可与药物竞争受体结合,刺激或抑制药物的药理活性。需要在活性组和安慰剂组中确定竞争性配体的浓度,这样的话在不存在药物的情况下与内源竞争相关的基线活性将可以全面地构建到 PK/PD 模型中。PK/PD 模型应该做到简单而独特，并且绝不应比拟合当前数据或预测未来数据所需的更复杂。模型应该只包含需要用于描述数据的限速且基于机制的因素。在模型从建模到仿真的过渡过程中，敏感性分析可以被用来识别有效和独特的模型。

好的 PK 分析将提供一个数学模型，这个模型能够拟合数据，并且以一定的置信度来模拟和预测各种情况。这个模型不一定是最好的，但它应该是能够成功描述数据的最简单模型。如果能够模拟在没有治疗干预情况下的疾病进展，则可以更好地理解和应用 PK/PD 模型中的疾病因素成分。通过一些统计标准和诊断图可以选择出最佳模型。一个良好有用的模型能够表征和包含大多数重要数据特征，以帮助理解系统并进行准确和精确的预测。它应尽可能简单，但需要做到稳健、逻辑合理，并且能够以适当的精度、细节和外推灵活性来服务其目的。成功的 PK/PD 数学关系能够验证 PK 和 PD 数据以及药物作用机制，并进一步用于模拟、生物标志物确证和最终的临床验证。

建模和仿真应该从临床前到临床阶段一直包含一套药物的基本信息。当数据随着药物开发不断积累，这些药物信息应持续更新并被正式纳入模型中。应用建模和仿真可以及早确认合适的剂量方案，并可根据较少的研究推断出特定人群的剂量调整。此外，由于剂量调整将基于早期研究获得的模型及其模拟出的数据，而不是基于其他相关药物的数据，无效或有毒剂量的研究将会被避免。即使对于具有窄治疗指数的药物，数学建模也可以加快选择其合适的临床剂量。PK/PD 分析还可以帮助理解和建模"安慰剂效应"，即在某些情况下，未服用治疗药物的安慰剂组患者情况也有所改善。安慰剂反应的评估可以帮助区分药物效应和安慰剂效应，这点在有些研究中会很重要，比如在治疗阿尔茨海默症或抑郁症的研究中，这些研究可能由于未开展足够长的时间而无法确定药物的治疗获益。

总之，PK/PD 建模和仿真不仅对于在药物开发过程中设计临床试验和完善药品说明书信息至关重要，其在政府监管审批和政策指导方面也非常有效。应尽可能早地考虑在药品注册申请中使用 PK/PD 建模和仿真的手段。尽管建模和仿真并不能完全取代试验研究，它可以帮助合理规划这些研究以获得确证性的数据。合理使用建模和仿真将减少由于研究设计不佳而导致的研究失败，提高后期临床开发的成功率，并且实现用更少的研究来支持药品注册。PK/PD 建模和仿真将成为药物开发过程中制定关键决策时的宝贵工具，例如在化合物选择、剂量确认、研究设计和患者群体方面，该手段都能发挥重要作用，而所有这些都可以显著降低药物开发的成本。

（谭希译；金晶审校）

参考文献

7

药物基因组学和个体化用药

ANTHONY Y. H. LU AND QIANG MA

7.1 背景

众所周知,在庞大的患者群体中,不同的患者在药物的安全性和/或有效性上,对同一种药物治疗的反应可能不尽相同。对于药物反应的差异性,一个可测量的参数就是血浆药物浓度,其在患者中的差异性有时可以达到数百倍之多。因此,即使是最佳的可用药物,其标准每日剂量已经证明对大多数患者是有效和安全的,也有可能对少数患者无效甚至有害。

尽管多种因素能够影响药物在不同患者的治疗效果,普遍接受的观点认为人类中的遗传变异在决定疾病表型、药物有效性和副作用等方面起到了重要作用(Lu, 1998; Meyer, 2000; Evans and McLeod, 2003; Weinshilboum, 2003a; Evans and Relling, 2004; Eichelbaum et al., 2006; Lin, 2007)。人类的基因组序列为其进化提供了特定的记录。不同人种和个体的基因组序列不同。由于我们已经获得人类基因组的完整序列,能够很容易地分析人类基因组变异对重大疾病发病机制、药物治疗的人体反应的影响。随着基因组-疾病相互作用和基因组-药物相互作用的知识迅速积累,人们对"个体化用药很快成为现实"抱有很高的期望。本章中我们将探讨药物治疗中个体差异的原因;药物靶点、药物代谢酶和药物转运体在药物治疗的个体差异中起到的作用;以及我们在达到个体化用药的目标过程中面临的挑战。

7.2 药物治疗的个体差异

多年来人们都知道,很多治疗药物的最佳剂量在不同的患者中会有较大程度的差异。例如在很多疾病状态下,华法林用于抗血栓形成和栓塞的每日必需剂量在不同的患者中能够达到 20~30 倍的差异,因此有必要经常进行凝血检测,以确保患者抗凝的有效性和安全性。

辛伐他汀,一种他汀类 3-羟基-3-甲基戊二酰辅酶 A(HMG-CoA)还原酶抑制剂,是降胆固醇药的成员之一,Davidson 等(1997)进行的有关辛伐他汀的研究提供了一个在药物反应和安全性方面具有显著个体差异的案例。在 156 名健康男性和女性受试者中,每日 40 mg 剂量的辛伐他汀在 6 周内使低密度脂蛋白(LDL)胆固醇水平平均降低 41%,而 80 和 160 mg 剂量导致的下降幅度中位数分别为 47%和 53%,证明辛伐他汀对降低大多数人群的低密度脂蛋白胆固醇水平非常有效。但是少数受试者(约 5%)即使在 160 mg/天的高剂量下,其低密度脂蛋白胆固醇水平仍然显示很小幅度的降低或没有降低。不仅如此,少数受试者(<2%)的血浆中肝转氨酶活性轻微升高,有肌肉病变的症状。产生上述差异的原因目前仍是未知的,但遗传变异是潜在的影响因素。Chasman 等(2004)报道,携带有 HMG-CoA 还原酶遗传变异等位基因的受试者在服用普伐他汀(另一个他汀类降固醇药物)时,胆固醇水平下降的幅度可能会小得多。在另一项研究中,SEARCH 协作小组(2008)鉴定出几种常见的 *SLCO1B1* 基因突变,该基因编码溶质载体有机阴离子转运体家族成员 1B1 的蛋白;而且这些变异与他汀类药物诱发肌病的风险增加密切相关。

7.3 我们都是人类变异体

尽管人类基因组的核苷酸序列有着惊人的相似性,但在任意两个随机选择的个体之间存在着数百万个 DNA 突变位点。遗传变异可以由单核苷酸多态性(SNP)、核苷酸重复、DNA 核苷酸序列插入或缺失引起。这些变化可以改变编码蛋白的氨基酸序列或基因的转录表达。SNP 可能是最常见的基因变异。在人类基因组中已经发现了超过 142 万个 SNP,其中超过 60 000 个 SNP 是在基因的编码区域被发现的(Sachidanandam et al.,2001)。大多数人类基因(>90%)包含至少一个 SNP,几乎每一个人类基因都显示有序列变异。因此最近似的说法是,我们都是突变体或变异体,在基因水平上我们都存在某种程度上的"缺陷"。

大多数 SNP 对基因的功能没有明显的作用。但是,某些 SNP 确实对相关基因的功能具有较大的影响,无论 SNP 是发生在编码区还是距离基因的转录起始位点相当远的位点。目前已知一些 SNP 与药物疗效和药物处置的显著改变有关(Evans and Relling,1999;McLeod and Evans,2001;Eichelbaum et al.,2006;Roden et al.,2006)。越来越明确的是,单个 SNP 的鉴别不足以将靶蛋白的变异与疾病或对药物的反应联系起来。因此,人们正在开发新技术来整合整个基因组的 SNPs,以识别连锁不平衡中的遗传位点,从而识别新的疾病易感基因和通路。在这方面,一个单体型用于定义在连锁不平衡中共同遗传的一组遗传变异,因此这在基因-表型分析中非常有帮助。

个体间基因组序列的差异,很可能揭示了人类对疾病易感性、疾病的发作和严重程度以及人类对药物治疗的反应的差异。阐明遗传变异在疾病发病机制中的作用有助于疾病基因的鉴定。了解遗传变异在治疗药物反应中的作用,可以为特定药物靶点基因型的患者定制药物治疗,进而简化新药的临床开发;还能够根据个体的药物代谢和动力学的基因型,优化给药剂量,提高药物疗效和安全性。

7.4 在药物治疗中个体差异的根源

包括基因和环境的很多因素都会导致药物治疗中的个体差异(表7.1)。一些蛋白质参与药物靶向和药物处置,它们的遗传多态性可能是导致药物反应和药物安全性个体差异的最重要来源。基因变异可以通过编码区的突变改变蛋白结构或通过调控基因表达改变蛋白数量,这两种方式都可以改变蛋白的功能,如果该蛋白是酶,则会改变酶催化的速率和动力学常数。受体或酶的结构改变能够严重影响药物与特定靶点之间的相互作用,进而影响对药物的反应。目前已知的药物代谢酶和转运体的遗传多态性影响很多药物的吸收、分布、代谢和排泄。DNA修复酶的改变可能会削弱细胞抵抗很多烷化剂抗癌药引起的突变或其他毒性作用。谷胱甘肽(GSH)在保护细胞方面起着重要作用,使得细胞免受氧化应激和药物产生的活性中间体的影响。参与GSH生物合成的酶发生结构改变,可能导致细胞内的GSH含量降低,进而使得细胞容易受到反应性物质的进攻而发生细胞损伤和凋亡。

表7.1 药物治疗中个体差异的原因

因 素	结 果[a]
遗传因素	
药物靶点	改变药效
药物代谢酶	改变药物代谢
药物转运体	改变药物的吸收、分布和消除
DNA修复酶,谷胱甘肽水平	改变药物的安全性
环境因素	
P450诱导	降低药效
P450抑制	导致潜在的药物-药物相互作用
生理因素	
年龄、性别、疾病、炎症介质等	影响药物的吸收、分布、代谢、消除

[a] 关于细胞色素P450的诱导和抑制的结果并不适用于依赖P450催化激活形成活性代谢物的前药,或是由P450转化为有生物活性的代谢物。在前一种情况下,即前药,只有代谢物是活性的;在后一种情况下母体药物及其代谢物都是具有活性的。一种前药以酯的形式存在以提高药物的利用度;在这种情况下,前药的活化通常涉及酯酶的水解。

遗传因素通常会导致蛋白结构的永久性改变和个体对药物治疗反应的改变,而自然中环境因素对药物反应的影响可能是比较短暂的。目前已知膳食成分、环境中的化学物质以及多种药物的联合使用,会诱导或抑制药物代谢酶,尤其是细胞色素P450酶,导致药物浓度过低或过高,无法产生合适的药物反应。在这些情况下,当环境因素从细胞中移除后,对药物的反应可能会恢复至正常水平。目前已经确定人细胞色素P450酶的诱导和抑制均具有较大的个体差异(Lin and Lu, 2001)。一些生理因素,如年龄和疾病状态,也会对患者的药代动力学和对药物的反应具有较大的影响。

7.5 药物靶点的基因多态性

药物靶点的遗传变异对药物的疗效有着重要的影响。例如,维生素 K 环氧化物还原酶复合体 1(*VKORC1*)是华法林治疗和预防血栓栓塞性疾病的靶点。*VKORC1* 编码区的突变会导致华法林抵抗。对于携带野生型等位基因的个体,华法林的每日有效剂量为 4~6 mg(表7.2)。目前已经确认一些 *VKORC1* 的突变(Ala41Ser,Arg58Gly 和 Leu128Arg)(Rost et al.,2004;Bodin et al.,2005;Rieder et al.,2005;Rettie and Tai,2006)。虽然这些突变在人群中发生的频率非常低,但是这三种突变均显示出华法林抵抗的表型。特别是携带Leu128Arg 的变异个体,需要非常高剂量(每天>45 mg)的华法林才可以对血栓进行有效的治疗。

表 7.2 导致华法林抵抗的 *VKORC1* 编码区的突变

氨基酸变化	华法林日剂量(mg)	华法林抵抗的表型	参 考 文 献
野生型	4~6	—	
Ala41Ser	16	中度	Rieder et al.(2005)
Arg58Gly	34	重度	Rost et al.(2004)
Leu128Arg	>45	极重度	Rost et al.(2004);Bodin et al.(2005)

由 *ADRB2* 编码的 β2-肾上腺素受体的突变,可能会改变呼吸道对 β-受体激动剂的反应,如沙丁胺醇。Lima 等(1999)的研究表明,相比携带有 Gly16 突变(Arg16/Gly16 和Gly16/Gly16)的个体,沙丁胺醇在 Arg16/Arg16 纯合子(野生型)的个体中引起更强烈更快速的支气管扩张效应。在携带 Arg16/Arg16 的个体中,口服 8 mg 沙丁胺醇后,其诱发的1 s 用力呼气量(FEV_1)的最大增加百分比为 18%,而在携带 Gly16 突变体的个体中仅为 5%。

趋化因子受体 2(CCR2)和趋化因子受体 5(CCR5)是人类免疫缺陷病毒(HIV)感染人体的重要辅助因子。CCR2 Val64Ile 多态性在白种人和非裔美洲人中较为常见,等位基因频率高达 10%。相比野生型受体携带者,携带有 Ile 等位基因的个体发展为获得性免疫缺陷综合征(AIDS)的时间会晚 2~4 年(Smith etal.,1997)。CCR5 的一个重要突变体是32 号碱基对(Δ32)缺失(Samson et al.,1996)。约有 9% 的白种人携带这种等位基因,但这种多态性在非洲人中普遍没有发现。携带 Δ32 缺失的个体可以在 HIV 的传播中得以幸免。这些例子表明,CCR2 和 CCR5 的遗传多态性对 HIV 感染和 AIDS 发病具有显著的影响。

个体化治疗在癌症患者中尤为重要,部分原因是该疾病的复杂性、很多抗癌药的严重毒性,以及在患者中相同的疾病存在很多不同的基因型。了解癌症中关键的分子异常是设计有效的抗癌药物中至关重要的一步。一旦确定了这一点,这种药物就可以针对有特定分子异常的患者。靶向治疗成功的关键在于,在临床中将无应答者和应答者区分开。目前采用这种方法已经在一些恶性肿瘤中取得了成功。例如,伊马替尼已被用于特异性抑制慢性髓系白血病肿瘤细胞的 *bcr-abl* 酪氨酸激酶活性(Druker and Lydon, 2000);吉非替尼选择性靶向恶性肿瘤细胞中过表达的 EGFR 突变蛋白,用于治疗非小细胞肺癌(Sordella et al., 2004);曲妥珠单抗用于治疗癌细胞中过表达 HER2 受体的乳腺癌患者(Hudis, 2007)。

7.6 细胞色素 P450 酶的遗传多态性

从 20 世纪 60 年代开始,早在个体化用药这一概念被提出之前,研究者们已经大力开展了药物浓度的个体差异与药物代谢酶的遗传多态性的研究,这些先驱者包括 A. Conney, W. Evans, M. Eichelbaum, W. Kalow, R. Smith, E, Vesell, W. Weber 和 R. Weinshilboum。针对药物剂量、有效性和毒性的经典研究,包括巯基嘌呤 S-甲基转移酶(TPMT)的表型鉴定,用来识别对毒性抗癌药的甲基化(一种失活途径)活性较弱的癌症患者(Evans and McLeod, 2003;Weinshilboum, 2003a;Evans and Relling, 2004);在肺结核治疗中鉴定了异烟肼乙酰化的"慢乙酰化酶"(N-乙酰转移酶 2,NAT2)(Weber, 1987);以及在 CYP2D6 介导异喹胍羟基化中鉴定了弱代谢(PM)表型(Eichelbaum et al., 2006)。所有这些研究都采用了一种经典的方法:在确定遗传机制之前,通过测定尿液或血浆中的药物浓度来确定个体的表型;建立药物在"正常或快代谢型"与"弱代谢或慢代谢型"的药动学以及它们对药效和安全性的影响;最后,在几年后建立遗传缺陷的分子机制以阐明酶活性低或缺乏的原因。尽管这一研究过程显得缓慢而乏味,但药物代谢酶的遗传多态性研究的结果在临床上非常重要而且有意义。

自人类基因组计划完成以来,很多药物代谢酶的变异体被鉴定和分类,尤其是细胞色素 P450 酶。目前,大多数变异体只进行了酶活性的研究。除了少数特例之外,这些变异体的遗传变异在药代动力学和药物治疗的临床结果方面的意义尚不明确。因此,尽管基于变异体 DNA 序列的分析比过去用于鉴定新变异体的经典方法快得多,但许多新发现的遗传变异对药物治疗的影响仍不明确。

CYP2D6 多态性是在细胞色素 P450 酶中研究最为深入的酶之一(Eichelbaum et al., 2006;Zhou et al., 2008)。根据酶活性对 *CYP2D6* 的变异等位基因进行了分类(表 7.3)。文献中列出了 CYP2D6 主要变异的发生频率和遗传基础。此外,现在已经有快速有效的临床检测方法对这些变异进行检测。CYP2D6 的表型在抗抑郁治疗中尤为重要,因为许多现有的抗抑郁药物主要由该酶代谢。如果一个药物在人血中的浓度主要与 CYP2D6 有关,而不需要考虑药物靶标的遗传多态性,那么了解每个患者个体的 CYP2D6 表型将有利于医生在处方中为患者开出安全有效的药物剂量。

表 7.3　*CYP2D6* 基因多态性：特征和临床结果

表　　型	特　　征	结　　果
弱代谢型（PM）	频率： 　白种人 5%～10% 　中国人和日本人 1%～2% 主要变异： 　CYP2D6 * 3，* 4，* 5，* 6 酶失活；	血浆中药物浓度升高； 药物相关的不良反应风险； 降低给药剂量；
超快代谢型（UM）[a]	频率： 　白种人 1%～2% 　埃塞俄比亚人 30% *CYP2D6* 基因的多重拷贝； 酶活性非常高；	血浆中药物浓度非常低； 药效减弱； 增加给药剂量；
中等代谢型（IM）	主要变异： 　CYP2D6 * 9，* 10，* 41 中国人：* 10 频率非常高； 残余酶活性低；	某些患者需要更低的剂量
强代谢型（EM）	剩余人群； 正常代谢速率； 非统一的个体群	大多数个体为标准剂量

[a] 不适用于前药或有活性代谢物的药物；更多说明详见表 7.1。

CYP2C19 催化了很多常用药物的代谢，包括 *S*-美芬妥因（抗惊厥药）、奥美拉唑（抗溃疡药）、地西泮（抗焦虑药）。到目前为止，已经鉴定有超过 20 个 CYP2C19 的变异（Zhou et al.，2008）。*CYP2C19 * 2* 和 *3* 是无效等位基因，会造成酶完全失去活性。CYP2C19 的大部分弱代谢型是由这两个等位基因变异引起的。在中国、日本和韩国人中，约有 15%～25% 是 *S*-美芬妥因的弱代谢人群。另一方面，白种人的弱代谢发生率则非常低（<5%）。

CYP2C19 在质子泵抑制剂治疗消化性溃疡和胃食管反流性疾病中起着非常重要的作用。Furuta 等（1999）发现奥美拉唑对胃酸 pH 的影响主要取决于个体的 *CYP2C19* 基因型。单剂量给予奥美拉唑（20 mg），在弱代谢型（PM）受试者中的血药浓度曲线下面积（AUC）最高，在强代谢型（EM）受试者中最低，在杂合型强代谢者中居中。这些基于 *CYP2C19* 基因型导致的 AUC 差异，转化为奥美拉唑抑制胃酸分泌的程度和持续时间的差异。药代动力学数据与观察到的胃内 pH 有着较好的相关性，PM 受试者胃中 pH 为 4.5，杂合型 EM 受试者为 3.3，EM 受试者为 2.1。Schwab 等人（2004）的研究显示，采用兰索拉唑和抗生素联合治疗时，在服用标准剂量（30 mg，每天 2 次）兰索拉唑的白种人中，幽门螺杆菌的消除概率高度依赖于 *CYP2C19*。排除抗生素的耐药性，CYP2C19 的多态性已经被确定为影响幽门螺杆菌清除成功的最重要因素。由于 EM 型个体具有较低的兰索拉唑血清浓度和较慢的幽门螺杆菌清除速率，给予这些患者比 PM 型患者更高剂量的质子泵抑制剂可能会更加有效。

CYP2C9 与很多临床上重要的药物有关,包括甲苯磺丁脲(降糖药)、格列吡嗪(降糖药)、苯妥英(抗惊厥药)、S-华法林(抗凝血药)和氟比洛芬(抗炎药)。目前已经鉴定了30 种以上的 *CYP2C9* 变异。最常见的 2 个等位基因变异是 *CYP2C9 * 2* 和 *CYP2C9 * 3*。这些变异很大程度上降低了酶的活性;降低的程度与底物有关。不同的人种间 *CYP2C9* 变异的频率差异很大(Lee et al., 2002)。在白种人中,约有1%的 *CYP2C9 * 2* 纯合子携带者和0.4%的 *CYP2C9 * 3* 纯合子携带者。在中国人和日本人中,纯合子 *2、纯合子 *3 和杂合子 *1/ *2 的携带者都非常罕见,但杂合子 *1/ *3 约占4%。对于一个低治疗指数的药物,如华法林,由 CYP2C9 变异引起的代谢障碍具有非常重要的临床意义,将在 7.11 部分进行详细探讨。

CYP3A4 是人体肝脏中最丰富的 P450 酶,介导了 50%以上临床用药的代谢。目前已经确定了 20 个以上的 *CYP3A4* 变异。其中很多变异会改变酶的活性,使其在催化效率上有不同程度的降低;酶活性降低的程度通常与所采用的底物有关(Miyazaki et al., 2008;Zhou et al., 2008)。*CYP3A4* 变异频率也在不同的人种中具有较大的差异。例如,在白种人中 *CYP3A4 * 2* 和 *7有很高的频率,在亚洲人群中 *CYP3A4 * 16* 和 *18 有很高的频率(Sata et al., 2000;Lamba et al., 2002)。

虽然已经在人群中发现了 CYP3A4 活性的巨大个体差异,但 *CYP3A4* 变异等位基因对很多被该酶代谢的药物的临床意义仍不确定。从目前的数据来看,*CYP3A4* 等位基因的临床影响只是轻微到中度的。这些编码变异体可能无法解释在体内观察到的 CYP3A4 活性10 倍以上的差异,因为等位基因在酶活性上只产生微小的变化,而且很多等位基因的存在频率很低(Lamba et al., 2002)。导致 CYP3A4 研究的复杂性的一个因素可能是 CYP3A5,它是 CYP3A 家族的另一个成员。几乎所有的 CYP3A4 底物(少数除外)也都会被CYP3A5 代谢。虽然在大多数情况下 CYP3A5 代谢这些药物的速率较慢,但 CYP3A5 对某些药物的代谢速率与 CYP3A4 的代谢速率相当或更高。因此,体内测定的药物经CYP3A4 代谢速率可能不仅仅是对 CYP3A4 活性的测定,可能也包括了 CYP3A5。由于有25%的白人和50%的黑人表达有功能的 CYP3A5(Kuehl et al., 2001),这种双重代谢途径可能会混淆 *CYP3A4* 变异在人体研究中的临床结果。CYP3A4 基因多态性对变异酶活性的影响通常依赖于底物,这也使得 CYP3A4 表型的预测变得复杂。此外,与 CYP2D6 和CYP2C19 不同,目前还没有建立在人群中使用探针药物底物对 CYP3A4 表型进行有临床意义的鉴定。

7.7   其他药物代谢酶的遗传多态性

除了细胞色素 P450 酶,很多其他药物代谢酶也在不同化学结构的药物代谢中具有重要的作用。这些酶的基因多态性往往与各种人类疾病、药效和毒性问题相关。

胞浆中的 TRMT 催化很多硫嘌呤类药物的 S-甲基化,如 6-巯嘌呤、硫唑嘌呤和硫鸟嘌呤,硫嘌呤类药物通常用于治疗白血病和自身免疫性疾病。这些药物的药效和安全性取决于两种代谢途径的平衡:① 药物生成活性代谢物 6-硫鸟嘌呤核苷酸,然后该核苷酸整合到核酸中导致白血病相关的细胞凋亡;② 药物失活产生无活性的代谢物(Evans and Johnson, 2001;Elichelbaum et al. , 2006)。由于 TRMT 介导的硫代甲基化是硫嘌呤类药物的主要失活途径,在接受标准剂量的药物后,携带有缺陷型 *TRMT* 变异体的个体,其体内细胞毒作用的硫鸟嘌呤核苷酸蓄积水平高于携带野生型等位基因的个体,而导致严重的血液毒性。已经有 20 种以上的 *TPMT* 变异等位基因被报道(Zhou et al. , 2008)。在白种人中,约有 90% 的人群遗传有较高的酶活性,10% 遗传中等的酶活性(杂合),0.3% 为较低或没有酶活性。携带有缺陷型 *TPMT* 等位基因的个体具有较弱的酶活性,如 *TPMT* ∗ *2*、*TPMT* ∗ *3A* 和 *TPMT* ∗ *3C*。这些个体在给予正常剂量时有产生血液毒性的风险;因此应该给这类患者开具减少剂量的处方。

N-乙酰转移酶(NATs)催化芳香胺和肼类的乙酰化。在 50 多年前,人类乙酰化的个体差异在以异烟肼作为抗结核药物的初期临床试验中被发现(Evans et al. , 1960)。虽然异烟肼是一种非常有效的药物,但在接受异烟肼治疗的患者中,有很高的比例会由于血液中药物浓度过高而产生严重的神经毒性。目前已经鉴定了 2 种主要的遗传差异的表型,称为"快乙酰化者"和"慢乙酰化者";随后这些表型归因于 NAT1 和 NAT2 酶活性的差异。目前,人体中已有 15 种以上的 *NAT2* 等位基因被鉴定出来。携带有 *NAT2* ∗ *5A*、*NAT2* ∗ *6A* 和 *NAT2* ∗ *7A* 的个体与慢乙酰化表型有关(Zhou et al. , 2008)。*NAT2* 多态性也与对某些工业化学品的癌症易感性有关。如果弱乙酰化代谢表型个体长时间暴露在致癌的芳香胺中,会导致个体患有肺癌、膀胱癌和胃癌的风险增加。

尿苷 5′-二磷酸-葡萄糖醛酸转移酶(UGT)1A1 在很多常用药物和某些内源性底物(如胆红素)的葡萄糖醛酸化中具有重要作用(Tukey and Strassburg, 2000)。目前已经确定了 100 种以上的 *UGT1A1* 变异等位基因。在不同人种中 *UGT1A1* 的变异频率有显著的差异(Zhou et al. , 2008)。例如,*UGT1A1* ∗ *6* 突变在日本人和中国人中较高(16%~23%)但在白种人中较低(<1%)。由于 UGT1A1 主要介导胆红素的葡萄糖醛酸结合,较高频率的 *UGT1A1* ∗ *6* 变异可能导致亚洲儿童中的新生儿高胆红素血症的高发生率。已知人类有三种遗传性的未结合高胆红素血症(Kadakol et al. , 2000;Tukey and Strassburg, 2000):克里格勒-纳贾尔综合征 I 型和 II 型是由 *UGT1A1* 编码区的变异等位基因引起,吉尔伯特综合征是由 *UGT1A1* 启动子的多态性导致。在克里格勒-纳贾尔综合征 I 型中,患者完全缺乏胆红素的葡萄糖醛酸结合作用(如 UGT1A1 ∗ 6),导致血清中含有非常高浓度的游离胆红素,进而引起儿童早期死亡。克里格勒-纳贾尔综合征 II 型患者的胆红素葡萄糖醛酸结合活性明显降低(是正常的 10%~30%)。在 *UGT1A1* 基因启动子区域的基因多态性(如 UGT1A1 ∗ 28)导致 UGT 酶的表达减少,产生吉尔伯特综合征。UGT1A1 ∗ 28 变异在抗癌药伊立替康的毒性中的意义将在 7.9 节讨论。

7.8   转运体的遗传多态性

摄取和外排转运体在治疗药物的吸收、分布和消除中具有重要的作用。转运体的遗传多态性会严重影响药物的处置、药物反应和药物的安全性。由 *ABCB1* 编码的 P-糖蛋白（Pgp，MDR1，或 ABCB1）已经受到了众多关注，因为临床上很多重要的药物是 Pgp 的底物。*ABCB1* 基因具有非常高的多态性，大量的变异已经被报道。一些等位基因的变异频率具有种族依赖性。在很多 *ABCB1* 自然发生的变异中，SNP C3435T 因在多个人群中的高变异频率（20%~60%）而特别受关注（Zhou et al.，2008）。目前已经研究 C3435T 对地高辛和其他 Pgp 底物处置的功能性意义。目前报道的结果并不一致：一项研究发现携带变异 T 等位基因的个体中，地高辛血清浓度低于野生型受试者，而另一项研究显示携带突变体的受试者地高辛血浆浓度高于携带野生型基因的个体（Sakaeda et al.，2001；Verstuyft et al.，2003）。这些研究之间差异性的部分原因在于 C3435T 可能不是唯一一个影响 Pgp 表达水平的多态性因素。从这方面看，Pgp 的表达水平可能是由多基因性状决定，而不是由单基因性状决定。因此，C3435T 多态性对 Pgp 底物的药代动力学和药效学的影响还有待进一步研究。

由 *SLC21A6* 编码的人有机阴离子转运多肽-C（OATP-C）是一个肝脏特异性的转运体，对很多不同的内源性物质和治疗药物的肝摄取都很重要。Tirona 等（2001）在体外表征了 16 种 *OATP-C* 等位基因并发现了几个变异体（如 *OATP-C**5、*OATP-C**9）对 OATP-C 底物，如雌酮硫酸盐和雌二醇 17β-D-葡萄糖的摄取降低。由于 *OATP-C**5 变异的基因型频率在欧美人群中为 14%，而 *OATP-C**9 在非裔美国人群中的频率为 9%，这些变异体可能对 OATP-C 底物药物的处置有显著的影响。事实上，已经发现在携带有 *OATP-C**5 的个体中，降胆固醇类药物普伐他汀（Nishizato et al.，2003；Mwinyi et al.，2004）和抗糖尿病药瑞格列奈（Niemi et al.，2005）的血浆浓度较高，这两个药物都是 OATP-C 的底物。

乳腺癌耐药蛋白（BCRP/ABCG2）在调节药物、药物代谢物和毒性外源性物质的肠道吸收和胆汁分泌过程中具有重要作用（Gradhand and Kim，2008）。*ABCG2* C421A（Q141K）的基因型广泛存在于各人种中（30%~60% 的亚洲人和 5%~10% 的白种人和非裔美国人）。Sparreboom 等（2004）发现 Q141 杂合子患者在静脉给予二氟替康（一种抗癌药）后血浆中的浓度高出 300%。这些发现表明 *ABCG2* 等位基因可能通过影响药物和代谢物的胆汁分泌而影响药物的暴露量。因此，*ABCG2* 基因型会明显影响药物的处置、有效性和安全性。

7.9   药物基因组学和药物安全性

药物安全性中最具有挑战的内容之一是有关于特殊性质的药物毒性。特异的药物不良反应体现了个体差异在药物安全性中最极端的情况，它们的特点是发生较为罕见并且需要多次的暴露。由于受这种毒性影响的个体数量非常少,一个主要的挑战就是确定导致毒性事件发生的一个或多个基因,以及确定容易受到特定药物损害的个体。这绝不是一项简单的任务,但了解在人群中的大量遗传变异可能有助于解决这一有关安全性的难题。

他汀类药物,例如辛伐他汀、阿托伐他汀和普伐他汀,是 HMG-CoA 还原酶抑制剂。他汀类药物治疗可以使 LDL 胆固醇水平大幅度下降,减少心血管事件发生。然而在很少见的情况下,他汀类药物会导致肌肉病变(肌肉疼痛或无力),偶尔会导致横纹肌溶解(肌肉分解并释放肌红蛋白),进而导致肾衰竭甚至死亡,尤其在高剂量的他汀类药物时。在一个有 12 064 名受试者的大规模 SEARCH(进一步降低胆固醇和同型半胱氨酸的有效性研究)试验中,在每日剂量-80 mg-辛伐他汀组的 96 个参与者在治疗中发展为肌肉病变,他们被选择进行全基因组关联研究,与 96 个同为每日剂量-80 mg 组的对照受试者(无肌肉病变记录)的 316 184 个 SNP 进行比对(The SEARCH Collaborative Group,2008)。肌肉病变与 12 号染色体上 *SLCO1B1* 基因的 rs4363657 SNP 标志物建立了非常好的相关性。在染色体的任何其他区域没有明显的 SNPs 与肌肉病变相关。*SLCO1B1* 编码的有机阴离子转运多肽 OATP1B1 调节他汀类的肝摄取。*SLCO1B1* 变异降低了他汀类的肝摄取,导致在血液循环中的药物浓度升高,从而引起肌肉病变。因此,*SLCO1B1* 的基因型分型可能会有助于筛选出 SLCO1B1 活性异常的个体,进而使患者获益于安全有效的他汀类药物治疗。这项研究说明了全基因组关联研究在关联遗传变异体与药物反应、药物毒性之间的作用,尤其是对单个基因参与的这类情况。

伊立替康是一种有效的 DNA 拓扑异构酶 I 抑制剂,用于治疗结直肠癌和肺癌(Tukey et al.,2002)。伊立替康是一个前药,由肝脏中的羧酸酯酶转化为具有拓扑异构酶抑制活性的 SN-38。SN-38 由 UGT1A1 代谢生成葡萄糖醛酸结合物,然后从体内排出。高浓度的 SN-38 与骨髓毒性(白细胞减少)和胃肠道毒性(严重腹泻)有关。因此,伊立替康治疗的效果在于平衡在癌细胞中对拓扑异构酶 I 的抑制和 UGT1A1 对 SN-38 的葡萄糖醛酸结合以减少毒性。携带有 UGT1A1 变异体的个体在伊立替康治疗中,可能会面临具有毒性的 SN-38 蓄积产生的严重毒性问题。*UGT1A1 * 28* 多态性就是这样一个例子。在 *UGT1A1* 启动子区域存在的 7 个 TA,而不是 6 个,导致 UGT1A1 的蛋白表达减少和 SN-38 的葡萄糖醛酸化程度降低(Kadakol et al.,2000;Zhang et al.,2007)。*UGT1A1 * 28* 多态性为杂合子或纯合子的患者,由于葡萄糖醛酸化的活性降低,导致 SN-38 浓度增加,因此在给予伊立替康治疗时更容易产生骨髓毒性和胃肠道毒性。FDA 建议患者进行 *UGT1A1 * 28* 多态性的基因分型,并在给予伊立替康治疗前进行剂量调整。

很多与药物有关的毒性问题尚未解决。解决这一问题的关键是了解毒性产生的机制(与药物相关还是与药物靶点相关),确定导致毒性事件的一个或多个基因,并开发可靠的生物标志物进行筛选。以上讨论的两个例子说明了这些方法的效用,并带来了希望。很多毒性问题有望最终得以解决并采取措施,例如根据个体的基因型和表现型,通过调整药物剂量或使用替代药物,尽量减少对患者的损害。

7.10 华法林的药物基因组学：个体化用药举例

抗凝血药华法林广泛用于血栓栓塞疾病的治疗和预防。由于治疗指数窄、药物反应的个体差异大，华法林已经成为研究个体化用药的模型药物（Rettie and Tai, 2006）。华法林的每日标准剂量为 4~6 mg；但在大量患者中，华法林有效日剂量从 0.5 mg 到 30 mg 不等。服用华法林剂量不足的患者有凝血失败的风险；而另一方面，给药剂量过高的患者可能会导致出血过量且无法控制。由于与华法林治疗相关的不良反应发生率很高，因此有必要进行频繁监测，这也是在临床上常用来达到适当抗凝作用的措施。多年来，医生们采用"凝血酶原时间"（一种血液测试，用于测定药物治疗后血液凝固所需的时间）来调整华法林的剂量，并在临床疗效和出血风险之间取得理想的平衡。目前已将凝血酶原时间标准化为"国际标准化比值"（INR）。现行方法包括使用标准的每日 4~6 mg 华法林剂量或根据患者的临床特征预估初始剂量；之后测定凝血酶原时间，根据 INR 的值进行调整，目标使 INR 保持在 2 和 3 之间。达到这一 INR 范围所需的时间在不同个体之间有很大的不同，从几天到几个月不等。尽管如此，该测试的确为临床医生提供了一种简单、快速和相对低廉的方法，用以确定可以安全有效地治疗各个患者的华法林剂量。

华法林治疗的药效靶标是 *VKORC1*，该基因编码维生素 K 环氧化物还原酶复合体的亚基（Rettie and Tai, 2006；Limdi and Veenstra, 2008；Kim et al., 2009）。维生素 K 还原酶催化维生素 K 转化为还原型维生素 K，后者是 γ-谷氨酰羧化酶（GGCX）将低功能凝血因子（包括因子 Ⅱ、Ⅶ、Ⅸ、Ⅹ 和其他调节蛋白）羧化为激活因子所需的成分。华法林阻断了还原型维生素 K 的生成，进而干扰了 GGCX 介导的功能性凝血因子的生成。华法林的口服吸收良好，大部分的 VKORC1 抑制是由华法林的 S-对映体所引起的。在人肝脏中，S-华法林主要通过 CYP2C9 代谢成无活性的代谢产物 7-羟基华法林。

在携带野生型 *CYP2C9 * 1* 等位基因的患者中，S-华法林从体内正常清除，标准日剂量可以使 INR 适度升高。携带有 *CYP2C9 * 2* 和/或 *CYP2C9 * 3* 等位基因的弱代谢者对 S-华法林的代谢能力降低，因此需要减少华法林的日剂量。这类患者在开始使用华法林治疗时，发生不良反应的风险是野生型等位基因患者的 2 到 3 倍。*VKORC1* 基因最常见的多态性位于非编码区，会导致酶的表达发生改变（Rettie and Tai, 2006；Limdi and Veenstra, 2008）。例如，与野生型 1173C/C 等位基因的个体相比，携带有 1173T/T 等位基因的个体需要减半的华法林日剂量。在其他情况下，携带某些 *VKORC1* 非编码 SNPs 的个体的日剂量需要高于标准日剂量。*VKORC1* 基因编码区的多态性往往导致华法林抵抗的程度不同（表 7.2）。迄今为止，华法林抵抗患者数量相对较少。

由于华法林治疗的个体差异较大，想要获得有效安全的抗凝活性存在困难，因此为增强对抗凝的控制，更可取的做法是根据每个个体的药物遗传学更准确地预估初始剂量。人们相信在华法林治疗前对患者进行基因分型可能会减少华法林的不良反应事件，并有助于

CYP2C9 和 *VKORC1* 基因变异患者更有效地获得稳定的 INR(Gage and Lesko,2008;Kim et al.,2009)。在 2007 年 8 月,FDA 对华法林的药品说明书进行了修订,添加了药物遗传信息。FDA 还批准了四项用于华法林的基因检测,其中一项在不到 1 小时内就可以提供快速检测。然而在华法林的新说明书批准不久,FDA 发布了一份简短的新闻稿,说明新的药品说明并不强制要求临床医生在开始华法林治疗前对患者进行基因分型,显然这是由于医学界的负面回应。Limdi 和 Veenstra(2008)在一篇文章中指出,尽管在观察性研究和随机临床试验中一致证明了 *CYP2C9* 和 *VKORC1* 基因型对华法林剂量需要的影响,从目前的证据来看,在改善对抗凝的控制或预防及减少不良反应方面,对照研究并没有证明联合基因型指导的治疗具有更大的优势。因此他们认为,目前在拟进行华法林治疗的普通患者人群中,*CYP2C9* 和 *VKORC1* 基因分型的常规应用并没有获得证据支持。

显然,华法林治疗中的变异是一个复杂的问题,不仅仅涉及 *CYP2C9* 和 *VKORC1* 基因型和其他已知的生理因素(表 7.4)。虽然最初 CYP2C9 导致的 S-华法林代谢的差异被认为是其不同的药物反应的主要原因,但现在人们意识到 CYP2C9 对代谢差异的贡献相当小,估计只有华法林剂量变异的 10%。*VKORC1* 基因型对剂量变异的贡献约为 25%,而年龄、性别、减肥药和体重指数等临床因素又贡献了 20%。因此,被确定的引起华法林药效差异的因素约为 50%,而其他尚未识别的因素接近 50%。这也许就是为什么很多临床医生不认同将基因分型测试应用于华法林治疗的时机已经成熟,尤其是当"凝血酶原时间"测试,虽然并不完美,可用于临床并为剂量调整提供合理的信息。在一篇题为《华法林用药的基因检测? 尚未准备就绪》的文章中,Bussey 等(2008)指出,"一些有经验的医生质疑基因检测是否显著增加了那些通过仔细监测 INR 就可以识别的信息,以及通过广泛参考影响华法林剂量要求的患者特异性因素(如年龄、潜在的疾病状态和药物联用)可以获得的信息"。

表 7.4 遗传和非遗传因素对华法林剂量的群体变异的影响

因　　素	对剂量变异的贡献百分比
维生素 K 环氧化物还原酶复合体 1(VKORC1)	25
CYP2C9	10
γ-谷氨酰基羧化酶	2
临床因素(年龄、性别、药物、食物、体重指数)	20
未知	43

采用 Au and Rettie(2008)的数据。

国际华法林药物遗传学联盟(2009)采用来自 9 个国家的 4 043 名患者的临床数据(年龄、身高、体重和人种)以及遗传数据(*CYP2C9 * 1*、** 2*、** 3* 和 *VKORC1* 变异)来预测达到目标 INR 的华法林剂量。药物遗传算法准确地识别了 50% 的每天需要 3 mg 或更少华法林的患者,25% 的每天需要 7 mg 或更多才能达到目标剂量的患者。因此,尽管在确定 *CYP2C9* 和 *VKORC1* 变异方面取得了骄人的进展,但基于临床和遗传数据成功预测临床华法林目标日剂量的仅有 25%~50%,这也与仍有 50%未知因素导致华法林的反应变异的事实是相符的。

药物遗传学测试的临床应用(例如在华法林治疗的案例中)严重受限于缺乏前瞻性的临床试验,以证明结合基因测试确实有助于为患者个体选择合适的治疗药物和剂量,来提高治疗效果和降低药物不良反应。一些研究工作目前正在进行当中,目标在于评估基因指导的华法林治疗在改善治疗效果的有效性。这类研究中的确切临床结果无疑将会成为个体化用药新纪元的喜讯。

7.11   个体化药物治疗能够实现吗?

这个问题的答案从乐观到悲观不等,部分取决于人们认为在多大程度上实现个体化用药的目标算是成功的。当被问及在药物治疗中药物遗传学和个体化用药的现状,Richard Weinshiloum(2003b)回答说,"未来在这里! 在精神病学中,许多药物都是由 CYP2D6 代谢的,我们梅奥诊所的精神病医生已经开始要求在药物治疗前提供 CYP2D6 的基因型信息。"当然,他指的是携带有 *CYP2D6 * 3*、* 4、* 5 或 * 6 的变异者应该给予降低剂量的抗抑郁药,以避免或减轻药物的不良反应。从这方面看,当药物代谢是影响药物有效性和安全性的主要因素时,个体化用药是可以实现的。当然,这是个体化用药中最简单的例子,其中的变异因素是简单而明确的。但是在大多数情况下,不同的药物反应与多种因素有关,正如华法林的案例。因此,实现多种疾病的个体化用药需要了解疾病的发病机制,确定致病基因,并确定在药物治疗中基因多态性对药物靶标、转运体和药物代谢酶的作用。如果疾病基因不明确,实现这些目标是非常具有挑战性的。

另一方面,Nerbert 和他的同事(Nebert and Vesell, 2006;Nebert et al. , 2008)质疑过仅通过 DNA 测试的方法是否可以实现个体化药物治疗。目前临床药理学和药物遗传学的主要目标是通过基因测试建立表型-基因型关联,揭示疾病和药物毒性的遗传倾向。其实际目的是确定哪些患者是药物应答者,哪些患者容易产生药物毒性。虽然近年来在单基因遗传病的表型-基因型关联方面取得了一些成功,但有人认为由于基因组的复杂性,这项任务远比最初预期的更具有挑战性。研究者们根据对文献数据的分析得出结论,对于涉及多个基因的复杂疾病,很难确定确切的表型或基因型。因此,通过 DNA 检测的方法是否能实现个体化药物治疗目前还不清楚。有人提出也许代谢组学结合蛋白质组学可以对基因组学进行补充,来实现个体化药物治疗。

7.12   结论

个体化用药的最终目标是让医生针对正确的疾病靶点开具合适的药物,为不同患者开具合适的剂量,以达到最大的疗效和最小的副作用。虽然这一观念很有吸引力,目标也很远大,但目前仍然没有良好的临床数据来支持基因检测在大部分疾病的药物治疗的应用。以华法林给药为例:尽管有出色的研究和很高的期望,但仅有 25%~50% 的患者可以根据基因和临床信息来成功地进行剂量预测。导致其余 50% 的药物变异的原因尚不明确。

实现个体化用药所面临的挑战是巨大的。可想而知,前方是一条漫长而崎岖的道路。迄今为止取得的成就是有限的。也许我们可以在寻求答案的不同阶段,一个一个地解决不同的问题,而不是要求一个完整的方案来解决与个性化用药有关的所有问题。从这个角度来看,在这个漫长旅途的起点,已经有几个重要的成就值得关注了。伊马替尼、吉非替尼和曲妥珠单抗在特定基因型的癌症患者的靶向治疗,已经为今后的癌症治疗指明了方向。根据患者 CYP2D6 的表现型来调整抗抑郁药物的剂量,以使药物的毒性最小化。伊立替康治疗前对结肠癌患者的 *UGT1A1 * 28* 的基因分型,是降低伊立替康胃肠道和骨髓毒性的重要措施。在他汀类药物治疗的患者中,对 *SLCO1B1* 进行基因分型有助于更安全有效地利用降胆固醇药物。

基于这些成功,人们认为基础研究对于理解机制来说是必不可少的,这些机制包括疾病发病机理,以及基因变异在决定药物反应变异中的作用,这些基因包括致病基因,药物靶点、影响药物处置的重要蛋白。基因组学、蛋白组学和代谢组学在全基因关联研究中的整合,将有助于确定与多因素疾病和药物反应相关的易感遗传因素。最后,评估基因分型和个体化用药的实用性和有效性的前瞻性临床试验,对于指导将来的个体化用药的研究和临床实践均有着重要的意义。

免责声明

本章的发现和结论属于作者,不代表国家职业安全健康机构的观点。

(孔繁迪译;马利萍审校)

参考文献

8

药物代谢与药代动力学在中国药物发现与开发中的
应用综述

Chang-Xiao Liu

8.1 引言

　　药物代谢与药代动力学(PK)研究在中国的开展始于 20 世纪 60 年代。早期主要在北京、上海和天津等地研究几种药物在实验动物体内的处置和生物转化。在 20 世纪 80 年代,研究得到了极大的发展。许多研究所和大学药理学部门致力于新药的处置、代谢,药物代谢酶、药物作用机制、药代动力学(以下简称药动学)模型和药效动力学-药动学(PD-PK)分析。一些工业研究所和公司实验室扩充了药动学研究,包括吸收、分布、临床药理学、药物水平检测、用药方案、毒性和安全性。体液和组织中外源物浓度的定量检测需要灵敏度和选择性极高的方法。一些实验室在开发气相色谱(GC)、高效液相色谱(HPLC)和与质谱(MS)联用方法方面做出了开创性的工作。

　　在过去十年,中国研究者对药物代谢与药代动力学(DMPK)做出了许多贡献。开发了新的分析方法和新的仪器用于药物及其代谢产物的分离和鉴定。把理论和技术应用于传统中药(TCMs)的 DMPK,包括定量描述传统中药产品复杂体系的吸收、分布、代谢、清除/疗效(ADME/E)的动力学变化。阐明了负责药物和外源物代谢的途径、代谢酶和酶复合物。探索了在代谢途径或生物转化速率方面的遗传变异,由于大多数药物会被生物转化,因此具有重要的临床意义。

8.2 新药研发中的 PK-PD 转化研究

　　在新药的"关键路径研究"中,转化医学或转化研究的实施将不仅影响制药企业的新产品开发进程,而且会影响创新药物研究的机制。尤其是为了提高研发效率,掌握转化研究的三要素十分重要:科学支持系统、新药研究与开发。科学支持系统包括技术标准、研究工具、注册政策和促进发明实现的科学标准的注册。转化研究对药动学作为吸收、分布、代谢、清除/疗效和毒性(ADME/E/T)研究的主线(Liu,2010)发挥了极其重要的作用,如图8.1,PK、PD 和毒代动力学(TK)是 ADME/E/T 转化研究的重要组成部分。

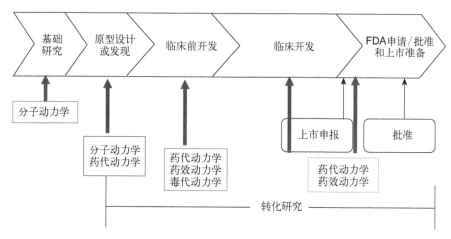

图 8.1 新药研发中的 PK/PD/TK 转化研究 FDA:(中国)国家药品监督管理总局(NMPA)。

8.3 药物发现与早期开发中的吸收、分布、代谢、排泄和毒性(ADME/T)研究

ADME/T 研究在药物发现中广泛用于优化平衡先导化合物转变为优良药物所必需的性质。然而,现在使用传统方法的通量太低,无法支持组合化学和库化学的最新发展,它们已经产生了更多让人感兴趣的分子。对吸收、分布、代谢、排泄(ADME)科学家来说,这一情况同时产生了问题和解决的方法:一个利用高通量 ADME 筛选和计算模型来获取如此广泛的化学多样性并且剖析出决定药动学或代谢图性质的机会现在正在形成。在未来,我们可以从药物设计的首要原则中看到内设好的 ADME 性质,包括周期的和平行的模型,如图 8.2 所

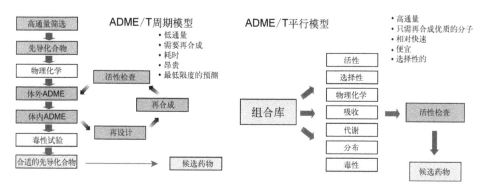

图 8.2 药物发现早期阶段的 ADME/T 模型:ADME/T 周期模型和平行模型(Selick et al.,2002)HTS:高通量筛选。

示。根据我们使用这些模型的经验,平行模型产生了更高的通量。

对 DMPK 数据的评价在药物发现和开发中发挥了重要作用。最近,更高通量的体外 ADME/T 筛选工具已被建立用于评价相当比例的合成化合物。ADME/T 筛选进程可被分为 5 个不同步骤:① 需要体外 ADME 数据的化合物的样品板管理;② 优化质谱(MS/MS)方法;③ 体外 ADME 实验和样品清理;④ 收集和简化原始液质联用(LC-MS/MS)数据;⑤ 存档经过处理的 ADME 数据(Hop et al.,2008)。

在药物发现的早期阶段,近来已发展出许多将人源化组织或人源制品与高通量技术结合的新技术。类药性质的筛选和评价的应用优化了适宜的 ADME 性质以及药物安全性。此外,体外 ADME/T 筛选可以产生大量同一条件下得到的数据,从而建立可靠的计算机模型(Selick et al.,2002)。

多年以来,开发了各种体外方法论来预测药物在体内的相互作用潜力;而且体外研究已经成为药物相互作用评价中关键的首要步骤。执行良好的体外研究可以作为是否需要进一步体内评价的筛选工具,并为后续的体内药物相互作用研究的设计提供依据。除了体外实验,计算机建模和模拟也可能帮助预测药物相互作用(Zhang et al.,2009a)。许多计算药物设计方法已被开发出来,并正用于研究候选药物与细胞色素 P450 酶之间的相互作用。由于催化循环的模糊性以及活性位点显著的可变性,P450 测试对计算方法提出了挑战。不同的计算方法有不同的局限性,在选择适合于每个应用情况的方法时必须考虑这些局限性。P450 测试还对方法学发展提出了挑战,其可自动应用于所有细胞色素并可被化学家用于检测需要被保护的易代谢位点,而且评估早期 ADME/T 测试中的新工具。

此外,计算机建模也可以预测代谢位点。例如,紫杉醇和三尖杉宁碱 C3 位的区域选择性代谢是由配体和受体相互作用决定的。具有较低的 C—H 键能的取代基更容易被 P450 氧化,因为它需要的活化能较低。三尖杉宁碱的 C4 位 C—H 键能比 3-对苯基更低;因此,C4 位而不是 3-对苯基会被羟基化。AutoDock(Scripps,CA,USA)分子对接表明,三尖杉宁碱采用有利于 4 位羟基化的取向,而紫杉醇倾向于采取 3-对苯基的取向。动力学研究表明由于 V_{max} 的增加,CYP3A4 催化三尖杉宁碱的效率比催化紫杉醇更高。Zhang 等人(2008)获得的结果表明,对紫杉烷 C3 位相对较小的修饰对代谢有重大影响。事实上,紫杉醇在不同种属中的主要代谢产物有较大不同,但对三尖杉宁碱来说,4-羟基三尖杉宁碱是在人肝微粒体(HLMs),大鼠肝微粒体(RLMs)、迷你猪肝微粒体(PLMs)中的主要代谢产物。在 RLMs 和 PLMs 中,三尖杉宁碱 4 位羟基化活性受到 CYP3A4 抑制剂醋竹桃霉素和酮康唑的强烈抑制。这些发现表明人 CYP3A4 的同源蛋白-迷你猪 CYP3A29 与大鼠 CYP3A1/ 2-可能对三尖杉宁碱的代谢起到重要作用;然而,需要采用重组大鼠和小型猪 P450s 进行详细的测试才能将该反应归因于特定的动物 P450 酶(Zhang et al,2008)。

对于特定的 P450 酶,在某些群体中酶活性有缺乏或者降低很多。基于这些差别,人群可被分为弱(慢)代谢者或广泛(快)代谢者。药物代谢酶系统主要位于肝脏,通常被分为两组,负责(催化)Ⅰ型和Ⅱ型代谢反应。在Ⅰ型代谢过程中,一个或多个极性基团被引入疏水性的母体分子中,生成与Ⅱ相结合酶结合的把柄或位置。结合产物有足够的极性,因此这些解毒后的化学物质能从细胞和体内排出(Zhou, 2003, 2004)。

药物代谢酶、转运体以及受体已知具有临床影响的遗传多态性,并带来药物反应的个体间差异。然而,药物的药理学效应是由参与药物配置和疗效的蛋白质编码的多个基因决定的,在临床研究中更难阐明。目前临床对药物代谢酶、转运体和受体的预测基因分型尚未成为常规。由于人们对预测基因分型作为更有效的治疗方法的益处的认识日益显著,药物代谢酶、转运体和受体的预测基因分型将成为未来一些特定药物开发的常规方法。

8.4　新药研发中的药物转运体

在过去十年中,膜转运体的遗传变异对许多治疗药物的药动学和毒性的影响越来越受到关注。尽管转运体相关的药理遗传学研究大多数与编码外排 ATP 结合盒(ABC)转运体的经典基因相关,如 ABCB1(P-糖蛋白[Pgp]),ABCC2(多药耐药蛋白 2 [MRP2])以及 ABCG2(乳腺癌耐药蛋白[BCRP]),近年来开展了越来越多的研究用于评价编码介导药物细胞摄取的溶质转运蛋白(SLCs)的基因,如 SLCO1B1(OATP1B1)和 SLC22A1(OCT1)。ABC 和 SLC 转运体分布于对药动学有关键作用的组织,如小肠(吸收)、血脑屏障(BBB)(分布)、肝(代谢)和肾(排泄),强烈表明与这些转运体的蛋白表达或功能改变相关的基因突变可能对药物的系统暴露量及毒性有重要影响(Franke et al., 2010)。这些研究是在中国开发并应用于 DMPK。

人体内代谢清除已通过冻存制备的人肝细胞体外代谢稳定性的数据成功预测。用人肝细胞预测时,在不同数据集里普遍观察到系统性低估的体内清除率。用基于回归的比例因子的体外-体内外推法已经减小了体外预测值和体内观察值之间的差异。除了代谢降解的消除,转运体介导的肝摄取和胆小管排泄的重要作用已日益被认为是决定肝脏清除速率的步骤。因此,建议体外测试中转运体介导的摄取/排泄以及代谢降解均要进行评价。这凸显了冻存人肝细胞作为通用的体外系统在早期开发阶段预测人体内代谢清除的优势。

下一节将讨论肝细胞系统性低估体内固有清除率背后的机制。谷胱甘肽是由 L-谷氨酸,L-半胱氨酸和甘氨酸组成的三肽,在细胞内发挥抗氧化和解毒功能。中国近期的研究已发现谷胱甘肽是非胆盐依赖的胆汁流的主要驱动力;谷胱甘肽胆汁排泄障碍可导致胆汁淤积。基于谷胱甘肽促进胆汁分泌的证据,提高谷胱甘肽的胆汁排泄可能是预防和治疗胆汁淤积的良好策略(Zhang et al., 2009b)。

Liu 等人(2007,2008)发现在糖尿病大鼠和对照组大鼠的大脑皮质中提取的小檗碱(EB)浓度没有显著差异。通过电子显微镜对大脑皮质进行检查,糖尿病大鼠微血管内皮细胞没有明显损伤。此外,检查的糖尿病大鼠大脑中 Pgp 蛋白水平显著低于对照组大鼠。这些结果表明,链脲霉素(STZ)诱导的糖尿病大鼠血脑屏障(BBB)中 Pgp 的功能和表达可能受到了损伤(Liu et al., 2006)。他们的研究显示,胰岛素恢复了糖尿病 BBB 中受损的 Pgp

功能和表达,进一步研究表明胰岛素上调了正常 BBB 中 Pgp 的表达和功能,因此胰岛素可能是调节糖尿病 BBB 中 Pgp 功能和表达的因素之一。该研究通过原代培养的大鼠大脑微血管内皮细胞模型来研究胰岛素调节 Pgp 的细胞内通路。这些结果表明胰岛素通过 PKC/NF-κB 激活的信号转导途径而非 PI3K/Akt 途径来调节的 Pgp 功能和表达(Liu et al.,2009)。

Liu 等人采用戊四氮(PTZ)激发的大鼠大脑模型研究 Pgp 是否过表达和 Pgp 上调对苯巴比妥(PB)的脑内分布及其抗癫痫作用的影响。环孢霉素(CsA)联合给药可逆转脑中 PB 浓度的降低,而不影响血浆 PB 水平,且能显著加强 PB 的抗惊厥作用。研究表明长期 PTZ 激发可能增加大鼠脑中 Pgp 的表达和功能,导致脑组织中罗丹明 123 和 PB 水平降低。环孢霉素(CsA)联合给药通过抑制 Pgp 功能增加脑中 PB 水平,提高抗惊厥作用(Liu et al.,2007)。Liu 等人开展了一个实验来研究重复或暂时缺氧是否上调培养的大鼠脑微血管内皮细胞(rBMECs)中的 Pgp。人工培养的 rBMECs 用作体外 BBB 模型。到达汇合处的细胞经受暂时的低氧暴露。该研究发现,8 次暂时的低氧暴露诱导细胞中 Pgp 水平提高 1.6 倍,伴随罗丹明 123 细胞蓄积的降低。PB 的细胞蓄积也降低了。这些发现表明重复/暂时缺氧可能是导致难治性癫痫中 Pgp 过表达的原因之一(Liu et al.,2008)。

既往研究表明小檗碱(BBR)具有抗糖尿病作用。然而,BBR 生物利用度低,通过肠壁吸收较差的事实,表明 BBR 可能在被吸收之前在肠道内发挥抗高血糖作用。该研究的目的在于探究 BBR 是否减弱 STZ 诱导的糖尿病大鼠小肠中双糖酶以及 β-葡糖醛酸糖苷酶的活性。两组 STZ 诱导的糖尿病大鼠分别给予皮下注射鱼精蛋白锌胰岛素(10 U/kg)每日两次和口服 BBR(100 mg/kg)每日一次,连续四周。年龄相当的正常大鼠和糖尿病对照大鼠都只给予生理盐水。测量空腹血糖水平、体重、十二指肠、空肠和回肠中肠双糖酶以及 β-葡糖醛酸糖苷酶活性的变化。他们的发现表明 BBR 治疗显著降低 STZ 诱导的糖尿病大鼠肠双糖酶以及 β-葡糖醛酸糖苷酶活性。结果表明对肠双糖酶以及 β-葡糖醛酸糖苷酶的抑制效应可能是 BBR 作为抗高血糖药的机制之一(Liu et al.,2008)。

8.5 为新药研发服务的 DMPK 研究

8.5.1 中国药代动力学研究技术指导原则

通过改善的方法和技术而日益改进的 ADME/T 临床前研究能够确保药动学实验室的发展符合国际标准。生物技术和药物研究也是研究中国人的多种方法的组合。药动学专家起草并修订了技术指导原则,使其与国际标准接轨。

监管指导原则指导制药工业中 DMPK 研究的趋势,以满足中国国家药品监督管理局领导下的中国药物开发和注册申报的药物代谢数据要求。从 1990 年至 2005 年,中国科学家针对 DMPK 研究讨论和起草了包括生物分析方法、临床前药动学、临床药动学和生物利用度等四项监管指导原则。对药物-药物相互作用(DDIs)的监管要求是新分子进入的关注焦点,包括细胞色素 P450（CYP）酶抑制和诱导筛选，以及代谢酶反应表型研究。在动物和人 ADME 研究以及药物候选物安全性评价的临床前种属验证中强调了关于安全性测试、药物代谢物和毒代动力学的工业指导原则。为了避免由于在临床试验后期发现人体内特殊代谢产物而延误药物开发过程，许多制药公司目前正在开发新策略，以便对与临床前物种相关的人体代谢产物暴露进行早期评价。包括首次人体试验和早期 ADME 研究中进行血浆代谢物分析和定量。监管指导原则还对生物分析和 DDI 研究中的实验设计、分析方法验证、依从性和数据阐释进行了详细推荐。在药物开发和注册申报过程中，国家食品药品监督管理局（SFDA）规定要求申办者提交新药临床申报（IND），致癌性研究方案以及新药注册申报（NDAs），其中包括特定类型的药物代谢数据。SFDA 承认人用药品注册国际协调会议的技术要求。其中描述了支持临床开发和监管申报的常用药物代谢和处置研究。

根据《中国新药审批办法》，申请人在新药临床申报（INDs）或新药注册申报（NDAs）研究豁免前必须完成动物药动学或临床药动学研究。需要研究吸收、分布、在重要器官和组织中的保留速率和程度，以及排泄的速率和程度。

药物的吸收、分布和排泄实验可用大鼠、兔或小鼠进行。至少应该检测排泄到尿液、粪便和胆汁中的药量。每个剂量组应至少有 5 只动物。应该在一个选定的动物种属中研究高、中、低剂量对吸收和排泄的影响。选定的种属应用于研究高、中、低剂量被试药物对药动学参数的影响。新药需开展代谢研究。研究必须获得体内生物转化的主要途径。在 I 期和 II 期临床试验中，应尝试建立使用灵敏的检测技术条件来测量药物浓度用于研究单剂量给药的药动学。临床药动学研究对指导安全有效的临床用药十分重要。如果可能，药动学研究应由经验丰富的临床药理学家或研究者进行，来研究体液内药物水平与药效和毒性的关联。药品的生物利用度和生物等效性应由临床定义，这些研究也被用于控制药物制剂的量。

为了实践临床前和临床药动学研究，中国国家药品监督管理总局（NMPA）和中国科学家编写了四项指导原则：临床前和临床药代动力学、生物技术制品的药代动力学以及生物利用度/生物等效性。

目前，采用 HPLC 进行多组分分析最为便利。这一方法提供了药物及代谢产物的分析，可用于主要和次要代谢产物的定量和鉴定。质谱（MS）是相对较老的科学领域。其发展的特点是随着新型仪器的设计出现间歇性激增的高活跃度，这些活跃周期给 MS 带来了新的应用，并在每个应用领域获取了新知识。气相色谱-质谱联用（GC-MS）以及高效液相色谱-质谱联用（LC-MS）尤其是 LC-MS 和 LC-MS/MS 的发展，给 DMPK 研究带来了重要的改变。LC-MS/MS 能够获取代谢产物的更多结构信息。大气压化学电离（APCI），热喷雾电离（TSI），电喷雾电离（ESI），声波喷雾电离（SSI）以及大气压电离（API）已经被开发用作 LC-MS 的接口。这些技术可以使 LC-MS/MS 成为十分强大的药物和代谢产物分析工具。LC-MS/MS 分析系统目前在中国的许多研究所、大学和医院用于药物和代谢产物的定性和定量分析。

分析方法的开发和验证在随着国际标准逐步改进。新的分析方法和新的仪器已经被开发用于药物及其代谢产物的分离和鉴定(Xia,2001;Liu et al.,2001a,b)。

为了制定临床前和临床药动学标准,对前药和生物技术产品的临床前药动学标准研究于 1998 年被列入国家高技术研究发展计划(863 计划)并由笔者在天津药物研究院开展实施。2003 年,新药临床前药动学标准研究被列入国家 863 计划,并由中国药科大学、军事医学科学院、天津药物研究院和沈阳药科大学联合开展。在国家重点基础研究发展计划(973 计划)中,上海药物研究所、中国科学院和天津药物研究院开展了 ADME/Tox 项目并建立了 ADME/Tox 快速筛选系统。

DMPK 研究已经成为国际上药物研发中关键的组成部分。然而,由于缺乏有力的技术和研究系统,中国过往的临床前 DMPK 研究的通量和水平十分低下,这已成为中国开启新药研发的主要障碍。在这一背景下,一个关于临床前 DMPK 的关键技术和系统的项目被启动和主持起来。经过 10 年的发展和创新,中国已突破与 DMPK 研究相关的绝大多数关键技术瓶颈,基本建立起临床前 DMPK 研究的完整平台和研究系统。该项目的主要成就可概括为以下几点:① 基于各种联用质谱的高灵敏度、高通量生物样品定量技术,尤其是用于植物药多组分同时测定的技术取得了巨大进步;② 各种用于高通量筛选和评价药物吸收、代谢和分布性质和机制的体外细胞、亚细胞和分子模型的初始开发;③ PK/PD 结合研究策略的创造性延伸,尤其是在细胞水平揭示植物药所含有效成分的药理学靶点和机制;④ 创造性发展了一系列新的策略和方法,包括"多组分集成药代动力学""基于代谢组学的整体药代动力学"及动态生物指纹策略,用于表征中药系统的复杂多组分的药代动力学相关研究(Liu,2008)。通过这些技术突破,并按照国际指导原则,该项目还有助于建立起一个组织良好的平台,能够满足先导化合物高通量药动学筛选、候选药物药动学性质完整评价以及从全球视角进行植物药创新性药动学研究要求(Hong Kong Medical Publisher,2008)。

基于成熟的技术和系统,已经有 20 种创新药物完成符合国际指导原则的临床前药动学评价;深入研究了植物药中超过 70 种有效成分的药动学性质和潜在机制。该项目共发表了 285 篇国内外科学论文,获得 23 项发明专利。总体上,该项目的成果将极大促进中国的药物研发和中草药现代化(Hong Kong Medical Publisher,2008)。

8.5.2 新分子实体(NME)药物研究

在过去 5 年中,如下 4 个新分子实体已经完成了临床前研究及 Ⅰ、Ⅱ、Ⅲ 或 Ⅳ 期临床试验。

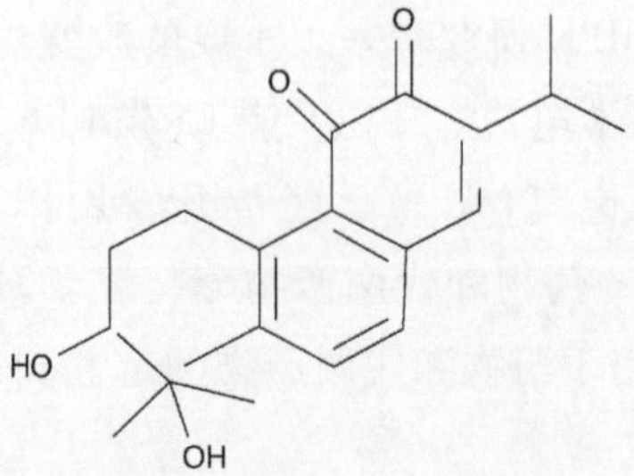

8.5.2.1 沙尔威辛(Salvicine)

沙尔威辛(图 8.3)是一种从中草药中分离的天然产物经过结构修饰而得的新型二萜醌化合物,在体外对广谱人肿瘤细胞以及对小鼠中人移植瘤具有较强的生长抑制活性。沙尔威辛也被发现对多药耐药(MDR)细胞有严重的细胞毒性。此外,沙尔威辛显著减少了 MDA-MB-435 原位异

图 8.3 沙尔威辛的化学结构。

种移植的肺转移灶。近期研究表明沙尔威辛是一种新型的非插入性拓扑异构酶Ⅱ（Topo Ⅱ）毒物，通过与 ATP 酶域结合，促进 DNA-Topo Ⅱ 结合并抑制 Topo Ⅱ 介导的 DNA 降解和 ATP 水解。进一步研究已表明，沙尔威辛诱导的活性氧类（ROS）在沙尔威辛诱导的细胞应答中起中心作用，包括 Topo Ⅱ 抑制、DNA 损伤、规避 MDR 以及肿瘤细胞黏附抑制。大鼠给药 3.75 mg/kg、7.5 mg/kg 及 15 mg/kg 剂量下，药动学常数 $t_{1/2\beta}$ 分别为 3.40 h、4.77 h 和 5.75 h，浓度时间曲线下面积（AUCs）分别为 658.4 ng·h/mL、1 097.2 ng·h/mL 和 1 713.6 ng·h/mL。结果表明药物具有线性动力学特征（图 8.4）（Meng and Ding, 2007；Meng et al., 2007）。

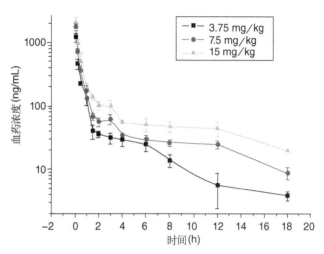

图 8.4 大鼠静脉注射 3.75 mg/kg、7.5 mg/kg 及 15 mg/kg 沙尔威辛的血药浓度-时间曲线。

8.5.2.2 丁苯酞（Butylphthalide）

S-(-)-3-n-丁苯酞[S-(-)-NBP]（图 8.5）是从旱芹种子中提纯的成分。后来，(±)-NBP 被合成和开发为抗脑缺血药。2002 年，(±)-n-丁苯酞软胶囊被 SFDA 批准在中国上市。

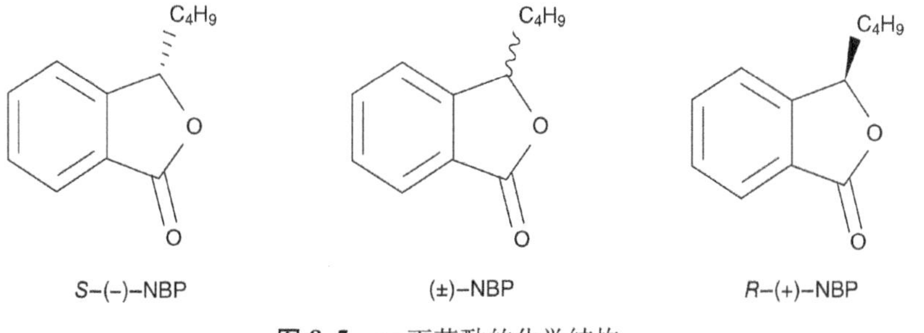

图 8.5 n-丁苯酞的化学结构。

一种快速、灵敏、特异性的反相高效液相色谱法被开发用于测定兔血浆中的 3-n-丁苯酞，这是一种目前正在被开发用于治疗脑卒中的药物。采用 280 nm 激发波长和 304 nm 发射波长下的荧光检测可以对 3-n-丁苯酞进行定量（Zhao et al., 2003）。2008 年，快速、灵敏、特异性的高效液相色谱-电喷雾电离串联四极杆质谱（HPLC-MS/MS）法被开发验证用于大鼠血浆中 3-n-丁苯酞的测定。总色谱运行时间为 2.5 min。该方法的浓度线性范围为 11.14～3 480.00 ng/mL，使用低至 100 μL 血浆。定量下限（LLOQ）为 5.57 ng/mL。该方法成功用于支持一项在大鼠中静脉给予 3-n-丁苯酞的临床前药动学研究(Niu et al. , 2008)。

8.5.2.3 希普林 (Schiprizine)

希普林(Schiprizine, ZT-1),*N*-(2-羟基-3-甲氧基-5-氯苯亚甲基)石杉碱甲(Hup A)是一种新型强效胆碱酯酶(ChE)抑制剂,迅速转变为活性代谢产物石杉碱甲(Hup A)。由中国科学院上海药物研究所首次从中国石杉中分离。研究表明石杉碱甲具有神经保护活性。ZT-1 是从上海药物所鉴定的超过 100 种石杉碱甲衍生物中挑选而来。图 8.6 展示了ZT-1 和 Hup A 的化学结构。体外药理学测试显示对乙酰胆碱酯酶(AchE)显著的浓度依赖性抑制。小鼠、大鼠及猴中进行的体内研究表明 ZT-1 与 Hup A 活性相当,强于多奈哌齐(donepezil)和他克林(tacrine)。生物分析方法由 LC-MS 建立(Li et al. , 2004; Wei et al. , 2006a)。在动物体内进行了临床前药动学研究(Wei et al. , 2006b)。研究表明 ZT-1 是Hup A 的前药。大鼠灌胃给予 ZT-1(1 mg/kg、2.5 mg/kg、5.0 mg/kg 和 10.0 mg/kg)后,药动学参数如表 8.1 所示。组织分布结果显示大鼠灌胃 5 mg/kg ZT-1 后,Hup A 迅速分布于肺、肝、肾和消化组织。大部分组织中给药后 15 min 的药物水平高于给药后 2 或 6 h。大鼠灌胃给药 5 mg/kg 后 0~48 h 尿液和粪便中未检测到母药(ZT-1)。从粪便、尿液和胆汁中排泄的代谢产物 Hup A 的总量分别相当于剂量的 3.28%、20.5% 和 0.27%。犬灌胃给药 2.5 mg/kg ZT-1 后,Hup A 血药浓度的达峰时间 T_{peak}、半衰期 $t_{1/2\beta}$、峰浓度 C_{max} 以及 AUC 分别为 1~3 h、

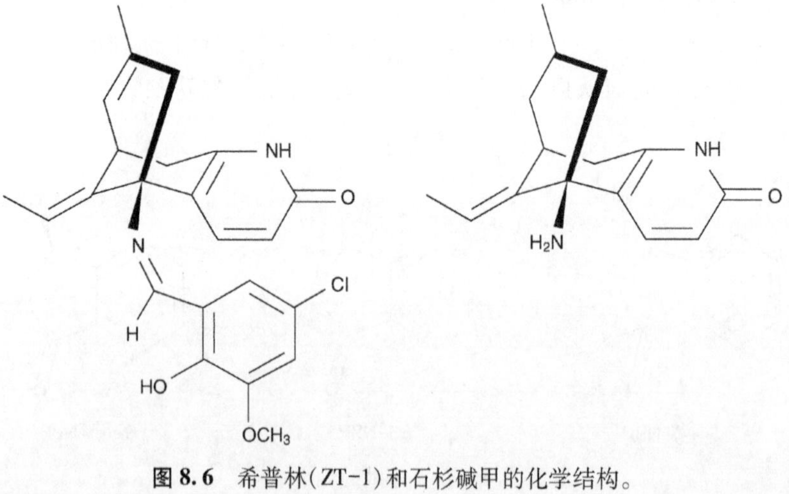

图 8.6 希普林(ZT-1)和石杉碱甲的化学结构。

表 8.1 大鼠灌胃给予 1 mg/kg、2.5 mg/kg、5.0 mg/kg 和 10.0 mg/kg ZT-1 后石杉碱甲的药动学参数

剂量 (mg/kg)	达峰时间(h)	消除半衰期(h)	峰浓度 (nmol/mL)	药时曲线下面积 (nmol·h/mL)
1.0	0.25	6.45	0.59	2.62
2.5	0.25	6.19	1.45	6.19
5.0	0.25	6.36	2.29	12.88
10.0	0.25	7.41	3.37	22.29

5.11~7.14 h、2.58~3.44 nmol/mL 和 19.40~25.15 nmol·h/mL。临床前研究已在中国完成，I 期临床研究也已在瑞士和中国完成。2004 年，一项治疗阿尔兹海默病（AD）的 II 期临床试验正在轻度至中度 AD 患者中开展。

8.5.2.4　溴粉防己碱（Bromotetrandrine）

粉防己 *Stephania tetrandra* S. Moore 含有双苄基异喹啉生物碱，在中国通常被用作抗炎镇痛药。近期研究表明，该生物碱能提高抗癌药物对 Pgp 依赖的肿瘤细胞的细胞毒性。粉防己碱的合成衍生物，包括溴粉防己碱等（图 8.7）在体外和体内实验中逆转了一些 MDR （Wang et al.，2005）。其活性可能与抑制 Pgp 过表达和增加细胞内抗癌药物的蓄积相关。溴粉防己碱可能是可用于临床最终评估的一种有潜力的 MDR 调节剂（Jin et al.，2005）。目前溴粉防己碱的临床前研究包括 PD、PK、药理学和毒理学研究、质控研究，以及 I 期临床试验已在中国完成（Xiao et al.，2004，2005），表明溴粉防己碱可能是肿瘤化疗中良好的 MDR 调节剂。

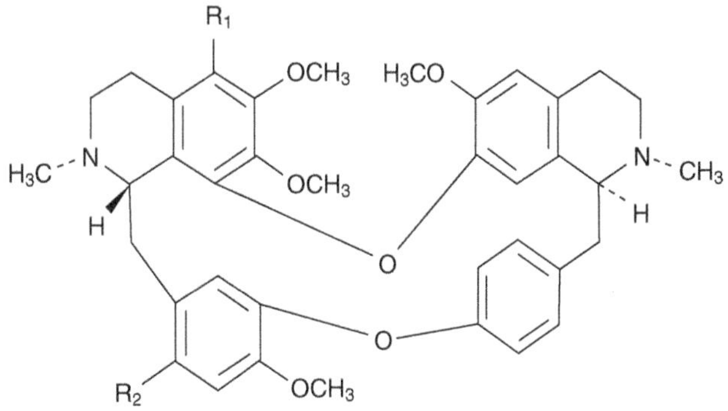

图 8.7　溴粉防己碱和粉防己碱的化学结构：溴粉防己碱（R_1=Br，R_2=H）；粉防己碱（R_1=H，R_2=H）。

8.5.3　药代动力学计算程序

目前，计算机程序被广泛用于计算药动学参数。许多药动学程序被编译并应用于处理浓度-时间数据。一种实用的药动学程序（3p87）就是其中之一。它是一个编译的 BASIC 程序，可以在 IBM-PC 兼容的微处理器上运行。该程序提供了不同的优化算法，包括 Maquardt，Hartley 以及 Simplex 算法来得到最佳拟合参数估计。用一种自动步长 Meson 微分方程求解程序解决 Michaelis-Menten PK，用样条函数法处理统计矩参数。该程序特征如下：① 一个方便的数据管理系统——易于输入、修改、追加或删除剂量组或浓度-时间数据，必要时可重新计算或输出计算结果；② 自动辨别线性或非线性动力学，自动估计初始参数，自动改变算法，收敛精度及模型来满足优化要求；③ 客观地比较和选择模型或者通过综合统计标准和图形显示进行加权；④ 自动处理批数据或剂量组数据并给出不同剂量组的主要、次要参数的平均值和标准偏差；⑤ 用户必要时可以选择模型、初始值、算法、权重和收敛精度；⑥ 表格显示或打印高质量的图形输出，包括参数，各种拟合优度的统计标准、线性或半对数 C-T 曲线、误差尺度图以及 C-T 数据观测值和计算值的线性回归。

目前，包括研究所、医学院、大学及医院在内的 40 多家机构已经采用 3p87 程序研究药动学。一些来自美国、瑞典和新西兰的学者对该程序产生了兴趣。新版的 3p97 是基于

3P87 修改而来,增加了从尿液中的药物数据计算的药动学参数,以及对药物制剂的生物利用度和生物等效性的计算。3p87/3p97 现广泛应用于药动学计算。在中国,超过 80% 的实验和临床药动学研究论文采用该程序来进行新药注册申报(NDAs)。

8.6　生物技术产品的药代动力学研究

生物技术药物,包括多肽、蛋白和抗体、寡核苷酸以及 DNA,预计将在未来的医疗保健系统占有可观的市场份额。由于其在药物治疗中的广泛应用,生物技术产品相应的药物开发项目应该以快速、低成本和以目标为导向的方式成功完成。

生物技术产品的研发是近年来中国新药研发的一个热点。在药动学研究中,蛋白质或肽类药物的药动学研究主要采用放射性检测(RA)、HPLC 或 HPLC-RA,酶联免疫吸附测定(ELISA)以及生物测定方法。中国目前有北京放射医学研究所和天津药物研究院两家实验室。他们开展了一些新的重组生物技术产品的药动学研究。

利用 PK/PD 概念的基于模型的药物开发(图 8.8)(Meibohm, 2006),包括暴露−反应相关性,已经被工业界、学术界和监管机构多次推广用于药物开发的所有临床前和临床阶段,并被认为可以导致科学驱动的、循证的以及更有焦点和加速的药品开发进程。因此,PK/PD 概念有可能在未来继续扩大其作为生物技术药品成功开发基石的作用。

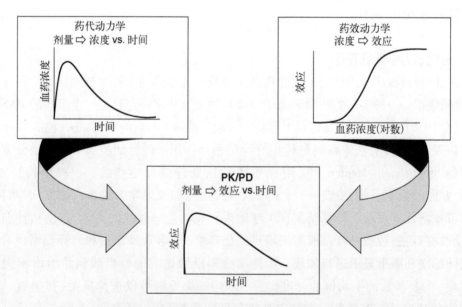

图 8.8　药代动力学/药效动力学(PK/PD)建模是经典药理学科药代动力学/药效动力学的结合。

重组人粒细胞集落刺激因子(rhG-CSF)是一种选择性刺激嗜中性粒细胞生成细胞的造血生长因子,并广泛用于临床实践,尤其是癌症化疗诱导的中性粒细胞减少治疗。研究显示,通过聚乙二醇化学加成来修饰不同的蛋白质可以改变他们的 PK 和 PD 性质,修饰后的蛋白质在循环中持续有效的时间显著增长。一项完成的研究比较了 PEG30-rhG-CSF 与 PEG20-rhG-CSF 的 PK 和 PD 性质,以评价 PEG30-rhG-CSF 的血清浓度与药物的促粒细胞生成效应之间的关系,当单次皮下注射给药后监测绝对嗜中性粒细胞计数(ANCs)时,明确了嗜中性粒细胞数、清除率与测量的 PEG30-rhG-CSF 血清浓度之间的关系。结果得到浓度-效应-时间曲线显示了 PK 和 PD 之间的相关关系。单次注射给药 200 μg/kg 后血清浓度和 ANC 显示了 PEG30-rhG-CSF 的浓度-时间-效应关系特征(图 8.9)。结果显示 PEG30-rhG-

CSF 血清清除率与中性粒细胞数量直接相关。我们对 PEG30－rhG－CSF 研究的 PK/PD 结果表明药物通过结合到造血祖细胞的细胞表面受体来刺激嗜中性粒细胞前体细胞增殖、分化和成熟,从而发挥药效。由于这一过程发生需要时间,PD 效应应该出现在 PK 效应之后。因此 PEG30－rhG－CSF 的 PK 依赖于嗜中性粒细胞的恢复且可能具有自我调节机制的特征(Cai et al., 2008)。

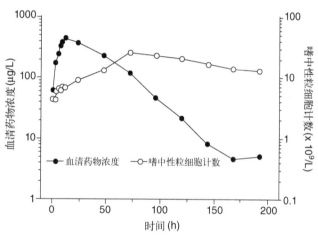

图 8.9 PEG30-rhG-CSF 单次皮下注射(200 μg/kg)后平均血清药物浓度和嗜中性粒细胞计数曲线。

8.7 中药的药代动力学研究

8.7.1 中药药代动力学研究中的挑战

中药历史悠久自成系统,包括理论、方法学、配方和药物。在中国临床上已被广泛使用了几千年。因此,中药在中国的医疗保健中发挥了十分重要的作用。中国对中药 DMPK 的早期研究最初报道于 20 世纪 60 年代。从 1980 年起,中药的 DMPK 的研究范围和质量都取得了相当大的进展。

中药和化学药物有诸多区别。对中药来说:① 体内有可能被检测到处方衍生成分;② 成分的数量相对有限;③ 它们能够代表亲本配方的治疗效果;④ 血药浓度和药动学可能受处方中的草药配伍的影响;⑤ 与亲本配方相关的新生物活性成分的效应;⑥ 药动学会受到中药治疗中病理状态的显著影响。所有这些疾病和处方药动学的理念表现出中药理论和药动学相结合的特征。

中药的药动学是药理学、中药化学、分析化学和数学的集合,包括对中药 ADME/E 动力学变化的定量描述以及相关理论和技术。中药的研究需要各学科专家的共同协作和努力。中药药动学领域的挑战主要来自三个方面:① 基础理论和传统医学之间的关系;② 研究方法、表征少量研究对象以及质量可控性的困难;③ 先进技术的应用需要相对较高的药动学研究标准,并且面临着来自其他国家的挑战(Liu, 2005a,b)。我们的分析表明可以从DMPK的三个方面研究中药的现代化:① 阐明中药的口服吸收;② 确定不同成分的活性以及草药-草药、草药-药物相互作用;③ 药动学研究结合成熟的分析技术可以为中药在体内的标准化提供潜在的途径(Liu, 2005b)。

哈尔滨黑龙江中医药大学的 X. J. Wang 及其团队完成了对"口服中药传统制剂六味地黄丸后血清中有效成分和药代动力学"的研究。基于中药血清药物化学理论,不仅通过分析口服六味地黄丸后血清中的成分,还通过评估体内检测到的有效成分的药理作用和药动学,初步阐明了六味地黄丸用于治疗肾亏虚的配伍原则。口服给药后检测到11个化合物其中8个包括5-羟基-呋喃甲酸(5-HMFA),被鉴定以原型存在于主要生药成分地黄中,或者作为六味地黄丸的另外两种主要草药成分山茱萸和泽泻中的5-羟甲基-2-呋喃甲醛(5-HMF)的代谢产物。此外,采用大鼠肾亏虚模型和结合血瘀的衰老模型评价了这些化合物的肾毒性和相关效应。这些生物活性被证实与六味地黄丸的治疗效应相一致。结果表明5-HMFA能够显著地提高超氧化物歧化酶(SOD)含量,降低全血黏度,血浆黏度,血细胞压积,脾脏指数以及 MDA FIB 和 ICAM-1 的含量。因此,可以很好地理解5-HMFA 经过验证的抗衰老和改善血液流变性的生物活性,有鉴于此5-HMFA 是六味地黄丸在体内的主要有效成分之一。此外,还研究了口服六味地黄丸后 5-HMFA 的药动学。结果表明5-HMFA 的吸收和分布都较快($t_{1/2k\alpha} = 0.1\ \text{h}$, $t_{1/2\alpha} = 2.62\ \text{h}$);但是消除却十分缓慢($t_{1/2\beta} = 32.66\ \text{h}$)。这些性质可能部分归因于体内 5-HMFA 的多重来源,源于地黄中的少量原型 5-HMFA 以及山茱萸和泽泻中 5-HMF 的代谢物。因此,六味地黄丸可以被视为一种 5-HMFA 的天然缓释剂,这可能有助于该配方持久的治疗效应;这些药动学性质再次证实了六味地黄丸的生物活性优势(Wang et al., 2007)。

小檗碱(BBR)富含于许多植物的地下茎和树皮中,是东亚国家最受欢迎的天然产物之一。作为一类新型抗菌药物,小檗碱也已经被发现具有许多其他药理活性。在近期的一项研究中,Liu 等(2009)探究了大鼠静脉给药小檗碱后代谢产物在其体内处置中的作用。结果显示,BBR 的主要循环代谢产物是氧化代谢产物 M1(通过脱甲基化)、M2(通过脱亚甲基化)(图8.10)以及它们相应的葡萄糖醛酸化产物,其中 M2-葡萄糖醛酸结合物比 M1-葡萄糖醛酸结合物高约24倍。用大鼠肝微粒体进行孵育,测试了两种氧化代谢产物 M1 和 M2 的形成动力学以及导致葡萄糖醛酸结合物形成的消耗动力学。研究人员还努力采用已知化学抑制剂和/或底物,测试了关键的 CYP 和尿苷二磷酸葡萄糖醛酸转移酶(UGT)亚型在 BBR 代谢中起的作用。在体外,M1 和 M2 的形成相当并需要多种 CYP 酶参与。相比之下,M2 的葡萄糖醛酸化比 M1 快得多。用充分表征的 UGT 底物进行的抑制实验表明 M1 和 M2 都能被 UGT1A1 和 UGT2B1 葡萄糖醛酸化,而 M2 的葡萄糖醛酸化是由 UGT1A1 催化的。总之,氧化脱亚甲基化和随后的葡萄糖醛酸化是小檗碱在大鼠体内的主要代谢途径。

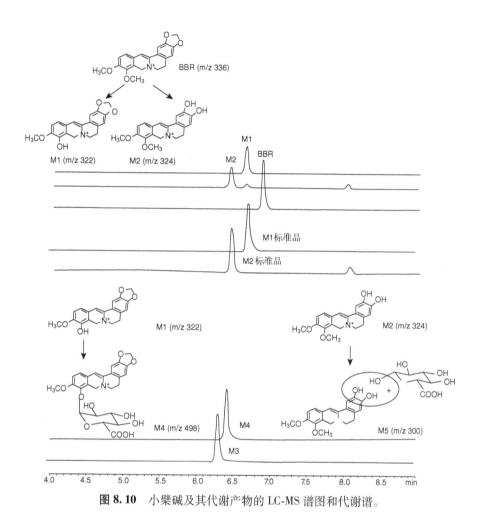

图 8.10　小檗碱及其代谢产物的 LC-MS 谱图和代谢谱。

8.7.2　药动学标志物的新概念

　　鉴定具有良好类药性质的中草药产品的成分将拓展我们在药理效应和安全性方面的知识。如果中草药成分具有特定的性质则可以被界定为具有类药性,例如,所需的效能,较宽的安全范围以及适当的药动学性质,以及在中草药产品中含量丰富。上述这些性质的缺乏限制了中草药产品成分的应用。笔者在"传统中药(TCM)DMPK 研究的挑战"中提出了药动学标志物的概念(第二届亚太区国际药物代谢学会,中国上海,2008 年 5 月 11—14 日)。作者建议药动学标志物应为存在于中药复方制剂中的活性化合物或其代谢产物,并且在制剂给药后能够在生物样品中进行检测,且与中药治疗中的药理活性有关联(Xiao et al.,2008)。

　　对一种药物而言,当药物或其活性代谢产物在恰当的作用位点达到并保持足够的浓度时,就能起到药理作用。这一假设也应被应用于中草药产品。中草药产品剂量水平和活性成分在体内的命运共同决定了给药后靶标位点的浓度。相关的药动学性质,包括植物化学成分从给药部位被吸收的能力和通过多重生物屏障到达作用位点的能力,有足够的代谢稳定性以在系统和靶标位点达到有治疗意义的药物浓度,以及适当的可以被排泄有效清除的代谢活性。药动学标志物可能被用于表示中草药产品在动物和/或人体中的系统暴露量。对于复方草药制剂来说,鉴定来源于每种药草成分的药动学标志物对于评价配伍的合理性及研究各药草之间可能的协同相互作用十分重要。这些研究对设计合理的给药方案、评估潜在的草药-药物或草药-草药相互作用,以及开发新的剂型有重要意义。C. Li 等研究了丹参和三七中主要活性成分的药动学性质。

在丹参的药动学研究中,考察了有推定活性的酚酸的药动学性质,来确定能够指示口服强心丸系统暴露量的合适的化合物。研究者发现,血浆丹参素(TSL)是口服强心丸的一种合适的药动学标志物,而尿液丹参素是一种替代的药动学标志物。其他的丹参酚酸由于药动学性质不佳而不适合。此外,舌下给药既不改变丹参素的吸收速率和生物利用度,也没有提高其他被测丹参化合物较差的口服生物利用度。有三点值得注意:① 除了药动学性质,剂量水平、剂型和给药途径也可能影响在血浆或尿液中检出的草药成分作为中草药产品药动学标志物的适用性;② 其他药草成分的药动学标志物也需要被鉴定,多种药动学标志物的组合可以为强心丸的系统暴露量提供更完整的表征;③ 相当大一部分(60%)静脉注射的药物以原型经肾排泄清除,该丹参酚类化合物的生物转化还有待研究(Lu et al.,2008)。

Li 等人建议,活性成分的药动学性质,包括显著的剂量依赖性系统暴露量和适当的消除半衰期,可以被看作是一种特定中草药产品的药动学标志。当活性成分未知或者没有可行的合适实验时,可以将血浆或尿液中检测出的主要化学组分或代谢产物作为替代药动学标志物来评价。药动学标志物可能被用于表示中草药产品在动物和/或人体内的系统暴露量。对于一种复方草药制剂产品,鉴定来源于每种草药成分的药动学标志物对评价配伍的合理性及研究各草药之间可能的协同相互作用十分重要。这些研究对设计合理的给药方案、评估潜在的草药-药物或草药-草药相互作用,以及开发新的剂型有重要意义。

三七是一种用于心血管治疗的药草,其含有的人参皂苷被认为是起治疗作用的原因。为了解三七中不同人参皂苷之间比较的系统暴露量和药动学性质以及影响其吸收和处置的关键因素,研究结肠去糖基化对人参皂苷系统暴露量的影响,研究者采用多种体内、体外及生物信息学方法开展了许多研究来测定人生皂苷的暴露量、吸收和处置。

在大鼠粪便中含量最高的化合物是 GRg1(*Cum. Ae*, 39.1 mol/kg),C-K(20.9 mol/kg),和 GF1(7.1 mol/kg)。这些化合物在粪便中的高含量是由于提取物中人参皂苷的糖基被结肠菌群剥离,在三七提取物中没有 C-K 且只有非常低水平的 GF1 支持了上述结论。有两条证据证实了结肠去糖基化对主要 Ppt 型人参皂苷转变为粪便 GRg1 的贡献:① 在相同的大鼠中灌胃给予 GRg1 纯品后粪便 GRg1 的回收率显著低于给予三七提取物后的粪便回收率(在相同的 GRg1 剂量下);② 灌胃给予 20 g Rf,GRe 和 NGR1 纯品,产生粪便 GRg1。同时,较差的肠道吸收和迅速的胆汁排泄导致了相对较低的血浆 GRg1,C-K 和 GF1 水平。尽管口服三七提取物后,两种苷元(Ppd 和 Ppt)都在粪便样品中检测出,它们的粪便 *Cum. Ae* 值相当低(分别为 0.4 和 0.2 mol/kg)。Ppd 和 Ppt 在血浆、胆汁或尿液中未检出,表明他们是两种微量代谢产物。由于静脉给予 GRb1 后的代谢,GRd 的单氧化代谢产物和去糖基化代谢产物在大鼠胆汁和尿液中被检出。这些代谢反应是被大鼠器官如肝中表达的酶催化。

人参皂苷 Ra3,Rb1,Rd,Re,Rg1 以及三七皂苷 R1 是存在于草本提取物的主要皂苷。口服提取物后,人参皂苷 Ra3,Rb1 和 Rd 的系统暴露量显著高于其他化合物。人参皂苷发生了相当程度的结肠去糖基化,但是去糖基化代谢产物在大鼠血浆中水平较低。较差的膜通透性和主动的胆汁排泄是限制大多数人参皂苷及其去糖基化代谢产物系统暴露量的两个主要因素。与其他人参皂苷相反,人参皂苷 Ra3 和 Rb1 的胆汁排泄是被动的。同时,人参皂苷 Rd 的主动胆汁排泄显著低于其他皂苷。缓慢的胆汁排泄、低效率的代谢以及缓慢的肾排泄导致了这三种人参皂苷的循环时间长,因此暴露量水平相对较高。由于这些原因,血浆人参皂苷 Ra3,Rb1 和 Rd 被确定为三七提取物在大鼠中系统暴露量的药动学标志物。对于药草中人参皂苷的吸收和处置进行了系统的研究,从中获得的信息对于建立三七给药与药效间的联系至关重要(Liu et al. ,2009)。

一种草药中的成分通常结构相关且可分为不止一类。中药化学成分的定量结构-药动学关系(QSPKRs)分析可以提供对分子性质和/或官能团在药动学中体现的深刻理解,且可以帮助理解同系列化合物的药动学性质并预测哪些同系物具有匹配药理学活性的良好药动学性质。基于结构的分化在中草药成分的吸收和处置中起到的关键作用,强调了 QSPKR 分析是多组分药动学中至关重要的组成部分。在刘(音译)等人开展的研究中(2009),QSPKR 分析帮助确定了给予三七(*Radix notoginseng*)提取物后影响不同人参皂苷及其去糖基化产物系统暴露量的关键因素。

8.7.3 中草药制剂非靶标成分的鉴定

世界卫生组织估计65%~80%的世界人口使用草药作为主要治疗手段。然而,人们普遍承认草药成分的鉴定对其质量控制和揭示有效性背后的秘密具有重大意义。因此,对草药中存在的成分进行定性和定量测定现已成为热门课题。因此,尽管各种分析技术最近取得了进展,快速可靠地鉴定草药中所含的化学成分依然是一项巨大的挑战。

G. J. Wang 等基于液相色谱离子阱飞行时间质谱(LC/MS-IT-TOF),提出了一种全新且普适的方法用于识别中草药制剂中的非靶标成分。最初开发了一种简单的程序用于从实验生成的所有离子中搜索常见的诊断离子。具有相同的精确离子(质量差<5 mDa)的成分被归为同一家族。然后通过桥接存在于两种或更多家族中的成分将所有家族连接成一个连贯的网络。得益于这一网络,一旦某个单一成分被重新鉴定出来,就可以连续地表征所有诊断离子的结构。诊断离子的结构可以作为先验信息,用来从主要数据库苗头化合物中挑选含有相应诊断离子亚结构的准确候选物。这一策略将数据库中相关的苗头化合物数量缩减了近 7 倍,因此大幅提高了分析效率。通过使用该方法,试验中药制剂中编入网络的 53 种成分里已经有 43 种被成功鉴定出来。对于其他无法被鉴定的成分建立了一种补充方法,根

据碎片之间准确的质量差异来推断顺序丢失的特定化学基团,从而来筛选并缩小数据库苗头化合物范围。

这一测定和鉴定的新方法已经成功运用于脉络宁(MLN)注射剂中非靶标成分的整体鉴定,脉络宁是一种著名的中药方剂,在中国广泛使用了超过 30 年,用于治疗脑血栓形成、血管闭塞性脉管炎以及下肢深静脉血栓形成。检测到的 87 个色谱峰除了一些同分异构体未能区分,其余已经通过联合使用上述两种方法成功鉴定。由于人们对非靶标化合物的诊断离子知之甚少,这一研究中的非靶标鉴定是一个完全不同的案例。有报道一种用于测定诊断离子和完整非靶标成分分类的新策略。一种通过化学式结合碎片比较的数据库查询方法被证明对于成分鉴定非常有用,这将有益于对各种复杂混合物如中草药制剂中复杂的非靶标成分进行鉴定(Hao et al. ,2008)。

野黄芩苷(Scutellarin)广泛用于治疗各种心血管疾病。有关其在人体的代谢和药动学数据有限。钟(音译)等人开发了一种鉴定人尿液和血浆中野黄芩苷主要代谢产物并同时测定人血浆中母药及其代谢产物的方法用于药动学研究。通过液相色谱和电喷雾多级质谱联用从尿液样品中检测出四种代谢产物,但在血浆中只发现了其中一种。通过质谱、磁共振(NMR)和紫外(UV)吸收光谱确证其结构为 $6-O-\beta-D-$葡萄糖醛酸化的野黄芩苷。采用 LC-MS 同时测定野黄芩苷及主要代谢产物的血浆浓度。结果表明野黄芩苷在被细菌酶水解为苷元后可被吸收入肠道,随后在肠道细胞和/或肝脏中经 II 相酶催化与葡萄糖醛酸再结合,这一结合反应表现出区域选择性和种属差异,这暗示野黄芩苷葡萄糖醛酸结合反应的区域选择性可能对其药理活性十分重要,并且异灯盏乙素的血浆浓度可用作野黄芩苷摄取量的生物标志物(Chen et al. , 2006)。

8.8 纳米材料的药代动力学和生物利用度

8.8.1 纳米药物的研发

纳米技术尤其是纳米医学,包括纳米药物,正在发生显著变化。纳米颗粒已被用于许多产品(主要是化妆品),但在其他领域如制药学和普通内科还未广泛应用。纳米药物成药性的关键问题是药物的靶向性和安全性。药物传递系统是开发用于使救命的药物能到达最需要的靶标位点。但是由于药物分子的颗粒太大,无法被细胞吸收或者有可能导致组织损伤,这些系统在大多数情况下不能有效发挥作用。而纳米颗粒由于尺寸极小所以很容易被细胞摄取。此外,它们可以完全溶解而且对组织无害。在中国,纳米科学和纳米技术及其应用发展迅速,但仍处于初级阶段(Liu, 2009)。

近年来,在癌症和其他疾病的治疗中用于新型成像、诊断和治疗剂的纳米材料和纳米技术应用日益增多。要安全有效地开发和使用这些新纳米技术,需要包括基础科学家、毒理学家、临床研究者、决策者以及其他专家在内的不同国际专家团队的合作。2008 年 10 月 21~23 日在中国北京召开的首届中美联合纳米生物技术和纳米医学会议,目的是医用纳米技术在包括预防、检测和疾病治疗方面发展的经验分享和信息交流,并确保公众和该领域工作人员的安全。会议还为探索中美顶尖科学家间发展新研究合作提供了平台(Wang et al.,2009)。

8.8.2 工程纳米材料的生物药剂学和治疗潜力

工程纳米材料是快速发展的纳米科学的研究前沿,是一类重要的新型材料,具有与成分相同的块体材料不一样的特殊理化性质。工程纳米颗粒的体外和体内 ADME 研究已经取得了进展。用于研究纳米颗粒生物药剂学的独特方法学最近得到了更新(Sun et al.,2007;Cheng et al.,2009a,2009b)。

基于对纳米药物知识的理解以及我们的实验条件,我们提出了下列评价研究项目的方法,内容包括生物分布、代谢命运、非降解系统的持久性、特定的治疗问题以及免疫原性,见表 8.2(Liu,2009)。

表 8.2 纳米药物的生物医学评价

评 价 方 面	评 价 内 容
生物分布	完整器官、细胞水平
药物代谢和动力学	吸收、分布、代谢和排泄
免疫原性、免疫药理学	IgG/IgM 的生成、细胞因子诱导
非降解系统的持久性	溶酶体贮积症的可能性
生物相容性	生物学环境、毒理学及对患者的不良反应
特定的治疗和毒理学问题	纳米医学的治疗指数及其在与有效载荷药的毒性相关的药物传递中的传递系统

IgG:免疫球蛋白 G;IgM:免疫球蛋白 M。

8.8.3 生物分布和生物降解

纳米药物的药物靶向分布对于 PD 和 PK 特征的选择十分重要。细胞抑制剂结合于氧化铁。这一给药形式又称为冲洗法,尤其适合细胞抑制剂,因为给药目的并不是使细胞抑制剂在作用位点(如肿瘤)达到高浓度,而是降低对其他组织的有害作用。当前可用的抗癌药物的毒性以及化疗的低效限制了临床药物联用的优化和有效的化疗方案,尤其是对于疾病晚期的治疗。然而纳米医学使药物能够通过纳米材料的生物降解和自我调节在体外和体内释放。纳米技术由于其本身材料的性质,以有效的封装、可控的自组装、特异性和生物相容性为特征。由于纳米材料独特的纳米级尺寸和特殊的生物效应,纳米技术有潜力克服目前癌症治疗中化学疗法的障碍。

马达蛋白二聚体被发现能够在活细胞中承担转运的工作,受此启发,近来花费了重大努力研究了沿轨道行走的纳米马达的装配,其具有双足状的部件,每条足可以与一列聚合在轨道上的锚定位点结合或与之分离作为对试剂消耗的局部事件的响应。鉴于每个单独的足部组件通常不能发生任何定向漂移,装配二足纳米马达的关键问题在于马达作为一个整体如何获得定向轨道行走的协作能力。如今,实施双足马达通过一种直观策略解决了这一从热力学角度来看错综复杂的问题,这一策略需要一个异足马达、多个轨道锚定物质以及马达运行所需的多种反应物质。在分子尺度模型上进行了真实的分子机制计算,以确定马达水平的定向性沿着最小的异质化轨道形成同足马达的详细分子机制。理想情况是操作可以被简化为单一反应物质的一种随机供应就能使马达能够自己运转。有机制表明一类独特的制造目标大幅降低了系统要求。有趣的是,该机制的一种缺陷形式属于著名的布朗(Brownian)马达机制,但从机制的正常运作中表现出鲜明的特性(Wang,2007)。

8.8.4　多柔比星聚乙二醇-磷脂酰乙醇胺(PEG-PE)纳米颗粒

实体瘤占癌症死亡数的85%以上。为了获得生长和转移所需的营养,癌细胞必须在现有的血管周围生长或刺激新血管生成。这些新血管结构异常,并具有渗漏、弯曲、扩张和形式随意的互相连接的特征。肿瘤的结构和血流阻碍了对实体瘤的治疗。为了在肿瘤细胞内达到最佳值,治疗药物必须通过这种有缺陷的血管系统到达肿瘤,穿过血管壁进入间质,并穿透多层实体瘤细胞。近期研究表明多柔比星在实体瘤中较差的穿透性和有限的分布是其作为化疗药物不足的主要原因。

载有多柔比星的 PEG-PE 胶束是纳米医学发展的一个重要贡献(被称为"携带化疗药物深入实体瘤的纳米颗粒")。在进入的细胞数量和细胞内药物水平方面,PEG-PE 胶束包封的多柔比星提高了对肿瘤的聚积和穿透性。这一现象可归因于载药胶束高效的内化作用,这一作用通过细胞内吞摄取机制、增强的渗透性和脉管系统渗漏的肿瘤滞留实现。高水平的细胞内滞留尤其重要,因为多柔比星必须内化进入肿瘤细胞,实现对肿瘤的有效治疗。与游离的多柔比星相比,载有多柔比星的 PEG-PE 胶束已经在皮下和肺转移 Lewis 肺癌(LLC)肿瘤模型中显著地增加了抗肿瘤活性,且毒性更小。这一药物包装技术可能为癌症治疗的设计提供了新的策略(Tang et al.,2007)。该研究被美国国家癌症研究院杂志(the Journal of the National Cancer Institute)予以高度评价(Dre her and Chilkoti,2007)。

Wei 等对胶束包封的多柔比星(M-Dox),脂质体包封的多柔比星(L-Dox),以及普通多柔比星(G-Dox)进行了药动学性质的研究。M-Dox 和 G-Dox 的药动学特征十分相似,而 L-Dox 在 Vd,CL 和 AUC 等方面明显不同,三次静脉注射后,M-Dox 在心脏、脾脏、肾脏、肺、肌肉和皮肤中的积聚显著降低。观察表明纳米胶束可能加快多柔比星的清除,降低其副作用(Xu et al.,2008;Wei et al,2008)。

8.8.5　胶束包封的前列地尔(M-Alp)

前列地尔(Alp)是一种能扩血管、抑制血小板聚集的内源性物质,因此有潜在的治疗慢性动脉栓塞和微循环障碍的活性。由于其在生物学基质中稳定性较差,需要开发新的传递系统如纳米颗粒胶束等。Li 等研究了大鼠静脉注射 200 μg/kg M-Alp 和游离前列地尔(F-Alp)的药动学和组织分布。尽管药动学结果显示 M-Alp 和 F-Alp 清除都较快,半衰期分别为 4.39 和 4.76 分钟,但组织分布结果表明新型 M-Alp 倾向于聚积到心脏和肝脏等组织。这一纳米载体组装技术可能提供 Alp 传递的新策略,用于治疗慢性动脉栓塞和微循环障碍(Li et al.,2008)。

8.8.6　紫杉醇磁性脂质体

紫杉醇,属于紫杉烷类抗癌药物,可能是过去数十年最重要的癌症化疗药物。在临床试验中,紫杉醇已经成功用于治疗卵巢癌、乳腺癌、肺癌和头/颈癌以及获得性免疫缺陷综合征(AIDS)相关的卡波西肉瘤。为了提高紫杉醇的水溶性并探索最佳类型的紫杉醇脂质体,对装载冻干紫杉醇的负电荷磁性脂质体进行了评价,确定其是否在肿瘤相关条件下中优先分布于肿瘤组织、在血浆中的药物水平更高以及在心脏、肝脏和脾脏中的药物摄取更低。

Zhang 等人(2005)报道了冻干负电荷紫杉醇磁性脂质体作为潜在肠胃外给药载体治疗乳腺癌的体外生物学评价。与其他紫杉醇剂型的药动学性质相比较有显著差异,包括紫杉醇在磁性脂质体中更短的半衰期,在肿瘤细胞中更高的浓度以及心脏中更低的浓度。此外,冻干紫杉醇磁性脂质体通过皮下和静脉给药治疗乳腺癌相比其他制剂有更强的效力。研究表明紫杉醇磁性脂质体在移植瘤模型中能有效传递至肿瘤,发挥显著的抗癌活性且副作用更低。

此外,Cui 等人还成功地制备了抗缺氧诱导因子 1a(HIF-1a)抗体结合的紫杉醇填充纳米胶束(NMs),证实了制备的纳米药物可以特定靶向并选择性杀死 MGC-803 癌细胞,并显著降低紫杉醇的毒副作用。因为缺氧诱导因子 1a(HIF-1a)在几乎所有癌细胞中高表达以及泊洛沙姆 P123 聚合物能够抑制 MDR,这一独特的纳米药物表现出诱人的技术前景,在不久的将来在肿瘤分子成像和靶向治疗方面也有极大的潜力(Song et al.,2010)。

(顾詹妮译;孙建平审校)

参考文献

B 部分

ADME 体系和研究方法

9

在药物开发中实现全面的 ADMET 工具的技术挑战和最新进展

JIANLING WANG AND LESLIE BELL

9.1 简介

发现和开发新药已变得极具挑战性,并且风险一如既往。药物化学家一直在考虑新化学实体(NCEs)的化学空间,不仅从配体亲和力和药效的角度考虑,还从吸收,分布,代谢,消除和毒性(ADMET)以及药物成药性考虑。在药物候选者发现阶段的早期,相关的和全面的 ADMET 特性很少被纳入对潜在风险和决策过程的关键评估。ADMET 已经成为药物发现三支撑中不可或缺的支撑之一,除此之外,还有生物学(用于治疗性靶点发现)和化学(用于候选药物的优化)。因此,一系列的计算机,体外和体内等工具正在被开发并整合到当前的药物发现流程中,从靶点发现到先导化合物识别和优化,一直到开发候选化合物提名。这使得项目团队能够确定最佳药物候选者,以满足不完善的医疗需求,同时减轻可能的 ADMET 风险(图 9.1)。如表

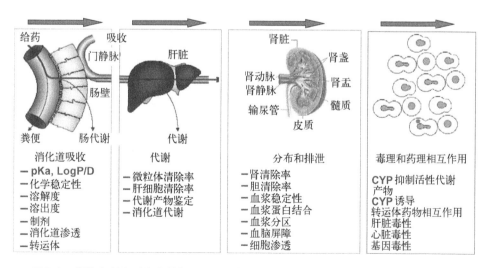

图 9.1 药物发现和开发中的新 ADMET 分析范例,用于支持 ADMET 评估和候选药物成药性及其疗效的综合策略。新的策略需要在早期发现阶段提供一套全面的计算机预测和体外 ADMET 分析工具。

9.1 所示,一套综合性的 ADMET 实验,对于评估 ADMET 属性和成药性以及在临床前功效评估方面都是至关重要的。该分析提供了对 NCEs 的 ADMET 属性的广泛了解,并对那些具有潜在 ADMET 风险的化合物提出了警示,药物化学家可以通过额外的构效关系(SARs)来解决这些问题。

表 9.1　药物发现过程中 ADMET 分析在计算机、体外及体内的综合方案

性　质	计算机 (虚拟筛选)	体外 (通量筛选)	体外 (低通量,金标准)	体　内
溶解度和物理化学平衡溶解度	ACD[a], ADMET Predictor[TMc], Absolv[d], Cerius[i], AMDE[e]	小型摇瓶＋LC-UV/LC-MS 使用重组样品 SGA 分析器,CE, RP-HPLC	摇瓶＋固相或内在溶解度 LC-UV/LC-MS	N/A
PK_a	ACD[a], MoKa[g], Marrin[b], ADME Boxes[d]		GLpK_a 和 T3(双相电位滴定)	N/A
LogP/D	Biobyte, ACD[a], Cerius[i]	eLogP (HPLC), MEEKC-CE, artificial membrane, IAM	摇瓶, GLpK_a, 和 T3(双相电位滴定)	N/A
吸收				
消化道渗透	Ceriusi AMDE[e], ADMET Predictor[TMc], Absolv[d]	PAMPA, 3～7 天 Caco-2 细胞系	用 21 天 Caco-2 细胞系研究机制	部分吸收
消化道转运		21 天 Caco-2 细胞系 Pgp-转染的 MDCK	底物和抑制试验使用 21 天 Caco-2 细胞系或 Pgp-, BCRP-, 或 MRP2-转染的细胞系	转运基因敲除模型
分布 血浆稳定性 蛋白结合 血脑屏障	Simcyp[h], GastroPlus[c], N/A	RED 血浆损失	体外血浆稳定性 超高速离心 用血红细胞或血浆进行离体全血培养 LC-MS 检测	C_{blood}/C_{plasma}
代谢				
肝代谢清除率	MetaSite[f], Volsurf[f]/SIMCA[i]-驱动本地模型	微粒体/S9/细胞质基质/低温储藏细胞的清除率	新鲜肝细胞清除率,肝脏切片	AUC/C_{max}, F(%), 门静脉插管
排泄				
肾清除率	cLogP/D[a,i](低分辨率过滤器), Volsurf[f]/SIMCA[i]-驱动本地模型	转运泡或转染的细胞系,肾脏微粒体清除率(代谢)	(无标准)	f_e, 肾静脉导管插入
胆清除率	N/A	转运泡或转染的细胞系	SCH 胆汁排泄模型	胆管插管模型

续　表

性　质	计算机 （虚拟筛选）	体外 （通量筛选）	体外 （低通量，金标准）	体　内
不利影响/毒性				
CYP 抑制	Cerius[i] AMDE[e]	HLM+LC-MS，一个浓度的抑制百分比，rCYP+荧光，IC_{50}	HLM + LC-MS，IC 或 K_i	AUC/C_{max}，增加，人源化小鼠模型
时间依赖性 CYP 抑制	Simcyp[h]	IC_{50} 转变或 Z = 在单个 [I] 采用 HLM 得到的 k_{obs} 或 rCYP + LC 或 RapidFire-MS	K_i 试验或采用 HLM 或 rCYP 得到的 k_{inact}+LC-MS	AUC/C_{max} 增加
CYP 诱导	N/A	PXR 和 CAR TR-FRET 竞争性结合或报告基因试验	肝切片，原代人肝细胞(mRNA 和酶系)	AUC/C_{max} 降低
活性代谢产物	MetaSite[f]	GSH（或其他亲核捕获试验）	共价结合	人体毒性

a ACD (http://www.acdlabs.com/).

b ChemAxon (http://www.chemaxon.com/).

c SimulationsPlus Inc. (http://www.simulations-plus.com/).

d Pharma Algorithms (http://www.pharma-algorithms.com/).

e Accelrys (http://www.accelrys.com/).

f Molecular Discovery (http://www.moldiscovery.com/).

g Moka, Molecular Discovery (http://www.moldiscovery.com/).

h Simpcyp Ltd. (http://www.simcyp.com/).

i Umetrics AB (http://www.umetrics.com/).

j Biocius LifeSciences (http://www.Biocius.com/).

k Aglient Technologies (http://www.chem.agilent.com/en-US/Pages/Homepage.aspx/).

AUC，曲线面积；Cmax，最大浓度；eLogP，高效液相色谱测出的 LogP；SGA，特殊梯度分析仪；RP-HPLC，反相高效液相色谱.

　　ADMET 特性与生物学和药物化学一样发挥着重要作用。因此，开发和部署准确的、可重复的和经过验证的高质量分析方法来支持药物发现和优化是极其重要的。然而，在早期的药物发现中，体外 ADMET 分析存在许多技术挑战。本章讨论支持药物发现的各种ADMET 特性的方法以及开发这些方法所涉及的技术挑战，以及为满足多种需求而实行基于不同阶段的研究的优点。

9.2　吸收（"A"）是药物进入体内面临的第一道生理屏障

9.2.1　溶解度和溶出度

　　溶解度是影响体外和体内 ADMET 特性的关键因素。有多种类型的溶解度表达方式（例如，热力学溶解度，平衡溶解度，动力学，或表观溶解度和固有溶解度），但是它们在数据收集及其潜在应用方面相当独特。通常，除非另有说明，溶解度是指热力学性质（或平衡溶解度）。热力学溶解度，也称为"饱和震荡摇瓶"，不仅反映了溶液相中 NCEs

的分子相互作用,而且反映了固体填料的特质(多形体特征)(Yalkowsky,1999;Avdeef, 2003;Wang et al., 2007;Zhou et al., 2007)。该方法作为工业和美国食品药品管理局(FDA)测定溶解度的"金标准",跟体外渗透性和代谢清除率一起被广泛用于预测体内胃肠道(GI)吸收和 NCEs 的生物利用度。然而,该方法耗时且劳动强度大,因此适合用于药物发现后期和开发阶段的化合物。在这些阶段,化合物具有晶体形态的良好特征,并且具备足够的量。热力学溶解度经常用于评估测试化合物的体内暴露以及理解 ADMET 参数在生理学中的相互作用。相比之下,测量动力学或表观溶解度用于表征和鉴定体外生物学和 ADMET 分析测定(Wang et al.,2007)。应用固有溶解度来评估 NCEs 作为中性物质的溶解度并预测其对渗透性的影响,被认为与溶液中中性分子的可用性有更好的相关性。

9.2.1.1　热力学溶解度或平衡溶解度

　　"摇瓶"热力学溶解度测定一般从测试化合物的干粉开始,在室温下振荡 24 小时。这通常是可接受的,因为大多数 NCEs 以无定形形式存在,并且通常呈现相对快速的溶解曲线,在 24 小时内达到其最大溶解度的>90%(Zhou et al.,2007)。测试溶液或溶液/沉淀混合物然后通过过滤或离心而分离获得。利用高效液相色谱法(HPLC)/紫外光(UV)在 210 nm、254 nm、280 nm 和 360 nm 等多种波长下检测二甲基亚砜(DMSO)、乙腈或甲醇(100 μm)等不同有机溶剂的标准溶液得到了校准曲线(0.1~500 μmol/L)。测试化合物的平衡溶解度是通过测试样品的滤液浓度(通过过滤步骤)或上清液(通过离心方案)与校准曲线进行量化确定的。最近,工业正在转向采用实用性的液相色谱-质谱(LC-MS)进行定量,这对于低溶解性化合物以及缺乏适当 UV 发色团的那些化合物有很大的帮助。

9.2.1.2　高通量(HT)动力学溶解度

　　与在药物固体和饱和溶液之间的平衡条件下测量的热力学溶解度相反,动力学溶解度通常是指药物在特定时间点(例如,15~30 min 孵育)接近其平衡时的溶解度。由 Lipinski 等人(1997)发起的典型的以浊度为基础的高通量动力学溶解度涉及利用光学(Thermo[ThermoScientific, Hudson, NH, USA])或激光(BMG[BMG LABTECH, Inc., Cary, NC, USA])的滴定法,用 96-微型板(384 孔板,用于激光散射比浊法)来监测化学实体开始从溶液中析出(图 9.2)的浓度。虽然 HT 的动力学溶解度为体外 ADMET 测定提供了一种快速且具经济有效的替代溶解度筛选器,但其在预测溶解度对制剂和体内暴露的影响方面的应用受到了很大的限制,因为在热力学平衡条件下得到的常规溶解度数据相关性很差。

9.2.1.3　高通量平衡溶解度

　　对于 HT 平衡溶解度测量(图 9.3),在 96 孔中从测试化合物的 DMSO 储备溶液中(例如,10 mmol/L)重构(在 GeneVac[Genevac, Inc., Gardiner, NY, USA] HT-4X 蒸发器上)的

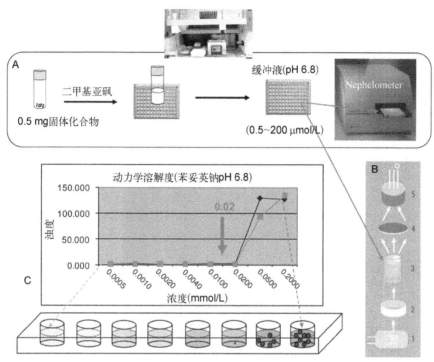

图9.2 比浊法动力学溶解度测定的示意图。在自动化工作站中,将小的 DMSO 储备溶液分配在 96 孔板(A)中的无 Cl-,无颗粒和无气泡的测定缓冲液中,并通过比浊法(B)监测颗粒的形成。每种化合物在 0.5~200 μmol/L 范围内以 8 至 9 个离散浓度进行测试,溶解度确定为连续两次读数高于背景之前的最后浓度(C)。

样品进行测定,而不是干粉,从而避免了固体粉末分配的负担,大大减少了样品的消耗。重构的样品用指定的缓冲液填充并用铝箔密封,然后加载到振荡器上进行搅拌孵育(24 ~ 72 h)。平衡后,进行离心,将上清液转移到分析板中,通过 HPLC 或其他 HT 质谱(MS)分析进行分析(Brown et al. ,2010)。在发现 NCEs 的过程中,与使用 Novartis(Novartis Institutes for Biomedical Research , Cambridge , MA , USA)的一套摇瓶法的传统热力学溶解度测定相比,使用微量滴定板格式收集的 HT 平衡溶解度数据,具有更合理的预测作用(图 9.3)。

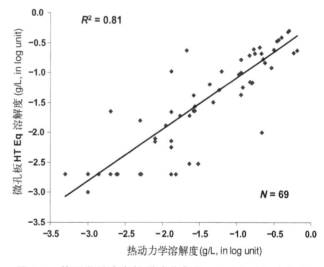

图9.3 使用微量滴定板形式收集的 HT 平衡溶解度数据显示出与使用摇瓶方法的常规热力学溶解度具有合理的预测性。这些数据来自诺华发现的 69 个 NCEs,其中回归反映了两个异常值的排除(带圆圈),并且在两个测量中的任何一个中包含来自 27 个 NCEs 的"合格数据"达到检测限(LOD)(转载自 Wang, 2009;获得许可)。

9.2.1.4　固有溶解度和溶解度 pH 曲线

固有溶解度(S_0)是指 NCEs 在中性形式中的平衡溶解度。通常,通过广的 pH 范围内收集的多重平衡溶解度数据中确定最低值,可以估计固有溶解度。如今,用于电离的化学实体固有溶解度可以使用电位滴定法,名为 pSOL,由 pION,Inc.（Wobun,MA）和 Sirius Analytical Inc.（Beverly,MA）开发(Avdeef,2003;Box et al.,2009)。

根据 pSOL 操作指南,需要电离常数(pK_a)数据,它是基于溶解度的分隔系数(LogP)来计算溶解度的(式9.1)(Ran et al.,2001):

$$Log S_0 = 1.17 - 1.38 LogP \tag{9.1}$$

根据过量测试化合物存在(引起沉淀)或不存在(计算使用 pK_a)条件下,根据滴定曲线之间的差异来计算固有溶解度和溶解度 pH 曲线(Wang et al.,2007)。

9.2.1.5　生物相关基质中的溶解度和溶出度

需要注意的是,热力学平衡溶解度在水中缓冲提供了简化的决定因素,以表明口服吸收 NCEs 的风险。实际上,肠道的组成比水缓冲要复杂得多。因此,最新的行业趋势是,模拟溶解度在体内效果,并进一步确定口服剂量,可以使用模拟肠液(SIF)、模拟胃液(SGF)、空腹状态模拟肠液(FaSSIF)和进食状态模拟肠液(Galia et al.,1998)。FaSSIF 和 FeSSIF 是由胆盐和表面活性剂(如陶罗曲利钠)混合而成的混合物,它模拟人体胃和肠道中的生理介质,促进了消化道的润湿过程(Galia et al.,1998)。因此,这些生物相关载体在确定吸收的溶解限制因素和最终在体内外的相关作用(IVIVC)中是至关重要的。事实上,许多平衡溶解度差的 NCEs 都是通过在水介质中通过摇瓶法或电位法得到的,它们的溶解度在进食状态模拟肠液中有了极大的提高,最重要的是,其体内暴露量在大鼠药动学(PK)研究中有很好的一致性(Wang,2009)。此外,在 FaSSIF 和 FeSSIF 中的溶解度比较也有助于预测食物在体内的影响。确定在生物相关介质中的溶解度对于隶属于准确分配生物制药分类系统(BCS)二级(也被称为一类)的 NCEs 至关重要,其溶解度或溶出度限制吸收。并且还用于建立结构-性质关系的优化(SPR)和药物发现早期体内外相关性 IVIVC 研究。

从实际角度来看,FaSSIF 或 FeSSIF 中的溶解度数据可以通过在同一自动化工作站上使用 HT 平衡方案(参见第9.2.1.3节)轻松测量,其中 FaSSIF 或 FeSSIF 介质将取代水性缓冲液,并且可以使用特殊设计的分析方法用于处理两种生物等效介质中的添加剂。

9.2.2　消化道渗透和转运

口服药物的吸收是一种复杂的现象,涉及整个 GI 黏膜的被动和主动机制(Artursson and Tavelin,2003;Hämäläinen 和 Frostell-Karlsson,2004)。前者包括通过细胞之间的紧密连接(用于小分子和极性分子)和/或超分子机制的细胞旁路,后者则是通过特定的转运体(例如,肽转运体 1［PEPT1］)促进药物渗透,或者有机阴离子运输多肽(OATP)使用"载体介导"或吸收机制。与此相反,药物吸收可能受到外向转运蛋白的限制,例如 P-糖蛋白(Pgp)/

多药耐药性 1(MDR1),乳腺癌耐药蛋白(BCRP)或多药耐药相关蛋白(MRP),它们将在肠细胞中的被分隔的药物转回到 GI 的腔内。一些 NCEs 作为上述外排转运蛋白的底物,可能在穿过肠道进入体循环方面具有困难,并且可能成为药物转运蛋白相互作用的受害者(Giacomini et al. , 2010 年)。

药物吸收中潜在的多种运输机制的存在对准确评估渗透性及其对口服吸收的影响提出了挑战。此外,NCEs 的可渗透性不仅取决于化学结构或内在性质如电荷(pK_a)和 LogP,还取决于它们与生物细胞和组织的相互作用。Egan 等(2000)报道了使用极性表面积(PSA)和计算 LogP(cLogP)的计算机吸收模型,但是各种体外模型,包括平行人工膜通透性试验(PAMPA)和基于细胞的试验,如人结肠腺癌细胞(Caco-2)和 Madin-Darby 犬肾(MDCK)细胞在药物发现阶段评估 GI 渗透性和活性转运蛋白在渗透过程中的贡献(Hämäläinen 和 Frostell-Karlsson, 2004;Balimane et al. ,2006)中变得更加流行。其他模型包括基于组织的 Ussing 室,肠道单次灌注和体内动物吸收试验(Wang and Skolnik,2010)。

9.2.2.1 PAMPA

如名称所示,人工膜渗透性试验利用固定在 96 孔滤板上的化学膜,通过 UV 或 LC-MS 进行样品分析(Kansy et al. ,1998)。Kansy 等(1998)、Avdeef 等(2001)、Faller(Wohnsland 和 Faller, 2001)、Sugano 等(2001)、Zhu 等(2003)和 Di 等(2003)建立了明确的 PAMPA 模型,并模拟了 NCEs 在 GI 中的被动扩散。各种试验之间的主要差异包括人造膜的组成和制备,基质过滤材料的类型,渗透性测定的 pH 变化和孵育时间,测定中供体室和受体室的 pH 梯度(在受体中称为吸收池),以及定量方法。例如,通过利用亲水聚乙烯基氟烷基质(PVDF),Zhu 等的研究能够将孵育时间从 15 h 大幅缩短至 2 h(Zhu et al. , 2003)。Faller 和他的同事成功地建立了一个使用十六烷的人工模型,不涉及烦琐的磷脂(Wohnsland and Faller, 2001)。Avdeef 引入了"双池"模型,该模型模拟了整个 GI 膜的浓度和 pH 梯度(Avdeef et al. ,2001)。利用 LC-MS(Liu et al. ,2003;Wang and Faller,2007)或 HPLC(Liu et al. ,2003)进行定量测定,通过扩展具有低溶解度的 NCEs 的检测限,显著改善了 PAMPA 的灵敏度和稳定性。它还防止了来自高溶解度和/或强 UV 发色团的干扰。总体而言,PAMPA 具有出色的稳定性和使用被动扩散机制对 NCEs 的合理预测,最终提供了一种快速且相对有效的方法来评估药物发现早期的渗透性。

9.2.2.2 Caco-2

多年来,Caco-2(人结肠腺癌)细胞模型一直是行业体外渗透性评估的金标准(Artursson and Tavelin, 2003)。这不仅归因于其对人体肠细胞的形态学(例如,紧密连接和刷状缘)和功能相似性(例如,多个转运机制),而且还因为研究不同转运系统之间的相互作用并区分被动和主动运输机制对人体 GI 整体渗透性的相对贡献。使用微芯片技术的早期基因表达工作揭示了人类十二指肠中存在的超过 1 000 个基因也在 Caco-2 细胞系中表达(Sun et al. , 2002)。最近,Hilgendorf 等(2007)对 36 种药物转运蛋白在人空肠、结肠、肝脏和肾脏中的信使核糖核酸(mRNA)表达与 Caco-2 等最常用的体外模型进行了定量比较。对于人空肠和

Caco-2 细胞观察到极好的一致性,其中在人空肠中鉴定的大多数转运蛋白也在 Caco-2 细胞系中表达(Hilgendorf et al.,2007)。此外,来自空肠的人体组织中的相对基因表达水平也与 Caco-2 中的相关基因表达水平相当(例如,$R^2 = 0.85$ 来自"等级相关分析")。应当注意,对于溶质连接的载体(SLC)或载体介导的转运蛋白,Caco-2 细胞系中的相对基因表达水平与空肠中的相似。对于腺苷三磷酸(ATP)盒式结构(ABC)或外流性转运蛋白,Caco-2 中 Pgp 和 BCRP 的基因表达水平比人空肠低,尽管在多药物抗性相关蛋白(MRP2 和 MRP3)中发现了相似的结果。独特的肠道细胞样性质,强大的细胞培养和灵活的分子工程使得 Caco-2 成为机制研究的工具。其中包括转运途径,转运基质,抑制剂和诱导物的测定,转运体和代谢酶之间的相互作用以及使用 Pgp-、BCRP-、MRP2-、细胞色素 P450(CYP)3A4-和孕烷 X 受体(PXR)-诱导或转染模型的潜在药物-药物相互作用(DDIs)。

　　近期的一些资料回顾了 Caco-2 模型的优势和局限性及其最新发展,特别是在工业视角(Wang et al.,2007;Press and Grandi,2008;Wang and Skolnik,2010)。典型的情况是,由于转运体的充分表达,Caco-2 细胞模型的培养时间为 21 天。虽然使用加速细胞培养程序的 Caco-2 模型(例如,3~7 天)在一定程度上被使用,但由于转运体的表达不足,这些模型不适合研究 NCEs 的活性(Liang et al.,2000;Alsenz and Haenel,2003;Lakeram et al.,2007)。短期 Caco-2 培养系统与 21 天 Caco-2 模型的"顶端至基底外侧"(A-B)表观渗透性(P_{app})显示出合理的一致性,但不包括外排比率(ER)(数据未显示),这表明其渗透率评估具有一定的可行性,不包括转运蛋白表征。

　　Caco-2 已经成功验证并以 24 孔或 96 孔板形式广泛实施,以评估与之相关的渗透性和药物相互作用与 GI 相关的转运蛋白(Alsenz and Haenel,2003;Ungell and Karlsson,2003;Marino et al.,2005;Skolniket et al.,2010)。应该注意的是,作为细胞模型,结果可能根据使用的条件而显著变化,例如细胞培养,(例如,Caco-2 细胞的来源,传代数和密度,培养的长度,基质过滤板的类型,培养基的成分);实验条件(例如,培养时长和温度,供体室的初始上样浓度,"接受池"使用条件,牛血清白蛋白[BSA]的添加,pH 和培养基的组成),和生物分析(例如,分析读数的灵敏度,LC-UV 相比于 LC-MS 以及液相色谱-串联四极杆质谱[LC-MS/MS]以及特定液相色谱[LC]方法和 MS 电离方法,单一方法与多种方法混合相比)。因此可以在实验室之间比较所获得的渗透率等级或所计算的吸收率。与 PAMPA 类似,在处理早期药物发现中经常发生的低溶解度化合物时,应采取预防措施,在 Caco-2 模型的渗透性和转运过程中选择惰性的试剂。Caco-2 单层的完整性和紧密连接通常使用跨上皮电阻(TEER)和不可渗透的标准对照(例如,荧光黄和甘露醇)来监测。将 BSA 引入基底外侧隔室有助于模拟体内沉降条件并有助于最小化 NCEs 与细胞和实验室器具的非特异性结合(NSB),但效果似乎根据 NCEs 运输的机制而变化很大(Saha and Kou,2002;Neuhoff et al.,2006)。在 Caco-2 模型中,渗透性通常从"顶端"到"基底外侧"隔室(吸收渗透性,P_{app}(A-B))和反向(分泌渗透性,P_{app}(B-A))测量。P_{app}(A-B)和 P_{app}(B-A)等"未经校准"的渗透性参数在不同实验室之间可能存在显著差异,这并不奇怪。目前在行业的实践中通常是在特定的实验室中建立"未校准"P_{app}(A-B)结果之间的相关性以及相应的人体吸收率数据(Wang,2009)。

旁细胞和跨细胞途径都参与被动渗透,主要途径取决于分子性质和细胞单层特性。因此,将主要的渗透途径确定为一个可能对药物在体内中的吸收不完全的细胞旁途径是很有用的。转运途径也是药物化学家建立 SAR 并进行通路特殊优化所使用的非常重要的途径。而人们普遍认为,低分子量(MW)和亲水化合物可以通过紧密连接介导的途径,然而在使用 MW 和 cLogP 对细胞旁路机制进行分类时,却观察到了一些例外情况(Skolnik et al.,2010)。Skolnik 等人报告了一种方法来区分通过细胞旁路介导的化合物,即使用脂溶性(<1),并且渗透性 $LogP_{app}$(A-B)(<-5.5 cm/s)的 Caco-2 细胞模型。

"双向"方法通常用于通过量化 P_{app}(B-A)和 P_{app}(A-B)之间的比率来评估 Caco-2 模型的运输机制(Artursson and Tavelin,2003;Wang and Skolnik,2010)。作为外排性转运体基质的 NCEs 是药物吸收和沉积的主要关注点,因为外排可以显著地限制肠细胞和 GI 膜对药物分子的吸收,并最终抑制暴露。ER 用 P_{app}(B-A)/P_{app}(A-B)表示,已被用于识别具有潜在外排问题的 NCEs。虽然分类标准可能因实验室不同而有所不同,但 NCEs 的 ER≫1 是潜在的外排底物的特征,而那些 ER 接近 1 的通常是以被动机制为主。一旦候选药物或支架的口服吸收受限于依赖外排的 GI 渗透性,Caco-2 机制研究可能有助于建立 SPR,使得药物化学家可以通过结构优化来解决外排问题(Hochman et al.,2002;Troutman and Thakker,2003;Wang,2009)。实际操作中,当主要转运体被抑制时,人们可以找出负责 NCE 外排的转运体(例如,Pgp,MRP2 和 BCRP)并提高口服吸收,以及当一级输送器被抑制时口腔吸收的潜在增强(Wang,2009)。此外,许多被体外数据确定为外排的药物实际上在体内被完全吸收(Lennernäs,2007)。在这种情况下,ER 和 P_{app}(A-B)可以在较高的 NCEs 浓度下进行评估,以研究高剂量饱和转运体的潜力,并最终为高可溶性或配方的 NCEs 建立体内外相关性(Hochman et al.,2002;Wang,2009)。

通过根据 Boltzmann 模型(公式 9.2)进行非线性回归,将顶端和基底外侧表观渗透数据与文献中报道的实验性人体吸收系数(FA_{exp})数据进行比较(Skolnik et al.,2010)。

$$Y = \left[\frac{\text{Minimum} + (\text{Maximum} - \text{Minimum})}{1 + (\exp((P_{50} - X)/\text{Slope}))} \right] \tag{9.2}$$

其中 Y 是 FA_{exp},X 是 $LogP_{app}$(A-B)。最小值和最大值分别限制为 1 和 $100FA_{exp}$。P_{50} 是人体在吸附 50% 时的 $LogP_{app}$(A-B)值。如之前的报道所示(Skolnik et al.,2010),P_{50} 和斜率都是从模型拟合推导出来的,然后用于测定使用 $LogP_{app}$(A-B)计算的供试化合物的人体吸收系数(FA_{calc})。FA_{calc} 比 $LogP_{app}$(A-B)值更能直观的反应口服肠道吸收潜力,因此 Novartis 给出的 NCEs 的 Caco-2 通透性等级如下:FA_{calc} 0~35% 低,35~75% 介中,以及 75%~100% 高。由于从不同实验室得出的 $LogP_{app}$(A-B)可能有很大的差异,FA_{calc} 在评估整个实验室的 Caco-2 渗透性分析的可预测性以及对比 Caco-2 渗透率数据和通过被动机制得出的 PAMPA 数据(参见第 9.2.2.1 节)等方面提供了额外的帮助。

9.2.2.3 MDCK-MDR1

MDCK 模型也被用于被动扩散机制的渗透性评价。因为该细胞来自犬肾细胞,所以一般关注的问题是各种转运体的表达水平和底物特异性中可能与人体不同,从而限制其在人体中的应用(Irvine et al.,1999;Balimane et al.,2000)。随着近期使用 MDR1 转染 MDCK-MDR1 模型的发展(Bohets et al.,2001),可以达到在减少细胞培养周期时间(3~5 天)的条件下,来评价外排转运体的能力。通过调控 Pgp 表达水平,可以提高 MDCK 测定中的 NCEs 对 Pgp 的敏感性,尽管这与 GI 生理学的相关性已经建立。

9.2.2.4 在药物发现过程中评价消化渗透性的综合策略

Novartis 关于 NCEs 的药物发现分析表明,大多数(60%~70%)的药物候选物是通过 GI 膜的被动机制进行转运的。尽管缺乏转运功能,PAMPA 仍被证明是一个强大的,灵活的,具有成本效益的 HT 渗透筛选工具。Caco 2 虽然需要完全自动化处理的细胞培养程序,但它提供了一种可靠,便捷的转运体筛选方法,也为后续的深入机制研究提供了方法。鉴于每种方法的优点和局限性,最新的共识似乎倾向于采用一种策略,将所有三种体外方法与计算机模型相结合,以确保对早期药物发现过程中对渗透性进行高质量的评估(Wang and Skolnik,2010)。首先,大量的计算机参数(LogP,PSA 和 MW)有助于预测 NCEs 渗透到 GI 消化膜的概率,理想的应用是在 HT 筛选中进行分类和筛选,以及设计早期发现的新支架。Egan 等(2000)开发的吸收模型被证明是一种快速和有效的计算机预测工具。例如,利用吸收模型对 Novartis NCEs 进行分析发现,在吸收模型分区的"好"区中的 NCEs 约为 94%,这在使用 LC-MS 方法的 PAMPA 模型中,被归类为"高"(同等级)或"中"(仅一个等级差异),从而体现了其有效的可预测性。与此相反的是,预测中位于"差"或"边缘"区域的 NCEs 在 PAMPA 中的结果喜忧参半,这些结果有必要进行体外评估。PAMPA 作为一种 HT 体外渗透工具,用于先导化合物的选择和优化,特别是用于那些在计算机预测中显示出高风险的 NCEs 和使用被动扩散机制的支架化合物。使用 Novartis 模型,PAMPA 数据显示的"低"渗透等级与 Caco-2 的等级一致。Caco-2 模型应适用于挑战通过主动转运机制或高 MW(例如>600)支架化合物。前者(可能的载体或外排转运体的抑制剂)最有可能将在 PAMPA 模型中表现出更高的通透性,并且可能存在较差的 IVIVC。Caco-2 机制研究对于识别 Pgp、MRP2 和 BCRP 等主要转运体以及评价通过抑制机制(Varma et al.,2003)或饱和机制(Bourdet and Thakker,2006)来抑制主动转运体的作用是很有意义的。特定的转运-转染细胞系可能是继 Caco-2 模型之后,能够理想的解决个体转运体对药物 PK/PD(药物代动力学和药效学的关系)性能的影响。

9.3 代谢("A")常常在药物分布之前考虑"首过消除"效应

9.3.1 肝代谢

在大多数疾病地区,良好的口服药物吸收能力被认为是成功选择候选药物的基本标准。

一旦该化合物溶解并渗入肠道壁,口服吸收的药物开始通过肝门静脉进行系统分布,直接将药物注入肝脏,这是主要代谢和消除过程的关键。在这种情况下,"首过"代谢/消除是一个关键的屏障,可将口服药物与集中用药(静脉内)药物区别开来,另外,生物利用度 $F(\%)$ 也因大量的"首过"清除效应而受到巨幅影响。显然,"首过"清除对两种药物作用方式集中用药(静脉注射)和口服用药都很重要,因为后续通过肝循环的药物每次都为代谢和排泄消除机制提供了机会,以进一步从中央室(血液/血浆)中提取药物。

体外模型可靠且有效地描述肝脏提取药物的潜力,并且可以提高药物发现的总体速度。在评价具有最小清除率的化合物时,最有希望的候选化合物可能要消耗更多的时间和资源进行体内实验。此外,体外代谢稳定系统提供了一个最早和最好的机会来研究包括人类在内的高等物种的代谢潜力(Chaturvedi et al.,2001;Masimirembwa et al.,2001;Kariv et al.,2002;Masimirembwa et al.,2003)。本节提供了一些要点,围绕代谢层面,在建立一个吸收,分布,代谢和消除(ADME)分析战略的基础上,该何时选择各种技术。

9.3.2 CYPs 和药物代谢

CYPs 是一类具有广泛选择性的单氧酶,在某种程度上,它参与约 75% 药物的氧化代谢,估计为大约一半的上市药物提供了主要的清除途径(Wienkers and Heath,2005;Guengerich,2005a)。在每一个物种和目前几乎每一种动物组织检验中都已识别出 CYP 酶的亚型(Nelson et al.,1993),并且其分布存在物种和组织特异性。由于在(一个物种内)和亚科内(不同物种间)有广泛的、重叠的底物识别,因此使得 CYPs 在药物发现过程中具有十足的重要性。除了 CYPs,有许多其他相关的酶系统参与药物代谢(例如,可溶性氧化酶、共轭酶和酯酶)。这些不同的酶系统的差异定位是筛选合适的体外代谢模型的关键。表 9.2 展示了肝组织碎片中的各种酶丰度。一些体外模型(如组织切片、新鲜或低温保存的肝细胞)可用于广泛的药物代谢酶(DME)活性筛选。这些模型适用于目标药物属于非 CYP 代谢或代谢途径不明确的情况。许多体外模型使用肝细胞的亚结构(例如,胞质溶胶和微粒体),但是只适合一次只检测一个或两个主要的酶系。每个模型都有其独特的优点和局限性,因此,为了满足特定的筛选需要,必须权衡选择最合适的技术。

表 9.2 总结相关 DMEs 的分布及其在各种肝脏组分中活性

酶	活 性	主 要 靶 标	丰富的亚细胞碎片	特 殊 需 求
CYPs	羟基化,脱烷基化	—C,—N	微粒体	NADPH
UGTs	葡糖苷酸结合	—O,—N,—S,苯酚/羧酸>醇/胺	微粒体	UDPGA+阿拉美嗪预处理
FMOs	氧化	2°和3°胺或硫醇	微粒体	NADPH;40℃失活,最适 pH 9

续 表

酶	活 性	主要靶标	丰富的亚细胞碎片	特殊需求
乙醇/乙醛脱氢酶和可溶性氧化酶	脱氢,氧化	—OH,—CHO	细胞质	无须辅因子
磺基转移酶(ST)	硫酸盐结合	—OH,—NH₂	细胞质	PAPS
谷胱甘肽 S 转移酶(GST)	谷胱甘肽结合	环氧化物,芳烃氧化物,硝基,羟胺	细胞质,微粒体	谷胱甘肽
N-乙酰转移酶(NATs)	乙酰化	—OH,—NH₂	细胞质	乙酰辅酶 A
甲基转移酶	—OH,—NH₂,—SH,杂环 N	儿茶酚胺,苯酚,胺	细胞质	SAM
酯酶,酰胺酶	水解	酯键/酰胺键	血浆/全血,细胞质,微粒体	无须辅因子
单胺氧化酶(MAOs)	氧化脱氢	亲水性胺	线粒体	无须辅因子

NADPH,β-烟酰胺腺嘌呤二核苷酸磷酸盐;PAPS,3′-磷酸 5′-磷酸硫酸;SAM,S-腺苷甲硫氨酸;UDPGA,尿苷二磷酸葡萄糖醛酸。

9.3.2.1 肝微粒体(LM)

很多体外药物模型都可用来评估 CYPs 在药物清除中的作用,但在制药业中属于钦定的模型,尤其对体外药物代谢的常规评估是肝微粒体,一种富含 CYP 的肝脏亚组织。

高质量的肝微粒体常以相对较低的成本从商品化供应商中获得。从一些临床物种包括人中制备的微粒体,非常容易购买且用于稳定性试验时,体系中只需用到缓冲液,辅酶(β-nicotinamide adenine dinucleotide phosphate [NADPH])和化合物。除了易用性,肝微粒体模型与其他模型如重组 CYP(rCYP)相比的一个重要优势是它具有很好的扩展性,可以根据体外结果来预测体内清除能力,并且可以同时检测肝微粒体中多种主要的药物代谢酶(Obach et al.,1997;Yan and Caldwell,2003)。

除了药物代谢 CYPs 外,LM 中还含有 UDP-葡萄糖醛酸转移酶(UGTs)和黄素单加氧酶(FMOs),这些酶共同参与约 60%市售药物的主要清除途径(Wienkers and Heath,2005)。FMOs,像 CYPs 一样,是依赖于 NADPH 的全膜蛋白。然而,除了少数例外,这一类酶对药物代谢的总体贡献一般被认为是很小的(Bhamre et al.,1995;Chung and Cha,1997)。实验方法上,可以采用差分 pH 和温度敏感性来区分微粒体中的 CYP 和 FMO(Grothusen et al.,1996)。UGTs 是与膜相关的蛋白质,存在于内质网的薄膜上。通过催化药物(或其代谢物)的糖醛酸修饰,以促进排泄,UGTs 在药物代谢中具有显著的作用。在微粒体中,UGT 活性通常被称为"二相代谢",很容易与被称为"一相代谢"的 CYP 活性相分离。前者依赖于辅酶尿苷 5′-二磷酸葡糖醛酸(uridine 5′-diphosphoglucuronic acid, UDPGA)而不是 NADPH。在需要的时候,可以通过与 NADPH 和 UDPGA 的双重添加来共同激活 CYP 和 UGT(Yan and

Caldwell，2003）。药物发现的早期，往往是想快速检测 NCEs 具有高代谢能力，并与体内清除数据一致。在这个范例中，肝微粒体提供了一个快速，实用和成本效益高的筛选方案，用于首过清除评估，考虑到大多数 CYP 酶和 UGT 酶的共同影响。鉴于肝 CYPs 在药物代谢中的重要作用，该模型具有最大的潜力可以建立良好的体内清除能力的相关性。

9.3.2.2 肝细胞悬浮液

除了 CYP 和 UGT 活性外，很少能从简单的肝微粒体模型中获得其他代谢信息。作为另一种选择，分离的肝细胞保留了大量 DME 系统的功能，而不需要辅酶的添加。然而，与肝组织碎片相比，肝细胞具有独特的实践挑战，包括更大的杂交变异和高昂的费用。尽管如此，当体外的 CYP-和/或 UGT-介导的微粒体清除不能解释体内的高清除时，肝细胞就成为一种有吸引力的能替代微粒体的模型。如果处理得当，表 9.2 中列出的绝大多数酶将存在于内源性辅因子和副蛋白水平的原生环境中，当前主要清除途径未知时，这是一个明显的优势。即使明确了一个主要清除途径，仍然可以从整个肝细胞的研究中获得一些信息。例如，虽然从技术上讲，UGT 活性可以从微粒体中重新生成，但这是在某种设定条件下实现的，即要求通过穿孔剂进行膜渗透（Fisher et al.，2000；Lin and Wong，2002）。有人认为完整的肝细胞所提供的原生环境有助于更恰当地评估肝清除过程中的 UGTs 及其作用。

9.3.2.3 代谢清除率（母药消除途径）

无论是使用肝微粒体或肝细胞，药物发现中的公认做法是在孵育体系中通过监测母体药物的损失，而不是代谢产物的形成来确定药物代谢的速度。通过适当的实验设计，母药在培养基质中的半衰期（$t_{1/2}$）能反映药物代谢清除（CL_{int}）的固有速率。CL_{int}（通常表示为培养基清除的 μL/min/mg 微粒体蛋白）可容易的计算出一个物种的体内肝清除率（CL_h），（Obach，1999）。生物检测设计的一些考虑因素将有助于制定一个适用于多个物种（如人类、大鼠、小鼠、犬和/或猴）的健全的标准生物方案，并在必要时使其完全自动化。

1. 待试化合物浓度：为了最准确的估测 CL_{int} 值，待试化合物浓度低于其 K_m，以避免酶促过程的任何饱和反应以及一级消除效应。由于 NCEs 的表观代谢 K_m 通常是未知的，因此建议使用非常低的初始 NCE 浓度（约 1 μmol/L）。这是一个相当合理的起始浓度，即使是原型和特异性 CYP 探针底物，包括咪达唑仑、非洛地平、丁呋洛尔和双氯芬酸，在人肝微粒体（HLM）代谢中具有低微摩尔 K_m 值（约 1~5 pmol/L）。在主要药物代谢 CYP 亚型中很少有亚微摩尔的动力学的实例报道。一个低微摩尔起始浓度要求采用一种灵敏的检测方式，这种方式可以通过 LC-MS/MS 技术实现。

2. 时间：体外代谢清除率，无论是源自 LM 还是肝细胞悬液，都是由多个时间点收集的剩余母药浓度产生的，包括适当的辅因子的反应（例如，NADPH 和/或 UDPGA）。为了最准确和可重复性的评估化合物的中等偏短半衰期（$t_{1/2} < 30$ min），最好使用至少四个时间点，包括 $T = 0$，以 ~5 min 为最早的时间点（例如，0 min、5 min、15 min 和 30 min）。因此，对于自仪器而言，可以最快地测量最早的时间点以利于筛选高清除率的化合物。

3. 生物分析：由于代谢稳定性实验中常用的 NCE 浓度非常低(~ 1 μmol/L)，LC-MS/MS 目前是 HT 筛选的标准分析方法，可以对母药进行精准定量。该技术一直存在一个缺点，即必须在分析实际反应样品之前预先进行调谐每个单独的测试化合物。然而，引入网络接口软件（例如，Microsoft 的［Microsoft，Redmond，WA，USA］Access® 或 Oracle Corp. 的 ［Redwood Shores，CA，USA］Oracle® 数据库）。识别在联网仪器上生成的调谐文件中的冗余，并且调谐文件可以从一个共享的数据库导出而不是浪费时间去复制一个调谐分析方法。这些文件可能代表先前测试的化合物的新批次，这些化合物具有先前不同 ADME 研究分析中的 MS 读数。最近在高分辨率精确质谱检测使用飞行时间（例如，Exactive™，Thermo Scientific，San José，CA，USA），不同于三重四极杆，质谱分析最终可能完全解决预先调谐的需求（Chan，et al.，2009；Lu et al.，2010）。RapidFire MS 技术（RapidFire™，Biocius LifeSciences，Woburn，MA）是另一项不断进步的创新，它可能通过在质谱分析之前省去色谱分离的时间来解决这些类型的生物分析负担（Brown et al.，2010）。LDTD 离子源技术同样通过引入红外激光从不锈钢样品孔中热干燥的分析物来减少液相的投入时间（Wu et al.，2007）。RapidFire MS 和 LDTD 技术的成功具有巨大的潜力，可显著降低分析负担并改善和其他 ADME 分析测定的转换时间。

9.4 分布（"D"）对于校正 PK 数据至关重要

9.4.1 血液/血浆结合影响药物分布

蛋白质结合可以降低引发药理学或生物学活性的药物的有效浓度（"游离配体"）。如果药物与蛋白质高度结合（>99%），那么实际的抑制能力可能比"已知的"K_i 或 IC$_{50}$ 上升两个数量级。体外蛋白质结合是否与会反映体内的情况通常是不明确的。体内情况要复杂得多，药物在组织内和组织之间的分布有多种方式，都可以影响 ADME 的结果。在这方面，理解血液和个体器官组织之间的药物平衡可以有助于协调体外和体内研究之间的不一致性。

血液具有作为身体"公共交通"的区别，携带药物从进入点（注射或吸收部位）到器官和组织灌注的广泛点。一旦药物进入血液，它们通常迅速分布到整个身体的间质和细胞内。心输出量，局部血流量和个体组织容量，以及药物的物理化学性质可影响药物在血管外分布的速度和程度。除了可影响分布的脂质溶解性和电离特性外，蛋白质结合似乎是血液向组织分布的关键决定因素。据推测，药物的"未结合"部分（f_u）可以自由地与血管外液体平衡，并驱动靶点和靶点外的反应。当药物对血流中元素的结合亲和力相对于单个组织的大分子存在显著差异时，蛋白质结合对于分布和清除具有显著影响（Tillement et al.，1984；Paci-fici 和 Viani，1992；Schmidt et al.，2009）。然而，对于直接的，实验量化血管外的药品分布而言，蛋白结合则被证明是非常具有挑战性的。相比而言，血液是一种更简单的基质，可以分离成单独的组分而无须大量均质化或有创溶剂萃取。因此，血浆蛋白结合（PPB）是开始开发药物分布假设的最常见参考点。血浆本身是血液中的液体成分，是全血去除血细胞留下来的部分。由于全血的处理和提取以及全细胞提取物的生物分析可能很困难,因此,PK 从血浆中取样通常被认为是获取代表性的体内药物暴露数据和模拟药物清除(CL)和分布体积(V_d)等参数的最简单途径。所得到的血浆浓度将进一步作为构建早期 PK/PD 联系的起点。最常见的是,假设在任何给定时间点血浆中检测到的药物浓度等于全血中药物的浓度。单独使用血浆采样的一个主要问题是所得到的"暴露"性质仅仅证实了在研究的整个过程中,给定剂量的给定部分在血浆中是可测量的。它没有提供对药物血浆外分布的进一步分析。如上所述,在没有进一步测试的情况下,人们只能推测给药剂量的残留部分的分布和局部浓度。

然而,从血浆采样中获得的信息对于评估 NCEs 的体内 ADMET 是必不可少的。为了建立对从血浆中获得的信息的有效性,重要的是考虑血浆远不是仅仅用于收集药物的惰性载体。甚至在离体条件下,血浆呈现出组成型活性酶蛋白,大量血清蛋白,脂质和细胞废物(Skeaff et al.,2006)。因此,评估血浆本身能够发挥的作用就变得重要。此外,继血浆仅是全血的代表性部分的事实之后,有时候需要检查血浆和全血细胞之间的药物分布是否存在不对称性。本节讨论血液和血浆中药物动力学相关的几种方法。

9.4.2 血浆稳定性

血浆水解是药物开发的一个指标,具有重要意义。血浆稳定性差的药物通常具有高清除率,短半衰期和体内暴露不足,导致无法证明其有效性。另外,当血浆中的离体降解成为 PK 样品的生物分析的变量时,非常快速的血浆水解会影响药物可获得的 PK 曲线的质量。

尽管有一些方法可以利用血浆 DMEs 来促进药物发现过程。例如,克服溶解度和 GI 渗透性限制性暴露的前药策略已经利用了血浆酶的活性,使前药具有足够的溶解度或成为可渗透的前体分子,从而快速"释放"活性药物(Barthel et al.,2009)。该策略还可用于通过选择性靶向较慢的血浆水解途径(例如延长释放)来调节快速吸收的前药"活化"的速率(Song et al.,2002;Mishra et al.,2008)。

大多数血浆不稳定性是酶水解的结果,主要归因于血浆酯酶,但也可归因于其他循环酶,包括酰胺酶、脂肪酶、磷酸酶和肽酶(Parkinson,2001;Di et al.,2005;Kerns and Di,2008)。尽管酯类水解对化合物结构构成最大的风险,但其他化学键对血浆降解也很敏感,如酰胺、碳酸酯、氨基甲酸酯、内酰胺、内酯和磺酰胺(D'Souza and Topp,2004;Kerns 和 Di,2008)。

总体而言,体外血浆介导的药物水解速率非常稳定,对药物浓度(线性预期高达 ~20 μmol/L),药物溶剂(DMSO 耐受高达 2.5%v/v)和缓冲液稀释(高达 1:1 血浆)相对不敏感(Di et al.,2005)。虽然血浆具有非常高的催化能力并且难以饱和,但是测试化合物浓度约为 1 μmol/L 是体外检测的最好起点。该浓度代表生理学相关的体内血浆浓度,并且足够低以避免潜在的溶解问题,但又高到足以强有力地支撑"母药损失"途径的生物分析。通常,体外血浆稳定性用于检测药物非常快速的分解,以试图诊断体内暴露不足的情况。在这种情况下,与微粒体清除率(<1 min、5 min、10 min、20 min)相当的时间点应产生准确的水解半衰期($t_{1/2}$),以支持药物批次或物种差异的比较。体外测定设计相对简单。即使在37℃持续孵育,血浆酶活性仍可保持稳定近24 h。大多数血浆酶,包括酯酶,不需要额外的辅助因子进行活化,因此只需将药物加入血浆样品即可开始水解反应。通常可以用过量(2至3倍)的有机溶剂终止水解,并在生物分析之前,采用离心分离去除沉淀的蛋白质。主要瓶颈类似于微粒体代谢稳定性评估,生物分析优化和通量分析。

9.4.3 PPB

正如前面提到的,药物与血浆蛋白结合程度对体内 PK 和药效动力学(PD)有重要影响(Schmidt et al.,2009)。临床相关药物相互作用对体内 PPB 几乎没有直接的影响(Sellers,1979;Rolan,1994)。极少数情况下,临床相关的药物相互作用甚至可能直接导致体内血浆蛋白结合置换(Sellers,1979;Rolan,1994)。然而,体内蛋白结合置换导致药物相互作用,似乎需要一些"完美风暴"的场景,因为易受影响的药物一般具有低的治疗指数、清除率和 V_d(Rolan,1994)。尽管如此,药物发现过程中大家依然对蛋白结合表现极大的兴趣。

很多小分子药物表现出一些蛋白结合位点,根据质量作用定律,游离药物、未结合药物和结合药物会达到一种平衡。在人的血浆中,人血清白蛋白(HSA)和 α-酸糖蛋白(AAG)为循环药物提供主要的非特异性可逆位点(Israili 和 Dayton,2001;Bertucci and Domenici,2002),尽管还存在其他蛋白,如球蛋白和脂蛋白。广泛的认识是酸性药物由于其静电作用和疏水作用易和 HSA 结合,碱性药物易与 AAG 结合(Tillement et al.,1984)。由于 AAG 的含量远远低于血清白蛋白,其血浆结合机制对体外结合线性和饱和度有一定的启示作用。

最近几年,快速平衡透析装置(RED)的应用提高蛋白结合能力的检测(Pacifici and Viani,1992;Waters et al.,2008)。该装置采用隔室模式,将给药的血浆(已加入独特的透析细胞)浸没到空白透析缓冲液,例如磷酸盐缓冲液。

孵育过程中,游离化合物通过透析膜重新分散到缓冲液中,从血浆侧和缓冲液侧分别取出等量的溶液,加入含内标的有机溶剂。通过这种方法,血浆中未结合的化合物(f_{up})等于缓冲液中测到的化合物浓度(反映游离化合物浓度,C_{free},血浆室)除以血浆中测到的化合物浓度($C_{total} = C_{free} + C_{bound}$):

$$f_{up} = \frac{[\text{Drug}]_{buffer}}{[\text{Drug}]_{plssma}} = \frac{C_{free}}{C_{total}} \tag{9.3}$$

药物的回收率即缓冲液和血浆的药物和除以初始加入血浆中药物浓度(孵育初始样品),可以评判药物血浆稳定性。

这种 RED 装置和自动化装置高度匹配,最近通过改进设备包括引入 96 孔板使得板子效能最大化。为了进一步增加通量,一种方法是共孵育待测化合物,但需要保证药物浓度和蛋白结合位点避免达到饱和(Wan and Rehngren,2006)。

超滤法和超速离心法也是药物发现阶段可选择的研究手段。超滤法可以截取高-MW（例如 10 kDa）从而在离心力作用下分离出游离型和结合型药物，这种方法和 HT 装置是匹配的。然而，大家比较关心的是非特异性药物结合（结合到过滤膜或多孔板聚合物）和离心"边缘效应"（Zhang and Musson，2006）。另一方面，超速离心法可以避免非特异性结合，但需要大量的血浆并且通量效能也低于其他方法。

9.4.4 全血/血浆分布

单独通过血浆样品不能充分体现体内药物暴露量和清除率，药物可能隐藏在全血中，全血/血浆分布实验可以解释血浆数据、非线性药物分布数据，至少部分是由于不同组织包括红细胞（RBCs）中药物结合和药物摄取（van den Bongard et al.，2003）。

动物血液中血浆占~45%，剩余部分几乎都是 RBCs（Wilkinson，2001）。白细胞、血小板、粒细胞和淋巴细胞极少发生非特异性药物分布和药物摄取。一些药物根据理化性质趋于 RBC 分配（Fagerholm，2007），如脂溶性，电离度，分子大小，形成氢键的能力。脂溶性高，未解离药物利于 RBC 摄取，大分子，易于形成氢键不利于 RBC 分配，会通过被动渗透方式。

全血/血浆分布评价理论上是非常简单的。通过离心可以分离血浆和给药化合物全血的细胞成分，虽然对不同生物模型中药物浓度的分析测定都是很有经验的，但是仍然存在两个挑战。第一个是在不同的模型中潜在的多样性以及生物分析中各种基质效应；第二个是处理 RBC 的挑战，RBC 是黏性的且不好吸取，即使成功吸取，也需要时间反复冻融使其裂解，分析之前清洗裂解物。这种传统方法的唯一独特好处是体内给药实验可以进行体外全血分布分析。然而，这是在药物研究阶段的一个劳动密集型投资。目前已有一种成熟的处理全血和 RBC 成分的方法（Yu et al.，2005）。通过检测血浆中药物的消除而不是 RBC 中药物的生成，这种方法的前提是药物在血浆和血液中不存在稳定性问题。

类似于传统方法，新鲜肝素化（乙二胺四乙酸［EDTA］-处理的）的一定量全血中加入化合物，同样体积的血浆中加入相同量的化合物，该血浆为同样的全血分离得到，这样可以保证血浆和全血中化合物浓度是一样的。总血液浓度（C_{total}）既可以参考样品，参考血浆样品会更方便。化合物和全血一起孵育达到平衡之后，离心分离血浆和 RBC，通过血浆中药物浓度（C_{PL}）推测红细胞中药物浓度（C_{RBC}）。药物在红细胞的分布系数（K）等于每个组分的药物浓度比值：

$$K_{RBC/PL} = \frac{C_{RBC}}{C_{PL}} = \frac{C_{total} - C_{PL}}{C_{PL}} \tag{9.4}$$

当 $K_{RBC/PL} \sim 1$，显示化合物在血细胞和血浆中分布相同，再次证明血浆是一个具有代表性的基质研究手段。当 $K_{RBC/PL} \gg 1$，显示化合物大部分被红细胞结合或摄取（Sun et al.，1987；Yu et al.，2005）。

不常见的是，当 $K_{RBC/PL} < 0.5$，可能表明测试药物表现出高血浆保留部分，分配到 RBCs

（Yu et al., 2005）。血浆分布的差异提示化合物可能有很强的 PPB 或很低的细胞渗透性。一般而言，血浆保留的分配不会明显影响 PK 曲线的解释。由于血浆占血液总体积的一半以上，虽然存在偏差，血浆浓度反映总血液浓度差异在两倍之内。尽管如此，这一结果可能会影响药物在血浆外重新分布或药物清除的能力，可能需要进一步研究以观察对 PK/PD 的影响。

总体而言，低强度的血浆-等离子体方法为评估血液-血浆药物分配的传统 RBC 采样提供一种替代方案。该方法能满足药物发展的需要，并和直接 RBC 采样结果相匹配（Yu et al., 2005）。通过优化，这种方法可实现自动化。虽然体外方法得益于简单直接的基质样品，评估血液-血浆分布可能得益于将来在分馏、提取技术的创新，这些技术将会获得干净直接的基质分析。

9.5 代谢（"E"）药物的排泄不能被忽略

几乎三分之一的药物清除可归因于肾和胆汁排泄和酯酶介导的水解，这种事实可以解释肝脏代谢模型很多代谢差异。此外，CYPs 和其他肝脏 DMEs，包括 UGTs，已被证明在肝外器官（包括肺，脑，肠和肾）的药物代谢中发挥重要作用。由于肝脏 CYP 酶是大家普遍认同的代谢酶，所以其他代谢机制在药物发现阶段没有得到重视。

实际上，代谢不一定是消除药物的必要途径，对于快代谢药物，快速肝摄取和肝胆排泄减少了其暴露量。肝胆再循环是一种非典型的时间-暴露量曲线，产生多个暴露峰值和峰谷，对半衰期和清除率的预测及给药间隔都是一种挑战。肝胆排泄中药物转运体的清除机制对具有 DDI 效应和种属差异的药物较敏感。根据肝胆排泄的程度，可以预测一个或几个可能转运体，这样可以优化药物清除，深入了解种属差异，为人体剂量预测和药物相互作用提供依据。因此，用来评价药物清除的 ADME 实验应该结合各种技术，能够探索不依赖 CYP 酶代谢的假设。

目前最全面的体外模型是来源于在胶凝-胶原蛋白三明治夹心肝细胞（SCH）构型中培养原代人或大鼠肝细胞（Dunn et al., 1989；LeCluyse et al., 1994；Liu et al., 1999a, b, c）。这种培养模型可以模拟肝脏多个关键功能特点，如建立正常细胞极性（顶端和基底膜），建立广泛的管状网络，以及多功能转运体蛋白的表达，包括 OATP、钠离子-牛磺胆酸共转运体（NTCP）和 MRP2、MDR1（Pgp），以及胆盐输出泵（BSEP）。

SCH 模型中天然转运体的极化表达是研究肝胆转运体的理想模型，经过 3~4 天培养，显微镜下可观察到这些肝细胞形成整合的单层，且具有区室化的胆囊。胆囊（模拟胆小管）通过肝细胞之间紧密连接，这些紧密连接和维持依赖于钙离子，当孵育体系中缺少钙离子时胆囊就会破坏（Liu et al., 1999b）。

SCH 胆汁排泄模型利用胆囊的敏感性，其形成依赖钙离子存在下的紧密连接。当药物加入三明治夹心培养物（补充钙离子的）中，药物首先被肝细胞吸收。对于低渗透药物，限速步骤是被肝窦状隙膜摄取(Treiber et al.，2004)。如果胆汁排泄参与肝脏消除,渗透到肝窦状隙膜药物进一步被小管膜外排,小管膜被隔离在胆囊中。

　　胆汁清除的体外模型由于其高成本和相对低的筛选能力(商业使用的 24 孔板),限制了在早期药物发现阶段的应用。尽管如此,也不能阻止 SCH 模型成为药物研究的有力工具,尤其是体外代谢数据(微粒体和肝细胞清除率实验)显著低估体内清除率数据如 NCEs 和化学支架。

9.6　代谢-转运体相关的安全问题

　　临床较常见的问题是两个或多个药物联合使用有效的中断一个挑战性的治疗目标(如肿瘤和传染病)或特殊疾病(心血管和糖尿病)相关的各种症状。患者最常见的问题是联合使用的药物会不断地竞争摄取、分布和消除等生物过程。例如,一个在小肠吸收过程中被外排的药物会比单独给药是呈现较低的吸收特征。然而,竞争小肠外排的药物的联合使用会增加其中一种或两种药物的吸收,导致比通常看到的较高的暴露量。潜在的 DDIs 效应类似的延伸到药物清除途径的竞争,如代谢酶和胆汁转运体,对系统暴露量都有很大的影响。偶尔,基因转录也有 DDIs 效应,并且这些相互作用通常表现为共同给药另一种药物后,药物暴露量减少而非增加。这些意外的暴露量变化,不管增加还是降低,都产生共同的结果,因为他们都对药物的治疗窗提出了挑战。增加药物暴露的 DDIs 效应可能会超出药物的安全范围,从而在患者体内引起"脱靶"毒性。虽然减少药物暴露量的 DDIs 效应不像增加药物暴露量那么严重,但也会破坏药物功效,导致临床研究失败或者更糟糕的是急救患者挽救生命的失败,甚至增加毒性代谢物的风险。

　　评估潜在的药物相互作用的体外模型在先导化合物筛选和正在进行的药物研究上赋予关键优势。在一些疾病领域,如肿瘤学,生物靶标的新疗法继续展示药物疗效的最优吸收。推动新药批准的临床要求是改善药物的安全性和耐受性,安全责任还需要大量的时间投资和整个开发过程中临床 DDI 实验的高成本要求,这些投资理论上可以避免。如果不能完全避免,早期的 DDI 至少可以帮助指导风险评估的发展规划。下面四节将探讨关于可逆和时间依赖性 CYP 抑制,CYP 诱导,和活性代谢物的安全问题。

9.7　可逆性 CYP 抑制

　　CYP 异构体在药物代谢中有着重要作用,且这些酶对代谢底物的广泛性意味着他们经常成为潜在 DDIs 的焦点。通常,由于一种药物直接抑制另一种药物的代谢,相对于个体给药,一种或两种药物会经历血浆暴露量的增加,将会引起临床相关的不良反应(Patsalos and Perucca,2003;Obach et al.，2006)。制药公司的常用策略是在药物发现早期评估药物相互作用,最大限度地减少后期损耗、潜在市场限制和严重临床并发症(Obach et al. , 2006)。

9.7.1 体外 CYP 抑制

许多发现药物被审查时发现他们有可能存在 CYP 介导的药物相互作用,这是通过评估 NCE 对一种或多种"CYP 敏感"的探针底物清除的影响来实现的。用于体内 DDI 研究的 CYP 敏感底物特征是显著的,单一的 CYP 介导的清除途径,它可以被人体中选择性的 CYP 抑制剂有效抑制。体外 CYP 抑制剂对 CYP 敏感底物的清除(K_i 或 IC$_{50}$)与 NCE 临床相关 DDI 的可能性之间的强相关性是令人信服的。对于任何达到体内暴露量的药物,他们等于或超过 CYP 抑制剂的体外 K_i,通过同一个酶消除的药物共用可以增加其暴露量,这种条件是成熟的。

9.7.2 人肝微粒体(HLM)+通过 LC-MS 定量的原型探针底物

被认可的 CYP 抑制实验的"金标准"方法是利用人肝微粒体和作为独特的 CYP 亚型的选择性探针原型药物底物(Bjornsson et al. , 2003)。表 9.3 总结一些探针异构体可能的反应类型。实验设计中加入潜在的抑制剂,以使所选探针底物对特定代谢物的代谢的剂量依赖性降低。人肝微粒体因发生多种代谢途径受到高度重视,这些途径符合体内代谢的特征,并且使用亲和的体内探针底物。因此,这种方法是 FDA 批准的用于评估新药的方法。

表 9.3 已验证过亚型-选择性 CYP 探针反应

异构体	底 物	反 应 探 针
CYP3A4/5	咪达唑仑	1-羟基化
	非洛地平	脱氢
	睾酮	6β 羟基化
	右美沙芬	N-去甲基化
CYP2D6	丁呋洛尔	1-羟基化
	右美沙芬	O-去甲基化
CYP2C9	双氯芬酸	4-羟基化
	甲苯磺丁脲	羟基化
CYP1A2	非那西汀	O-脱乙基
	咖啡因	N3-去甲基化
CYP2C19	S-美芬妥英	4-羟基化
CYP2C8	阿莫地喹	N-脱乙基
	紫杉醇	6α-羟基化

1. 探针底物选择:药物代谢中最常用的 CYP 亚型有 6 个(CYP1A2、2C8、2C9、2C19、2D6 和 3A4)。其中 CYP3A4、2D6 和 2C9 与绝大多数临床相关 DDIs 有关,通常在早期 DDI 分析中优先进行。这三种主要的 CYP 酶在合适的蛋白浓度(<0.2 mg/mL)和较短的孵育时

间（<15 min）下趋于产生稳定的分析物信号。体外实验中使用人肝微粒体和选择性 CYP 酶底物结合的方法预测的 IC_{50} 可以合理预测抑制剂的抑制能力（K_i），体外抑制数据可以预测体内 DDIs 已被证实（Tucker et al. ，2001；Bjornsson et al. ，2003；Obach et al. ，2006）。

历史上依赖 LC-MS/MS 监测反应进程是耗时耗力的。生物分析技术的最新创新有助于缓解这一瓶颈，以适应早期药物发现的 HT 需求。作为 MS 读数的替代方案，工业上已经将荧光 CYP 底物和 rCYP 联合使用，以获得快速的 HT CYP 抑制评估。然而，大多数荧光底物不是选择性的 CYP 底物，因此对基于 LC 测定的 IC_{50} 是不利的。

2. 液体处理：ADME 一直存在的挑战之一是处理溶解度差的 NCEs，依赖于剂量反应的 ADME 实验需要相对高的测试化合物浓度（>10 μmol/L）才能获得预期的效果。Novartis 要求所有到达 HT ADME 分析的测试化合物是 10 mmol/L DMSO 储备液。对于 CYP 抑制实验，采用标准化的机器稀释程序来生成样品稀释液并用于 IC_{50} 测试。由于机器移液的限制性，孵育体系中 DMSO 的终浓度可能高达 0.5%（v/v），考虑到不同 CYPs 对溶剂表现不同的敏感性，这可能是有问题的（Chauret et al. ，1998；Busby et al. ，1999）。虽然这有一定的 CYP 抑制作用，CYP 抑制实验中可以耐受 DMSO（高达 0.5%v/v），要想 IC_{50} 影响最小，前提是规定在整个稀释过程中包括测试化合物及不含测试化合物（100%活性）的孵育体系中溶剂浓度保持最低。巧合的是，这种少量 DMSO 共溶剂的存在有助于 NCEs 在反应介质的溶解。

即使自动化，连续稀释的过程仍然很麻烦，占据整个实验步骤的数小时。由 Labcyte 公司的 Echo550（Labcyte Inc. ，Sunnyvale，CA）执行的声学分药，是一个相对新的技术，它可以准确地提供亚微升体积的 DMSO 溶液，可以将 2.5 nL 直接加入到 96 孔、384 孔或 1536 孔的板子中，无须之前的稀释步骤。这项技术可以操作黏度大和蒸气压范围的溶液。内部评估显示，使用声学分药技术和传统稀释方法制备的样品板，对商品化的化合物测试 IC_{50} 是一致的（$R^2=0.8$）。这说明声学液体分配技术是合理的，可以节省 ADMET 工作流程的时间。

3. 自动化实验：通过标准方案测试 NCEs 对主要 CYP 亚型（3A4、2D6 和 2C9）抑制能力，包括 7 个浓度点，最高到 50 μmol/L 和一个阴性对照（0 μmol/L），其 IC_{50} 反应 NCEs 抑制酶活导致探针底物的主要代谢产物信号的降低。该方案适用于任何选择性探针反应，仅使用 NCE 单个稀释液即可产生稳定的信号和可重复性结果，所有液体处理，温度控制和反应时间都是自动化的。Novartis 使用 Tecan Freedom EVO200 自动化平台（Durham，NC）成功实现整个运行的自动化，该平台具有 96 孔多通道臂（MCA），热控平台振动器，集成的 Liconic STX-44 振动孵育箱（Woburn，MA），冷冻离心机（Tuttlingen，Germany），Liconic LPX220 存储转盘，Velocity11 PlateLoc 封板机（Menlo Park，CA）。该自动化配置设计可以执行孵育方案的每个步骤，包括测试化合物的稀释，准备 HLM 工作液，离心终止板，用于分析的样品板的封板。成功的自动化装置，保证 CYP 抑制实验生物分析负担低，减少人为干预，最大限度地减少错误。

4. 生物分析：最近几年，随着 LC-MS/MS 的进步，包括 RapidFire 技术的使用，可以提高分析通量,扩大高质量 HT 方法的使用,用于药物评估的早期阶段(Kim et al., 2005;Brown et al., 2010)。最近推出的 RapidFire MS 方法节约 90%时间,几乎消除这些分析的瓶颈。单分析物的 RapidFire 分析时间从 2 min/针减少到<10 s/针,且不会影响数据质量(Brown et al., 2010)。CYP DDI 生物分析应用的成功部分归功于用作 MS 内标的重标记分析物和每个测定中监测的有限数量的分析物(例如 1-羟基化咪达唑仑,4-羟基化双氯芬酸或 1-羟基化丁呋洛尔)。

为了在不影响生物学的条件下保留生物分析资源,孵育后分析物合并可以降低分析负担,且证明是成功的。与孵育过程中探针底物合并相比,孵育后分析物可以避免合并底物带来的潜在的生物化学反应。孵育后分析物合并和 RapidFire 生物分析(针对 CYPs 2D6 和 2C9)联合应用可以进一步优化资源管理(Brown et al., 2010)。与传统的 LC-MS/MS 和激光高速热解离电力源(LDTD)-MS 相比,和他们具有良好的相关性,并且这种方法是可以减轻生物分析负担,是分析的另一种选择(Wu et al., 2007)。

9.7.3 实施战略

在生物资源严格限制的研究中,可以用优化的 HLM+LC-MS 方法建立药物发现中 DDI 风险评估。最初,高抑制率意味着大多数 NCEs 具有高 DDI 风险,然而 HLM+LC-MS 方法得到的 IC_{50} 可以更清晰的解决通过过滤器的化合物的风险,这种策略在药物早期发现研究中是合理的。因为>85%的 Novartis NCEs 的 IC_{50}>1 μmol/L,所以大部分 NCEs 需要后续继续关注,因此,单一浓度预筛选不是一种有效的策略。单一浓度预筛选会筛掉有效抑制剂,项目团队就会把高质量化合物优先排序成"假阳性化合物",从这个角度看,也会存在一些不确定的"阳性化合物"。这种情况下,对可能有潜力的 15%的 NCEs,利用"%抑制率"筛选和 IC_{50} 应该是更有效的筛选。

如上所述,CYP 抑制的主要挑战之一是 NCEs 的溶解度差,由于大部分 CYP 抑制发生在中-高微摩尔的 IC_{50},随着孵育剂量的增加会使化合物在孵育体系中具有相对高的 K_i 和较低溶解度,最终导致"假阴性"判断。通过动力学溶解度实验筛掉难溶性化合物,如在 Caco-2 细胞渗透性实验之前进行(参见第 9.2.1.2 节),可以有效地避免"假阴性",也可以防止很多有效的抑制剂被表征。也许更适合的策略是引用动力学溶解度实验帮助标记潜在的假阴性化合物。

9.8 基于机制(时间依赖)的 CYP 抑制

简而言之,依赖 CYP 代谢的抑制反应被广泛地分为可逆性抑制(如 9.7 中所讨论)和不可逆性抑制(化学抑制),真正的不可逆抑制最常发生在化合物代谢需要经过活性中间体或活性代谢物过程中,它们以共价修饰结合到酶活性位点导致酶失活(Silverman, 1988;Kent et al., 2001)。这种失活是时间依赖的,延长抑制剂和酶孵育时间(需要辅酶因子)产生更强的失活。类似的不可逆抑制失活也是活性位点修饰,但不是共价结合,相反,它与代谢抑制复合物具有较低的解离速率,称为"基本上不可逆,"然而,这种机制也是辅酶因子介导的时间依赖。事实上,在评估 DDI 风险时,不可逆和类似的不可逆之间没有临床区别。然而,不可逆和类似的不可逆共同现象(也被称为"时间依赖抑制",或 TDI)确实是一种在功能上不同于简单的可逆抑制的安全责任(Hollenberg,2002)。

与可逆抑制相比,TDI 的影响可能在临床上更具挑战性。一旦酶不可逆的失活,酶活性的恢复是其限速步骤,需要从头合成蛋白质(Lim et al.,2005)。因此,这种类型的 CYP 抑制对药物开发构成严重的安全威胁,包括由于吸烟影响撤市的药物,如钙通道阻断剂米贝地尔(Mibefradil)。Mibefradil 于 1997 年用于临床实践,仅在一年后因 CYP3A 的强效不可逆失活而被撤市,它引起 CYP3A 的其他底物的严重 DDI 效应(Backman et al.,1999;Zhou,2008)。

最终和活性位点结合可能涉及反应中间体或产物被"捕获"而与催化血红素稳定配位,或可能涉及血红素氮或释放的反应产物的活性位点残基的加入(Fontana et al.,2005)。通常,建立失活机制所涉及的资源强度是不合理的。在药物发现过程中,重点是对 TDI 潜能进行表征,以便早期发现。以下部分描述了用于识别和表征该风险的体外方法。

9.8.1 CYP3A TDI 的特征

作为最丰富的 CYP 亚型 CYP3A,在肝脏中起主导作用,比其他 CYP 亚型参与较多的药物代谢反应和临床相关 TDI(Zhou et al.,2005;Johnson,2008)。通过实验发现时间依赖性 CYP3A 抑制频率和可逆的 CYP3A 抑制相当,因此药物发现中研究 CYP3A 时间依赖失活机制是相当重要的。

由于催化转化引起的不可逆和类似的不可逆失活,所有 TDI 都有相似的特征。因此,可以利用 CYP TDI 三个关键标志作为筛选和/或表征药物可能是时间依赖性 CYP 抑制剂,首先,失活和时间依赖相关联,特征在于速率常数(k_{inact});其次,存在浓度依赖性,失活的表观速率 k_{obs}(或固定的时间间隔内的抑制率)随着抑制剂浓度的增加而增加。由于 CYP 亚型需要 NADPH 启动催化,因此 NADPH 依赖是其第三标准。所以体外实验如缺少 NADPH 不能引起催化失活。

9.8.2 CYP3A TDI 体外筛选实验

现在至少有两种可能的方法筛选 CYP TDI(Grimm et al.,2009)。两种筛选方法都依赖于 NADPH 和抑制剂及底物共同预孵育(允许失活发生)以评估剩余 CYP 酶活性。一种方法是使用一种或两种抑制剂浓度评估 NADPH 依赖的活性丧失的速率(将其称为"灭活速率 $[k_{obs}]$"方法);另一种是在单个失活间隔后抑制剂对 NADPH 和浓度的依赖性(通常被称为"IC_{50}-shift"方法)。

9.8.3 失活速率(k_{obs})

通过一种或两种浓度的测试化合物评估 CYP 失活速率可作为 TDI 非常有效和快速的预筛选方法。在该方法中,人肝微粒体、测试化合物和 NADPH 首先混合,在特定的时间点(如 0 min、10 min、20 min、30 min)取出样品,然后和高浓度的 CYP 标记底物(如 CYP3A 的咪达唑仑)孵育 2~3 min 以接近 V_{max} 的速率推动 CYP 转化(图 9.4)。在这些标记底物条件下,底物转化成产物(如 1-羟基化咪达唑仑)的量与预孵育之后人肝微粒体剩余的 CYP 亚型酶活成正比。预孵育时间和剩余 CYP 酶活的对数线性的斜率即$-k_{obs}$。理论上讲任何测得的 k_{obs} 都代表 TDI 的潜能。然而 k_{obs} 的阈值应该是相同孵育条件下 CYP 失活的底物非依赖背景速率置信范围定义(Grimm et al., 2009)。

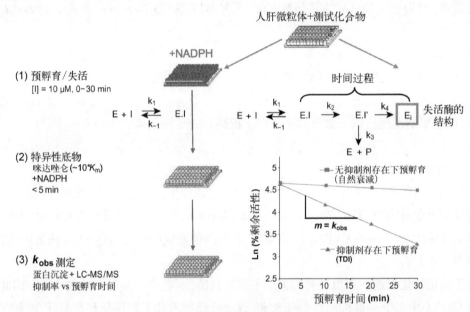

图9.4 筛选 TDI 实验的 k_{obs} 图析,[I]代表测试化合物浓度(潜在的 CYP 抑制剂),E 代表 CYP 酶,E-I 和 E-I* 代表反应介质,E_i 代表失活的 CYP 酶,P 代表反应产物。

这种筛选方法的优点之一是 k_{obs} 和 TDI 失活常数 k_{inact} 和 K_i 之间关系:

$$k_{obs} = \frac{k_{inact} + [I]}{K_i + [I]} \tag{9.5}$$

k_{obs} 代表每分钟失活速率,[I]代表抑制剂孵育浓度($\mu mol/L$)。可以直接根据实验的灵敏度选择测试化合物浓度。当$[I] >> K_i$,$k_{inact} > k_{obs}$ 任何化合物表现 TDI 效应。然而,随着 K_i 增加,k_{inact} 也必须增加,以便于通过失活速率超过预测的 k_{obs} 阈值来确认是 TDI 阳性化合物。最佳的方案是用多个浓度的测试化合物(如 10 $\mu mol/L$、50 $\mu mol/L$)解决这个模型的浓度敏感性。

9.8.4 IC₅₀ 变换

作为 k_{obs} 方法的替代方案,人肝微粒体,测试化合物和 NADPH 的预温育后,测试化合物的抑制潜力(IC_{50})的"变换"程度可以表示 TDI。在该方法中,在初始孵育期(例如,30 min)之后,从 HLM 的初始混合物,测试化合物(在多个浓度下)和移除 NADPH(或 TDI 阴性对照的缓冲液)的样品,进一步在标准条件下用带标记的 CYP 底物来测量可逆的 CYP 抑制(参见第 2.5.1 节)。图 9.5 概述了 IC_{50} 变换原理。k_{inact},K_i 和 fold-IC_{50}-shift 之间的联系不像 k_{obs} 读数那么直观。然而,多浓度下的测试以及长时间的预孵育期(例如,30 min)有可能在测定 TDI 时具有更高的灵敏度。

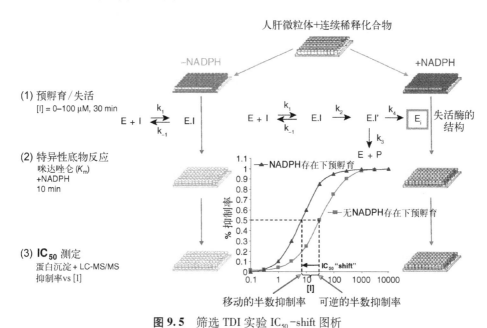

图 9.5 筛选 TDI 实验 IC_{50}-shift 图析

9.8.5 实施策略

这里所说的 TDI 筛选是相比完全测定 k_{inact} 和 K_i 的简单办法,可以用于补充在药物发现的过程中进行早期的安全责任评估。但是,任何测定 TDI 的方法都应该仔细的验证其性能,结果的解读都应符合相同的规则。根据 FDA 目前的指南,临床 DDI 项目用于任何体外实验中显示出时间依赖性的 CYP 失活动力学的候选药进行研究,而不管其抑制效果如何。快速 TDI 筛选在药物发现早期过程中的作用是可以作为一种有效的机制去检测化合物的化学支架和化学结构。这种方法旨在避免费力和经验不足的工作。值得注意的是,这里把 IC_{50} 变换或者 k_{obs} 同化合物失活药物动力学参数(k_{inact} 和 K_i)直接结合起来已经取得了很大成功。由于 CYP3A 时间依赖的失活倾向于同 $k_{inact} \sim 0.01-0.05/min$ 聚集,且 K_i 在中低微摩尔范围,因此大部分 TDI 阳性的化合物 IC_{50} 变换在 $2 \sim 5$ 倍之间,其 k_{obs} 率积聚范围是 $0.01 \sim 0.05/min$。在这些范围内,不建议使用 IC_{50} 变换或者 k_{obs} 去排列一系列 TDI 阳性的化合物。

然而,许多强力的抑制剂具有很低的 K_i 和/或很高的 k_{inact},确实呈现出更显著的倍数变化和更高的 k_{obs}。最后,临床 TDI 体外体内预测和风险评估依赖于很多体内因素(包括酶再生的速率,体内游离抑制剂的浓度,供试药物通过特定 CYP 亚型清除受害药物的比例)与 CYP 失活的动力学的关系(k_{inact} 和 K_i)(Venkatakrishnan and Obach,2007)。

9.9 CYP 诱导

如前所示,DDIs 也存在一些系统性的不足。与源自抑制代谢清除的药物相互作用(例如可逆和时间依赖性 CYP 抑制)相反,沉淀药物暴露减少的相互作用可归因于 CYP 蛋白表达的修饰。除了增加药物清除外,这些变化通常使 CYP 蛋白表达量上调,可以得出其他有害的结果,如具有活性或者毒性的代谢产物增加。当一种药物能有效地激活蛋白表达相关的转录通路时,蛋白水平的变化通常会发生。CYP 蛋白家族精密的进化,主要是为了应对异生素带来的生物挑战。在一些主要的防御器官(如肠、肝)中,不仅仅是异生素代谢的形式来减少同异种生物的接触,许多同 CYP 蛋白底物化学结构相似的物质也可以启动 CYP 转录上调。

人类药物代谢中几个主要的 CYP 亚型(以及一些其他的 DMEs 和药物转运体家族),主要受三个核受体家族调控:PXR,本构雄烷受体(CAR),芳基碳氢化合物受体(AhR)(Fuhr,2000;Jones et al.,2000;Le Cluyse,2001;Moore et al.,2002;Willson 和 Kliewer,2002;Luo et al.,2004;Okey et al.,2005;Martinez-Jimenez et al.,2007)。在功能上,被初级核受体识别的药物诱导核受体与结合配体的二聚化,启动复合物向细胞核的移动。易位复合物结合并激活基因组响应元件,进而诱导基因转录,最后诱导蛋白质合成。

传统上,在 CYP 诱导研究中通常情况是,在诱导后一段时间内单独检测所有的 CYP 亚型(或者甚至包括 DMEs 家族)的表达水平。然而通过更清晰的了解如何通过 PXR,CAR 和 AhR 同时调节 DMEs(Olinga et al.,2008),一种更为人所接受的方法优化出来,通过单独准确的检测每个在核受体调节下的通路作为分析结果。从这些结果中,可以推断出其他类似的被调控的酶和/或转运体可能的变化情况。表 9.4 总结由这三种主要核受体中的每一种调节的 DMES 和药物转运体。

表 9.4 主要 CYP 核激素受体和相关诱导的药物代谢酶

主要核激素受体	相关的诱导药物代谢酶或药物转运体
PXR(NR1/2)孕烷 X 受体	CYP3A, CYP2B, CYP2Cs, OATP2, UGT1A, MRP2, MDR1, GST-A2, BSEP, SULT2A
CAR(NR1/3)雄烷受体	CYP2B, CYP2Cs, CYP3A, CYP1A2, UGT1A, MRP2, OATP2
AhR 芳烃受体	CYP1A1/2, CYP1B1, GST, UGT, ALDH, NQO1

为了评估药物诱导 CYP 表达的潜力,体外方法的"金标准"是将新鲜分离的肝细胞与药

物诱导剂一起孵育长达 3 天,然后测量酶活性的增加(用标记底物反应蛋白表达)(例如,蛋白免疫印迹),或 mRNA 表达(例如,聚合酶链式反应[PCR],Northern 印迹,microarrays)(Hewitt et al.,2007;Lake et al.,2009)。然而,这种方法是费力且耗时的,需要几天才能达到最大效果。由于药物与三种主要核受体(PXR、CAR、AhR)之一的结合通常是触发 CYP 诱导的关键起始事件,因此引入了利用受体结合的关键其起始事件的替代技术来评估 CYP 激活潜力,快速、间接地得到结果。

使用用于评估药物受体结合亲和力的竞争性受体结合技术,容易探索 CYP 诱导物参与包括受体识别和结合的初始步骤的可能性。一种时间分辨荧光共振能量转移(TR-FRET)方法已经发展为灵敏间接筛选出 PXR 和 CAR 竞争性受体结合(Shukla et al.,2009)。该技术依赖于荧光发射的变化以反映两个单独且不同的荧光团的接近度。当两个合适的荧光团足够接近(例如,受体-配体结合)时,第一荧光团(供体)的激发能量被转移到第二荧光团(受体),其产生显性荧光受体发射(捐助者的贡献最小)。当两个供体分开时,它们的相对荧光强度的比例发生变化。通过用相容的荧光团标记核受体分子和已知的受体配体,可以测量任何竞争者诱导的配体置换作为 FRET 信号的变化。这种方法在多孔形式中易于处理并且可以自动化 HT。原则上,该方法与放射性配体结合(RLB)置换相当,但是避免了对后孵育样品影响和使用放射性的危险。

虽然这种简单,竞争性的结合-置换类型的测定可以定量捕获受体-配体亲和力(例如,IC_{50}),但该设计的主要限制是没有定性读数来描述受体-配体相互作用配体的功能意义。与 PXR、CAR 或 AhR 核受体结合可导致除激活或非特异性结合之外的其他功能结果。在配体结合之后,核受体经历构象变化,导致一系列事件,包括阻遏蛋白的解离,共转运蛋白的结合,以及用于激活靶基因的转录因子的组装。已经有研究者发现几种共激活因子被这些受体募集,并且已经报道了激动剂拮抗剂和反向激动剂配体相互作用(Lempiäinen et al.,2005)。上述 FRET 技术可以进一步适应于伪功能结果测定。在将荧光标签从受体配体重新配置为共激活肽时,可以监测共激活肽向受体的募集以响应配体结合(拮抗剂),破坏核受体与荧光素标记的共激活肽的任何组成型缔合(反向激动剂)或增强受体和共激活肽(激动剂)之间的相互作用。可以用 PXR 或 CAR 进行共调节肽测定活性代谢物。

9.10　活性代谢物

虽然大多数药物在清除前经历生物转化或代谢,但它们各自的代谢物可能完全不同。例如,它们中的大多数在排出时是稳定的,但是一些被认为是"活性"或"反应性"毒性物种。这些在非目标药理学中构成威胁,引发一系列严重的药物反应,包括基于机理的 CYP 抑制(参见第 9.8 节),肝毒性,遗传毒性,致癌性和免疫介导的毒性,导致大量药物戒断(Antoine et al.,2008)。因此,一般需要评估 NCEs 在其药物发现中的代谢物介导的毒性方面的潜在风险,以便找到毒性概率最小的可能性,达到 FDA 的标准。

9.10.1 体外定性分析

由于目前没有有效的探针来预测人体中代谢物介导的毒性(Uetrecht, 2003; Caldwell and Yan, 2000; Kumar et al., 2008),目前评估此类风险的策略大多是评估形成的活性代谢物。基于这样一种信念,即预防与蛋白质结合的活性中间体的形成将降低特异性药物反应(IDRs)的潜在风险(Guengerich, 2005b; Baillie, 2008; Kumar et al., 2008)。谷胱甘肽(GSH)捕获试验通过 GSH 捕获活性中间体,GSH 是活性代谢物的主要清除剂(Caldwell and Yan, 2006; Baillie, 2008)。虽然快速和 HT 筛查适合药物发现,然而,GSH 捕获试验通常难以定量评估许多 NCES 的定性信息(Kumar et al., 2008)。此外,并非所有代谢物都很容易被GSH 捕获,因为代谢物的性质明显不同,如"硬"代谢物与"软"代谢物(Yan et al., 2007)或GSH 结合物的次优稳定性或与活性代谢物结合(Uetrecht, 2003)。这可以通过转换为改良的捕获剂(Yan et al., 2007)或使用额外的捕获剂而不是 GSH 来补偿,例如巯基乙醇(巯基亲核试剂),氰化物离子(亚胺离子的有效捕获剂)(Gorrod and Aislaitner, 1994)和甲氧基胺(活性羰基物质的捕获剂)捕获所有活性代谢物(Kumar et al., 2008)。

9.10.1.1 体外半定量分析

活性代谢物的半定量分析,是改进灵敏度的替代方法。使用荧光捕集器(dansyl-GSH)(Gan et al., 2005)或放射性标记的捕获剂如 ^{3}H-GSH, ^{35}S-GSH, ^{35}S-巯基乙醇,和 ^{14}C-氰化物(Mulder and Le, 1988; Meneses-Lorente et al., 2006; Masubuchi et al., 2007)。利用已报道的具有代谢物介导的肝毒性的 10 种商业药物,Masubuchi 等(2007)用 ^{35}S-GSH 形成缀合物。使用放射性标记的 NCES 进行共价结合研究,得到了极好的相关性(大鼠和人类 LM 均为 $R^2 = 0.93$)。

9.10.2 定量分析

共价结合测定,被称为体外测定评估活性代谢物的"金标准"(Kumar et al., 2008),在后期发现或早期发展中被广泛接受。使用放射性标记的 NCEs 定量监测活性代谢物在体外(或在需要时对肝细胞)和体内(大鼠肝脏和血浆)中共价结合大鼠和人肝微粒体蛋白的程度和速率(Hop et al., 2006; Kumar et al., 2008)。

应该注意的是,捕获和共价结合测定仅用于预测候选药物经历代谢活化,不一定预测毒性(Baillie, 2008; Obach et al., 2008)。例如,如果使用的体外系统不含有在体内形成主要活性代谢物的所有酶,则这些方法可以给出假阴性。此外,一些反应性代谢物(例如,自由基)可导致 IDRs 而没有任何显著的共价结合。相反,它们经常导致假阳性,因为许多通过捕获剂有效清除的活性代谢物可能不一定在体内引起毒性(Uetrecht, 2003; Baillie, 2008)。结果,到目前为止已经报道了混合的发现。Gan 等(2009)证实了当将活性代谢物的体外硫醇捕获应用于 50 种市售药物(10 药物诱导毒性(DIT)阳性和 40 DIT 阴性)时,巯基加合物形成程度与 DIT 的可能性之间的一般趋势。相比之下,Obach 等(2008)揭示,考虑到日剂量的变化,经历生物活化的代谢部分以及清除活性代谢物的竞争性代谢途径,使用共价结合方法预测代谢物毒性可能不是那么简单。最近的其他研究也表明,共价结合量可能不足以区分阳性和阴性化合物对人体特异性药物诱导的肝损伤风险(Usui et al.,2000)。相反,共同考虑共价结合量和每日剂量可以帮助估测人体特异性药物诱导的肝损伤的风险。同时,一项研究报告称,大多数"有问题"的药物,包括"撤回"和"警告"药物,其体外人肝微粒体共价结合率高于"安全"药物(Takakusa et al.,2008)。有趣的是,通过大鼠体内共价结合研究鉴定了体外 HLM 共价结合试验遗漏的有问题的药物,证实了共价结合和组织分布在代谢相关毒性风险评估中的协同作用(Takakusa et al.,2008)。

9.11 结论及展望

毫无疑问,ADMET 支持技术虽然已经出现,但在过去十年中已经大幅提升,这极大地提高了我们评估发现候选药物的能力并改变了我们的药物评估方式。事实上,根据监管指导和战略,许多基于层次的方法已经实现了不同的 ADMET 领域。应该注意的是,体外 ADMET工具的有效性和最终影响在很大程度上依赖于它们对金标准和 PK/PD 模型的质量和预测性。虽然在自动化小型化和生物分析方面仍有进一步改进创新技术的空间,但必须通过利用已发现不同化学空间 NCEs 的现有大量 ADMET 数据建立计算机芯片-体外-体内相关性来提高我们的预测能力。此外,通过监测多维 ADMET 数据的相互作用,可以在综合利用ADMET 数据进行风险评估方面做出更大的贡献,并通过监测多维 ADMET 数据的相互作用来促进我们对许多 PK/PD 图像的理解,(Wang and Collis,2011)。最终,上述所有开发创新的 ADMET 技术都需要在新药候选药物的发现和开发中提高质量(例如,更安全),生产力(例如,更多新药用于未满足的医疗需求)和效率(减少损耗率和开发时间)。

致谢

感谢 Linhong Yang 和 Dr. Guoyu Pan 和 Dr. Liping Zhou 提供的检测方案和愉快的讨论。

(刘海娟译;王翔凌审校)

参考文献

10

药物研发中的渗透性及转运体模型

PRAVEEN V. BALIMANE, YONG-HAE HAN, AND SAEHO CHONG

10.1 引言

在制药公司中成功的药物研发之路漫长而曲折,充满了不确定性和风险,需要大量的资源和成本。近期的一份报告指出,将一个药物分子从实验室推向市场的最终花费在十亿美元以上,而其研发周期则长达数年[1]。近几年,尽管在资金和资源方面投入充足,每年获批的药物数量也仅仅持平甚至略有减少。遗憾的是,从最初的临床试验到最终获批的成功率一直很低,只有不到10%进入 I 期临床试验的药物最终可用于病患[2]。为提高药物研发的成功率,工业界广泛采用平行基质的方法,同时筛选其药理(如药物作用强度和药效)及吸收、分布、代谢、排泄和毒性(ADMET)性质,以期最大限度地选出最有可能上市的候选药物。目前可行的高准确度、低成本和高通量(HTS)的技术可快速提供关于候选药物可开发性特征的可靠数据,这是新策略成功的关键。筛选开发中化合物的生物药学性质(如溶解度、肠道渗透性、细胞色素 P450(CYP)的抑制、代谢稳定性,及新进涉及的药物转运体相关的药物-药物相互作用(DDI))已成为决定一家公司成败的关键步骤。定义易于成药的吸收、分布、代谢、排泄(ADME)的范围时,快速、可靠地测定候选药物的渗透性/吸收性质及药物-转运体相互作用的潜能就迅速成为筛选及优化先导化合物阶段的关键表征研究。

目前,有多种实验模型可用于评估候选药物的肠道渗透性及其与转运体相互作用的潜能[3,4]。最常用于评估渗透/吸收的模型包括体外模型(人工脂质膜,如平行人工膜渗透性实验(PAMPA);细胞系统,如 Caco-2 细胞,马丁达比犬肾细胞(MDCK)等;基于组织的尤斯灌流室)、原位模型(单向肠灌流)及体内模型(整体动物的吸收研究)。研究转运体相互作用潜能(也称为转运体表型鉴定)的模型包括体外模型(如肝细胞、瞬时或稳定转染的细胞系等完整细胞、含昆虫载体(sf9)的囊泡、爪蟾卵母细胞)、离体模型(器官切片和灌流)及体内模型(如转基因敲除动物模型等)。

10.2 渗透性模型

尽管在过去的几十年里药物的给药方式有巨大的创新,口服给药仍然是大多数新化学实体(NCEs)的首选给药方式。与其他给药方式相比,口服给药因其方便、便宜、患者依从性高,受到人们的青睐。然而,用于口服的化合物必须具有良好的水溶性和肠道渗透性,以到达治疗浓度。随着基因组学和组合化学领域的爆发式增长,及近几年的技术创新,合成大量的潜在候选药物已不再是药物发现过程的瓶颈。相反,同时筛选化合物的生物活性及生物药学性质(如溶解性、渗透性/吸收、稳定性)已成为主要的挑战。这为制药行业推行高通量、低成本、能高度预测体内渗透性和吸收的合适筛选模型提供了巨大的动力。一般地,我们采用多种模型协同地评估肠道渗透性。通常采用阶层式的设计实验,即将高通量(但预测性较差)的模型用于初次筛选,之后将低通量(但预测性更好)的模型用于二次筛选或机理研究。PAMPA 和基于细胞培养的模型在预测性和通量上提供了适当的平衡,因此目前在制药行业被广泛采用。

10.2.1 PAMPA

PAMPA 模型始于 1998 年[5],之后发表了大量关于 PAMPA 的报告,这表明 PAMPA 作为一种高通量的渗透性筛选工具已经得到了广泛的应用。该模型由一种疏水性过滤膜材料组成,该材料表面包被了溶于十二烷等惰性有机溶剂的卵磷脂/磷脂混合物,从而制作出一种模拟小肠上皮的人工脂膜屏障。化合物穿过膜屏障的渗透率被证明与其在人体的吸收程度密切相关。采用分光光度仪快速测量 96 孔微量滴定板中的样品,使 PAMPA 成为筛选化合物及化合物库的一种非常有吸引力的模型。PAMPA 实验中的劳动力消耗远低于细胞培养的方法,但两者的预测性相似。该模型的主要局限性之一是低估了通过转运体主动转运的化合物的吸收。尽管有这一局限,由于其通量高,PAMPA 在早期药物发现过程中可作为渗透性筛选的首选珍贵模型。最近,为了使其在药物发现阶段有更广泛的应用,对 PAMPA 模型进行了重大的改进(可长期使用的稳定的 PAMPA 板、更广的 pH 适应性、用于评估针对不同靶器官(如脑、肝等)渗透性的特殊板等)[6]。

10.2.2 细胞模型(Caco-2 细胞)

多种用于模拟人体肠道上皮细胞的单层细胞模型已经被开发出来,并得到广泛的应用。与肠道细胞不同,人的肿瘤细胞是永生的,可迅速生长形成汇聚的单层细胞并自发分化,使其成为转运研究的理想系统。最常用的细胞模型包括 Caco-2、MDCK、LLC-PK1 和 HT-29。

制药行业和学术界广泛采用 Caco-2 细胞模型测定药物的渗透性。Caco-2 细胞是一种人结肠癌细胞,在培养过程中,Caco-2 细胞间会形成紧密连接并分化成极性细胞,类似于人的肠上皮。经验证,药物穿过 Caco-2 细胞的渗透性与其在人体的口服吸收程度有非常好的相关性。在过去的 10~15 年间,作为一种体外工具,Caco-2 细胞已被广泛用于评估化合物的渗透性和开展深入的机理研究[3,7](图 10.1)。

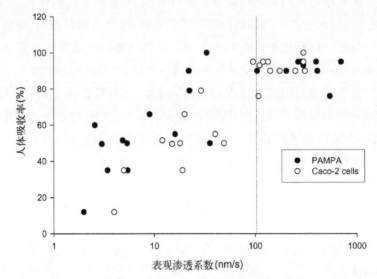

图 10.1 ~25 个市售化合物渗透性和人体吸收(%)的相关性。

10.2.3　P-糖蛋白(Pgp)模型

不仅口服吸收需要足够的渗透性,将药物充分地分配到药理学靶器官(如肿瘤、肝脏)也需要足够的渗透性。除脂质双分子层的简单被动扩散外,许多转运体似乎也在药物选择性地蓄积和分布在靶器官中发挥着关键的作用。P-糖蛋白(Pgp)是研究最广泛的转运体之一,有研究表明它会影响药物分子的 ADMET 特性。

Pgp 是一种普遍存在的转运体,存在于肠细胞的顶端表面、肝细胞的胆小管膜,以及肾、胎盘和脑膜的内皮细胞顶端表面。Pgp 被认为是人体处置各种药物的主要决定因素。与红霉素或酮康唑 (一种已知 Pgp 抑制剂) 在人体联合使用,非索非那定的口服生物利用度显著增加,表明吸收部位的 Pgp 是渗透的屏障。同样,血脑屏障的 Pgp 能限制药物进入大脑。含有维拉帕米(一种已知 Pgp 底物/抑制剂)时,长春新碱的胆道清除显著降低。因此,早期测试候选药物与 Pgp 相互作用的潜能(作为底物或者抑制剂)就变得必要和关键。目前,有多种评估 Pgp 相互作用的体内、外模型[8]。体外模型如:ATP 酶活性测定[9]、罗丹明-123 摄取实验[10]、钙黄绿素 AM(calcein AM)摄取实验[11]、基于细胞的双向转运实验。放射性配体与体内模型如转基因动物(基因敲除小鼠)相结合[12]也常用于 Pgp 转运评估。药物发现实验室最常用于鉴定 Pgp 底物的方法是基于细胞的双向渗透性实验[3,8],该细胞模型功效好、通量高(图 10.2)。

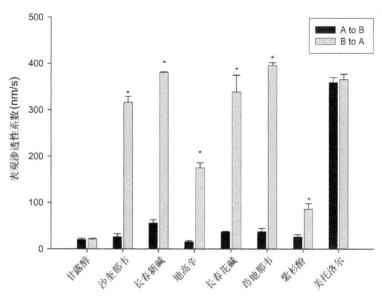

图 10.2 经典 P-糖蛋白底物在 Caco-2 细胞中的双向外排率（B-A/A-B）
（甘露醇和美托洛尔作为阴性对照物） ＊＝显著性差异。

10.3 转运体模型

近年来人们认识到,除 CYP 酶外(CYP 酶控制化合物的代谢进而影响其分布),表达于几个主要吸收和清除器官(如肝脏、肾脏、肠道、脑等)的转运体在药物的分布中也起主导作用。广义地,转运蛋白分为 ATP-结合盒式转运蛋白家族(ATP-binding cassette(ABC),参与外排转运)和溶质载体转运蛋白家族(the solute carrier(SLC),参与摄取转运)。战略性表达于关键器官的进、出口位置的转运体在临床上具有极其重要的作用,且通常具有广泛的底物特异性。每个转运体家族的代表性成员如下：ABC 家族有 Pgp、乳腺癌耐药蛋白(BCRP)和多药耐药蛋白 2(MRP2)；SLC 家族有有机阴离子转运多肽(OATPs)、有机阳离子转运体(OCT)和有机阴离子转运体(OAT)[13]。转运体可能会影响药物的 ADME 性质,因此,转运体的研究越来越重要。通过药物在靶器官的蓄积,转运体可能会极大地影响药物的安全性和毒性,在临床上产生 DDIs 作用[14]。转运体也助于解释由基因多态性引起的临床变异[15]。此外,越来越大的市场及法规的压力也促使制药公司在药物性质测试阶段尽早地把转运体相互作用模型整合进来[16]。大多数公司在药物发现阶段就开始采用协同转运体相互作用的筛选策略,并一直持续到药物开发阶段后期,用以预测相互作用、设计临床项目、为药物使用说明书提供指导及帮助管理临床中的相互作用。转运体相互作用研究的体内外模型非常多,许多综述文章均对其进行了广泛的讨论[17-19]。表 10.1 列出了药物发现和开发过程中研究转运体相互作用最常用的方法。

表 10.1 关键靶器官的主要转运体

	摄取/SLC 类	外排/ABC 类
肝脏	OATP1B1/1B3/2B1，OCT1，OAT2	MRP2，Pgp，BCRP，BSEP
肾脏	OAT1/3，OCT2/3，OCTN1/2，MATE1/2，PEPT1/2	MRP2/4，Pgp
肠道	OATPs，PEPT1	MRP1/2/3，Pgp，BCRP
脑	OAT3，OCT2，OATP1A2	Pgp，MRPs，BCRP

10.3.1　完整的细胞

利用新鲜肝细胞模拟人和临床前物种的肝脏转运过程正迅速被认为是一种可靠的一线评估方法[20]。新鲜肝细胞具备所有的肝转运体和Ⅰ、Ⅱ相代谢酶，因此，肝细胞系统为评估转运体及酶介导的肝清除提供了合适的模型[21]。通常，摄取实验采用悬浮肝细胞，在铺有油层的离心管中，通过离心将肝细胞从孵育培养基中分离。或者采用贴壁的肝细胞，以半高通量的方式（24 或者 96 孔板）开展。有时也会使用培养几天后的原代肝细胞，然而这样的细胞存在一些内在的科学局限性，如在培养的过程中，摄取转运体（例如 OATPs）的功能及Ⅰ、Ⅱ相代谢酶的活性降低。近年来，冰冻肝细胞在药物发现研究中越来越受到欢迎。多个实验室的结果表明，在大鼠、狗、食蟹猴和人的冰冻肝细胞中，转运体和 CYP 酶的活性都可以被保留下来[21]。由于冰冻肝细胞易于获得、来源一致等显著优势，将来其应用可能会增多。

10.3.2　转染的细胞

野生型细胞系，如 Caco-2、MDCK 和 LLC-PK1，被广泛应用于转运体转运机理的研究，但它们也存在一个主要缺陷，即大量表达了其他几种转运体（Papt1、Pgp、BCRP、MRPs 等），这使其很难用于评估单一转运体[18]。为了克服这一缺陷，研究者们开发了转染细胞系。基因工程改造过的细胞过度表达研究人员感兴趣的单一转运体，这样可增强该转运体在特定研究中的作用。分子水平的过程包括将转运体 cDNA 整合到原始的野生型细胞中以增强单个转运体蛋白的表达。一旦 DNA 稳定地转染到细胞系中，该细胞系便可在之后的传代中保持该转运体的活性。稳定转染最广泛采用的细胞系包括 COS-7、CHO、HEK-293 和 MDCK 细胞，因为这些细胞系内源性转运体蛋白的表达量低。研究者们已成功构建了多种表达摄取或外排转运体的稳定转染细胞系，且文献对它们的功能表征也十分详尽。尽管构建稳定转染细胞系是一个耗时耗力的过程，但与其他转运体模型相比（图 10.3），稳定转染细胞系在成本、数据变化、分析可行性等方面优势明显。因此，稳定转染细胞在转运体表型鉴定方面非常有吸引力。

10.3.3　爪蟾卵母细胞

将转运体 cRNA 注入南非爪蟾（Xenopus laevis）细胞的细胞质中，药物转运体就可以在

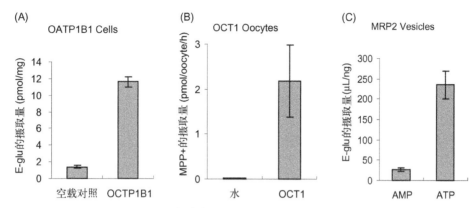

图 10.3 （A）雌二醇-17β-D-葡萄糖醛酸(E-glu, 1 μmol/L)在稳定转染了 OATP1B1 的 HEK-293 细胞或阴性对照 HEK-293 细胞中的摄取量对比。（B）1-甲基-4-苯基吡啶(MPP+, 1 μmol/L)在注射了 OCT1 cRNA 或者水的爪蟾卵母细胞中的摄取量对比（C）含 5 mmol/L AMP 或 ATP 时,雌二醇-17β-D-葡萄糖醛酸(E-glu, 1 μmol/L)在表达 MRP 的膜囊泡中的摄取量对比。

未成熟的卵细胞(卵母细胞)中瞬时表达[22]。这样,单一转运体在卵母细胞质膜上过表达,使之成为转运体研究的合适模型。为评估卵母细胞中转运体介导的摄取情况,以注水的卵母细胞作为参照,比较注水和注射转运体 cRNA 的卵母细胞的摄取量。市面上有多种源于不同供应商表达于爪蟾卵母细胞的主要摄取转运体(OATPs、OATs、OCTs 等)模型。然而,开展这类研究时应极其小心,因为卵母细胞非常脆弱,可能会导致比其他模型更高的变异性。

10.3.4 膜囊泡

　　几十年来,从各种完整的组织中制备的膜囊泡一直被用于评估肝脏、肾脏和肠道等主要组织的转运体机制[23]。细胞膜的血液侧(肝窦、肾及肠道的基底侧)和肠腔侧(肝-胆小管、肠道和肾-刷缘)可通过与金属离子(如钙离子)经多次离心和/或沉淀分离制备。从完整组织制备的膜囊泡中表达多种转运体,因此观察到的转运现象可能要归因于不同转运体的综合作用。因此,采用过表达单一转运体的细胞系制备的膜囊泡可以为我们理解转运机制提供明确的信息。各种细胞,如 Sf9、HEK-293、MDCK 和 LLC-PK1 细胞常常被用作宿主细胞,转染单一 ABC 转运体(MRPs、P-糖蛋白、BCRP、BSEP 等)后,用于制备膜囊泡,开展机理研究[18]。膜囊泡不含代谢酶,因此,当研究对象为代谢不稳定化合物时,该模型比其他模型(如细胞模型或体内模型)具有更大的优势。

　　近年来,膜囊泡的实验方法有了很大的改进,可借助 96 孔板和微孔收集装置以提高实验通量[18]。然而,对于某些化合物,特别是亲脂性化合物,其与过滤膜的非特异性结合通常是这一技术的难题(表 10.2)。

表 10.2 常用转运体模型比较

	细胞系	膜囊泡	爪蟾卵母细胞
可获得性	有限	商业化	商业化
成本	便宜	昂贵	昂贵
标记化合物的要求	优先选择	需要	优先选择
通量	低	高	低
非特异性结合	可忽略	严重	可忽略
数据质量	高	中等	低

10.3.5 转基因动物模型

虽然目前已开发出多种体外转运体检测工具,但采用这些检测方法的预测往往缺乏体内-体外相关性。转基因动物模型是基因工程改造的动物,经过靶基因突变(基因敲除),其某一选定的转运体蛋白完全缺失。在野生型动物(表达所有转运体)和基因敲除动物(某一目标转运体已被敲除)中开展的平行研究提供了一种很有吸引力的体内模式来研究转运体的作用。目前已建立了多种转运体敲除的小鼠模型,这些模型的实用性已在 Mdr1a、Mdr1b、Mdr1a/1b、Mrp1、Mrp2、Mrp4、Bcrp、Bsep 等转运体研究中得以证明[24-26]。SLC 转运体(如:Oct1、Oct2、Oct3、Octn2、Oat1、Oat3、Pept1、Pept2 等)敲除的小鼠也已构建成功,且已对其功能进行了表征[24,27,28]。

10.4 整合式渗透性-转运体筛选策略

药物研发是一个既耗资源又耗时的过程。在药物发现周期的不同阶段,研发人员通过几种体外及体内模型获取化合物的性质,从而选择有成药性的化合物。为了使药物研发过程高效并最终为公司带来经济回报,早期的筛选模型需高通量、低成本,以测试数以千计的化合物;在偏后期阶段,筛选模型需更偏机理研究、更具预测性,以测试几个先导化合物。从发现阶段到开发阶段,再到最终推向市场,选择合适化合物的过程取决于在"对的时间"采用"对的模型"来了解一个化合物的收益/负债比,并决定下一步如何开展。

化合物选择的"理想策略"应综合使用高通量体外模型(但预测性较低)和低通量的体内模型(但预测性更高),这样才能在先导化合物的选择和优化过程中,高效地评价大量候选化合物的肠道渗透性及转运体特征。PAMPA 和 Caco-2 细胞是评估肠道渗透性最常用的体外模型。这些模型因高通量、成本效益及对人体吸收潜力的足够预测而得到推广普及(表10.2)。然而,与这些模型相关的一些注意事项,如对转运体介导和通过细胞旁路吸收的化合物预测性差;若化合物与细胞/实验装置非特异性结合,则会导致回收率差;与实验因素相关的可变性等,这些因素需要仔细考量以期充分发挥这些模型的潜能。Pgp 是研究最深入、最具药理相关性的转运体。对 Pgp 相互作用的研究是表征化合物另一个层面的性质,目的是确保 Pgp 转运体介导的 DDIs 不会引发临床问题。ATP 酶、抑制实验及细胞模型的双向实验等都是 Pgp 研究的基础。研究者通常根据其他功能领域所提供的关键信息来调研与其他转运体的相互作用,这些功能领域包括化学、生物学、临床前药代动力学(DMPK)等。若肝脏是药效或者毒性靶器官,或化合物(或其代谢产物)通过胆汁排泄清除,则需要开展 OATPs 和外排转运体的研究。若肾脏是靶器官或药物主要通过尿排泄清除,则需要开展 OATs 和 OCTs 的研究。若靶器官是中枢神经系统或肿瘤部位,则需要开展外排转运体的研究。为研究非线性 PK 及开展有趣的临床前 PK 观察,肠道的摄取和外排转运体都需要进行研究。

一个典型的转运体相互作用研究涉及采用本章前面讨论的一个或多个模型来鉴定参与待测化合物分布的特定药物转运体。转运体相互作用研究的目的是为待测化合物与特定转运体相互作用提供明确的证据,以便在临床水平预测这种相互作用。转运体表型研究通常在临床前阶段进行,其结果常常被纳入设计合适的临床研究来确定人体内相互作用的程度。这些特定的临床 DDI 研究在设计有效的策略来管理临床试验中转运体介导的 DDIs 过程中起着重要的作用,进而可提高获批药物的安全性(图 10.4)。

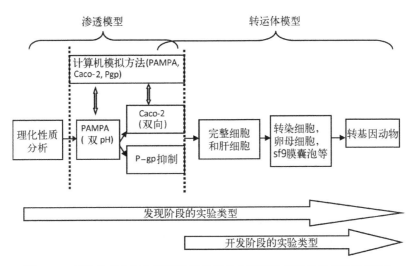

图 10.4 药物发现和开发不同阶段渗透性和转运体实验的典型筛选范例。

(陈松译;熊涛审校)

参考文献

11

药物发现过程中血脑屏障(BBB)通透性的评估方法

Li Di and Edward H. Kerns

11.1 引言

血脑屏障(Blood-brain Barrier, BBB)是环绕在大脑微血管周围的生物膜,对维持脑内平衡发挥着重要作用,而脑内平衡对所有物种来说都至关重要。血脑屏障由紧密连接的内皮细胞构成。大脑内有大量的毛细血管,总长约400英里。血脑屏障细胞膜的顶端表达具有很强外排活性的P-糖蛋白(P-glycoprotein, Pgp)。Pgp在阻止毒性化合物进入大脑的过程中起着重要作用。血脑屏障具有细胞间连接紧密、细胞旁路转运缺乏及Pgp外排转运等特点,使药物分子难以进入大脑,并与中枢神经系统(CNS)的靶点相互作用。据报道,在药物发现阶段,仅有2%的化合物能通过血脑屏障,成为潜在的中枢神经系统治疗药物[1]。因此,血脑屏障是中枢神经系统治疗的主要挑战之一,往往导致临床成功率较低[2]。

除血脑屏障,还有与大脑相连的血脑脊液屏障(BCSFB),位于一个单独的小室中。由于脑组织细胞间液(ISF)流向脑脊液(CSF)的速度非常快,使得药物分子通过位于血脑脊液屏障的脑脊液进入大脑非常困难。血脑脊液屏障的表面积也比血脑屏障小5 000倍。综上所述,血脑屏障是靶向治疗中枢神经系疾病药物最重要的传递路径和屏障[3,4]。

大脑的主要渗透机制如图11.1所示[5,6]。大多数药物通过跨细胞膜被动扩散穿过脂质膜进入大脑。由于血脑屏障中内皮细胞连接紧密,化合物较少通过细胞旁路转运。若化合物是摄取转运体(如LAT1、PEPT1)的底物,其进入大脑的速率比单纯被动扩散要快得多。外排转运体,如Pgp,可阻止药物分子入脑,并通过外排机制降低其在大脑中的浓度。血浆蛋白结合和脑组织结合会影响药物进入大脑后的分布。肝脏和大脑的代谢也会影响药物在脑内的暴露量。

脑的多种机制和生物过程使得开发一种简单的方法来处理复杂的系统变得具有挑战性。评估脑通透性的方法有多种。目前制药行业和学术界在描述脑通透性方面有两个概念,即速率和程度[5,7-9]。速率用大脑渗透的初始斜率来表征,这对于需要快速起效的药物(如麻醉剂)非常重要。程度检测的是大脑处于稳态时的药物量,这对于在长期用药期间需要持续产生药效的适应证是至关重要的。速率与程度不同,但它们也有与化合物分子性质

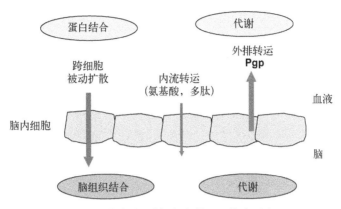

图 11.1 脑渗透机制(由文献 5,6 修改而来)。

相关的共同特征,如亲脂性、氢键和极性表面积(PSA)[5]。最终发挥药理活性的是作用部位的游离药物,用其浓度来评估。

目前已经开发了许多用于评估血脑屏障通透性的方法,且这些方法都被很好地记录下来[12-15]。有研究表明,预测中枢神经系统药物作用最相关的三个变量是速率、程度及脑组织结合率[10]。本章主要介绍在药物发现阶段评估血脑屏障通透性的常用方法。

11.2 评估血脑屏障通透性的常用方法

目前已有很多用于评估和预测候选药物脑通透性的方法[12-15](表 11.1)。由于小分子化合物脑通透性机制的多样性[6],这些方法旨在解决血脑屏障渗透的具体方面,如血脑屏障的通透性、药物的血脑分布、脑内游离药物的浓度、转运体对血脑屏障的影响等。对于特定的药物发现项目,应该采用哪种血脑屏障通透性评估方法取决于项目团队试图解决的具体问题。实际上,没有一种方法适合所有血脑屏障的研究。与项目最相关的特别机制对应的研究方法都是特殊的。这里我们讨论了应用于药物发现阶段的常用方法,以解决项目团队关于血脑屏障渗透的具体问题。

表 11.1 药物发现阶段常用的血脑屏障研究方法

关 注 点	方 法
脑内游离药物浓度	脑 PK 及脑组织结合 脑脊髓液药物浓度
血脑屏障通透性	原位脑灌流 PAMPA-BBB LogD
Pgp 外排转运作用	MDR1-MDCK Caco2

11.3 脑内游离药物浓度的测定方法

若一个项目需通过体外活性数据预测一个化合物在体内是否有效,那么确定脑内游离药物的浓度就非常重要[5,9,16]。生物相(这里指脑)中游离药物浓度的测定对预测体内药效、建立药代动力学(PK)和药效动力学(PD)的关系、选择剂量及给药频率都至关重要[10]。脑内药物的总浓度通常与体内活性无关[11,16],且与脑中脂质和蛋白质非特异结合的药物分子不能与治疗靶点相互作用发挥药效。

检测脑内游离药物浓度的金标准方法是体内微透析法[17-20]。但是,这种方法通量低、人力消耗大、成本高,而且对脂溶性化合物化合物的检测有难度,因为脂溶性化合物会非特异性结合到透析探针膜或装置上,导致回收率低和产生不可靠的数据。因此,在早期药物发现阶段,体内微透析并没有普遍应用于测定脑内游离药物浓度,而需要采用一种通量高、周期短的方法来支持大量化合物和项目的筛选工作。体内微透析更常用于药物发现和开发阶段的后期,对少量的化合物进行深度研究。微透析法也被广泛地应用于测定神经递质,如多巴胺,谷氨酸及 γ-氨基丁酸(GABA)[21]。

脑内游离药物浓度是一个复杂的变量,受到体内吸收、代谢和分布等不同过程的影响。因此,游离药物浓度的优化涉及多个参数。对于口服药物,其策略是优化溶解度和渗透性,改善药物的吸收和代谢稳定性,进而达到改善血药浓度的目的。在药物发现阶段,通过结构修饰优化游离药物浓度是不必要的,应该避免[11]。

11.3.1 体内脑 PK 与体外脑匀浆结合的联合研究

体内脑 PK 实验通常是用于确定候选药物在脑内的总暴露量(含结合部分与游离部分)。脑 PK 研究通常是通过选择合适种属的动物(通常是大鼠或小鼠),通过合适的给药方式(如:静脉注射,腹腔注射或口服),以一定剂量给药[12]。给药后,在不同的时间点采血液及脑组织样品。最后将化合物从血浆和脑组织匀浆中提取出来,通过液相色谱-质谱(LC-MS)进行分析。利用统计软件可以得到化合物在血浆和脑组织中的药时曲线下面积(AUC)和最大血药浓度(C_{max}),及化合物在脑组织和血浆中暴露量的比值(B/P)等 PK 参数。脑 PK 研究中得到的暴露量(如 C_{max})是总药物浓度。脑中游离药物的浓度可通过以下公式计算:

$$C_{max,\,u} = C_{max} \times f_{u,\,brain}$$

在药物发现阶段,常采用体外脑匀浆平衡透析法测定脑内游离药物分数($f_{u,\,brain}$)[22-27]。通常将给药后的脑组织匀浆和缓冲液分别加入透析膜两侧的给药孔和接收孔,进行透析。达到平衡后(通常是 5 小时),采用有机溶剂把化合物从基质中提取出来,采用 LC-MS 进行分析。游离药物分数等于接收孔药物浓度除以给药孔药物浓度,再用稀释因子加以校正。由脑组织匀浆测定的游离药物分数与体内数据有很好的相关性[25]。这种快速、高通量、低成本的体外方法与脑 PK 研究相结合即可得到脑游离药物浓度。研究表明，种属间的脑组织结合差异不大[9]；因此，在早期药物发现阶段，我们可以通过一个种属的游离药物分数来评估其游离药物浓度。采用组织切片进行脑组织结合的研究也已经被报道，且已开发出高通量的方法[28-30]。研究表明，采用脑组织切片数据预测体内游离药物浓度比使用脑匀浆数据略微更可靠[30]，因为在匀浆过程中细胞内物质会暴露出来，这可能会影响药物结合研究。利用脑组织切片进行药物结合研究的方法是相当复杂且费人力[29]。因此，在药物发现阶段，采用脑匀浆进行脑组织结合的研究是测定游离药物分数的最常用、最经济有效的方法。混合给药方式则更进一步地提高了其通量[27]。

口服药物在脑内游离药物的浓度与脑组织结合无关[7,11,31]，所以，优化游离药物分数没有意义[11]。

11.3.2 脑脊液(CSF)药物浓度替代脑内游离药物浓度的应用

脑脊液(CSF)药物浓度常常用来替代体内脑中游离药物浓度[32-34]。结果显示，采用脑脊液药物浓度可以很好地预测脑组织中游离药物浓度，且比利用血浆游离药物浓度的预测性更好[24,35]。基于脑脊液信息，人和大鼠具有相似的排序，因此，大鼠的脑脊液药物浓度可作为药物发现的一种有效工具。大鼠 CSF 数据与人体 CSF 数据间的差异可能是由于人体的数据是在病理状态下得出所致[10,34]。

脑脊液中蛋白含量极低，与体内微透析相比，在药物发现过程中更容易取样。在小脑延髓池或腰椎鞘内间隙中插入导管，取连续采集脑脊液样本，然后采用 LC-MS 方法检测样品中药物的浓度。对大动物来说，同一插管动物可以重复开展实验，以减小动物的个体差异。目前，脑脊液药物浓度是关于人脑组织药物暴露量唯一的信息来源。脑脊液和脑组织的药物浓度-时间曲线(药时曲线)可能不同，因此取样时间点是非常重要。混合给药可用于提高通量[34]。当化合物的膜渗透性良好时，可用脑脊液药物浓度替代细胞间液的药物浓度，因为药物能很快在脑脊液和细胞间液中达到平衡。然而，在某些情况下，脑脊液药物浓度可能会高估或低估脑内游离药物的浓度。脑脊液往往低估具有非常高脑通透性化合物的游离浓度，高估具有非常低脑通透性化合物的细胞间液浓度[10,34]。对于外排转运体的底物，如 Pgp 的底物，其在脑脊液中的浓度往往会高于脑内游离浓度。这是因为 Pgp 可以将化合物从血脑屏障的脑组织侧泵到血液侧，而将化合物从血脑脊液屏障的血液侧泵到脑脊液(图 11.2)。因此，Pgp 的底物会在脑脊液中蓄积，从而高估脑内游离药物浓度。另一方面，对于摄取转运体的底物，其脑内游离浓度会高于脑脊液中的浓度。尽管脑生理上非常复杂，当化合物不是转运体的底物时，其脑脊液浓度可用于预测脑内游离药物浓度。

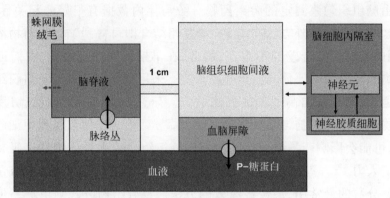

图 11.2　Pgp 在血脑屏障和血脑脊液屏障中的外排转运方向。[3,4,12]

11.4　血脑屏障渗透性的研究方法

若想了解化合物通过血脑屏障的能力,可采用渗透性研究的方法。渗透性是化合物透过血脑屏障的速率,对于需要快速起效的药物(如麻醉药)非常重要。血脑屏障渗透性还会影响脑内游离药物浓度。

低渗透性的化合物通过血脑屏障的速率较低,因此在常规实验条件下,较难建立其在血液和脑组织间的平衡。在这种情况下,血液中游离药物浓度常常高于脑内游离药物浓度。

高渗透性的化合物通过血脑屏障的速率较高,在较短的时间内,药物在血脑屏障的血液和脑组织间能很快达到平衡,两侧的游离药物浓度相等。与仅通过被动扩散进行血脑屏障渗透的化合物相比,摄取或外排转运体的底物会成比例提高或降低脑组织测的游离药物浓度。

血脑屏障渗透性是一个化合物的特征性参数,不受血浆蛋白或脑组织结合及代谢等影响。过去在中枢神经系统研究中常用的特征性参数,如全血/血浆分配比(B/P),是多种机制共同作用的结果。因为被动血脑屏障渗透性是化合物的一个单变量参数,药物化学家能够建立结构-血脑屏障渗透性间的关系,并优化血脑屏障通透性潜能。

11.4.1　原位脑灌注实验

原位脑灌注实验是研究整体动物血脑屏障渗透性最常用的原位/体内方法[36,37]。野生型和基因敲除型小鼠均可用于评价转运蛋白在血脑屏障转运中的作用。这个实验通过将含有待测化合物和参比化合物的灌注液以 5~20 mL/min 的流速灌注到颈外动脉,使动脉压保持在 80~120 mmHg。灌注时间非常短,通常 30 s 左右,最长不超过 2 min[15,38]。在实验结束时,处死动物、快速取出脑组织匀浆,再用有机试剂提取,最后采用 LC-MS 进行分析。在这个实验中,由于灌注过程非常快,化合物的代谢及组织结合可忽略不计。该实验设计是为了检测化合物在没有其他机制(如:血浆蛋白或组织结合、代谢等)影响下血脑屏障的渗透性。

由于灌注时间短会影响检测下限,部分研究项目会采用较高的给药浓度(如 50 μmol/L)。但高浓度的测试化合物往往会使血脑屏障的转运体(如 Pgp)的活性饱和,从而导致血脑屏障的渗透性更高。当转运体被饱和时,这种方法实质上测定的是血脑屏障渗透中被动扩散部分。原位脑灌注实验在制药工业应用并不广泛,因为该实验不能在实际剂量中提供脑内药物的浓度数据。工业界通常采用体外和计算机模拟的方法来测定血脑屏障的渗透性。

11.4.2 高通量 PAMPA-BBB 方法

大部分药物通过被动扩散的方式进入脑组织,因此血脑屏障的被动渗透性是药物设计中非常重要的组成部分。目前已开发了高通量 PAMPA-BBB 方法,用于评估药物在血脑屏障的被动渗透能力[6]。研究表明,PAMPA-BBB 方法产生的数据与原位脑灌注的数据相关性良好。在早期药物发现阶段,PAMPA-BBB 方法在血脑屏障渗透性筛选中非常有用[6,39]。PAMPA-BBB 方法采用一种由极性脑脂质溶于十二烷后制成的人工膜。该人工膜低流动性特性与脑内皮细胞的脂质性质非常相似。实验中,将待测化合物溶于缓冲液中,然后加入给药板的测试孔。接收板底部是多孔滤膜,滤膜上包被由极性脑脂质溶于十二烷后制成的人工膜,人工膜上层再加入缓冲液。接收板放置到给药板上,形成"三明治"结构。化合物从给药孔通过脂质膜扩散到接受孔。过夜孵育后,通过检测给药孔和接收孔的化合物浓度可以确定血脑屏障渗透性[6]。

目前已开发了许多脑源或非脑源的细胞模型,用来模拟血脑屏障,评估待测化合物在血脑屏障的渗透性[40~43]。细胞模型的主要限制性因素如下:① 细胞中转运体的表达通常不稳定,转运体的活性不能准确预测,血脑屏障细胞中的转运体往往高表达或低表达;② 某些细胞模型的细胞间没有足够紧密的连接,其细胞间隙比血脑屏障细胞间隙大;③ 非脑源细胞的脂质成分通常与血脑屏障不同,从而有不同的选择性[39]。因此,采用细胞模型预测血脑屏障的渗透性通常不能令人满意。另外,与 PAMPA-BBB 方法相比,细胞模型实验往往成本高、人力消耗大,还包括在 transwell 过滤板中的细胞培养。与血脑屏障的渗透性评估相比,细胞模型实验更适用于血脑屏障的转运体评估。

11.4.3 亲脂性(LogD$_{7.4}$)

亲脂性(LogD$_{7.4}$)是血脑屏障渗透性中非常重要的参数[44]。研究表明,LogD 与原位脑灌注数据的相关性良好[39]。在早期药物发现阶段,计算得到的 LogD 值用于指导化合物的结构修饰,从而提高血脑屏障渗透性。值得注意的是,应该使用 LogD$_{7.4}$ 而不是 LogP,因为 LogD$_{7.4}$ 更具有生理学相关性。而 LogP 与原位脑灌注的血脑屏障渗透性数据的相关性较差[38]。

11.5 Pgp 外排转运的研究方法

一个化合物是否为 Pgp 的底物? 如何验证其被外排转运? Pgp 的外排转运体实验可用

于回答这些问题。尽管已在血脑屏障上鉴定出多个外排转运体,如 Pgp、乳腺癌耐药蛋白(BCRP)、多药耐药蛋白 4(MRP4)及多药耐药蛋白 5(MRP5)[45],但到目前为止,Pgp 仍是阻止药物入脑的最重要的转运体。大部分商业化的中枢神经系统药物都没有 Pgp 外排活性[46,47]。因此,Pgp 外排活性的筛选对中枢神经系统药物的治疗非常重要。

评估 Pgp 的底物的方法有多种[48],最常用是采用单层细胞(如 MDR1-MDCK、LLC-PK1 及 Caco-2 细胞)的双向转运实验。细胞接种到滤膜上,单层生长。Pgp 转运体表达在细胞膜的顶端。转运实验是双向的,即从顶端到基底端及从基底端到顶端。基底端到顶端的表观渗透系数与顶端到基底端的表观渗透系数的比值即为外排率。对于表达多个外排转运体的细胞(如 Caco-2 细胞),可以通过加入 Pgp 的抑制剂来确定待测化合物是否为 Pgp 的底物。大部分机构会优先选用 MDR1-MDCK 细胞,因为与 Caco-2 细胞相比,MDR1-MDCK 细胞的培养时间更短(3 天∶21 天)、信号更强、灵敏度更高。尽管 Pgp 在这些细胞株中的真实表达水平与血脑屏障无相关性,但它们都是诊断 Pgp 相关问题的好工具,还能指导化合物的结构修饰,达到克服 Pgp 外排转运、提高脑通透性的目的。

11.6 结论

血脑屏障渗透性仍然是一个快速发展的研究领域。近年来,相关的新概念和新技术不断地涌现。新工具的不断出现可以帮助药物发现科学家制定更好的战略,以提高中枢神经系统药物的研发成功率。目前工业界常用于研究血脑屏障的方法包括:采用脑 PK 和脑组织结合实验测定脑内游离药物浓度;采用 PAMPA-BBB 或 LogD 测定血脑屏障的渗透性;采用 MDR1-MDCK 或 Caco-2 细胞测定 Pgp 外排转运活性。为了应对中枢神经系统疾病的挑战,新的药物递送技术以及与血脑屏障相关的新技术和新方法还将持续不断地被开发出来。

(贾美美译;熊涛审校)

参考文献

12

药物发现和开发阶段的蛋白结合测定技术

Tom Lloyd

12.1　前言

血浆蛋白结合对药物的全身分布起着重要的作用。肝代谢速率、肾排出率、膜转运速率和分布容积等药代动力学性质与药物的游离比率成函数关系。因此,药物的蛋白结合数据有助于从动物实验到人体试验的药代动力学参数的推算。从药效的角度来看,研究药物在血浆中游离部分所占的比率是非常重要的,因为未被结合的药物能够很容易地到达靶器官,而被结合的药物却很难穿过毛细血管壁。对于其他能够与血浆建立平衡的隔室,只要不存在主动转运,这个原理同样适用。因此,精确的游离药物信息对药物开发和确定药物临床试验中的安全性是十分必要的[1-12]。

相关结果已经证明,不同个体的血浆蛋白浓度存在差异[13-16]。然而,由于白蛋白和 α_1-酸性糖蛋白(AGP 或 AAG)两种蛋白质组分占据了血浆蛋白的大部分,因此这种差异的重要性并不是非常显著。白蛋白和 α_1-酸性糖蛋白占血浆中总蛋白含量的 60%,是与药物结合的主要蛋白组分[17]。尽管如此,药物在某些情况下仍然在个体间和个体内表现出不同的结合特性,例如高亲和力结合位点被饱和、疾病诱导的变异、遗传因素决定的蛋白质修饰、转运蛋白浓度的昼夜变化、代谢物与蛋白结合的效应,甚至增塑剂和吸烟导致的外源污染物也会带来一定的影响。人血清白蛋白和 α_1-酸性糖蛋白的结合位点具有手性识别性,因此还存在立体选择性差异。上述这些情况都可能导致种属间蛋白结合性质的差异。

大多数药物与蛋白质的结合都是可逆的,它们通过弱化学键(如离子键、范德华力、氢键和疏水作用力)与构成蛋白质的氨基酸中的羟基、羧基或其他可逆结合位点相结合[19]。白蛋白大约占血浆蛋白总量的一半(正常人体白蛋白含量为 34~54 mg/mL),其分子量为65 000 到 69 000 Da。通常酸性药物倾向于与人血清白蛋白紧密结合。血浆中 α_1-酸性糖蛋白的浓度为 0.4~1 mg/mL,分子量大约为 40 000 Da。α_1-酸性糖蛋白主要与碱性药物和中性药物结合[20]。

文献报道的部分药物在人血浆中的蛋白结合数值见表 12.1[21]。蛋白结合率的计算公

式为:

$$PPB\% = (C_{total} - C_{free}/C_{total}) \times 100\%$$

PPB%为药物与血浆蛋白结合的百分比,C_{free}为游离药物的浓度(用稀释液或无蛋白的血浆作为缓冲液的平衡后的浓度,或无蛋白血浆中的浓度,如有稀释,需经过校正),C_{total}为药物在血浆中的初始浓度。相应地,游离部分($f_{unbound}$)的计算公式为:$f_{unbound} = 1 - (PPB\%/100)$。

表 12.1　部分药物与人血浆蛋白的结合率

药 物 名 称	血浆中的结合率(%)
异丁苯丙酸	>99
华法林	99
维拉帕米	90±2
普萘洛尔	93.3±1.2
地高辛	25±5
咖啡因	36±7
呋喃苯胺酸	98.8±0.2

选自古德曼和吉尔曼的《药理学基础》。[21]

药物游离部分通常与药物的药理活性直接相关。它取决于药物对蛋白质的亲和力、结合蛋白的浓度以及药物相对于结合蛋白的浓度。由于药物与血浆蛋白的结合通常是非选择性的,因此许多具有相似物理化学性质的药物之间,或药物与结合位点的内源性结合物之间会发生竞争性结合。这可能导致出现一种药物置换另一种药物的药物间相互作用,尤其是在高蛋白结合的药物之间,应更加值得注意。例如,当存在非甾体类抗炎药时,甲苯磺丁脲和华法林的游离药物浓度会显著上升。存在呋喃苯胺酸等磺胺类药物时,华法林的活性会升高,这将导致出血风险的增加。如果被替换的药物分布容积有限、如果竞争影响到组织中的药物结合、如果药物代谢被减慢或者被置换的药物是通过快速静脉注射给药的高剂量的药物,这时出现不良反应的风险将更大[21]。

12.2　概述

目前,已经有多种不同的技术用来评估药物在蛋白质中游离率。最常见的是平衡透析法、超滤法和超速离心法[18,22,23]。这些体外技术可以通过体内微透析技术得到验证,进而解答特定的问题。其他的色谱分析技术和毛细管电泳技术也被用来进行化合物在蛋白质结合方面的高通量筛选,这些技术主要被用来检测药物与特定组分间的相互作用,通常不代表总蛋白环境。另外,由于检测灵敏度的限制,这些技术不一定适用于在临床治疗浓度范围下检测。光谱工具对于研究某些特殊的结合问题也发挥着重要的作用。

无论采用哪种技术,如果实验温度,药物浓度,配体的稳定性,缓冲液配方(pH、浓度和成分),血浆 pH,血浆来源的新鲜度发生改变,都会影响配体与血浆组分的体外结合率[24-26]。如果条件允许,血浆蛋白结合实验应该在含 10%二氧化碳的环境下进行孵育(特别是对于随着 pH 升高容易发生解离的碱性化合物)。10%二氧化碳可以使血浆 pH 维持在生理条件下(pH 7.35~7.42),同时不改变血浆的组分[27,28]。另外,只要保证药物浓度低于蛋白浓度 10 倍以上,也可以选择用等渗缓冲液将血浆稀释 10 倍使用。

为了减少标准曲线的数量,以及避免待测物在操作过程中发生吸附,通常使用混合基质进行实验。将一份游离样品加入已经含有等体积空白血浆的样品孔中,同样,结合部分的血浆样品用等体积的缓冲液进行稀释,标准曲线样品也用 50%的血浆配制成已知浓度,这样通过一条混合基质标准曲线就可以计算出对应的未知游离样品和结合样品中待测物的含量[29-31]。这种方法也可在药物与微粒体[29,32]和脑匀浆[29]的蛋白结合实验中使用。

这种基质配平的方法也可以扩展到超滤法中使用,在超滤过程中,非特异性结合会导致大量化合物损失,并且超滤液的体积预先是未知的。在这种情况下,通过两次称量收集管的重量可以计算出滤液的体积。同时平行准备一份空白血浆质控样品,然后将待测样品与质控的样品的保留液分别与对方的滤液相互交叉混合。这样得到的两份样品,一份代表在超滤液中药物含量,另外一份则代表在保留液中药物的含量。通过将滤液和保留液中总的药物回收率与初始血浆中药物的浓度相比较,就可以确定药物的非特异性结合程度。假定液体密度为 1.0,通过测量超滤前和超滤后收集管的质量,就可以推算出滤液的体积。然后,由于已用质控保留液对待测样品滤液进行稀释,把样品体积校正到初始时总的样品体积,这样就可以确定药物在滤液中的浓度[33]。

随着应用领域向上游转移到药物发现阶段,在蛋白结合实验中,通过合并分析物可以显著提高检测通量。例如用 96 孔板超滤法进行蛋白结合实验时,可以将 4 个不同的化合物混合,在 10 μmol/L 的浓度下进行检测。由于与分析物相比,蛋白的浓度要高得多,通过合并分析的方法已被证明与单独分析或文献报道测定值是一致的[34]。同样地,也有报道在脑匀浆蛋白结合实验中,将多达 25 个化合物进行合并测试[35]。

化合物的分析可以用液相色谱串联质谱(LC-MS/MS)法测定,对于放射性同位素标记化合物,可以用液体闪烁计数仪来分析化合物的蛋白结合。用氚或碳同位素进行放射性标记时,需要确保放射标记的纯度和稳定性,特别是对于氚,它容易合成但在替换过程中可能不稳定。用放射性标记法进行液相色谱分析时,需要评估被标记化合物的稳定性。尽管需要额外的提取和分离步骤,但是 LC-MS/MS 提供了更具有选择性的检测方法。

蛋白结合测定中最常用的几种技术,如平衡透析、超滤和超速离心法,在这几年都进行了改良,它们的基质用量变得更少而且更加自动化。许多操作步骤可以用移液器技术或全自动液体工作站来增加通量和可靠性。这些步骤包括储备液的稀释,将待测物加入到基质中,把基质和缓冲液加入设定的位置,游离端和基质结合端样品的收集,样品收集后的稀释或合并,以及最终 LC-MS/MS 分析前样品的提取。随着蛋白结合实验执行能力的增加,实验人员可以在不同浓度,不同种属和不同基质类型(如何微粒体和各种组织匀浆)条件下,进行蛋白结合测试。

对于超滤和平衡透析装置,必须要监测蛋白渗漏的可能性,这直接影响到实验的有效性。对于超速离心法,离心后必须要监测游离样品中的蛋白含量。

Bradford 实验是一种利用分光光度法测定未知蛋白浓度的便捷方法,这种方法的原理是考马斯亮蓝溶液在与蛋白发生结合时,最大吸光度会从 465 nm 转移到 595 nm[36]。考马斯亮蓝染色法对于 0.2~1.5 mg/mL(线性测定范围)范围内的蛋白浓度测定都非常灵敏。蛋白浓度测定通常使用免疫球蛋白 G(IgG)(例如牛 γ 球蛋白,一种冻干的 IgG,Bio-Rad,Hercules,CA)作为标准溶液进行标准曲线的配制。当样品与蛋白染料试剂混合时,用分光光度计测量 595 nm 波长下的吸光度,通过绘制标准曲线(用最小二乘法进行拟合)计算未知蛋白的浓度。这种技术可以用来测定游离样品中的实际蛋白浓度。

12.3 平衡透析法

平衡透析法是蛋白结合测定中最常用的方法,被认为是蛋白结合测定的金标准。平衡透析实验中,用截留 8 000~12 000 Da 分子量的半透膜进行分隔。这种半透膜可以允许待测小分子自由通过,但蛋白质组分被截留在一侧(图 12.1)。通过多时间点的平衡透析实验可以预先确定系统达到平衡所需的时间。平衡透析实验通常在 37℃ 下进行,不同化合物达到平衡的时间有所不同,文献报道的平衡时间从 2 到 24 小时不等,由不同的装置体系决定。透析膜的体积-表面积比决定了待测物在含蛋白的蛋白结合端和透析缓冲液的游离端达到平衡的时间。将透析膜垂直排列可以减少产生气泡的可能性,气泡会降低表面积-体积比,进而延缓系统达到平衡的时间。振摇实验装置可以加速达到平衡的时间。将透析孔加盖封闭可以防止蒸发和稳定 pH。平衡透析实验通常需要同时检测化合物在 37℃ 下与基质孵育过程中的稳定性。近年来还出现了自动化液体工作站,在 24 孔、48 孔和

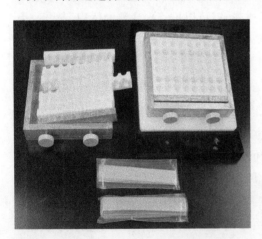

图 12.1 Wyeth(原名 Collegeville,PA,USA)公司的平衡透析装置,每个透析孔体积为 500 μL。

96 孔的平衡透析板中进行高通量筛选,大大增加了蛋白结合实验的通量[17,29,30,37]。

大部分的半衡透析装置是用美国杜邦公司生产的特氟龙™ 材料制作的,尽管相对于一次性塑料超滤装置的非特异性结合性,它是一种改进,但仍然无法完全消除非特异性结合的潜在影响。半透膜自身也可能存在非特异性结合。对于亲脂性化合物,非特异性结合应更加值得注意。通过测量膜两侧的待测物浓度,使用浓度比值可以进一步减少非特异性结合的影响。透析之后,通过比较基质稳定性的浓度与膜两侧的总回收率可以推测出非特异性

结合的强度。非特异性结合程度也可以通过将化合物加入透析缓冲液中,然后放入透析装置两侧进行透析,测量回收浓度进行评估。

通常,透析膜在使用前需要进行一系列浸泡预处理,以去除膜上的保护试剂,少数情况下也可以不需预处理步骤[30]。一般的透析膜预处理过程为:先用纯水浸泡二十分钟,然后用30%乙醇浸泡十五分钟,用纯水冲洗三次,最后浸泡在等渗磷酸盐缓冲液中以备使用[37]。透析膜一旦浸润后,必须使用,不可以重新晾干保存。

由于渗透压不同,透析装置中的透析液有可能会渗入到血浆一侧,这会导致血浆蛋白被稀释,进而表现出配体与血浆蛋白的体外结合率下降[37-41]。当发生唐南效应时,额外的渗透压需要被校正。在平衡透析中,透析膜的一侧为不扩散的带电的蛋白,唐南平衡会导致膜两侧的 pH 出现差异。对于可解离的化合物,在透析膜两侧的浓度会出现不同,这在一定程度上是由膜两侧的 pH 差异和化合物本身的 pKa 所决定的,这在蛋白结合浓度计算中是无法避免的[42]。对于水溶性较差的化合物,在平衡透析技术中可能还会出现其他的问题。

12.4 超速离心法

超速离心法是一种比较简单的方法,它利用超速离心将血浆样品分为三层,一般离心转速为 40 000~100 000 r/min,可以产生几十万 g 的离心力。为了减小旋转摩擦,超速离心一般在真空条件下进行,真空条件也有助于维持温度恒定。超速离心后,表层为乳糜微粒和极低密度脂蛋白[43],中间为无蛋白层,底部为蛋白相。由于不存在被渗透膜分离的隔室,超速离心法可以避免因非特异性结合而导致的问题。超速离心法有两个前提假设条件:① 取样区域没有蛋白质存在(这可以通过定量分析测定);② 超速离心过程中不改变结合平衡(已经通过与其他测定方法得到的值相比较而被证实)。在少数报道中,被蛋白污染的部分被用来检测游离药物浓度,导致药物蛋白结合测定值出现偏差,因此需要检测该部分是否被蛋白污染[44,45]。有文献报道,某些物理现象,如沉降、反向扩散和黏度,会导致超速离心法测定的游离药物浓度与平衡透析法有差异[42,46]。在一篇文献中,一个 300 Da 的药物由于沉降,导致超速离心法测定的游离药物浓度与平衡透析法测定值出现了10%的差异。在大分子药物,如 1 297 Da 的苏拉明,两种方法的测定值出现了高达 40%的差异,因此有必要关注不同测定技术的数据比较[47]。

超速离心法除了需要专门的离心机外,还有一些其他的弊端,如离心时间较长(一般为4~6 h),样品消耗量大(2 mL),一次离心容纳的样品数较少(20~40 个离心管)[48]。随着技术的发展,这些限制因素已经得到了一定改善,快速离心只需要 1.5~3.5 h,需要的样品体积变得更小(如 200 μL),转子的容纳量也提升到了 72 个离心管[49,50]。甚至,通过对这种改进技术得到的样品进行检测发现,游离样品中的蛋白含量对结合率为≤99%的化合物的蛋白结合影响可以忽略不计。由于离心管的碰撞或者分子的自由扩散会使离心得到的蛋白浓度梯度随着时间的推移逐渐消失,因此离心后要及时、小心收集样品。这个操作步骤非常适合用液体工作站来进行,它可以在完全相同深度的情况下快速、重复采样。尤其是在缩小体积的实验中,要从总体积为 200 μL 的聚碳酸酯超速离心管中取出 20~35 μL 样品,液体工作站无疑是最好的选择。

12.5 超滤法

超滤法也涉及分子量截留膜的使用。蛋白样品通常在 37℃下振荡孵育 30~60 min 使药物蛋白结合达到平衡。孵育前后通常需要收集基质稳定性样品。蛋白样品平衡后加入过滤装置中,然后用离心力或正压装置将溶液推动穿过超滤膜。

在比较不同的装置和超滤方式时,需要注意超滤装置的截留分子量和允许通过的蛋白量这两个参数。例如某文献中,使用了一个截留范围从 10 000~30 000 Da 的超滤装置,当进行高结合化合物的测量时,很明显如果使用允许 1% 或 5%蛋白通过的过滤器进行测量,那么将会产生不同的测量结果。相反,如果选用更加细密的超滤膜,将会减少滤液的体积,并且需要更长的离心时间。滤液的体积还与所使用的离心力以及微型板的孔位有关,因为不同的孔位离心半径不同。

这里列举一个使用超滤法进行蛋白结合测定的例子,某实验中使用了 Millipore (Billerica,MA)的超滤装置进行超滤,超滤膜的截留分子量为 30 000 Da。为了使药物与血浆蛋白结合达到平衡,超滤前将蛋白样品在 4℃下孵育 20 min,取 1 mL 样品加入超滤装置中,3 000×g,4℃离心 15 min,最终收集到了大约 200 μL 滤液[4]。

超滤法的主要缺点是药物与超滤装置间可能发生非特异性结合,另外一个缺点是在离心过程中血浆蛋白会被浓缩。

自动化的在线超滤技术包含一个连续超滤系统,它可以在单次试验中同时实现对不同药物/蛋白比率的蛋白结合测定[51]。通过在线平衡透析法进行蛋白结合测定的例子也有报道[52,53]。利用萃取相溶解、收集感兴趣的化合物,而排除蛋白的固相微萃取技术是近年来报道的另一种在平衡状态下测定蛋白结合的方法,这种方法的优点是需要的样品量少,分析时间短并且可以直接分析复杂样品,如全血[27]。

以上部分介绍了体外蛋白结合测定中三种常用技术的方法论和各自的缺点,大部分的药物评估都使用了这些技术,得到的结果也较为一致。当然,证实这些测定结果的最好途径是直接在体内进行研究。目前,微透析是唯一可以提供明确的胞外游离药物信息的方法。然而,这仍然需要详细的验证,因为在大量的游离药物浓度测定案例中,体内与体外测得的绝对浓度不一致。这可能是由于微透析实验对于不同的药物类别和不同的组织区域会遇到不同的挑战[54]。

12.6 微透析

微透析是通过将微小的探针植入组织的特定区域或充满液体的腔室来进行测量的技

术[55],使用的探针有多种类型,包括线形、U 形和同心几何形的探针。探针所使用的半透膜从截留小分子到高分子量化合物都有。在微透析中,生理兼容灌注液以恒定流速缓慢流过探针,一般流速为 0.1~5 μL/min。这种取样技术几乎没有体积上的限制,甚至在小型动物上也可以使用。在静态模式下,取样体积一般控制在 0.1~0.2 μL/min。影响探针回收率的实验条件包括:灌流速度、温度、探针膜的组成成分和表面积、透析组织的性质、待测物的理化性质以及其他影响分子扩散性的因素[56]。

由于探针微透析的灌注液通常是水溶液,因此理论上只能用于水溶性化合物的分析。为了使这种技术可以在脂溶性化合物上应用体外实验已证明可以用脂肪乳剂代替水溶液作为灌流液进行脂溶性化合物的分析。微透析样品主要由高离子浓度水相样品中相对较小的亲水化合物构成。一般样品体积为几微升或者更小,分析物的浓度一般为皮摩尔或纳摩尔级。然而,微透析样品通常不含蛋白质,在高效液相色谱(HPLC)分析前不需要样品前处理。由于微透析是劳动密集型的实验,需要具备专业的技术,所以它不适合用于大量化合物的高通量筛选。通常它被用来解决特定的问题,或对体外筛选模型进行验证[54]。

12.7 光谱学方法

其他可以更详细地研究药物与蛋白质间相互作用的方法还有很多,比如包括紫外、荧光、红外、磁共振、旋光色散和圆二色谱等多种光谱技术。这些检测技术可以在溶液中监测由于与配体或蛋白质结合而引起的电子和光谱能级的变化。这些方法可以更好地了解与蛋白质的结合机制,并能深入了解蛋白质的三维结构[57]。然而,它们不能检测多组分间的结合特征,而且这些方法通常缺乏足够的灵敏度,无法在治疗浓度范围内进行研究。

表面等离子体共振可以在热力学和动力学上表征药物与白蛋白或 AAG 间的相互作用[58]。通过在传感器表面锚定其中一个相互作用物,这个系统可以在发生结合反应时,监测分子复合物形成或断裂时折光率的变化[59]。在这种情况下,药物溶液会流经传感器表面的蛋白质。然而,在传感器表面的固定连接可能会改变某些蛋白质的结合活性。尤其对于蛋白质与蛋白质间的相互作用而言,平衡透析、超速离心和超滤等依赖分子量大小不同的传统检测方法并不适用。表面等离子体共振是一种可选择的替代方法,它能检测传感器芯片上结合物的质量变化[57]。

对于化合物的早期开发筛选,以药物蛋白结合为基础对化合物进行排序时,许多其他的体外色谱工具也可以被应用。如最近被用于测定血清蛋白结合常数的平行人工膜渗透模型(PAMPA)[60]。用十六烷或 1-辛醇膜,它将供体腔分为两个独立的两个隔室,允许游离药物通过,测量隔室中存在和不存在人血清白蛋白时的速率。这种实验在 96 孔板中进行,不需要平衡,可以自动校正非特异性吸附,并且由于化学膜不透水,所以不会发生体积转移。另一种方法是红细胞分配法,即测量药物在血浆和血细胞之间的分配,以及缓冲液和血细胞之间的分配。通过两个分配系数的比值可以计算出游离端药物所占的比例[7]。也可以使用最近推出的一种体外使用的微孔板[61],他将人血清白蛋白固定在了硅珠上,通过将化合物与硅珠共同孵育 2 分钟,然后离心分离硅珠,检测上清液中化合物的含量。或者,也可以购买附着在这些硅珠上的卵黄磷脂酰胆碱,作为脂膜使用。这种固相脂膜可以作为上述红细胞分配法中血细胞的替代品[62]。

12.8 色谱法

在类似的方法中,亲和层析使用固化的生物聚合物(酶、受体、离子通道或抗体)蛋白质作为固定相。这种柱子的稳定性和固定结合方式为研究小分子配体和生物大分子之间的相互作用提供了工具。然而,非生理性的实验条件,如可变的 pH、有机修饰物的存在,可能会改变附着蛋白的构象和原本的结合行为(类似于表面等离子共振的附着)。这种方法可以提供配体结合的相对亲和性以及相互作用发生的区域的信息[18]。这种方法主要用于人血清白蛋白[63,64],与 AGP 结合的成功案例比较少[65],还至少有一个评估与高密度脂蛋白结合的案例[66]。

高效空间排阻色谱的基础在于只在孔隙内部有吸附剂的填料。将血浆与待测化合物平衡后注入柱中。蛋白质由于太大,无法进入这些孔隙与吸附剂相互作用,因此在柱子上不保留。然而,游离药物能够扩散到孔隙内,并与吸附剂产生相互作用,导致随后才被洗脱下来。竞争置换洗脱通过小塞式注射来进行,得到的保留时间用来计算结合常数。在前沿分析法中,采用大塞式注入,并基于平台峰高来进行定量分析。将药物和蛋白质混合后,一起注入(直接分离法),或注入发生相互作用的一个组分,另外一个组分溶解在洗脱液中(Hummel-Dreyer 法)[67],或注入缓冲液中,即所有组分都溶解在流动相中(vacancy peak 法)[68]。

毛细管电泳也被用于药物蛋白结合的研究,它提供了评价溶液中相互作用的可能性[69]。毛细管电泳方法已成功地在受体和配体为 1∶1 和 1∶n 的比例下应用,但它们一次只限于分析一种蛋白,而且无法精确控制温度[27]。这项技术可以在消耗少量样品和试剂的条件下,提供快速的分离和分析。然而,在毛细管壁上可能存在蛋白质吸附,并且由于检测灵敏度的限制无法在治疗浓度水平上进行测量。通常,这些应用是通过紫外来进行检测的,它能够在生理条件下(缓冲 pH 和离子强度)操作。也可以使用质谱(MS)检测来提高灵敏度,但是这会极大地限制可用的缓冲液类型。

12.9 结论

在药物早期筛选中,为了对化合物进行亲和力分级,或者为了建立定量构效关系模型,可以使用简化的体外法和色谱技术,但是当蛋白结合数据要用于推测体内参数时,优先推荐使用平衡透析法对单个化合物进行测定[12]。对于高结合的化合物来说尤其如此,即使很小的游离百分比差异,在体内也可能会被放大。虽然主要的药物结合蛋白是白蛋白和 AGP,但是血浆中也含有许多其他蛋白,许多小分子很可能会表现出一定程度的结合。因此,为了确定血浆蛋白结合的程度,药物分子的蛋白结合实验应该直接用血浆或血清进行[27]。

本文比较了过去十年中,三种常用的蛋白结合测定技术,平衡透析法、超滤法和超速离心法,以及它们的八种不同衍生形式。尽管前面提到了这些技术在应用中都有一些注意事项,但我们发现大多数化合物的研究结果是一致的。在血浆和微粒体的治疗药物浓度下,将平衡透析和超速离心技术与液体闪烁计数仪或 LC-MS/MS 检测技术相结合,可以提供一种非常强大的组合研究工具。在早期药物开发中,用异速放大法进行 PK 参数的推算时,一般习惯使用类似 Banker 等人描述的平衡透析装置[37],在这种装置的膜两侧都有多达 500 μL 的液体(图 12.1),即使对于高结合化合物,也可以提供足够的体积用于游离端药物的精确测定。这种装置可以重复使用,并且非常可靠、廉价。超速离心法是另一种可作为备选的技术,它特别适用于那些由于存在非特异性结合而导致平衡透析数据不可靠的情况。

当对血浆和微粒体中药物蛋白结合的体外数据的需求进入到先导化合物的结构优化阶段时,微量超速离心(图 12.2)[29,49,50] 可以满足人体 PK 建模和候选药物筛选过程中的数据质量和通量的需求。

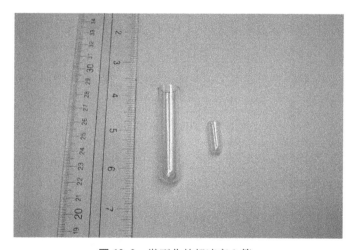

图 12.2 微型化的超速离心管。

在中枢神经系统治疗研究的早期药物发现阶段中,图 12.1 所示的平衡透析装置被用于从啮齿类动物 PK 研究中收集到的血浆和脑组织匀浆中的药物游离率的评估。某些情况下,如图 12.3 所示的商品化材料也会被使用,这种材料偶尔会发生膜渗漏,因此在药物开发实验中不是很可靠。将这些游离率测定值与血浆和脑中的药物浓度相结合,可以更加全面地比较评估候选药物。正如游离药物原理所指出的那样,只有游离药物与靶标发生相互作用才可能导致与靶标结合[11]。单独使用传统的脑-血浆浓度比来进行评估可能会引起误导,特别对于那些是 P-糖蛋白外排底物的化合物(可以根据 Caco-2 细胞的不对称渗透来评估)[70]。药物向脑的递送可以通过脑内和血液中游离药物浓度的比值、脑渗透率以及脑内分布情况等进行综合性的描述[71]。

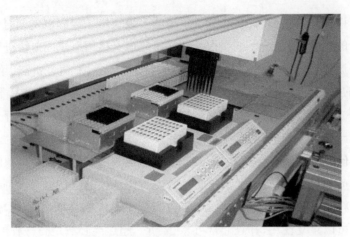

图 12.3 自动化液体工作站进行 Thermo Scientific Pierce RED
快速平衡透析装置的移液操作(Rockford，IL，USA)。

　　所有这些方法都可以利用高通量的自动化设备将组织匀浆样品与等渗溶液并行操作
(例如 Autogizer™，Tomtec®，Hamden，CT)或用液体工作站操作(如图 12.3 和 12.4)。通
过研究透析过程中组织匀浆的稀释作用,发现至少 20 倍以内的稀释都可以达到一致的测定
结果[35]。异速放大法测定 PK 参数的软件,如 Simcyp™(Simcyp Ltd.，Sheffield，UK),不仅
用血浆蛋白结合数据,还可以用微粒体和肝细胞游离药物百分比数据,从动物和体外数据预
测人体药代动力学和药效动力学模型。这种预测也包括潜在的药物-药物间相互作用预测。
微粒体结合(特异性结合、非特异性结合或者混合型)也可能对 P450 抑制剂的抑制效果评
估产生重要影响[32]。

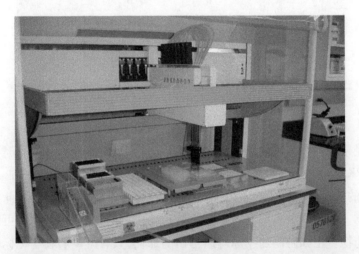

图 12.4 Tecan Freedom 自动化液体工作站进行血浆、微粒体或
脑组织匀浆液的超速离心或平衡透析实验操作
(Tecan，Durham，NC，USA)。

　　化合物与血浆蛋白结合的程度是预测候选药物在体内如何与其靶标产生相互作用,以

及阐明机体清除机制的关键因素[6]。文献表明,血浆蛋白结合决定了血浆中游离药物的浓度,以及达到稳态后与血浆建立平衡的各个隔室的游离药物浓度。因此,它是在体外生化活性与体内药理活性之间建立转化关系的关键因素[11]。

致谢

　　谨以本章献给 Joe McDevitt,他在过去十年中是惠氏公司本应用领域的领导者和引导力量。

(刘飞译;王洁审校)

参考文献

13

反应表型鉴定

CHUN LI AND NATARAJ KALYANARAMAN

13.1　简介

　　大部分药物经机体吸收后将会发生一定程度的代谢,生物体内存在着大量参与药物代谢的酶。美国在 2002 年统计了销量靠前的 200 种处方药,发现大约 75% 的药物是通过代谢途径清除的,而这其中又有 75% 的药物是通过 CYP P450 家族各种酶进行代谢清除的[1,2]。了解候选药物的清除路径以及具体是哪种酶将药物代谢清除的,有助于预测联合用药时的药物-药物相互作用风险,以及在代谢和药理学方面的个体差异所引起的不良后果。反应表型鉴定或者同工酶图谱实验旨在鉴定和表征负责各种新化学实体(NCEs)代谢的酶。

　　在药物代谢过程中涉及的几种 CYP 酶在人体内呈现多态表达[3],其中最显著的为 CYP2D6,CYP2C9,CYP2C19 以及 CYP2A6,导致在不同机体内表现出不同的药物暴露水平[4]。这四种 CYP 酶承担了 35%~40% 的药物代谢过程。如果药物在体内的代谢过程是由多态 CYP 酶介导的,那么慢代谢型人群(PMs)血浆中药物将发生曲线下面积(AUC)升高或半衰期延长,从而影响药物安全性和有效性,而快代谢型人群(EMs)将呈现更高的清除率和更低的药物暴露量,从而可能影响治疗效果。当遗传多态性影响药物的主要代谢清除途径时,为了安全有效地使用药物,可能需要对给药剂量进行较大的调整[5]。此外,曾有文献报道,通过影响 CYP 酶介导的新陈代谢,一种药物严重影响了联合用药的另一药物的暴露量,从而产生了严重的 DDI 效应[6,7]。DDI 效应可导致严重的副作用,从而导致药物研发提前终止,审批遭拒,严格的处方限制,甚至退出市场。药物相互作用程度取决于抑制剂的浓度、效力以及受害药物清除途径数量[8-10]。与具有多种代谢途径的药物相比,如果药物清除在很大程度上只依赖一种酶,若该酶受到抑制或诱导时将对该药物的暴露产生更深远的影响。虽然细胞色素 P450 酶家族参与市售小分子药物清除的酶数量有限,但是临床观察发现患者产生药物-药物相互作用主要是 P450 酶引起的。反应表型鉴定有助于确定候选药物是否存在 DDI 风险。

　　因此,大多数制药公司对他们的 NCEs 进行体外筛选,以确定它们是否会对药物代谢酶和转运体产生抑制和诱导作用。NCEs 还需进行代谢稳定性筛选,并且鉴定出具体哪种酶参与代谢转换。了解药物不是某种特定代谢路径的底物对药物研发是有帮助的。例如,如果在药物开发早期知道它不是 CYP3A4 的底物或者该代谢途径在整个代谢过程中贡献率很低,那么就不用过于担心酮康唑和红霉素导致的 CYP3A4 抑制,或者利福平和抗惊厥药物的诱导作用而影响代谢过程,并且临床上这方面的相互作用研究也就没有必要进行了。从反应表型鉴定实验获得的信息可用于临床研究的规划,并作为产品说明书的依据。

本章综述了药物发现和开发阶段体外表型鉴定实验的方法和策略,主要是 P450 酶的反应表型鉴定,但其他重要的非 P450 药物代谢酶(黄素单氧化酶[FMOs],单胺氧化酶[MAOs],醛氧化酶[AO])以及结合酶如尿苷 5′-二磷酸葡萄糖醛酸转移酶(UGTs)也进行了讨论。近来,肝脏摄取和外排转运体及其与药物代谢酶的相互作用在药物清除中变得越来越重要[11]。这提供了一个全新的研究领域,不在本章讨论范围内。

13.2 初步研究

反应表型鉴定的主要目的是确定单个代谢酶对候选药物总体清除的相对贡献,从而评估其可能成为 DDI 效应受害者的可能。在进行详细的反应表型鉴定实验之前,首先确定候选药物的主要清除机制和最适合的体外实验体系来研究这些清除机制显得尤为重要。正如美国药物研究和生产联合会(PhRMA)论文所述[12],如果 P450 酶介导的反应在整个清除过程中起到次要作用(<30%),则没有必要对药物进行 P450 酶反应表型鉴定实验。彻底了解候选药物的整体代谢情况也是必不可少的,显然这也是进行反应表型鉴定的先决条件。此外,合适的底物浓度和酶促反应条件需要仔细评估,并且需要确定合适的酶促反应动力学参数以确保反应表型鉴定实验的成功。

13.2.1 清除机制

如图 13.1,许多市售药物和候选药物主要是通过代谢途径清除的,尤其是 P450 介导的反应,代表了主要的清除途径[1,2]。虽然将放射性同位素标记的化合物人体给药后获得的数据提供了关于药物清除途径最确切的信息,但是在许多情况下,人体放射性标记研究是在后期药物开发阶段进行的,并且通常在反应表型鉴定实验开始后进行,因此,可能需要对人体主要的清除机制进行预测。

预测清除机制和进行合适的反应表型鉴定实验的一个重要方面是检测所研究化合物的结构和物理化学性质[13]。亲脂性等物理化学特性会影响新陈代谢和药物清除率[14,15]。$LogD_{7.4}$ 大于 1 的候选药物

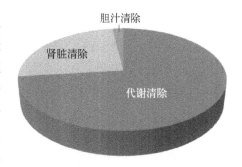

图 13.1 2002 年最畅销的 200 种处方药的清除途径。代谢清除机制在这前 200 种药物中占了约 73%。在这些代谢清除的药物中,大约四分之三是由细胞色素 P450(CYP 酶)超级家族清除的[1,2]。

可能需要转换为极性更大的化合物,以促进尿液或胆汁的排泄,而高亲水性的化合物的代谢过程中,结构则更可能保持不变。从根本上了解不同类型的代谢反应和可能参与这些反应的酶至关重要。关于 CYP 酶和其他药物代谢酶,以及它们所催化的反应,多年来一直在发展并且已经很成熟[16,17]。此外,预测软件如 Metasite(Molecular Discovery Ltd., Pinner, UK)[18] 和 Meteor(Lhasa Ltd., Leeds, UK)[19] 现已上市,它能够对潜在的代谢位点和候选药物的生物转化类型进行一些初步预测。此外,人和其他动物的体外代谢速度和代谢程度的信息,以及在动物模型中确定的清除机制可以帮助预测人类体内的清除机制。综合考虑所有这些信息将有助于成功预测该化合物是否可能在人体中代谢。

13.2.2 选择合适的体外研究体系

如果有人体内吸收,分布,代谢和排泄(ADME)数据,并且已知药物代谢的主要初始途径,从这些数据将知道体外反应表型鉴定实验最合适的研究体系。然而,在许多情况下,人体放射性标记 ADME 研究在反应表型鉴定实验时还无法进行。美国食品和药物管理局(FDA)和 PhRMA 建议候选药物的代谢尽可能能在"完整"的体外体系中进行[12]。肝细胞可能是体外评估候选药物代谢特征的最佳体系。肝细胞是一种综合的代谢系统,更接近体内环境,并含有微粒体中不存在的许多酶和辅酶因子,因此,在候选药物的整体体外代谢特征评估方面比肝微粒体更具优势。评估 P450 酶($f_{m,cyp}$)相对于其他胞质酶或结合酶体系的贡献,可以在肝细胞体系中加入非特异性 P450 酶抑制剂如 1-氨基苯并三唑(ABT)进行处理,它能够通过共价修饰血红素辅基将 P450 酶灭活[20]。如果用 1 mmol/L ABT 预孵育肝细胞后,候选药物的代谢率受到显著抑制,那么 CYP 酶可能在候选药物的代谢过程中起主要作用[13,21]。然而,通过 ABT 的抑制作用来定量区分 P450 酶与非 P450 酶介导的代谢,需要格外注意。最新报道显示,ABT 表现出 CYP 同工酶的差异性失活,P450 酶中 2A6 和 3A4 亚型的活性在用 ABT 预处理 30 分钟后基本消除,而其他亚型受影响较小,尤其是 CYP2C9,预处理后剩余约 60% 的活性[22]。

一旦明确了体外整体代谢谱和主要的代谢途径,接下来就要按计划进行反应表型鉴定实验来确定候选药物代谢的关键酶。在肝细胞中,细胞膜会成为底物和选择性抑制剂进入细胞的屏障,使其难以用于反应表型鉴定实验。亚细胞级结构,特别是人肝微粒体(HLM),可能是可以用于该研究的最佳体系。HLM 是亚铁血红素类代谢酶的丰富来源,包括 CYP 酶、FMOs、UGTs、谷胱甘肽 S-转移酶(GSTs)、酯酶、微粒体环氧化物水解酶以及可能含有的 MAOs。肝细胞质含有良好的钼辅因子酶、磺基转移酶(SULTs)[23] 和 AO[24]。线粒体含有 MAOs 和醛脱氢酶。这些亚细胞级组分易于评估不同药物代谢酶在候选药物代谢中的可能参与度。

13.2.3 底物浓度

在体外孵育时选择合适的底物浓度是反应表型鉴定实验设计时考虑的关键因素。多种酶参与到相同的代谢反应中是比较常见的,如果体外反应表型鉴定实验使用药理学无关的底物浓度,那么在体外实验中识别出的主要代谢的酶将不能反映体内代谢情况。一个很好的例子是 5-羟基拉索拉唑,它主要由两种动力学参数不同的 CYP 酶 CYP3A4 和 CYP2C19 催化[25]。CYP3A4 是一种低亲和力、高容量的酶,当 HLM 与高浓度的拉索拉唑（100 μmol/L）一起孵育时,反应似乎被 CYP3A4 催化。然而,在药理学相关的底物浓度 1 μmol/L 时,5-羟基拉索拉唑主要由 CYP2C19 催化,与体内结果吻合。PhRMA 建议进行体外 CYP 酶的反应表型鉴定实验应该选择药理学相关的药物浓度进行。在没有临床数据,并且药理学相关浓度未知的情况下,底物浓度应<K_m,K_m 为米氏常数,如果涉及多种酶,米氏常数与酶的最大内在清除率有关。在不知道 K_m 的情况下,反应表型鉴定实验通常在 1 μmol/L 的底物浓度下进行。在大多数情况下,它小于 K_m 值,因为 CYP 酶和其他药物代谢酶一般催化相对低亲和力的反应。1 μmol/L 的低底物浓度使得反应表型鉴定实验能够在初始反应速率条件下进行,能够鉴定出负责候选药物代谢的高亲和力酶。

13.2.4 孵育时间和蛋白浓度的影响

在进行详细的反应表型鉴定实验之前,必须确定线性生成代谢产物所需的微粒体浓度和孵育时间。孵育应在初始反应速率条件下进行,这时候的母药尚未显著消除（<15%）。随着底物消除率>15%,反应动力学过程应根据米氏方程的修正形式进行分析,该方程可以解释底物浓度随时间的降低[26]。初步实验应在固定的底物浓度和蛋白质浓度的条件下,进行多个反应时间点（例如,0 min,5 min,10 min,15 min,20 min,30 min,45 min 和 60 min）。通常,P450 酶催化的反应在孵育时间超过 45 分钟后不再成线性。相反,UGTs 酶催化的葡萄糖醛酸化反应可以在 4 小时的反应时间内保持线性。

体外孵育过程中的蛋白浓度也会影响代谢速率。通常,用于孵化的微粒体蛋白浓度范围为 0.1~1 mg/mL。微粒体浓度大于 2 mg/mL 时,与候选药物的非特异性结合可能成为一个问题。底物（候选药物）与微粒体蛋白的高度非特异性结合会导致动力学参数的改变,随着蛋白浓度的增加,K_m 值增加[27]。这将导致推测的内在清除率偏低（V_{max}/K_m）,使得体内药物清除率也偏低。底物与微粒体蛋白的结合也是造成不同实验室和不同体系结果差异的原因,微粒体中蛋白结合的测量和预测方面的进展有助于缩小这一差距[28,29]。

13.2.5 动力学常数 K_m 和 V_{max} 的测定

反应表型鉴定需要对 HLM 或重组酶中的米氏动力学常数进行初步评估,其目的是通过体外数据推测给定酶促反应途径的体内清除率[30]。成功的体外-体内推测依赖于给定酶促反应路径计算出的体外固有清除率（V_{max}/K_m）的准确性[30-32]。实验通常是在底物消除最小化（<15%）,并且与微粒体浓度和孵化时间成线性的孵育条件下进行。如果溶解度允许,尽量在较宽的底物浓度[S]范围内来测量代谢产物生成的初始速率。上一节描述的实验中孵育时间和蛋白浓度的选择对代谢物生成的影响,为选择适当的底物浓度范围,以及测定 K_m

和 V_{max} 时条件的确定提供了初步基础。底物浓度通常为十分之一 K_m 至 10 倍 K_m。在测定各种底物浓度的反应速率后,酶促反应动力学参数 K_m 和 V_{max} 可以通过直接将数据输入到米氏方程使用非线性回归得到[26,33]。当动力学参数用单个人肝微粒体样品得到时,V_{max} 值从一个样品到另一个样品变化很大,因为反应速率不仅取决于底物和酶浓度,同时也受到人肝脏样本中的酶水平的影响。另一方面,K_m 值应保持相对恒定,并且独立于酶的具体含量。K_m 是酶的固有特性,它是酶对给定底物的亲和力的指标,代表了一半酶分子与底物结合时的底物浓度。

通常 Lineweaver-Burk(1/V 对 1/[S]作图)方法[34]或 Eadie-Hofstee(V 对 V/[S]作图)方法[35]用于进行原始动力学数据的线性变换。Eadie-Hofstee 图对简单的单个酶的米氏方程中的动力学参数的偏差非常敏感。弯曲的 Eadie-Hofstee 图表明不止一种酶参与了代谢反应,而直线图则表明是单一酶或两种具有相似 K_m 值的酶参与了反应,K_m 值可以由直线的斜率确定。Eadie-Hofstee 图通常作为多种酶参与的酶促反应动力学的判断工具。

13.2.6 分析方法的发展

在进行详细的反应表型鉴定实验之前,必须开发灵敏且稳定的分析方法来测定代谢产物的生成率或者候选药物的消除率。通常采用两种分析方法,液相色谱(LC)和放射性标记底物的放射性检测技术联用,以及使用合成代谢产物为标准品的液质联用技术(LC-MS/MS)。当在药物开发阶段进行反应表型鉴定时,通常可获得放射性标记的候选药物,高效液相色谱(HPLC)与在线流计数放射性检测(RFD)相结合的放射色谱技术是主要的检测手段[36,37]。HPLC-RFD 的主要缺点是其相对较差的灵敏度,因为无线电流检测器中放射性峰的驻留时间短(5~15 s)[38]。RFD 的定量范围限制在每分钟 750 至 1 500 次衰变(dpm),这将限制其在底物浓度低,代谢物转换生成率低或药物特异的放射活性低的情况下使用。近年来引入了更新的技术,包括使用 HPLC 偶联离线微孔板闪烁计数(MSC)和停流液体放射色谱检测技术,也叫精确放射性同位素计数或 ARC。在 HPLC-MSC 分析中[39-42],将 HPLC 流出物收集到 96 孔微孔板(Luma 板,其中硅酸钇闪烁体沉积在每个孔的底部,或嵌入固体闪烁体)中,然后使用速度真空系统蒸发。通过用微孔板闪烁计数器,如 TopCount(Perkin Elmer, Waltham, MA, USA)或 MicroBeta(Perkin Elmer, Waltham, MA, USA)计数器[38,43],每次最多可以将 12 个孔同时计数来确定板中残留物的放射性。HPLC-MSC 具有出色的灵敏度,但通量相对较低。停流 HPLC-RFD[38,44,45]技术灵活性高,可以以不同模式运行(按片段,按水平,不间断),通过提高灵敏度大大扩展了 RFD 的生产力。它可以用自动化模式运行,已成功用于莫格他唑葡萄糖醛酸化的酶动力学研究[46]。

在可获得合成的代谢产物的情况下,使用串联质谱和多反应监测(MRM)方法[13]来检测代谢物生成速率以及反应表型鉴定结果将会很方便。同样,如果在药物发现阶段需要进行反应表型鉴定实验,无法获得放射性标记的候选药物且无法合成药物代谢产物,通常采取底物消除法[13,47,48],通过液质联用技术和 MRM 技术监测候选药物信号。LC-MS/MS 是一种强大的,灵敏度高而且选择性好的技术,可以检测亚纳摩尔浓度的候选药物和代谢物。在代谢产物标准品无法合成的情况下,使用 LC/MS/MS 定量代谢物需要特别注意,因为代谢物形成的相对速率可能由于候选药物的不同电离效率,不能根据其峰值响应进行估算。有时候,将紫外、放射技术和液质联用技术结合使用在代谢产物定量和反应表型鉴定实验中非常有用[48]。

13.3　CYP 酶反应表型鉴定

代谢和生物转化是许多药物清除的主要途径,P450 酶氧化代谢是最常见的代谢途径[2,49]。P450 酶是在哺乳动物细胞的内质网中表达的膜蛋白,在肝脏中表达水平最高,也存在于肝外组织如肠、肺和肾[50]。人体内含有不同的 CYP 酶基因,可将其分为 18 个家族[51]。然而,CYP1,CYP2 和 CYP3 家族的酶在人的肝脏中丰富表达,并且承担了大多数异生素的生物转化过程。CYP1A2,2C9,2C19,2D6 和 3A4 是药物代谢过程中的重要的同工酶,它们共同构成大约 50% 的总肝 P450 蛋白,参与了大多数 P450 催化的药物生物转化反应[2,12,52]。CYP2C8,2B6 和 3A5 是新兴的重要的 P450 酶,最近由于发现这些酶参与了特定药物或特定类型药物的代谢,因而在科学文献中得到了更多的关注[12,53,54]。CYP3A5 参与的体内 CYP3A 底物的代谢反应可能比以前报道得更多。CYP1A1,1B1,2A6,2E1,4A11 等,很少参与药物代谢,即使有,也只是参与治疗剂的代谢。

近年来,大量体外试剂和方法已经建立并标准化,广泛用于 CYP 酶反应表型鉴定实验,以确定具体是哪种 CYP 同工酶参与了给定化合物的代谢[13,55-61]。针对这些实验,FDA 和 PhRMA 还发布了制药行业的实验指导方针[12]。P450 酶反应表型鉴定实验使用三种基本方法组合进行,这将在随后的章节中讨论。体外 CYP 酶反应表型鉴定实验的目的不是简单地鉴定所有能够氧化特定底物的 P450 酶,而是表征控制或影响药物清除过程的关键途径相关的酶。

13.3.1　特异性化学抑制剂

CYP 酶反应表型鉴定实验用于确定特定的 P450 酶在药物代谢的贡献率,因为有些化合物可能是单个 P450 酶的选择性抑制剂[53,62-67]。FDA 推荐并经常使用的 P450 酶选择性化学抑制剂清单见表 13.1[8,12,59]。一旦选择了合适的底物浓度并在 HLM 中测定了酶促反应动力学参数,对 CYP 同工酶选择性抑制进行研究相对简单。然而,在进行抑制研究之前,需要记住几个因素。首先,几种抑制剂如呋喃茶碱,甲氧嘧啶和竹桃霉素三乙酸酯是机理型灭活剂,在添加候选药物前需要将抑制剂与 NADPH 和 HLM 预孵育 15 分钟甚至更长时间才能评估 P450 酶剩余酶活。其次,每次实验应选择合适的抑制剂,同时,有机相含量如 DMSO,甲醇和乙腈在孵育过程中应尽量控制到最低(≤0.5%,v/v),因为它们对 P450 酶具有抑制作用[71,72]。最后,所选抑制剂浓度既要确保最大的抑制作用,同时保证只选择性抑制单个 P450 酶亚型。

表 13.1　各 CYP 同工酶所对应的特异性化学抑制剂

P450 同工酶	特异性化学抑制剂	K_i（抑制）	[I]
CYP1A2	呋拉茶碱	0.6~0.73	10~30[a]
	α-萘黄酮	0.01	1
CYP2A6	苯环丙胺	0.02~0.2	1~10
	甲氧嘧啶	0.01~0.2	1[a]
CYP2B6	N,N′,N′-三亚乙基硫代磷酰胺（thioTEPA）	4.8	50
CYP2C8	孟鲁司特	0.009 2~0.15	0.1
	槲皮素	1.1	10~30
CYP2C9	磺胺苯吡唑	0.3	10
CYP2C19	苄基苯乙基内酰脲	0.25	1
CYP2D6	奎尼丁	0.027~0.4	<5
CYP2E1	氯甲噻唑	12	50
	二乙基二硫代氨基甲酸	9.8~34	50
CYP3A	酮康唑	0.037~0.18	1
	竹桃霉素三乙酸酯	17	25~100[a]

K_i 是抑制剂的抑制常数，在人肝微粒体或合适的重组酶体系测定。[I]是反应表型鉴定实验中抑制剂浓度（μmol/L），需确保[I]/K_i≥10（当[S]≤K_m 时），并且人肝微粒体中相应的 CYP 酶亚型被选择性抑制（抑制率≥83%）。
[a] 机理型抑制剂，在添加底物前，需要与 NADPH 一起预孵育 15~30 分钟。
资料来源：FDA 药物间相互作用网站的参考文献[53,65,68-70]。

　　化学抑制剂的选择性通常取决于抑制剂浓度[73]。例如，浓度为 1 μmol/L 的酮康唑是 CYP3A4（K_i<20 nmol/L）的选择性抑制剂，但在较高浓度下，它还抑制其他几种 CYP 酶，如 CYP1A1，CYP2B6，CYP2C8 和 CYP2C9（K_i 值均在微摩尔范围内）[62]。在大多数情况下，化学抑制剂选择性抑制具有特定的浓度范围。当使用化学抑制剂进行 CYP 酶反应表型鉴定实验时，需要评估不同浓度抑制剂对特定反应途径的影响。由于候选药物的非特异性结合，抑制剂浓度范围随微粒体浓度而变化，如孟鲁司特对 CYP2C8 的抑制作用，随着微粒体浓度增加而降低[53]。通常，当底物浓度[S]≤K_m 时，使用相对高浓度的抑制剂（[I]/K_i≥10）的来确保抑制作用（≥80%）。对于某些抑制剂，如酮康唑，磺胺苯吡唑和奎尼丁，抑制剂浓度[I]/K_i 比值可以达到 30，这将使抑制率达到 93%，同时保持相对选择性[55,68]。或者，可以使用一系列浓度的抑制剂来计算出 IC$_{50}$[62]。可能有多个 CYP 酶参与反应时，假设抑制作用是独立的，可累加的[74]，可以加入多个抑制剂共同孵育。

　　当可获得候选药物的放射性标记物时，CYP 酶化学抑制剂对候选药物的多种反应途径的影响可以在人肝微粒体中同时进行评估。如图 13.2 所示，该图描述了几种 CYP 同工酶选择性抑制剂对高选择性血管生成抑制剂莫特塞尼代谢的影响[48]，从图中可以看出参与莫特塞尼多种代谢氧化途径的几种 CYP 同工酶，包括 N-氧化（M3）和二氢吲哚环氧化（M4 和

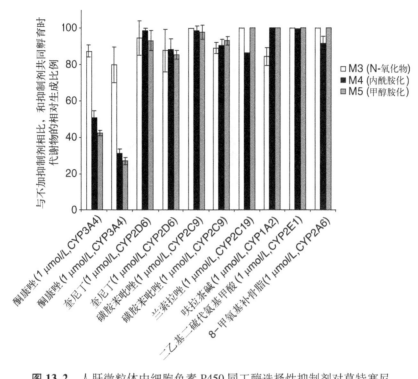

图 13.2　人肝微粒体中细胞色素 P450 同工酶选择性抑制剂对莫特塞尼
氧化代谢的影响(图中包含标准偏差)。

M5)路径。

13.3.2　抑制 CYP 酶抗体

针对 P450 酶各亚型的高效且专一的抑制性抗体在 P450 酶反应表型鉴定实验中是最有价值的工具之一。特定的单克隆抗体,针对大多数而非全部的药物代谢相关的 P450 酶亚型,现在已经实现商业化[48,75-79]。这些特异的 CYP 酶抗体多样化的抑制作用,可用来确定参与药物清除的不同反应途径。抗体对 CYP 酶的抑制在本质上是非竞争性的,因此不依赖于底物浓度。

在人肝微粒体中确定某种 P450 酶抗体对特定代谢反应影响的实验实施起来相对简单,并且与化学抑制法具有许多共同特征。通常使用混合人肝微粒体样品和固定的候选药物浓度进行酶活性的抑制实验。为了进行良好的抗体抑制实验,需要先检测特定抗体在候选药物的代谢过程中是否具有浓度依赖性[80]。需要设置合适的对照实验以确保抗体活性能够抑制标记的 P450 酶,并检测对照抗体对候选药物代谢的影响。CYP 酶抗体对高选择性血管生成抑制剂莫特塞尼氧化代谢的影响[48]如图 13.3 所示。

抗 P450 酶抗体应用于反应表型鉴定实验的主要限制是与相关 P450 酶的交叉反应,特别是在多克隆或抗肽抗体的情况下。CYP2C8,2C9 和 2C19 的单克隆抗体是有效而专一

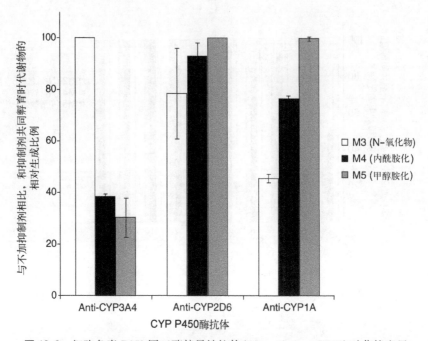

图 13.3 细胞色素 P450 同工酶特异性抗体(10 μg/0.1 mg HLM)对莫特塞尼氧化代谢的影响(图中包含标准偏差)[48]。在阳性对照实验中使用针对已知底物反应的抗 CYP 酶抗体 (10 μg/0.1 mg HLM)，CYP3A4 抗体抑制咪达唑仑(5 μmol/L)形成 1′-羟基咪达唑仑,抑制率为 41.3%;CYP2D6 抗体抑制 bufuralol(15 μmol/L)形成 1′-OH bufuralol,抑制率为 76.2%;CYP1A 抗体抑制非那西丁(50 μmol/L)形成对乙酰氨基酚,抑制率为 90.5%。

的[78],而 CYP3A 亚型的抗体特异性较低,并且在 CYP3A4 和 3A5 两种亚型之间表现出交叉反应性[76]。另一个限制是许多 CYP 酶抗体不能完全抑制微粒体中 CYP 酶或相应的重组酶活性。同样地,CYP 酶的化学抑制剂在确保选择性和最大效力的浓度下使用时,也很少能够完全抑制特定的 CYP 同工酶,通常最多只能抑制 80%。这种现象可能会导致解释混乱并且在定量评估每种特定 CYP 同工酶的贡献时增加了一些不确定性。残留 CYP 酶活降低了体外外推技术的准确度,同时更加难以确定其他药物代谢酶的潜在活性。此外,剩余酶活可能会影响肝脏中含量较低的 P450 酶如 2B6 和 2C8,它们在许多商品化药物的代谢中表现出活性增加[53,54]。Rock 等[81] 在实验中将针对 P450 3A 的商品化抗体和化学抑制剂结合使用,与单独使用抗体或化学抑制剂相比,表现出优异的 CYP3A4 抑制特性。

13.3.3 CYP 重组酶

CYP 酶反应表型鉴定实验中另一种非常有用的方法是使用纯化的或重组的(cDNA 表达的)人源 CYP 酶。许多人源 CYP 酶已经被克隆并在各种细胞类型中单独异源表达[82~84]。来自这些细胞的微粒体,只含有一种 CYP 酶,含有 NADPH-CYP 还原酶,可能含有细胞色素 b5,可通过商业化途径购买获得(例如 Gentest Corp.，Panvera Corp. 和 Oxford Biomedical

Research Inc.)。重组酶的一个具有吸引力的特征是可以大大简化候选药物的代谢研究,并快速评估特定 CYP 酶的参与度。在 P450 反应表型研究中,候选药物与一组重组酶在确定的底物浓度下共同孵育,这样可以很容易地获得哪些 CYP 酶可以代谢候选药物,哪些 CYP 酶不能代谢候选药物的信息[85]。如图 13.4 所示的案例,对莫特塞尼(一种高选择性血管生成抑制剂)在一组重组酶中的代谢进行了评估[48],几种重组 CYP 酶(CYP3A,CYP2D6,CYP1A1,CYP1B1 和 CYP2B6)在莫特塞尼的三种氧化代谢物的形成中表现出催化活性。

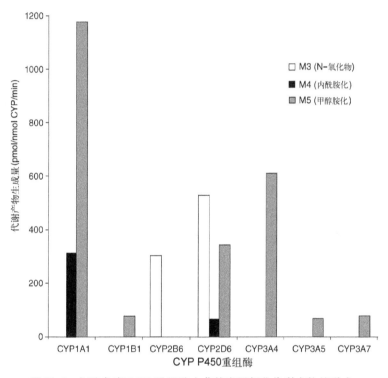

图 13.4　细胞色素 P450 重组酶中莫特塞尼氧化代谢产物的形成。

　　然而,CYP 重组酶的主要缺点是它们的催化能力不同,并且它们在细胞中表达的浓度不能反映其在天然人肝微粒体中的浓度。此外,CYP 重组酶通常表达的 NADPH-CYP 还原酶水平远高于 HLM 中实际存在的水平。另外,细胞色素 b5 共表达会影响某些 CYP 酶的药物代谢的动力学[86]。因此,简单地通过重组 CYP 酶进行代谢评估,并不能提供特定 CYP 酶在候选药物代谢中的贡献率。对于在上述重组酶实验中观察到的 P450 重组酶活性,需要进一步检查酶促反应动力学,以测量其内在清除率,以便对特定的 CYP 酶进行全面的定量评估。

　　为了开发人肝微粒体相应的重组酶体系,并最终进行体内代谢清除研究,这些年已经提出两种基本方法,并越来越多地投入应用。一种方法是使用"相对活性因子"(RAF)将单个重组酶数据定量缩放至多酶系统,如微粒体或肝细胞[87-91]。在该方法中,标准标记物 CYP 酶探针底物用于将重组酶中酶的反应活性转化为 HLM 中该亚型酶的反应活性。RAFs 通常通过将 HLM 中的最大反应活性(V_{max})除以重组 CYP 酶催化相同反应的 V_{max} 来获得。从而,可以得到重组 CYP 酶与 HLM 的底物转换差异因子。使用 RAF 可以将候选药物在重组酶中代谢的数据转化为微粒体中的结果。我们应该充分了解该方法中使用的假设并严谨地解读生成的数据。用于测定 RAF 的探针底物应慎重选择,特别是反应动力学具有底物依赖性的酶(例如,CYP3A4)。RAF 的生成应保证重组 CYP 酶实验和 HLM 实验在同一实验室中进行,并且与候选药物酶动力学测定使用同一批次的酶原。

另一种可供选择的定量方法是通过免疫定量测定的肝微粒体中特定 P450 酶的相对丰度来计算重组酶活性[55]。转化过程相对简单,将特定 CYP 的重组酶实验中代谢物生成的反应速率乘以天然 HLM 中相应 CYP 酶的平均含量。将每个 CYP 酶标准化后的速率(表示为 pmol/min/mg 微粒体蛋白质)相加以获得总标准化速率,并且将每个 CYP 酶的标准化速率表示为总标准化速率的百分比[55]。标准化后的数据可以与用 HLM 获得的化学或抗体抑制数据进行相关性回归分析,综合评估反应表型鉴定实验。Proctor 等[92]报道了改进的比例缩放法,结合比例因子(系统间外推因子[ISEF]),来解释重组酶和 HLM 之间每单位酶内在活性的潜在差异。Emoto 等[93]用底物消除法对比了基于 Vmax 的 RAF 的相对丰度法和内在清除 CL_{int},发现其中最准确的预测方法是基于 CL_{int} 的 RAF。

13.3.4 CYP 酶反应表型的相关性分析

相关性分析包括几种独立的人肝微粒体样品中生物转化速率的检测,并将反应速率与同一微粒体样品中各 CYP 酶的活性相关联[12,57]。通常选择 10 个以上人肝微粒体样品,并且这些样品具有典型的酶活性,且样品间 CYP 酶活性差异比较大。为了更好地统计,选择的 HLM 彼此间 CYP 酶活性相关度不高是很重要的。该研究应在初始速率和候选药物的药理学相关浓度下进行[94]。测量候选药物的生物转化速度通常采用简单的回归分析(r^2 系数测定)测定其与特异标记的 P450 同工酶活性的相关性。如果某个 P450 酶负责代谢物的形成,代谢物形成的速率则与人肝微粒体样本中特定 P450 酶的催化活性线性相关。

相关性分析提供了候选药物的代谢在不同受试者之间变化程度的信息,从而给临床上潜在的药代动力学变异性提供了初步预测。当只有单个酶参与候选药物的生物转化时,相关性分析非常有效。当两种或更多 CYP 酶在药理学相关浓度下对代谢物形成有显著贡献时,相关性分析可能缺乏统计能力来识别每种酶的特性。多变量回归分析[95]可用于这种情况,并成功证实了丁呋洛尔的 1-羟基化转化过程[96]。当多种 CYP 酶参与代谢时,选择性化学抑制剂或抑制性抗体也可用于相关性分析实验[97-99]来帮助阐明各 CYP 酶的相对贡献。当主要贡献酶的活性被抑制时,该方法用残留微粒体催化活性代表次要 P450 酶的贡献。然而一些研究者认为用相关分析法来进行 CYP 酶反应表型鉴定并不可靠,并建议仅用它来确认抑制实验和重组酶实验结果[8,57],相关性分析在表征多种 P450 酶对候选药物的代谢中仍然是一种有价值的工具,并提供了临床相关信息。

13.3.5　CYP酶反应表型鉴定在药物发现与发展过程中的应用

明确的CYP酶反应表型鉴定通常是在药物开发阶段进行。通常,该研究采用多种方法进行,即抗体抑制,化学抑制,以及重组酶分别进行药物代谢实验,并进行相关性分析[100]。通常,在CYP酶反应表型鉴定实验中选择检测单个代谢物生成法,比底物消除法更具优势。该方法可以检测每个亚型参与的反应,并且可以使用该条件测量线性初始反应速度。然而,这种方法需要使用代谢产物的真实标准品来配置标准曲线,或者使用放射性标记来对代谢物进行HPLC定量。

随着重组CYP酶的商业化和强效且选择性好的CYP酶抑制剂或抗体的出现,现在许多公司在药物发现早期就进行CYP酶反应表型研究[13,93]。通常采用混合人肝微粒体和重组酶与候选药物(通常在1 μmol/L的低浓度下)反应,使用底物消除法进行检测,同时可以评估选择性化学抑制剂或抑制性抗体(有时组合使用)的效果。这些研究通常用于评估候选药物在微粒体中代谢时五种主要CYP酶的作用(CYP1A2,2C9,2C19,2D6和3A4)。在候选药物的氧化代谢中起主要作用酶是否存在遗传多态性如CYP2D6和2C19,这些信息是非常有用的。在药物发现阶段开展这些研究的目标是选择可以进一步开发的最佳候选药物,开发没有或DDI效应最小的NCEs,并选择在清除过程中对CYP酶多态性依赖小的药物,从而降低药物开发中潜在的临床DDI效应以及患者间的药代动力学差异。但是,这种方法仅适用于转化率相对较高化合物,对于代谢稳定,在孵育时清除率少于20%的化合物,实际上不可能确定每个CYP酶的相对贡献。此外,需要谨慎而不能过度解读药物发现过程中产生的这些数据,因为候选药物在人体中的清除机制尚不清楚,其他消除途径的贡献和非P450介导的清除作用可能更显著。

13.4　非P450酶反应表型鉴定

P450酶在市场上以及开发中的小分子药物代谢中起主导作用[1]。其他非P450药物代谢酶如FMOs,MAOs,AO,酯酶和酰胺酶也可以对候选药物的整体清除产生贡献[101,102]。用于阐明非P450酶贡献的反应表型鉴定方法仍在开发过程中,或尚待进一步开发。与CYP酶反应表型鉴定相似,鉴定非P450酶的贡献需要了解特定的酶底物专一性,反应机制,表达组织和亚细胞位置,选择性抑制剂,实验条件等。随着这些非P450酶的基础生物化学和它们对药物体内清除过程的理解加深,并且更多体外实验工具如选择性抑制剂和抑制性抗体投入应用之中,应用于P450酶反应表型鉴定的原理同样将适用于这些酶。

13.4.1　FMOs

FMOs是NADPH依赖型氧化酶,和CYP酶相似,存在于肝微粒体亚细胞部分。这些酶能够催化氮,硫,硒和含磷化合物的氧化[103]。目前在人体中鉴定出了五种FMO同工酶:FMO1,FMO2,FMO3,FMO4和FMO5[103]。FMO1是胎肝中主要的FMO同工酶,相对于其他

FMO,其在成人肝脏中的表达很低。然而,在成人肾脏和肠中存在显著的肝外表达FMO1[104,105]。FMO2 在肝脏中的表达也很低,但它是成人肺中的主要 FMO 同工酶[106,107]。肝脏中 FMO4 的表达是已知 FMO 中最低的。FMO3 和 FMO5 被认为是成年肝脏中表达最高的 FMO 同工酶,FMO3 表达水平高于 FMO5[107,108]。由于其在肝脏中的高表达和广泛的底物特异性,FMO3 通常被认为是用于药物代谢的最重要的 FMO 同工酶,并且大多数与 FMO 反应相关的报道通常都是关于 FMO3。

前文对涉及 FMO 反应的实验思路已经进行了专业的回顾[107,109],这里将简要讨论这些显著特征。FMOs 在 P450 酶的最佳反应条件下(即 pH 7.4)也是有活性的,但是也有人指出其活性在 pH 9~10 时显著增强[110]。与 P450 酶所讨论的不同,缓冲液选择和孵育温度并不会对 FMO 最佳活性有显著性改变。因为 FMO 在不存在 NADPH 的情况下是热不稳定的,所以使 FMO 活性最大化的理想孵育方案是在 NADPH 存在时预孵育酶源,并通过添加底物启动反应。在这些研究中必须使用表征良好的微粒体,这些 HLM 可从各种商业途径获得。在微粒体的制备和处理存在问题的情况下,需要进行 FMO 活性验证实验。

FMOs 与 CYP 酶一样是在肝亚细胞结构中表达,并使用相同的辅因子 NADPH。因此这两个家族的酶都有可能在 NADPH 和 HLM 共同孵育时参与候选药物的氧化代谢。因此,在某些情况下,区分 FMOs 和 P450 酶的贡献,以便更好地估计各 CYP 酶($f_{m,cyp}$)的贡献率是很重要的。通过选择性灭活 P450 酶或 FMO 酶可以实现 FMO 和 P450 活性的分化[111]。P450 酶广谱抑制剂如 ABT 或洗涤剂可用于 P450 酶灭活。与 P450 酶相比,FMOs 在洗涤剂存在时不易降解[112]。热降解和化学抑制剂可用于 FMOs 的灭活。FMOs 容易发生热降解,尤其是在没有 NADPH 的情况下。当酶源在 55℃ 加热约 1 分钟时,60%~80% 左右的FMO3 活性将丧失。然而,P450 活性(~85%)在热处理后几乎不受影响。目前还没有鉴定出 FMO 同工酶的特异性化学抑制剂。甲巯咪唑是一种 FMO 底物,在饱和浓度约 200 μmol/L左右时,通常在体外实验中用作竞争性抑制剂[113,114]。然而,甲巯咪唑抑制实验的结果应谨慎解读,因为 FMO 介导甲巯咪唑氧化代谢产物会抑制 P450 酶活性[115]。与 P450 酶和 UGT酶一样,利用商业途径购买的重组 FMO 酶的动力学研究可用于鉴定 FMO 对药物清除率的贡献。

已有研究表明 FMOs 具有多态性[106,115],其中 FMO3 的多态性研究最多。大量 FMO3 变异导致 FMO3 活性降低,通常表现出三甲基氨基尿(TMAU)病症[116,117]。FMO3 是三甲胺(TMA)氧化过程中主要的 FMO 同工酶,TMA 是胆碱代谢形成的主要内源性化合物。FMO3 的缺乏将导致 TMA 清除率降低,因此 TMA 在呼吸,汗液和尿液中大量排泄。TMAU的严重程度是 FMO3 活性降低的一个指标。然而,这种情况的发生率是非常低的[118]。目前还没有文献报道过 FMOs 诱导剂,鉴于酶的反应机制,FMO 的强抑制作用,特别机理性抑制作用是不太可能的[109]。鉴于这些,再加上目前很少有药物是以 FMO 介导的代谢作为主要清除机制[1],这表明发生 FMO 相关的 DDI 效应的风险很小。

13.4.2　MAOs

MAOs 主要氧化胺,特别是生物胺包括神经递质如多巴胺和 5-色胺[119]。MAOs 的底物通常是相邻碳原子含有两个可被夺取氢原子的伯,仲和叔胺[120]。MAOs 是位于线粒体中的黄素蛋白氧化酶,并且从冷冻肝组织制备的肝微粒体经常被线粒体膜污染,因此可能含有 MAO 活性。MAO 有两种形式,A 和 B,其在底物选择性和抑制剂敏感性方面不同[121]。有文献报道现在可以获得纯化的重组人源 MAO-A,MAO-B[121]包括相对选择性抑制剂[122],甘氨酸是一种广谱的 MAO 抑制剂,氯吉灵是 MAO-A 的不可逆的选择性抑制剂,而丙炔苯并胺和丙炔苯丙胺是 MAO-B 的不可逆的选择性抑制剂。因此,使用这些试剂可以很容易地鉴定出参与氧化脱氨反应的 MAO[123-125]。

由 MAO 催化的外源性化学物质的氧化脱氨不需要 NADPH 作为辅助因子,形成的醛代谢物可以通过醛还原酶或醇脱氢酶进一步代谢成醇类,或通过醛脱氢酶或 AOs 代谢成酸类[101,126]。

13.4.3　AO

AO 是一种存在于肝脏胞质和几种哺乳动物其他组织中的钼酶[120,127]。尽管它的名字是钼酶,但是 AO 不仅能催化醛氧化成羧酸,也参与 N-杂环的亲核氧化。AO 介导的氧化反应与 CYP 酶介导的亲电子氧化代谢产物不同[127]。AO 还参与还原反应,例如,含亚硝基的芳族化合物转化为羟胺,以及异恶唑转化为酮醇[128]。与 CYP 酶相反,AO 不需要 NADPH 作为辅因子。在没有添加辅因子的情况下,胞质中 AO(和/或黄嘌呤氧化酶)催化的氧化反应就可以进行。AO 在多种药物的代谢中起重要作用,包括抗精神病药物齐拉西酮[129]和抗癫痫药唑尼沙胺[130]。

目前在人体中只鉴定出一种 AO 同工酶 AOX1。AO 表达在物种间差异很大,在猴和人体中的 AO 活性最高,而在大鼠中的活性较低。在狗中尚未检测到有 AO 表达[127,131]。一般认为 AO 是药物代谢中参与度相对较小的酶[1]。然而,还是有令人信服的理由来详细讨论 AO 反应表型。由于 AO 在胞质中表达,因此在初步肝微粒体清除实验中可能未检测到 AO 代谢。此外,即使在存在 AO 活性的人肝细胞和 S9 等体系中进行代谢物鉴定实验,AO 代谢也不会产生类似于其他细胞质酶如 N-乙酰转移酶(NAT)的特征产物,因此 AO 的参与可能会被忽视。另外,由于常用的临床前物种大鼠和狗的 AO 代谢明显较低,AO 代谢可能被低估,这可能导致低估人类清除率预测,或高估 CYP 酶介导的作用。

在肝脏胞质中孵育时使用选择性抑制剂如甲萘醌,氯丙嗪,胀苯哒嗪和雷洛昔芬,可以进行候选药物代谢过程中 AO 参与度鉴定[24,128]。雷洛昔芬是一种 AO 强效抑制剂,K_i 值为 0.87~51 nmol/L,在 AO 和黄嘌呤氧化酶间具有选择性[132]。

目前临床上还没有证据表明药物因为 AO 的诱导或抑制,从而导致药物间相互作用。在体外环境中,许多化合物似乎显示出强烈的 AO 抑制作用。一项研究测试了 239 种市售化合物和药物对 AO 的影响,结果显示这些化合物中有 36 种能够抑制 AO 活性达到 80% 以上[128]。目前没有报道涉及 AO 的功能多态性[129]。

13.5　UGT 酶共轭反应表型鉴定

UGTs 是一类膜结合酶,通过葡萄糖醛酸化的反应催化糖(葡萄糖醛酸,葡萄糖和木糖)转化为多种分子。UGT 底物通常是小的疏水性分子(内源或外源),通常也称为糖苷配基。糖部分(即糖基),通常是葡萄糖醛酸,可与脂肪族和芳香族醇,硫醇,伯,仲,叔和芳香族氨基以及酸性碳原子发生共轭反应[133]。与葡糖醛酸的共轭反应导致水溶性增加,因此能够排出体外。反应遵循 SN₂ 机制,葡萄糖醛酸的端基碳对糖苷配基的背面攻击,形成 β-葡萄糖醛酸。2002 年销量前 200 的处方药中十分之一的母药是通过葡萄糖醛酸化进行清除[1]。关于 UGT 表型鉴定的讨论仅限于将通过葡糖醛酸化反应作为母药的一级清除途径,而不包括由 CYP 酶催化的氧化代谢物的二级清除途径。

在人体中,基于氨基酸序列将已知的 UGT 同工酶分成两个基因家族 UGT1 和 UGT2[134,135]。这两个家族的成员进一步分为三个亚科,UGT1A,UGT2A 和 UGT2B。参与外源性化学物质代谢的大多数 UGT 同工酶存在于 UGT1A 和 UGT2B 亚家族中,这些同工酶将在后面集中讨论。UGT1A 亚家族由九种功能蛋白组成: UGT1A1 和 UGT1A3-UGT1A10。UGT2B 亚家族由七种功能蛋白组成: UGT2B4,UGT2B7,UGT2B10,UGT2B11,UGT2B15,UGT2B17 和 UGT2B28。肝脏是葡萄糖醛酸化反应的主要部位。除了 UGT1A7,UGT1A8 和 UGT1A10 之外,来自亚家族 UGT1A 和 UGT2B 的所有同工酶都在肝脏中表达[136-138]。肠和肾中也存在 UGT 表达。所有 UGT1A 和 UGT2B 家族酶,除 UGT1A9,UGT2B11,UGT2B17 和 UGT2B28 之外的其他同工酶都会在肠中表达[136,138,139]。在肾脏中表达的 UGT 酶包括 UGT1A9 和 UGT2B7[138]。

根据目前的研究结果,在外源性化学物质代谢中比较重要的 UGT 同工酶包括 UGT1A1,UGT1A3,UGT1A4,UGT1A6,UGT1A9,UGT2B7 和 UGT2B15[140],其中特别重要的是 UGT1A1 和 UGT2B7。UGT1A1 是唯一已知的人体中能够催化葡萄糖醛酸胆红素生成的 UGT 酶[141],这是一种关键的生理代谢反应。UGT2B7 被认为是一种非常重要的酶,参与许多药物的葡萄糖醛酸化[1]。

13.5.1　UGT 酶反应表型鉴定的初步讨论

关于 UGT 参与的候选药物代谢有两个特定的临床考虑因素。首先是 UGT1A1 催化的新陈代谢,UGT1A1 在胆红素的清除过程中起到重要作用。胆红素主要在 UGT1A1 催化下发生葡萄糖醛酸化反应,然后在 MRP2 介导下生成的葡萄糖醛酸盐随胆汁流出[142]。阿扎那韦,茚地那韦和厄洛替尼对胆红素葡萄糖醛酸化的抑制作用可能导致这些药物引发高胆红素血症[143,144]。在某些情况下,茚地那韦所观察到的高胆红素血症的程度,严重到需要停止治疗[145]。UGT1A1 还负责其他几种内源性和外源性底物的代谢,包括 2002 年美国销售处方量前200种药物中的15%是通过葡萄糖醛酸化作用来清除的[1]。UGT1A1的抑制对于治疗指数狭窄的底物尤其重要,如伊立替康和依托泊苷[146,147]。作为UGT1A1底物和/或抑制剂的候选药物具有破坏胆红素稳态的潜在风险,因此,详细的反应表型研究可以帮助确定这种风险。

UGT反应表型分析之前第二个需要考虑的因素是UGT多态性。据报道几乎所有已知的UGT同工酶都具有多态性。这些多态性及其后果已在其他地方进行了综述[148-150]。一些酶的多态性导致体外酶活的改变,然而在临床上影响最深远的是UGT1A1多态性。最常见的UGT1A1变体是UGT1A1 * 28,一种具有启动子多态性的变体,将导致酶的低效表达。UGT1A1 * 28纯合子个体倾向于表现出轻微的、无症状的高胆红素血症,这种情况称为吉尔伯特综合征。胆红素清除率(UGT1A1的活性指标)降低约40%[137]。据估计,吉尔伯特综合征将影响6%~12%的人口[148]。

UGT1A1 * 28基因型也被证明与UGT1A1底物的体内清除率降低有关,如SN-38,伊立替康的活性代谢物[151]。具有UGT1A1 * 28 * 28变体基因的HLM现在可有从商业途径购买到,并且可以用这些微粒体进行动力学研究以评估新的候选药物代谢清除的潜在变化。

13.5.2 UGT酶反应表型鉴定的实验方法

类似于CYP酶反应表型鉴定,可以使用三种基本方法来进行UGT反应表型分析[152],即化学抑制法,重组酶实验和人肝库表型进行相关性分析。然而,由于相对缺乏强效而专一的化学抑制剂,并且完全没有市售的UGT抑制性抗体,因此与CYP酶反应表型鉴定相比,UGT代谢表型的研究工具还不完善,研究方法也没有那么精确。

13.5.2.1 葡糖醛酸化反应条件优化

在详细讨论三种表型鉴定方法之前,必须注意影响体外UGT酶活性的因素。UGT催化反应动力学受培养条件的影响很大,远远超过其他药物代谢酶催化的反应。除了常规对于CYP酶所讨论的实验考虑因素,针对葡萄糖醛酸化反应还有一些其他条件需要进行优化。这些条件通常因底物不同而变化,因此应根据具体情况加以考虑。

与CYP酶不同,大部分具有活性的UGT酶是在内质网的腔侧表达的,阻碍了辅酶因子UDPGA与酶结合的通道[153,154]。因此,为了检测微粒体中的UGT活性,需要破坏内质网(ER)膜的机制来促进辅酶因子的进入。其中最主要的是机械法,如超声处理或化学试剂(洗涤剂或穿孔多肽,丙甲菌素)[155]。除了增加膜渗透性之外,洗涤剂还会影响酶活性[156],因此,丙甲菌素已迅速成为"激活"UGT催化反应的首选方法[156]。通常采用的丙甲菌素在反应中的浓度通常归一化为每毫克蛋白,并针对每个反应进行浓度优化。丙甲菌素浓度为25~50 μg/mg蛋白时,反应速度一般随着丙甲菌素浓度的增加而成比例地增加,之后反应速度增加将变慢[157]。UDPGA,葡萄糖醛酸化反应的辅因子,通常以饱和浓度(2~5 mmol/L)参与反应。镁元素通常是来自氯化镁(1~5 mmol/L),似乎可以改善酶活性[157,158]。葡糖二酸

单内酯是 β-葡糖醛酸酶的抑制剂,体外反应中也可以添加,尽管有报道称添加该化合物的益处很有限[158]。

通常,葡萄糖醛酸化反应在磷酸盐缓冲液中进行(0.1 mol/L,pH 7.4)。然而,UGT 活性在很大程度上取决于孵育 pH,缓冲液类型和离子强度[157-159]。对于含有羧酸的底物,所形成的酰基葡糖苷酸代谢物在 pH>7 时是化学性质不稳定,酶孵育反应可以在 pH 6.8 进行,以使产物水解最小化[160]。最近有研究检测了不同 pH 下酸性,碱性和中性化合物的葡糖醛酸酶动力学参数,发现在这三种情况下,底物都是在未电离的 pH 条件下,反应速率最大,从而渗透性最大[161]。在另一个案例中,UGT2B7 参与催化的 3′-叠氮基-3′-脱氧胸苷(AZT)葡萄糖醛酸化反应,显示在六种测试缓冲系统之间大约有四倍的差异,并且与磷酸盐或基于 tris 的缓冲体系相比,碳酸盐缓冲系统中的葡萄糖醛酸化率更高[159]。

最后,应考虑在体外培养中加入白蛋白的情况,特别是对于涉及 UGT1A9 和 UGT2B7 的葡糖醛酸化反应。假设 HLM 和重组酶制备过程中存在的长链不饱和脂肪酸是这些同工酶的强效竞争性抑制剂[162]。已有研究表明在反应中加入 2% 牛血清白蛋白(BSA)或 2% 无脂肪酸的人血清白蛋白(HSA-FAF)会使 UGT2B7 催化的 AZT 葡萄糖醛酸化反应的清除率增加约 10 倍,因为反应的 K_m 值降低了而不影响 V_{max}[163]。这一现象可能是由于白蛋白与这些脂肪酸结合,从而导致游离的脂肪酸减少,可用于抑制葡萄糖醛酸化反应的脂肪酸就减少了。

13.5.2.2 重组 UGT 酶的应用

迄今为止,人体中至少已鉴定出 18 种 UGT,12 种重组表达的 UGT 可商业化获得。重组酶的使用在 UGT 酶反应表型鉴定中起到重要作用。在研究候选药物在 HLM 中的葡糖醛酸化动力学后,可以在一系列重组 UGTs 中检测并评估葡糖醛酸化反应,以鉴定哪些 UGT 酶能够催化反应。在具有葡萄糖醛酸化活性的特定重组 UGT 中,通过检测重组 UGT 中葡糖醛酸化的动力学可以进一步评估参与的范围或重要性。应该注意的是,HLM 和重组酶中许多药物的葡萄糖醛酸化反应,表现出"非典型"或者不符合米氏方程动力学。对实验数据进行适当的模型拟合对于计算动力学参数至关重要[164]。

然而,由于缺乏对 HLM 或重组 UGT 中 UGT 相对表达水平的了解,因此难以定量推断单个 UGT 对 HLM 中葡糖醛酸化反应的相对贡献。重组 UGT 实验的数据应与选择性化学抑制法的数据相整合,并进行可能的相关性分析[152]。

13.5.3 化学抑制剂在 UGT 中的应用

对于 HLM 或肝细胞中的反应表型鉴定实验,需要有 UGT 同工酶特异性抑制剂。可用的 UGT 同工酶特异性抑制剂目前还很有限,但是该领域的文献正逐年增长。另一方面,现在有相当数量的探针底物可用于不同的 UGT 同工酶(见表 13.2),在某些情况下,这些化合物在饱和浓度下可用作竞争性抑制剂。目前强效的而具有选择性的抑制剂,主要针对 4 种 UGT 同工酶 UGT1A1,1A4,1A9 和 2B7。厄洛替尼已被证明对 UGT1A1 具有抑制作用,K_i 为 0.64 μmol/L[144]。厄洛替尼在低浓度下并不能选择性抑制 UGT1A1,但是浓度为 100 μmol/L

时,会抑制 UGT1A1 催化的 4-MU 葡萄糖醛酸化反应,抑制率达到 90%,并且对 UGT1A1 的选择性比其他同工酶至少高 5 倍。黄酮类化合物如六甲氧基黄酮和橘皮素[1,176]也被鉴定为 UGT1A1 的强效抑制剂,但它们也抑制 UGT1A6,1A9,可能还有其他 UGT1A 酶。海柯皂苷元是 UGT1A4 选择性抑制剂[172],在浓度为 10 μmol/L 时,对 UGT1A4 的抑制率大于 80%,并且对 UGT1A4 的选择性至少比其他同工酶高 4 倍。尼氟灭酸在低浓度(~ 2.5 μmol/L)下是 UGT1A9 的选择性抑制剂,但在较高浓度下,也会抑制 UGT1A1[164,173]。氟康唑[177]已被提出是 UGT2B7 的抑制剂,尽管最近的报道表明它可能是酶的替代底物[178]。在浓度为 1 ~ 2.5 mmol/L 时,氟康唑能够抑制 UGT2B7 催化 AZT 葡萄糖醛酸化,抑制率达到 50% ~ 75%,并且对 UGT2B7 抑制作用的选择性比其他同工酶大约高两倍。

表 13.2 药物代谢中涉及的主要 UGTs 同工酶的选择性底物和抑制剂实例[164-175]

UGT 同工酶	底　　物	抑制剂	UGT 表型鉴定中抑制剂浓度
UGT1A1	胆红素 β-雌二醇 依托泊苷	厄洛替尼 阿扎那韦	100 μmol/L
UGT1A3	NorUDCA 23-葡萄糖醛酸化 R-劳拉西泮		
UGT1A4	三氟拉嗪 丙咪嗪	龙舌兰皂苷配基	10 μmol/L
UGT1A6	血清素 去铁酮	血清素	
UGT1A9	异丙酚	尼氟酸	2.5 μmol/L
UGT2B7	齐多夫定(AZT) 吗啡 表柔比星	氟康唑	2 500 μmol/L
UGT2B15	S-奥沙西泮 S-劳拉西泮 秦皮乙素		

13.5.4　UGT 酶反应表型鉴定的相关性分析

UGT 酶表型鉴定的相关性分析可以在单个 HLM 中进行,并且方法与 CYP 酶类似,该方法已成功用于某些案例[179-181]。例如,在来自 22 个供体的混合人肝微粒体库中,Katoh 等发现曲尼司特葡萄糖醛酸化反应与胆红素和雌二醇葡萄糖醛酸化反应相关性最明显,后者被认为主要由 UGT1A1 催化。然而,如表 13.2 所示,只有某些 UGT 酶的特定探针底物可以购买。此外,大多数这些探针底物的相关性分析受限于这样一个事实,即肝脏样本的葡萄糖醛酸化反应速率通常只有三到五倍的差异。

13.6 其他结合反应的反应表型鉴定

除了由 UGTs 催化的葡萄糖醛酸化之外，SULTs，GSTs 和 NATs 催化的其他结合反应也可以清除某些药物，但清除程度要小得多[1]。化合物的磺化反应涉及底物与磺酰基（SO^{3-}）结合。共反应底物 3′-磷酸腺苷-5′-磷酸硫酸盐（PAPS）充当磺酰基供体，反应由 SULT 酶催化。结合反应可能发生在—C—OH，—N—OH 和—NH 侧链，生成 O-硫酸盐和 N-硫酸盐。SULTs 是主要在肝脏和小肠中表达的血清胞质酶，但也存在于其他器官。迄今为止，已在人体中发现了 11 种 SULT 同工酶，并且重组 SULT 酶可商购获得[182]。一些文献曾经报道了 SULT 抑制剂[183]。

GSTs 能够催化内源性亲核谷胱甘肽与亲电子试剂（例如环氧化物，奎宁，醌甲基化物）反应，生成谷胱甘肽结合物。由 CYP 酶催化药物反应生成的亲电子代谢物通常是 GSTs 的底物。人体细胞溶质中 GST 酶主要分为六大类[184]，用于 SULT，GST 和 NAT 反应表型鉴定的方法尚未很好地开发，并且它们对大多数候选药物总体清除的贡献通常不显著。

13.7 反应表型鉴定的整合和 DDI 效应的预测

如之前讨论的，反应表型鉴定的目的是确定给定药物代谢酶对候选药物的总体代谢的相对贡献，即 $f_{m,enz}$（$f_{m,cyp}$ 或 $f_{m,UGT}$）。反应表型鉴定用于评估候选药物成为受害者的可能性。受害者潜力可以基于分数代谢来量化，如以下等式所示：

$$\frac{\mathrm{AUC_{po,\ I}}}{\mathrm{AUC_{po,\ ctl}}} = \left(\frac{f'_{ab}}{f_{ab}}\right) \cdot \left(\frac{f'_{g}}{f_{g}}\right) \cdot \left(\frac{f'_{h}}{f_{h}}\right) \cdot \left(\frac{\mathrm{CL}}{\mathrm{CL'}}\right) \qquad (13.1)$$

$$\frac{\mathrm{AUC_{po,\ I}}}{\mathrm{AUC_{po,\ ctl}}} = \frac{1}{\dfrac{f_{m} \cdot f_{m,\ enz}}{1 + \dfrac{[I]}{K_{i}}} + (1 - f_{m} \cdot f_{m,\ enz})} \qquad (13.2)$$

其中 $\mathrm{AUC_{po,I}}$ 和 $\mathrm{AUC_{po,ctl}}$ 分别是存在或不存在抑制剂时的血浆 AUC 值。此外，f'_{ab}，f'_{g}，f'_{h}，CL′和 f_{ab}，f_{g}，f_{h}，CL 分别是抑制剂存在和不存在的情况下药物吸收的部分，药物逃逸的肠道代谢部分，药物逃逸的肝脏代谢部分和内在清除率。假设抑制剂不影响受害药物的吸收或肠道代谢，通过可逆抑制可以检测药物相互作用的程度，即受害药物 AUC 增加的倍数可以通过公式 13.2 估算[10,185-188]。相互作用的大小取决于抑制剂浓度[I]及其抑制常数 K_i，但它也在很大程度上取决于 f_m 和 $f_{m,enz}$ 的乘积，它定义了受影响药物的受害潜力。f_m 和 $f_{m,enz}$ 代表通过代谢消除的剂量分数，以及受影响的药物代谢酶催化的部分。$f_m * f_{m,enz}$ 也是控制多态性对研究中候选药物总清除率影响的主要因素。如图 13.5 所示,具有较高 $f_m * f_{m,cyp}$ 的受害药物对 CYP 酶介导途径的抑制更敏感,并且在存在施害药物的情况下暴露量增加更多。

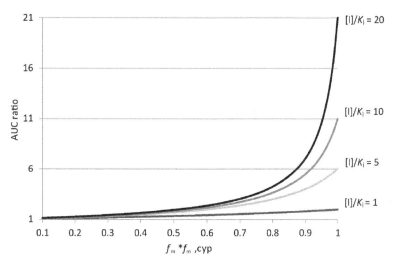

图 13.5　由特定 CYP 影响的代谢分数, $f_m * f_{m,cyp}$,与药物相互作用的相
　　　　关性(用 AUC 的增加倍数表示)。对于受害药物来说,CYP 抑
　　　　制剂会导致抑制作用增加。

　　代谢对人体总体药物清除(f_m)的贡献可以从人相关 ADME 研究中获得,有时可以基于各种体外实验和临床前物种的体内 ADME 研究进行评估。来自特定代谢酶($f_{m,enz}$)的贡献率可以通过上面讨论的反应表型鉴定方法确定。由于不同体外方法之间可能存在差异,因此建议采用两到三种方法结合来看。体外数据应尽可能与人体放射性标记研究和探针药物的药物相互作用研究的临床信息进行对照或整合[100]。通过整合这些信息,可以估算所有通过 CYP 酶清除的剂量分数(f_m),以及每种 CYP 酶在整体 CYP 酶依赖性代谢过程中的($f_{m,cyp}$)的贡献[100]。药物相互作用的程度,以及 CYP 酶多态性对受害药物药代动力学特征的影响,这些通过 f_m 和 $f_{m,cyp}$(即 $f_m * f_{m,cyp}$)的乘积可以更准确地进行评估。大部分报道的临床显著的 DDIs 都是 CYP 酶介导的,这与 CYP 酶参与了大多数小分子候选药物的清除是一致的[1,2]。对于主要通过葡萄糖醛酸化作用清除的药物,发生显著药物-药物相互作用的可能性比较小,由于药物对 UGT 的亲和力低而且有多个家族的酶参与了药物的代谢。临床上在 UGT 抑制剂存在下,UGT 底物的增加很少大于 2[1]。

13.8　结论

　　反应表型鉴定是药物开发过程中的一项重要研究,其数据常用于支持产品标签中的声明,以及用于临床研究的规划,如药物相互作用研究或特殊患者群体的评估。理想情况下,候选药物应具有平衡的清除机制,以降低出现严重 DDI 的潜在可能性或由于多态性导致的药代动力学的显著个体差异。在药物发现和开发中进行反应表型鉴定实验以评估各种药物代谢酶对总体代谢的相对贡献有助于确定这些潜在风险。

P450 酶在许多药物和候选药物的清除中起着重要作用,并且 CYP 酶反应表型鉴定的实验方法也比较成熟。当候选药物主要由非 P450 酶代谢时,其他药物代谢酶如 FMOs,MAOs 和 UGTs 也很重要。用于非 P450 酶反应表型鉴定的试剂和方法尚未建立,通常通过非定量的研究方法以解答这些酶在候选药物代谢中的潜在参与度。可用于反应表型鉴定的体外方法有好几种,使用组合的方法进行整体评估极为重要。体外数据还应与人类临床 ADME 研究的数据相结合,以便合理预测 DDI 潜力,并帮助规划潜在的后续临床 DDI 研究。

(顾淑梅译;熊海伟审校)

参考文献

14

快速可靠的 CYP 酶抑制实验

MING YAO, HONG CAI, AND MINGSHE ZHU

14.1 引言

    细胞色素 P450 酶是血红素硫酸酯酶的一个超家族,可以催化药物的氧化、还原和可能的水解代谢。因此,它们产生多种代谢物,这些代谢物通常比母药的极性大,能够从人类和动物体内快速消除。代谢清除被认为是一个解毒过程,虽然一些代谢产物是有毒或者有药理活性的。在已发现的大量 CYP 酶中,CYP1A2、CYP2A6、CYP2B6、CYP2C9、CYP2C19、CYP2D6 和 CYP3A4/5 负责大多数市售人用药物的代谢清除。某药物(受害者)的主要代谢酶(大于总清除的 25%)被联合服药的另一个药物(施害者)通过化学抑制途径所抑制,可导致受害药物的暴露量显著增加。CYP 酶抑制是引起药物-药物相互作用(DDI)[1]的最常见机制,已导致几种药物的撤市或在其说明书上标记使用警告。

    传统制药行业出于药品注册的要求,仅在后期临床试验中进行临床 DDI 研究。在 20 世纪 90 年代,欧洲和美国的监管机构发布了关于体外和体内 DDI 研究的若干管理法规指导原则。因此,制药工业组织和监管机构组织了关于开展 DDI 研究的研讨会和专题讨论会[2]。指导原则文件和研讨会建议:更好地理解 CYP 酶学和酶动力学;可利用的分析技术和 CYP 试剂,包括表达人源的 CYP 酶和探针底物;以及 CYP 酶的选择性化学抑制剂,激励并赋能制药公司在先导化合物的优化中评估 CYP 酶抑制作用[3]。为此,开发了体外 CYP 抑制测定法,包括使用荧光底物和重组人源 CYP 酶的实验(图 14.1 和表 14.1),其特征在于高通量和低操作成本。如果研究结果显示,新化学实体是主要 CYP 酶的强抑制剂,那么将会终止其研究进程。此外,可以基于大量 CYP 抑制数据开发结构-活性关系,这可以促进没有 CYP 抑制效力或较低 CYP 抑制效力的替代药物的设计。在药物发现的后期,经常使用人肝微粒体和 CYP 探针底物进行 CYP 抑制实验(图 14.1 和表 14.1)。这些实验产生的数据主要用于支持临床候选药物的选择,研究性新药申请以及临床 DDI 研究的设计[4]。

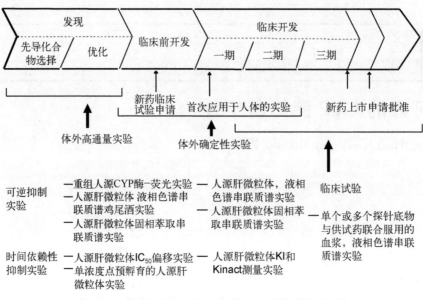

图 14.1　药物发现和开发阶段的 CYP 酶抑制实验评估

表 14.1　体外 CYP 酶抑制实验的比较

实 验 类 型	优　　点	局 限 性	目 前 应 用
荧光	高通量	不适合人肝微粒体	对具有相同的化学型大量化合物进行排序
	低成本	重组人源 CYP 酶数据表现出假阳性,并不适合监管备案	当可获得人源肝微粒体或者需要考虑成本时采用
	易操作	不适用于荧光化合物	
放射性测量的	快速	需要专门设计的放射性标记的探针底物	几乎没有采用过
	适合人肝微粒体	需要特定资质的设施和人员来处理放射性物质	
发冷光	高通量	需要专门设计的探针底物	几乎没有采用过
	易操作	不适用于大多数 CYP 酶	
	适合人肝微粒体		
液相色谱串联质谱（单个底物）	适合人肝微粒体	需要一台液相-质谱仪器和操作者	广泛用于后期发现和开发阶段
	适用于各种化合物	中等的通量	
	适合时间依赖性抑制实验分析	成本相对高于鸡尾酒实验	
	适合监管备案		
液相色谱串联质谱（多底物鸡尾酒实验）	高通量	需要一台液相-质谱仪器和操作者	在早期发现阶段,用于快速和低成本的筛选实验

实验类型	优　点	局　限　性	目　前　应　用
质谱（不连接液相色谱）	成本相对较低	可能不适合监管备案	从早期发现到开发阶段的广泛应用
	适合人源肝微粒体	不适合时间依赖性抑制实验分析	
	高通量	需要一台昂贵的质谱仪器	
	适合人肝微粒体	成本相对高于鸡尾酒实验	
	适合监管备案		
	适合时间依赖性抑制实验分析		

在本章中,我们简要介绍了过去 20 年中开发的各种体外 CYP 酶抑制实验,讨论了它们的优点、局限性和当前的应用。本章的主要焦点是体外评估 CYP 酶抑制作用的方法,及其目前在制药工业中的应用。描述了方法开发策略的详细过程、使用的试剂、实验方案和这些分析技术。还比较了它们的速度、可靠性和实用性。基于体外 CYP 酶抑制实验数据的解读和临床 DDI 作用的预测在文献中[5-8]已有广泛深入的讨论,在本章中将不涉及这部分内容。

14.2　在药物发现和开发阶段的 CYP 酶抑制实验

为满足在药物发现和开发的不同阶段评估先导化合物和临床候选物的 CYP 酶抑制作用的需求,已经开发了多种体外 CYP 酶抑制测定法[9-12]。表 14.1 总结了常见体外 CYP 酶抑制实验的工作原理,优点,局限性和当前应用。在酶标板上使用非特异性荧光底物和单一重组人源 CYP(rhCYP)酶进行相关实验。孵育 10～30 min 后,使用酶标仪快速读取结果。rhCYP 荧光检测是一种快速、简便的操作,不需要使用质谱(MS),并已作为高通量的筛选方法用于早期先导化合物的选择和优化[9,13-17]。荧光测定尤其适用于测定化合物的结构与 CYP 酶抑制活性关系,以及相同化学型的活性排序,其知识有助于药物化学家设计具有更好 CYP 酶抑制活性的化合物。然而,由于荧光测定中使用的大多数探针底物不是 CYP 酶特异性的,因此这些实验不适用于人源肝微粒体(HLM)。据报道,与临床研究中观察到的 CYP 酶抑制数据相比,rhCYP 荧光检测结果比 HLM 的检测结果会产生更多的假阳性[18]。此外,rhCYP 荧光测定法不适用于具有强荧光响应的化合物[11]。因此,HLM 高通量实验,包括 HLM 鸡尾酒实验和 HLM MS 实验,已取代 rhCYP 荧光实验,被应用于大多数制药公司的先导化合物优化(图 14.1 和表 14.1)。

使用选择性探针底物和 HLM 进行 CYP 酶抑制实验,然后使用液相色谱串联质谱(LC-MS)测定探针底物的代谢产物已经得到了开发和验证,并在药物后期发现和开发

阶段,确切评估药物抑制作用[19-21]。HLM-LC-MS 检测结果提供了一些关键药物代谢和
药代动力学(DMPK)信息,这些信息影响临床候选药物的选择,临床 DDI 研究的设计以
及新药的监管机构备案。"遵循良好实验室规范(GLP)"的完全验证的 CYP 酶抑制实
验得到了监管机构、学术界和工业界代表的推荐[2]。Walsky 和 Obach(2004)报道了对
10 种人源 CYP 酶的类 GLP 的 CYP 酶抑制实验。在该实验中,在各种浓度的供试品存
在下,将 CYP 酶的探针底物与 HLM 一起孵育。通过验证的液相色谱-串联质谱(LC-
MS/MS)方法测量探针底物对应代谢产物的生成速率,该方法使用稳定标记的代谢物
类似物作为内标(IS)。我们已经报道了用于评估候选药物对五种 CYP 酶(CYP1A2、
CYP2C9、CYP2C19、CYP2D6 和 CYP3A)的抑制作用的 HLM-LC-MS 测定方法,并对该
方法进行了完整的验证工作[21]。所用的选择性底物,相关的代谢反应和这些测定中使
用的内标如表 14.2 所示。在全自动模式(96 孔)和严格的动力学条件下进行孵育。通
过 LC-MS/MS 分析探针底物对应的代谢物。HLM-LC-MS 分析提供两个主要优点:
① 处理孵育板以克服非特异性吸附问题和详细方法;② 使用新设计的过滤板加速样品
处理并减少实验数据波动。

表 14.2　FDA 用于体外实验优选和可接受的化学基质[a]

同工酶	优选底物	米氏常数(μmol/L)	可接受的底物	米氏常数(μmol/L)
1A2	非那西丁氧-脱乙酰化	1.7~152	7-乙氧基异吩恶唑-氧-脱乙基化	0.18~0.21
			茶碱-氮-脱甲基化	280~1 230
			咖啡因-3-氮-脱甲基化	220~1 565
			他克林 1-羟基化	2.8,16
2A6	香豆素-7-羟基化	0.30~2.3		
	尼古丁碳-氧化	13~162		
2B6	依法韦仑羟化酶	17~23	异丙酚羟基化	3.7~94
	安非他酮-羟基化	67~168	S-美芬妥英氮-脱甲基化	1 910
2C8	紫杉醇 6-羟基化	5.4~19	阿莫地喹氮-脱乙基化	2.4
			罗格列酮对位-羟基化	4.3~7.7
2C9	甲苯磺酰胺甲基羟基化	67~838	氟比洛芬 4′-羟基化	6~42
	S-华法林 7-羟基化	1.5~4.5	苯妥英-4-羟基化	11.5~117
	双氯芬酸 4′-羟基化	3.4~52		
2C19	S-美芬妥英 4′-羟基化	13~35	奥美拉唑 5-羟基化	17~26
			氟西汀氧-脱烷基化	3.7~104
2D6	(±)-丁呋洛尔 1′-羟基化	9~15	异喹胍 4-羟基化	5.6
	右美沙芬氧-脱甲基化	0.44~8.5		
2E1	氯唑沙宗 6-羟基化	39~157	对硝基苯酚 3-羟基化	3.3
			月桂酸 11-羟基化	130
			苯胺 4-羟基化	6.3~24

同工酶	优 选 底 物	米氏常数 （μmol/L）	可接受的底物	米氏常数 （μmol/L）
3A4/5[b]	咪达唑仑 1-羟基化 睾酮 6β-羟基化	1~14 52~94	红霉素氮-脱甲基化 右美沙芬氮-脱甲基化 三唑仑 4-羟基化 特非那定碳-羟基化 硝苯地平氧化	33~88 133~710 234 15 5.1~47

[a] 请注意，这不是一个详尽的明细表。有关更新的列表，请参阅以下链接：http://www.fda.gov/drugs/development approval process/development resources/drug interactions labeling/ucm093664.htm(FDA,2006;EMA,2010)。

[b] 推荐使用两种结构不相关的 CYP3A4/5 底物来评估体外 CYP3A 酶抑制。如果药物在体外实验中至少抑制其中一种 CYP3A 底物体内 CYP 酶抑制作用的评价则十分必要。

　　虽然 HLM-LC-MS 分析可提供高质量、可靠的结果，但通量中等和高操作成本极大地限制了这些实验在先导优化中的常规应用，其中大量活性化合物需要进行筛选（图 14.1 和表 14.1）。为了提高通量和降低成本，多种 HLM CYP 酶抑制测定方法已经建立起来（表 14.1），例如放射性测定法[22-27]、发冷光法[28]、鸡尾酒法[29-42]。CYP 酶底物鸡尾酒法，是在 HLM 孵育中使用探针底物的混合物，并同时评估供试品对几种 CYP 酶的可逆抑制作用。鸡尾酒法特别适用于中小型药物研发机构。由于缺乏适用于所有主要 CYP 酶的底物，因此放射性测定法和发冷光测定法在药物研究中并不常规使用。

　　作为替代方案，由在线固相萃取（SPE）和不含色谱柱的 MS（HLM SPE-MS，表 14.1）组成的高通量分析广泛应用于分析单个底物 HLM 孵育中形成的代谢物[43]。最近，推出了一种名为"RapidFire"的装置，它将 96 孔或 384 孔板的采样，在线 SPE 和质谱定量结合起来，达到每针样品只需要 5 秒的分析速度[44]。HLM SPE-MS 分析大大提高了代谢物定量的通量，并产生与 HLM LC-MS 抑制分析相同质量的结果。因此，HLM SPE-MS 分析可用于药物发现中的先导优化和药物开发中的监管备案。该测定的主要限制是其不能分析具有一种或多种异构体的代谢物，例如睾酮（CYP3A4 探针底物）的代谢物。HLM SPE-MS 分析非常适合大型药物研究机构。

　　除了可逆 CYP 酶抑制效力的评估之外，可对药物发现和发展不同阶段的药物候选物进行 CYP 酶时间依赖性抑制（TDI）作用的评估（图 14.1）[45]。具有单探针底物的 HLM LC-MS 测定法已广泛适用于 TDI 的相关实验，例如单浓度点预孵育实验、半数抑制率（IS$_{50}$）位移实验、抑制曲线位移实验和 K$_i$ 和 K$_{inact}$ 测定实验（表 14.1 和图 14.1）。HLM SPE-MS 测定也可用于测定 IC$_{50}$ 位移实验的分析[43]。HLM 鸡尾酒测定法可能不适合 TDI 实验，即使其通量非常好（表 14.1）。

14.3　使用单个底物进行 HLM 可逆 CYP 酶抑制实验

　　很多药物代谢实验室已经建立并验证了 HLM CYP 酶可逆抑制（RI）相关实验[20,34,46-48]。

在第 14.3.1 至 14.3.5 节中,详细地描述了我们实验室常规进行 HLM LC-MS 实验的孵育条件,实验方案和自动化程序,LC-MS 分析以及数据计算[21]。

14.3.1 底物和特异性抑制剂的选择

美国和欧洲监管机构[49-50]推荐首选的 CYP 酶亚型的特异性探针底物和抑制剂,广泛用于制药工业(表 14.2)。在我们实验室进行 HLM 可逆 CYP 酶抑制实验中,作为阳性对照使用的 CYP 酶探针底物,底物代谢产物和 CYP 酶化学抑制剂列于表 14.3 中。

表 14.3 底物、标准曲线、质控样品、阳性对照、供试品和内标的储备液和工作溶液的制备

	底 物	标准曲线	质控样品	多反应监测	阳性对照	内 标
CYP1A2 实验	非那西丁	对乙酰氨基酚	对乙酰氨基酚	152.1>109.9	α-萘黄酮	4-羟基-丁酰苯胺
终浓度(μmol/L)	45	5	4	1		
CYP2A6 实验	香豆素	7-羟基香豆素	7-羟基香豆素	163>107	苯环丙胺	6,7-二羟基香豆素
终浓度(μmol/L)	0.65	2	1.5	5		
CYP2B6 实验	安非他酮	羟基化安非他酮	羟基化安非他酮	256>238	邻甲苯海明	曲唑酮
终浓度(μmol/L)	100	0.1	0.08	2 000		
CYP2C8 测实验	紫杉醇	6α-羟基紫杉醇	6α-羟基紫杉醇	914.5>541.3	孟鲁司特	脱乙酰基紫杉醇 C
终浓度(μmol/L)	5	0.1	0.08	5		
CYP2C9 实验	双氯芬酸	4-羟基双氯芬酸	4-羟基双氯芬酸	312.10>265.8	磺胺苯吡唑	氟芬那酸
终浓度(μmol/L)	10.00	10.00	7.00	20		
CYP2C19 实验	(S)-美芬妥英	4-羟基美芬妥英	4-羟基美芬妥英	235.25>149.9	N-3-苄基苯乙基内酰脲	苯妥英
终浓度(μmol/L)	55.00	2.5	2.0	20		
CYP2D6 实验	右美沙芬	右啡烷	右啡烷	258.2>157.1	奎尼丁	普萘洛尔
终浓度(μmol/L)	10	10	7	10		
CYP3A4 实验	咪达唑仑	1-羟基咪达唑仑	1-羟基米达唑仑	342>324	酮康唑	α-羟基-三唑仑

续　表

	底　物	标准曲线	质控样品	多反应监测	阳性对照	内　标
终浓度 (μmol/L)	5	1.25	1.0		5	
CYP3A4 实验	睾酮	6-羟基睾酮	6-羟基睾酮	305.3> 269.2	酮康唑	6-羟基-黄体酮
终浓度 (μmol/L)	75	36	24		5	

14.3.2　孵育条件的优化

　　为确保从 HLM CYP RI 实验中生成高质量数据,应优化三个关键孵育参数,即 HLM 浓度、孵育时间和探针底物浓度。在经过优化的孵育时间内,孵育体系的蛋白质浓度应该在代谢反应速率的线性范围内。此外,蛋白质浓度应尽可能接近 0.15 mg/mL 或更低,以尽量减少非特异性蛋白质结合的影响。最佳底物浓度应略低或接近于在优化的孵育条件下测定的 Michaelis-Menten 常数(K_m)值。此外,孵育完成后,底物的消耗应小于20%。在 K_m 测定实验中,我们常采用 8 种底物浓度,底物浓度范围为 $1/3\ K_m$ 至 $3\ K_m$。通过酶活性与底物浓度的非线性回归确定 K_m 值。使用 GraFit 5.0 版(Erithacus Software Ltd.，Horley Surrey，U.K)的酶动力学模块分析底物饱和曲线和抑制数据。我们的实验室中测定的八种 CYP 酶抑制实验的代谢物形成动力学数据列于表 14.4 中,并且与文献中报道的数据一致(表 14.3)。对于 CYP1A2、CYP2D6、CYP2C9 和 CYP3A4(睾酮)实验,主要代谢物的形成与孵育时间呈线性关系,时间可达 20 min;对于 CYP3A4(咪达唑仑)实验,时间可达 10 min;对于 CYP2C19 实验,时间可达 50 min。对于 CYP1A2、CYP2D6、CYP2C9 和 CYP3A4 实验,主要代谢物的形成与蛋白质浓度在 0.1~0.3 mg/mL 之间呈线性关系;对于 CYP2C19 实验,主要代谢物的形成与蛋白质浓度在 0.1~0.45 mg/mL 之间呈线性关系。

表 14.4　混合人肝微粒体中 5 种 CYP 酶活性的酶动力学参数(平均值±标准差)的汇总

酶	类　型	孵育条件		米氏常数/最大反应速率测定	
		时间 (分钟)	蛋白浓度 (mg/mL)	最大反应速率 (pmol/mg/min)	米氏常数 (μmol/L)
CYP1A2	非那西丁氧-脱乙酰酶	10	0.15	722±65	45.0±3.8
CYP2A6	香豆素-7-羟基化	5	0.05	1 005±28	0.662±0.11
CYP2B6	安非他酮-羟基化	5	0.05	306±14	125±9
CYP2C8	紫杉醇 6α-羟基化	5	0.05	344±36.5	4.82±0.34
CYP2C9	双氯芬酸 4'-羟化酶	7	0.15	5 300±190	9.8±0.5
CYP2C19	(S)-美芬妥英 4'-羟化酶	40	0.25	56±2.3	55.6±2.8

续　表

酶	类　　型	孵 育 条 件		米氏常数/最大反应速率测定	
		时间（分钟）	蛋白浓度（mg/mL）	最大反应速率（pmol/mg/min）	米氏常数（μmol/L）
CYP2D6	右美沙芬氧-脱甲基化酶	7	0.15	493±38	10.9±2.2
CYP3A4	咪达唑仑 1′-羟化酶	5	0.1	1 756±274	4.13±0.3
CYP3A4	睾酮 6β-羟化酶	10	0.15	5 147±296	83.3±3.3

14.3.3　孵育程序

14.3.3.1　底物、阳性对照、供试品、标准品和质量控制（QC）样品的制备

1. 用 100 mmol/L 磷酸盐缓冲液（pH 7.4）稀释混合的 HLM（20 mg/mL，购自 BD Biosciences，Sparks，MD，USA）以制备 0.11~0.28 mg/mL 的溶液作为 HLM 的工作溶液（溶液标记为 HLM-1A）。

2. 使用乙腈（ACN）/水配置代谢物的储备溶液，然后用 HLM-1A 进一步稀释以获得最高浓度标准品和 QC 样品（表 14.3）。

3. 通过用 HLM-1A 稀释探针底物至接近其 K_m 值的浓度来制备二级 HLM 工作溶液（称为 HLM-2）。

4. 使用二甲基亚砜（DMSO）制备阳性对照（抑制剂）或供试品储备溶液，然后根据设置的最高浓度将 2.5 μL 储备溶液溶解在 HLM-2 中。在转移和稀释之前，将所有工作溶液储存在冰上。

5. 对于所有样品，通过 TECAN 液体处理器（Tecan Group Ltd.，Durham，NC，USA）进行系列稀释。制备 7 个浓度的标准曲线样品和 4 个浓度的 QC 样品用于校准和质量控制。对于阳性抑制剂和供试品，制备 8 个浓度值。

14.3.3.2　IC_{50} 测定的孵育程序

1. 孵育条件。含有 1 mmol/L 乙二胺四乙酸（EDTA）的磷酸盐缓冲液（100 mmol/L KH₂PO₄ pH 7.4）由 400 mmol/L 磷酸二氢钾和磷酸氢二钾储备溶液制备，该储备溶液每 6 个月新鲜制备并储存 4℃。肝微粒体（BD Biosciences）的冷冻储备溶液解冻后使用一次。每天使用磷酸盐缓冲液新鲜配制烟酰胺腺嘌呤二核苷酸磷酸（NADPH）储备溶液（10 mmol/L）。

2. 储备溶液制备。在溶剂中配置分析物（即代谢物）并储存在-20℃或 4℃。将内标溶解在乙腈中，并用乙腈或 3%甲酸和 ACN（7∶3，v/v）进一步稀释，以制备工作溶液（表 14.3）。

3. 样品制备和孵化。该实验针对每种 CYP 酶设计运行六个化合物（五个供试品和一个阳性对照）。每种 CYP 酶的已知抑制剂与供试品一起运行。每种抑制剂设置八个浓度，每个浓度三个平行来计算 IC_{50} 值。两块板用于测定五个供试品的 IC_{50} 值。一块板含有标准曲线,两个供试品和一个阳性对照,另一个板含有 QC 样品和三个另外的供试品。图 14.2A 详细介绍了样品制备,孵育和过滤过程中样品板的排版布局。

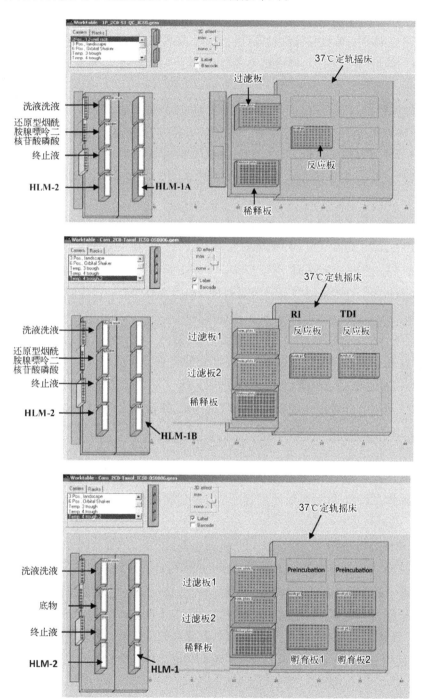

图 14.2 （A）TECAN Genesis 平台布局用于可逆抑制。（B）TECAN Genesis 平台布局用于同时可逆和时间依赖性抑制。（C）用于 K_I 和 K_{inact} 测定的 TECAN Genesis 平台布局。

4. 准备稀释板。手动制备标准曲线,阳性对照和两套供试品的最高浓度,并加入 2 mL 96 准备板(Ⅰ)每列(1、3、5 和 7)的最后一个孔(H)中,用于 TECAN 序列稀释(图 14.2 A)。对于制备板中的序列稀释样品,加入 1~1.33 μL DMSO 以保持 0.16%(v/v)的有机溶剂量相同。然后将空白 HLM-1A 转移至第 1 列用于标准曲线稀释,并将 HLM-2 转移至第 3、5 和 7 列,除了每列的最后一个孔。将供试品连续稀释至八个浓度,并在转移前通过 TECAN 充分混合。

5. TECAN 孵育。在 TECAN 连续稀释后,将位于第 1、3、5 和 7 列的 180 μL 混合物一式三份转移到培养板中。37℃ 条件下在 96 孔温度控制的加热器块中预孵育 5 分钟后,将 20 μL NADPH(10 mmol/L 在 100 mmol/L 磷酸盐缓冲液中)加入反应板的每个孔中,得到最终体积为 200 μL,并启动反应。将板在 37℃ 条件下保持限定的时间(表14.3)。

6. 样品过滤。制备过滤板,将 240 μL 含有内标的 ACN 转移到过滤板(或在 CYP1A2 实验中,加入 100 μL 的 30%ACN 的 1%甲酸溶液)。孵育后,将来自含有阳性对照和供试品孔的 120 μL 反应混合物(或 150 μL 用于 CYP1A2 测定)转移到过滤板中以停止反应。然后将来自含有标准曲线孔的样品(108 μL)与另外的 12 μL NADPH 一起转移到过滤板中。此外,将 1 μL 的五个供试品(5 mmol/L)分别加入过滤板中 A-1 至 A-3 和 B-1 至 B-2 位置的空白处作为对照,监测分析供试品对每种底物的相应代谢物的干扰。然后将含有终止孵育混合物的过滤板堆叠在 2 mL 96 孔接收板上,该接收板预装有 360 μL 0.1%甲酸水溶液,涡旋 30 秒,所有混合物通过 0.45 μm 疏水性 或者亲水性(仅 CYP1A2 实验)聚四氟乙烯(PTFE)膜通过在 2 000 g 离心 5 分钟进入接收板。最后,将接收器板涡旋并用聚丙烯膜密封,并将 10~25 μL 样品注入 LC-MS/MS 中进行定量。

第二组制备板和反应板(板Ⅱ)与制备板Ⅰ的产生方式相同,区别在于标准品,阳性对照和两种供试品被 QC 样品和三种其他供试品替代(表 14.3)。如果不使用 TECAN,可以手动将所有样品稀释在稀释板中,然后使用多通道移液器转移到反应板中。

14.3.4　LC-MS/MS 分析

LC-MS(4000 Q-trap 质谱仪,AB Sceix,Framingham,MA,USA)用于代谢物定量分析。使用正电荷喷雾中的多反应监测(MRM)来监测每种底物的预定代谢物和内标,每个离子通道的驻留时间设定为 150 ms。加热的雾化器参数设定如下(任意单位):IS=5 000,气帘气 25;温度 350℃。气体 1 和气体 2 的流速设定为 45。每种代谢物和内标的质量转变和碰撞能量见表 14.3。使用 Sciex Analyst 1.4.1 数据收集和集成软件收集和处理数据。

14.3.5　数据计算

14.3.5.1　数据计算工具

在 Analyst 软件中计算分析物与内标的峰面积比。通过二次回归生成校准曲线,权重

1/x。然后使用该曲线的等式计算所有样品中的浓度。QC 样品批间和批内的标准偏差（RSD）在 EXCEL（Microsoft Office 2007，Microsoft，Redmond，WA，USA）内进行单因素方差分析（ANOVA）。使用 XLfit ^{TM}（ID Business Solutions Inc.，Guildford，UK）估算米氏常数（K_m）和最大反应速率（V_{max}）值。当观察到 CYP 酶的抑制时，对于竞争性抑制使用 XLfit 中转化的 Michaelis-Menten 方程（4-parameter logistic）计算 IC_{50} 值和标准误差，并显示在图上。

14.3.5.2   色谱和专属性

由于一些探针底物（例如睾酮）具有多种异构代谢物，因此尝试获得最大的色谱分离度以将干扰最小化。例如，当睾酮用作 HLM 中的底物时，产生羟基睾酮的多种异构体（2-，6-，15- 和 16- 位羟基化产物）。在所述的优化的高效液相色谱（HPLC）条件下，在 6 分钟的运行时间内通过 SB C18 Zorbax 柱（2.1×150 mm，5 μm）完全分离四种异构体（图 14.3A）。此外，当在我们实验室中使用的孵育条件下在 HLM 中孵育睾酮时，我们确认 6β-羟基睾酮和 2 羟基睾酮分别占总代谢物的 82% 和 13%（图 14.3 B）。

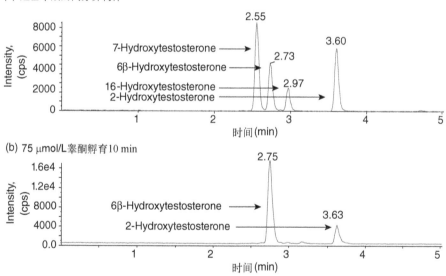

图 14.3   睾酮单羟基代谢产物分析的 MRM 色谱图。

（A）4 种单羟基睾酮标准品的分离。（B）在 NADPH 存在下孵育睾酮和 HLM。

14.3.5.3 IC_{50} 值的测定

在优化的孵育下测量已知特异性 CYP 酶抑制剂的 IC_{50} 值（表 14.5），并且与文献中报道的值一致。图 14.4 显示了酮康唑抑制 6β-羟基睾酮的典型 CYP RI 曲线。为了确保测定质量，对于每种阳性对照抑制剂，将数据接受标准设定为验证期间的平均 IC_{50} 值的 0.5 至 2 倍。HLM LC-MS 单底物实验是测定可逆 CYP 酶抑制的 IC_{50} 和 K_I 值以及测定 CYP TDI 的 IC_{50} 位移和 K_I/K_{inact} 值的金标准。这些测定产生的结果主要用于支持临床候选物的选择，监管注册申报和临床 DDI 研究的设计。

表 14.5 人肝微粒体中 8 种人细胞色素 P450 酶抑制剂对可逆和时间依赖性抑制的 IC_{50} 值汇总

酶(底物)	可逆抑制		时间依赖性抑制	
	抑制剂(范围)	平均值[a]±标准差	抑制剂(范围)	平均值[a]±标准差
CYP1A2(非那西丁)	α-萘黄酮(0~1 μmol/L)	0.014 1±0.001 6	呋拉茶碱	0.34±0.13
CYP2A6(香豆素)	苯环丙胺(0~5 μmol/L)	0.074 1±0.012 6	N/D[b]	N/D[b]
CYP2B6(安非他酮)	奥芬那君(0~2 000 μmol/L)	507.7	苯环己哌啶(0~120 μmol/L)	2.86±0.28
CYP2C8(紫杉醇)	孟鲁司特钠盐(0~5 μmol/L)	0.039±0.010 4	苯乙肼(0~2 500 μmol/L)	50.1±18.1
CYP2C9(双氯芬酸)	磺胺苯吡唑(0~20 μmol/L)	0.478±0.085	替宁酸(0~12.5 μmol/L)	0.27±0.011
CYP2C19((S)-美芬妥英)	(+)-N-3-苄基苯乙基内酰脲(0~20 μmol/L)	0.395±0.079	噻氯匹定(0~45 μmol/L)	1.07±0.026
CYP2D6(右美沙芬)	奎尼宁(0~10 μmol/L)	0.076±0.022	帕罗西汀(0~1.25 μmol/L)	0.085±0.007
CYP3A4(咪达唑仑)	酮康唑(0~5 μmol/L)	0.032 3±0.001 5	醋竹桃霉素(0~5 μmol/L)	0.67±0.096
CYP3A4(睾酮)	酮康唑(0~5 μmol/L)	0.047 7±0.007	醋竹桃霉素(0~5 μmol/L)	0.41±0.08

[a] $n=5$。
[b] 尚未确定(N/D)。

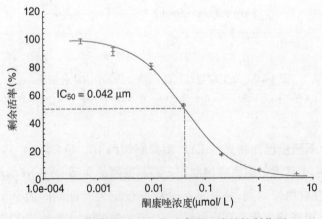

图 14.4 酮康唑对 6 β-羟基睾酮生成的抑制作用

14.4 使用多个底物进行 HLM RI 分析(鸡尾酒实验)

在先导化合物优化阶段,HLM 鸡尾酒 CYP 酶抑制实验通常用于快速筛选人源主要 CYP 酶的可逆抑制作用(图 14.1 和表 14.1)。在本节中,讨论了鸡尾酒实验开发和性能的关键组成部分。

14.4.1 底物和特异性抑制剂的选择

鸡尾酒实验成功的关键组分之一是探针底物的选择。表 14.6 总结了在 HLM CYP 酶可逆鸡尾酒测定中常用的探针底物。通常,用于 HLM 可逆 CYP 酶抑制测定的优选探针底物(表 14.2)适用于鸡尾酒实验。然而,一些 CYP 酶亚型的探针底物或者代谢产物是其他 CYP 酶亚型的抑制剂。在这些情况下,应避免在鸡尾酒实验中使用这些探针底物。例如,阿莫地喹是单底物抑制测定中常用的 CYP2C8 底物(表 14.2),但它抑制 CYP2D6 的活性。为了避免阿莫地喹对 CYP2D6 抑制的影响,开发了一种使用两种单独的鸡尾酒实验的策略,其中在一次鸡尾酒实验中评估 CYP1A2(非那西丁)、CYP2B6(安非他酮)、CYP2C8(阿莫地喹)和 CYP2C19(奥美拉唑)的抑制。在另一种鸡尾酒实验中检测 CYP3A4/5(睾酮)、CYP2C9(奥美拉唑)和 CYP2D6(右美沙芬)的抑制(表 14.6)[49]。如果一种特定底物在鸡尾酒测定条件下具有非常慢的转换率,或者如果探针底物的代谢物对电喷雾 LC-MS 检测不敏感,则使用该探针底物会存在问题。例如,S-mephenytoin 是 CYP2C19 的低转移底物,其 4-羟基美芬妥因代谢物在正离子电喷雾中不能很好地电离。这两点都使得 4-羟基美芬妥因的检测具有挑战性。作为替代方案,CPY2C19 底物奥美拉唑可有效地用于评估鸡尾酒实验中 CYP2C19 的抑制(表 14.6)。

14.4.2 孵育的优化

类似于使用单探针底物的 HLM 可逆 CYP 酶抑制实验,应优化鸡尾酒测定中的关键孵育条件,包括底物浓度、孵育时间、HLM 蛋白浓度和孵育后底物的消耗。第 14.3.2 节描述了优化的详细过程。然而,由于在鸡尾酒实验中涉及多种底物,因此将培养条件的所有方面优化至与单一底物实验一样是非常困难的。只要通过鸡尾酒测定法获得的阳性对照 IC_{50} 值与用单一底物的 HLM 实验得到的值相似,鸡尾酒实验的结果就是可接受的。如图 14.1 所示,鸡尾酒测定法获得的先导化合物的 CYP 酶抑制数据,在后续的发现或早期开发中使用单一底物的 HLM 测定法进一步证实或重新确定。

14.4.3 孵育程序

在我们的实验室中,开发了 HLM 鸡尾酒测定法用于快速筛选主要 CYP 酶的 RI。该测定使用五种探针底物,包括用于 CYP1A2 的非那西丁,用于 CYP3A4 的咪达唑仑,用于

表 14.6 使用人肝微粒体或重组 P450 酶进行的一些体外鸡尾酒实验及其孵育条件的汇总

同工酶	[31]	[29]	[33]	[51][a]	[52][b]	[39]	[53][c]	[39][d]	[41-42]
1A2	乙氧基异吩噁唑		非那西丁	非那西丁	非那西丁(A)	美拉酮宁		非那西丁(A)	他克林
2A6	香豆素	香豆素			香豆素(A)	香豆素			
2B6					安非他酮(B)	安非他酮		安非他酮(A)	
2C19	(S)-美芬妥英		奥美拉唑	(S)-美芬妥英	(S)-美芬妥英(A)	奥美拉唑		奥美拉唑(A) (S)-美芬妥英(A)	奥美拉唑(A) (S)-美芬妥英
2C8	紫杉醇				紫杉醇(A)	阿莫地喹		阿莫地喹(A)	阿莫地喹(A)
2C9	双氯芬酸	甲苯磺丁脲	甲苯磺丁脲	双氯芬酸	甲苯磺丁脲(B)	甲苯磺丁脲	双氯芬酸	甲苯磺丁脲(B)	双氯芬酸
2D6	丁呋洛尔	右美沙芬	丁呋洛尔	丁呋洛尔	右美沙芬(A)	右美沙芬	丁呋洛尔	右美沙芬(B)	右美沙芬(B)
2E1	氯唑沙宗	氯唑沙宗			氯唑沙宗(B)	氯唑沙宗			
3A4	咪达唑仑	咪达唑仑	咪达唑仑	咪达唑仑	咪达唑仑(A)	奥美拉唑、咪达唑仑、睾酮	咪达唑仑		咪达唑仑
3A4/5								睾酮(B)	
人肝微粒体（毫克/毫升）	0.5	0.25	0.5	1A2/2C9/2C19/2D6/3A4(15/5/2.5/5/5)*	0.25	0.5	0.1/0.5	0.5	0.1
孵育时间（分钟）	20	0.20	20	10	15	30	20	30	8,10
分析时间（分钟）	4	2.5	5.5	2.5	6.5	8			1,2或者4

a 重组 P450 酶测定。 *单位: 皮摩尔/毫升。

b 安非他酮表现出对 4-羟基化 S-美芬妥英和氧化右美沙芬的形成的抑制作用。分别孵育两组底物,然后合并样品用于 LC-MS/MS 分析。(A) A 组;(B) B 组。

c 同样使用 P450 重组酶测试了上述鸡尾酒底物。

d 两种鸡尾酒实验测量 CYP 活性。当组合时,2C8 底物阿莫地喹地显著性地抑制 CYP2D6。不需要孵育后提取。该实验验证用于肝细胞诱导实验。(A) A 组;(B) B 组。

CYP2C9 的双氯芬酸,用于 CYP2D6 的右美沙芬和用于 CYP2C19 的 S-美芬妥英。使用 LC-LTQ-Orbitrap 上的全 MS 扫描分析监测底物代谢物,包括对乙酰氨基酚(CYP1A2)、1-羟基咪达唑仑(CYP3A4)、4-羟基双氯芬酸(CYP2C9)、右啡烷(CYP2D6)和 4-羟基美芬妥英(CYP2C19)。下面描述使用鸡尾酒测定法分析噻氯匹定对 CYP 酶的抑制作用的实例。

14.4.3.1 孵育混合体系的制备

1. 含有 1 mmol/L $MgCl_2$ 的磷酸盐缓冲液(100 mmol/L KH_2PO_4, pH 7.4)由购自 Sigma-Aldrich(Sigma-Aldrich, St. Louis, MO, USA)的 1 mol/L 磷酸钾和磷酸氢二钾储备溶液制备,并储存在 4℃。冷冻混合的 HLM(BD Biosciences)在解冻后仅使用一次。每天使用磷酸盐缓冲液中新鲜制备 NADPH 储备溶液(10 mmol/L)。

2. 通过用 100 mmol/L 磷酸盐缓冲液(pH 7.4)稀释混合的 HLM(20 mg/mL,购自 BD Biosciences)以制备 0.11 mg/mL 的 HLM 工作溶液。

3. 五种底物探针非那西丁(60 mmol/L)、咪达唑仑(20 mmol/L)、双氯芬酸(30 mmol/L)、右美沙芬(10 mmol/L)和 S-美芬妥英(40 mmol/L)的 ACN:水(1:1)或甲醇(MeOH)的混合物加至先前制备的 HLM 溶液(0.11 mg/mL)中,其在孵育混合体系中的最终浓度分别为 45 μm、2 μm、5 μm、5 μm 和 40 μm。

4. 将供试品噻氯匹定用 ACN 和水(1:1)的混合物序列稀释至孵育混合体系中的最终孵育浓度为 0 μmol/L、0.001 μmol/L、0.004 μmol/L、0.02 μmol/L、0.08 μmol/L、0.4 μmol/L、2 μmol/L 和 10 μmol/L。孵育中的最终 DMSO 浓度为 0.1%。

14.4.3.2 IC_{50} 测定的孵育程序

1. 将 0 至 10 μmol/L 8 个浓度的噻氯匹定(5 μL),手动点样到 48 孔温控加热模块的 1.5 mL 孵育管中,一式三份。

2. 孵育混合物(445 μL)含有最终浓度为 45 μmol/L(非那西丁)、2 μmol/L(咪达唑仑)、5 μmol/L(双氯芬酸)、5 μmol/L(右美沙芬)和 40 μmol/L(S-美芬妥英)的五种探针底物。通过 TECAN 一式三份转移到培养管中。在 37℃ 下的 48 孔温控加热模块中预孵育 5 min 后,将 50 μL NADPH(10 mmol/L 在 100 mmol/L 磷酸盐缓冲液中)加入反应板的每个孔中(最终体积为 500 μL)开始反应。将孵育温度保持在 37℃ 下 10 min。

3. 将 50 μL 含有内标(普萘洛尔,1 750 nmol/L)的水,乙腈和甲酸(47:50:3)的混合物转移到堆积在 96 孔接收器板上的过滤板中(Strata impact protein precipitation filter plate, Phenomenex, Torrance, CA, USA)。孵育 10 min 后,将来自孵育管的 300 μL 反应混合物转移到过滤板中并与淬灭溶液混合以停止反应。使已淬灭反应混合物通过离心(在 3 000 g 下 10 min)经过 0.45 μm 过滤板进入接收板。最后,将接收板涡旋并置于 LC-MS 上进行代谢物定量。

14.4.3.3 制备标准曲线和 QC 溶液

在乙腈和水的混合物中制备代谢物(1 mmol/L)的储备溶液。制备标曲和 QC 溶液,并用 HLM 工作溶液进一步分别稀释成一系列标准溶液(0.69~10 000 nmol/L)和 QC 样品(3.75~7 000 nmol/L)。配制标准溶液和 QC 样品的 HLM 基质与孵育体系中的 HLM 混合物相同。在 37℃孵育 10 min 后,将 270 μL 标曲和 QC 样品转移到过滤板中,该过滤板预装有 50 μL 含有内标(普萘洛尔)的水,ACN 和甲酸(47 : 50 : 3)的混合物。最后,将 30 μL NADPH 溶液(10 mmol/L)加入标曲溶液和 QC 样品中。与处理反应混合物相同,标曲溶液和 QC 样品通过离心可经过 0.45 μm 过滤器进入接收板。

14.4.4 LC-MS/MS 分析

使用超高压液相色谱(UPLC)与 LTQ-Orbitrap 质谱仪(Thermo Scientific,Franklin,MA,USA)和 UPLC 柱(Acquity UPLC HSS T3 2.1×100 mm,粒径 1.8 μmol/L)定量测定来自鸡尾酒孵育实验中的五个探针底物的代谢物和内标。流动相 A 是水(0.1%甲酸),流动相 B 是 ACN(0.1%甲酸)。流速为 600 μL/min,在 6.4 min 内梯度为 5% B 至 50% B。总运行时间为 10 min。高分辨率质谱仪 LTQ-Orbitrap 以正电喷雾模式运行。在轮廓模式下进行全扫描分析,从 130 到 350 amu,分辨率为 15 000(半峰宽[FWHM])。优化后,将毛细管温度设定在 375℃,鞘气流量为 40,辅助气体流量为 20。电喷雾电离(ESI)电压设定为 5 kV。管透镜设定为 59 V,毛细管电压为 20 V。图 14.5 显示了五种探针代谢物和普萘洛尔(内标)的提取离子色谱图(±5 ppm 窗口)。使用 Xcalibur 数据收集和整合软件(Thermo Scientific,Franklin,MA,USA)收集和处理数据。

14.4.5 数据计算

用于测定 IC_{50} 值的数据计算工具与用于具有单个探针底物的 HLM LC-MS 测定的数据计算中使用的数据计算工具相同(参见第 14.3.4 节)。然而,与 HLM 单底物测定不同,鸡尾酒实验的结果主要支持药物研发项目,包括体外 CYP 酶强抑制的先导化合物的终止,以及没有或者较低 CYP 酶抑制作用的新药设计中测定结构-活性关系。

14.5 时间依赖性 CYP 酶抑制实验

如图 14.1 所示,TDI 实验通常从新药发现阶段开始,支持先导化合物优化和临床候选药物筛选,并支持新药开发阶段的临床前 DDI 研究[11,45,54]。在本节中,讨论在我们实验室中进行的 HLM IC_{50} 位移实验和 HLM K_I 和 K_{inact} 测量实验[55]。

14.5.1 IC_{50} 位移实验

该实验设计,每次孵育只测试一种供试品。两块样品板用于同时测定可逆和时间依赖

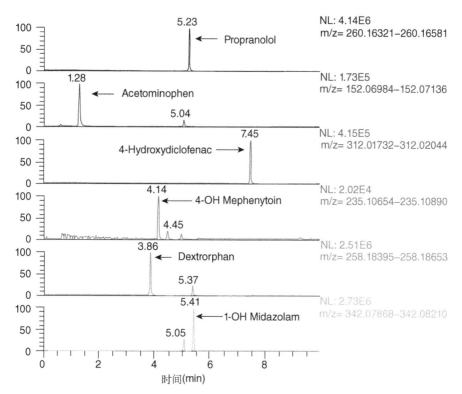

图 **14.5** HR-MS 分析人肝微粒体中多探针底物的代谢产物浓度。混合底物(非那西丁,双氯芬酸,(S)-美芬妥因,右美沙芬和咪达唑仑)的代谢产物和内标,普萘洛尔的提取 MS 图谱,±5 ppm 准确度窗口。HLM 与 5 个探针底物共同孵育 10 min。反应混合体系(200 μL)用 20 μL 水,乙腈和甲酸(92:5:3)含 1 000 nmol/L 普萘洛尔终止反应。如 14.4.4 部分所述,使用 LC-LTQ-Orbitrap 进行 MS LC-MS 全扫描。

性抑制的 IC_{50} 值。结果可以计算 IC_{50} 的位移。RI 板和 TDI 板均含有相同的供试品,RI 的阳性对照和 TDI 的阳性对照。下面讨论测定 CYP2C8 IC_{50} 位移的程序。

14.5.1.1 储备溶液和所有相关试剂的制备

1. 储备溶液

- 含有 1 mmol/L EDTA 的 100 mmol/L 磷酸盐缓冲液(pH 7.4)

- 使用 DMSO:MeOH(1:1)配制的 50 mmol/L 紫杉酚(Bristol-Myers Squibb,New York,NY,USA)

- 使用 DMSO 配制的 100 μmol/L 6α-羟基紫杉酚

- 50 μmol/L 10-脱乙酰基紫杉酚-C(内标)

- 使用 50%ACN 配制的 3 mmol/L 孟鲁司特(可逆抑制阳性对照)

- DMSO 配制的 1 M 苯乙肼(代谢阳性对照)

- 20 mg/mL HLM(BD Biosciences,Sparks,MD,USA)

- NADPH 10 mmol/L,10 mL

- DMSO 配制的 30 mmol/L 供试品

2. 试剂准备

- 在终止容器中移取 180 μL 50 μmol/L 10-Ddeacetyltaxol-C 至 90 mLMeOH,制备 90 mL 含 100 nmol/L 10-脱乙酰基紫杉醇-C 的 MeOH 溶液(IS)

- 制备的浓度为 0.062 5 mg/mL 的 HLM(最终:0.05 mg/mL):将 281.3 μL 的 20 mg/mL HLM 移到 90 mL 100 mmol/L 磷酸盐缓冲液中

14.5.1.2 RI 和 TDI IC_{50} 实验的孵育程序

1. 将标准曲线、QC、供试品和阳性对照的最高浓度样品手动转移到 2 mL 96 孔稀释板的每列(1、2、4、6 和 8)的最后一个孔(H)中,(表 14.4 和图 14.2 B)。

2. 向含有供试品和阳性对照的每个孔中加入适当体积的 DMSO,以在所有孔中保持相同百分比的 DMSO。最终的 DMSO 浓度约为 0.15%(v/v)。

3. 将用于同时测定 RI 和 TDI 的紫杉醇溶液(50 μmol/L,600 μL)转移到第 12 列的每个孔中。TECAN 执行以下程序:

4. 按照第 14.3.3 节中描述的程序,在 HLM-1B 溶液中制备标准曲线,QC 样品,孟鲁司特和苯乙肼的溶液。

5. 将位于第 4、6 和 8 列的混合物(160 μL)一式三份转移至两个孵育板用于 RI 和 TDI。

6. 将 NADPH 溶液(10 mmol/L,20 μL)加入含有阳性对照和供试品的 TDI 反应板的孔中,以启动预孵育反应(37℃,30 min)。

7. 在反应进行的同时,将含有内标的 360 μLMeOH 转移到过滤板中用于 RI 和 TDI。

8. 将紫杉醇(50 μmol/L,20 μL)和 NADPH(10 mmol/L,20 μL)加入反应板中含有阳性对照和供试品的孔中用于 RI 分析,并在 37℃下启动反应。

9. 孵育 5 min 后,将含有阳性对照和供试品的反应混合物(120 μL)转移到过滤板上以终止可逆反应。

10. 将标准曲线样品(108 μL)转移到过滤板用于 RI 分析,并将 QC 样品(108 μL)转移到过滤板用于 TDI 分析(表 14.3)。

11. 将 NADPH(10 mmol/L,12 μL)加入含有标准曲线样品和 QC 样品的每个孔中。

12. 在 TDI 分析的反应板中预孵育 30 min 后,将紫杉醇(50 μmol/L,20 μL)加入反应板中含有阳性对照和供试品的孔中,在 37℃下启动反应。

13. 孵育 5 min 后,将含有阳性对照和供试品的反应混合物(120 μL)转移到过滤板上终止反应,用于 TDI 分析。

14. 用于 RI 和 TDI 分析的过滤板堆叠在两个 2 mL 96 孔接收板上。涡旋 30 s 后,将这些混合物装载在过滤板上,并通过以 2 000 g 的速度离心 5 min 使其通过 0.45 μm 疏水性 PTFE 膜。将滤液收集到接收板中。

15. 将接收板再次涡旋,然后用聚丙烯膜密封。将接收板中的溶液(5~10 μL)进样到 LC-MS/MS 上以进行代谢物定量。

14.5.1.3　数据计算

使用的计算工具与第 14.3.5 节中描述的相同。图 14.6 中拟合了来自该实验的 RI 和 TDI 的 IC_{50} 曲线。从图中计算出孟鲁司特和苯乙肼(如下所示)的 IC_{50} 和 IC_{50} 位移值(图 14.6)。孟鲁司特是一种强效的 CYP2C8 可逆抑制剂,但它不是 CYP2C8 的显著的 TDI 抑制剂,因此其 IC_{50} 的位移小于 1。另一方面,苯乙肼是 CYP2C8 的时间依赖性抑制剂,但不是 CYP2C8RI 抑制剂。因此,其 IC_{50} 位移为 3.2。表 14.5 总结了在我们实验室中用作其他 CYP 酶的 TDI 阳性对照抑制剂的 IC_{50} 值。

抑制剂	IC_{50}($\mu mol/L$)		
	可逆(1)	时间依赖(2)	倍数变化
	无预孵育	30 min 预孵育	(1)/(2)
孟鲁司特钠盐	0.054±0.006 1	0.072±0.007 1	0.8
苯乙肼	162±46.8	50.1±18.1	3.2

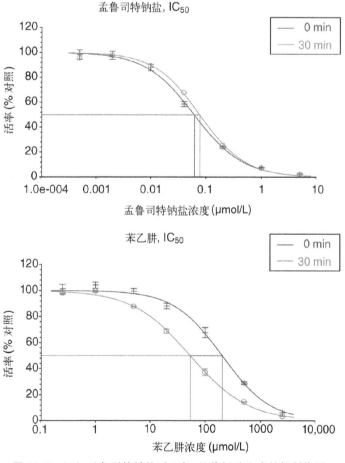

图 14.6　(A)孟鲁司特钠盐对 6 鲁-基紫杉醇生成的抑制作用。
(B)苯乙肼对 6 乙-基紫杉醇生成的抑制作用。

14.5.2 K_I 和 K_{inact} 测量

在开发阶段已经使用 K_I 和 K_{inact} 实验来提供更清晰的 TDI 数据以支持临床 DDI 研究（图 14.1）。除了使用多个时间点，多供试品和探针底物的浓度之外，这些实验通常使用优选的单一探针底物和 LC-MS 方法进行 HLM LC-MS 测定（表 4.1.1）。在以下部分中，讨论了用于测定 CYP3A K_I 和 K_{inact} 值的实验程序和数据计算过程，其中咪达唑仑用作 CYP3A4 的探针底物，多潘立酮作为 CYP3A4 的时间依赖性抑制剂。用于自动孵育的 TECAN 实验的布局如图 14.2C 所示。

14.5.2.1 试剂准备

1. 在终止容器（内标）中制备 60 mL 含有 1 μmol/L 1-羟基咪达唑仑-D4 的 ACN 溶液。

2. 用 100 mmol/L 磷酸盐缓冲液制备 1.25 mg/mL 的 HLM-1 溶液 30 mL。（终浓度：1 mg/mL 预孵育，0.1 mg/mL 活力）。

3. 用 0.111 mg/mL HLM-2 制备标准曲线和 QC（终浓度：0.1 mg/mL）。

4. 用 100 mmol/L 磷酸盐缓冲液制备 10 mmol/L NADPH 溶液 12 mL（终浓度：1 mmol/L）。

5. 用 100 mmol/L 磷酸盐缓冲液制备 31.25 μmol/L 咪达唑仑溶液 40 mL（终浓度：25 μmol/L）。

6. 通过将 100 μL 甲酸溶解在 100 mL 水中制备 100 mL 的 0.1% 甲酸。

14.5.2.2 样品制备

1. 将 2.78 μL 的 1 mmol/L 1-羟基咪达唑仑和 2497 μL 的 HLM-2 混合用于标准曲线，并将所得溶液置于稀释板的 H-1 位置。在 TECAN 用 HLM-2 连续稀释后，标准曲线的最终浓度为 0 nmol/L、2 nmol/L、5 nmol/L、25 nmol/L、100 nmol/L、250 nmol/L、500 nmol/L 和 1 000 nmol/L。

2. 混合 2.67 μL 的 1 mmol/L 1-羟基咪达唑仑和 2997 μL 的 HLM-2 用于 QC 样品稀释，并分别将 1.5 mL 所得溶液置于稀释板的 G-2 和 H-2 位置。在 TECAN 用 HLM-2 连续稀释后，QC 样品的最终浓度为 10 nmol/L、150 nmol/L、400 nmol/L 和 800 nmol/L。

3. 向第 4 和 6 列的 A 至 G 孔中添加 1.13 μL DMSO，以保持溶剂量相同。

4. 在 HLM-1 中制备 125 μmol/L 多潘立酮溶液 4.8 mL，并将 2 mL 溶液置于稀释板的 H-4 和 H-6 位置。经 TECAN 连续稀释后，多潘立酮的最终浓度分别为 1.56 μmol/L、3.13 μmol/L、6.25 μmol/L、12.5 μmol/L、25 μmol/L、50 μmol/L 和 100 μmol/L。

5. 将 NADPH 溶液（10 mmol/L，800 μL）转移至 12 列的每个孔中。

14.5.2.3 反应程序

1. 将 80 μL 制备的抑制剂（多潘立酮）溶液从稀释板的第 4 列和第 6 列（位置 A-H）转移至预孵育板 1 和 2 的第 4~12 列。

2. 将 20 μL NADPH 溶液添加到预孵育板 1 和 2 的第 4~12 列（位置 A-H）。

3. 将 160 μL 底物和 20 μL NADPH 溶液转移至活性反应板 1 和 2。

4. 在预孵育 0 min、10 min、15 min、20 min、25 min 和 30 min 后，将 20 μL 预孵育的混合物

转移到活性板 1 或 2 中以开始代谢反应 3 min。

5. 将 120 μL 反应溶液从活性反应板 1 和 2 转移至 2 mL 疏水性过滤板 1 和 2(第 4~12 列)以终止反应。

14.5.2.4 标准曲线和 QC 准备

1. 将稀释板的第 1 列的 108 μL 标曲溶液转移至过滤板 1 的第 1~3 列。
2. 将稀释板的第 2 列的 108 μL QC 溶液转移到过滤板 2 的第 1~3 列。
3. 向标准曲线和 QC 样品的每个孔中添加 12 μL NADPH 溶液。

14.5.2.5 过滤程序

将过滤板与含有 360 μL 0.1% 甲酸溶液的 2 mL 96 孔注入板堆叠在一起。涡旋 30 s 后,将这两个板以 2 250 g 离心 5 min。将注入板封板并涡旋,随后将 5 μL 过滤的孵育溶液注入 LC-MS/MS。

14.5.3 数据计算

使用 XLfit,以活性百分比对抑制剂浓度作图并计算 IC_{50} 值。从半对数图线性回归线的初始斜率(剩余 CYP3A 活性与预孵育时间)计算观察到的 CYP3A 失活速率(kobs)。在 GraphPad Prizm(GraphPad Software, Inc. , La Jolla, CA, USA)中通过非线性回归的计算达到最大失活速率一半时的抑制剂浓度(K_I)和酶的最大失活速率(K_{inact})值。基于以下等式:

$$K_{obs} = K_{inact} * S / (K_I + S)$$

其中 S 是最初的多潘立酮浓度。使用非房室分析在 Kinetica™(Thermo Fisher Scientific, Philadelphia, PA)中计算药代动力学参数。

我们测量了多潘立酮导致 CYP3A4 失活的详细动力学,并表述为 0.037/min 的最大速率(K_{inact})(图 14.7A)和 12 μmol/L 的表观 K_I(图 14.7B)。当在不存在 CYP3A4 底物的情况

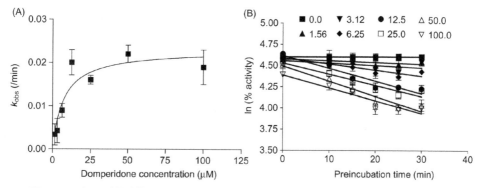

图 14.7 在人肝微粒体中,由 CYP3A 催化的咪达唑仑 1-羟基化反应,时间和多潘立酮浓度依赖性的失活作用。(A)以 K_{obs} 对预孵育多潘立酮浓度作图,通过非线性回归获得 K_{inact} 和 K_I。(B)人肝微粒中,不同多潘立酮浓度下以 ln(% activity)对时间作图,每条线性回归线的斜率是 $-K_{obs}$。

下通过用 NADPH-强化的 HLM 预孵育 30 min 来测定多潘立酮对 CYP3A4 的抑制时,IC_{50} 为 3.2 μmol/L。相比之下,没有预孵育的多潘立酮对 CYP3A4 的 IC_{50} 值为 10.1 μmol/L。这些结果表明,多潘立酮是 CYP3A4 的时间依赖性抑制剂。

14.6 总结和未来方向

在过去的 20 年中,已经开发了几种类型的体外 CYP 抑制实验,以支持快速、可靠和经济有效地评估制药工业中化合物对人 CYP 酶的抑制作用(表 14.1)[4,12]。在此期间,已经完全确定了对体外 CYP 酶抑制实验的选择和性能的监管要求,并且可以获得在 CYP 酶抑制实验中使用的所有试剂,包括探针底物和单个 CYP 酶的选择性化学抑制剂。此外,通过临床 DDI 研究确证并验证了一些从各种体外实验产生的 CYP 酶抑制数据。因此,用于评估从早期发现到临床前开发的体外 CYP 酶抑制的分析策略和方法学正逐步成熟并更加统一[11,20,45]。rhCYP 荧光实验是第一个广泛应用于先导化合物优化中 CYP 酶抑制的高通量分析。目前,该实验主要用于发现阶段,对具有相同化学型的化合物对 CYP 酶的抑制作用进行等级排序。使用专门设计的化学发光或放射性探针底物的 HLM 实验能够以高通量方式提供可靠的 CYP 酶抑制数据。然而,由于缺乏针对所有主要 CYP 酶的探针底物和其他限制,这些实验不再用于制药工业界的大多数药物代谢实验室。

使用普遍接受的探针底物和 MS 的 HLM 实验已成为体外评估发现和开发阶段可逆和时间依赖性 CYP 酶抑制的作用的选择方法。这些实验包括具有单探针底物的 HLM LC-MS 实验,HLM 鸡尾酒法实验和具有单一底物的 HLM SPE-MS 测定(表 14.1)。目前,工业界经常采用两级方案。对于中小型药物研究组织,HLM 鸡尾酒实验主要用于需要中等通量的先导化合物的优化。这些实验每个 LC-MS 仪器每周能够处理 20~30 个化合物。在药物发现和开发后期,用于分析的化合物的数量大大减少,而测定可靠性变得非常重要,具有单独探针底物的 HLM LC-MS 测定可以起主导作用。相同的实验可以应用于 TDI 的评估。对于每个质谱仪每周处理超过一百个化合物的大型制药公司或合同研究组织而言,通常在特定的高通量筛选实验室中进行的 HLM SPE-MS 实验将是理想的。检测中产生的数据通常具有高质量,符合临床 DDI 研究和监管申报注册的要求。TDI 的评估,包括开发阶段 K_I 和 K_{inact} 的测量,可以在药物代谢实验室使用 HLM LC-MS 单个底物实验进行评估(图 14.1)。

尽管体外 CYP 酶抑制实验在不同的药物代谢实验室中是标准化的,但是期望基于 HLM/质谱的 CYP 酶抑制实验进行持续技术改进。首先,具有成本效益的高性能在线 SPE 技术将适用于各种 MS 平台。因此,HLM SPE-MS 实验将取代 HLM LC-MS 实验,以提高某些实验室的分析通量。此外,纳米芯片 MS 技术正在变得切实可行,这将大大减少孵育体积和分析样品体系。因此,该改进将大大减少 HLM 的使用并提高 CYP 酶抑制实验的生产率。最后,在所有药物代谢研究中使用单一 LC-MS 平台的需求增加,包括小型研究组中药物代谢物鉴定和酶动力学实验的定量分析。两种类型的质谱仪可以达到此目的。三重四极杆-

线性离子阱质谱仪通常使用其三重四极杆扫描功能在体外和体内定量药物及代谢物。最近,通过使用其独特的信息依赖性产物离子光谱采集,它已被广泛应用于代谢物分析和鉴定[56-57]。另一个在定性和定量分析方面具有巨大潜力的 MS 平台是高分辨率质谱(HR-MS)。HR-MS 已成为药物代谢物鉴定的首选工具[58]。最近,它在定量方面的能力受到了很多关注。HR-MS 已应用于支持发现药代动力学和代谢稳定性实验的定量分析[59-60]。最近,它已成功应用于 HLM 鸡尾酒实验中的代谢物的灵敏分析[61]。

（张传静译;熊海伟审校）

参考文献

15

药物研发中评价酶诱导作用的方法和策略

Adrian J. Fretland, Anshul Gupta, Peijuan Zhu, And Catherine L. Booth-Genthe

15.1 引言

药物代谢的诱导是指负责药物代谢的酶活性相对于其个体的基础状态而言有所增加的过程。绝大多数情况下,这一现象是由于重新合成新的酶,但是也有极少数的情况是由于现有酶的稳定性作用[1]。所有的 I 相、II 相和III 相(转运体)蛋白皆是可被诱导的[2,3];然而从相比于基础状态产生的诱导倍数改变而言, I 相代谢酶中的细胞色素 P450 酶(P450s)是最可致诱导的[4]。其中,CYP3A4、CYP2B6 和 CYP1A2 是 P450 酶亚型中最易被诱导的[2]。目前,约85%的市售药物都是由这些 P450 酶亚型所氧化代谢的[5]。因此,在新药开发中,药物代谢的诱导作用是主要关注的一个方面。

重要的是,北美和欧洲的药物监管机构已经发布了在提交新药上市申请(NDA)之前开展药物诱导作用评估的指南。关注药物代谢相关的诱导问题不仅因为潜在的药物-药物相互作用(DDIs)会引起联合给药的其他药物功效的丧失,而且药物自身清除途径被诱导会导致药物本身的失效,通常被称作为自诱导。与其他常规的 DDI 形式,如 P450 酶抑制不同的是,CYP 酶诱导作用极少导致联合给药的其他药物的毒性作用增加。然而我们可以假设,增加药物的代谢活性可能会导致循环的代谢产物增加,从而可能会导致代谢产物相关的毒性增加和/或 DDI 作用。

关于诱导的分子机制在过去的数十年中已经被清楚的阐述[6,7]。随着分子生物学的发展,用于鉴定和筛选药物诱导作用的方法已经逐步发展和进化,并且能够对诱导的潜在可能性进行早期的鉴定和筛选(图 15.1)。另外,分子学方面巨大的发现和体内-体外推断的发展使得药物诱导作用可以用于临床 DDIs 风险的早期评估。这一章节主要阐述目前药物研发工业界最常用的体外评估酶诱导的相关技术,并且涵盖了风险评估策略的简要讨论。

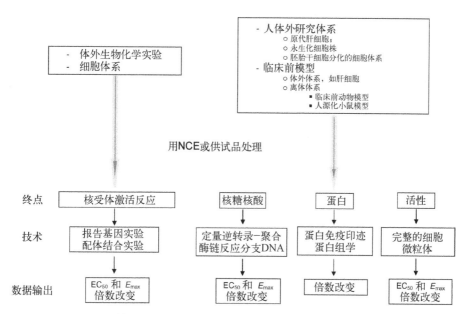

图 15.1　体外技术评价诱导介导的 NCEs 临床 DDI 的方法概要图。
qRT-PCR，定量逆转录-聚合酶链反应。

15.2　基于基因调控水平的诱导作用

　　药物代谢诱导作用相关的三个关键性的受体包括：孕烷 X 受体（PXR）、组成型雄烷受体（CAR）和多环芳香烃受体（AhR），这三个受体分别调控 CYP3A4、CYP2B6 和 CYP1A2 的诱导作用。其余的受体也参与到 CYP 酶诱导的调控中，但在本质上只是调节的角色或者仅限于非常有选择性的情况。一些发表的综述深度解释了通过受体对 P450 酶的调控作用[8,9]。鉴于 PXR、CAR 和 AhR 是 CYP 酶诱导作用的主要的调控因子，因此大多数文献集中阐述诱导作用发生的分子机制。

　　药物代谢酶的诱导发生的机制是通过配体：受体的相互作用导致 mRNA 表达增加。一般而言，直接通过经典的配体结合技术或者间接地通过报告基因实验方法检测受体的激活情况，是最简单直接的用于早期药物发现阶段的结构-活性相关性的方法。随着对相关受体作用的进一步理解，经计算机模拟预测配体结合的能力已经有所发展，并且提供了计算机在线模拟快速筛选的优化模型。综上所述，它们为鉴定和筛选小分子药物的 CYP 酶诱导作用提供了一个宝贵的工具箱。

15.3　计算机模拟方案

15.3.1　基于模型的药物设计

　　随着计算能力的进步，计算生物学也随之进步，在药物研发的任何方面也都有机会可以应用计算机模拟的方法。随着计算技术的发展,蛋白结晶技术为具有多种配体的,主要的药物代谢受体 PXR[10-12] 和 CAR[13] 解析了晶体结构。但是到目前为止,并没有解析出 AhR 的晶体结构或相关报道。PXR 配体结合的结构一直难以表征,配体的结合区域被描述为非常庞大而灵活,导致其混杂多样。而实际上,已经解决的化合物的晶体的结果都具有相当大的多样性,比如:大环内脂类抗生素利福平、中草药成分贯叶金丝桃素和内源性 17β-雌二醇。因此,基于晶体结构的药物模型设计方案在早期的药物发现中受到了限制。另外,分子对接的方法不能区分结合在 PXR 上的化合物,并且不会成为有效的转录激活因子,所以使得新分子的设计和解释变的复杂化。

15.3.2 计算机模型

另一种使用蛋白质结晶技术进行药物模型设计的方法是分子模型。迄今为止,分子模型的大部分研究主要集中在 PXR 方面[14-21],关于 CAR 的研究却非常有限[22]。分子模型的目标是为了产生一套分子描述符用于描述配体的结合。使用这些描述符,药物化学家可以快速地修饰新的候选药物以减少配体结合的亲和力。最终目标是实现 PXR 配体结合的"虚拟"筛选,这将使实验几乎可以在瞬间完成,同时只需要较小的资源投资,对于我们的研究将是极为有利的。

分子模型的产生需要通过输入强大的数据来产生可信的模型。分子模型的开发、测试和验证需要使用晶体结构的数据或者体外数据。PXR 的配体结合区域结构复杂,输入数据的解读困难和不确定性,使得该模型使用晶体结构数据受到了限制[14,15]。体外数据的使用提供了可靠的数据集以用于开发模型,这是在文献中报道关于 PXR 的最流行的方法[16-21]。尽管拥有可靠的体外数据和先进的计算方法,对已报道模型的可预测性依然有限[19,21],而在实验测试之外对化学骨架的一般适用性一直比较困难。此类分子模型的应用需要为每个化学支架生成独特的训练集合,使用多模型方式以建立最强大的模型。这些局限可能会限制这类分子学方法的广泛可行性和适用性。在目前,利用分子学模型结合快速的体外筛选的方法为药物化学提供了快速最佳的工具。

15.4 体外方法

15.4.1 配体结合试验

由于药物代谢诱导的调节主要是归结于受体介导的激活作用,因此使用经典的生化技术去评估配体结合是一个有效的手段。在药物研发项目中,一些 PXR 的配体结合实验方法已经被用于药物发现中的分子筛选过程[23-26]。除 PXR 以外,配体结合实验的方法也被应用于 CAR[24] 和 AhR[27,28],但是由于 CAR 和 AhR 在药物代谢中有限的功能,通常这类的筛选应用也比较有限。然而,由于 AhR 的激动剂作为易致癌物的潜在可能而逐渐被高度关注,AhR 的配体结合实验也许会在毒理学领域被特别的关注。由于 PXR 在药物代谢中的重要性,本章讨论中将仅限于 PXR,但是原则上,所讨论的方法经过修饰后可以应用于其他的受体。

一个常用的受体结合方法是闪烁迫近分析法(SPA)。这个方法被用于检查 PXR 配体的受体结合特性[23-25]。SPA 测定的原理是利用 PXR 的重组表达的配体结合域与含有闪烁剂的珠子共价连接。高亲和力的放射性标记配体,通常是[³H]-SR12813,与 SPA 的珠子共孵育,然后达到平衡。两者结合后,临近的放射性配体激活闪烁体,通过闪烁计数测量结合结果。然后将感兴趣的非放射性标记化合物和放射性标记化合物共同孵育,受体结合的程度则是通过闪烁计数来定量的。对放射性标记化合物结合的抑制是受体结合的一种指示,并且可以推导出定量关系。根据需要的表征量,可以使用单一浓度点或者多浓度点的测试化合物。

与传统的放射性配体置换法相比,SPA 有几个优势,它不需要清洗和稀释[29]。因此,SPA 可适合高通量的应用,从 96 孔到 384 孔,取决于通量和浓度的需求。对于任何实验类型,合适的程序设置和验证是必须的,包括孵育时间和放射性标记配体的浓度。在评估诱导风险时,SPA 实验数据的合理解读和运用至关重要。SPA 的实验方法仅检测配体的结合,不检测 PXR 介导的转录激活。对于在 SPA 实验中发现的亲和力配体需要谨慎解读。Zhu 等人在 2004 年,将在高通量的 SPA 实验中的亲和性和报告基因实验中的转录激活作用,进行了相关性分析[25]。大多数的化合物在亲和力和转录激活中都显示出很好的相关性,然而,有一组化合物在 SPA 实验中显示是由高亲和力配体组成的,但是在报告基因实验中却并没有被转录激活。意识到对于这类结合到 PXR 的分子,但未导致转录的情况,数据解读是很重要的,并且需要进一步安排其他的体外实验,比如报告基因实验或者合适的肝细胞模型。

时间分辨荧光共振能量转移实验(TR-FRET)提供了一种 SPA 的替代实验方法,并不需要依赖放射性材料的方法用于测量配体结合活力。TR-FRET 实验已经被开发用于研究几种核受体的结合特性,包括 CAR 和 FXR[24,30]。基于 1536 孔的高通量 TR-FRET 实验被开发用于 PXR 的研究[26]。TR-FRET 实验的原理与 SPA 的原理比较相似。这两个实验都使用重组表达的配体结合区域,并且也都是基于竞争的实验,待测化合物竞争 PXR 的配体结合区域。两者的区别在于检测的方法,SPA 实验应用放射性标记的配体和含有闪烁剂的珠子,而 TR-FRET 实验则是应用荧光素标记的探针。在已经发表的高通量的方法中,Tb³⁺ 标记的谷胱甘肽 S 转移酶(GST)抗体与 GST 标记的 PXR 配体结合区域以及荧光素标记的 PXR 配体共孵育。当在特定的激发波长下,Tb³⁺ 标记的抗体是荧光供体。一旦激发,能量从供体转移到受体分子(荧光标记的 PXR 受体),然后在特定的波长下产生发射光。当与待测化合物共孵育时,标记的 PXR 配体可以被替代,转移的荧光能量传递过程被破坏,Tb³⁺ 不能传递能量去邻近标记的 PXR 分子,因此产生不同波长的发射光。对这两个过程的监控可以提供更可靠的数据分析,同时减少非特异性效应的干扰。TR-FRET 方法的高通量特性,可以用于筛选大量的化合物,产生表征分子的可靠动力学数据。正如 SPA 方法一样,潜在的假阳性(紧密的受体结合,很少或没有转录激活)需要进一步的实验去验证相对风险。

15.4.2　报告基因实验

报告基因实验是用于探索分子转录机制的重要的工具。报告基因实验被认为是明确了大量 RNA 基因转录所需的核心元素。另外,报告基因技术也让研究者可以明确在 DNA 中增强子元素与诱导特性所必需的受体相互作用的机制,包括与药物代谢相关的几种常见酶,如 CYP3A4、CYP2B6 和 CYP1A2[24,31,32]。报告基因实验的原理是转染一个包含受体反应原件和核心启动子的工程质粒,并与一种易于分析的蛋白结合。(图 15.2)通常,感兴趣的受体和(或)共同受体也需要被转染,因为许多常见的永生化细胞系中已经失去了感兴趣受体的内源性表达[33,34]。常见的报告基因包括有荧光素酶、分泌型碱性磷酸酶(SEAP)和 β-内酰胺酶。报告基因实验被证实在基因调控的基础科学以及具备药物诱导倾向的分子筛选中的应用是非常宝贵的。

在报告基因实验设计中有几点考虑和选择。第一个需要选择的是使用哪个报告基因。在过去的十年中,来源于几种萤火虫的荧光素酶基因被普遍使用。荧光素酶催化荧光素水解成氧化荧光素和光源。释放出的光源可以通过普通的

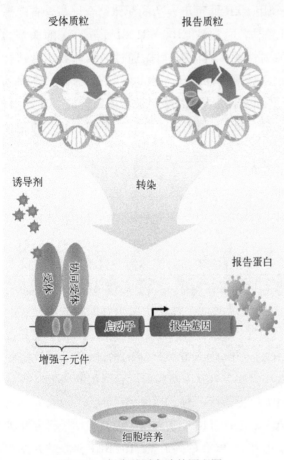

图 15.2　报告基因实验的原理图。

光度计来定量测量。通过对天然萤火虫荧光素酶基因的基因工程研究,获得了几种常见荧光素酶基因的变体,这些变体具有适合报告基因研究的更优的特性[35]。荧光素酶催化的酶促反应非常高效,因此为定量检测提供了一个非常灵敏的方法。这一方法的灵敏性使得基于细胞的荧光素酶报告基因实验可以在 384 孔板中开展[36]。由于荧光素酶蛋白在细胞内表达,使用荧光素酶进行分析实验时需要先对细胞进行裂解。目前正在研究开发可分泌荧光素酶的系统[37]。

另外一个被利用的报告基因是 SEAP。SEAP 蛋白来源于人胎盘碱性磷酸酶(AP)蛋白,在细胞膜表面表达。其在重组形式下被截断,这一形式可以在报告基因实验中释放到细胞培养基中。与很多哺乳动物的酶类不同的是,SEAP 的耐热性达到了 65℃。由于报告基因被释放到培养基中,在该实验中不需要细胞裂解的步骤,保存细胞单层以用于其他的试验,比如细胞毒性实验或者多重报告基因实验。SEAP 使用中的一个复杂的因素是非 SEAP 相

关的 AP 的高活性水平,然而,由于 SEAP 在高温下的稳定性,因此可以通过加热样品来消除非特异性的 AP。

在文献中还有其他的报告基因被常用到,比如基于 β-内酰胺酶和氯霉素乙酰转移酶(CAT)的报告基因。CAT 是一个基于放射性标记氯霉素的古老技术。随着大量灵敏并且强效的非放射性标记方法的出现,在常规的筛选中 CAT 的应用逐渐被大量替代。对 β-内酰胺酶的使用基于 FRET 技术和细胞渗透性荧光探针的应用。

报告基因含有两个重要的构成原件,增强元件和启动元件,这两个元件位于可以存在较大变异的调控区域。启动子元件可以源于目的基因,如 CYP3A4、CYP1A2、CYP2B6 等,或者来源于一般的启动子,通常是胸腺激酶(TK)或者巨细胞病毒(CMV)。关于每种方法的优缺点众说纷纭,但是对于药物代谢诱导的研究,来源于目的基因的核心启动子元件是最经常使用的[38-40]。增强元件是重要的元件,该元件与目的受体相结合。CYP3A4、CYP2B6 和 CYP1A2 基因的关键元件已经被识别并且鉴定[41-45]。有趣的是,来源于 CYP3A4 和 CYP2B6 的报告基因结构在报告基因实验中是可以互换的[46,47],强调了 PXR 和 CAR 基因在药物代谢诱导中的混杂和交互调控作用。

基于细胞的报告基因实验设计和实施,需要考虑的另外一个方法是转染法,可以是瞬时转染或者稳定转染。报告基因实验需要将与实验相关的成分(包括报告质粒、核受体、对照质粒)转染到细胞中。这个可以通过瞬时转染或者通过在感兴趣的质粒上采用共表达抗生素选择法,将报告基因实验的不同成分整合到宿主细胞基因组中,从而产生稳定的细胞系。一般而言,由于不同实验转染效率的差异,瞬时转染的方法更容易受到实验变异性的影响。一些研究团队报道,可以使用批量转染然后低温保存来减少变异[36,39]。稳定细胞系的产生通常会受到抗生素选择标记物的数量限制,通常在一个细胞系中仅可以有两个抗生素选择标记。因此,加入一个额外的对照报告基因不是经常可行的,就需要在同一个实验中增加额外的步骤来校正实验中的细胞数量或者细胞毒性。

正确解释报告基因的实验数据对后续的实验至关重要,并将数据置于合适的条件下。在配体结合实验中,化合物与受体的结合不一定转化为转录或者诱导的激活,在报告基因实验中,报告基因活性和转录激活的增加,并不是总是直接转化为肝细胞或者体内 mRNA 或蛋白质的增加[48]。其原因可能是酶活性随时间的失活,或是快速代谢以及其他混杂因素导致化合物的暴露较差。这需要在后续体外永生化的肝细胞或者原代肝细胞中进行验证。相反,如果一个化合物并不会导致报告基因活性的增加,需要一个或者更多的细胞毒性标记物来明确该阴性结果是化合物转录激活的真实反应,而不是由于其毒性作用所致是非常重要的。将报告基因的活性与阳性对照进行归一化处理通常被用于作为确定潜在风险的指标。

基于 PXR 的报告基因实验已经发展起来,并具有良好的特性。在药物研发的早期 PXR 的报告基因实验的使用很常见。如果不是转染的细胞,PXR 的表达并不是很丰富,因此报告基因实验需要先转染 PXR 基因。基于瞬时转染和稳定转染方案的高通量方法在人的 PXR

和其他临床前的种属中都已经开发出来[38,49,50]。由于不同的种属之间配体的选择存在较大的差异,因此在选择合适的种属处理 PXR 的激活效应显得至关重要。使用更高密度的样品板(384 或者 1536 板)为高通量的筛选 PXR 的转录激活分子提供了方便。另外,在报告基因实验中,PXR 活性与原代肝细胞中酶活性以及 mRNA 表达的相关性是合理的,因此证实了其作为诱导早期筛选的可靠性[48]。

在报告基因的实验设计和数据分析上,CAR 提示了一个有趣的挑战。由于在转染的细胞中 CAR 的表达并不是很明显,那么报告基因实验,就必须转染外源性的 CAR 基因进入受体细胞[33]。当 CAR 基因转染进相应的转化细胞系以后,CAR 的活性持续激活导致复杂性增加[51]。报告基因的基础表达水平增加使得转录激活因子识别的动态范围缩短。基因的剪接变体 CAR3 并没有体现其本质的活性。这个变体在基于细胞的实验中保留了配体激活的报告基因活性,这在药物发现阶段的项目中对于筛选 CAR 的配体很重要[52,53]。值得注意的是,CAR3 变异体并没有保留与苯巴比妥(PB)诱导相关的 CAR 激活剂功能,但是在报告基因实验中却仍然转录激活 CAR3,这一现象提示,苯巴比妥类似物诱导的机制是相对比较复杂的[53]。最近有一项利用在人肝细胞中荧光标记 CAR 腺病毒载体的方法可能为报告基因实验中鉴别 CAR 配体和激活剂提供新的可选方法[54]。如果与高通量的显微技术相结合,这也许可以为 CAR 活性的筛选提供一个快速且高效的方法。与 PXR 类似,CAR 确实也显示了种属特异性的配体,在解读药物开发临床前的种属中发现的诱导作用时,需要考虑到这一事实。

针对 AhR 的报告基因实验研究已经得到开发并且经过了验证[31,55,56]。与 PXR 和 CAR 不同的是,很多转染的细胞系都表达有足够的 AhR 基因,这也就要求寻找合适种属的细胞系。并且与 PXR 和 CAR 不一样的还在于,AhR 并没有出现大量的种属差异。任何种属的差异似乎都与亲和力有关,而不是配体的选择性[31,57,58]。

15.5 体外肝细胞和肝细胞样模型

15.5.1 基于肝细胞的实验

除了使用基于细胞的报告基因实验以外,一些体外肝细胞的模型特点是能够精确评估新化学实体(NCEs)的诱导能力。原代肝细胞是评估诱导作用最典型的体系,迄今为止,肝细胞评估仍然是监管机构用于诱导作用评估的黄金标准并且是接受度最高的方案。一些报道也已经证实了肝细胞在评估 NCEs 的潜在诱导作用方面的有效性[8,59,60]。尽管新鲜的肝细胞的优势在于是最接近人类细胞并且含有诱导所需要的关键分子元素,但是也存在着获取的有限性和不可预测性、个体间差异、质量的不确定性、不可扩增等不利因素,并且在培养条件下会很快失去与代谢相关的一些酶的表达。因此,建立一个更加可信的体外模型对常规的药物开发是无价的。

在过去的数年间,冷冻保存的原代肝细胞的使用逐渐变得很流行。冷冻的肝细胞解决了获取新鲜肝细胞的不稳定性和不确定性,并允许研究人员创建具有良好特点的,易存储的肝细胞库。对比新鲜的肝细胞和冻存肝细胞在诱导反应上的差异的一些研究发现,在P450 的 mRNA 和酶活性的诱导水平上几乎没有差异[61,62]。目前已经观察到,其在一些药物转运体的表达适当性和靶向性上存在的差异[63]。这些差异对于 P450 酶的诱导能力上的影响尚不明确,对于诱导风险的高估或低估,取决于测试化合物的特性。强调冻存肝细胞的普遍可接受性是其在监管备案文件中的适用性。尽管冻存肝细胞有明显的优势,但是它的高额成本对于常规的筛选类项目却可能过高了。因此,肝细胞样的细胞模型可以用作为备选方案。

15.5.2 基于肝细胞样细胞的实验

除了人源的肝细胞,一些已经建立的细胞系被证明可以用于评估诱导作用。美国食品和药品监督管理局颁布的工业界指导草案 (http://www. fda. gov/ohrms/dockets/ac/06/briefing/2006-4248B1-03-FDA-Topic-2-guudance. pdf)同意在已经经过阳性对照化合物验证的永生化的细胞系中开展 P450 酶的诱导实验。虽然该草案基于两种主要的 P450 酶的阳性对照数据,为申报方提供利用永生化的细胞系作为备选方案的可能性,但是并没有考虑其他 P450 酶的诱导作用。

非致瘤的永生化细胞系 Fa2N-4 在体外模型中评估酶的诱导作用已经被广泛地评估。很多重要的基因如 CYP1A1/2、CYP3A4、CYP2C9、UGT1A 和 MDR1 在 mRNA 表达水平和P450 酶活性的诱导作用已经证明[64]。Ripp 等(2006)通过体内游离血浆药物浓度计算相关的诱导分数(RIS)证明 Fa2N-4 细胞可以成功地被应用于评估 CYP3A4 诱导介导的临床 DDI效应[65]。在这个研究中,Fa2N-4 数据的产生使用了 24 个化合物,包含在原代肝细胞模型中18 个已知的阳性诱导剂和 6 个已知的阴性对照。相比较原代肝细胞的实验而言(200%的数据变异性,Madan 等 2003 年报道的来自 62 个独立供体的肝细胞实验),Fa2N-4 细胞产生的数据存在较小的变异性(21%~37%,取决不同参数)[66]。这种变异的降低增加了数据的可信度,并且有助于实验间的相互解释。虽然数据重现性以及细胞系的获得性方面的优势使得 Fa2N-4 细胞系成为一个非常具有吸引力的体系,但是最近的一个报道表明该细胞系在主要的药物代谢酶,核受体和转运体的表达水平上存在着显著性的差异[67]。对于像 CAR 如此重要的受体表达水平竟然低了 50 倍。因此,CAR 为主要核受体所调控的酶类,如CYP2B6 和 CYP3A4 在 Fa2N-4 细胞中的诱导作用在将会被低估。这一研究表明细胞系Fa2N-4 应用的限制并且通过这类细胞系所产生的诱导数据必须谨慎解读。其余的一些肝细胞系,如 BC2[68]的成功使用过程中也有一些限制。

另外一个永生化的细胞系 HepaRG 却优于 Fa2N-4[69]和 HepG2[70,71],是由于 HepaRG 表达的分子受体(特别是 CAR)和 P450 酶的表达水平,接近人的原代肝细胞。Antherieu 等(2010)[72]报道,HepaRG 不仅对 CYP1A1、CYP2B6 和 CYP3A4(mRNA 和酶活性)的诱导有准确的应答,并且也表达与人肝细胞基础表达水平相似的一些 Ⅱ 相代谢酶,转运体和核受体。基于最近这些发现,与其他目前使用的细胞系相比,HepaRG 细胞似乎在体外评估诱导方面具有更大的前途。

最近,人胚胎干细胞(hESC)被用于形成肝细胞样细胞。人胚胎干细胞是永生化的,多能性的,并且具有固有的增殖能力,因此人胚胎干细胞被认为是在工业应用中一个具有强大潜能的"生物工具"。一些研究团队报道称已经从干细胞中成功地分离出均质的肝细胞样细胞[73-75]。使用人胚胎干细胞可能比使用传统的永生化的细胞系更具有优势,因为已经证明人胚胎干细胞在多种代谢酶表型,表达水平,活性水平和可诱导性等至少一定程度上可与人肝细胞相媲美[76,77]。另外,大量的报道显示,在形态学和肝脏的标志物方面,比如白蛋白的生成以及尿素的合成方面两者都较为相似;然而,截至目前,只有少数的报道可以证明其代谢能力与人肝细胞相当[77,78]。尽管干细胞的技术在酶的诱导研究中展现出了前景,但是它仍然处于发展和鉴定的早期阶段。因此,在该技术足够合适到代替人原代肝细胞之前,进一步提高和优化该技术是必不可少的。

15.6　基于细胞的评价诱导能力的实验技术

诱导的评估可以从3个不同的水平进行:mRNA,蛋白质和酶活性。评估任何一个都有其优势和劣势,并且可以根据药物开发的阶段和/或需要解答的问题选择合适的方法。然而,需要注意的是,监管机构采取酶活性诱导为基准去评估临床药物诱导的风险。在此,我们将会描述多种用于评估这三个标志物的酶的诱导情况的方法。

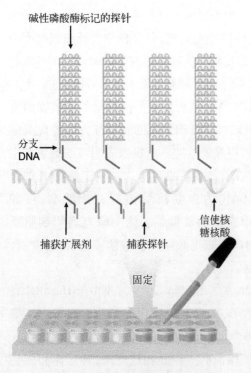

碱性磷酸酶标记的探针

分支 DNA

捕获扩展剂　　捕获探针　　信使核糖核酸

固定

图 15.3　mRNA 定量的原理图。

15.6.1　mRNA 的定量

在过去的十年中,mRNA 的定量技术取得的长足的进展,新的定量方法在体内和体外样品中评估药物研发项目中药物的诱导作用非常宝贵和至关重要。定量技术已经从依赖于凝胶电泳和放射性标记的杂交探针的低通量方法发展成为基于聚合酶链反应的高通量复合方法或者其他更高通量的杂交/扩增技术,比如,分支 DNA(bDNA)技术。基于通量的需求,选择合适的方法很重要。

单因素方法已经被很好地描述并且应用于药物研发的很多方面,特别是诱导相关的实验。目前,有两种主要的技术用于药物诱导研究中的mRNA 定量。第一个就是 bDNA 技术。这项技术是基于杂交的方法,类似于酶联免疫实验(ELISA)[79,80],该技术的基本示意图见图 15.3。

在包被有寡聚核苷酸的培养板上加入细胞的裂解物,该包被的寡聚核苷酸拥有与目标 RNA 无关的特定序列,称为捕获探针。另外添加两组寡核苷酸探针,一组与捕获探针以及目的 mRNA 杂交(称为捕获扩展探针),另外一个与目的 mRNA 杂交,并且含有可以与标记探针杂交的序列(bDNA)。这两种探针都具有特异性并且允许对实验细胞板进行充分的洗涤。加入的标签探针,能够与 bDNA 结合。标签探针与一种用于 mRNA 的定量酶结合,通常是碱性磷酸酶 AP。分支 DNA 技术非常灵敏,并且不需要扩增,也就是说,可以直接对细胞裂解物或者其他基质上的 mRNA 含量进行定量。这个方法经常应用于临床检测 HIV,可以通过供应商获得人源或者其他临床前种属常见代谢酶的 mRNA 定量试剂盒。bDNA 的劣势在于它需要专门的试剂盒,以及需要了解如何开发无法直接通过商业化获得的新的 mRNA 探针。

另外一个常用的单因素 mRNA 的定量方法是基于定量逆转录聚合酶链反应(qRT-PCR)的 FRET 技术。RT-PCR 需要使用一些常用的分离方法或者商品化的试剂盒分离得到 RNA。分离出 RNA 以后,将 RNA 通过逆转录酶逆转录成 DNA。逆转录完成后,用三种探针完成 PCR 反应,其中两种是应用于所有 PCR 反应的扩增探针,他们提供了扩增和特异性。第三种探针是定量探针,它与荧光报告基团以及淬灭探针相连接。在完整的状态下,由于靠近淬灭探针,荧光探针的荧光信号被淬灭,因此仅能检测到荧光的背景值。如果探针与 DNA 结合,PCR 酶,即 Taq 酶核酸外切酶的活性,从寡核苷酸定量探针中分离出荧光报告基因,从而释放出荧光以用于定量。因为该方法扩增的特性,采用 qRT-PCR 的方法是非常灵敏的。另外,文献中有报道关于设计和优化探针的方法,特定的寡核苷酸可以由商品化的供应商合成。RT-PCR 的应用需要细胞的裂解和 RNA 的分离。

近年来,用于 mRNA 定量的多元分析方法已经进一步地提升了通量以及缩短了实验周期。文献中已经描述了关于多元 RT-PCR 方法的应用[81,82],而这些方法中使用的探针技术略有差别。另外,基于 bDNA 的多因素方法也已经被开发出来并且在文献中被描述[83]。多因素的 mRNA 分析增加了技术的复杂性,在没有充足的专业技术情况下很难开发出来。一些供应商已经开发出优化的试剂盒用于多因素 mRNA 的定量研究(http://www.htgenomics.com; http://www.beckman.com)。

在分析技术的选择中,可以用的设备和成本通常是最终决定因素。除了分析技术的选择,合适的优化,实验技术和实验的设计对提交可靠的实验数据是非常关键的。许多商业化供应商为实验试剂和实验的设计考虑提供了很好的资源。

15.6.2 蛋白质定量

用于评估诱导的 mRNA 水平的测量的另外一种可以选择的方案是在给药后测定蛋白质的含量。免疫分析技术是目前用于蛋白质定量最为常用的技术。它利用抗体或者抗体相关试剂选择性地测定靶蛋白/靶抗原的含量。免疫分析技术的选择性很大程度取决于抗体的选择性和质量。很多的免疫分析方法可以用于高通量的试验,从而进一步扩大了其在药物发现和临床测试中的应用。免疫分析方法已经被应用于酶的诱导作用研究。最常用的技术包括免疫印迹法(Western blot),酶免疫/酶联免疫法(EIA/ELISA),磁珠多重免疫测定法和定量蛋白组学法。

Western blot 最初是在 1979 年由 George Stark 引入用于无线电探测的[84]。目前,大部分的 Western blot 都是通过化学发光法来检测的[85]。Western blot 基本上都是从蛋白质样品的凝胶电泳开始随后被转移到膜上(传统经典的硝化纤维素膜或者聚偏氟乙烯膜[PVDF])。转移到膜上的待检测蛋白质作为抗原与一抗相结合,随之,加入二抗以识别一抗。通常情况下,二抗与报告酶相连接,如辣根过氧化物酶,使得可以通过化学发光法来检测该抗原抗体复合物。发出的光源可以被照相胶片或者其他的基于电子的发光探测器捕捉到。为了校正样品装载量所产生的潜在差异,通常使用参考蛋白如 β-actin 或者甘油醛-3-磷酸脱氢酶(GAPDH)来校正目标蛋白的信号强度。由于 Western blot 的低成本使得其在生物医药研究中是最常用的免疫分析法之一。然而,由于 Western blot 工作量密集的特性,该方法通量低,并且只能提供半定量和相对测定的蛋白水平。很多商品化的 Western blot 试剂都含有特定的检测 CYP450 酶或者药物转运体的抗体(表 15.1)。一些研究利用 Western blot 结合探针底物和 RT-PCR 的方法,来确证特定 CYP450 酶或者药物转运体的表达水平的增高[86-92]。

表 15.1　酶/转运体诱导研究中使用的商品化的抗体

目标蛋白	商品化抗体	应用
CYP1A1	Abcam,剑桥,英国	酶联免疫吸附测定,免疫印迹
	LifeSpan BioSciences,西雅图,华盛顿州,美国	酶联免疫吸附测定,免疫印迹
	Thermo Scientific Pierce Antibodies,罗克福德,伊利诺伊州,美国	免疫印迹
CYP1A2	Abcam	酶联免疫吸附测定,免疫印迹
	LifeSpan BioSciences	酶联免疫吸附测定,免疫印迹
	Thermo Scientific Pierce Antibodies	免疫印迹
	Millipore,比勒利卡,马里兰,美国	免疫印迹
	Sigma, St. Louis,密苏里州,美国	免疫印迹
CYP2B6	Abcam	酶联免疫吸附测定,免疫印迹
	LifeSpan BioSciences	免疫印迹
CYP2C8	Abcam	酶联免疫吸附测定,免疫印迹
	LifeSpan BioSciences	酶联免疫吸附测定,免疫印迹
	Thermo Scientific Pierce Antibodies	免疫印迹
CYP2C9	Abcam	酶联免疫吸附测定,免疫印迹
	LifeSpan BioSciences	酶联免疫吸附测定,免疫印迹
	Thermo Scientific Pierce Antibodies	免疫印迹
	Novus Biologicals,立特敦,科罗拉多州,美国	免疫印迹
CYP2C19	Abcam	酶联免疫吸附测定,免疫印迹

续　表

目标蛋白	商品化抗体	应　用
	LifeSpan BioSciences	酶联免疫吸附测定,免疫印迹
	Thermo Scientific Pierce Antibodies	免疫印迹
CYP2D6	Abcam	酶联免疫吸附测定,免疫印迹
	LifeSpan BioSciences	酶联免疫吸附测定,免疫印迹
	Thermo Scientific Pierce Antibodies	免疫印迹
CYP3A4	Abcam	酶联免疫吸附测定,免疫印迹
	LifeSpan BioSciences	酶联免疫吸附测定,免疫印迹
	Thermo Scientific Pierce Antibodies	免疫印迹
CYP3A5	Abcam	酶联免疫吸附测定,免疫印迹
	LifeSpan BioSciences	酶联免疫吸附测定,免疫印迹
	Sigma	酶联免疫吸附测定,免疫印迹
	Thermo Scientific Pierce Antibodies	酶联免疫吸附测定,免疫印迹
P-糖蛋白/MDR1, MDR3	Abcam	免疫印迹
	Sigma	
	Novus Biologicals,立特敦,科罗拉多州,美国	免疫印迹
	Santa Cruz Biotechnology,圣克鲁兹,加利福尼亚州,美国	酶联免疫吸附测定,免疫印迹
OATP1A2, OATP1B1, OATP1C1, OATP1B3, OATP2B1, OATP4A1, OATP6A1	Santa Cruz Biotechnology	酶联免疫吸附测定,免疫印迹
MRP1, MRP2, MRP3, MRP4, MRP5, MRP6, MRP7,	Santa Cruz Biotechnology	酶联免疫吸附测定,免疫印迹
BCRP/ABCG2	Santa Cruz Biotechnology	酶联免疫吸附测定,免疫印迹
	Abcam	免疫印迹
	Protein Tech,芝加哥,伊利诺伊州,美国	酶联免疫吸附测定,免疫印迹
OCT1, OCT2, OCT3, OCT6	Santa Cruz Biotechnology	酶联免疫吸附测定,免疫印迹
	Abcam	酶联免疫吸附测定,免疫印迹
	GenWay Biotech,圣地亚哥,加利福尼亚州,美国	酶联免疫吸附测定,免疫印迹
OAT1, OAT2, OAT3	Abbiotec	酶联免疫吸附测定,免疫印迹
	Santa Cruz Biotechnology	酶联免疫吸附测定,免疫印迹
	Antibidies-online Inc.,亚特兰大,佐治亚州,美国	酶联免疫吸附测定,免疫印迹

目标蛋白	商品化抗体	应　用
PEPT1，PEPT2	Santa Cruz Biotechnology	酶联免疫吸附测定，免疫印迹
	Abbiotec，圣地亚哥，加利福尼亚州，美国	酶联免疫吸附测定，免疫印迹
CNT1，CNT2，CNT3	Santa Cruz Biotechnology	酶联免疫吸附测定，免疫印迹
ENT1，ENT2，ENT3，ENT4	Santa Cruz Biotechnology	酶联免疫吸附测定，免疫印迹

另一种可供选择的检测蛋白质的方法是 ELISA，该方法在 1971 年首次被描述[93]。同年，Van Weemen 和 Schuurs(1971)报告了他们在 EIA 方面的工作，EIA 是一个与 ELISA 相似的实验方法，利用辣根过氧化物酶作为报告酶测定人尿中促性腺激素的水平[94]。EIA/ELISA 的基本流程如下：将含有未知数量抗原(或者靶蛋白)的样品固定至微孔板中，固定方式可以是非特异性的(通过表面结合)或者特异性的(通过另一种能够捕获相同抗原的特异性抗体)。检测抗体被加入微孔板中，并与抗原相结合。待检测的抗体通常连接有报告酶如碱性磷酸酶 AP 或者辣根过氧化物酶。最后，加入底物，该底物与报告酶作用产生可量化的信号，如荧光或者化学发光。如果有蛋白质/抗原的标准品，则可以对未知样品随行一条标准蛋白/抗原制备的标准曲线，从而推导出蛋白/抗原的浓度。

EIA/ELISA 通常是高灵敏度的，并且可以很容易应用于高通量体系。可以利用相对少量的样品快速地提供准确的蛋白质定量。在药物代谢研究中，EIA/ELISA 已经被应用于证实药物引起的药物代谢酶表达水平的改变，如 P450 酶，GSTs 和药物的转运蛋白[95-100]。

多联免疫分析法使多种蛋白质/抗原同时定量分析成为可能。液体芯片(Luminex)技术利用多色磁珠技术进行多种蛋白质的分析检测[101,102]。在这个实验中，装载有一抗的相同颜色的磁珠与特定的蛋白质/抗原发生作用，当蛋白质/抗原与磁珠结合后，利用二抗来识别该蛋白质/抗原。二抗标记有荧光染料以用来定量样品中靶蛋白/抗原。通过使用不同颜色的磁珠与样品混合孵育获得多通道的实验方法(磁珠上装载有不同蛋白质/抗原对应的抗体)去同时评估多种靶蛋白。然后，使用多色流式细胞仪在一个通道中根据不同的颜色对磁珠进行分类，然后在可供选择的通道中检测荧光染料的信号。液体芯片(Luminex)技术被成功地应用于细胞因子检测和感染性疾病的检测中[103,104]。然而，由于试剂的限制，该方法在药物代谢酶诱导研究中的应用比较少见。考虑到参与药物代谢的酶/同工酶的数量巨大，比如 P450 酶系，Ⅱ 相代谢酶和转运体等，一个成功的多联免疫分析方法可能为药物引起的酶诱导研究提供巨大的价值。

酶诱导研究的一个挑战在于是通过蛋白质的绝对定量还是不同实验条件下的相对改变倍数来定量目标酶类。免疫分析(Western blot 或者 ELISA)的准确度和灵敏性很大程度上取决于使用的抗体质量和特异性[105]。抗体不仅仅制造或者购买昂贵，并且可能缺乏区分近似的亚型的或者区分翻译后修饰的目的酶类特异性。近年来,质谱仪的灵敏度和可靠性已经发展到可以满足蛋白质定量增长的需求。新一代的精密质谱仪可以通过检测质量-电荷比(m/z)检测蛋白质/肽段的离子对,很容易识别出特定的蛋白质/多肽的不同亚型或者不同的翻译后修饰的酶类。此外,由于其快速的扫描速率,质谱仪可以同时监测数十个离子信号,有时当条件优化后可以监测上百种蛋白质。该技术的发展导致了定量蛋白质组学领域的出现。

质谱(MS)可以用于蛋白质和多肽的绝对定量也可以用于相对定量。绝对定量的方法通常是通过使用 2003 年由 Gygi 引入的多反应监测(MRM)或者选择性离子检测(SIM)定量胰蛋白酶分解形成的多肽来定量蛋白质[105-107]。这个方法通用的工作流程包括使用稳定的同位素标记的多肽(通常是 ^{2}H,^{13}C 或者 ^{5}N),或者模拟肽作为内标。通常,包含目的蛋白质的样品首先被消化成胰蛋白酶多肽片段。同一肽段的稳定同位素标记物作为内标加入,通过将合成的不同浓度无标记的肽段与内标混合配制标曲。然后通过反相高效液相色谱-质谱系统或者基质辅助激光解析电离-飞行时间质谱系统(MALDI-TOF)分析样品。肽段的分析在单重四级杆和 TOF 质谱以 SIM 方法进行检测,或在三重四极杆质谱仪中以 MRM 进行检测。内源性和内标多肽在液相色谱(LC)中共流出,除了质量的差异,其质谱表现行为极为相似。因此,根据每个样品中内标的加入量,可以测量相应的内源性多肽的浓度。

多肽通过 MRM/SIM 方法定量的任务充满了挑战,尤其是在例如血浆或全细胞裂解液等复杂的基质中。监测的多肽和 MEM/SIM 方法对靶蛋白的测定必须是唯一的。为了有助于蛋白质组学的设计和优化,一些软件包通过搜索独特的多肽序列和预测目的蛋白产生的多肽来促进该方法的设计[108,109]。另外,还有预测 MRM 的软件包[108-112]。这些软件包大大减少了设计和优化蛋白质组学方法所需要的时间和精力。

绝对蛋白质定量方法已经成功地应用于酶诱导研究。例如,2004 年 Galeva 利用 MALDI-TOF 定量各种大鼠和兔子肝微粒体中的 P450 同工酶[113]。在该研究中,高度同源性的 P450 酶如 CYP2B1 和 CYP2B2 很容易被区分开来。另外,该研究还发现了 CYP2A10 存在于 PB 诱导的兔子肝微粒体中,该酶之前仅仅在兔子的嗅觉器官和呼吸道的黏膜中被报道。在 2005 年,Alterman 开发了一个类似于 MALDI-TOF 的实验用来定量 P450 酶类,该实验是基于在凝胶消化和溶液消化样品中 P450 同工酶的特异性胰蛋白酶肽[114]。运用该方法,可以同时定量人类的三个 P450 酶(CYP1A2、CYP2E1 和 CYP2C19)。在 2008 年,Kamiie 等人利用 LC-MRM 方法建立了小鼠血脑屏障,肝脏和肾脏中膜转运蛋白的定量图谱[115]。最近,有研究对免疫测定法和 nano-LC-MS 法定量测定 CYP2D6.1 和 CYP2D6.2 的等位基因同工酶进行了详细的比较[116],该研究发现对于不同来源的不同等位基因,免疫检测法的结果差异显著,但是 nano-LC-MS 法对两种同工酶都提供了精确的定量结果。这些研究表明利用基于 MS 的方法进行蛋白组学的定量的实用性并且展示了其作为研究酶诱导工具的潜能。

相对定量通常依赖于将一组与待比较的样品在化学上相同但是质量不同的差异性同位

素标记的样品相结合。标记以后,有不同标记的样品混合好由 MS 进行分析。不同标记的多肽离子信号的相对丰度表示在样品中该多肽(或者对应蛋白质)的相对含量。这个定量方法通过在 ^{18}O 标记的水中进行胰蛋白酶消化成功地应用于 P450 的诱导[117]。同位素编码亲和标记(ICAT)是相对定量的另外一种可供选择的方法[118]。ICAT 的标记包括与硫醇反应的碘乙酰氨基和允许亲和纯化的生物素基。随后,一种具有酸解离生物素的可裂解版 ICAT(cICAT)被开发出来[119,120]。ICAT 标记可以用于多个氘或者 ^{13}C 来产生不同的质量。ICAT 技术已经成为具有活性半胱氨酸残基的蛋白质/多肽相对定量的热门选择。在 2001 年,Han 等人将这个技术成功应用于差异诱导的人类骨髓性白血病(HL-60)细胞中微粒体蛋白质水平分析[121]。由于 ICAT 标记的多肽/蛋白质易于纯化和富集,因此 ICAT 法可以用于高度复杂样品中定量低浓度的蛋白质。ICAT 定量的缺点在于它仅可以比较两组样品,这是因为目前仅有两个可用的标记类型。为了避免该限制,同位素标记相对和绝对定量技术(iTRAQ)目前可以用于同时在一次分析中比较最多达 8 个样品[122]。iTRAQ 标记是一种包含有可变质量的报告组,一个平衡组和一个氨基酸反应组的同位素标记试剂。尽管 iTRAQ 技术已经被广泛应用于蛋白质组学分析和生物标志物的研究[123,124],但是还没有其应用于酶的诱导方面的报道。

15.6.3　酶活性的评估

尽管有了新技术的进展和应用来评估酶早期诱导作用,但是酶活性增加的评估仍然是判断酶诱导的金标准,并且是所有的监管机构都需要提供的数据资料。MS 技术使得可以从较少样本对酶活性进行测定,比如,96-384 孔的肝细胞培养,以及鸡尾酒(Cocktail)分析法[125,126]。大多数发表的文章利用药物类底物,比如咪达唑仑和安非他酮,或者已建立的体外探针如睾酮,然而高选择性荧光探针的使用可能比标准分析流程更具有一定的优势,特别是与 LC-MS 设备的分析速度和成本相比较[127]。截至目前,监管机构仅仅推荐了体外评估药物诱导作用的阳性诱导剂,还没有为底物的具体要求提供特定的指南。最新在代谢方面的研究发现了关于 CAR 和 PXR 通路的内源性生物标志物,这个可能为未来筛选诱导和细胞毒性作用提供一种综合的方法[128]。

15.7　模型、模拟和风险评估

当发现存在诱导时,评估潜在的诱导风险是很重要的。目前,监管部门对诱导风险的评估是要求在原代人肝细胞中,计算相对于阳性诱导剂的酶活性增加的比例,称为阳性对照百分比。设定的阈值为相对于阳性对照的 40%。低于该阈值,则视为低可能性的诱导作用,不需要进行接下来的临床研究。然而,如果超过这个阈值,强烈推荐进行临床的 DDI 研究。从监管角度而言,该指南是明确的;然而,真正的诱导风险值得考虑的问题包括,药物的剂量,药代动力学和诱导作用的强度。这个问题已经通过几个模型解决了,包括报告基因实验,永生化的肝细胞和原代肝细胞实验[65,129-135]。这些模型的范围从使用诱导效能的静态评估，C_{max} 和药物游离分数，到使用建模和模拟软件的更加先进的动态模型，包括 Simcyp 或者 Gastro Plus。最常用的模型简单的总结在表 15.2 中。纳入这些分析是综合药物诱导相互作用评估的重要组成部分，并且用于帮助设计临床药物相互作用的研究。

表 15.2 体外体系评估和预测临床药物之间的相互诱导作用

	方　　法	需要的数据	数　据　输　出	参考文献
	F2	细胞系统中的倍数改变 校正数据 预估的 C_{max}	简单指标	[129]
	RIS	EC_{50}/E_{max} 校正数据 预估的 C_{max} 游离药物浓度	简单指标	[65]
	PBPK	EC_{50}/E_{max} 模型软件（如 Simcyp） PBPK 模型	药物动力学预测	[131,133]

PBPK，基于生理学的药代动力学。

15.8　临床前物种中的诱导分析

由于人类是大多数药物发现和开发活动的焦点，因此，在诱导作用方面，人类一直是讨论的焦点。然而，用于评估药代动力学和毒理学的所有临床前种属都可能发生诱导作用。从严格的药物开发的角度来看，这些种属中的诱导效应与人类的情况几乎没有关系。然而，值得注意的是，在临床前毒理学研究种属中的诱导作用由于其药代动力学作用的不确定性可能会导致安全窗的评估的复杂化。如果试剂即抗体、引物、探针可以获得，那么前文描述的体外工具也可以用于评估这些种属中的诱导潜能。需要考虑以积极的方式评估临床前毒理学种属的诱导潜能，作为解决潜在的暴露损失的方法，并考虑种属间的剂量调整。此外，可以收集肝脏，利用前文描述的方法离体检测样本的 mRNA，蛋白质表达水平和酶活性。临床前种属的酶诱导分析可以整合至新药临床前开发的总体策略。

15.9　注意事项

虽然体外的工具已经被证明可以精确预测临床 DDI 效应，但是使用这些工具的主要注意事项之一是评估代谢物的作用。如果代谢物是潜在的强效诱导剂，并且在体内有明显的暴露量，母药的体外研究的诱导数据可能低估了诱导的可能性，特别是当体外代谢物水平与体内代谢物水平不相匹配时。因此,这些结果数据需要谨慎地解释。体外研究的另一个复杂的问题是,如果供试化合物是一种时间依赖性的抑制剂,这种性质可能会干扰实验的结果。LS180 是一种人结肠癌腺癌细胞株,被用于证明 HIV 蛋白酶抑制剂具有这样的作用[136],HIV 蛋白酶抑制剂是一种已知的 CYP3A4 的时间依赖性抑制剂。如果在诱导机制上没有种属间的差异,临床前动物的体内研究将有助于处理这种复杂的情况。实际上,食蟹猴已经被证明可以用于预测 PXR 介导的人 CYP3A4 诱导的动物模型[137]。由于科学家致力于消除药物研发过程中的诱导效应,因此需要多种动物模型的文献资料数据。

15.10 总结

随着现代药物发现和开发等各个方面的发展,我们对于诱导以及诱导实验技术的理解和知识也随时间的推移而不断进步。用于评估临床前药物诱导作用的技术已经取得了进步,目前,药物代谢科学家拥有很多工具可以在药物研发早期去解决类似的问题。这一点至关重要,因为药物分子一旦进入临床研发阶段,与之相关的药物代谢或者 DDI 缺陷将无法修正。因此,在药物分子进一步开发之前对其进行全面的了解显得尤其重要。如果可以,早期的筛选策略需要控制诱导可能导致的障碍。然而,关于体外-体内相关性研究的重要进展允许我们更早地评估实际的临床诱导作用,并且使得在临床上具有较低诱导风险的药物进一步发展下去。清晰地阐述在药物发现和开发过程中诱导问题的解决策略是药物代谢科学家的重要责任。希望该章节对所有工具的概述能够帮助药物代谢科学家确定最佳的策略。

(张璇译;熊海伟审校)

参考文献

16

用于研究药物代谢酶及转运体的动物模型

16.1 引言

药物代谢酶(DMEs)及转运体,无论在结构还是功能上,都展现出了一种极高程度的跨物种相似性。在我们了解药物吸收、分布、代谢及排泄(ADME)的过程中,来自诸如啮齿类、犬类和非人灵长类(NHP)等实验动物的研究数据起到了关键性的作用。我们持续使用动物模型去了解药物处置的机制,预测代谢、毒性及药物-药物相互作用(DDIs),并确定药代动力学-药效学(PK-PD)的关系。在将动物的研究数据直接外推到人时,时常受限于不同物种间DMEs及转运体的表达水平、底物特异性、活性、调节及遗传多样性的不同。我们的挑战在于应对复杂的体内问题而开发和选择合适的动物模型。在分子遗传学及基因工程技术上取得的进展,使我们有望攻克物种差异的难关,通过完整的实验动物来考察人类的 DMEs 及转运体。本章概述了动物模型在研究 DMEs 及转运体各种重要方面中的应用。

16.2 药物代谢酶的动物模型

16.2.1 小节目标

大多数进入机体的外源物都通过生物转化来促进它们的消除。在体外研究中,使用人类重组体酶、肝微粒体、人类肝细胞及肝脏切片是评估和预测人类药物代谢的重要方法。然而,这些方法唯独无法明确地预测 ADME 过程中多变的相互作用,这些作用将如何调节体内的药理活性及外源物的毒性。完整动物的研究来预测这些调节更有价值。

虽然在对人类 DDIs 的体外-体内外推法(IVIVE)中取得了一定的成功,但是这些模型无法完全复制药物的药代动力学效应在机体中复杂的相互作用,并且有时会由于种种原因而无法预测 DDIs。例如,反基于血浆浓度和蛋白质结合,效应部位抑制剂准确的浓度无法被预测,尤其是当抑制剂因主动运输而在肝脏积累时(Yao and Levy, 2002)。

显著的物种差异存在于 DMEs 的表达和调控中。读者可以参考一些关于人类及常用临床前动物模型 DMEs 根本区别的优秀综述(Guengerich, 1997; Martignoni et al., 2006;

Turpeinen et al. , 2007；DeKeyser and Shou，2011）。获得可靠的动物模型,以精确反映人类的药物代谢已成为一项挑战。人类努力发展人源性小鼠模型,以创造更多可靠的体内系统,来研究和预测人类对外源物的反应。有关常用动物模型的主要应用和缺陷的摘要已在表16.1中被罗列出。在本章中,由于篇幅的限制,我们将主要讨论动物模型在研究关键 DMEs 即细胞色素 P450s（CYPs 或 P450s）的作用、口服生物利用度、新陈代谢、毒性、DDIs 和人类疾病中的应用。CYP3A4 无疑是人类药物代谢中最重要的参与者之一,并且与许多代谢中的 DDIs 相关。因此,CYP3A 相关动物模型和小分子口服药物研究案例将被重视。为了对动物模型在研究 DMEs 中的应用做一个全面的综述,读者可以参考一些最近的详细综述（Marathe and Rodrigues，2006；Cheung and Gonzalez，2008；Muruganandan and Sinal，2008；Wang and Xie，2009）。

表 16.1　研究人类 DMEs 的常用动物模型

动物模型	主要应用	潜在缺陷
天然动物模型（野生型）	<ul><li>研究首过代谢</li><li>研究在药物代谢、毒性和生理内环境中高度保守的 CYPs</li><li>利用典型的诱导物或抑制剂来预测高度保守的 CYPs 的临床 DDIs</li><li>研究 DMEs 的调节</li><li>在体内生成代谢产物</li></ul>	<ul><li>在 DMEs 的表达、底物专一性、催化活性和调节中存在显著的物种差异</li></ul>
基因敲除小鼠模型	<ul><li>在药物代谢、毒性、调节和生理内环境中研究高度保守的 DME 或核受体</li><li>评估药物毒性、效力和 DDIs</li><li>研究 DMEs 在人类疾病中的作用</li></ul>	<ul><li>在代谢谱和对化学毒性的易感性方面有物种差异</li><li>存在小鼠内源性基因的混杂影响</li><li>存在基因表达中的代偿性改变和相似基因间的功能冗余性</li></ul>
人源性小鼠模型	<ul><li>研究和预测 DMEs 在药物代谢、毒性、DDIs 和生理内环境中的偏好</li><li>研究 DMEs 的调节</li><li>预测在人体中使用组织选择性转基因模型的组织特异性（例如肠道对肝脏）首过代谢</li><li>研究人类 DME 基因的遗传多态性</li></ul>	<ul><li>小鼠内源性基因的混杂影响——可通过制作敲除目标基因来一定程度上地克服</li><li>在基因表达中的代偿性改变</li><li>转基因表达的位点和水平：与人类相关的通常不清晰</li><li>其他 DMEs 的物种差异</li></ul>
嵌合人源性肝脏的小鼠模型	<ul><li>研究肝的首过代谢</li><li>研究药物代谢、毒性、DDIs 和生理内环境</li><li>研究 DMEs 的调节</li><li>研究人类 DMEs 的遗传多态性</li></ul>	<ul><li>在人类口服药物的药代动力学造模中的能力有限</li><li>其他组织（例如肠道、肾脏）中内源性 DMEs 的影响混杂</li><li>无法普及动物模型</li><li>供体肝细胞存在有限获得性和高度易变性</li></ul>
动物疾病模型	<ul><li>研究在疾病中 DMEs 的表达与药物药代动力学的效应和机理</li><li>帮助优化剂量及方案</li></ul>	<ul><li>疾病模型对人类疾病的适用性有限</li><li>生理及病理上存在物种差异</li></ul>

部分内容编译自 Muruganandan and Sinal（2008）。

16.2.2 用于研究 DMEs 在判定口服生物利用度中作用的动物模型

大部分药物是口服的,在药物的发现和发展中,口服的方式将继续成为优先的选择。对于那些想要全身起效的药物,由于它的吸收过程和通过器官时的首过效应,有相当一部分剂量会在进入体循环前损失。F_{oral} 可以看作是免于被两个主要代谢器官(肝脏和肠道)首过代谢的剂量分数:

$$F_{oral} = F_a \times F_I \times F_H \tag{16.1}$$

其中 F_a 是口服剂量被肠上皮细胞顶膜完全吸收的分数,F_I 和 F_H 是吸收剂量中免于被肠道(肠上皮细胞)和肝脏分别代谢的分数。图 16.1 描述了影响小分子药物口服生物利用度的主要因素。一些药物口服生物利用度的低水平和多变性,是由于肠道和肝脏的高首过率摄取所致。具有低首过率和相对较高 F_{oral} 的有效药物,对临床发展极具吸引力。

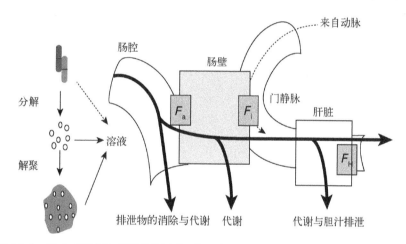

图 16.1 影响口服生物利用度的因素(修正自 Rowland and Tozer,1995)。F_a 是口服剂量被肠上皮细胞顶膜完全吸收的部分,F_I 和 F_H 是吸收剂量中免于被肠道(肠上皮细胞)和肝脏分别代谢的部分。

如果某个化合物的系统暴露量较低,是由于它的低口服生物利用度,那么到底是因为不理想的口服吸收,还是因为肝脏和/或肠道的高首过代谢,区分它们之间的差别就变得很重要。诸如单层细胞、大鼠原位肠灌注、大鼠外翻肠囊和尤斯灌流室这些技术模型,已经被用来评估化合物的吸收潜能,在这里将不再讨论(见综述,见 Bohets et al.,2001)。

判定肝脏或肠道摄取的一种常用体内模型,是测量完整的动物在被静脉注射和口服(或十二指肠)给药后机体的血药浓度。假设在静脉注射后,肝外的代谢可忽略不计,肝脏的摄取(E_H)可直接通过观察到的总清除率(CL_s)来评估(Eq. 16.2),其中 $Q_{H, plasma}$ 是肝血浆流量:

$$E_H = CL_s / Q_{H, plasma}. \tag{16.2}$$

假设吸收是完全的($F_{abs} = 1$),并且只有胃肠上皮和肝脏参与了首过效应,那么肠道的摄

取(E_I)则可以被直接评估(Eq. 16.3):

$$E_I = 1 - F_I = 1 - F_{oral}/F_H = 1 - F_{oral}/(1 - E_H). \tag{16.3}$$

然而,这个间接算法不能区分肠道代谢(大多靠 CYP3A 介导)和 P-糖蛋白(Pgp)介导的外排。

门静脉(pv)插管动物是另一种直接测算肝脏和肠道首过代谢的体内模型。在门静脉中放置导管,提供了一个精确定量药物从肠腔进入门静脉循环吸收程度的方法,并且将肠道对药物的摄取,与肝脏对其的摄取做出了区分。在这个模型中,肝脏的摄取(E_H)是在实施口服后,通过血管中的导管同时采集门静脉(体系统前)和颈静脉或其他血管(体系统)中的血液样品,以此来直接判定的。假设放置导管后不会被肝脏血流所干扰,E_H 可通过将体系统的曲线下面积(AUC_s)与门静脉中体系统前的曲线下面积(AUC_{pv})相除计算得到(Eq. 16.4):

$$E_H = 1 - AUC_s/AUC_{pv} \tag{16.4}$$

肠道的首过摄取(E_I)可以通过 16.5 的公式计算母体与代谢产物的 AUC 数据所得(Paine et al., 1996)。E_I 表示在首过作用中经肠道黏膜代谢吸收的原药部分。为了简便,16.5 的公式假定只有一个主要代谢产物 X(metab X)在体内生成。Q_{pv} 参照门静脉中的总血浆流量:

$$E_I = 代谢产物 \times 总生成量 / (代谢产物 \times 总生成量 + 摄取的原药总量)$$

$$= \frac{Q_{pv} \cdot (AUC_{pv}^{metab\,X} - AUC_S^{metab\,X})}{Q_{pv} \cdot (AUC_{pv}^{metab\,X} - AUC_S^{metab\,X}) + Q_{pv} \cdot (AUC_{pv}^{parent} - AUC_S^{parent})} \tag{16.5}$$

另外,通过门静脉插管进行药物灌输,可以模拟药物通过控释装置进入肝脏的过程,并且多次给药也可用于测定体内酶动力学(例如酶饱和度)。

上述两种方法已经被成功应用于测定人类肠道及肝脏在 CYP3A 介导的环胞霉素(Kolars et al., 1991)和咪达唑仑(Paine et al., 1996)代谢中各自的作用。接受肝脏移植的病患,在无肝期通过十二指肠来给药。在这种情况下,通过测算静脉数据并利用公式 16.2 的计算(Wu et al., 1995;Thummel et al., 1996),可以比对病患的肠道首过消除率与健康实验对象的肝脏摄取数据(Wu et al., 1995;Paine et al., 1996)。

第三种考察不完全生物利用度问题的体内模型包括动物胆管插管,并在给药后收集胆汁、尿液和粪便。收集到的基质中的原药和代谢产物可被定量,它们的主要消除途径也能推断出来。确保人体内循环产生的代谢产物,在适当的级别上可被选定的毒理学物种覆盖是十分重要的。放射性标记的 ADME 研究常被用于测定候选药物的分布、代谢谱和消除,并帮助在动物及人体中原药和代谢产物的定量检测。在人体中的 ADME 研究想要更好地定义药物的消除特征,尤其是在疾病可能产生影响的目标治疗人群中。虽然在人体中收集并测算胆汁并不是常规的,但它也可被使用(详见第 23 章)。

上述的模型可以配合吸收或代谢的选择性调节剂使用,以解答关于通透性和/或代谢的机理问题。例如,酮康唑(一种有效且具选择性的 CYP3A 抑制剂)(Marathe and Rodrigues, 2006)或 1-氨基苯并三唑(ABT;一种对多数 CYP 酶不具选择性的抑制剂)(Balani et al., 2002)就常被用于共同调节体内代谢。ABT 具有有利的物理化学性质、毒性及药代动力学特性,这使它成为研究药理及毒理学的理想工具。在口服给药后,酮康唑和 ABT 都对肠道和肝脏的 CYP 酶产生了抑制作用(Balani et al., 2002;Marathe and Rodrigues, 2006)。可以预测,在抑制剂的作用下,代谢清除率将减少,而体内的药理活性将增加。若非如此,则可以推断,并不是因为 P450 介导的代谢影响了全身暴露量和药物的消除。

ABT 可以区分大鼠在药代动力学筛选过程中的吸收和代谢,并且,由于它易于开展并分析药代动力学数据,ABT 已被建议作为体内插管研究的备选(Caldwell et al., 2005)。在最新的研究中,多种 ABT 的给药途径(即口服对比全身用药)都显示了,这是一种阐明肠道与肝脏对首过和全身消除的有效方法(Strelevitz et al., 2006)。

大鼠提供了最佳的灵活性,并已成功作为模型,应用于描述口服吸收的研究中。在利用门静脉插管的方式来评估肠道和/或肝脏对药物的提取中,除了大鼠(Hoffman et al., 1995),另有包括狗(Tam-Zaman et al., 2004)、兔子(Kunta et al., 2004)和猴(Ward et al., 2001)在内的其他物种已经被开发。

在狨猴的蛋白序列中,CYP3A64 与人类的 CYP3A4 有 93% 的同源性,与 CYP3A5 有 83% 的同源性(Carr et al., 2006)。最新结果显示,食蟹猴的 CYPs 与人类的 CYPs 显示了功能的相似性,这在药物代谢中很重要(Iwasaki and Uno, 2009)。因此,猴子被作为一个体内模型,来考察加入酮康唑后,肝脏与肠道对外源物的吸收与首过摄取(Ward et al., 2001, 2004;Ogasawara et al., 2007)。酮康唑作为一种典型的 Pgp/CYP3A 双重抑制剂,进一步证明了猴子在研究 Pgp/CYP3A 对候选新药口服生物利用度限制中的作用(Ward et al., 2004)。在动物研究中,使用选择性调节物的策略也被用于预测人类 DDIs,这将在之后的内容里做更多详细的讨论。

当使用这些天然模型来将结果外推到人体时必须格外谨慎,尤其是用于定量时。在各种代谢器官中,DMEs 的表达、底物特异性和催化活性具有相当大的物种差异(Guengerich, 1997)。例如,通过静脉和口服分别给予咪达唑仑,(Kotegawa et al. 2002)得到结论,在大鼠中,咪达唑仑的低口服生物利用度是由肝脏而不是肠道的首过代谢导致的,人类与此相反(Paine et al., 1996)。相似的,雌性大鼠在经一种 CYP3A 诱导物地塞米松处理过后,咪达唑仑只在肝脏中被摄取,而非肠道(Kanazu et al., 2005)。取自这种雌性大鼠的肝微粒体则与人类的具有相似的代谢特性,这点值得我们注意(Kanazu et al., 2004b)。

在一个巧妙的实验设计中,通过将小鼠的 Cyp3a 基因敲除,来研究人类 CYP3A4 的肠道及肝脏选择性转基因表达。报告显示,抗癌药多西他赛在肠壁,而非肝脏的首过代谢,也许是它在人体中低口服生物利用度的主要原因(来自 Herwaarden et al., 2007)。既然如此,用在肠道或肝脏中有特定表达的人类 CYP3A4 组,分解与替换小鼠的全部八个 Cyp3a 基因。

本研究中使用的人类 CYP3A4 介导的基因模型是肝脏与肠道首过代谢临床前预测的强大新工具。

人们对定义体内代谢中连接酶作用的积极性已日益增长,如 UDP-葡萄糖醛酸转移酶(UGT)、磺基转移酶和谷胱甘肽 S-转移酶(GST)。膳食中的单萜烯醇冰片是一种对 UGT 活性的广谱抑制剂(Watkins and Klaassen, 1983)。在研究异丙酚的小鼠实验中发现,在小鼠以 100 mg/kg 的剂量腹腔注射异丙酚后,冰片可延长其麻醉效果至四倍。用冰片预处理(100 mg/kg,腹腔注射)与升高的异丙酚暴露量相关,推测是因为抑制了异丙酚的葡萄糖醛酸化(Lin et al., 2006)。然而,这些连接酶的有异构体选择性并有效的抑制剂,尚未被确认可使用于代谢的调节。正因为这个原因,DMEs 的基因修饰动物模型,提供了一个研究药物代谢问题的替代工具。例如,由于隐性基因的关系,耿氏大鼠模型缺少 UGT1A 的表达。这个动物模型的葡萄糖苷酸排泄更慢,并且时常被用于判定体内 UGT1A 缺陷的后果(Watanabe et al., 2000)。然而,最新的研究显示,耿氏大鼠体内肠道 UGT2Bs 的代偿性上调和肝脏阴离子外排转运体,导致了当使用这个模型来研究 UGT1A 在药物处置中的作用时,会变得复杂(Wang et al., 2009)。所以,对这些模型及对它们的应用的充分了解,还需更多的表征与验证。

16.2.3 预测人类药物代谢和毒性的体内模型

药物毒性是药物研发中最常见的障碍之一,P450 和连接酶可以调节毒性的严重程度。由于 DMEs 在物种间的差异,动物模型提供的 ADME 信息通常不能直接外推到人类(Guengerich,1997)。然而,对人类药物代谢、功效和安全性的研究,都将得益于选择最近似人类代谢的动物模型。

为了找到最佳的用于人类代谢活动和毒性研究的动物模型,人们做出了努力。例如,(Bogaards et al., 2000)证明了依赖小鼠 CYP1A2 和 CYP2E1 的代谢对人类相应代谢的价值与联系。这个结果使得对这两个与人类高度相关的 CYPs 的研究得到许可,尤其是在外源物和药物毒性方面(Cheung and Gonzalez,2008)。

一个最新的体外研究显示在小鼠体内发现了与人类最相似的肝脏 CYP 活性谱,在比对了猴子、小型猪和狗的肝微粒体后,大鼠显示出了最大的差异性(Turpeinen et al., 2007)。作者建议,如果肝脏的外源物代谢特性,是为毒性研究选择动物品种的唯一原因,那么大鼠也许不能成为模拟人类 CYP 活动模式的最合适的模型(Turpeinen et al., 2007)。是否有必要为所有新药的安全性调查寻求在代谢上"最接近人类"的动物模型,目前仍有争议。不过,当知道是哪个人类 CYPs 参与了化合物的代谢时,这样做是合适的,获得的比对数据可以用于选择最适用于体内实验的物种(Bogaards et al., 2000;Turpeinen et al., 2007)。

体内动物模型对药物毒性提供了机制性的了解。例如,在体内测定谷胱甘肽加合物,以及在动物模型中对共价结合蛋白进行定性和定量测定,也可以用化合物放射标记法或免疫学方法预测对外源物的毒理学易感性。例如,高剂量的依法韦伦在大鼠中显示了对肾脏的毒性,但在猴子和人类中则未发现(Mutlib et al.,1999)。肾毒性的形成是由于谷胱甘肽加合物进一步代谢,形成半胱氨酸-甘氨酸加合物和半胱氨酸加合物的混合体。半胱氨酸-甘氨酸加合物只在大鼠和豚鼠的尿液中被大量发现,而在其他物种中没有(Mutlib et al.,1999)。对大鼠联合给予标记过的依法韦伦和阿西维辛(一种 γ-谷氨酰基转移酶抑制剂)确认了对依法韦伦的谷胱甘肽源结合有物种特异性构成,这参与导致了大鼠的肾毒性(Mutlib et al.,2000)。由此推断,在人体中肾毒性不是一个安全问题。

ABT 被用于判断代谢产物是否是引起药物毒性的原因。例如,在雄性小鼠精子细胞中,丙烯酰胺诱导产生的致死效果可以被 ABT 所抑制,这支持了丙烯酰胺的代谢产物就是最终断裂剂的假设(Adler et al.,2000)。

CYPs 显著的种间差异限制了很多用以预测人类药物代谢的 CYP 敲除小鼠模型的价值。然而,保守序列 Cyp1a2 和 Cyp2e1 的敲除小鼠模型已经被证明,在人体中研究药物代谢和安全性时是有用的。缺失 Cyp1a2 的小鼠不显示明显的表型特征,但是在氯苯恶唑胺麻痹测试中,与野生型小鼠相比,它的麻痹时间增加了。这些结果清晰地证明了 Cyp1a2 对氯苯恶唑胺在体内代谢中的作用(Liang et al.,1996)。这个 CYP 缺失小鼠模型已经被用于描述人类 CYP1A2 对各种致癌物质和环境污染物的代谢特点了(需综述,见 Muruganandan and Sinal,2008)。假设 CYP2E1 在近端肾小管中被表达,这个异构体则与一些药物的肾毒性密切相关。例如,Cyp2e1 缺失小鼠模型对主要靠肾脏消除的化疗物质顺铂,展现了显著的抗肾毒性效果,因此,这表示在人体中,CYP2E1 在对顺铂诱导的肾损伤中有重要作用(Liu and Baliga,2003)。Cyp2e1 缺失小鼠也被用于考察这个异构体在对化学致癌物及其他有毒外源物的代谢中的作用(需综述,见 Muruganandan and Sinal,2008)。

即便是在 CYPs 显示了相对较高程度的种间保守性的情况下,在将从 CYP 缺失小鼠模型中产生的数据外推到人类时,仍需谨慎。举个例子,(Zhang et al.,2002)使用组成雄性甾烷受体(CAR)敲除小鼠和表达人类 CAR 的转基因小鼠,说明了 Cyp2e1、Cyp1a2 和 Cyp3a 在扑热息痛诱导的小鼠毒性中的作用。然而,在人类中也许只有 CYP2E1 是扑热息痛生物激活作用中的主要异构体,并且与扑热息痛诱导的肝毒性最具相关性(Nelson et al.,2003)。

考虑到野生型和 CYP 敲除小鼠模型,在提升对人类药物代谢了解中总体有限的价值,表达人类代谢酶的转基因小鼠是宝贵的实验模型,它们可以在各种水平及许多方面复制人类的药物代谢(Cheung and Gonzalez,2008)。近几年,许多表达人类 DMEs 的转基因小鼠已经被制造出来,包括人类 CYP2D6、CYP3A4、CYP2E1、CYP1A1、CYP1A2、CYP1B1、CYP 还原酶,谷胱甘肽转移酶等等(Gonzalez and Yu,2006)。表达人类 CYP2D6 的小鼠可以高效代谢异喹胍,这是一种人体中的 CYP2D6 活性底物探针,它可以通过人体对异喹胍进一步的代谢产物来反映,而野生型小鼠与人类相似,对异喹胍的代谢能力较差(Corchero et al.,2001)。另一个例子,CYP3A4 转基因小鼠与野生型小鼠相比,显示了对口服咪达唑仑的高度清除率(Granvil et al.,2003)。令人吃惊的是,在这个 CYP3A4 转基因模型中,CYP3A4 的表达被发现在小肠而不是肝脏中,而人类对其表达的主要部位是肝脏。这可能限制了模型的价值。

一个更新的 CYP3A4 转基因小鼠模型,在幼年及成年雌性小鼠的肝脏和小肠中都表达了人类 CYP3A4,这可以对口服药物代谢的体内分析起到帮助(Cheung et al.,2006)。

多数表达人类酶的转基因模型都有一个相当严重的缺陷,就是小鼠同源基因的存在与表达。一种减轻这个混淆影响的方法,就是在相关内源性基因已被破坏的敲除小鼠模型中引入人类基因。在敲除了 Cyp3a 基因簇的小鼠基因序列中表达人类 CYP3A4(来自 Herwaarden et al.,2007),CYP3A4 在肠道中表达,降低了多西他赛进入血液的吸收,而在肝脏中的表达,则提高了多西他赛的系统清除率。这个模型可以帮助判定 CYP3A4 在对候选药物及内源性分子的代谢清除中的相关作用,且不受内源性小鼠 Cyp3a 酶的混淆影响。与野生型小鼠相比,缺少所有鼠类 Cyp3a 基因的小鼠显示了更高的暴露水平,展现出了解毒能力的严重受损及对多西他赛的敏感度增强(来自 Herwaarden et al.,2007)。这个数据体现了 CYP3A 在对外源物解毒中的主要作用。有一附加说明,在基因表达中可能发生代偿性改变,例如,在上文中讨论的 Cyp3a 敲除小鼠模型中,CYP2C 酶会上调(Waterschoot et al.,2008),当使用这些模型时,这些因素依旧会导致对数据的理解复杂化。

有一个相对较新的制作人源性小鼠的方法,它不牵涉对小鼠基因的操作,而是依赖于将人类肝细胞移植进小鼠的肝脏。这产生了一个具有人源性肝脏的嵌合小鼠模型,被称为"嵌合小鼠"或"肝细胞人源性小鼠"(Tateno et al.,2004)。最终结果是用人类肝细胞从根本上等量取代了大部分内源性的肝脏药物代谢能力。在嵌合小鼠的肝脏中,Ⅰ相酶和Ⅱ相酶被表达,且与捐献者有着相似的药物代谢能力(Katoh and Yokoi,2007)。此外,人类特异性代谢产物可在血清中被检测到,表明嵌合小鼠可以作为人类 ADME 模型而用于体外及体内研究(Katoh and Yokoi,2007)。有人源性肝的嵌合小鼠被期望,在预测人类药物代谢及毒性中比其他方法有优势。有一附加说明,嵌合小鼠模型仅仅概括了肝脏在药物代谢中的作用,而不是来源于包括肠道在内的其他器官。由于肠道中内源性小鼠 CYPs 催化活动产生的代谢可能混淆预测。因此,如果肠道代谢较为重要且与人类不同,那么嵌合小鼠也许不能作为口服药物的药代动力学模型而使用。

16.2.4 用于研究 DMEs 调节的体内模型

由于发育、激素和基因调控的部分原因,以及诸如年龄、性别和病情的因素,DMEs 在表达上展现了人与人间相当大的差异。核受体是多数 DMEs 表达中的关键调节物(Wang and Xie,2009)。通过对内源物或外源物的 DMEs 转录调控,通过诸如孕烷 X 受体(PXR)、CAR 和芳基烃受体(AHR)这些受体,也可导致显著差异。经核受体及它们的配体发生的酶上调,是 DDIs 联合诱导的基础,以及临床实验和药物探索中的一个重要考察。肠道及肝脏的 DMEs 组成型表达具有人与人间的差异,对其根源的确证是了解和精确预测病患间对药物反应差异的关键。然而,即使做了大量的努力,对引起这些差异的原因也不能完全了解。在这部分,我们将讨论用于研究 DMEs 组合和诱导调控的动物模型。病情对 DMEs 表达的影响将被简略涉及。

对外源物的反应存在显著的物种差异,尤其是啮齿类动物和人类之间。例如,利福平可在人体中诱导 DMEs 的表达,在大鼠中不行。因此,典型的啮齿类模型也许不能用于预测人类的反应。然而,我们在了解 DMEs 调节机理中的知识,很大程度上是通过基因修饰动物模型的前期发现而提升的。随着药物 ADME 过程的发生,同时,包括其他体内因素在内,这些体内模型是不断变化的。

表达人类 P450 异构体基因和核受体,或二者结合体的人源性小鼠模型,已经发展和评估可用于研究 DMEs 的调节(Xie et al., 2000; Gonzalez and Yu, 2006; Ma et al., 2008; Wang and Xie, 2009)。

核受体修饰小鼠是第一批用于评估 DMEs 调节的体内转基因模型之一。许多体内和体外积累证据表明,PXR 与 CYP3A 基因表达调控有关。"功能缺失"基因敲除和"功能获得"转基因小鼠研究,增加了几条体外证据,提供了令人信服的基因和药理学证据,证明了对外源物应答时,PXR 在 CYP3A 基因表达上调中的作用。对小鼠 PXR 基因座的针对性破坏,使 CYP3A 丧失了对诸如孕烯醇酮-16a-腈(PCN)或地塞米松这些动物中典型的诱导剂的外源物应答作用(Xie et al., 2000; Staudinger et al., 2001)。与此相反,在转基因小鼠中,活化型人类 PXR(hPXR)的肝脏表达,导致了 CYP3A 酶的持续诱导,以及提高了对化学物质的防护性,诸如靠 CYP3A 代谢的镇静剂三溴乙醇和氯苯恶唑胺(Xie et al., 2000)。最近 Ma 和其合作者称,由于利福昔明在肠道中较高的化合物浓度及低吸收度,它在 PXR 人源性小鼠中是一种对 Cyp3a11 的肠特异性 hPXR 活化剂和诱导剂(Ma et al., 2007)。这个研究揭示了一个重要的方面,即肠道 CYPs 通过 PXR 的转录调控,并且说明了一个配体/药物的药代动力学曲线,决定了 CYPs 转活的组织特异性效果。

除了核受体修饰小鼠,表达人类代谢酶的转基因小鼠也可用于了解 DMEs 调节。例如,通过将 CYP2D6 转基因导入肝脏特异性肝细胞核因子 4α(HNF4α)缺失小鼠中(Hayhurst et al., 2001),CYP2D6 人源性小鼠被用于判定人类基因调控的机理(Corchero et al., 2001)。肝脏中缺少 HNF4α 表达的小鼠,对 CYP2D6 转基因的表达降低,表明了这个因子在对 CYP2D6 肝脏特异性表达调控中的作用(Corchero et al., 2001)。然而,CYP2D6 的表达在缺失 HNF4α 时并没有完全丧失;这个结果表明,其他肝脏中富含的因子都在 CYP2D6 的表达中起到作用。

这些只是少数例子,说明了基因修饰动物模型在处理 DMEs 调节的复杂问题时的强大作用。读者可以参考之前总结的,对小鼠模型用于研究人类药物代谢时的价值与缺陷的讨论(Muruganandan and Sinal, 2008)。

了解引起肠道及肝脏 CYP3A4 差异的原因,对全面优化个人药物治疗是非常重要的,尤其是对那些治疗窗狭窄的药物。转基因小鼠模型被创造成对完整人类 CYP3A4 基因的肠道及肝脏表达,包括已知的 5′-调节元件(Cheung et al., 2006)。虽然它不是器官选择性的,并且不在小鼠 Cyp3a 缺失的背景下,这个模型可以调查肠道及肝脏 CYP3A4 表达的个体差异根本原因。在这个模型中,对转基因雄性小鼠持续灌注重组生长激素,与正常雌性相比,提升了肝脏 CYP3A4 mRNA 和蛋白质的水平。这个模型可以帮助阐明生长激素在判定人类肝脏 CYP3A4 性别依赖表达中的作用(Cheung et al. , 2006)。包含人类 CYP1A2、CYP3A4 和 CYP27B1 调节启动子的转基因小鼠也被用于调查小鼠 CYP 基因的调节(Gonzalez and Yu, 2006)。

活化型维生素 D、1α,25-二羟维生素 D_3($1,25(OH)_2D_3$)和维生素 D 受体(VDR)诱导了体外肠细胞 CYP3A4 的表达(Thummel et al. , 2001)。为了提供 $1,25(OH)_2D_3$ 在 CYP3A 调节中的体内证据,在野生(Xu et al. , 2006)和 PXR 敲除啮齿类(Makishima et al. , 2002)中进行了实验。啮齿类同源 Cyp3a11 和 CYP3A23 通过体内肠道 $1,25(OH)_2D_3$ 来上调(Makishima et al. , 2002;Xu et al. , 2006)。另外,$1,25(OH)_2D_3$ 被证明只在大鼠肠道中对 CYP3A23 有强诱导力,在肝脏中没有,大鼠肠道 VDR 的 mRNA 表达比肝脏的高 366 倍(Xu et al. , 2006),人类空肠黏膜中 VDR mRNA 的表达据报告比肝脏中的高 77 倍(Xu et al. , 2006)。因为大鼠 CYP3A23 和人类 CYP3A4 之间 VDR 结合元件的保守性,这些数据显示了人类肝脏比肠道对 $1,25(OH)_2D_3$ 转录作用的敏感度更低。并且,这个调节途径可能促成在保守性肠道 CYP3A4 表达中人与人之间的变化。这个例子显示了结合体外和体内二者的数据,来通过动物探索人类的强大力量。就像在这个例子中展现的,尽管已知核受体及酶有物种差异,但野生的动物模型仍会对人类调节作出一些见解,帮助构想对进一步测试人类的假设。

DMEs 的表达也受到疾病和怀孕因素的调节。

在各种动物模型和临床报告中,炎症和感染与 P450s 的肝脏表达和/或活性降低有关(Renton, 2004;Aitken et al. , 2006;Morgan et al. , 2008)。例如,通过红霉素呼吸测试测量的 CYP3A4 活性,在 16 个经手术压力的患者中下降了 20% ~ 60%(Haas et al. , 2003)。慢性病通常与炎症有关。癌症患者显示了炎性介质的升高,报告称这与降低的 CYP3A4 代谢和增加的个体差异以及药物毒性有关(Kacevska et al. , 2008;Morgan et al. , 2008)。人源性 CYP3A4 转基因小鼠模型被用于描述在 CYP3A4 转录调控中肿瘤介导的变化(Robertson et al. , 2008)。肿瘤介导的肝脏中人类 CYP3A 基因转录的下调,提供了一个对临床观察的机理性解释。动物模型研究表明这个调节也许是靠来源于肿瘤本身的 IL-6 介导的(Morgan et al. , 2008)。然而,由于 DMEs 复杂的变化,当解释药代动力学、药效学和通过诸如胶原介导的关节炎这些炎症模型获得的安全数据时,以及与正常动物药代动力学对比时,仍需谨慎(Aitken et al. , 2006;Morgan et al. , 2008)。

CYP 相关的肝脏药物清除率的改变(主要是减少),也被记录于有慢性或末期肾脏病(ESRD)的动物和病患中(Leblond et al. , 2001;Nolin et al. , 2008)。使用 ESRD 实验模型的研究帮助了解和深入在肾脏疾病中 DME(和药物转运体)功能改变的机理的研究。最新的主要解释是,积累的尿毒症毒素(例如尿素、甲状旁腺激素、硫酸吲哚酚和细胞因子)是引起通路改变的原因(Leblond et al. , 2001;Nolin et al. , 2008)。CYPs 和其他酶在疾病影响中的临床数据始终缺乏,临床前研究可以有助于了解人类药物处置是如何在怀孕和各种疾病中调节的。最近,小鼠和非人灵长类(NHP)都重现了在怀孕女人中,HIV 蛋白酶抑制剂的口服清除率升高现象(Mathias et al.,2006;Zhang et al.,2009)。这些模型需要被进一步考察,从而用于研究怀孕期间 DME(和转运体)的调节机理。

16.2.5 预测人类基于诱导的 DDIs 的体内模型

这里有两个关于酶诱导的主要顾虑:复方给药的疗效降低,和在对代谢产物诱导的毒性应答时的诱导。因为在药物处置时的物种差异,单有体内动物研究是不能预测人类 DDIs 的。然而,当与 IVIVE 方法结合使用时,从已确认的体内动物模型中获得的信息可证实有用。在药物发现阶段,根据大量的体内相互作用,和依靠对潜在 DDIs 的风险评估的发展,候选药物可以被等级排序。动物模型也被用于评测草药和食药的相互影响;例如,在中药的作用下,大鼠体内的灭鼠灵清除率显示了上升趋势(Mu et al.,2006)。

由于介导许多 DMEs 转录基因活化的大多核受体的配体结合区域不同,使用天然动物模型来评估人体潜在诱导通常是不易控制的。例如,在非临床多次给药毒理研究中,化合物的时间依赖暴露量减少,通常是由于 DMEs 的自诱导。然而,因为 CYP 诱导的种间差异,这个观察结果也许不能直接外推到人类。

最近,猕猴和食蟹猴被用于评测体内药物相互作用。食蟹猴的 CYP1A、2B 和 3A 可对已知人类诱导剂做出反应(Bullock et al.,1995)。与人类相比(Backman et al.,1996),在猕猴和食蟹猴中,咪达唑仑的药代动力学将受利福平联合给药的影响而大幅度改变,导致系统暴露量和肝脏生物利用度的减少(Prueksaritanont et al.,2006;Kim et al.,2010)。这些数据表明猴子有潜力预测人类 CYP3A 介导的药物相互作用;尽管如此,由于相关治疗浓度的诱导,仍需更多的确证以改善用于评估潜在人类 DDIs 的诱导模型。

因为人源性转基因动物模型有表现人类基因体内动力学情况的能力,所以它们在酶诱导研究中获得了更大的关注。例如,就人源性 PXR 小鼠来说,它可以显示利福平在体内激活 hPXR 并引发小鼠 Cyp3a11 的转录(Xie et al.,2000)。在野生型小鼠中同样地给予利福平,因为利福平不是小鼠 PXR 的有效配体,因此没有发现 Cyp3a11 的诱导作用。hPXR"人源性"小鼠提供了一个评测体内 DDIs 的独特显示工具,并且代表了一个在人类更安全用药发展中的重要步骤。在最近的研究中,产生了一个表达 hPXR 和 CYP3A4(Tg-)的双倍转基因(Tg)小鼠(Ma et al.,2008)。在 Tg-CYP3A4/hPXR 小鼠中,hPXR-CYP3A4 介导的利福平蛋白酶抑制剂相互作用被概括如下:在从利福平预处理的 Tg-CYP3A4/hPXR 小鼠中制备的肝微粒体中,三种蛋白酶抑制剂的代谢稳定性下降了 52%~99%。在这个模型中,体内利福平预处理,可使血清安瑞那韦浓度-时间曲线下面积减少将近 80%(Ma et al.,2008)。Tg-CYP3A4/hPXR 小鼠模型可作为另一种有用的工具来研究体内 CYP3A4 的功能和诱导。

人源性小鼠模型表达一个或更多的这种核受体和 DMEs,在评估候选药物对酶表达的影响时很有用(Wang and Xie,2009)。然而,用人源性模型大量预测人类诱导作用仍是一个挑战,很大程度上是因为小鼠和人类生理学上的不同。

在嵌合小鼠(即肝脏人源性小鼠)中,CYP3A4 和 CYP1A1/2 mRNA、蛋白质含量和催化活性受已知人类体内诱导剂的诱导,并在肝脏中与人源性嵌合小鼠隔离(Katoh et al.,2005)。嵌合小鼠可以预测人类肝脏 CYPs 的体内诱导。如之前提到的,由于人源性肠道的影响,是否合适用嵌合小鼠模型来精确预测人类对口服药物和外源物的诱导作用,还需进一步的考察。

16.2.6   用于预测基于抑制作用的人类 DDIs 的体内模型

小鼠和大鼠被用于预测基于抑制作用的人类 DDI。许多团队开展了动物研究,使用咪达唑仑或三唑仑作为 CYP3A 的底物,将酮康唑作为 CYP3A 的抑制剂来评估在有关 CYP3A 的相互作用研究中,其作为一个体内模型的潜在应用(Marathe and Rodrigues,2006)。值得注意的是,多数 CYP3A 底物也是 Pgp 的底物,它是一种外排转运体。既然酮康唑可有效抑制 CYP3A 和 Pgp,依赖酮康唑的剂量与浓度,CYP3A 底物和酮康唑之间的相互影响也可受到 Pgp 作用的部分影响。数据表明,无论咪达唑仑还是三唑仑都不是小鼠 Pgp 的底物(Von Moltke et al.,2004;Marathe and Rodrigues,2006)。值得注意的是,与咪达唑仑相比,三唑仑是作为一种小鼠 CYP3A 探针更好的选择。在小鼠 1′-OH 咪达唑仑的生成中,除了 CYP3A,它有一个主要的 CYP2C 组件,在小鼠肝微粒体中,酮康唑不抑制 1′-OH 咪达唑仑的生成(Perloff et al.,2000)。

Kotegawa et al.(2002)研究了咪达唑仑和酮康唑在雄性 Sprague Dawley(SD)大鼠中的相互作用。先用酮康唑对大鼠预处理,后口服给予咪达唑仑(Kotegawa et al.,2002)。酮康唑将口服咪达唑仑的 AUC 提高了 6 倍。因为肠道和肝脏极大首过效应的影响,咪达唑仑的 AUC 在人体中更明显提高了 16 倍(Tsunoda et al.,1999)。其他大鼠模型发展了包括地塞米松预处理的雌性大鼠,用于研究咪达唑仑和酮康唑的相互作用(Kanazu et al.,2004b)。由于其他 CYPs(例如 CYP2C11)很低的参与率,这个动物模型对人类 CYP3A4 介导的代谢更有代表性。最近,(Mandlekar et al.,2007)揭示了,在基于咪达唑仑 AUC 出现大量增长而酮康唑缺失的先导物优化阶段,大鼠是用于对化合物等级排序有用的动物模型。(Tang et al.,2008)的一个研究显示,大鼠模型中 CYP3A 有时间依赖的抑制,也许可以据此对临床 DDIs 提供半定量估测。

许多 CYP 基因敲除和人源性小鼠序列被建立用来研究 DDIs。在人体中联合抗生素环丙沙星,会使血清中细胞因子拮抗剂己酮可可碱(PTX)的浓度大幅度上升(Peterson et al.,2004)。在小鼠中使用 CYP1A2 特异性抑制剂呋喃茶碱的实验显示,PTX 是 CYP1A2 的底物,且环丙沙星对其的抑制作用表现为其对 PTX 水平的升高有优先应答。Cyp1a2 缺失小鼠的补充实验揭示,与野生型小鼠相比升高的血清 PTX 水平,并确认了 CYP1A2 在 PTX 代谢中的主要角色(Peterson et al.,2004)。在另一个例子中,(Granvil et al.,2003)可以显示,与野生型小鼠相比,在酮康唑预处理后,将极大地提高人源性 Tg-CYP3A4 小鼠联合口服给药的咪达唑仑的 C_{max} 和 AUC。

嵌合小鼠模型也可以成为一种有用的工具,用以评估经酶抑制作用的药物相互作用。例如,用一种人类 CYP2D6 特异性抑制剂奎尼丁预处理后,CYP2D6 代谢产物 4′-羟基异喹胍的 AUC 在嵌合小鼠中显著地下降,但在对照组小鼠中并没有(Katoh and Yokoi, 2007)。

猴子的 CYP3A 与人类有很高的序列相似性。它们被用于研究 CYP3A 酶抑制作用,和咪达唑仑与诸如酮康唑、红霉素和地尔硫䓬这些 CYP3A 抑制剂的体内 DDIs,以及一些临床前发展候选物的研究(Kanazu et al., 2004a; Prueksaritanont et al., 2006; Zhang et al., 2007)。经观察,只有当咪达唑仑通过口服给药,而不是静脉注射时,它的药代动力学参数才会因 CYP3A 抑制剂的作用而改变(Kanazu et al., 2004a; Prueksaritanont et al., 2006)。因此,CYP3A 抑制剂只修改了肝脏和/或肠道中的首过代谢,但在系统代谢中没有。可以得到结论,对猴子口服给药咪达唑仑可以预测人类 CYP3A 抑制作用的 DDIs(Kanazu et al., 2004a; Prueksaritanont et al., 2006)。

16.2.7 研究 DMEs 在生理内环境和人类疾病中的功能的体内模型

DMEs 不仅在外源物的清除中扮演了一个重要的角色,也有不同的生物及临床角色,包括代谢及诸如胆固醇、胆汁酸、类固醇激素和脂肪酸这些内源性疏水脂质综合体(Nebert and Russell, 2002)。

在不同动物模型中的研究中,许多核受体和 DMEs 参与了生理内环境稳定,及对人类疾病诸如胆汁淤积和高胆红素血症的治疗与抵抗的研究(Wang and Xie, 2009)。例如,在转基因小鼠中激活 PXR,足以防止石胆酸诱导的胆汁淤积肝脏损伤(Xie et al., 2001)。与之相反,PXR 和 CAR 共同缺少的小鼠对石胆酸的敏感度升高(Uppal et al., 2005)。此外,PXR 对胆汁淤积的防护效果,是由于 CYP3A、SULT2A(一种胆汁酸解毒羟基类固醇磺基转移酶)和许多其他 PXR 目标基因的激活(Wang and Xie, 2009)。

许多在细胞发育和分化中的角色归功于 $1,25(OH)_2D_3$,包括在钙稳态和骨骼代谢中的核心角色。为了调查 $1,25(OH)_2D_3$ 的体内功能和它活动的分子基础,一个缺少 $1\alpha(OH)$ 酶的小鼠模型已被开发,这个酶可通过它的前体合成 $1,25(OH)_2D_3$(Panda et al., 2001)。在这些小鼠中的异常发育,与那些人类基因失调维生素 D 依赖佝偻病 I 型中描述的情况相似。雌性突变小鼠无法生育,且表现出子宫发育不全和黄体的缺失;此外,免疫机能失调也能在这些小鼠中被发现(Panda et al., 2001)。这些发现明确了 $1\alpha(OH)$ 酶在盐类及骨骼稳态和雌性生殖中的重要角色,并且显示了 $1\alpha(OH)$ 酶在免疫功能调节中的重要作用。

DME 缺失小鼠的数据揭示了,缺少这些酶,通常不是因为哺乳动物发育或生理内环境的反作用。然而,在一些酶缺失小鼠中注意到了不明显的表现型。例如,人类 CYP1B1 缺失与先天性的先天性青光眼有关。并且 CYP1B1 敲除小鼠眼部排水结构的异常与那些病患类似(WuDunn, 2002)。另一个例子,针对可溶性环氧化物水解酶(sEH)进行破坏的小鼠,表明了在血压调节中的作用(Sinal et al., 2000),并且也确定了 sEH 是高血压干预治疗中的新靶向。因此动物模型在人类 DMEs 的疾病相关突变中提供了对机理和结果有用的深入了解。

因为 CYPs 有能力代谢许多内源性物质,CYP2D6 人源性小鼠模型已被进一步应用于寻找潜在的 CYP2D6 内源性底物。据报道,CYP2D6 在这个模型中催化了许多内源物的 O-脱甲基作用,作用于精神的甲氧基二乙酰基胺来源于 5-色胺(Yu et al., 2004)。因此,多态的 CYP2D6 可能对情绪和行为产生了影响。所以,CYP2D6 人源性小鼠是另一种进一步调查 CYP2D6 内源性底物生理学及病理学意义的有用工具。然而,它的有用性并不十分清晰。例如,来自 CYP3A4 人源性和野生型小鼠的数据表明,CYP3A4 也许在雌二醇内稳态中扮演了一个重要的角色(Yu et al., 2004)。然而,8 个小鼠 Cyp3a 基因被破坏且失去所有小鼠 Cyp3a 酶的敲除小鼠模型,对类固醇底物睾丸素和雌二醇的处置没有明显的影响,并且对这些动物的发育和繁殖也没有影响(Herwaarden et al., 2007)。在这两个小鼠模型中,CYP3A4 对雌二醇内稳态的作用产生差异的原因尚不清楚。在所有肝脏基因表达的微阵列分析法中,揭示了后一模型的一个潜在限制,在敲除小鼠中,可以发现许多基因在 mRNA 水平的明显增加与减少,这也许提供了一些代偿性改变,而在人源性模型中则没有(来自 Herwaarden et al., 2007)。

16.2.8 总结

动物模型复制了一个更高效的体内环境,以研究和预测人类对外源物的应答。人源性小鼠模型提供了一个途径,以克服药物代谢中的种间差异。转基因技术的发展使我们可以创造"人源性大鼠",这为研究 DMEs 提供了不同的体内模型。动物模型与代谢调节物结合,在人类药物和致癌物质代谢、药代动力学、药效学、药物毒性和 DDIs 的评估和预测中提供了广泛的应用,并且也为临床试验提供了一个完整的基础。此外,这些模型也帮助我们去了解在被外源或内源因素调节时,DMEs 是如何表达的。每个模型有可接受的缺陷,已在表 16.1 中进行了描述和总结。选择正确的模型,并结合模型与体外方法,可以增强我们对 DMEs 在候选药物中的作用,并能有效促进药物的安全性及药效。

16.3 药物转运体的动物模型

16.3.1 小节目标

转运体是将内源性化合物(即电解质、胆汁酸、脂质、糖类、激素和氨基酸)和外源物(即药物和环境毒素)转运穿过生物膜的蛋白质,并且它们维持着细胞内外的平衡,也在细胞内作用于对外源物的解毒。它们通常分为蛋白质的两大家族:三磷酸腺苷(ATP)结合盒(ABC)转运体超级家族,和溶质载体(SLC)家族。ABC 外排转运体直接耦合于 ATP 酶活性部位,并使用来自 ATP 水解产生的能量,使底物穿过细胞膜排出。SLC 转运体蛋白分为两个部分;主动运输和易化扩散。SLC 主动转运体使用离子交换提供的能量(根据 pH 有所不同),或者它们直接与 Na^+/K^+ ATP 酶耦合,引起膜电位的改变迫使转运。SLC 主动转运体的例子包括 SLC22A6(OAT1)、SLC01B1(OATP1B1)、SLC22A1(OCT1)和 SLC15A1(PEPT1)。

SLC 易化转运体不与能量源耦合,底物顺浓度梯度跨膜被动易化扩散。

机体中有 ABC 转运体存在的地方可以影响药物的暴露量。ABC 转运体的例子包括 ABCB1(MDR1)、ABCC2(MRP2)和 ABCG2(BCRP)。在肠上皮细胞中,它们可以减少对口服药物的摄入;在肝小管中,它们作用于经胆汁排泄的药物消除。并且在胎盘、睾丸和血脑屏障(BBB)中,它们可以帮助减少药物的渗透。外排和摄取转运体相互作用调节了浓度与内源性底物的易位,以及外源物对细胞膜的渗透。在之后的章节中,将看到用体内模型来描述这些摄取和外排转运体在药物吸收、分布和消除中的特性。想要了解更多转运体和体内模型的信息,读者可以参考许多近期的综述(Shitara et al., 2006;Takano et al., 2006;You and Morris, 2007;Xia et al., 2008;Salyers, 2009)。

16.3.2 描述转运体在药物吸收中的特性的体内模型

病患依从性和生产成本使口服成为给药的最常用途径。转运体可以限制外源物在肠道内的摄取,它们对药物口服生物利用度的限制的作用。与低口服生物利用度药物相关的问题包括:个体间与个体自身的巨大差异、大剂量要求和增长的研发成本。药物可通过被动或主动运输来吸收。被动吸收直接受到化合物的理化性质,尤其是分子量、亲脂性、极性表面积和氢键势能的影响。主动运输主要通过小肠内可以影响药物吸收的转运体来运作,通过肝脏和肾脏来消除。抑制作用或转运体功能缺失可使组织中的药物暴露量显著升高或降低,导致药效的减少或毒性的增加。在药物研发的早期发现阶段,可以根据转运体的参与情况或潜在的 DDIs 筛选候选药物。转运体在口服吸收中的作用,可通过使用转运体基因敲除或敲入,存在基因缺陷的动物,或在临床前物种和人类中使用转运体的化学抑制剂来评估。在以下吸收研究中的动物模型、化学抑制剂和底物的清单已总结在表 16.2 中。

表 16.2　用于研究参与吸收的转运体的动物模型和化学抑制剂

目的		底物	动物模型和/或抑制剂	参考文献
吸收	Pgp	紫杉醇	Mdr1a KO 和 WT 小鼠	Sparreboom et al. (1997)
	Pgp	非索非那定	Mdr1a/b 和 WT 小鼠	Tahara et al. (2005)
	Pgp,BCRP	托泊替康	Mdr1a/b,Bcrp1 KO 和 WT 小鼠;吉非替尼	Leggas et al. (2006)
	Pgp	阿密曲替林	兔子:奎尼丁	Abaut et al. (2007)
	Pgp	红霉素	小鼠,大鼠,狗,NHP:依克立达	Ward and Azzarano(2004)
	MRP2	呋塞米,丙磺舒,甲氨蝶呤	EHBR 和 SD 对照大鼠	Chen et al. (2003a)
	MRP2	PhIP(食物毒素)	TR-和 Wistar 对照大鼠	Dietrich et al. (2001)
	MRP2,BCRP	4-甲基-伞形酮,E3040	EHBR 和 SD 对照大鼠,Bcrp1 KO 和 WT 小鼠	Adachi et al. (2005)

KO,敲除;WT,野生型。

Pgp 通过多药耐药（MDR1）基因编码，并在对化疗物质的多药耐药中发现起到部分作用。药物外排转运体位于肠上皮细胞顶膜和许多其他组织中。使用 Mdr1 敲除小鼠已经很好地证明了 Pgp 在药物吸收中的作用（Schinkel et al.，1996，1997）。这个模型的一个早期例子包括 Sparreboom et al.（1997）；他们使用 Mdr1a 敲除和野生型小鼠来判定肠道 Pgp 在对紫杉醇吸收中的效果。在口服后，与对照组动物相比，Pgp 缺陷小鼠中的紫杉醇系统 AUC 高了 6 倍。然而，口服生物利用度仅仅上升了大约 3 倍，表明系统清除率的降低也会影响 AUC（Sparreboom et al.，1997）。基于这些数据，作者推论肠道 Pgp 降低了紫杉醇的口服生物利用度，且可能对各种药物及其他外源物口服暴露量的防护。Mdr1a 敲除小鼠模型在研究肠道 Pgp 活性中非常有用，因为 Mdr1a 基因在小鼠肠道中具表达优势（mRNA），尽管在 Mdr1a 敲除小鼠的肾脏和肝脏中发现了 Mdr1b 的 mRNA 表达增加（Schinkel et al.，1994）。进一步的调查判定，在 Mdr1a 敲除小鼠中，乳腺癌耐药蛋白（BCRP）基因的表达没有上调（Jonker et al.，2000）。根据 Mdr1b 基因上调的结果，在 Mdr1a 敲除模型中的分布和消除研究应据此来评估。

在啮齿类动物中，非索非那定的口服生物利用度非常低。为调查 Pgp 是否是造成低口服生物利用度的原因，（Tahara et al.，2005）在 Mdr1a/b 双重敲除和野生型小鼠中考察了非索非那定的口服暴露量。口服后，与野生型相比，Pgp 的缺失导致了非索非那定 AUC 增加了6 倍。然而，静脉注射后，在两种小鼠模型中发现了相似的系统清除率（Tahara et al.，2005）。这个结果表明，Pgp 是造成肠道吸收增加的原因，但不是肝脏清除率减少的原因（Tahara et al.，2005）。

在使用托泊替康，一种 BCRP 底物和依克立达（GF120918），一种 BCRP/Pgp 抑制剂的联合给药早期动物模型研究中，托泊替康的口服生物利用度显著增加（Jonker et al.，2000）。为调查 Pgp 的潜在 DDI，在 Mdr1a/b 和 Bcrp1 敲除及对应野生型小鼠中，通过经吉非替尼预处理和无预处理来评估托泊替康的药代动力学（Leggas et al.，2006）。在 Mdr1a/b 和 Bcrp1 敲除小鼠与其对应的 WT 小鼠对比中，托泊替康的系统清除率降低了，且口服生物利用度显著增加了（Leggas et al.，2006）。这个结果清晰地表明，在临床相关浓度中，吉非替尼抑制了 Pgp 和 BCRP 肠道转运体，由此使得托泊替康的吸收显著增加（Leggas et al.，2006）。基于这些结果，作者认为在临床上联合使用吉非替尼可能干扰细胞毒素物质的转运，但可以评估潜在的 DDIs（Leggas et al.，2006）。

为了评估 Pgp 在阿密曲替林（一种三环类抗抑郁药）低口服暴露量中的影响，Abaut et al.（2007）用奎尼丁（一种 Pgp 抑制剂）预处理兔子显示了口服生物利用度 3 倍的增长。这个数据清晰地表明，Pgp 参与了兔子对阿密曲替林的吸收；然而不能排除其他转运体的参与。

最近，（Ward and Azzarano，2004）通过使用临床前物种（小鼠、大鼠、狗和 NHP）口服给药，描述了依克立达（GF120918）的特性。药代动力学和暴露量参数通过在全部四种临床前物种中给予各种剂量和配方的依克立达来获得。在大鼠、狗和 NHP 中得到的肝门静脉及系统浓度,以及肝脏摄取和理论最小吸收,可用于计算两种依克立达的口服剂量。作者也评估了依克立达在 NHP 中的效果。他们选择红霉素作为 Pgp 和 CYP3A4(Wacher et al.,1995)的一种已知底物,并加入心得安作为阴性对照。当肝脏摄取不改变时,依克立达(3 mg/kg)使肝门静脉中的红霉素浓度及系统暴露量增加了 10 倍,并使吸收从 6% 显著增长到 42%。相反,在 NHP 中,同样剂量的依克立达(3 mg/kg)对心得安的吸收或肝脏摄取没有显著效果(Ward and Azzarano,2004)。在肝门静脉和系统循环中,抑制剂的最大浓度不足1 μmol/L(Ward and Azzarano,2004),因此,在这个体内模型中考察得到的依克立达浓度不能抑制 CYP3A4(IC50 = 11 μmol/L)。这个数据表明,在临床前物种中口服给予红霉素后的暴露量也许取决于 Pgp/BCRP 的活性,不是之前认为的 Pgp/CYP3A(Ward and Azzarano,2004)。

尽管可以获得两种大鼠的突变品系,Wistar(TR -)和 Sprague Dawley 高胆红素血症(EHBR),对多药耐药相关蛋白 2(MRP2)在口服吸收中的作用研究较少。主要挑战是,MRP2 的底物通常是葡萄糖苷酸、硫酸盐和谷胱甘肽结合物,它们时常是带电的和亲水性的,这限制了膜的渗透性。通常这些共轭底物很难通过口服吸收。与 Pgp 和 CYP3A 相似,结合酶 UGT 和 GST 的共表达,以及在肠上皮细胞中的 MRP2 外排转运体,表明了宿主防御机制对药物和其他外源物的协同作用。

MRP2 在对一种食源性杂环胺,2-氨基-1-甲基-6-苯基咪唑[4,5-b]吡啶(PhIP)的口服生物利用度中的作用,已在 MRP2 缺陷大鼠、TR - 和 Wistar 对照大鼠中被判定(Dietrich et al.,2001)。在口服 PhIP 后,与对照组相比,TR -大鼠中的系统暴露量高了大约 2 倍。十二指肠给药后,在肝门静脉中观察到了相似的 2 倍增长的浓度。这些结果证实了,更高的 PhIP 系统暴露量是由于增加的吸收度,并且不改变 TR -大鼠的代谢(Dietrich et al.,2001)。

考察 MRP2 和 BCRP 在硫酸盐及葡萄糖苷酸结合物进入肠腔中的作用时,原位肠灌注模型是另一种选择(Adachi et al.,2005)。在 EHBR 大鼠、Bcrp1 敲除小鼠和相应的野生型动物原位肠灌注模型中,作者使用 4-甲基伞形酮(4MU)和 E3040 作为底物。两种底物都通过肠上皮细胞中的酶代谢成它们相应的葡萄糖苷酸和/或硫酸盐结合物。在原位肠灌注模型中,对照组和 EHBR 大鼠对 4MU 和 E3040 的吸收没有显著的差异,但与野生型相比,可以观察到 Bcrp1 敲除小鼠的葡萄糖苷酸及硫酸盐结合物外排率显著下降(Adachi et al.,2005)。作者推论,Bcrp1 对肠上皮细胞中产生的结合物的排泄有重要作用,在结合酶及外排转运体对外源物的消除中有协同作用(Adachi et al.,2005)。

通过上述的例子,外排转运体可能在限制口服生物利用度中扮演了一个重要的角色。然而,低口服暴露量可能也是因为肝脏摄取、肠道代谢和/或分子的固有属性。分子的理化性质可以带来低溶解度和/或低膜透率,这将导致被动运输受限。许多药物被动及主动运输的相互作用已在最近被总结(Sugano et al.,2010)。

16.3.3 用于研究脑渗透中转运体的体内模型

在大脑中足够的暴露量,是治疗中枢神经系统(CNS)疾病的必要条件,而对于外周性失调,化合物最小的 CNS 暴露量才是最好的。制药界很快便以为,对于提高潜在疗法中 CNS 渗透性的有效策略是增加它们的亲脂性。然而,这个策略只作用于依赖被动扩散来穿过 BBB 的小分子。一个药物穿过 BBB 的能力,与药物的分子量、脂溶性、电离度、蛋白质及组织结合度和它的特异性主动转运体亲和力有关。通常增加脂溶性可以提高药物进入 CNS 的渗透指数,然而,电离度极大地削弱了它。为了 CNS 药物的发展,一个增加 BBB 渗透性的有效策略,是确认潜在的候选药物不是 BBB 中几个主要外排转运体的底物。许多 BBB 中的主动转运体已经被确认,其中包括一些 ABC 成员(Pgp、BCRP 和 MRP2),且有许多来自 SLC 家族(氨基酸、有机阳离子和有机阴离子转运体)。用于以下 CNS 渗透研究的动物模型、化学抑制剂及底物的清单已总结在表 16.3 中。

表 16.3　用于研究参与 CNS 渗透的转运体的动物模型和化学抑制剂

目的		底物	动物模型和/或抑制剂	参考文献
CNS 渗透	Pgp	地高辛	Mdr1a/b KO 和 WT 小鼠	Schinkel et al. (1994, 1997)
	Pgp	茚地那韦,奈非那韦,沙奎那韦	Mdr1a KO 和 WT 小鼠	Kim et al. (1998)
	Pgp	6 抗组胺药	Mdr1a/b KO 和 WT 小鼠	Chen et al. (2003b)
	Pgp	非索非那定	Mdr1a/b KO 和 WT 小鼠	Tahara et al. (2005)
	Pgp	奥塞米韦	Mdr1a/b KO 和 WT 小鼠	Morimoto et al. (2008)
	MRP4, OAT3	奥塞米韦及代谢产物	Mrp4,Oat3 KO 和 WT 小鼠	Ose et al. (2009)
	Pgp	HIV 蛋白酶抑制剂	小鼠:Zosuquidar	Choo et al. (2000)
	Pgp	奈非那韦	大鼠:依克立达	Savolainen et al. (2002)
	Pgp	奈非那韦	NHP:Zosuquidar	Kaddoumi et al. (2007)
	Pgp,BCRP	格列卫	Mdr1a/b,Bcrp1 KO 和 WT 小鼠;依克立达,泮托拉唑	Breedveld et al. (2005)
	Pgp,BCRP	格列卫	Mdr1a/b,Bcrp1,Mdr1a/b-Bcrp KO 和 WT 小鼠;依克立达,泮托拉唑	Oostendorp et al. (2009)
	Pgp	维拉帕米	NHP:伐司扑达	Lee et al. (2006)

KO,敲除;WT,野生型。

(Cordon-Cardo et al., 1989)使用小鼠单克隆抗体(mAb)表明,Pgp 在 BBB 的内皮细胞中高度表达,并且假设了 Pgp 在调节一些亲脂性小分子进入 CNS 中的生理作用。小鼠的多药耐药(Mdr)基因在组织特异性行为中被表达;Mdr1a 和 Mdr1b 都在肝脏和肾脏中被表达,而大脑主要表达 Mdr1a 基因(Croop et al., 1989)。

在一系列研究中,Schinkel et al. (1994,1995,1997)证实了多药耐药敲除小鼠模型的用途。这个团队证实,与野生型相比,在对 Mdr1a 敲除小鼠静脉注射后,^{3}H-地高辛(17 倍)和^{3}H-环胞霉素(55 倍)明显具有更高的 CNS 水平(Schinkel et al. , 1995)。如之前讨论的,小鼠有两个编码 Pgp 的基因,作者应用了一种两个基因删除的小鼠,或双重敲除模型(Mdr1a/b)。这个模型被用于之后的研究中,证实了相比于在单个敲除小鼠模型中药物浓度或暴露量升高了 17 倍,在双重敲除中,^{3}H-地高辛(27 倍)的 CNS 水平可获得进一步的增长(Schinkel et al. , 1997)。这些研究清晰地确认了,当研究 Pgp 在大脑对药物摄取中的作用时,转基因小鼠模型是一种重要的工具。从那时起,许多研究使用了转基因 Mdr1a/b 敲除小鼠模型,以判定 Pgp 在候选药物的 CNS 分布中的作用。一个例子是 HIV 蛋白酶抑制剂,其中很多都显示了低 CNS 分布。在静脉注射茚地那韦、奈非那韦和沙奎那韦后,相对于野生型小鼠,在 Mdr1a 敲除小鼠中,三种 HIV 蛋白酶抑制剂的大脑浓度被测定为 7~36 倍(Kim et al. , 1998)。这些数据清晰地表明,Pgp 限制了这些物质的脑渗透性,并且作者建议同时使用 Pgp 抑制剂来提高 CNS 治疗的脑渗透性(Kim et al. , 1998)。

抗组胺药是另一个有趣的例子。(Chen et al. , 2003a)表明镇静 H_1 受体的拮抗剂,比如羟嗪、苯海拉明和曲普利啶,它们不是 Pgp 底物,但它们在 CNS 中的分布与 Mdr1a/b 敲除小鼠和野生型相当。然而,非镇静 H_1 拮抗剂西替利嗪、氯雷他定和地洛他定是 Pgp 底物,但大脑-血浆的 AUC 与野生型相比,Mdr1a/b 敲除小鼠的明显增加了。另一个实验室使用相同的 Pgp 缺陷小鼠模型表明了,另一种非镇静抗组胺药非索非那定也是 Pgp 底物,且转运体似乎限制了它的 CNS 分布(Tahara et al. , 2005)。

奥塞米韦是一种 Ro-640802 的酯型前药,用于治疗和预防由流感病毒引起的传染性疾病。最近,它在青少年中的 CNS 副作用和异常表现(与药物相关),促使了对药物及它的活性代谢产物进一步的 CNS 渗透研究。在对 Mdr1a/b 敲除和野生型小鼠单次口服给予奥塞米韦后,在 Mdr1a/b 敲除小鼠中发现了奥塞米韦 CNS 水平有剂量依赖的上升,在野生型中则程度更低(Morimoto et al. , 2008)。这个结果表明,Pgp 的底物是奥塞米韦,而不是它的活性代谢产物(Ro-640802),且其他转运体可能参与了它的 CNS 渗透(Morimoto et al. , 2008)。

为了判定 MRP4(ABCC4)和有机阴离子转运体(OAT3;SLC22A8)是否参与了奥塞米韦活性代谢产物的大脑分布,Ose et al. (2009)使用了两种新的小鼠敲除模型,Mrp4 和 Oat3。为了判定这些转运体是否参与了 Ro-640802 的大脑外排,作者直接将活性代谢产物注射入大脑皮层,并测定留在大脑内的总量。与野生型相比,Mrp4 和 Oat3 缺陷小鼠对 Ro-640802 的大脑消除都发生了延缓(Ose et al. , 2009)。为了判定这两种转运体是否限制了大脑渗透,通过皮下注射(Alzet 渗透泵来自 DURECT Corporation,Cupertino,CA)给予活性代谢产物,并测定大脑和血浆的水平。与野生型相比,Oat3 缺陷小鼠的大脑水平没有显著的差异;但与野生型相比,Mrp4 敲除小鼠大脑中的 Ro-640802 水平高了 4 倍(Ose et al. , 2009)。这个数据表明,Oat3 不参与 Ro-640802 从 BBB 腔内膜的外排,而 Mrp4 则通过将其从腔内膜排出回到血液中的过程,明显限制了大脑的渗透。

　　转运体抑制剂或"化学敲除"模型可在临床前及临床研究中被用于判定 BBB 转运体的作用。逆转 Pgp 介导多药耐药的潜在优势,导致需投入更大的努力在发展 Pgp 抑制剂的有效性和选择性上。Kim et al. (1998)的早期研究表明,HIV 蛋白酶抑制剂茚地那韦、奈非那韦和沙奎那韦是 Pgp 底物(如以上讨论的)。(Choo et al., 2000)表明,在用 Pgp 抑制剂 Zosuquidar(LY-335979)或伐司扑达(PSC833)预处理后,CNS 和睾丸中的 HIV 蛋白酶抑制剂浓度有显著地增加。用最高剂量 Pgp 抑制剂(50 mg/kg)给药,CNS 和睾丸中的奈非那韦浓度,与那些 Mdr1/a 敲除动物中观察到的相似(Choo et al., 2000)。在 Choo 及同事的工作后,(Savolainen et al., 2002)表明,有效但低选择性 Pgp 抑制剂依克立达(GF120918),可以显著提高大鼠的大脑奈非那韦浓度,而血浆浓度保持不变。在另一个蛋白酶抑制剂研究中,用 Zosuquidar(静脉注射,3 mg/kg)或溶剂预处理猴子,在静脉注射奈非那韦(6 mg/kg)后,测定大脑和血浆的奈非那韦浓度(给药后 90 min)。这个结果表明,特异性 Pgp 抑制剂 Zosuquidar 使猴子脑内奈非那韦的分布显著提高(146 倍),但没有明显改变药物的血浆浓度(Kaddoumi et al., 2007)。奈非那韦在猴子脑内浓度的明显提高,远超用相同抑制剂在啮齿类中得到的结果(Choo et al., 2000)。还需进一步的研究来了解这个显著的种属差异。

　　将敲除动物与抑制剂相结合,可用于更好地判定转运体的作用。格列卫是一种有效且具选择性的酪氨酸激酶抑制剂,具有治疗 CNS 原发性肿瘤的作用,但是由于外排转运体,它没有足够的 CNS 渗透性。(Breedveld et al., 2005)使用 Bcrp1 和 Mdr1a/1b 敲除小鼠,来确认参与脑渗透的格列卫转运体,及两种抑制剂(泮托拉唑或依克立达)以调节它的 CNS 渗透。格列卫的大脑渗透性可通过联合给予 Pgp 或 BCRP 抑制剂来提高,两种抑制剂的结合导致了更高的 CNS 渗透性(Breedveld et al., 2005)。近期,相同的实验室使用这两种抑制剂和/或单个基因敲除小鼠或双重敲除小鼠(Mdr1a/1b/Bcrp1),进一步证实每一个转运体在格列卫大脑渗透中的作用。这些结果表明,两种外排转运体都参与作用,但 Pgp 在格列卫的 CNS 渗透和系统清除中有更大的作用(Oostendorp et al., 2009)。

　　在正电子发射型断层显像(PET)图像技术中的最新进展,使我们得以在临床前动物及人类研究中评估 BBB 转运体。(Hendrikse et al., 1999)首先描述了使用 PET 图像来研究啮齿类中 Pgp 介导的[11]C 维拉帕米外排现象。作者用环胞霉素 A 进行预处理,证明了[11]C 维拉帕米在 CNS 中的显著增长。

　　最近,(Sasongko et al., 2005)使用了[11]C 维拉帕米(<0.12 μg/kg)的健康志愿者,分为环胞霉素 A 预处理组与无预处理组(2.5 mg/kg/h;表明食品药品监督管理局[FDA]同意其作为 Pgp 抑制剂在临床上使用)。他们发现在环胞霉素 A 预处理组中,[11]C 维拉帕米的脑摄取量增加了大约 2 倍。(Lee et al., 2006)通过比较在一种 Pgp 抑制剂伐司扑达(PSC833)存在和缺失的情况下,[11]C 维拉帕米的脑摄取量,研究了猕猴 Pgp 在 BBB 中的功能。他们发现在伐司扑达的作用下,[11]C 维拉帕米的脑摄取量提高了 4 至 5 倍(Lee et al., 2006)。这些发现证实,使用 PET 图像来判定 BBB 中转运体的作用,是一项有用且无创的技术。

通过以上例子的总结,与口服吸收相比,通过各种转运体作用的大脑渗透,很大程度上影响了大脑内的分布。通常,基因敲除动物与野生型的口服生物利用度比例范围在 1 至 3 之间,然而脑血浆比率范围可以从 5 至 30。例如,奈非那韦的生物利用度指数为 3.7,脑血浆比率为 31(Kim et al., 1998, Sugano et al., 2010)。其他的例子包括维拉帕米和环胞霉素;这两种药物的生物利用度指数接近 1,然而脑血浆比率范围从 8 至 30(Lee et al., 2006, Sugano et al., 2010)。肠道内的外排转运体底物可以降低口服吸收,这通常不是期望得到的药物特性。不过,大脑内外排转运体的底物可以有另外的价值,例如非镇静抗组胺药(Tahara et al., 2005)。然而,对治疗 CNS 疾病而言,充足的暴露量是必要的,像 Pgp 这样的外排转运体底物并不有利。

16.3.4 评价肝脏及肾脏转运体的体内模型

通过肝脏或胆汁排泄来消除的药物,首先通过摄取穿过窦状隙膜进入肝细胞中,再代谢和/或扩散进入小管膜中,这里的转运体可以将母药或它的代谢产物外排至胆中。因此,当评估一个药物的肝胆排泄时,潜在的摄取转运体、阶段 I 和/或阶段 II 的代谢,及外排转运体都应该被考虑进来。用于以下肝脏和肾脏研究的动物模型、化学抑制剂和底物的清单已总结在表 16.4 中。

表 16.4 用于研究肝脏及肾脏转运体的动物模型和化学抑制剂的例子

目的		底物	动物模型和/或抑制剂	参考文献
肝脏	MRP2	呋塞米,丙磺舒,甲氨蝶呤	EHBR 和 SD 对照大鼠	Chen et al. (2003a)
	MRP2,BCRP	匹伐他汀	Bcrp1 KO 和 WT 小鼠;EHBR 和 SD 大鼠	Hirano et al. (2005)
	BCRP	呋喃妥因	Bcrp1 KO 和 WT 小鼠	Merino et al. (2005)
	OATP1B1	甲氨蝶呤	OATP1B1 KO 和 WT 小鼠	van de Steeg et al. (2009)
肾脏	BCRP	4-甲基伞形酮硫酸盐,E3040	Bcrp1 KO 和 WT 小鼠	Mizuno et al. (2004)
	OCT1	二甲双胍	Oct1 KO 和 WT 小鼠;西咪替丁	Wang et al. (2002)
	Pgp,BCRP	格列卫	Mdr1a/b,Bcrp1,Mdr1a/b-Bcrp1 KO 和 WT 小鼠;依克立达,泮托拉唑	Oostendorp et al. (2009)

KO,敲除;WT,野生型。

对于内源性底物,以及药物和其他外源物,MRP2(ABCC2)主要是作为它们的结合体(葡萄糖苷酸、硫酸盐或谷胱甘肽),在对它们的消除中有重要的作用。为了评估 MRP2 在介导呋塞米、丙磺舒和甲氨蝶呤的胆汁排泄中的作用,(Chen et al., 2003b)使用了胆管插管

Mrp2 突变 EHBR 大鼠和它的对照组(SD)。在这两种品系中,三种底物都在 2 小时内达到血浆浓度稳态。呋塞米的胆汁消除在两种品系的大鼠中相似,但丙磺舒和甲氨蝶呤的胆汁消除与对照组动物相比,在 Mrp2 缺陷大鼠中降低了大约 40 倍(Chen et al. , 2003b)。这个结果表明,Mrp2 大多作用于丙磺舒和甲氨蝶呤的胆汁消除,而不是呋塞米(Chen et al. , 2003b)。

为了评估 BCRP1 和 MRP2 外排转运体在匹伐他汀胆汁排泄中的分布,Hirano et al. (2005)使用了 Bcrp1 敲除小鼠、EHBR 大鼠和他们相应的对照组动物。作者表示,Bcrp1 转运体在小鼠匹伐他汀胆汁排泄中起主要作用,Mrp2 在大鼠肝脏排泄中起次要作用(Hirano et al. , 2005)。

呋喃妥因是一种广泛使用的抗生素,它用于治疗尿路感染,且是哺乳期母亲的处方药。早期研究显示,呋喃妥因靠主动转运进入人体及大鼠乳汁中;多数时候,乳汁中的呋喃妥因浓度高于血清浓度(Gerk et al. , 2001)。Merino et al. (2005)的体外研究显示,呋喃妥因靠鼠类及人类 BCRP 转运,而不靠 MDR1 或 MRP2 外排转运体。为了体内验证,相同的作者对 Bcrp1 敲除及野生型小鼠口服给予呋喃妥因,与野生型小鼠相比,Bcrp1 敲除小鼠的系统 AUC 升高了 4 倍;在静脉注射后则高了 2 倍(Merino et al. , 2005)。为了判定这个外排转运体在肝胆排泄中的作用,通过对胆囊插管的 Bcrp1 敲除及野生型小鼠给予呋喃妥因(静脉注射),再根据时间收集胆汁及血浆。与野生型小鼠相比,Bcrp1 敲除小鼠的呋喃妥因胆汁排泄显著下降(第一个小时为 98%)(Merino et al. , 2005)。对哺乳期 Bcrp1 敲除及野生型小鼠的进一步研究显示,与野生型相比,在静脉注射后,Bcrp1 缺陷动物中呋喃妥因的乳汁浓度低了大约 15 倍。总体而言,这个数据表明 Bcrp1 在小鼠呋喃妥因的肝胆排泄及乳汁排泄中有重要的作用(Merino et al. , 2005)。

人类有机阴离子转运多肽 1B1(OATP1B1/SLCO1B1),是一种钠依赖胆汁酸转运体,它在人类的肝细胞窦状隙(基底外侧)膜中表达,且作用于从门静脉中摄取各种内源物及外源物至肝细胞中(Abe et al. , 1999)。相同作者及其同事(Abe et al. , 2001)的进一步体外研究显示,甲氨蝶呤是人类 OATP1B1 的底物。最近,van De Steeg et al. (2009)制造了一种转基因小鼠,它只在肝脏中表达人类 OATP1B1,在肾脏或小肠中不表达。使用这种新模型,作者展现了,静脉注射的 15 min、30 min 及 60 min 后,与野生型相比,在表达人类 OATP1B1 的小鼠中,甲氨蝶呤的血浆 AUC 下降了 1.5 倍,且肝脏:血浆的比率上升了至少 2 倍 van De Steeg et al. (2009)。新的肝脏特异性 OATP1B1 转基因小鼠模型,似乎是一种重要的体内工具,以判定人类 OATP1B1 在内源性化合物及潜在候选药物的分布及药代动力学中的作用。因为 OATPs 的人类直系同源现象在小鼠中不存在,因此也许需要删除 Oatp 基因,且引入相关的人类 SLCO 基因以更完全地复制人类肝脏药物摄取能力。

肾脏在对外源物的分布、代谢和/或排泄中扮演了一个重要的角色,其中包括许多不同的药物和/或它们的代谢产物。作用于药物及其他外源物肾脏排泄的机制,与肾小球的滤过、分泌及重吸收密切相关。尿液排泄首先通过基侧膜从血管中摄取,进入上皮细胞,再经代谢和/或扩散进入腔内刷状缘膜,那里的转运体可将母药或它的代谢产物外排进入尿液。主动转运体主要参与药物的肾小管分泌(顶端外排)及重吸收(顶端摄取);当评估药物的尿液排泄时,这两个过程都需要考虑。例如,Mrp2、Pgp 及 Bcrp 位于近端小管的腔内刷状缘膜,可作用于将内源性化合物及药物和/或它们的代谢产物外排进入尿液中(需综述,见 Xia et al.,2008)。为了评估 Bcrp1 在 6-羟基-5,7-二甲基-2-甲氨基-4-(3-吡啶甲基)苯并噻唑(E3040)及 4-甲基伞形酮硫酸盐(4MUS)的尿液排泄中的作用,Mizuno et al.(2004)使用了 Bcrp 敲除及野生型小鼠。在静脉注射后,与野生型小鼠相比,BCRP 敲除小鼠 E3040S(E3040 的硫酸盐结合物)的尿清除率低了 2.4 倍(Mizuno et al.,2004)。数据也显示,非结合 E3040S 的肾脏清除率比肾小球滤过指数(GFR)高;因此,肾小管分泌在尿液排泄中起主要作用。相对的,Bcrp1 转运体的缺失并不影响代谢产物 4MUS 的药代动力学或尿液排泄(Mizuno et al.,2004)。

　　二甲双胍被广泛用于 II 型糖尿病的治疗,它通过升高外周胰岛素敏感度及降低肝脏的葡萄糖生成来运作。在人体中,联合给予西咪替丁可导致二甲双胍的系统暴露量显著上升(Somogyi et al.,1987)。考虑到两种化合物都明确作用于生理 pH,(Wang et al.,2002)提出,两种化合物共用一个特异性阳离子转运体。为了判定有机阳离子转运体(Oct1)在二甲双胍处置与消除中的作用,(Jonker et al.,2001)使用了 Oct1 转染 CHO 细胞、Oct1 敲除小鼠及西咪替丁(Oct1 的底物)。体外研究显示,与载体转染细胞相比,Oct1 转染细胞中二甲双胍的摄取更高;这些结果表明,二甲双胍是大鼠 Oct1 的底物(Wang et al.,2002)。在静脉注射后,与 Oct1 敲除小鼠相比,野生型中二甲双胍的肝脏分布高了大约 30 倍(Wang et al.,2002)。然而,Oct1 缺陷及野生型小鼠有相似的二甲双胍血浆浓度-时间谱及肾脏消除率。对大鼠联合给予西咪替丁,限制了二甲双胍的尿液排泄,并导致了更高的系统暴露量(Wang et al.,2002)。将人类及大鼠的数据合并考虑,阳离子特异性机制可能参与了二甲双胍的尿液排泄(Wang et al.,2002)。

　　一个全面的 ^{14}C-ADME 研究可以确定一个药物的主要消除途径,但在转运体敲除动物或用化学抑制剂预处理过的动物中进行 ADME 研究,可以进一步阐明药物转运体在特殊消除途径中的作用。为了研究 Pgp 及 BCRP 在格列卫 ADME 中的作用,(Oostendorp et al.,2009)使用了有和没有转运体抑制剂的 Mdr1a/b/Bcrp1 双重敲除小鼠。所有小鼠用空间溶剂、依克立达(GF120918)或泮托拉唑预处理,通过静脉注射或口服给予 ^{14}C-格列卫,并收集血浆及排泄物(Oostendorp et al.,2009)。双重敲除小鼠中的格列卫 AUC_{iv} 比野生型中的高了 1.6 倍。用依克立达或泮托拉唑预处理野生型小鼠,可使它的 AUC_{iv} 升高 2.0 及 3.5 倍(Oostendorp et al.,2009)。有趣的是,用依克立达或泮托拉唑其中任何一个抑制剂,都显著提高了野生型及 Pgp/BCRP 缺陷小鼠中格列卫的暴露量。这个数据表明,其他转运体或代谢酶系统参与了格列卫及抑制剂之间的 DDI(Oostendorp et al.,2009)。在对野生型及 Mdr1a/b/Bcrp1 双重敲除小鼠进行胆囊插管后,Mdr1a/b/Bcrp1 中的 ^{14}C-格列卫胆汁排泄率明显低于野生型,并且,用依克立达预处理野生型小鼠,也会减少胆汁排泄,这与 Mdr1a/b/

Bcrp1 缺陷小鼠相似。胆汁排泄研究的结果证实,Pgp 及 Bcrp 是参与格列卫肝胆排泄的主要转运体(Oostendorp et al.,2009)。

16.3.5 总结

综上所述,转运体是正常细胞生理学的基本要素。除了它们的内源性底物,许多药物及其他外源物都是这些转运体的底物和/或调节物。这曾被认为是一种癌细胞对化疗的适应性反应,现在,我们更加了解了它们在药物口服生物利用度、肝胆及肾脏排泄中的作用。此外转运体可以作用于药理学的保护部位,如大脑、睾丸及胎儿,它们可以保护这些组织免受潜在治疗药物渗透的影响。由于这些原因,候选药物需对摄入及外排转运体可能的相互作用进行常规评估。通过讨论了一个或更多动物模型的这种精心设计的研究,可以有助于确证所涉及的转运体。一旦确证,合适的体外筛选可以集中于一个或多个转运体,以更快地筛选潜在的候选药物。虽然体外试验或动物模型的选择依赖性被提出质疑,但在精确评价转运体活性时,强烈推荐结合使用体外及体内的方法。

为了预测转运体介导的 DDI,所涉及的转运体特性应被完全描述。运用最新的转运体工具,许多 DDIs 的例子在动物模型以及临床研究中被证实。然而,对 DDIs 的精确预测,或更稳固的体外-体内相关性(IVIVC)则需要我们的转运体工具有更进一步的发展。现代且商业化的动物模型,如组织选择性敲除、新的转运体敲除和/或人类基因敲入、多重转运体敲除及嵌合或人源性动物模型,对促进更好地了解药物处置中的转运体而言是必要的。

16.4 结论与前景

对用于了解酶及转运体在优化药代动力学参数中作用的临床动物模型,本章的目标是提供一个综述。多数 DMEs 及转运体已被克隆,且它们的活性已在体外试验中被分别评估。虽然,在体外方法中取得了很多进步,但动物研究对了解药物的药代动力学来说仍是必不可少的。考察 DMEs 及转运体在一个完整生物系统中的功能与调节时,体外试验及动物模型的结合是必要的。

转运体及酶的细胞共存表明了对药物及其他外源物的协同宿主防御机制。除了 CYP3A 及 Pgp 的转运-代谢相互作用,另外的外排转运体,如 BCRP 或 MRP2 及摄入转运体(例如 OATPs)可以与其他 CYPs 及二相酶,如 UGT 或 GST 相互作用。有关结合酶(UGT 及 GST)的共同表达,以及 MRP2 外排转运体的例子已在本章中做了综述。DDIs 改变治疗药物水平的潜能,因复方给药而增加。DDIs 可以在药物的组织浓度上引起足够的改变,尤其是那些治疗窗有限的,可引发严重的毒性作用。大多 DDIs 的发生被报告与 DMEs 有关,即使转运体介导的 DDIs 在今天已被更好地识别;两种类型的 DDIs 都已在本综述中进行了讨论。

对删除(敲除)了一个或多个转运体或酶基因的转基因动物的发展,推动了我们对转运体及酶在候选药物处置中的特异性异构体的最新了解。酶及转运体在候选药物处置中的作用,已通过使用基因修饰动物,或在动物及人类中都使用化学抑制剂来进行了评估。在本综述中讨论的动物模型及抑制剂,已总结在表格中以便参考。最新发展的人源性小鼠模型,可能攻克了一些由内在基因引起的物种差异。然而,现代且商业化的动物模型,如组织选择性敲除、新的转运体及酶敲除、多重基因敲除及嵌合或人源性动物模型,对促进更好地了解在药物处置中的酶及转运体而言是必要的。

致谢

　　作者要感谢 Drs. Magang Shou , Carl Davis 及 Sekhar Surapaneni 对原稿的文献评论。

(袁梦奇译;温源审校)

参考文献

17

乳汁排泄和胎盘转运研究

Matthew Hoffmann and Adam Shilling

17.1　简介

　　非临床胎盘转运和乳汁排泄研究是药物研发的一部分,这些药物主要面向待产妇女。这些研究的目的是确定药物在胎儿和哺乳婴儿体内的潜在暴露量和风险。这些研究通常是结合非临床生殖毒性和发育毒性研究进行的,因此在胎儿或新生儿身上观察到的任何毒性都可能与药物暴露有关。然而,没有观察到胎儿或新生儿毒性并不意味着不需要进行这些研究。相反,如果在生殖毒性和发育毒性研究中观察到毒性,但却不能确定胎儿或新生儿的药物暴露,这就很难解释毒性产生的机理。

　　关于非临床乳汁排泄和胎盘转运研究的方案设计,几乎没有监管指南。国际协调会议(ICH)指南 S3A 阐述了毒性研究中暴露量的评估,并规定应确定在母体、胚胎、胎儿或新生儿中的药物暴露,还指出"可以通过评估乳汁排泄量,确定其在新生儿暴露量中的作用"(ICH 工业指南,1995)。这项指南规定如有必要的话可以对胚胎/胎儿转运和乳汁排泄进行进一步的研究。美国食品和药物管理局(FDA)的两份指导文件评论了通过乳汁对新生儿产生的潜在暴露,但是其中关于如何或何时使用非临床研究评估潜在暴露的信息是微乎其微的(FDA 工业指南,2011;FDA 工业指南,2005)。本章将讨论获取这些数据的最常用方法,每种方法的优缺点,可能影响胎盘转运和/或乳汁排泄的一些药物特征,以及在计划研究方案时应该考虑的因素,并将提供一些来自非临床和临床研究的样本数据。

17.2　影响胎盘转移和乳汁排泄的化合物特征

　　胎盘充当母体和胎儿循环之间的纽带,将营养物质和氧气传输到胎儿身上,同时保护胎儿免受一些来自血液中潜在有害外源物质的危害。为了实现这些功能,胎盘是一种高度灌注的、复杂的、动态的结构,在整个怀孕期间都会发生变化,并且也表现出显著的种间差异

（胎盘结构的详细描述参见 Enders 和 Blankenship 1999 年的综述）。同样,乳汁是母亲和新生儿之间的纽带,为婴儿提供营养,但是也为母体血液中存在的外源物质提供了潜在的暴露途径。乳腺由网状分支的导管组成,导管由上皮细胞形成,末端是大量的腺泡,乳汁由腺泡上皮细胞分泌,通过周围肌上皮细胞的收缩作用进入管腔(McManaman 和 Neville 2003 年的综述)。就像药物在任何组织中的分布一样,无论是药物通过胎盘转运到胎儿或者通过分泌到乳汁中来最终影响乳汁喂养的婴儿,这里面都受多种过程的影响。影响胎盘转移程度和乳汁排泄量的主要因素有很多是共通的,描述如下,如图 17.1 所示:

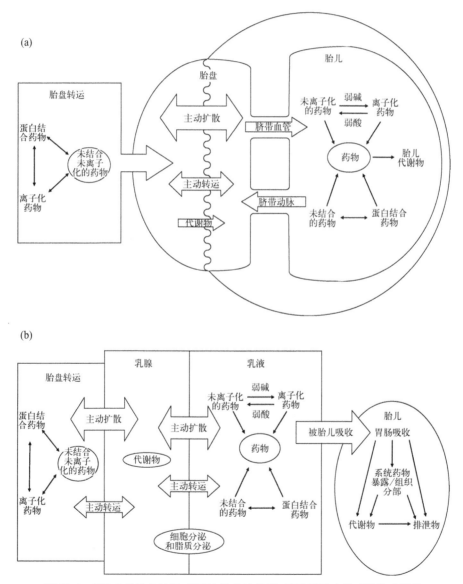

图 17.1 图(a)是胎盘转运,图(b)是乳汁排泄,展示了影响其对胎儿或婴儿暴露量的因素(胎盘转移图改编自 Syme 等人 2004 年文章)。

17.2.1 被动扩散

现在普遍认为几乎所有的药物都会在某种程度上通过胎盘转运或者排泄到乳汁中,其最常见的机制是被动扩散。因此,药物的理化性质,如亲脂性、分子量、电离度和血浆蛋白结合性,会影响胎盘转运和乳汁排泄的程度(表 17.1)(Reynolds and Knott,1989;Atkinson and Begg,1990;Pacifici and Nottoli,1995;Audus,1999;Agatonovic-Kustrin et al.,2002;Ito and Lee,2003;Berlin and Briggs,2005)。

表 17.1 影响胎盘转运和乳汁排泄的药物理化性质

	对胎盘转运的影响	对乳汁排泄影响
亲脂性	亲脂性升高会增加转移量	亲脂性升高会增加转移量
分子量	分子量大于 500 Da 会使转移不完全;分子量大于 1 000 Da 转移量非常低	分子量在 300~500 Da 之间最容易转移;大于 800 Da 转移量最小
离子化	pK_a 小于 4 的弱酸或者 pK_a 大于 6 的弱碱都限制转移	弱碱,尤其是 pK_a 大于 8 会因为离子捕获而加强转移(在乳汁中电离更多),弱酸转移很少(血浆中电离更多)
母体血浆蛋白结合	不利于转移	高蛋白结合率会限制转移

利用这些特性,可以很好地估计出乳汁与血浆的比率,但是对于胎盘转运,这些参数只允许预测药物是否容易穿过胎盘。为了更好地定量评估胎盘转运,还需要额外的参数。假设扩散到胎盘的速度不低于清除速度,因被动扩散产生的胎儿/母体循环药物浓度比的预计值(F/M_{pred})可以使用以下公式计算(Garland,1998):

$$F/M_{pred} = \left[(f_{pm} \times f_{pm, un\text{-}ionized})/(f_{pf} \times f_{pf, un\text{-}ionized}) \right] \times \left[CL_{MF}/(CL_{FM} + CL_F) \right], \quad (17.1)$$

其中,f_{pm} 和 f_{pf} 是母体和胎儿血浆中未结合的部分,$f_{pm, un\text{-}ionized}$ 和 $f_{pf, un\text{-}ionized}$ 是母体和胎儿血浆中未电离的部分,CL_{MF} 是母体向胎儿的循环中的清除量,CL_{FM} 是胎儿向母体循环中的清除量,CL_F 是胎儿循环中的清除量。这些清除参数获得的难度系数很大,而且经常无法获得,所以使用这种计算的频率是极小的,但是这个方程确实显示了每个参数是怎样影响胎盘转运的。值得一提的是母体和胎儿血浆的 pH 在胎盘转运中起决定作用。可使用胎儿血浆和母体血浆的 pH(从文献值或实验测量的值中获得)通过以下等式(Fleishaker and McNamara,1988)计算未电离部分:

$$f_{un\text{-}ionized}(\text{弱碱}) = 1/\left[1 + 10^{(pKa-pH)} \right] \text{ or } f_{un\text{-}ionized}(\text{弱酸})$$
$$= 1/\left[1 + 10^{(pH-pKa)} \right] \quad (17.2)$$

因为胎儿血浆比母体血浆略酸性(约 0.1 pH 单位),弱碱如氯喹(CQ),吗啡和局部麻醉药在胎儿循环中可能比在母体循环中电离得更多。这可能导致这些药物更广泛地通过胎盘转运给胎儿,因为非电离形式的药物在整个胎盘中达到平衡,其中一定百分比的药物在胎儿血液中变成离子形式,从而允许更多的非电离药物在胎盘中达到平衡。在正常情况下,由于胎儿和母体血浆 pH 之间的微小差异,这种离子捕获是极小的。然而,当胎儿受到压力时,胎儿血浆 pH 降低,如在分娩过程中,这与胎儿利多卡因浓度的增加有关(Syme et al. , 2004)。

如式 17.1 的等式可用于预测乳汁与血浆的比率(M/P_{pred})(Fleishakeret et al. , 1987):

$$(M/P_{pred}) = (f_p \times f_{p, \text{un-ionized}})/[(f_m \times f_{m, \text{un-ionized}}) \times S/M], \tag{17.3}$$

f_m 和 f_p 是乳汁和血浆中未结合的部分,$f_{m, \text{un-ionized}}$ 和 $f_{p, \text{un-ionized}}$ 是牛奶和血浆中未电离的部分,S/M 是脱脂与全脂乳汁的浓度比。与母体血浆(7.4)相比,乳汁通常呈弱酸性(6.6~7.2),拿胎盘转运来说,药物的电离特性在其分泌到乳汁的过程中起主要作用。因此,酸性化合物(如青霉素类、非甾体抗炎药[NSAIDs])不太可能被直接排泄到乳汁中,在血浆中电离程度更高,而碱性化合物(如 β-阻断剂)由于离子捕获,在乳汁中的浓度比血浆中更高。由于蛋白质结合作用和脂肪含量影响药物在乳汁中的分配,了解不同物种乳汁成分的差异也很重要。一种化合物的理化性质,加上人的乳汁和血浆在脂类和蛋白质含量方面的差异,会导致血浆和乳汁浓度的差异。

17.2.2 药物转运体

药物是否是胎盘或乳腺组织中表达的一种或多种药物转运体的底物,这会影响药物的胎盘转运和乳汁排泄(表 17.2)(有关文献见 Ito 和 Alcorn, 2003;Leazer and Klaassen et al. , 2003;Syme et al. , 2004;Ganapathy and Prasad,2005;Prouillac and Lecoeur,2010)。大多数药物转运体位于人类胎盘刷状边界膜上(面向母体),其功能是使胎儿暴露于外源物质的程度降到最低。P-糖蛋白(Pgp)和乳腺癌耐药蛋白(BCRP)就是这样的两种转运体,两者都可以转运多种药物。因此,这些转运体的强结合底物,如许多抗病毒药物和化疗药物,通常在很大程度上不会穿过胎盘(Young et al. ,2003)。相反,作为基础膜(面向胎儿)转运体底物的药物穿过胎盘的程度可能会比基于理化性质预测出来的更大。甲氨蝶呤是这种转运模式的一个好例子,它是一种常用药物,是面向胎儿的还原叶酸转运体的底物,其中胎儿暴露量高于相应的母体暴露量(Ganapathy and Prasad,2005)。胞饮和吞噬作用也会发生在胎盘上,但是它们发生的速度很慢以至于不会显著影响药物的转移。

表 17.2 人类胎盘和乳腺中表达的药物转运体

转 运 体	胎 盘 定 向	乳 腺
P-糖蛋白(Pgp)	面向母亲	低水平存在
乳腺癌耐药蛋白(BCRP)	面向母亲	存在
多药耐药蛋白(MRPs)	面向母亲(MRP1,2,3,8)	存在(MRP1,2,5)
肉碱转运蛋白和有机阳离子转运	面向母亲(OCTN1,2)	存在(OCTN1,2)
子血管收缩素蛋白(SERT)	面向母亲	存在
去甲肾上腺素转运蛋白(NET)	面向母亲	存在

续　表

转运体	胎盘定向	乳　腺
浓缩核苷转运蛋白(CNTs)	—[a]	存在(CNT1,CNT3)
有机阳离子转运蛋白(OCTs)	面向胎儿(OCT3)	存在(OCT1,OCT3)
还原叶酸转运蛋白(RFT-1)	面向胎儿	—
一元羧酸转运蛋白(MCTs)	方向未知	—
有机阴离子转运体	面向胎儿(OAT4)	—
有机阴离子转运多肽(OATPs)	面向母亲(OATP-A,C,D,E) 面向胎儿(OATP-B)	存在(OATP-A,B,D,E)

[a]表示转运体在该组织中未发现。

　　这种关于将药物排放到乳汁中并被哺乳的新生儿摄入方式,据合理估计,大多数药物可以通过泌乳转移,因为药物通过乳腺上皮从血浆到乳汁的主要机制是被动扩散。不确定的情况的例外来源就是主动运输机制的参与。与胎盘相比,在乳腺组织中已知的表达的药物转运体更少,而且它们作用后通常会导致药物在乳汁中积累,导致高于预期的乳汁/血浆浓度比。比如西咪替丁、硝基呋喃妥因和丙磺舒,这些药物在哺乳大鼠乳汁中的累积量比预测的要高5~100倍。这些药物可能是 OCT1 和 OCT3 的底物,这两种有机阳离子转运体在乳腺中含量相对较高 (Gerk et al. ,2001)。二甲戊胺和呋喃妥因的积累也可能是由 BCRP 介导的,BCRP 存在于乳腺组织中,负责拓扑替康和阿昔洛韦的乳汁排泄(Jonkeret al. ,2005;Merino et al. ,2005)。尽管丙磺舒也是有机阴离子转运蛋白(OATs)的底物,但这些转运体不存在于乳腺组织中。

　　尽管上述研究集中于探讨小分子物质穿过胎盘或分泌到乳汁中的可能性,但它并没有解决生物医药领域日益增长的问题。几种单克隆抗体已经被批准用于人类,许多其他抗体也正在开发中。这些抗体大部分是从人免疫球蛋白 G (IgG)中提取出来的。由于天然母体 IgG 可以通过主动转运体转移到胎盘中(Pitcher-Wilmott et al. ,1980)并能分泌到人类的乳汁中(McClelland et al. ,1978),因此可以预测这些单克隆 IgG 抗体中的大部分也会如此转运。事实上,赫赛汀 (曲妥单抗)和美罗华(利妥昔单抗)单克隆 IgG 抗体可以穿过猴胎盘,也在哺乳猴子的乳汁中被检测到。关于其他生物药物(如蛋白质)胎盘转运或乳汁分泌的信息很少,但是这些药物因为高分子量(>1 000 Da)通常会其大量的被动扩散被阻止或被 Pgp 或 BCRP 的主动转运。由于这些产品具有显著的结构多样性,预测这些化合物的胎盘转移或乳汁分泌的一系列通用特征尚未确定。

17.2.3　代谢

　　胎盘和乳腺对药物的代谢也可能影响药物通过胎盘和/或乳汁转移到胎儿或新生儿体内。在胎盘和乳腺中检测到了来自多种 CYP 异构酶(1A1,1B1,2C,2E1,3A 和 4B1),各种 UGTs (2B4,2B7,2B10,2B11,2B15 和 2B17),转移酶,环氧水解酶,n−乙酰转移酶(仅乳腺)和谷胱甘肽转移酶的 mRNA 和/或蛋白质(Syme et al.,2004;Williams 和 Phillips,2000)。一般来说,胎盘和乳腺组织中存在的这些酶的数量与母体和肝脏相比很少,并且可能对穿过胎盘或分泌到乳汁中的药物量贡献很小。

17.3　方案设计

17.3.1　胎盘转运研究

17.3.1.1　概览

　　一般用于确定化合物穿过胎盘程度的试验设计是给怀孕动物服用测试化合物,然后在给药后的不同时间点测定母血、胎儿血、全胎、羊水和/或胎盘组织中的药物浓度。样品采集通常在器官形成时和/或器官形成之后,接近妊娠满期(表 17.3)。在器官形成过程中收集的样本通常有助于解释在生殖发育毒理学研究中观察到的任何遗传现象,而那些在器官形成之后收集的样本显示胎盘转移的可能性增加,因为那时候胎盘血流量和表面积增加,而胎盘厚度随着妊娠进展而减少(Kaufmann and Cheffen,1998)。此外,在啮齿类动物的研究中,在器官形成后进行的样品采集,收集到的样本接近足月,并随着胎儿大小的增加而获得最大化样本量。这项研究的设计特别针对胎盘转移,但是并没有说明在胎盘形成之前胚胎对于药物的可能暴露情况。研究的具体设计取决于研究的目的和范围以及可用的分析方法。此外,了解这些研究和泌乳分泌研究的潜在调节意义也很重要,因为其结果会影响产品的标记(表 17.4)。

表 17.3　平均妊娠天数和器官形成时间(包括适合进行单次给药后胎盘转运研究的典型天数)

	大鼠	兔	小鼠	犬[a]	猴[b]	人
妊娠期(天)	22	33	19	63	164	267
器官形成时间(天)	6~15(12)	6~18(13)	6~15(12)	14~30	20~45	21~56

[a] 很少用于发育毒性研究。
[b] 食蟹猴。

表 17.4　穿过胎盘和/或排泄到乳汁中的化合物的产品标签文本示例

药品名/分类	产　品　标　签
普萘洛尔/β-阻滞剂	**分布**:普萘洛尔可穿过血脑屏障和胎盘,并排泄到乳汁中。 **哺乳期妇女**:普萘洛尔会排泄到乳汁中,给哺乳妇女服用时应小心。
吗啡/阿片类止痛剂	**分娩**:静脉注射吗啡容易进入胎儿循环,可能导致新生儿呼吸抑制。 **哺乳期妇女**:吗啡在母乳中的排泄量可能会导致哺乳婴儿镇静。哺乳妇女的使用应该根据临床情况进行个体化。
阿昔洛韦/抗病毒药	**哺乳期妇女**:两名妇女口服阿昔洛韦后,记录母乳中阿昔洛韦的浓度,发现其是相应血浆水平的 0.6 至 4.1 倍。这些浓度可能会使哺乳期婴儿暴露于阿昔洛韦剂量高达 0.3 毫克/千克/天。阿昔洛韦应该在有指示的情况下谨慎地给正在哺乳的妇女服用。

药品名/分类	产 品 标 签
二甲双弧/抗高血糖	**致畸作用：妊娠 B 类：**二甲双胍在剂量高达 600 毫克/千克/天的情况下对大鼠和家兔没有致畸作用。胎儿浓度的测定表明二甲双胍存在胎盘屏障。 **哺乳期妇女：**哺乳大鼠的研究表明二甲双胍分泌到乳汁中的水平与血浆中的水平相当。没有在哺乳妇女身上进行过类似的研究。因为在哺乳婴儿中可能存在低血糖的潜在危险,考虑到药物对母亲的重要性,应该衡量是停止哺乳还是停止服用药物。
氟西汀/抗抑郁药物	**分娩：**氟西汀对人类分娩的影响尚不清楚,但是,因为氟西汀可以穿过胎盘,并且氟西汀可能会对新生儿产生不良影响,所以只有证明潜在益处大过对胎儿的潜在风险的情况下,才应该在流产和分娩过程中使用氟西汀。 **哺乳期妇女：**因为氟西汀是从母乳中分泌出来的,所以不建议哺乳时服用氟西汀。在一份母乳样本中,氟西汀加上诺氟西汀的浓度为 70.4 ng/mL。母体血浆中的浓度为 295.0 ng/mL。未曾有过对婴儿有不良影的报道响。在另一个案例中,服用了氟西汀的妇女母乳过的一名婴儿出现了哭闹、睡眠障碍、呕吐和水样便。喂食第二天,婴儿的血浆药物浓度为 340 ng/mL 氟西汀和 208 ng/mL 诺氟西汀。
吉非替尼/抗癌	**致畸作用：怀孕 D 类：**一项对大鼠的单剂量研究显示吉非替尼在口服剂量为 5 mg/kg(30 mg/m^2,大约相当于人体剂量的五分之一,以 mg/m^2 算)后可以穿过胎盘。当怀孕的大鼠从器官生长开始到生育断奶结束,接受 5 mg/kg 的剂量处理时,存活的后代数量会减少。在兔子身上,20 mg/kg/天(240 mg/m^2),大约是人类推荐剂量的两倍,会导致胎儿体重下降。没有足够且控制良好的关于使用吉非替尼的孕产妇的研究。如果吉非替尼在怀孕期间使用,或者如果患者在服用这种药物时怀孕了,她应该被告知对胎儿的潜在危险或者流产的潜在风险。 **哺乳期妇女：**大鼠分娩 14 天后口服 ^{14}C 标记的吉非替尼,乳汁中的放射性浓度高于血液中的浓度。哺乳期大鼠口服剂量为 5 mg/kg 后,乳汁中的吉非替尼及其代谢物的含量比血液中的高 11～19 倍。因为许多药物都能排泄到人的乳汁中,而且可能造成哺乳婴儿严重的不良反应,所以应该建议妇女在服用吉非替尼时,不要母乳喂养。

　　胎盘转运研究应该使用发育毒性研究里第 II 阶段和第 III 阶段所使用的品系动物,使用同样的给药方式,从而这两项研究的结果可以结合起来并得出适当的结论。如果某一品系动物出现发育毒性,在观察到毒性的特定物种中进行胎盘转运研究更为合适。所使用的剂量应该与发育毒性研究中的剂量接近,优选的剂量水平是不会引起母体毒性,但会导致发育毒性。在这些胎盘转运研究中,大鼠和兔子是最常用的物种,但也可以使用其他物种,如小鼠或猴子。虽然胎盘转运的动物模型被广泛用于预测潜在的人类暴露,但在体外或者临床研究中,可能有一些情况更合适,因为据报道药物胎盘转运中存在一些种间差异(Syme et al.,2004)。

17.3.1.2　体外模型

　　一些体外系统已经被用于预测人类胎盘转运,最具特征和生理上最相关的是 Panigel 等人首先描述的胎盘灌注方法(1967)。在这种方法中,足月妊娠后,使用缓冲液或血浆对胎盘组织的母体和胎儿循环进行灌注,然后从胎盘中收集一个完整的子叶。在母体或胎儿灌注液中加入药物以及可自由扩散的标记物如安替比林,并在不同时间测量这两种物质在两种灌注液中的浓度,以确定胎盘转运的程度。必须在整个实验过程中监控循环系统完整性。可以使用封闭(再循环)或开放(单程或非循环)系统进行研究。封闭系统可用于测量初始的、最快速的药物转移速率,以及任何代谢产物的形成。开放系统用于测量平衡后的稳态条件,然后可以用来确定清除参数。灌注法允许使用完整的人体胎盘组织,通过体外试验来检测化合物的胎盘转运。总的来说,这种方法预测了化合物是否会穿过胎盘,但是它不能预测化合物进入胎儿循环后会发生什么。例如,如果化合物被胎儿快速代谢,即使化合物很容易穿过胎盘,胎儿血液中的药物浓度也是微乎其微的。相反,如果药物以主动转运以外的其他机制在胎儿体内积累,例如丙戊酸钠的高胎儿血浆蛋白结合,这种方法可能不能用来预测胎盘转运。出于这些原因,体外胎盘灌注法尚未被接受为胎盘转运的体内评估的替代方法,但可用于进行转运体相互作用等机理研究。

胎盘转移的其他体外模型包括从人胎盘分离的组织部分、从人胎盘制备的质膜囊泡和培养的人胎盘细胞(Rama Sastry,1999)。这些模型中的每一个都可用于测量胎盘转移的某些方面的研究,但不足以全面预测药物的在体胎盘转移情况。

17.3.1.3 体内模型

17.3.1.3.1 动物实验

从分析角度来看,胎盘转运研究可以用放射性标记或未标记的测试材料进行。对于给定的化合物,在确定哪种方法最适合之前,有许多因素需要考虑,首先是放射性标记材料的可用性,其合成或配制是否很难或者很昂贵。另外,化合物代谢的程度和任何药理活性代谢物的存在都有可能会影响方案的设计以及是否应该使用放射性标记的物质。

如果没有使用放射性标记的物质,通常的做法是在生殖毒性研究的第二部分检测胎盘转运,在母鼠死亡时,从一些器官已经形成的胎儿收集血液,这样就可以确定药物浓度。这种方法免除了单独胎盘转运研究的需要,允许在给母亲重复给药后确定胎儿暴露量,并提供了胎儿暴露量与研究中观察到的任何可能的毒性反应的进行直接比较。然而,这项研究设计测量胎儿血液暴露量时,通常在最终剂量后加一两个时间点,并且通常只测量母体化合物,有时还测量任何代谢物,对于这些代谢物,可以进行验证的生物分析。因此,穿过胎盘并被胎儿快速排泄或代谢的化合物可能无法用这种方法检测。此外,这属于药物安全性研究,通常需要在良好实验室规范(GLP)条件下进行,这可能会限制对于血液或组织中药物和/或代谢物浓度测量探索性研究。这项研究设计最适合于预期可以胎盘转运的化合物,可能基于一个胚胎-胎儿发育毒性数据,或者来自类似化合物的数据,目的是确定药物在胎儿循环中的存在。

这类研究的一个典型设计是在猴子怀孕期间每天给服用试验品,最终一次给药大约在怀孕日(GD)100天时。在GD 100之前,从研究动物中收集母体毒素代谢样品,以确定完整的母体暴露情况。在最后一次给药后4小时,采集母血和胎儿血样本,并处死所有试验动物。母体和胎儿血液、血清或血浆中的药物浓度通过液相色谱-质谱(LC-MS)测定法分析,算出在母体和胎儿药物浓度比。由于这种试验设计中,胎儿血仅在单个时间点收集,因此很有必要了解测试品的药代动力学参数以最大化观察药物在胎儿中的循环。此外,这项研究设计只允许收集器官已经形成的胎儿的样品;如果需要在器官形成过程中测量胎儿暴露量,那么应该增加一组额外的动物。

使用放射性标记的测试化合物(^{14}C 或^{3}H)进行的胎盘转运研究,通常是母体以单次给药,在给药后的多个时间点收集母体血液、羊水、胎盘和/或胎儿。这项研究设计的好处是可以收集多种组织,所有与药物相关的物质都可以通过测定总放射性浓度来测量,并且由于这是一项独立的研究,它可以被设计来解决任何化合物特异性的问题(例如,不同妊娠期的胎盘转运或者特定胎儿组织中的药物浓度)。如有必要,带有放射性检测器的高效液相色谱(HPLC)可用于测量母体化合物的浓度以及收集的各种样品中单独的代谢产物。使用放射性标记材料的缺点是,它需要使用更多动物进行额外的研究,通常是在单次给药后,而不是重复给药。这项研究设计最适合对于胎盘转运未知的化合物,高代谢率的化合物,和/或研究目的在本质上更具探索性的化合物。

这类研究的典型设计包括将放射性标记物质(200 uCi/kg ^{14}C 物质,1 mCi/kg ^{3}H 物质),在老鼠怀孕 12 天时(此时器官形成过程中)和 18 天时(此时器官已经形成,近足月)一次性给孕鼠服用。在给药后 24 小时内的不同时间点,处死动物,收集母体的血液、胚胎/胎儿、羊水和/或胎盘,这样就可以确定总放射性浓度,同一窝的胚胎/胎儿合并一起后再进行样品处理。如果需要胎儿血液,可以通过断头法来收集。通过液体闪烁计数可以直接测定血浆和羊水中的放射量。对于胎盘和胚胎或胎儿,在液体闪烁计数之前,组织必须被同质化和氧化。如果需要测量母体药物和/或代谢物,而不是总放射性浓度,则可以使用带有放射检测器的 HPLC 和 LC-MS 进行额外的分析。如果考虑特定胎儿组织的暴露,可以解剖和分析该组织,或者对胎儿仍在子宫内的怀孕动物进行定量全身放射自显影。这些研究数据通常表示为收集到的每个组织中的药物或放射性浓度,也表示为相对于母体血液浓度的比率。也可以计算药代动力学参数,如 AUC、C_{max} 和 T_{max}。由于胎盘转运中潜在的物种差异,产生的数据通常被视为定性而非定量。

17.3.1.3.2　人体研究

药物的胎盘转运可以在人类身上进行评估,最普遍的方法是在胎盘排出时收集母体血液(从胎盘静脉)和胎儿血液(从脐静脉)。这样可以确定母体和胎儿循环中药物浓度的比例。如果在脐静脉和动脉血液中测量药物浓度,也可以推测胎儿的消除和代谢。其他测量人体胎盘转运的方式包括通过收集羊水和/或胎盘组织样本来获得。这项研究设计的局限性在于,样本只能在一个时间点采集,采集的时间不能预先确定,因为它取决于何时分娩和胎盘排出。

也可以在胎儿还在子宫时收集脐带血,对胎盘转运进行更全面的研究。使用这种方法,可以在妊娠中期至足月的任何时候采集多份样品,采集时间是基于药物药代动力学而非严格限制在分娩时间。然而这种方法使用得很少,因为它是一种伤害性很大的方法。

17.3.1.4　样品数据

Kim 等人 2004 年在绵羊身上进行了一个全面的非临床研究来估测氟西汀的胎盘转运。通过安置插管,可以给母羊或胎儿给予氟西汀,并收集了多份母血和胎儿血样本。然后测定母血和胎儿血浆中氟西汀、诺氟西汀、它们各自的对映异构体和它们的葡萄糖醛酸结合物,以及氟西汀和诺氟西汀的体内外蛋白结合物浓度。这种方法有助于评估母体化合物和药理活性代谢物的立体选择性胎盘转运;共轭葡糖甘酸的胎盘转运;母体化合物在胎儿体内的代谢和清除。

如在给母羊服用后,氟西汀和去甲氟西汀通过胎盘快速转运,两种化合物的母胎血浆 AUC 比率接近 0.6。这些数据与氟西汀亲脂性的理化性质相一致(在 pH = 7.4 时,亲脂性 logD = 2.08,呈弱碱性,pK_a 为 8.7),与胎儿血浆(5.8% ~ 10.5%游离片段)相比,孕妇血浆中的促胰岛素结合率更高(2.2% ~ 5.7%游离片段)。观察到暴露量的立体选择性差异,母体和胎儿血浆中的 R/S 对映异构体比率约为 1.7,这表明两种对映异构体在胎盘中的穿过程度相似。从使用氟西汀给胎儿服用后产生的数据来看,胎儿对氟西汀的清除率最低,且没有氟西汀的糖醛酸化或代谢。通过搜集大量的数据,可以研究血浆蛋白结合、体内和体外代谢以及立体选择性如何影响绵羊胎盘转运,并评估这些参数对人类胎盘转运的潜在影响。

Gerdin 等人 1990 年进行了一项临床胎盘转运研究,研究的是吗啡及其葡萄糖醛酸代谢物在人体胎盘内的转运。给孕妇静脉注射吗啡,并采集母血和胎儿血样本。吗啡迅速穿过胎盘,给药 5 分钟后,胎儿和母体血浆中的浓度比达到 0.96,大多数后续样品的比率仍然接近 1。这些数据并不令人惊讶,因为吗啡很容易穿过大多数生物膜。在给药后 12 分钟,胎儿血中葡萄糖醛酸代谢物的浓度不及母体循环中的 2‰,并且该比率通常保持 0.6 以下,这表明代谢产物的胎盘转运明显较少和/或胎儿代谢较少。这些数据清楚地说明了吗啡的胎盘转运以及胎儿的暴露情况,并反映在产品标签中(表 17.4)。

17.3.1.5　总结

仅使用化合物的理化性质,很难准确地预测胎盘转运的程度。因此,对胎盘转运进行体内评估是一种标准做法,通常是用药物安全性研究中第二阶段使用的动物种类之一。如果执行正确,这些研究有助于解释胚胎-胎儿发育毒性测试的结果,并经常用于支持药物注册,而无须进行额外的工作。如果需要,可以使用体外或体内系统进行进一步的机理研究(例如转运蛋白反应),或者可以进行临床研究来直接测量人类胎盘转运。

17.3.2　乳汁排泄研究

17.3.2.1　综述

泌乳研究已经在多种哺乳动物上开展过,如大鼠、小鼠、兔子、狗、猴子、山羊和奶牛,以及临床上开展。最常见的用于吸收、分布、代谢和排泄(ADME)研究目的的物种是大鼠,因为它们在药物开发过程中广泛用于毒理学研究和代谢评估。大鼠有较短的妊娠期和相对较短的成熟期,可在合理的时间内进行生殖毒性研究来进行药物安全性评估。兔子也被广泛使用,因为它们是生殖毒性研究的常规选择品系,而且与大鼠相比,它们的体型更大,可以收集更大的样本量。

进行泌乳研究的研究设计时,有几个因素需要考虑(物种、时间点、剂量等)。了解物种间乳汁成分的差异很重要,这可能会影响药物分配和乳汁中的浓度。与人类相比,小鼠、大鼠和兔的乳汁中含有较高的蛋白质和脂肪,而人奶含有较高百分比的碳水化合物(表17.5)。由于药物的亲脂性和蛋白结合特性在分泌到乳汁的过程中起着重要作用,所以这些物种的差异应该加以研究。乳汁的成分会随着泌乳过程的进行而变化。在分娩后的初乳中观察到高蛋白质水平,一直持续到泌乳日(LD)第5天,此后蛋白质浓度降低,脂肪含量增加,直到泌乳日(LD)第15天。甚至在单次哺乳过程中,人类的乳汁成分也会发生变化,脂肪含量和pH通常在整个喂养过程中会不断升高。在大鼠体内,乳汁蛋白水平在哺乳期间相当稳定,但是采样时间可能是一个重要因素,因为大鼠主要在夜间进食,这会影响乳汁成分。在研究哺乳对药物代谢、药代动力学和测试化合物清除的影响时,也应考虑到怀孕的和非怀孕的啮齿动物和人类的基因表达差异以及肝肠中蛋白水平(Ito and Lee, 2003; McNamara and Abbassi, 2004)。

表17.5 新药研发中所使用的常见哺乳动物的乳成分(%或 g/100 mL 或 g/100 g)

	大鼠	兔	小鼠	犬	猴	奶牛	人
脂肪(脂质)	10.9~17.5	10.5~18.3	13.1	8.0~13.7	4.6~5.4	3.6~3.7	3.2~4.6
蛋白质	8.0~12.5	10.4~15.5	9.0	5.2~10.2	1.5~2.5	3.4	1.0~1.8
酪蛋白	8.5~12.0	6.2	7.0	6.6~7.5	1.1	2.8	0.2~0.4
碳水化合物(乳糖)	1.2~3.7	1.8~2.1	3.0	2.6~4.5	7.8~8.1	4.6~4.8	6.9~7.1
pH	6.6~6.7	7.36	无数据	无数据	7.0~7.2	6.4~6.8	7.0~7.1

17.3.2.2 体外模型

估测药物排泄到乳汁中的潜力是很有必要和有益处的。鉴于17.2.1节中描述的注意事项,许多化合物的乳汁和血液(血清或血浆)浓度比(M/P_{pred})预测值可通过其理化性质以及从相对简单的体外技术中获得的数据计算出来。1995年Notarianni等人描述的平衡透析,其使用婴儿配方奶粉,它与人乳组成相似(蛋白质、脂肪和pH)。在配方中加入牛血清白蛋白(BSA)和/或甘油三酯也可以进行研究。预测动物和人类的药物乳汁-血浆浓度比的最常用方法包括2003年Fleishaker发表的改进版扩散方法的,这些方法利用血浆蛋白结合、血浆和乳汁中的pH测量、脱脂奶和血浆中未结合片段以及脱脂奶/全奶比率。缺点是尽管不需要给药(和不必要的暴露)或扩大取样范围,但需要从动物或人体搜集乳汁。

估算乳汁与血浆的浓度比需要某些参数,如血液和乳汁的pH、蛋白质浓度、药物的蛋白质结合、乳汁脂肪含量和脱脂乳与全脂乳的药物浓度比。乳汁和血浆的蛋白总浓度可以通过市场上可买到的试剂盒来测定。最好是在实验中测量pH,尤其是对于人类样本(例如,使用临床血液分析仪进行厌氧检测),但是也可以使用文献值。每个样品中的脂肪百分比与脂质浓度密切相关,可通过母乳分析仪测定。在 1978 年 Lucas 等人描述的一种常规方法中,将牛奶样品放入非肝素化血细胞比容管中(比如 75 mm×15 mm 规格)并以 12 000 g 离心 15 min,立即将试管从离心机中取出并垂直放置。通过比较柱中奶油层的长度与整个牛奶层的长度来测量奶油层,结果表示脂肪的百分含量。因为主要是只有未结合的药物被分泌到乳汁蛋白中,所以可能需要血浆和乳汁中未结合药物的数据。对于蛋白质结合测定,乳汁样品应该以相对低的速度(例如 5 000 g),离心 10~20 min,将脂肪与脱脂乳层(底部)分离。平衡透析扫描以类似于血浆蛋白中化合物结合的方式进行,除了磷酸盐缓冲液的 pH 应该与上所述测定的乳汁的 pH 相匹配。

在可能涉及主动转运机制的情况下(即药物的乳/血浆比率高于预期),在体外方法中,可利用乳腺上皮细胞系(其在催乳素刺激下可合成酪蛋白)来研究药物是否通过主动转运从血浆转运到乳汁中。为了评估通过人类乳腺的潜在药物转运,可利用培养的抗胰蛋白酶的人类乳腺上皮细胞(HMEC)单层,它也产生 β-酪蛋白,形成一个紧密的单层系统,用于被动和载体介导的转运,并表达 hOCT1 和 hOCT3,两种在人类乳腺组织中发现的药物转运体(Kimura et al. ,2006)。在这项技术中,正常的人乳腺上皮细胞生长在补充了胰岛素、表皮生长因子、氢化可的松、两性霉素 B、庆大霉素和牛垂体提取物的人乳腺上皮生长培养基中。表皮生长因子被催乳素替代,以分化细胞,之后细胞生长在胶原蛋白涂层上,采用分层共培养技术,孔隙尺寸在 3 μm,以一半的密度放置在 37℃ 的培养箱中,保持 5% 二氧化碳含量的环境。当细胞有 80% 汇合在一起时(培养接近 7 天),加入 0.025% 胰蛋白酶/0.1% EDTA,通过离心去除未附着的细胞。允许余下附着的细胞生长到 80%,再用胰蛋白酶处理,重复该操作 3 次。然后将细胞(插入物)转移到含有分泌介质的培养皿中,培养 7 天以上,此时大约有 50% 的细胞对催乳素有反应,跨上皮电阻很高(800~1500 欧姆×cm²)。将测试药物放置在培养孔顶侧或基底外侧进行孵育,在 37℃ 下轻微摇动。在不同的时间点从没有药物的培养孔边取样,以评估从供方到受方的药物量。取样后建议加入等量的空白培养基。如同涉及细胞单层的其他系统一样,甘露醇可以作为单层细胞跨细胞渗透完整性的典型空白对照。还建议测量供体和受体侧的药物浓度,以考虑受试化合物的任何代谢以及与培养板或细胞的结合情况。

17.3.2.3　体内模型

17.3.2.3.1　动物研究

在啮齿动物体内,评估乳汁转运的典型评定包括:① 测量乳汁中的药物浓度;② 比较母体和幼崽的药物暴露。第一步很重要,因为乳汁中药物的浓度,用 C_{max} 和 AUC_{0-t} 表示,比乳汁/血浆比更具有临床意义。第二步评估婴儿的药物生物利用度。这一点至关重要,因为药物在乳汁中的含量很高,这并不意味着婴儿就会临床上显著地暴露于药物,因为婴儿的药物暴露取决于婴儿体内药物的吸收、代谢、分布和清除。

为了确定乳汁中的药物浓度并评估药物来源物质的特性,若孕妇自然分娩,出生日期称为产后(PD)第 0 天或者泌乳(LD)第 0 天。几天后,这些幼崽可以进行挑选,每一窝指定数量(通常为 6~10 只)。如果认为有必要,可以选择同一个性别。或者,可以通过商业途径获得具有指定的幼崽数和性别的母体。母体与幼崽一起饲养,直到大约泌乳的第 10~14 天,此时,通过指定的途径给予母体放射性标记(^{14}C)的药物,并将其放回到一个没有幼崽的笼盒。典型的给药包含 100~400 uCi/kg(每只大鼠约 25~150 uCi)。收集乳汁前 1~4 h 内把幼崽移走,因为如果分离时间超过 4 h,会影响乳汁成分,从而可能影响试验药物的分配。然后,在乳汁收集前大约 30~60 min,给母体腹腔注射催产素(1~5 IU/kg),这样可以收集最大量的乳汁进行分析(例如,在 10 min 内一只大鼠可收集 1 mL)。如果使用小鼠,乳汁的体积将会降低 5~10 倍。母体动物被麻醉(如氯胺酮,塞拉嗪,乙酰丙嗪或它们的混合物),然后在选定的时间点用手或挤奶机收集乳汁。通常每只大鼠只挤奶一次,收集尽可能多的样本,以便评估药物和代谢物的水平。收集乳汁后,可以收集血液进行药物和代谢物分析,以确定分析物的乳汁与血浆含量比。可以通过液体闪烁计数直接分析乳汁放射活性。若是测定单个分析物,乳汁样品通常在 LC-MS 分析之前要进行萃取(例如甲醇/乙腈)。其中重要的是将牛奶样品加热至 37℃以液化,从而获得均匀的样品。

为了测定和比较母犬和幼犬的药物暴露情况,让怀孕的母犬自然分娩。在大约泌乳期第 10 天时,通过指定的给药途径给予母犬放射性标记的药物(通常为 100~400 uCi/kg)。给药后,母犬和幼犬一起放回笼子里,允许它们自由采食和饮水,同时允许幼犬正常哺乳。在给药后的指定时间点,为了采集样本,每窝要处死一定数量的幼犬。幼犬可在终点取血,以确定循环浓度。通过组织提取和放射活性测定,或者通过定量全身放射自显影来量化幼崽中的个体组织浓度。整个幼犬(或整窝幼犬)也可以匀浆以测定放射活性和代谢物谱。血液样本可以在指定的时间点从每个母犬收集。如果需要更大的样本量,可以对母犬进行终点采血。在最后一个时间点,可以处死母犬来评估母体的血浆和组织药物浓度。

评估乳汁转运也可以作为围产期-产后生殖和发育毒理学研究第三阶段的一部分进行。在这项研究设计中,F_0 代雌性大鼠从妊娠第 6 天开始持续给药,持续到整个哺乳期(通常到产后第 20 天)。因此,其后代在子宫时和后期通过泌乳都会暴露有药物。虽然这项研究设计的主要目的是为了提高药物在胚胎和胎儿发育、分娩和哺乳期间的安全性,但是乳汁的药物含量和向子代的转移可以为任何毒素学发现提供背景,并有助于建立安全阈值。这种研究的缺点是把一些额外的终点加到这种类型的毒理学评价的复杂性。此外,药物动力学研究不会在已经进行了毒理实验的动物身上进行,而是用其他动物来采血。这些研究是用未标记的药物和大量代谢物来进行的,通常不进行个体代谢物的定量。因此,本研究设计通常不推荐用于高代谢药物或具有多种代谢产物的化合物,特别是当代谢物保持一定程度的药理活性时,除非有参考标准和合适的生物样品定量分析方法。该设计类似于上文描述的放射性标记研究,在哺乳第一周(即出生后第 8 天)后的一天,在不同的时间点收集母体血样,以确定母体血浆的 AUC_{0-24}。哺乳第二周之后一天,将幼崽从笼子里移走,给予母体一定剂量的催产素,然后采集乳汁(在麻醉状态下)。可以对幼崽进行血液和/或组织取样,以确定药物和代谢物的浓度。乳汁搜集完成后,也可以从母体采血。因为这通常是终点采血,也可以进行其他取样(组织采集、切片等)。

这项研究设计使用兔子时可以收集大量样本。在进行药代动力学研究的前一天,可以把母兔,仔兔分开。在耳静脉中置入一个插管,可以在 24 h 内从一只兔子身上采集几个(例如 10 个)血样,每个 1 mL。同时可以手动采集母兔乳汁到连接真空系统的离心管中。在每个时间点,所选择来挤奶的乳房必须挤干乳汁。除了考虑药物稳定性时采取的预防措施之外,乳汁样品应该在低于−20℃保存,直到分析结束,并且不要反复冻融(即冻融仅一次),因为乳汁的完整性,如脂质含量会受到影响,从不好的样品中将可能使获得的数据结果混乱。之前的研究表明,在室温下放置 45 min 或 37℃下放置 30 min 或反复冻融后,样品中母乳成分的各项值都会显著下降(Silprasert et al. ,1986)。对于需要长期存储(超过 1 周)的样品,应储存在−70℃下,因为高于这个温度会引起脂肪分解(Lavine and Clark,1987)。

如果由于乳汁/血浆比率明显高于上述 HMEC 模型中预测和/或证明的活性转运,就要考虑有药物转运体的参与,可以进行体内研究来评估活性转运过程在哺乳中的作用。这种设计也可用于评估其他可能影响试验药物和/或代谢物乳汁转移的机制(如酶抑制、诱导)。不管怎样,该研究可以作为一个典型的乳汁排泄研究,按照与上述类似的方式进行。给予一组单独的哺乳动物试验药物和相互作用的药物(预处理过的,同时给予的,等等)。比较一下药物相互作用存在与不存在时乳汁和血浆中测试化合物、放射性物质、代谢物等的浓度。

17.3.2.3.2 人体研究

在许多情况下,服用药物的孕妇和哺乳期妇女最好继续接受治疗,同时仍建议她们母乳喂养婴儿。此外,婴儿在生长发育过程中唯一的营养来源可能是乳汁。因此,建立药物在乳汁中的药代动力学和对暴露于婴儿的药物进行定量对于评估母乳喂养在药物治疗中的风险效益非常重要。最常见的方法是测定母亲乳汁和血浆中的药物浓度,估计婴儿每天的暴露量,并在可能的情况下测量母乳喂养婴儿体内药物的循环水平。优选在处于稳态的受试者中进行这些测定,然而,对于没有随着慢性剂量或急性使用而累积的药物,单剂量研究可能就足够了。在 0~24 h 的不同时间点从插管中收集母体静脉血样本(5~10 mL),采血时间点基于药物的血浆/全血药代动力学。在相同的时间间隔内,通过手动或电动吸乳器排空乳房。取较大的等分试样(15 mL)用于评估药物水平,用血气分析仪注射器取较小的等分试样(1 mL)进行 pH 测量。应该测定每个样品中的乳脂率(用血液成分分析仪)。为了对药物向婴儿的转移量进行定量,建立母体暴露量与婴儿暴露量的关联,并估计婴儿体内的药物清除情况,剩余的药物可以用奶瓶喂给婴儿,并从婴儿身上收集静脉血和/或尿样。乳/血浆比率是基于母体的血浆和乳汁的 AUCs 来计算的。假设婴儿口服的生物利用度是 100%,24 小时内累积的药物排泄量除以婴儿体重,得出毫克/千克的剂量(mg/kg)(Kristensen et al. ,1998)。或者,如果平均每日母乳摄入量为 0.15 L/kg/天(Bennett,1996),婴儿暴露量可以表示为母亲体重正常剂量的百分比。乳汁中的给药剂量可以算作稳态时的母体的血浆药物浓度,可通过乳/血浓度比和婴儿的母乳摄入量(0.15 L/kg/天或实验获得的值)来计算。一个值得关注的阈值是当根据体重来调整的药物转运超过 10%(Bennett,1996)。当可以计算或估计婴儿的药物清除率时,2003 年 Ito 和 Lee 建议使用"暴露指数"将乳汁与血浆的药物浓度比率、牛奶摄入量和婴儿的药物清除率联系起来,用百分比表示如下:100×M/P×乳汁摄入量(150 mL/kg/天 = 0.1 mL/kg/min)/婴儿药物清除率(mL/min/kg)。由于这种类型的研究通常在药物开发的后期进行,这种信息可以与现有的临床数据结合起来,通过在哺乳期间不连续治疗或在给药期间限制母乳喂养来权衡带给婴儿和母亲的风险。

17.3.2.4 样品数据

将 ^{14}C 标记的达沙替尼口服给产后大约 8 或 9 天的哺乳期大鼠,随后收集乳汁和血浆样本,对达沙替尼在乳汁中的排泄进行了调查(He et al.,2008)。放射性物质被大量排泄到乳汁中,各个时间点的乳汁与血浆药物比率在 2.4 到 37.2 之间,平均比率接近 25。使用 HPLC 和放射性流动检测,大部分放射性被定性为母体化合物。基于达沙替尼的物理化学性质(大鼠血浆游离度 97%;碱性化合物,pK_a 为 6.8;pH 为 7 时亲脂性 logD 值为 3.1),预测乳/血比约为 2。随后的研究表明达沙替尼是 BCRP 介导的转运体的底物(Chen et al.,2009),这可能是乳汁排泄高于预期的原因。对于其他 BCRP 的底物,如阿哌沙班也报道了类似的数据结果(Wang et al.,2011)。在妇女分娩后第 1~3 天,每天一次口服抗疟疾药物氯喹 CQ(750 毫克酸磷氯喹,465 毫克自由基),来研究氯喹及其药理活性代谢物脱乙基氯喹(DECQ)排泄到乳汁中的情况(Law et al.,2008)。氯喹是一种弱碱性物质(pK_a = 10.2),无强亲脂性(pH 为 7.4 时,logD 值为 0.96)。测定乳汁中(前期和后期的乳汁)氯喹和脱乙基氯喹的浓度,婴儿暴露量可根据平均乳汁摄入量(0.15 L/kg/天)来估测。虽然后期乳中的乳成分比前期乳中的高,但后期乳和前期乳中的 CQ 和 DECQ 浓度差异相对较小。在 17 天采样时间内,乳汁中 CQ 和 DECQ 的平均浓度分别为 226 和 97 μg/mL,产生的婴儿相对剂量为 CQ 2.3%(34 μg/kg/天)和 DECQ 1.0%(15 μg/kg/天)。这些预测的给婴儿的剂量远低于推荐的儿童治疗剂量(48 h 内 25 mg/kg)和实际给予婴儿的剂量(高达 50 mg/kg/天)。因此,结论是,在给予母亲 CQ 之后再母乳喂养对新生儿的潜在风险应该很小,但是也不太可能为婴儿提供任何的抗疟疾的保护。

17.3.2.5 总结

如果一种化合物排泄的主要机制是被动扩散,根据化合物的理化性质和使用体外技术产生的数据,就有可能估算乳汁与血浆的药物浓度比。然而,由于其他因素,如药物转运体,可能参与辅助化合物向乳汁中排泄,因为实验动物在体乳汁排泄研究相对便宜和直接,所以通常进行体内乳汁排泄评估来支持药物注册。一项临床研究偶尔,可能会被授权直接测量人类的乳汁排泄量,以及婴儿的暴露量。这种情况在药物类别中更常见,这些药物类别通常给产后妇女服用,如抗抑郁药、抗精神病药和抗高血压药,从而进行临床研究以直接测定人类的乳汁排泄和婴儿暴露,以帮助药物治疗的风险效益评估,从而确定是否有必要在母乳喂养期间停止药物治疗。

17.4　结论

　　本章详细介绍了正确计划和执行胎盘转运和乳汁排泄研究的关键问题和考量。重要的是将有用的 ADME 和毒理学信息纳入研究设计,并理解研究的最终目标。虽然体外研究可能有助于机理研究,但动物体内研究目前是评估胎盘转移和乳汁排泄的最能接受的方法,而且作为许多药物销售应用的一部分,经常受到相关机构的调控。如果执行正确,这些研究对于合理解释在Ⅱ段和/或Ⅲ段毒性研究中观察到的任何发育毒性以及预测潜在的对人类胎儿或母乳喂养的新生儿的风险都非常有用。评估药物胎盘转运的临床研究通常不是必需的,但可以在需要时进行。临床乳汁排泄研究更为常见,用于评估婴儿对乳汁药物的潜在暴露量,以及评估婴儿伴随药物治疗的风险。

（严金玉译;李姝审校）

参考文献

18

用于 ADME 研究的人体胆汁采集

Suresh K. Balani, Lisa J. Christopher, and Donglu Zhang

18.1 引言

胆汁排泄研究为外源性物质的处置提供了宝贵的信息。这些研究测定了化合物及其代谢物在胆汁中的排泄程度,结合尿液的数据,更准确地确定化合物的总体代谢情况(Zhang and Comezoglu, 2007)。胆汁排泄研究结果有助于确定在患有肝脏疾病的受试者中开展临床研究的必要性,同时有助于了解清除途径、肝肠循环、肝脏毒性以及药物-药物相互作用(DDIs)的程度。胆汁采集常用于动物的吸收、分布、代谢和排泄(ADME)研究,在人体研究中很少采集。在人体 ADME 研究中没有采集胆汁的主要原因是 T 管胆管引流或者应用胆道系统诊断胆囊炎或者胆石症(胆结石)的患者有限。然而近年来,低损伤、非手术过程使从健康志愿者采集胆汁用于常规的人体 ADME 研究成为可能。这个方法的可行性可能使人体胆汁数据的采集更为便利。本章描述了采集胆汁的方法原理和用途,以及目前的局限性。

18.2 生理学

胆汁是由肝脏中肝细胞产生的一种黏稠的、微碱性的黄绿色液体。它包含胆汁盐、磷脂、胆固醇、蛋白质、氨基酸、核苷酸、维生素、胆汁色素、水以及各种有机阴离子和无机物。不同的种属中胆汁的总体组成不同,即使同一个种属由于营养状况差异胆汁的成分也会不同。在某些疾病状态下胆汁成分可以被改变,如胆结石、克罗恩病、肝硬化和肝胆系统恶性肿瘤。胆汁从胆囊排出进入肠道以消化食物。它充当乳化剂,促进消化和吸收脂肪及脂溶性维生素(Klassen and Watkins, 1984)。胆汁另一项重要功能是作为一些药物、毒素及其代谢产物的清除载体,使他们可能排泄进入肠道而从体内清除。

在人体中,肝脏每天可以产生大约 1 L 胆汁。胆汁从肝细胞分泌出来,流入肝小管,最终流入左右肝管,汇入肝总管(图 18.1)。肝总管的胆汁经由胆囊管传递到肝下方长约 7 ~

10 cm 的胆囊,在胆囊中储存并渐渐浓缩至 90% 的体积。当食物进入十二指肠时,其黏膜上皮会释放缩胆囊素,刺激胆囊收缩和胆汁排出,同时促进胰液分泌。存储的胆汁从胆囊流出,进入胆总管,流入到与胰腺管相连的十二指肠 Vater 壶腹部。从胆总管流入肠道的胆汁量受胆道口 Oddi 括约肌调控。

胆囊不是人体生存所必需的,去除胆囊后人体依然可以正常生活。然而,在这些人群中,人体不能有效地调控胆汁进入肠道。胆汁以缓慢的速度产生

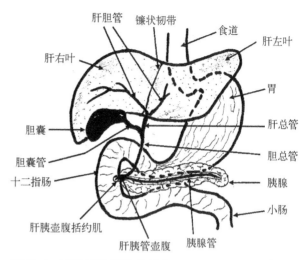

图 18.1　胆道树示意图,该图由 S. K. balani, 2011 绘画。

并直接分泌进入肠道,而不是在胆囊中浓缩并在有食物刺激时大量释放。有些动物天生缺失胆囊,如大鼠、鸽子和马。

18.3　胆汁数据的用途

胆汁排泄数据可与尿液和粪便排泄数据结合,以便更全面地了解一个开发药物的 ADME 性质。了解人体胆汁排泄的程度以及胆汁中代谢产物的量和类型有助于规划未来的临床实验。例如,如果一个化合物主要通过肝脏途径清除,也就是代谢和/或排泄进入胆汁,推荐在肝损伤受试者上进行临床研究。胆汁排泄信息可以提供哪些酶系统对研究是重要的以及潜在的/预期的药物相互作用的程度,从而有助于设计合适的 DDI 实验。

胆汁中绝大部分的代谢物可以被完整地检测到,提供出代谢物定性和定量的准确信息,而粪便的代谢物谱可能会误导研究者。由于存在药物相关成分可被肠道微生物非系统代谢的可能性,所以必须仔细评估粪便代谢物谱(Steinmetz and Balko, 1973; Drasar and Hill, 1974)。例如,化合物在肝脏中经过葡萄糖醛酸化后分泌到胆汁中,在粪便样品中很可能检测到的是它们相应的糖苷配体,而不是葡萄糖醛酸代谢物,这是肠道微生物水解酶作用的结果(Parker et al., 1980)。类似的,在肠道中 N-氧化物可能被还原(Mitchell et al., 1997; Jaworski et al., 1991; Christoper et al., 2008),可能会被误认为是粪便中没有改变的原型药物。对于口服药物,这将混淆代谢的发生,因为在粪便中检测到的原型化合物可能是没有吸收的药物,也可能是经过系统代谢排到胆汁又被肠道微生物代谢转化成的原型化合物。因此,单纯依靠粪便数据可能低估化合物的代谢程度或者某种特殊代谢途径的重要性。为了定量地了解不同酶在化合物清除过程中作用,需要同时了解人体代谢的程度(比如体内药物代谢的总体比例)和通过特殊途径代谢的比例,从而帮助更准确地预测基于这些酶的 DDI 的可能性。

胆汁采集也可以用来评估发生结合反应或者生成反应性代谢产物的程度。例如,在肝细胞孵育过程中莫格他唑和培格列扎均主要生成酰基葡萄糖醛酸苷代谢产物。然而,口服给药后,在人体的尿液和粪便中仅能检测到很低的水平。人体胆汁采集研究表明,在胆汁中20%~40%的给药剂量会以酰基葡萄糖醛酸苷代谢物的形式排泄(Wang et al., 2006, 2011)。这些数据表明,肠道微生物水解葡萄糖醛酸代谢物的现象会阻碍体内葡萄糖醛酸结合程度的准确评估。

胆汁排泄研究也可以帮助确定化合物是否有肝肠循环(Wang et al., 2006)。如果化合物以原型或者直接结合产物的形式主要从胆汁排泄,这种化合物可能存在着肝肠循环。此外,与没有胆汁采集的受试者相比,胆汁采集的受试者由于肝肠循环被干扰会表现出更低的系统暴露量。

对于静脉给药的药物,胆汁采集可以为外排转运体从肠黏膜分泌化合物这种清除途径提供间接的证明(Zhang et al., 2009)。如果胆插管动物静脉给药后,在粪便中可以检测到一部分药物,那么很可能是通过肠道直接分泌的。由于胆汁最多只能收集几个小时,目前还没有办法应用^{3}H-或者^{14}C-标记的化合物研究人体内小分子化合物的肠道分泌。在这种情况下,需要应用胆插管动物的数据来深入了解人体的情况。

18.4 胆汁采集技术

胆插管动物实验常作为药物开发项目的一部分。在这些研究中,通过手术对动物胆管插管,达到完全回收全部输出的胆汁的效果。此外,在给药后通过补充胆汁酸可以延长采集胆汁的时间(Balani et al., 1999)(在研究期间,通常是几天),从而获得更完整的胆汁排泄和代谢的评估。通过胆插管采集的胆汁应不含有胃液和其他肠道分泌物。

用于人体胆汁采集的方法包括有创和无创技术。有创技术通常在通过手术治疗或者诊断潜在的疾病患者身上开展。在探索性药物研究中想要这类患者参与的可能性非常小。无创方法可以利用患者或者健康志愿者,使得这些技术更好地应用在药物处置研究中。根据现有的方法,目前还不能延长人体实验中胆汁的采集时间,最多只能采集几个小时。

18.4.1 有创技术

有创胆汁采集技术包含超声引导下的经皮穿刺、皮下或者经肝的细针胆囊穿刺术(Hussaini et al., 1995;Wee et al., 1995),肝管空肠吻合术(Brookman et al., 1997),或者对于胆囊切除后的患者用经皮的 T 管胆管引流术(Rollins and Klaassen, 1979;Lorenz et al., 1984;Jüngst et al., 2001;Ghibellini et al., 2006a and 2006b)。很难让这类患者作为志愿者进行探索性药物研究。然而,一旦有这类患者参与,这些研究将为药物的体内处置研究提供非常有价值的信息。这些技术的一个主要缺点是不能完整的采集胆汁;只能抽取或者短时间收集。上面提到的技术中,胆总管 T 管引流可以收集较多的胆汁,尽管只能收集较短的时间。用于胆道疾病治疗的头孢类抗生素，包括头孢羟唑，头孢唑林以及先锋霉素，在其静脉注射 6 小时后采用 T 管引流采集胆汁（Ratzan et al.，1978）。研究结果表明头孢羟唑在胆汁中浓度最高，是治疗术后胆道系统感染的首选药物。

由于这些过程的外科手术特性，所以存在感染、胆漏、出血以及右上腹疼痛的可能性（Nahrwold，1986；Hosking et al.，1992；Williams et al.，1994；Hussaini et al.，1995；Tudyka et al.，1995）。而且，这些患者通常同时服用多种药物来治疗疾病或者协助外科手术，这可能会妨碍对研究药物的代谢行为进行准确评估。

18.4.2 无创技术

18.4.2.1 口-胃十二指肠吸引术

18.4.2.1.1 案例 1 开发了一种从健康志愿者十二指肠收集部分胆汁的非手术方法（Balani et al.，1997）。该技术使用改良的鼻/口胃（NG）管从两个部位吸取液体，一个是从胃里，另一个是从邻近肝胰壶腹处，即胆汁进入十二指肠的位置。为了收集肝胰壶腹处胆汁和十二指肠液体，需将两根聚丙烯（PE）管插入并穿过 NG 管。通过调整 PE 管伸出 NG 管尾部的长度，使 PE 管尾端靠近肝胰壶腹处。此外，在 PE 管尾端连接一个金属示踪器，使其可以通过 X 射线来准确定位。胃液被单独从胃部吸取。插管会受到志愿者的影响，因此会提前用胶带把管子固定在面颊部位，以避免因 NG 管蠕动导致滑脱或者移位。在前期的药代动力学研究中已经确定了药物的 T_{max}，因此鼻胃管的安装时间应该早于观察到的 T_{max}。在 4~6 h 的连续采集后，需在采集结束前 2 h 给受试者注射羧基-末端八肽胆囊收缩素（20 ng/kg，5 min），以刺激胆囊收缩从而收集最大量的浓缩胆汁。通常会同时收集血浆和其他排泄物。

这个实验可以在健康志愿者上进行，有明显的优势，受试者的风险也比较低。另外，不同于手术的采集法，这项胆汁采集技术没有任何合并用药，因此得到的数据不会受到 DDIs 的影响。然而，该项技术也有明显的局限性，就是胆汁只能采集最多几个小时。同时受限于受试者对设备的耐受性，而且在整个胆汁采集过程中，受试者要禁食。需要注意的是，采集到的液体并不是纯的胆汁，而是胆汁、十二指肠分泌物及残留胃液的混合物。此外，由于部分液体可能会继续穿过消化道，液体的采集可能不完全，特别是当管子的位置没有在最合适的地方的时候。最后，如果受试化合物通过口服给药，过早地采集胆汁可能会从肠道部位收集到未吸收的药物。

上述技术被应用到一种半胱胺酰-白三烯受体的拮抗剂即[¹⁴C]孟鲁司特的研究（Singulair [Merck & Co.，Rahway，NJ，USA]）中，以全面了解人体对其的处置过程（Balani et al.，1997）。孟鲁司特的口服生物利用度约为 60%（Cheng et al.，1996），很少量通过肾脏途径消除。所以，至少 60% 的给药量被认为是通过胆汁和/或肠道分泌消除。因此，了解胆汁清除形式对了解药物的处置过程是重要的。根据上文讨论的原因，不可能长期持续的采集胆汁，因此一种创新的研究方案将健康志愿者分段采集，以此来提供更长时间的胆汁排泄谱。药物血浆 T_{max} 大约是 4 h，一组受试者在给药后 2~8 h 的时间段内采集胆汁，以覆盖血浆 T_{max}。在这个时间段的胆汁可以提供前期的胆汁代谢物谱。在第二组受试者采集给药后 8~12 h 的胆汁，以提供后期胆汁代谢物谱。在前一组的收集时间段内，药物已经通过了十二指肠，从而减少了从十二指肠捕获到未吸收药物的可能性。胆汁采集初始时间的设计可以与在胆汁迅速排泄，且血浆半衰期短的化合物很好的匹配。然而，对于半衰期长的药物需要更长的采集时间，这可能引起志愿者的耐受性问题。在这种情况下，或者药物在药代动力学上表现出时间上的变异时，改变胆汁的采集时间可能是有用的。对于孟鲁司特，在两个采集周期，总共回收到 20% 的口服放射性给药量，考虑到化合物的生物利用度（60%），表明已达到很好的回收率。在胆汁样品中，这个药物被广泛代谢，只有少量保留母药型式。胆汁中检测到了一些羟基化代谢产物，非对映异构体和酰基葡萄糖醛酸结合代谢产物。在两个采集周期中，胆汁的代谢物谱类似，所以从这些样品得到的代谢物谱可能代表整个药物的情况。因此，用该方法可以达到人体代谢产物鉴定以及定量的目的，而不会受胃肠道的微生物代谢的干扰。

18.4.2.1.2　案例 2　类似的人体胆汁采集技术被用于一种新型的 α/γ 双过氧化酶激活受体激动剂（PPAR）（Wang et al.，2006）[14C]莫格他唑的处置过程研究（Pargluva [Bristol-Myers Squibb，New York，NY，USA]）。与前面描述的方法相比，该实验主要的改动在于使用了一种商业化的 Miller-Abbott 型肠管（Model AN-22，Anderson Products Inc.，Haw River，NC）用于胆汁采集。该设备由一个加有示踪器的双通路聚乙烯鼻胃管和末端充气乳胶气球头组成（图 18.2）。管子的一端在胃的末端穿过用于抽取液体，另一端接入气球，用于注入空气使气球膨胀起来。插管并将管子调整至肝胰管壶腹下方的十二指肠处后，使气球充气膨胀，用于阻断肠液的流动，从而达到更完整收集胆道分泌物的目的。由于这个装置没有单独的端口来抽取胃液，所以收集到的液体代表的是胃液、胆汁和肠道分泌物的混合物。

莫格他唑在动物体内的非临床数据表明，直接葡萄糖醛酸结合是该药物的主要的清除途径，大部分的给药量通过粪便排泄（Zhang et al.，2009）。为了更好地了解直接葡萄糖醛酸结合对莫格他唑在人体内代谢的贡献，健康男性志愿者单次口服 20 mg 的[14C]莫格他唑后在胆汁采集和无胆汁采集的情况下研究其代谢和处置过程（Wang et al.，2006）。对于采集胆汁的受试者，在给药后 3~8 h

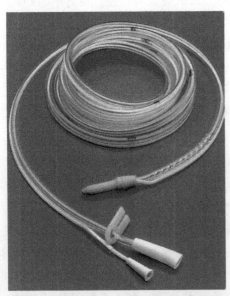

图 18.2 用于胆汁采集的预先加有示踪器的 Miller-Abbott 型肠管。如文中描述，该装置用于莫格他唑、阿哌沙班、培格列扎在人体 ADME 研究中的胆汁采集。（Model AN22 Intestinal Tube，Anderson Products Inc.，Haw River，NC.）

进行胆汁采集。另外,在给药后大约 7 h 静脉注射给予 Kinevac® (Bracco Diagnostics, Princeton NJ, USA)(辛卡利特,一种合成的 C-终端的八肽胆囊收缩素),以促进胆囊收缩达到最大程度分泌胆汁的目的。

对于只采集粪便及尿液的受试者,在粪便中回收了 91% 的放射性给药量。对于胆汁采集组,于给药后 3~8 h 采集的胆汁中回收到 40% 的放射性给药量,粪便中回收到 51%。在胆汁放射性物质中,莫格他唑的葡萄糖醛酸结合物(占 15% 的给药量)和莫格他唑氧化代谢产物的葡萄糖醛酸结合物(总共占 16% 的给药量)占有约 80% 的比例。相比之下,粪便样品中仅含有莫格他唑及其氧化代谢产物,说明胆汁中的葡萄糖醛酸结合物被肠/结肠中的微生物水解(图 18.3)。因此,胆汁采集实验可以确定葡萄糖醛酸结合是莫格他唑代谢的主要途径。而对于传统的尿液及粪便采集实验,并不能认识到该途径的重要性。

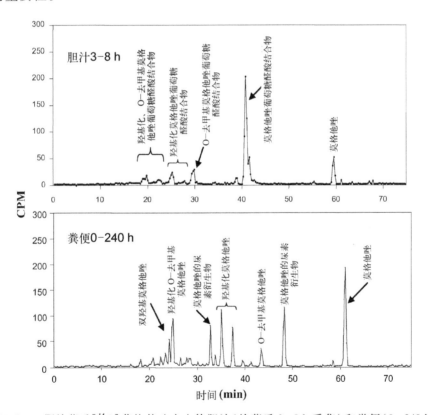

图 18.3 口服给药后[^{14}C]莫格他唑在人体胆汁(给药后 3~8 h 采集)和粪便(0~240 h 采集)中的放射性代谢物谱。CPM,每分钟测定数。

18.4.2.1.3 案例 3 用于莫格他唑的胆汁采集技术同样被应用于[^{14}C]阿哌沙班的处置过程研究。阿哌沙班是一种口服生物利用度高、选择性高并且能直接作用或者逆转 Xa 因子的抑制剂(Raghavan et al., 2009)。非临床数据表明,[^{14}C]阿哌沙班口服给药后,在整体小鼠、大鼠和犬中,大部分的放射性给药量(>73%)通过粪便排泄;在胆插管大鼠中,<3% 的

放射性给药量从胆汁排泄。静脉注射给予胆插管（BDC）大鼠阿哌沙班后发现在粪便中回收到大约 22% 的给药量，并以原型存在，表明阿哌沙班有显著的直接肠分泌现象（Zhang et al.，2009）。

[^{14}C]阿哌沙班的处置过程是在健康男性受试者口服给药后开展人体实验获得的。除了常规收集尿液和粪便，还有 4 位受试者于给药后 3~8 h 采集了胆汁。对于两个给药组，母药和总放射性的 T_{max} 类似，在 0.5~2 h 之间。在无胆汁采集组和胆汁采集组，受试者粪便中的放射性回收率分别为 56.0% 和 46.7%，尿液分别为 24.5% 和 28.8%；放射性的胆汁排泄 <3%。在两组实验中，所有的排泄物中母药大约占放射性回收率的一半。经鉴定，在所有基质中阿哌沙班的代谢途径包括 O-去甲基化，羟基化，以及 O-去甲基羟基化后硫酸化。综合以上信息，非临床及人体 ADME 数据表明阿哌沙班的清除有多种主要途径，包括氧化代谢、肾脏排泄以及直接肠道分泌，每种途径都占据较大比例。与在胆插管大鼠上观察到的仅有限的药物相关放射性通过胆汁分泌的结果一致，在人体中阿哌沙班的胆汁分泌是药物清除的较小的途径。在 5 h 采集期内胆汁仅回收到非常少的比例（<3%），表明阿哌沙班清除过程中胆汁排泄的作用有限。结合非临床 BDC 大鼠静脉给药后的粪便排泄数据以及已知阿哌沙班是 P-糖蛋白（Pgp）底物的特性（Zhang et al.，unpublished data），所有数据均提示肠分泌在阿哌沙班人体清除过程中可能扮演了重要的角色。

这些案例研究表明，相比于仅采集尿液和粪便的 ADME 研究，胆汁采集更准确地评估了肝脏是否参与母药及其代谢物的胆汁分泌过程。此外，尽管现有的方法不能直接评估肠道分泌，但结合动物的 ADME 研究数据，人体胆汁研究数据可以帮助更好地理解肠道分泌在人体药物清除中的作用。

18.4.2.2 Entero-Test®：线采集方法

近来，一种新的胆汁采集技术被应用于犬体内的药物代谢研究（Guiney et al.，2010）。这项技术使用了 Entero-Test®（HDC Corp.，Mountainview，CA，USA）产品，这是一种在临床上采集胃肠道上部液体用于诊断的商用化设备。这套设备由一种含有 90 cm 的高吸附性尼龙线和装有示踪器的明胶胶囊组成（儿童版；成人版包含 140 cm 的线）。在适合研究给药后药物代谢途径的时刻，将胶囊吞服，线的一端固定在嘴角。明胶胶囊在胃里溶解后，连接示踪器的另一末端线头进入十二指肠。在合适的取样时刻，大约 3~4 h 从嘴角取出沾有胆汁及胃肠液的尼龙线，示踪器在取线时释放并排出体外。然后对尼龙线进行萃取并检测代谢物谱。使用这种方法，作者确认了口服给药后辛伐他汀已知代谢产物以及静脉给药后辛伐他汀羟基酸的存在。

将 Entero-Test 技术应用于获取候选药物的人体胆汁信息，尚处于研究阶段。尽管该技术不能为胆汁清除的百分比提供定量的信息，但是可以对胆汁中的代谢物提供"快照"定性。正是因为 Entero-Test 技术的简便性，可以很容易地开展，并与更全面的动物胆汁排泄研究相结合，以更好的理解人体胆汁代谢。

18.5　前景展望

无创技术采集人体内胆汁用于药物处置研究还需要更加精准化。而当患者愿意参与探索性药物研究时,手术方法仍旧是一种选择。但是,由于患者需要同时服用其他多种药物以及手术导致生理性的变化时,获得的数据需要谨慎评估。目前最了不起的采集纯胆汁的方法是以诊断疾病为目的,经内窥镜引导的鼻胆管引流胆汁技术(NBD)。该技术是在消化道内窥镜检查时通过在十二指肠第二段的壶腹处插入一根非常细的管子到胆总管。由于这项技术已经被成功用于急性胆管炎的治疗,因此该技术的可行性已经被证实 (Itoi et al. , 2008;Singh et al. , 2009)。NBD 技术可以有更长的收集时间,胆汁收集超过 3~4 天并不罕见(Stapelbroek et al. , 2006)。因此,NBD 技术有希望在药物处置研究中被广泛使用,并且可能为胆汁分泌提供更定量的评估。未来可能发挥一定作用的另一种方法是在壶腹部开口处插入一根经过鼻胃十二指肠的管子抽取液体。就像 NBD 技术一样,这种方法可以采集到没有胃液的纯胆汁。从理论上讲,该方法有希望更准确地定量采集胆汁。然而,目前还不清楚该方法可能引起的并发症(比如胆管炎,胰腺炎)。因此,鼓励用 NBD 方法从胆总管采集胆汁。

所有已有的和提议的人体胆汁采集技术的主要局限性在于无法定量地采集胆汁,因为没有一项技术允许长时间连续和广泛地采集胆汁。这些实验所得到的数据可以简单地用作胆汁排泄过程的"快照",或者经过谨慎的推测后给出定量的结果。因此,胆汁采集技术的应用与本章节中描述的人体 ADME 研究类似,能帮助研究者更好的理解药物处置过程。我们希望开发更多的低创伤技术用于胆汁采集,从而使胆汁分泌的研究更加常规化。

致谢

感谢 Millennium:Takeda Oncology Company 临床研究中心的 Ait Parikh 博士,感谢他在胆道疾病及鼻胆管引流术方面非常宝贵的建议和指导。

(曹丽华译;张玲玲审校)

参考文献

C 部分

分析技术

19

目前液相色谱-质谱(LC-MS)的技术和局限性

Cornelis E. C. A. Hop

19.1 引言

质谱仪已经存在了大约 100 年,已由学术界的产物发展成为世界上成千上万的公司每天都在使用的主流仪器。在 20 世纪 40 年代,质谱分析法已经被用来分离铀的同位素,但是其第一个重要的工业应用则是始于 20 世纪 50 年代的石油行业。从扇形磁场质谱仪获得的高分辨率数据被用于表征石油蒸馏物的成分。虽然这项技术并没有提供完整和定量的特性描述,但它确实提供了各种石油成分的分子式。在 20 世纪 70 年代,气相色谱-质谱(GC-MS)仪器变得越来越普遍,它们被用于挥发性化合物的鉴定,一些非挥发性化合物(如单糖)也同样可以通过化学衍生化后被鉴定。虽然 GC-MS 已经在制药工业中有一定的应用,但其主要应用还是集中在饮料、香料和香精行业以及环境污染物的检测领域。质谱技术的第一个突破是在 20 世纪 80 年代早期,Barber 教授引入了快速原子轰击(FAB;也被称为液态次级离子化质谱分析法)。FAB 能使诸如寡肽和小分子药物等非挥发性化合物离子化,然而其产生的大量基质离子干扰了目标分析物的检测,并且也不能实现与在线色谱分离的联用(虽然传送带接口的引入使得色谱分离成为可能,但是其能力有限)。这两个因素都限制了它的实际使用。在 20 世纪 80 年代中期引入了突破性的常压电离技术(包括大气压化学电离(APCI)和电喷雾电离(ESI))才彻底改变了该领域,并极大地促进了质谱分析成为主流生物分析工具。实至名归,Fenn 教授在 2002 年因使用 ESI 质谱分析法进行"生物大分子的鉴定和结构分析的方法开发"获得了诺贝尔化学奖(2002)。ESI 技术能离子化完整的多肽和蛋白质分子,被广泛用在了蛋白质组学领域,并促进了生物技术的进步。此外,APCI 和 ESI 使得液相色谱质谱分析(LC-MS)成为常规技术,并彻底改变了小分子制药工业。这也极大地帮助了化学家对其产生的反应混合物的特性描述。而且,它还能够实现生物基质中非挥发性药物的准确和专属的定量及代谢产物鉴定。后者极大地增强了在药物发现和开发中测定化合物的吸收、分布、代谢和排泄(ADME)特性的作用和重要性。

在 20 世纪 80 年代,导致药物开发受限的主要原因是不合适的 ADME 属性(大约 40%的药物由于药物代谢和动力学原因而失败),而在 20 世纪 90 年代,这一比例已降至不到 10%(Kola and Landis,2004)。尽管很难明确这种下降的单一诱发原因,但极有可能是 LC-MS 提供的检测能力导致了这种下降,因为它已被用于药物发现较早期评估及最终 ADME 属性的优化方面。

APCI 和 ESI 已经成功地与单极和三重四极杆仪器、三维和线性离子阱、飞行时间仪器、傅里叶变换仪器、轨道离子阱及这些质谱的混合装置进行了联用。尤其是四极杆质谱仪的易用性,使它在医药行业得以广泛应用。目前,这些仪器带来的收益远远超过其相对较高的成本。

在本章中,简要概述了制药工业中使用的各种质谱仪的优缺点和应用,并重点介绍了其在 ADME 领域的应用。接下来的章节将呈现关于具体应用的更详细的示例。LC-MS 的样品分析总体流程可以分为三个独特又彼此相互依存的步骤:样品制备、色谱分离和质谱分析,每一步都将进行详细描述。

19.2 样品制备

质谱仪作为生物分析检测器,由于其灵敏度和选择性的提高,血浆样本的样品制备通常仅限于如白蛋白等高丰度内源性蛋白的沉淀,这同样适用于体外研究的样品。然而,如果发生干扰或离子抑制/增强的变化,则可能需要一个更稳健的样品净化方法,如液-液萃取(LLE)或固相萃取(SPE)(Henion et al.,1998)。液-液萃取(LLE)或固相萃取(SPE)或许同样有助于那些需要极低检测限的项目,如人体低剂量药物研究。经过提取后,所需的液体可以被转移,干燥,用少量体积的溶液复溶,以增加样品中分析物浓度,从而降低检测限和定量限。尿液样品制备通常仅需要样品稀释和离心。粪便样品的制备则比较复杂,通常包括匀浆和 LLE。对于临床前的研究,收集组织来测定作用部位的局部浓度(效能或毒性)已变得十分流行,并且需要使用机械匀浆、消解或提取来进行必需的组织处理。

对于定量分析,我们可以监测和优化目标分析物的回收率,然而对于代谢产物的鉴定则不太可能。这些样品可能含有一系列的代谢产物,它们的亲脂性程度可能相差很大,而且通常也没有可靠的标准品。因此,生物转化研究中的样品制备通常仅限于蛋白沉淀,以防止由于回收率的不同而改变母药和代谢产物的相对丰度。如果有放射性标记物质,就有可能量化提取回收率。

干血点分析是一种完全不同的样品制备方法。这项技术已被广泛用于新生儿代谢紊乱的检测,最近这项技术已经联合 LC-MS/MS 进行生物样品的定量分析(Spooner et al.,2009)。少量的血液(<100 μL)储存在吸湿纸上,并使其干燥,然后从纸上打一个小孔,用溶剂提取分析物,用于后续的 LC-MS/MS 分析。这种技术的优点是血液需求量少,从而实现了小鼠的连续采血,避免了毒理学研究中平行药动学(PK)组的设定。并且促进了儿科研究的发展。另一个优点是含有干血点的纸张储存和运输不需要冷藏。

19.3 色谱分离

虽然气相色谱和毛细管电泳也会偶尔使用,但液相色谱是迄今为止最常见的与质谱仪连接的分离技术。传统上,等度和梯度色谱条件均可被用于洗脱,但梯度通常具有更优秀的色谱分辨能力。幸运的是,这一领域技术也没有停滞不前。首先,在色谱柱技术方面取得了重大进展,有着更多样化的固定相可用。再就是小于 2 μm 颗粒填料的存在允许了更高效的分离,正如范德姆特方程所述:

$$H = A\mu^{0.33} + B/\mu + C\mu$$

这里,H 是色谱柱的塔板高度;A、B 和 C 是常数,取决于色谱柱填料的物理特性;μ 是流动相的线速度。A 是涡流扩散项,B 是纵向扩散系数,而 C 是由于溶质分子转移而导致的扩散。在较高流速条件下,粒径减小的净效应使得最佳塔板高度变低(即:更好的色谱分离度)。较高流速的缺点是增加了色谱柱背压,但这可以通过耐受更高压力的泵来解决。最终的优势是提高色谱效率和缩短周期时间,而后者将提高 LC-MS 仪器的通量(Mazzeo et al. , 2005;Plump et al. , 2008),这通常被称为超高压液相色谱(UHPLC)。

其他色谱柱的进展有:① 整体硅胶柱的使用降低了背压,允许更高的流速来减少周期时间(Hsien et al. , 2002);② 包裹多孔硅胶的实心核色谱柱,不需要高压泵就能够提高色谱效率(Cunliffe et al. , 2009)。湍流色谱法同样也提供了特殊的优势(Ayrton et al. , 1997),高流速与较大粒径相结合,能够使小分子分析物被吸附在柱子上,而大分子如蛋白质则无法保留。因此,样品可以不用通过蛋白沉淀预处理而直接进样分析,这种方法现已经成功地应用于血浆样品和体外项目的样品分析上。湍流色谱技术经常与柱切换联用,将目标分析物(和其他保留的小分子)反冲洗到分析性色谱柱进行色谱分离。另外,具有多重、平行液相色谱(LC)柱的系统已经逐渐流行(Wu, 2001;King et al. , 2002)。该系统插入了柱切换装置,允许操作者在进行柱洗脱时,仅将化合物出峰时间左右的目标流出组分送到质谱仪,如图 19.1 所示。这种系统极大地提高了仪器的工作周期数,并使得每个质谱仪的样品通量得到了显著增加。后者对于那些数据采集时间可能是瓶颈的定量生物分析尤其重要。尽管人们一直希望提高通量并减少周期时间,但仍然需要足够的色谱分离来防止共流出的不稳定代谢物可能会干扰母药的检测(如酰基葡糖苷酸代谢物会源内裂解成母药离子产生干扰)(Jemal and Xia, 1999)。

对于代谢物鉴定,瓶颈通常是数据解析,因此就不太需要追求较短采样周期。而且,短梯度可能是以牺牲色谱分离度为代价的,这在同分异构代谢物的鉴定时可能会出现问题(例如,如果形成多个羟基化代谢物)。尽管如此,UHPLC 也同样在代谢产物鉴定中流行,因其能够维持色谱分离,但周期较短。后者对于药物发现中的代谢物鉴定研究尤其重要,满足合成化学家的要求,及时获得关于代谢倾向的信息,以便在下一代化合物中优化处理。由于代

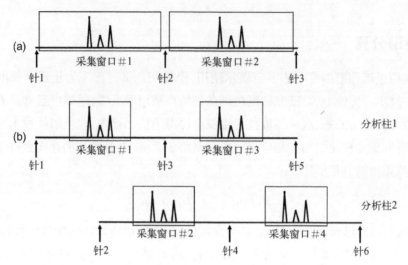

图 19.1 常规连续进样(a)和使用两个分析柱和柱切换进行交错平行分析(b)的示意图。

谢物鉴定研究的质谱信号不是定量的(见下文),所以柱后分流,并将其中一小部分导入紫外线或二极管阵列检测器是必要的。如果是放射性标记的化合物,那么放射性检测器可以与质谱检测平行使用。

19.4 质谱分析

质谱是小分子药物定量和定性研究首选的检测器。虽然大分子药物,如蛋白质、抗体和RNAi 也能通过质谱进行检测,但是大多数的定量研究仍然使用如酶联免疫法(ELISA)等技术。质谱分析的第一步是样品的离子化。在过去,大多数电离是由电子轰击产生的。然而,这种技术与液相色谱并不兼容。20 世纪 80 年代中期,ESI 和 APCI 的引入,彻底改变了 LC-MS 的分析。下一步是质量分析,有几种质谱仪类型可用于这个目的。

19.5 离子化

如上所述,ESI 和 APCI 是分析的主流离子化技术。如果使用了 ESI,柱流出物从一个带有高正或负电压的狭窄毛细管中流出,这就生成了一个泰勒圆锥,并形成了带有过量正电荷或负电荷的小液滴。加热干燥气体的逆流将促进液滴的溶剂蒸发,而液滴中的质子($[M+H]^+$离子)化或去质子化($[M-H]^-$离子)分析物离子进一步富集。接下来的步骤则仍然是争议的话题。一种可能是由于库仑排斥而产生液滴碎片,并且这一过程一直持续到剩下单个电离分析物。另一种解释是由于与液滴上过量电荷产生的库仑排斥,电离的分析物分子被逐出液滴。至于 APCI,柱流出物很快会被蒸发,附近高压针的放电导致了溶剂形成了试剂离子"云"。带电的溶剂离子可以通过质子转移将正电荷或负电荷转移到目标分析物上。

ESI 和 APCI 都发生在大气压力条件下,离子随后通过一个梯度电场转移到质谱的真空中。使用 APCI 或 ESI 进行定量生物分析已经讨论并争议了很长时间。有人认为,APCI 所使用的高温有可能会导致分析物的热降解(例如,酰基葡萄糖醛酸)。另一些人则认为,ESI 的离子抑制效应更为明显。文献表明,这两种方法都已成功地用于小分子药物的定量分析。

ESI 和 APCI 都允许对广泛的非挥发性化合物进行电离。对比 GC-MS 使用的电子轰击电离,ESI 和 APCI 的电离被认为是温和的,在正离子模式下,离子化生成[M+H]$^+$离子时并不会产生很多碎片。我们能够通过添加甲酸或乙酸来调节流动相的 pH,从而增强离子化。有时,分析物同质子亲和力弱而不足以检测到[M+H]$^+$离子,但即使在这些情况下,通常能够检测到[M+Na]$^+$或[M+K]$^+$特征离子。有可能因来自相同质量离子的直接干扰而导致选择性不足,但这可以通过色谱分离(见上)或获得 MS/MS 数据(见下文)来解决。然而,通过减少或提高目标分析物的离子化效率,也有可能发生间接干扰。通过分析一个提取过的空白基质样品,同时灌输并监测目标分析物响应(Bonfiglio et al.,1999),可以使共流出成分对目标分析物离子化效率的影响直观化。通常,强极性化合物会伴随着色谱溶剂较早的被洗脱出来,这将会降低共流出目标分析物的离子化效率。大多数分析人员通过增加目标分析物的色谱保留来解决这个问题。或者,采用更有选择性的提取方法。也就是说,血浆蛋白沉淀仍然是迄今为止最普遍(也是最简单)的样品前处理方法。最后,使用内标可以在一定程度上消除可变的基质效应。然而,为了支持良好的实验室规范(GLP)的毒理学和临床研究的生物分析,我们必须探索基质效应并进行详细的阐述。

在负离子模式下也可能生成离子。然而,许多药物含有一个或多个碱性氮原子,因此这些化合物在负离子模式下不会被很好地电离。不过,许多非甾体类抗炎药和过氧化物酶激活受体(PPAR)激动剂含有羧酸官能团或类似结构,这使得在它们负离子模式下能有效地离子化。负离子模式的一个独特的优势是,由于基质所引起的背景信号往往不那么丰富,从而增加了目标分析物及其代谢产物的信噪比。除非另有说明,本章所列的所有例子都是指正离子模式。

APCI 和 ESI 的另一个固有特性是需要一条标准曲线来定量分析物。分析物与分析物之间的离子化效率差异很大,并且会受到流动相的影响,因此,观察到两个响应信号相同的分析物,并不能证明它俩是等量的。这意味着在没有真正的标准品的情况下,不可能进行代谢物或杂质的定量。将流速降至 100 nL/min 或更低可以在某种程度上削弱这个问题,虽然并不彻底(Hop et al.,2005;Hop,2006)。对后一种现象的简单解释是,在非常低的流速下,液滴体积更小,但仍然带有高电荷。因此,在正离子模式下,使分析物离子化的质子数增加,从而抵消了由于分析物之间不同的质子亲和力而导致的离子化效率的差异。然而,能够在如此低的流速下产生可靠梯度的液相色谱设备却不易获得。

最后,通过改变离子源的电势梯度使离子在离子源本身产生碎裂(例如在质量分析前),然而,所有在离子源中产生的离子都会再次碎裂,因此,在质谱图中很难明确地建立母离子-碎片离子关系,这可能会使数据解释复杂化。

我们也可以使用基质辅助激光电离（MALDI），但是缺少一个与色谱分离方法匹配的直接接口，这限制了它只能用于分析来自体外研究中相对干净的样品（Gobey et al., 2005）。图 19.2 显示了来自代谢稳定性实验的样品数据，并为离子化添加了 MALDI 基质。MS/MS 的数据采集时需要防止代谢物和/或更丰富的基质离子的干扰。其主要优点是样品的分析速度，在几分钟内分析一个 96 孔板也是有可能的。

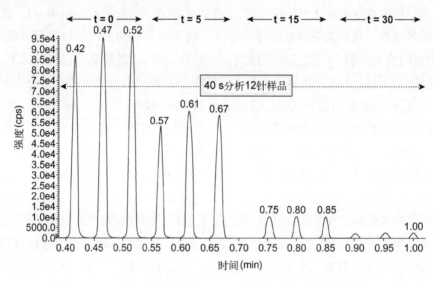

图 19.2 MALDI 使用三重四极杆质谱仪在单反应监测 MS/MS 模式下分析物
（一式三份）的代谢稳定性简况。

其他的电离技术，如大气压力光电离（APPI），解吸电喷雾电离（DESI），以及实时直接分析（DART）同样可行，但是在制药工业中并没有得到广泛应用。

19.6 MS 模式与 MS/MS 或 MS^n 模式的对比

如果在 MS 模式下采集数据，那么只应用了一个单级的质量分离。测量的选择性取决于色谱分离和单级的质量分析。有可能一起洗脱出来的目标分析物与内源性成分具有相同的质荷比（m/z）。通过改变色谱法可以解决该问题，但这可能会导致分析周期过长。因此，更常见的是在 MS/MS 模式下获取数据。第一个质量分析器用于选择和传递目标 m/z 的离子。接下来，经过质量选择的离子与惰性气体（通常是氮气、氦气或氩气）碰撞碎裂。第二级质量分析再根据它们的 m/z 比来分离所有的碎片离子。既可以获得全扫描的 MS/MS 谱图也可以监测一个特定的碎片离子。后者称为选择反应监测（SRM），如果监测多个通道，则称为多重反应监测（MRM）。因此，MS/MS 提供了额外的选择性，缩短了色谱周期。在紫外检测中梯度持续 30 分钟很常见，然而在 LC-MS/MS 等度或者梯度分析中，每个样品只需要 1~4 分钟。连上离子阱仪器，则可以连续地选择并裂解碎片离子，从而使 MS^n 数据得以生成。

19.7 质谱仪:单极和三重四级杆质谱仪

直到 20 世纪 70 年代末,最普遍的质谱仪是扇形磁场仪器。这些工具最大的缺点是它们需要操作员具备非常高的技术水平。质谱领域现在已经取得了巨大的进展,目前很多常规使用的质谱仪操作相对容易。最常见的仪器是单重四极杆和三重四极杆质谱仪,合成化学实验室经常使用单重四极杆联合液相色谱系统监测反应和产品的纯度,也可以使用质谱仪分离复杂混合物中的成分。质谱仪的响应被用来触发一个馏分收集器,确保分离收集混合物中所需成分。这些进展极大地提高了合成化学家的效率和反应产物的纯度。

几乎所有生物基质中的药物定量都是在三重四极杆仪器的 MS/MS 模式下进行的。经过色谱洗脱后,目标分析物被电离,由第一个四极杆进行质量选择,然后在碰撞池中碎裂。其中之一的碎片离子通过第三个四极杆传输,并由电子倍增检测系统检测到,该系统一定是与复杂的数据采集系统相连接,这被称为 SRM。如果对多个分析物进行监测(包括内标),则称为 MRM。因此,影响和增强生物分析方法的选择性分为三部分:① 样品提取;② 色谱分离;③ MS/MS 检测。这使得 10 分钟或更短的时间内生成一个检测限为 1~10 ng/mL(通常对于常规药物发现研究是足够了)且具有选择性的方法成为可能。然而,GLP 毒理学或临床研究是要提交到食品药品监督管理局(FDA)(Vishwana,2007;Savoie,2009),为此类研究建立的定量方法仍然相当耗时,特别是当他们需要一个较低定量限(低于 ng/mL)时。

三重四极杆仪器也被大量用于代谢产物的鉴定。常规的产物离子 MS/MS 质谱(见图 19.3)对于获取代谢产物的结构信息非常有用。丰度最大的碎片离子的 m/z 值与分析物的独特特征有关。表 19.1 包含了关于最常见的生物转化途径的信息,每一个都会导致 $[M+H]^+$ 离子的 m/z 值的特定变化。例如,葡萄糖醛酸代谢物的形成使得 m/z 值增加了 176 个单位。对于母药及其代谢产物的产物离子 MS/MS 图的详细分析,使操作者能够解析候选药物的某一特定部分的代谢结构修饰。除了特定的生物转化途径如 N-脱烷基化,一般是不太可能确

图 19.3 三重四级杆质谱仪产物离子、前体离子和中性丢失扫描模式的原理。

三重四级杆扫描模式

	离子化	碎片离子	检测
产物离子谱图	ABC⁺	A⁺ + BC AB + C⁺	A⁺ C⁺
	ABD⁺	A⁺ + BD AB + D⁺	A⁺ D⁺
前体离子谱图	ABC⁺	A⁺ + BC AB + C⁺	A⁺
	ABD⁺	A⁺ + BD AB + D⁺	A⁺
中性丢失谱图	ABC⁺	A⁺ + BC AB + C⁺	C⁺
	ABD⁺	A⁺ + BD AB + D⁺	D⁺

定代谢物的确切结构。这个时候或许就需要使用分离和磁共振(NMR)分析来获得精确的结构。

如果已知母药在碰撞碎裂时丢失的一个特征中性片段,则可以使用第一级和第三级四极杆对该中性片段进行扫描,将该中性部分的质量数作为第一个和第三个四极杆之间的固

表 19.1 常见 I 相和 II 相生物转化及相应的母药质量的变化

质量改变(Da)	生 物 转 化 类 型
−28	脱乙基($-C_2H_4$)
−14	脱甲基($-CH_2$)
−2	双电子氧化($-H_2$)
+2	双电子还原($+H_2$)
+14	加氧+双电子氧化($+O-H_2$)
+16	加氧($+O$)
+18	水合(H_2O)
+30	加两个氧原子+双电子氧化($+2O-H_2$)
+32	加两个氧原子($+2O$)
+80	硫酸结合
+107	牛磺酸结合
+176	葡萄糖醛酸化
+305 或 307	谷胱甘肽加合物

定扫描差值,以方便鉴别与母药密切相关的代谢产物。这个被称为中性丢失 MS/MS 谱,原理如图 19.3 所示。代谢物的两种常见的中性丢失扫描是 176 Da 的丢失来检测葡萄糖醛酸产物和 129 Da 的丢失来测定谷胱甘肽结合物,当然,如果母药发生了显著的代谢变化或者在中性丢失 MS/MS 模式中被监测的中性部分的质量因代谢过程被改变了,则中性丢失 MS/MS 图谱将无法检测到这些代谢物。最后,前体离子 MS/MS 图谱也同样提供了有价值的信息。在这种扫描模式下,对母药及其代谢物共同的一个碎片离子进行监测(见图 19.3)。然而如果生物转化发生在候选药物的部分从而产生了共同的碎片离子,那么使用这种扫描模式就无法检测到代谢产物。然而,与全扫描相比,中性丢失和前体离子扫描的选择性增加,从而弥补前体离子扫描在上述方面的不足。如图 19.4 所示,它显示了犬肝细胞孵化样品中获得的在 MS 模式和 m/z 42 的前体离子 MS/MS 模式下的总离子流色谱图。代谢产物更容易(例如增加了信噪比)在前体离子 MS/MS 模式下被检测出来。然而,涉及噻唑烷二酮修饰的代谢物会被忽略。

四极杆质谱仪有两个明显的缺点。首先,它们通常以单位质量分辨率运行,因此,无法测量 5~10 ppm 内的离子质量精度,也就不能做分子式的推导。第二,尽管 SRM 模式的灵敏度令人印象深刻,但是全扫描模式的灵敏度(MS 或产物离子、前体离子或中性丢失 MS/MS)则受限于相对较慢的扫描速度(质谱仪花费很大一部分时间在监测非目标离子上)。在最新一代的混合四极-离子阱中得到了一定程度的克服这个缺点,离子在进入第三个四级杆质量分离之前,在第二级/碰撞池中被收集。大量的碎片离子提高了信噪比和 MS/MS 质谱图的整体质量。

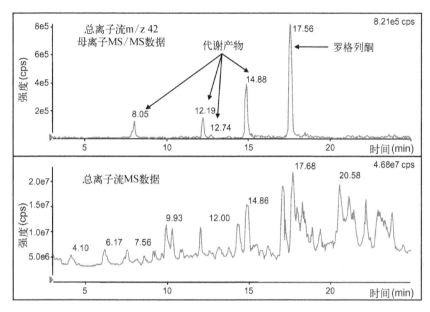

图 19.4 来自犬肝细胞孵育的罗格列酮 *m/z* 前体离子 MS/MS 数据(上图)和 MS 数据(下图)的负离子模式总离子流图。

三重四级杆质谱仪的优点:

- 易于操作
- 使用 SRM 或 MRM 模式进行定量生物分析非常灵敏
- 有几个有用的扫描模式用于代谢产物鉴定,如中性丢失和前体离子扫描

三重四极杆质谱仪的缺点:

- 单位质量分辨率
- 全扫描灵敏度有限

19.8 质谱仪:三维和线性离子阱

第一个三维离子阱是在 20 世纪 90 年代中期引入的。虽然对代谢产物的鉴定有很大作用,但它们对药物定量的用处有限。与三重四级杆质谱仪的 SRM 模式相比,由于负载循环较低,其检测限通常不太好。此外,线性范围有限,因为离子阱中的大量离子不可避免会产生空间电荷效应和明显的非线性标准曲线。虽然也可以使用自动增益控制减少离子进入离子阱的时间,来减小空间电荷效应,但是这或许会影响到重现性。线性离子阱有更大的体积来储存离子,使用它可以减少空间电荷效应。

尽管离子阱不能进行中性丢失和前体离子扫描,但其用于代谢产物鉴定的一个关键优势是获取 MS^n 数据。通常,在产物离子 MS/MS 图谱中,这样碎片离子的性质可能不确定。解决这个问题的一种方法是增加碰撞能量,并促使一级碎片离子产生二次裂解。然而,这样或许会出现谱图的解析问题,因为所有的一级碎片离子将进一步裂解,从而很难理清一级离

子和二级离子之间的关系。有了离子阱，就有可能分离出特定的碎片离子，然后进一步裂解这些离子得到 MS^3 甚至更多层级的裂解图谱。尽管质量准确度受限于单个质量单位，这将提供一个额外维度的结构特征。在文献中有几例使用了 MS^3，MS^4 及更多级来鉴定候选药物特定结构的代谢修饰。

离子阱质谱仪的优点：

- 易于操作
- 紧凑
- 相对便宜
- 用于代谢产物鉴定的 MS^n 能力

离子阱质谱仪的缺点：

- 由于灵敏度不足而不适用于药物定量（SRM 不可行）
- 中性丢失和前体离子模式扫描不可行
- 全扫描灵敏度有限
- 单位质量分辨率

19.9 质谱仪：飞行时间质谱仪

更高的负载循环是飞行时间质谱仪的一个独特优势。尽管需要累积多次扫描来获得具有足够信噪比的谱图，在亚毫秒级的时间范围内，即可以获得单个全扫描质谱图。通常情况下，飞行时间部分之前加上了一个四极杆和碰撞池，来获得 MS/MS 图谱。虽然可以获得产物离子 MS/MS 数据，但是这些四极杆飞行时间混合质谱仪不能进行中性丢失或前体离子扫描。飞行时间质量分析器的第二个优点是它可以进行精确的质量测定（通常在 $5\sim10\,ppm$ 之内），但是它需要内标的校准来获得最佳的质量准确度。精确的质量测量是基于药物分子中各种原子的精确质量（见表 19.2），从而可以得到母药及其代谢产物的 $[M+H]^+$ 离子的精确质量数据。精确的离子质量数能显著减少代谢产物可能分子式的数量。同样 MS/MS 质谱中的碎片离子也能获得精确的质量数据，这极大地提高了解析 MS/MS 图谱的能力，并得到代谢产物更具体的结构。高分辨率和精确的质量检测能力使质量亏损过滤在代谢物鉴定过程中成为可能（Zhang et al.，2007，2009）。每个候选药物都有一个特定的小数部分质量，例如，新法唑酮的 $[M+H]^+$ 离子的精确分子量是 470.2323，相应小数点后的质量是 0.32323。大多数 I 相代谢物的小数部分质量接近于母药。因此，全扫描高分辨率 MS 数据可以通过一个接近于小数部分质量的质量窗口进行过滤。对萘法唑酮来说，一个 $0.1923\sim0.2723$ 的小数质量过滤已经成功地用于鉴别几个 I 相代谢物（Zhang et al.，2009）。值得注意的是，对于 II 相结合物的检测，由于添加了多个 C、H、N、O 和 S 原子，则需要一个不同的质量亏损过滤器。因此，我们更倾向于建立不同的质量亏损过滤器，用于检测不同类型的 II 相代谢产物。这种技术对于检测未知代谢物特别有用，因为如果使用非标记材料，这些代谢物很容易逃脱检测。

表 19.2　药物分子中常见的原子特定同位素的精确分子量和丰度

原　子	精确分子量(Da)	同位素丰度(%)
^{1}H	1.0078	99.985
^{12}C	12.0000	98.9
^{13}C	13.0034	1.1
^{14}N	14.0031	99.6
^{16}O	15.9949	99.8
^{19}F	18.9984	100
^{32}S	31.9721	95.0
^{33}S	32.9715	0.8
^{34}S	33.9679	4.2
^{35}Cl	34.9689	75.5
^{37}Cl	36.9659	24.5

飞行时间和四极杆飞行时间质谱仪很少用于定量生物分析,因为它仍然很难与三重四级杆极质谱仪的易用性及其在 SRM 模式中的灵敏度相竞争。使用飞行时间质谱仪定量生物基质中药物的一个吸引人的特点是,它本质上是在全扫描模式下完成的。因此,在任何时候,都有可能回溯到原始数据,并查询特定代谢物是否存在(使用三重四极杆质谱仪在 SRM 模式中采集的数据是不可能实现后者的)。质量分辨率的增强在一定程度上弥补了 MS 模式中选择性不足。不过,其动态范围和准确度及精密度不符合三重四极杆质谱仪建立的高标准定量要求。

四极杆飞行时间质谱仪的优点:

- 提高了负载循环,增加了全扫描 MS 和 MS/MS 模式下的灵敏度
- 增强了质谱分辨率
- 精确质量测定(5~10 ppm 之间)

四极杆飞行时间质谱仪的缺点:

- 由于灵敏度降低而不太适用于药物定量分析(SRM 不可行)
- 中性丢失和前体离子模式扫描不可行
- 较难操作
- 较贵

19.10　质谱仪:傅里叶变换和轨道阱质谱仪

在 20 世纪 60 年代末出现的傅里叶变换质谱仪主要用于离子化学研究。虽然精确的质量测定能力令人印象深刻,但它们相当昂贵,难以操作,而且经常需用液态氦和氮填充超导

磁体。最近引入的轨道阱似乎展现了傅里叶变换工具的所有优点,没有缺点。目前,最常见的轨道阱配置是在前端配有一个线性离子阱,这种仪器已经如风暴般席卷了代谢产物鉴定领域。该仪器相对容易使用,不需要内部校准;5 ppm 的质量准确度可以通过常规外部校准来实现。后者极大地方便了日常准确的质量数据获得。与三重四极杆质谱仪相比,虽然没有中性丢失或前体离子扫描,但是这个不足可以通过精确的质量能力和取得 MS^n 谱图的能力来克服。

出于与上述飞行时间质谱仪描述的同样原因,线性离子阱串联轨道阱混合质谱仪很少用于定量生物分析。

傅里叶变换和轨道阱质谱仪的优点:

- 在全扫描 MS、MS/MS 和 MS^n 模式下的灵敏度
- 质量分辨率增强
- 准确的质量测定(5 ppm 以内)
- 用于代谢产物鉴定的 MS^n 能力

傅里叶变换和轨道阱质谱仪的缺点:

- 由于灵敏度降低而不适合进行药物定量分析(SRM 不可行)
- 中性丢失和前体离子模式扫描不可行
- 较难操作
- 较贵

19.11 LC-MS 在体外 ADME 定量研究中的作用

通过 LC-MS/MS 对药物和/或其代谢物进行灵敏度和选择性的定量分析,极大地提高了药物代谢动力学(DMPK)科学家发现和开发药物的能力。药物发现的一个不可缺少的部分是早期引入体外 ADME 终点,如:

- Caco-2 或 Madin-Darby 犬肾(MDCK)细胞或平行人造膜(PAMPA)的渗透率实验
- 在 MDCK 或 LLCPK 细胞中过度表达的转运体外排,如 p-糖蛋白和 BCRP
- 在微粒体、S9、肝细胞或重组细胞色素 P450 酶的代谢稳定性
- 竞争性细胞色素 P450 抑制
- 机理性或时间依赖的细胞色素 P450 抑制
- 细胞色素 P450 诱导
- 血浆蛋白结合或其他基质中如微粒体或脑的药物结合
- 全血/血浆分配

尽管项目与项目之间的顺序可能有所不同。但每一个体外 ADME 项目都应纳入发现项目的整体筛选级联,我们希望尽可能早的并入合适的 ADME 端点,并使其与其他端点如效力和选择性一样重要。传统上,效力和选择性仍然主导决策,甚至有时效力和选择性可能比

ADME 特性更容易优化。理想情况下,体外 ADME 数据是在药物发现的非常早期阶段获得,那时多种化学结构序列仍在考虑之中。在这种情况下,ADME 数据就可作为决定主导优化中进一步研究哪个系列时的考量因素。另一个在早期药物发现中引人注目的替代方法是计算机模拟模型的使用,因为这些模型可以应用在合成之前。大多数公司都有一系列的商业和内部模型可供使用。而大多这些计算机模拟模型都是以较高通量 LC-MS/MS 分析生成的体外 ADME 数据为基础(Hop et al., 2008)。

　　大多数制药公司已经引入了各种常规的、较高通量的体外 ADME 实验来助力药物发现进程,具备每周 200 个或更多化合物的通量(Hop et al., 2008)。这些体外的样品制备通常仅限于没有浓缩步骤的蛋白质沉淀。使用柱切换或 UHPLC,周期时间非常短,可以获得多达每分钟四个样品的数据。甚至为了进一步提高通量,可以将不同分析物样品混合并使用他们的 MRM 通道选择性地监测各个目标分析物。通常,这些实验是高度自动化的并且使用 96 或 384 孔板(Janiszewski et al., 2008)。尽管这些数据可以而且应该用于影响药物发现中的设计,但它没有严格到可以用于申报注册,如需申报还需要更多定制化的实验。

　　Caco-2、MDCK 细胞或 PAMPA 提供了一种对候选药物渗透性程度的测量手段,较高的渗透性表明其极有可能有具有良好的吸收。然而,体内的情况更为复杂,很多额外的因素会影响进入体循环(例如,肠代谢的发生)剂量的百分比。肝脏是清除和排泄药物最重要的器官。因此,细胞组分如微粒体和 S9 或完整的肝细胞被用于测定候选药物的代谢稳定性。许多项目的先导化合物代谢稳定性都很差,因此这个实验通常是筛选系列中第一个体外 ADME 实验。由于市场上有很大比例的药物是由无处不在的细胞色素 P450 酶代谢的,所以确定候选药物是否是这些酶的抑制剂是十分重要的。这可以通过观察被特定细胞色素 P450(CYP)酶专一代谢的探针底物的代谢抑制来确定。表 19.3 提供了示例。为了加速分析,可以将不同的探针底物孵育的样品合并,并利用三重四级杆上的 MRM 能力为实验提供足够定量的选择性。这对监测候选药物对 CYP 酶的机理性抑制同样具有一定价值。这个有可能是由于在细胞色素 P450 酶活性位点上紧密的非共价结合引起的,也有可能是由于血红素或 CYPs 的脱辅基蛋白的共价修饰引起的。候选药物与微粒体在添加探针底物之前进行预孵育可以解决这个问题。这个预孵育可能会也可能不会引起细胞色素 P450 酶活性显著下降,因此,降低了对该酶探针底物特定的转化率。同样的,样品合并也是可以的。

表 19.3 用于特定细胞色素 P450 酶抑制的探针底物和 LC-MS/MS 检测方法

酶	反　　应	离子化模式	MRM 离子对
CYP1A2	非那西汀 O-脱乙基	+	152→110
CYP2B6	丁氨苯丙酮羟基化	+	256→238,139
CYP2C8	紫杉醇 6α-羟基化	+	870→286,105
CYP2C9	S-法华林 7′-羟基化	+	325→179
CYP2C9	S-法华林 7′-羟基化	−	323→177
CYP2C9	甲苯磺丁脲 4′-羟基化	+	287→171,89

续　表

酶	反　　应	离子化模式	MRM 离子对
CYP2C9	甲苯磺丁脲 4′-羟基化	−	285→186
CYP2C19	S-美芬妥因 4′-羟基化	+	235→150
CYP2C19	S-美芬妥因 4′-羟基化	−	233→190
CYP2D6	右美沙芬 O-脱甲基	+	258→199, 157
CYP2E1	氯唑沙宗 6′-羟基化	+	186→130
CYP2E1	氯唑沙宗 6′-羟基化	−	184→120
CYP3A4/5	咪达唑仑 1′-羟基化	+	342→324, 297, 203
CYP3A4/5	睾酮 6β-羟基化	+	305→269

　　由于大多数疗效是由作用部位的游离药物水平决定的(Smith et al., 2010),所以测定候选药物与血浆蛋白(白蛋白和 α-酸糖蛋白)和/或组织匀浆的结合程度是极为重要的。尽管仍在使用超滤法和超速离心法,但最常用的技术是透析法。一块 96 孔板一侧放置缓冲溶液,另一侧放置血浆或组织匀浆。孵育之后,两边都取样。这种实验通常需要更高的灵敏度,因为对于更高的分子量和/或亲脂性候选药物来说,结合是相当强的(>95%的结合率)。为正确的药动学/药效学建模,知道作用部位的组织游离浓度是十分重要的,这可以通过在总浓度和相关组织中游离分数相乘来获得。

　　研究药物转运也变得越来越普遍(Giacomini et al., 2010)。许多药物在某种程度上是摄取或外排的转运体作用底物。最广泛研究的转运蛋白是 P-糖蛋白,它可以:① 限制肠道吸收,② 增强胆道排泄,③ 限制大脑和/或肿瘤的渗透。对于中枢神经系统(CNS)靶点,必须要考虑大脑中浓度,因此,在筛选系列早期将 P-糖蛋白测定纳入其中是至关重要的,它能淘汰那些能够被大脑有效外排的化合物。其他转运蛋白的细胞系,如乳腺癌耐药蛋白(BCRPs)、有机阴离子转运蛋白(OATs)、有机阳离子转运蛋白(OCTs)、有机阴离子转运多肽(OATPs)和多药耐药蛋白(MRPs)也同样可用。

19.12　体内 ADME 定量研究

　　LC-MS/MS 广泛用于药物和/或它们的代谢物在基质内的生物分析,如来自体内研究中的血浆、全血、尿液和粪便。如上所述,样品制备一般仅限为蛋白沉淀,但对于 GLP 毒理学和临床研究来说可能更为复杂。此外,该方法学可用于测定药理学感兴趣的特定组织中的药物水平,如大脑、肿瘤或肝脏。组织的样品制备包括彻底的组织匀浆、内源性成分的沉淀和离心分离。三重四级杆质谱仪被用于监控母药和内标的 MRM 通道,如果需要的话,也可以同样监测代谢产物。分析物的同位素标记类似物更适合作为内标,因为它可以消除分析物和内标之间的离子抑制/增强差异。然而,在药物发现中,同位素标记的类似物一般无法得到,因此,结构类似物常被用来当作内标。

对于药物发现研究,通量是一个关键因素,现在已经提出了几种方法来提高候选药物动力学的筛选通量:

样品合并:合并了不同化合物给药的动物样本,并监测所有 MRM 通道(例如:盒式加速大鼠筛选;Korfmacher et al., 2001)。

盒式给药或多合一给药:对同一动物进行混合给药,并监测所有 MRM 离子对(Berman et al., 1997;Olah et al., 1997)。混合物中的一种成分有可能会抑制混合物中另一种成分的代谢(White 和 Manitpisitkul, 2001)。为了减少这种风险,建议降低剂量。通常,会将一个已知的对照化合物包含在盒式给药中。

多通道分析:该仪器具有多个喷雾器,允许引入来自不同的 LC 色谱柱的柱流出物(Yang et al., 2001)。通过不同的喷雾器之间的切换,可以单独监测来自每个色谱柱的流动相。一个批次的样品可以使用多个喷雾器进行分析,或者多个批次的样品可以使用一个特定的喷雾器同时进行分析。

交错平行分析:采用一个柱切换装置,使流动相仅在目标分析物洗脱时进入离子源(Wu, 2001;King et al., 2002)。在这个时间窗口之前和之后,监测另一个 LC 色谱柱的流出物。这一原理如图 19.1 所示。

样品合并和盒式给药的潜在缺点是复杂混合物包含了多种候选药物和众多代谢物需要同时分析,因此干扰的风险显著增加。避免母药们具有相同分子量或者与另一个化合物的潜在代谢物有相同分子量则可以在一定程度上减少这种风险(如 +16 Da 或 +32 Da 的代谢物)。

19.13　代谢产物鉴定

LC-MS/MS 是一种非常强大的代谢产物鉴定工具。不管是从体外孵育还是体内研究中产生的代谢物均相对易于检测。代谢物信息可以传递给化学家,以解决下一代化合物中特定的代谢倾向。正如代谢产物安全性评价(MIST)指导原则(美国食品和药物管理局对工业的指导原则,2008;ICH 三方协调指导原则,2009)推荐的那样,它还可用于评估人体和临床前研究(通常是大鼠和犬)产生的代谢物的暴露情况。

对来自产物离子、中性丢失和母离子扫描的 MS/MS 数据的解释,允许用户识别特定的位点,或者在更多情况下识别被代谢转换的分子官能团。有时代谢修饰的确切位置可能是明确的(例如,简单的 N-去烷基化),但是对于常见的途径,如氧化,通常需要分离代谢物和获得 NMR 数据来确定精确的结构。例如,通过 LC-MS/MS 不可能确定含有环己基取代基的 PPARγ 激动剂羟基化的精确位点(Agrawal et al., 2005)。随后的 NMR 研究识别了主要的代谢途径为 CYP2C19 介导的对位和间位的垂直于平面的羟基化和 CYP2C8 介导的对位和间位的平面内羟基化(见图 19.5)。可用于帮助代谢产物鉴定的其他工具如下:

- 精确的质量测量(见上)

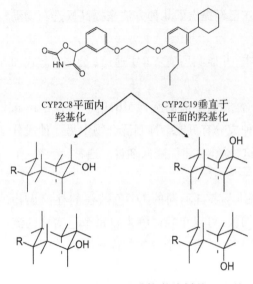

图 19.5 一个 PPARγ 受体激动剂的环己基集团的立体定向和面向性代谢。羟基化的确切位置需要分离代谢物并进行 NMR 分析。

- [M+H]⁺ 离子的同位素模式(由于具有独特的同位素模式原子的存在如氯和溴,极大地促进了代谢产物鉴定;见表 19.2)
- 存在放射性同位素标记(通常为 ³H 或 ¹⁴C)
- 化学衍生法
- 氢-氘交换(Liu 和 Hop,2005)
- 相近类似物的研究

另一个正在受到越来越多关注的代谢产物鉴定领域是发现具有生物活性的加合物的检测(Evans et al., 2004;Hop et al., 2006)。许多药物都是具有生物活性的,一些(大部分是间接的)证据表明,活性中间体可能会产生(特殊的)毒性。虽然不能检测到活性中间体,但也有可能通过媒介来捕捉他们,如谷胱甘肽(在肝脏中很丰富,是一种凭借自身半胱氨酸巯基基团的有效亲核试剂)、氰化钾(一种"强"的亲核试剂)和甲氧胺(用于检测醛类)。LC-MS/MS 实验已经应用于帮助这些加合物的检测。例如,谷胱甘肽加合物可以通过在正离子模式下 129 Da 中性丢失扫描,或者在负离子模式下 m/z 为 272 的母离子扫描检测出来(Dieckhaus et al., 2005)。最近,Gan 等人(2009)的研究表明,预估的人体内总硫醇加合物负载量(即每日标准剂量)和药物诱导的毒性之间有关联。在后一项研究中,丹酰谷胱甘肽用于帮助加合物的定量。

最后,值得强调的是,在代谢产物鉴定研究中得到的数据仅仅是定性的。在不同的代谢物中,离子化效率可能相差很大,特别是如果候选化合物的一个碱性中心通过生物转化已经被消除了。分离柱流出物并使用 UV 采集数据,或者,如果化合物是放射性标记的,放射性数据将提供更可靠的定量数据。可以使用纳流喷雾来减少离子化效率的差异(Hop et al., 2005;Hop, 2006),但这种技术并不适合日常分析。

尽管用于代谢产物鉴定方面的仪器取得了巨大的进步,而且有一些软件工具可以用于解析图谱,但它通常需要一名技艺精湛的科学家参与,而且会十分耗时。

19.14 质谱检测组织成像

为了向团队报告药物的组织分布情况,可以对动物进行解剖,并如上所述通过常规的 LC-MS/MS 项目测定整个器官组织中的药物浓度。然而,它并没有告诉你药物是如何在组织中分布的。这些信息可以通过一个定量的全身放射性自显影法(QWBA)研究来获得。然而,QWBA 研究因为需要放射性材料可能无法用于药物发现阶段,并且它也无法区分母药和代谢产物。Caprioli 教授首创了 MALDI 成像技术,并且这项技术已经成功地用于检测组织中的药物及其代谢产物(Khatib-Shahidi et al.,2006)。首先,在组织或全身切片上喷射基质溶液。在溶剂蒸发后,这或许会重复多次以获得基质的良好覆盖。基质溶液从组织中提取出分析物,然后分析物被 MALDI 电离。为了防止相当丰富的基质离子的干扰,最好选择 MS/MS 检测。通过激光扫描组织或全身切片,可以获得大约 50 μm 的空间分辨率的母药及其代谢产物的分布信息。图 19.6 显示了在大鼠体内以 150 mg/kg 为化合物给药剂量的 MALDI 图像。很明显,这种化合物富集在皮肤中(可能是通过与黑色素结合),这有助于解释临床上观察到的皮疹。这种化合物的理化性质,特别是拓扑极表面积,解释了它没有透过血脑屏障的原因。

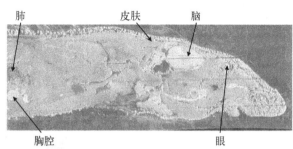
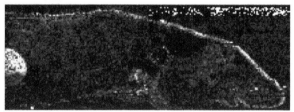

图 19.6　MALDI 的图像显示了一个化合物以 150 mg/kg(底部)大鼠口服给药的组织分布以及相应的光学图像(顶部)。这种化合物存在于皮肤和肺部,但被大脑外排(数据来自 S. Khatib-Shahidi)。

　　MALDI 成像的缺点包括有限的灵敏度和采集数据所需的时间(24 小时获取全身图像并不少见)。如果使用 MS/MS 模式检测代谢产物,那么获取数据所需的时间就会成倍增加。后者可以通过使用高分辨率的 MS 模式采集数据,并且在采集后的母药及其代谢产物中提取图像到来解决(Cornett et al.,2008)。

19.15　结论和未来方向

　　实际上,大气压电离技术与 LC 设备连接的能力已经彻底改变了 ADME 科学。快速而简便地实现体外和体内 ADME 研究中的定量和定性分析,可以使 ADME 较早反馈到药物设计中,并且可以防止由于药物动力学和/或药物代谢特性的不良性能而导致后期的失败。三重四级杆质谱仪是定量分析的首选工具,越来越多的实验室开始转用轨道阱质谱仪进行代谢产物鉴定。在所有的领域中,对缩短周期的推动将有助于效率的提高。如果灵敏度、空间分辨率和采集速度可以进一步提高,MALDI 成像技术可能会变得更加普遍。

　　还有一个没有被质谱供应商广泛涉及的领域就是小型化。这个可以使生物分析直接进入动物设施或诊所进行实时分析。它还将促进微型化、一体化的 ADME 设备的整合,比如多室微细胞培养芯片,不同的细胞类型通过 3D 水凝胶固定在不同的腔室中,分别代表不同的器官（如肝、骨髓和肿瘤组织），这些器官的细胞通过模拟血流的微通道连接（Sung 和 Shuler，2009；Sung et al.，2010）。这种装置将增强我们对组织分布和这些组织之间的动态相互作用的理解，从而提高基于生理学方面的药代动力学、药代动力学-药效学和药代动力学-毒理学建模的预测能力。

（文欣欣译；李小童审校）

参考文献

20

应用高精度质谱仪鉴定代谢产物

ZHOUPENG ZHANG AND KAUSHIK MITRA

20.1 引言

药物的临床有效性一般依赖其血浆浓度。代谢是决定药物暴露量的影响因素之一,原型药转化成代谢产物的过程复杂。代谢产物鉴定是药物发现研究的一项至关重要的部分:① 解释化合物如何从体内清除(早期介入可以研究并优化先导化合物的化学构型从而优化药代动力学参数);② 鉴定代谢产生的活性中间体,这些中间体可能是导致副反应的潜在化合物;③ 用来发现支持药效及具有不良脱靶活性的代谢产物,它们可能有助于产生药理作用或者产生毒性;④ 确保在临床前动物种属进行的安全性评价实验能够匹配预期的人体的代谢物谱,从而确保准确的"代谢产物涵盖";⑤ 提高预测人体药代动力学的信心。

从技术上来说,代谢产物鉴定包括三步:分离、检测和结构分析。高效液相色谱是用于分离生物基质中代谢产物常用方法之一,而质谱更多用于代谢产物的检测和结构分析。过去用于代谢产物鉴定的质谱仪只能检测代谢产物的普通分子量,然而,检测普通分子量不仅会产生假阳性结果,同时也限制了后处理软件对分子官能团结构位置的确证。最近,高分辨率/高准确度质谱仪更加频繁的用于代谢产物的鉴定研究中,弥补了低分辨率的不足。同时,高准确度质谱测定联用专业的处理软件,可以促进代谢产物的检测,从而提高效率和产出。本篇综述目的在于总结在代谢产物鉴定中主要应用的高分辨率/高准确度质谱。

20.2 高分辨率/高准确度质谱

质谱仪是用于测定体系中分子离子的质量和相对浓度的仪器。高分辨率质谱能够将相同的低分辨分子量而化学元素组成不同的分子区分开来。高准确度的质量测定有助于指定系统中检测到的物质的相对准确分子量。高分辨率/高准确度的质谱仪在高分辨模式下可以准确测定离子的分子量。接下来详细介绍主要的高分辨率/高准确度质谱仪器。

20.2.1　线性离子阱质谱仪(LTQ-Orbitrap)

几年前,赛默飞世尔科技推出了 LTQ-Orbitrap。仪器可以进行高分辨($R = 60\,000$)全扫描和选择离子的多级子离子扫描(串联质谱 MS")。数据依赖 MS" 扫描这个功能可以用于单次进样分析中,同时得到未知代谢产物的全扫描及子离子扫描的质谱数据。通常,分子离子及子离子碎片的精确度小于 2 ppm。但是,LTQ 和 LTQ/Orbitrap 不能进行中性丢失(NL),前体离子扫描(PI)以及多反应监测(MRM)扫描,而这些功能,在传统三重四极杆或三重四极杆离子阱质谱中,通常用来进行不常规及难预测的代谢产物的检测。

2009 年,赛默飞世尔科技推出了台式高分辨率/高准确度的质谱仪器 – Exactive。Exactive 可以质谱全扫描,也可以实现更高能量碰撞裂解扫描,分辨率高($R = 100\,000$),质量准确度小于 3 ppm。Exactive 的 HCD 扫描功能能够获得全离子碎片,这项功能类似于 Q-tof(飞行时间四极杆质谱仪)的多级质谱扫描。另外,在同一 LC-MS 采集中,Exactive 可以实现正负离子切换扫描。因为其前端缺少离子捕捉功能,Exactive 不能进行多级质谱扫描。

20.2.2　Q-tof 和三重飞行时间质谱仪

大约半世纪之前(Stephens,1946),TOF 质谱仪问世。在 TOF 质谱仪,具有不同荷质比的离子由电场加速,传送到一个无磁场的迁移管中。不同荷质比的离子按时间依次进入检测器。依赖于时间和其他可控的实验参数,可获得离子的荷质比(精确分子质量)。沃特世公司推出的混合式四极杆-飞行时间-高精度质谱色谱仪,在其分析器前添置了四极杆,用于实现分子离子的碰撞诱导解离(CID)。它不仅可以进行高分辨率($R = 20\,000$)全扫描,同时也可以实现选择离子的二级碎片分析,以及前体离子扫描和中性丢失扫描。内部连续的 lockspray 校准,仪器可达到小于 5 ppm 的精确度。联合使用紫外液相色谱,Q-tof 具有"一体化"全扫描和多级扫描功能,在单次 LC-MS 分析中获得信息帮助代谢产物结构鉴定。

2010 年 5 月,美国应用生物公司推出了三重 TOF 5600 系统,同样是混合式四极杆飞行时间高精度质谱色谱仪。即使没有连续内部校准,它的分辨率>40 000,质量精确度<2 ppm。这款系统具有中性丢失扫描、前体离子扫描,以及多重质量亏损过滤-触发信息依赖采集。

20.2.3　混合式离子阱飞行时间质谱(IT-tof)

混合式 IT-tof 是岛津公司近期推出的产品。它的前体离子阱聚焦离子后再传送到 TOF 中测定精确分子量。与 LTQ-Orbitrap 的功能相似,IT-tof 可以进行高分辨率($R = 10\,000$)的全质谱扫描,也可以对选择离子进行一系列的多级分析。在单次分析中,数据依赖扫描的功能可以同时获得全扫描图谱和未知代谢产物的多级质谱图。代谢产物和其碎片离子的精确分子量的测量偏差一般<5 ppm。如果在二级质谱中发现特定的中性丢失,IT-tof 同样可以进行中性丢失扫描。此外,它具有高速离子极性切换功能,在高速切换中(2.5 次/s)能够获得正负离子质谱图。

20.3 数据后处理过程

数据后处理是利用软件检索代谢产物的过程。普通质谱仪测定的离子分子量精确度低,数据的后处理过程对原始数据的分析没有明显的价值。不过,目前的高分辨率/高精确度质谱检测出离子的精确分子量,使得后处理数据过程既实用又可靠。最近,几款用于检索代谢产物的后处理数据技术发展起来,像质量亏损过滤技术(MDF)、背景扣除技术、中性丢失过滤技术(NLF)、子离子过滤技术(PIF)以及同位素丰度过滤技术(IPF),应用这些技术的前提是已经获得代谢产物精确分子量的全扫描质谱图和二级质谱图。代谢产物数据后处理方法中,MDF 和背景扣除两种技术最为常用。

20.3.1 MDF

分子的精确分子量是组成单个分子的各个元素的名义质量的总和。分子的质量亏损,是指分子的精确分子量与整数分子量的不同。例如,水分子和氧气分子的精确分子量为18.010 6 和 31.989 8,其质量亏损分别是+0.010 6 Da 和−0.010 2 Da。一般情况下,相对于原型药普通的 I 相和 II 相代谢产物产生的质量亏损变化值<50 mDa。例如,原型药的单羟基化产物的质量亏损变化值为−5.1 mDa,甲基化产物的为+15.7 mDa,葡萄糖醛酸结合的代谢产物为 32.1 mDa。因此,质量亏损过滤窗口设置为±50 mDa 来获取精确分子量的数据,分子离子的小数部分未落在预先设置的范围内就会被排除,在此范围内的就会被保留。MDF 方法能够将大部分干扰离子从原始数据中剔除。在过滤后的数据文件中,保留下来的代谢产物相对容易鉴定。如果原型药经代谢后分子量发生大的变化(比如原型药水解形成两个代谢产物,或者谷胱甘肽结合),质量亏损值可能>50 mDa。不过,大部分生物转化都可预测,因此可以在软件中调整质量亏损变化值。

下面的例子中,大鼠给药后,采集的胆汁样品采用 MDF 技术分析。由于体内样品存在大量的内源性化合物,原始 LC-MS 总离子流图中,不能获得代谢物谱的所需信息(图20.1A)。质量亏损值设置为±50 mDa,应用 MDF 技术再分析原始数据,一些药物相关的质谱峰筛选出来(图 20.1B)。原始质谱图中分子量为 757.247 0,保留时间为 23.9 min 的代谢产物,从化合物不相关的内源性杂质中分离出来(图 20.2 A,B)。因此,MDF 技术可从含有大量内源性干扰化合物的基质中,依靠强大的半自动技术来鉴定代谢产物,不管是可预测的氧化物还是不可预测的新化合物。

20.3.2 背景扣除软件

背景扣除是一种数据后处理方法,采用这种方法可以从样品基质中提取出来分子离子。样品基质成分的背景扣除可以明显纯化分析样品,增强目标代谢产物的检测。Zhang 等举例说明采用这款软件来检测谷胱甘肽结合物:clozapine、diclofenac、imipramine 和 tacrine 在

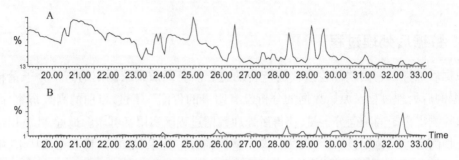

图 20.1　受体物在大鼠胆汁样品中全扫描质谱数据：A：全扫描原始数据　B：处理后数据(MDF±50 mDa)。

GSH 存在条件下的人肝微粒体中孵育(Zhang and Yang, 2008)来制备样品。首先,空白对照样品扫描时间窗口设置为分析物±1.0 min,一个分析数据中,每个分析物均进行对照检测分析,用于检测去除背景或者基质的离子。空白对照样品中检测到的每个有最大影响强度的离子(±5 ppm)在含分析物样品中均被扣除。峰的响应强度乘以用户预设的比例系数,直接从含分析物样品中扣除。运用这个方法,多个 GSH 结合物被检测到,其中有几个 GSH 结合物为双电荷离子,这种代谢产物,用常规的质谱数据分析方法很难被发现。这种背景扣除方法,被证明在大鼠血浆、胆汁和尿液样品中 troglitazone 对代谢产物鉴定非常有效(Zhang et al., 2008)。最近,Zhu 等(Zhu et al., 2009)报道了一个能够有效检测体内代谢产物的方法,即将一个附加功能,噪声降低计算程序,加入到背景扣除方法中,这样可以去除在质谱相邻扫描中不一致的离子信号。

20.4　高分辨/高精确度质谱在代谢产物鉴定方面的应用

　　在过去几十年里,三重四极杆、离子阱和混合三重四极杆-线性离子阱这些普通质谱广泛应用于代谢产物鉴定。一般情况下,待测样品需要获得更高效的质谱数据来进行结构解析。低分辨质谱最大不足在于不能测定离子的精确分子量,会产生大量假阳性结果。这将会使得代谢产物的结构鉴定复杂化,同时也会降低代谢产物鉴定的效率,限制质谱快速检测大量化合物的应用。

　　在过去几年里,得益于质谱技术和后处理软件的提升,高分辨质谱/高精确度质谱仪器逐渐应用到传统代谢产物鉴定领域(Zhang et al., 2009)。我们将高分辨质谱/高精确度质谱在代谢产物鉴定方面的应用汇总如下。

20.4.1　快速鉴定代谢不稳定的化合物的代谢产物

　　肝微粒体或肝细胞体外孵育代谢稳定性研究,经常用于支持大量化合物的前期筛选。这种研究一般是通过实验暴露化合物的代谢软点,进而设计分子避免这类化合物。因此需要高通量开展代谢产物鉴定实验。

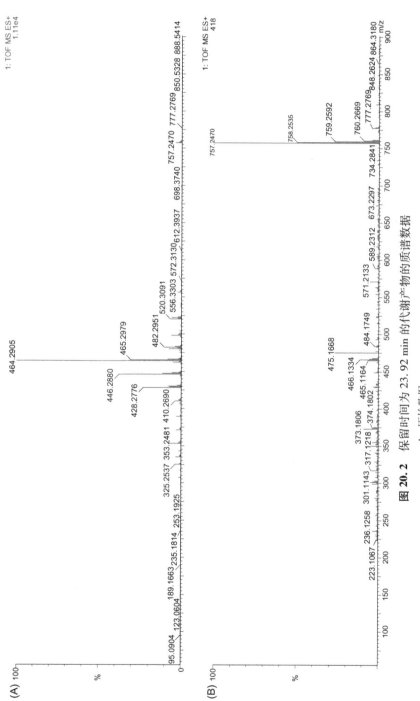

图 20.2 保留时间为 23.92 min 的代谢产物的质谱数据

A：原始数据
B：MDF 处理后数据（MDF±50 mDa）。

质谱在硬件和软件方面的科技发展达到了高通量分析的要求。混合 LTQ-Orbitrap 质谱仪具有强离子捕捉能力,其液质联用的多级质谱满足不断增长的代谢产物鉴定需求。采用数据依赖扫描的方法对体外样品进行一般的全扫描和多级扫描数据采集。采集的数据使用多款后处理数据鉴定技术,后处理软件包括离子提取色谱(EIC),MDF,PIF 和 NLF 技术。根据常规代谢反应预测代谢产物并计算其精确分子量,输入精确分子量设置质量偏差(例如 5 ppm)对采集后的高分辨全扫描数据进行离子提取。MDF 技术依赖于代谢产物分子量与原型药或者它们的核心结构分子量之间的质量亏损寻找代谢产物,发现常规代谢产物和 EIC 检测不到的非常规代谢产物。产生预测子离子碎片或者中性丢失碎片的代谢产物可以采用高分辨 PIF 和 NLF 法分析检测,前提是预先确定的代谢产物的碎片类型与原型药的相似。经上述任何一项技术检测出来的代谢产物,需要进行多级质谱采集达到结构鉴定的目的。应用 LTQ-Orbitrap 的集合方法只需要单次液质联用分析体外样品便可以获得足够的全扫描色谱和多级质谱数据用来结构解析,从而快速鉴定大量的代谢不稳定化合物的代谢产物。

事实显示 UPLC 超高压液相联用质谱 Q-tof 可提高体外和体内样品代谢产物鉴定的,通量、增强质谱灵敏度和色谱分辨率。在一个研究化合物在肝微粒中体外孵育的报告中,相对于联用 HPLC,联用 UPLC 可以将信噪比提高 5 倍。主要原因在于 UPLC 可降低峰宽(相应的增加进入检测器的分析浓度)并降低离子抑制(得益于高效的将代谢产物与生物基质分开)。有研究报告过使用 UPLC/Q-tof 设置两个扫描两个碰撞能量的"一次解决"分析方案可实现对代谢产物的鉴定。在此方法中,CID 图谱使用两种不同的碰撞能量采集而成。全扫描色谱中的分子离子是在低能量条件下获得的碎片离子信息是在高能量条件下获得的。因此,多级扫描图谱检测的离子可能与原型药或代谢产物不相关。UPLC 的使用有效增强了解决能力和灵敏度,增加代谢产物鉴定的可能性。MDF 和生物选择性过滤法联用 UPLC/Q-tof 的"一次解决"方法,可以极大降低内源性化合物的干扰。这款后处理软件很大程度上提高代谢产物的灵敏度。

大鼠肝微粒体中加入 NADPH 孵育,化合物 A(图 20.3)不稳定而发生代谢,仅剩余 9% 的原型药,保留时间为 45 分钟(图 20.4)。经过 UPLC 联用高分辨质谱(Q-tof)分析显示,大鼠肝微粒体孵育后,代谢形成 9 个氧化代谢产物(图 20.5)。单氧化代谢产物(M1)经高分辨质谱联用紫外分析鉴定为主要的代谢产物,其在原型药后出峰。M1 的多级质谱中(图 20.7B),质荷比为 310.185 6 的碎片离子可能是荷质比 326.179 2 的离子丢失一个氧原子(−15.994 9)形成的。因此,通过对比原型药和 M1 的多级质谱图,可以推测主要代谢产物

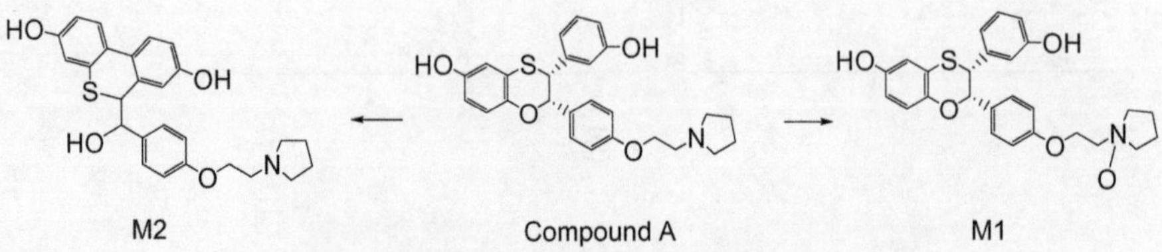

图 20.3 化合物 A 及它的代谢产物 M1 和 M2。

可能是 N-氧化衍生物(图 20.3)。快速确定化合物 A 在大鼠肝微粒中的代谢位点在吡啶环的氮原子上,这就为化学家们在化合物筛选阶段进一步修饰此化合物提供参考。

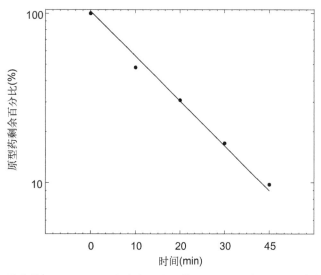

图 20.4 化合物 A(1 μmol/L)在大鼠肝微粒体(0.5 mg 蛋白/mL)中代谢稳定性。

Expected Metabolites:

Metabolites Name	Formula	m/z Found	mDa	Time	Area Abs	Area %
−H2	C28H25NO4S	448.1592	1.0	5.49	2.20	0.10 (0.04)
−H2	C28H25NO4S	448.1566	−1.6	7.01	26.50	1.24 (0.51)
M2 → Parent	C28H27NO4S	450.1744	0.5	5.63	44.70	2.10 (0.86)
Parent	C28H27NO4S	450.1737	−0.2	7.13	533.00	25.03 (10.29)
+O	C28H27NO5S	466.1700	1.2	5.98	64.20	3.02 (1.24)
+O	C28H27NO5S	466.1700	1.2	6.44	98.10	4.61 (1.89)
M1 → +O	C28H27NO5S	466.1692	0.4	7.54	1098.90	51.61 (21.21)
+H2O	C28H29NO5S	468.1830	−1.4	4.80	2.10	0.10 (0.04)
+O2	C28H27NO6S	482.1647	1.0	6.75	96.80	4.55 (1.87)
+O2	C28H27NO6S	482.1638	0.1	6.89	162.70	7.64 (3.14)

Total metabolites: 10

Combined Metabolite Peaks (All Found and Unexpected Peaks)

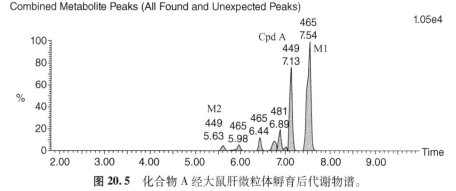

图 20.5 化合物 A 经大鼠肝微粒体孵育后代谢物谱。

20.4.2 鉴定非常规代谢产物

非常规代谢产物的检测和鉴定是药物代谢专家面临的主要挑战。应用低分辨质谱检测非常规代谢产物的传统方法包括原型药前体离子(precursor ions)扫描、原型药已知部分的中性丢失(neutral loss)扫描或者手动对比待分析样品和空白样品以寻找额外离子。这些方法非常费时,而且产生假阳性或者假阴性结果。

高分辨/高精确度质谱联用后处理软件是鉴定非常规代谢产物一种行之有效的方法。高分辨/高精确度质谱提高了离子检测的灵敏度,有效地降低非常规代谢产物检测的假性结果。同时,高精确度的质谱测定,待测分子离子及其二级碎片的荷质比值可以提供直观信息,这些信息反映非常规代谢产物的结构信息,辅助分析待测离子元素组成的软件也可以应用到非常规代谢产物分子式的鉴定中。而且,后处理软件,像 MDF,检索不同的已知Ⅰ相和Ⅱ相代谢产物结合的数据库,是否原型药发生不同的去烃基产物,同时对比空白样品中的背景离子,还有同位素离子的检索等等,使得非常规代谢产物的检测更有效。

前文中提到的案例,使用 Q-tof 分析化合物 A 的大鼠肝微粒体孵育样品,质谱全扫描分析中 5.63 分钟检测到额外的"原型"分子离子(图 20.5),另一个"原型"分子离子精确分子量(450.174 4)与原型药的分子量相同(450.173 7),但是与原型药(7.13 分钟)的保留时间不同(5.63 分钟),而且这个"原型"分子离子没有在空白样品(0 分钟孵育)中发现。多级质谱分析结果显示两个化合物都能产生荷质比为 70 和 98 的碎片,说明这个"原型"分子中的吡咯环没有发生变化。但是,原型药中检测的质荷比为 310 的碎片离子没有在这个"原型"的碎片中检索到,这个碎片离子 m/z 310 是 2,3-dihydro-1,4-benzoxathiin 环中-C-S 和-C-O 键裂解形成的。以上数据显示另一个的"原型"分子离子为原型药相关的代谢产物,可能是非常规的生物转化产生的(环重排)。碎片信息同样说明重排位点为 2,3-二氢-1,4-苯并噁噻环上。事实上,借助于磁共振技术,同时对照合成的标准品,另一个"原型"化合物是对苯二酚代谢产物(M2,图 20.3)。M2 对苯二酚结构是由细胞色素酶 P450 催化而成:首先最初两个电子的氧化过程形成醌式中间体Ⅰ(图 20.8),醌式中间体Ⅰ接下来水解形成对二醌的

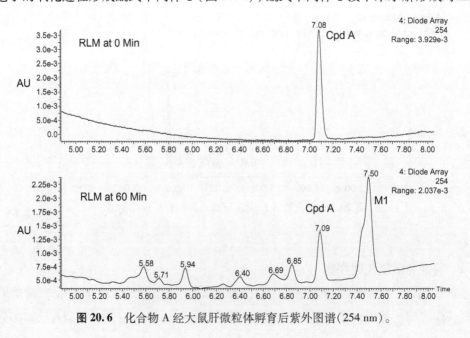

图 20.6　化合物 A 经大鼠肝微粒体孵育后紫外图谱(254 nm)。

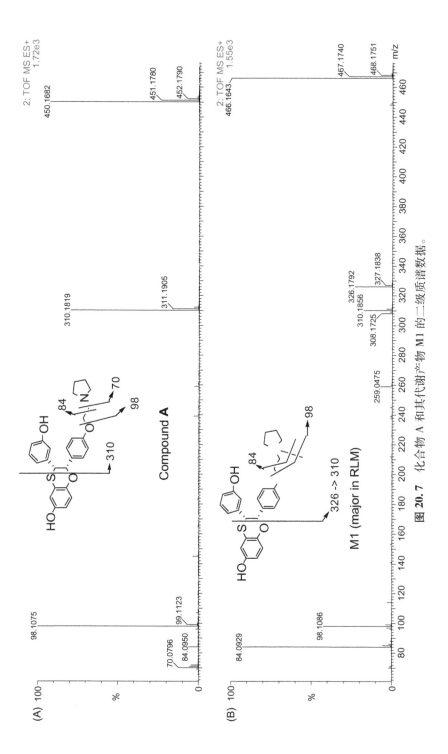

图 20.7 化合物 A 和其代谢产物 M1 的二级质谱数据。

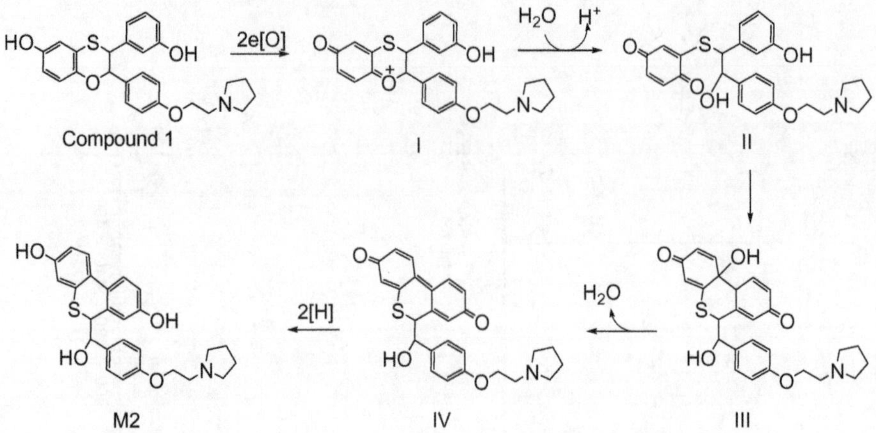

图 20.8 化合物 A 大鼠肝微粒体孵育后代谢产物 M2 可能的形成过程。

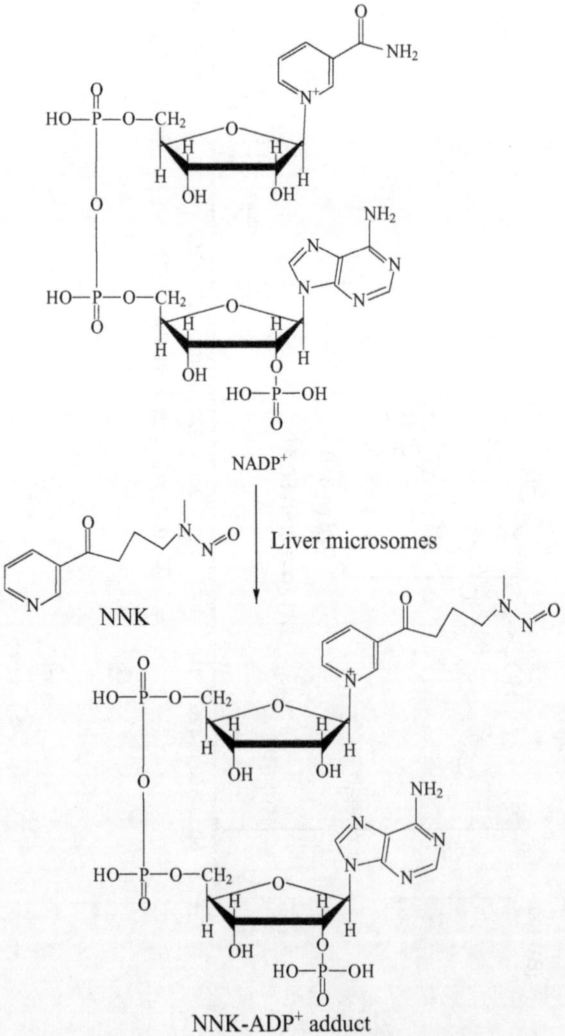

图 20.9 MNK-ADP⁺结合物的形成。

中间体 Ⅱ，苯酚环上对位的碳原子亲和加成到醌酮形成中间体 Ⅲ，中间体 Ⅲ 脱水形成中间体 Ⅳ，中间体 Ⅳ 加氢还原形成化合物 M2（Zhang et al.，2005）。事实上，不管是体外样品还是体内样品，高分辨/高精确度质谱方法均可以明显提高非常规代谢产物的检测。

在实验室中发现非常规代谢反应，或者有文献报道时，化合物精确质量数据后处理软件会很快将其作为新的反应添加到已知代谢反应的数据库里。例如，文献报道化合物 4-甲基亚硝胺-1-（3-吡啶）-1-丁酮（NNK）在大鼠肝微粒体孵育并加入 NADP+后形成 NNK-ADP+的结合产物（图 20.9），NADP+是合成 NADPH 的成分之一，它在 NAD 催化下形成 ADP-核糖。NNK 分子中的氮原子结合 ADP-核糖的碳原子形成 NNK-ADP+结合物（图 20.9）。其他含氮原子的化合物可能在发生相同的反应时形成相应的 ADP 结合产物。分子式 $C_{15}H_{23}N_5O_{16}P_3$（分子量为 622.035 3），是 ADP-核糖部分的精确分子量，将这个数据加到代谢产物列表中用于检测这类非常规代谢产物（图 20.10）。

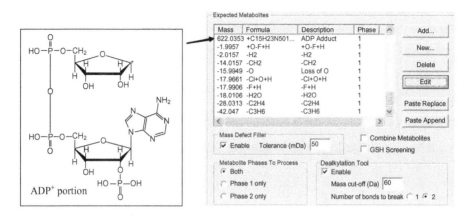

图 20.10 将 ADP+ 部分加入到预测代谢产物库以便快速检测 APP 结合物。

20.4.3 鉴定活性代谢产物的结合物

多数情况下,药物的代谢被认为是解毒的过程。不过,有些情况下,临床观察到的副反应可能部分或者完全与"毒性"代谢产物有关。尽管很少有相关的文献报告,但是可以预测某些情况下药物的生物激活(bioactivation)与临床上观察的副反应有联系。生物激活的过程是外源性物质代谢形成近似的最终活性中间体(Kalgutkar et al., 2002,2005)。例如对乙酰氨基酚在 P450 酶的作用下形成活性代谢产物,这些代谢产物会造成动物和人的肝损伤(James et al., 2003)。为开发安全性更好的药物,在药物发现阶段,减少生物激活被认为是筛选药物的指导要素之一。

一般情况下,生物激活过程中形成的活性中间体为亲电中间体。他们在生物系统内不稳定,很容易与蛋白质中的亲电子官能团结合形成药物-蛋白结合物。因此,活性中间体很少能通过常规的分析技术检测到。最常用的方法是使用合成的亲核"捕获"试剂与活性中间体反应形成结合产物。体外捕捉研究中,谷胱甘肽、N-乙酰半胱氨酸和氰化钾是常用试剂。中间体的结合物应用 LC-MS/MS 和 NMR 分析鉴定。根据"捕获"的结合物的结构,活性中间体的结果能够鉴定出来。进而对易于生物激活的化合物结构进行结果修饰,以便减少活性中间体的形成。

LC-MS/MS 是检测和鉴定捕获结合物最常用的方法(Zhang and Gan, 2007)。相关结合物中 GSH 和 NAc 分子在 CID 作用下丢失荷质比为 129 Da 的碎片,常用三重四极杆质谱的中性丢失(荷质比 129 Da 或者其他相关的中性丢失)扫描以搜索生物样品中的结合产物。以氰化物结合物捕获为例,扫描中性丢失 m/z 27 Da 的分子,来检测氰化物的结合物。接下来在 CID 模式下,对检测的结合物的 MH+ 进行二级扫描,用于鉴定结合物的结构。另一种方法是应用离子阱质谱结合数据依赖的多级质谱模式筛选潜在的结合物。用于筛选的荷质比数值一般为捕捉试剂的分子量加上化合物分子量(待测化合物分子量),或者待测化合物的代谢产物(MH++14, MH++16, MH++18, MH++32,原型药分子上的任何其他位置)。先进行任何潜在的结合物分子量的全扫描检测,再进行多级分析的鉴定。使用低分辨质谱(三重四极杆质谱和离子阱质谱)的主要缺点为耗时并且产生假阳性结果。高分辨率/高精确度质谱仪器有效地弥补上述缺点。

UPLC 联用高分辨质谱 Q-tof 是体外和体内样品活性代谢产物结合物检测的强有效的方法,其功能将以实例演示证明。50 μmol/L 化合物 A 加入混合的人肝微粒体,同时加入 NAc (5 mmol/L)和 NADPH(1.2 mmol/L)启动反应。其中一份样品孵育 0 min(对照样品),另一份样品孵育 60 min(分析样品)。两份样品各加入 2 倍体积的乙腈终止反应。上清液挥干,残渣用乙腈:水:甲酸(95:5:0.05)复溶,复溶样品用于 UPLC/Q-tof 分析。进样方法:进样量 10 μL,色谱柱型号 Acquity UPLC HSS T3(2.1×50 mm,1.8 μm[Waters Corp.,Milford,MA,USA]),流速为 0.5 mL/min,流动相分别为流动相 A(0.1%甲酸水)和流动相 B (0.1%甲酸乙腈),流动相梯度为流动相 B 从 5%递增到 40%,洗脱时间为 10 min。

质谱数据采集进行一次全扫描和一次由低到高的递增的碰撞能量全扫描(15%~45%)。采集的数据文件采用 Metabolynx 软件(Waters Corp.)再分析,其质量亏损窗口设置为原型药精确分子量的±50 mDa。Metabolynx 软件将检测到的离子与分析物及由数据库中已知代谢反应类型预测的代谢产物来进行对比,这样检测的代谢产物称为"可预测代谢产物"。Metabolynx 同样可以将分析样品和对照样品中相同保留时间区域的离子做对比,如果分析样品中的离子的响应比对照样品中相应离子高三倍,认为是"不可预测代谢产物"。

化合物 A 加入人肝微粒和 NAc(图 20.11)孵育,孵育样品中检测到三个 NAc 结合物,第一个 NAc 结合物保留时间为 4.60 min,荷质比 *m/z* 611.192 3,说明此结合物为原型药或代谢产物 M2 的 NAc 结合物,代谢产物 M2 与原型药的分子量相同。另外两个 NAc 结合物,一个保留时间为 5.44 min,荷质比 *m/z* 627.184 1;一个保留时间为 5.70 min,荷质比 *m/z* 627.183 6,说明两个结合物为原型药或代谢产物 M2 结合 NAc 和一个氧原子,代谢产物

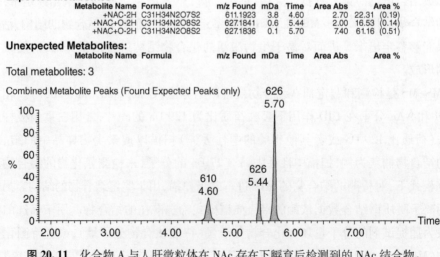

Expected Metabolites:

Metabolite Name	Formula	m/z Found	mDa	Time	Area Abs	Area %
+NAC-2H	C31H34N2O7S2	611.1923	3.8	4.60	2.70	22.31 (0.19)
+NAC+O-2H	C31H34N2O8S2	627.1841	0.6	5.44	2.00	16.53 (0.14)
+NAC+O-2H	C31H34N2O8S2	627.1836	0.1	5.70	7.40	61.16 (0.51)

Unexpected Metabolites:

Metabolite Name	Formula	m/z Found	mDa	Time	Area Abs	Area %

Total metabolites: 3

图 20.11 化合物 A 与人肝微粒体在 NAc 存在下孵育后检测到的 NAc 结合物。

M2 与原型药的分子量相同。这些 NAc 结合物可以采用二级质谱或磁共振技术鉴定其结构。UPLC 联用 Q-tof 方法可快速检测活性中间体的结合物,与传统的 HPLC 联用低分辨质谱对比,减少假阳性和假阴性结果(Zhang et al. , 2005)。

20.4.4 非标记化合物临床样品中主要循环代谢产物的分析

人体血浆中母药及其主要的循环代谢产物的暴露量与药物的安全性息息相关。如果人体血浆中鉴定的主要循环代谢产物的暴露量超过动物中此代谢产物的暴露量,那么在临床研究进一步推进前需要增加这些代谢产物在动物身上的安全性评价。这可能会延迟药物上市的时间。监管部门的指导性文件鼓励医药企业在药物研发过程中尽可能早期鉴定人体循环代谢产物。放射性人体实验吸收、分布、代谢和排泄(ADME)实验在相对后期开展(比如临床Ⅱb期),直到几年前候选药物的主要循环代谢产物的鉴定仍作为其一部分开展。高精度的质谱仪器的出现允许循环代谢产物的检测在临床Ⅰ期进行。

虽然低分辨质谱可以采用前体离子(precursor ion)和中性丢失(neutral loss)扫描模式,用来检测非标记药物的循环代谢产物,但是检测到的代谢产物碎片明显不同于原形药的碎片离子或者代谢过程中形成非常规代谢产物而产生假阴性结果。高分辨率/高精确度质谱仪可以避免上述限制并可以高效检测到人体血浆样品中的循环代谢产物。

Tiller 等报道了一个最新的例子,时间点混合的人体血浆样品使用 UPLC/Q-tof 高精确度质谱分析,获得的数据使用 Metabolynx 软件中的质量亏损过滤技术再解析(Tiller et al. , 2008)。对于Ⅰ相代谢(主要为氧化代谢),相对于待测药物的分子量,过滤软件的分子质量范围设置为+50~-100 Da,质量亏损过滤范围设置为-50~+20 mDa。对于Ⅱ相代谢产物,相对于待测药物的分子量,过滤软件的分子质量范围设置为+50~+250 Da,质量亏损过滤范围设置为原形药加入 30 mDa 基础上-50~+20 mDa,这样做是为了包含原形药结合葡萄糖醛酸,加入葡萄糖醛酸片段以后,母药的精确分子量部分增加 30 mDa。以此方法,多个Ⅰ相(去甲基产物)及Ⅱ相代谢产物(原形及原形去甲基产物的葡萄糖醛酸结合物)被检测到。直接对比人体血浆样品和按比例混合的毒理实验动物血浆中相关代谢产物质谱响应,可以评价人体代谢产物在动物中的覆盖情况。应用外标法对原形药及代谢产物的质谱响应进行评价时,可以采用体内或体外方法制备标准曲线,即通过放射性标记化合物给药,得到体内或体外放射性样品,分析得到放射性/质谱响应因子。这个方法可以应用于分析首次临床实验血浆样品,以提供候选药物人体循环代谢产物的初步结果,以便在早期得到代谢产物安全性相关的信息。

20.4.5 代谢组学方面的应用

代谢组学是系统研究生命体系在生理或者病理刺激下产生代谢响应的一门学科。这些刺激可能由疾病、环境化合物或者药物等引起的。因此,内源性的代谢物谱可能与疾病的产生、器官的特定病变或者药物的治疗密切相关,它可以作为生物标记化合物指导非临床或者临床诊断以及药物药效和安全性实验。

磁共振技术和质谱是鉴定内源性代谢产物最常用的技术。磁共振优势在于高重现性、样品处理的简易性以及分析样品可回收性。不过,由于内源性化合物的氢原子或碳原子与具有相同氢原子或碳原子的代谢产物相互干扰,其灵敏度和选择性相对低是主要的缺点。这使得它在鉴定未知代谢产物上相对困难。质谱联用磁共振技术可以克服上述限制。虽然低分辨质谱具有相对高的分析灵敏度,但是它在未知代谢产物鉴定方面具有很多挑战,尤其是需要更多"指纹"信息用于结构鉴定方面。

高分辨/高精确度质谱使得代谢组学研究更加实用。通过检索代谢组学的数据库、分析化学元素组成等,高分辨/高精确度质谱因其高精确谱质量而提供更丰富的"指纹"信息用于鉴定未知代谢产物(Takahashi et al.,2008;Draper et al.,2009)。有文献记载,高效液相或者电泳分离联用高精确度质谱 microOTOF(Bruker Daltonics)分析人体尿液、血液和头发提取的样品(Liotta et al.,2010)。其色谱峰/电泳峰对应可能的未知化合物/代谢产物采用本底扣除和自动去卷积解析/质谱峰纯化工具进行分析。化合物的精确质量值(分子量)在含有+50 000 毒理化合物及它们 I 相和 II 相代谢产物数据库中检索(误差范围在±10 ppm),列出从中筛选的化合物的化学分子式,并且计算出质量误差以排除结构异构体、结合盐以及二聚体等的干扰。未知化合物的精确分子量与预先设定的 23 种常见生物转化物的精确分子量列表对比检索。根据分子离子精确度的匹配程度和它们相关官能团的生物转化途径,最终鉴定出未知化合物/代谢产物的结构。在代谢组学中,这种方法能够有效减少假阳性和假阴性的次数。

20.5 结论

传统实验中,使用低分辨质谱进行代谢产物鉴定研究,常常被低效的周转时间(low turnaround time)所困扰:首先在全扫描中人工检索到代谢产物的分子量再人工采用二级扫描获得其碎片。高分辨/高精确度质谱能够使用多种软件自动检索代谢产物同时获得质谱碎片(基于一级质谱和二级质谱数据的高精确度)信息。因此,代谢产物鉴定过程效率明显提高(Baillie,2008)。然而,质谱碎片需要人工确定代谢产物的结构的同时,大量的解析过程得以在设计软件中完成,这种设计软件可用来匹配质谱碎片信息并无限接近代谢产物的可能结构。

除了应用于生物样品中代谢产物的定性分析外,高分辨/高精确度质谱也能够满足定量分析的需求。最近,有报道称高分辨/高精确度质谱可以实现同时定性和定量分析药物及其代谢产物(Bateman,et al.,2009;Zhang et al.,2009)。单次进样的液质分析过程中,人肝微粒孵育样品和大鼠药代动力学的血浆样品,同时获得定性和定量数据,这使得定性-定量同时进行的工作流程成为可能。动态范围、质谱扫描速度以及液相色谱的分离效率的提高,使得这种应用有希望被广泛推广。

　　总而言之,高分辨/高精确度质谱广泛应用于代谢研究中,包括快速鉴定代谢产物、检测非常规代谢产物、捕获鉴定活性中间体、分析临床样品和代谢组学。未来若干年,高分辨/高精确度质谱将会是代谢产物鉴定主要的应用技术。

（王义祥译;郭莲审校）

参考文献

21

加速器质谱（AMS）的应用

Xiaomin Wang, Voon Ong, and Mark Seymour

21.1　简介

加速器质谱（AMS）（Turteltaub and Vogel，2000；Prakash et al.，2007；Lappin and Stevens，2008；Tuniz and Norton，2008）进入制药业的生物分析技术领域相对较晚。AMS 最初是由 Nelson（Science，1977,198,508）和 Bennett（Science，1977,198,509）在 20 世纪 70 年代后期开发出来，用于放射性碳年代测定。该方法使用串联的范德格拉夫加速器，能够检测到万亿分之一浓度水平的自然界 ^{14}C。近 20 年后，AMS 在生物医学研究中的应用才开始出现在科学文献中。这些研究包括通过 ^{14}C 同位素比值测定 DNA 加合物（Felton，1991；Turteltaub，1990），通过使用 ^{41}Ca 同位素比值测定骨吸收（Elmore，1990），通过使用 ^{26}Al 示踪来研究 Al 与血液蛋白的结合情况（Day，1991）。

AMS 在医学分析中的应用是因其对 ^{14}C 检测的灵敏度。该技术以 ^{14}C 标记的分析物作为示踪物。与传统的人体吸收、分布、代谢和排泄（ADME）研究需要 50～100 μCi 的放射性活度相比，AMS 由于其高灵敏度，仅需要极少量的放射性活度，通常为 100～250 nCi。根据所使用的 ^{14}C 标记化合物的比活度（Lappin and Garner，2003），AMS 的检测限可达到飞克和阿克级别（10^{-15}～10^{-18} g）。因此 AMS 使原有对使用放射性同位素的安全性的担心大大降低，同时也有效地消除了对人体服用放射性标记化合物的监管障碍。

AMS 在生物医学领域也有一些不同的应用，早期的许多工作都集中在微剂量给药研究上，通过这种方法，化合物以一种极低的亚治疗剂量给药。该应用的吸引力在于，使得开展人体实验之前的化学、生产、控制（CMC）和毒理学研究的投入更少。美国食品药品监督管理局（FDA）在 2006 年 1 月颁布了一份名为"探索性 IND 研究"的指导文件中对微剂量给药进行了定义。该概念创建了药物研发中一个新的临床试验阶段——临床试验 0 期。临床试验 0 期早于传统的 IND 驱动的临床试验 I 期。微剂量给药的定义是基于动物试验数据的药理剂量的百分之一剂量，或者不超过 100 μg 的剂量。

AMS 在临床试验 I 期中也越来越有用。首先，可作为获取早期人体试验数据的手段来阐明在安全试验中代谢物的问题;其次,它是一种简单且经济有效地在临床开发过程中尽可能早的获得人体中主要的药动学数据的方法(分布容积、清除率和绝对生物利用度)(Lappin,2006)。

21.2　生物分析方法学

21.2.1　样品预处理

在 AMS 分析之前,必须分离样品中的碳。例如,对于某些仪器来说,每个样品需经过两步处理后转换成石墨。首先,样品在 900℃下用氧化铜(Ⅱ)氧化生成二氧化碳气体,然后用氢化钛和锌的混合物在 500℃下以钴为催化剂,经低温转移并还原成元素碳。产生的石墨/钴混合物被挤压进入铝阴极,然后被加载到 AMS 仪器的离子源中(见图 21.1)。

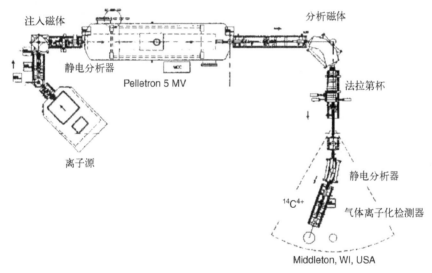

图 21.1　National Electrostatics Corp. (Middleton, WI, USA) 15SDH-2 5 MV Pelletron 串联加速器质谱（AMS）模型的原理图。

许多样品(例如,血浆、全血、粪便和组织)因含有足够进行石墨化的碳而不需额外添加碳元素。然而,对于样品中内源性的碳含量不足以产生 AMS 分析所需的 2 mg 石墨时,则必须在石墨化之前添加载体碳。通常用作载体碳的化合物包括液体石蜡、三丁酸甘油酯和苯甲酸钠。这些都是从石化资源中获得的,因此其本身所含的^{14}C 都是经过数百万年衰变而被严重耗竭。所以,额外添加的载体并不会增加样品中^{14}C 的背景值。

21.2.2　AMS 仪器

图 21.1 展示的是位于 Xceleron (York, U. K.)的 Pelletron(National Electrostatics Corp., Middleton, WI, USA),一台生物医学分析的串联加速质谱仪。在离子源内,石墨化的样品在

3~10 keV 下被一束 Cs^+ 离子轰击后产生负离子,包括 C^- 离子。离子从离子源进入后在剥离器(~20 kV)和预加速管(60 kV)的共同作用下,加速到大约 80 keV。在这些能量作用下,可将 $^{12}C^-$、$^{13}C^-$ 和 $^{14}C^-$ 分离。这个阶段也会出现相似质量的干扰离子(例如 $^{16}O^-$)。因同重元素 $^{14}N^-$ 不稳定,所以不会干扰 ^{14}C 的测定。

当离子离开预加速管后,离子以 45 度角进入球形静电分析器。虽然离开分析器的离子束仍含有各种质量的离子,但分析器只允许具有预定动能的离子通过分析室。从这里开始,离子以 90 度角穿过注入磁体分析器。在这里各种碳离子(即 $^{14}C^-$、$^{13}C^-$ 和 $^{12}C^-$)被顺序注入到 Pelletron 加速器管。与目标同位素相比,^{14}C 在顺序注入周期(占空比)的占比达 99%:其中 $^{12}C^-$ 为 150 μs,$^{13}C^-$ 为 600 μs,$^{14}C^-$ 为 100 ms。

在 Pelletron 加速器中,负碳离子和 $^{14}C^-$ 的同重分子(如 $^{12}CH_2^-$、$^{13}CH^-$)向正极端加速(~5 MV),并在低压电池中与氩气碰撞。在此处,离子发生分子解离并被剥夺了电子从而产生正电离子($^{12, 13, 14}C^{+1~+6}$),然后这些离子进入高能分析磁体。因 C^{4+} 在此高能量下通常最为丰富,多被作为检测物质。

在通过分析磁体时,$^{12}C^{4+}$ 和 $^{13}C^{4+}$ 离子被偏移法拉第杯检测,而 $^{14}C^{+4}$ 离子由气体电离检测器检测。一般而言,非 $^{14}C^{+4}$ 离子(例如 $^7Li_2^{4+}$)因在静电和磁场分析器以及电荷状态的分离(在 Pelletron 管中)的共同作用下无法到达气体离子化检测器。

21.2.3 AMS 分析

21.2.3.1 AMS 标准品

AMS 是测量样品中 ^{14}C:^{13}C:^{12}C 的比值。而一些具有确定碳同位素比值的标准品是可获得的,例如澳大利亚国立大学(ANU)糖。这是一种在 20 世纪 50 年代收获的糖作物,因当时在南半球进行的原子弹试验,而具有很高的 ^{14}C 含量。由 ANU 糖(或其他认证的标准品)制备的石墨可用于 AMS 仪器的校准。此外,当 ANU 标准品与未知样品同时进行石墨化处理时,可作为样品处理过程的质量控制,以确保样品制备过程中没有物质干扰 ^{12}C:^{13}C:^{14}C 的比值测量。

由于 AMS 测量是基于同位素比值,因此 AMS 要求在给定分析物中至少存在两种同位素(例如,^{14}C:^{12}C)。此外,由于大多数生物样品都含有 ^{14}C 背景值,因此需要使用标准品用于 AMS 的校准、样品处理质量控制和背景干扰校正。

21.2.3.2 高效液相色谱(HPLC)-AMS 分析

任何含碳且可被放入试验所使用的小玻璃样品管中的样品均可被石墨化。然而,AMS 测量的是石墨化后样品中全部的同位素比值。因此,分析的是整个样品中 ^{14}C 总含量,而不能区分每种 ^{14}C 标记的化合物。这与使用液体闪烁计数法测定总放射性数据的常规 ADME 研究类似,测量值中包含了代谢物在内所有与化合物相关物质的总和。如需要定量特定的分析物,有必要在石墨化之前对分析物进行分离。通常,可通过样品提取和/或色谱分离来实现的。

目前尚未有商业化的在线液相色谱(LC)串联 AMS 的接口。因此,样品分析是以分步方式进行:分段收集 LC 洗脱组分,将含有目标分析物的相应洗脱组分按上文中描述的方法进行石墨化。样品在分离前添加无放射性标记的分析物进行强化,并用所添加的标准品的保留时间来确认待分析的组分。

如前所述,AMS 仪器是采用经认证的标准品单独校正。因此,无须制备 LC-MS 分析时使用的校正曲线。然而,在使用 HPLC-AMS 分析时只能得到所测定的组分中^{14}C 含量的信息:在计算样品中^{14}C 含量时就需要将石墨化之前所有处理流程中(比如:样品提取和色谱分离)的损失计算在内。但有一些从业者认为,只要^{14}C 的总回收率接近 100%,提取效率就可被忽略不计。但是定量计算回收率通常是困难的,且由于样品的组成未知和单个组分的回收率未知,因此高的总回收率并不一定代表高的目标分析物的回收率。

一种用来计算处理流程中损失的方法是在一定浓度范围内配制一系列已知浓度的^{14}C-标记的分析物的血浆校正标样。在样品提取(例如蛋白沉淀或液-液萃取)前,在所有样品中加入等量的非放射性标记的分析物作为内标(IS)。样品分析中所使用的 IS 浓度需足够高,以便可以用传统的 UV 检测器进行定量检测。然后,以血浆样品中加入的^{14}C-标记分析物已知浓度作为 x 轴,以 HPLC 中各组分的 AMS 值与 IS UV 响应的比值作为 y 轴建立一条回收率曲线。由于 AMS 为线性响应(Fifield,1999),因此根据下面的等式 (Lappin,2004),回收率曲线的斜率提供了用于确定血浆样品中^{14}C 的浓度的仪器响应:

$$K = \frac{\left[\dfrac{R_{\mathrm{A}}}{mU} + C\right] \Phi}{L_{\mathrm{mass}}}$$

K 是指原始样品中的分析物的量

R_{A} 是指 HPLC 组分中测得同位素比例

Φ 是指所添加的碳载体的碳量

L_{mass} 是指分析物的质量比放射性活度

m 是指回收率曲线的斜率

U 是指 IS 的 UV 响应

C 是指回收率曲线的截距

随着 LC-AMS 技术在生物分析领域越来越多的应用,以及利用该技术所产生的数据已作为支持新药上市申请的材料提交给监管当局,从业者开始将注意力转向分析方法验证。显然,与任何定量方法一样,该分析方法的准确度、精密度和定量下限等参数也都应该被定义和验证(Wang et al.,2009,Deck et al.,2010 and Lappin et al.,2011)。然而,LC-AMS 与其他定量方法(如 LC-质谱/质谱(MS/MS))之间存在差异,因此要采用与传统定量方法完全不同的参数的定义和方法验证。对于 AMS 而言,样本在分析之前被完全破坏,因此不可能以质量来区分分析物和其他^{14}C 标记的组分(如代谢物)。其选择性完全来自色谱分离。另一方面,因最终分析物只是碳,所以 AMS 检测方法对基质干扰的影响并不像传统质谱那么敏感(如离子抑制)。目前,LC-AMS 是一种离线技术,它需要引入额外的样品作为质量控制。然而,LC-AMS 和 LC-MS/MS 之间最根本的区别在于 AMS 给出了一个绝对值,即一个确定的同位素比值,而 MS/MS 的信号是相对的,信号响应会因分析物和分析批不同而不同。因此,LC-AMS 定量时没有必要为每个分析批制备一条单独的校正曲线。从业者们目前正通过一系列国际论坛或会议发起倡议,例如全球生物分析联盟(http://www. globalbioanalysisconsortium. org 以及欧洲生物分析论坛(http://www. europeanbioanalysisforum. eu),旨在为 LC-AMS 分析验证的具体内容提出建议。预计这将成为政策法规的基础。

21.3 AMS 在物质平衡和代谢物全谱分析中的应用

第一次关于采用 AMS 进行人体质量平衡和代谢物全谱分析的报道发表于 2002 年,对一种新型的法呢基转移酶抑制剂——R115777 进行了检测(Garner et al. , 2002)。该研究使用 34 nCi 的[^{14}C] R115777 与 50 mg 未标记的 R115777 混合后溶解于 20 mL 水中,将配制的悬浮液给予四名男性受试者。因该放射性剂量所产生的辐射剂量小于 1 μSv(0. 1 毫雷姆),该项研究在英国获得了监管机构的批准。收集 7 天内的全血、尿液和粪便样品以获得物质平衡、血浆药代动力学和代谢物全谱分析的信息。值得注意的是,虽然 AMS 能够检测到远低于液体闪烁计数检测下限的放射性水平,但在本研究中,最大血浆总 ^{14}C 浓度(即 1. 6~2. 9 dpm/mL,使用 60 μL 样品)仅比本底值高五倍。所有同时代的生物样品均含有 ^{14}C 本底,样品中存在的 ^{14}C 的本底值取决于其碳含量多少;也就是说,总碳量越高,^{14}C 的本底值越高。因此,减少样品中的碳量会减少 ^{14}C 的本底值。例如,以血浆为例,经过蛋白质沉淀前处理后的样品中背景值减少约 25 倍,可提高信噪比。

代谢物全谱分析通过定时分段收集 LC 洗脱液,随后将分段组分进行 AMS 分析,通过这种方式可以获得组成总放射性活度中各组分的放射性活度。通过 LC 共色谱法对 ^{14}C 峰的归属进行分析可获得潜在代谢物的可靠对照品。利用 AMS 离线法获得的放射谱图与随后使用 LC-MS/MS 获得的色谱图总体上吻合,但有一个例外。两者在粪便提取物的中的代谢物全谱分析存在差异:LC-MS/MS 分析表明甲基咪唑基团的丢失是次要的代谢途径,而 AMS 分析则表明并非如此。作者提出,原因可能是代谢产物在粪便的甲醇提取液中不稳定所致,但作者并没有试图去解决这种差异。AMS 技术对代谢产物分析的明显限制是缺乏液相色谱接口,因此需要线下收集和分析组分。因此,AMS 分析虽然非常灵敏,但却是劳动密集型的工作。所以,使用 LC-AMS 方法的成本比传统的基于闪烁计数方法要高。但利用 AMS 获得人体代谢数据的时间要比其他技术获得该数据的时间早很多,须权衡成本与提前获得人体代谢数据的好处。

最近,采用 AMS 的一个类似策略在伊沙匹隆的代谢和排泄的全谱分析中起了重要作用(Beumer et al. , 2007; Cömezoğlu et al. , 2009)。伊沙匹隆是一种半合成的埃博霉素 B 类似物。在给癌症患者用药后,用于治疗癌症。作者报道说,由于[^{14}C]伊沙匹隆在常规检测所需的典型比活度(通常为 1~10 mCi/mg)下的放射性不稳定,无法进行常规的放射性标记人体 ADME 研究。但其在低比活度(1~2 nCi/mg)下足够稳定,这时使用 AMS 检测就成了一个很好的选择。与前面的例子一样,通过 AMS 测量所收集的排泄样品中的总放射性用来量化排泄研究,同时将混合后的血浆、尿液和粪便提取物采用 LC 进行组分分离,然后通过离线 AMS 对收集的组分进行代谢物全谱分析(以测定代谢物的个数和相对含量)。随后进行传统的 LC-MS/MS 分析,以鉴定 ^{14}C 标记的组分。

尽管在辐射安全方面不需要获得广泛的监管批准,但自从 2002 年首次文献报道以来,AMS 尚未被广泛用于人体物质平衡或代谢分析研究,这一点可从科学文献中鲜有报道得到证明。然而这种情况可能会在未来几年发生变化,因为监管部门已经向早期定量代谢物全谱分析转变了。而这种转变主要是由 FDA 和欧洲药品管理局(EMAE)引入的新版指导原则所带来的。值得一提的是,定稿于 2008 年的"药物代谢物的安全性测试"(或被称作 MIST 指导原则)提出人体的氧化代谢产物在稳态时其暴露量超过母体药物暴露量的 10%则需要关注,而且当代谢产物在人体中展现出比非临床动物种属中更高的暴露量时,则可能需要额外的毒理学试验。该指南的详细内容已经在本书的单独章节中讨论过了,但是这意味着除了定性分析或结构解析之外,有必要进行代谢产物全谱分析。因此,需要更多不同代谢物的定量数据,以确保所选择的毒理学动物种属对每种代谢物(就血浆暴露量而言)有足够的覆盖。此外,最近颁布的 EMEA M3 指南("人体临床试验和药物上市授权的非临床安全性研究",EMEA M3(R2),2009)包括了对代谢产物安全关注的阈值,基于它们相对于总化合物相关物质的暴露量。总化合物相关物质包括母药物和所有已知、未知的代谢产物。目前,只能使用示踪技术才能获得后者的可靠的定量信息,并可在研发的极早期获得该信息。

另一个 AMS 在代谢全谱分析中的应用有望增加的原因是实现了 AMS 与液相色谱的在线联用。本章作者注意到一些从事该领域的研究小组,最近发表的一篇论文(Prakash et al. , 2007)确切地描述了这一结果。然而,倘若没有商业化,这个平台能否获得广泛的应用还有待观察。

21.4 AMS 在药动学中的应用

虽然 AMS 在人体物质平衡和药物代谢全谱分析中的广泛应用尚不明确,但由于其在定量分析中灵敏度的显著提升而使得其应用于药代动力学和口服生物利用度评估(Lappin et al. , 2006, Vuong et al. , 2007 and Zhou et al. , 2009)。

如前所述,许多早期应用 AMS 的研究都涉及微剂量试验。Vuong 及其同事在 2007 年使用 AMS 对齐多夫定(一种具有抗病毒活性的逆转录酶抑制剂)进行相了当完整的人体 ADME 研究(Vuong et al. , 2007)。在健康志愿者服用微剂量药物后,作者使用 AMS 确定了其药代动力学、物质平衡和代谢物暴露量。作者发现,采用微剂量的齐多夫定的药代动力学参数与公布的治疗剂量下的药代动力学参数相匹配。与前面的研究相似,作者还使用 AMS 测量外周血单核细胞(PBMCs)中 ^{14}C 标记的齐多夫定浓度。采用 10 mL 全血中获取的 PBMCs 测定了齐多夫定在 PBMCs 中的吸收。作者评论说,尽管对细胞内各种标记种类的特定分析未进行定量,但并未超出 AMS 灵敏度的范围。在后续的研究中,使用 LC-AMS 和 LC-MS/MS 测量了分别在微剂量(100 μg)和治疗剂量(300 mg)的齐多夫定给药后 PBMCs 内齐多夫定三磷酸盐的浓度。两种技术获得的结果具有可比性,但 LC-AMS 的灵敏度至少高 30 000 倍(Chen et al. , 2 010)。实际上,AMS 已经用于生物医学中抗癌药物导致的 DNA 加合物的动力学研究(Turteltaub et al. , 1990;Hah et al. , 2006;Hah et al. , 2007)。

自从 AMS 首次被提议用于 ADME 研究,有观点认为由于有非线性吸收和/或代谢的可能性,采用微剂量的药代动力学数据可能无法预测治疗剂量的数据。尽管迄今为止还没有关于微剂量和治疗剂量药代动力学的广泛对比数据库,但在进行了的几次比较中,已经发现大多数被调查的药物在一定程度上是一致的(Lappin et al. , 2006;Lappin and Garner, 2008)。Lappin 和 Garner 总结了 2008 年所有已发表比较微剂量与治疗剂量的药代动力学的研究,并报告了 18 种药物中的 15 种(或 83%)在外推时显示出线性药代动力学(在 2 倍之内)。然而,目前还不清楚哪些因素导致了非线性动力学。最近由欧盟资助的另外七种化合物的研究,被称为"欧洲微剂量 AMS 合作伙伴计划"(EUMAPP),涉及工业界和学术界之间的泛欧合作。该研究结果已经公布。该研究发现,微剂量药代动力学与文献中报道的比较接近(在 2 倍之内),目前微剂量和治疗剂量之间的一致性程度接近 90%,尤其是静脉注射给药。更重要的是,当口服微剂量数据无法预测时,就可以根据药物的已知代谢或化学特性来解释偏离的原因。这些研究代表了数据库的开端,该数据库看上去似乎支持微剂量给药用于人体药代动力学的实用性,并且可能在许多制药公司内部正在进行的争论中帮助这种方法的支持者(Karara et al. , 2010)。

一种评估潜在非线性药代动力学的策略是在进行人体微剂量研究之前开展动物模型中的药代动力学研究,但这样做会花费更多。2004 年,Sandhu 及其同事(Sandhu et al. , 2004)比较了一种在研化合物(7-deaza-2′-C-methyl-adenosine;化合物 A)在药理学剂量与微剂量下在犬中的药代动力学。AMS 用于定量微剂量给药的样品,而 LC-MS/MS 用于定量药理剂量给药的样品。数据表明,在 0. 02 mg/kg 给药后,化合物 A 在犬中的药代动力学性质与 1 mg/kg 时的相似,阐明了 50 倍剂量范围内的线性动力学。作者还评论说,即使在微剂量给药之后,只有 AMS 的灵敏度才能够揭示化合物 A 之前未被 LC-MS/MS 揭示的多相药代动力学特征。

随着具有选择反应监测模式的高灵敏度三重四极杆质谱仪的出现,作为"穷人"的选择,同样的策略是采用传统 LC-MS/MS 系统,该系统可检测的最低剂量被认为是微剂量。这种策略确实得到了成功应用(Balani et al. , 2006;Ni et al. , 2008)。Balani 及其同事评论说,由于 AMS 的常规使用仍然很昂贵,因此他们在大鼠体内的微剂量口服给药评估实验也是通过 LC-MS/MS 进行定量。作者表明,当给予大鼠 1 μg/kg 的微剂量时,模型药物(氟康唑和甲苯磺丁脲)的药代动力学可以很容易地使用 LC-MS/MS 进行表征。专利化合物 MLNX 正处于研发阶段并被考虑用于人体微剂量试验。在该化合物采用相同的策略之前,作者进一步验证了这两种化合物在大鼠体内在所预期的微剂量和高于 1 000 倍的剂量之间的药代动力学的线性关系。虽然作者发现 MLNX 在大鼠体内的药代动力学不是线性的,提示 MLNX 在人体内的药代动力学也可能不是线性的,但是 Lappin 和 Garner 在另一篇发表的综述中指出(Lappin and Garner, 2008)只在最高剂时表现偏离线性,并质疑这是否会在治疗剂量下的人体研究中被反映出来。

显然,非线性药代动力学的可能性将继续成为微剂量被广泛采用的一个问题,但 AMS 技术在临床 I 期试验中依然有实用性,且近年来在该领域已经有了显著的增长。这种增长很可能会持续下去,因为药物研发人员越来越意识到这对于获得基本的人体药代动力学数据的可能性,这些数据可以在尽可能早的时候告知关键的"可行/不行"决策。

AMS 已经在绝对生物利用度研究中找到了一席之地。采用"搭载式"方法:首先通过血管外给予非放射性标记的受试化合物,其剂量与药理学剂量相关,然后在 T_{max} 附近静脉给予 ^{14}C-标记的化合物,其剂量与血管外剂量相当。常见的方法是将微剂量给药作为早期临床研究(例如,单次或多次递增剂量研究)的一部分包含在灵活的临床方案中。虽然静脉微剂量给药服用的剂量等于或低于微剂量阈值(通常约 10 μg),但在稀释到血管外给药后它会分布和清除,因此药代动力学的线性不存在问题(Sarapa et al., 2005;Stevens et al., 2009)。因为静脉给药的剂量非常低,所以不需要超出血管外给药所要求的额外的安全性数据。

这种搭载式给药方法可用于区分药物低变异和高变异的口服生物利用度中制剂性能、吸收、首过代谢和系统清除的影响。例如,用该方法了解到奈非那韦(一种抗病毒药物)的中等生物利用度是由于显著的首过代谢而非吸收原因。针对首过代谢限制的原因通过改进制剂而非增加给药剂量(Sarapa et al., 2005)来解决生物利用度问题。作者指出,相对于液体闪烁计数所需的剂量,AMS 可使[^{14}C]奈非那韦的剂量减少几千倍且减少了配制高剂量静脉注射制剂的需求。因为对于低水溶性的药物而言,可能需要我们做出大量的努力来配制静脉给药的制剂。最近,一款抗病毒新药(RDEA806)的绝对生物利用度通过静脉注射 ^{14}C-微示踪剂量和口服 200 mg 的剂量来进行确定。随着对最大生物利用度改善因素的了解,对已有的临床研发早期的口服片剂的绝对生物利用度可通过优化制剂组成来提高。有趣的是,在同一项研究中,发现 RDEA806 口服与静脉注射共同给药的药代动力学与静脉注射 ^{14}C-微剂量(无口服剂量)相当,表明从 80 μg 静脉注射到 200 mg 口服/静脉注射组合的"剂量线性"(Stevens et al., 2009)。

Boddy 等人(2007)采用搭载式方法研究伊马替尼在慢性粒细胞性骨髓瘤(CML)患者稳态条件下的药代动力学特征。此外,在对 6 例患者的小试验研究中,还对伊马替尼的药代动力学/药效学关系进行了研究。除了正常治疗剂量之外,也获得了服用微剂量的[^{14}C]伊马替尼后的血浆和外周血淋巴细胞样品。作者报道称在 6 例患者中有 3 例患者可检测到伊马替尼,但外周血淋巴细胞浓度与相应的血浆浓度之间无相关性。作者得出结论,尽管在这一小组患者中伊马替尼的药代动力学与临床反应之间没有明确的关联,但该研究显示了 AMS 在临床药理学中的应用性。

21.5 结论

尽管本章报道的大多数研究都是在近 5 年内发表的,但 AMS 方法学在药物代谢和药代动力学方面的应用已经确立。虽然迄今为止报道的大部分应用该技术的工作都集中在微剂量试验(临床 0 期),但 AMS 也是临床 I 期及后期的强大工具。特别是,它在获得早期人体静脉给药的药代动力学和代谢数据方面的优势可能是今后该技术显著增长的基石。LC-AMS 方法在定量方面的最新进展推动了这种增长,而且商品化的 LC-AMS 接口的潜在发展将是向前迈出的重要一步。尽管 AMS 没有提供关于代谢物的任何直接结构信息,但可以通过比较总 ^{14}C 水平与母体和/或已知代谢物的 ^{14}C 水平来评估代谢程度,并且可以从代谢物谱中获得关于代谢物的数量和相对量的定量数据。有了这些信息,可以有策略地采用传统技术,如 LC-MS 和磁共振(NMR)来阐明结构。

总之,AMS 是一种先进的分析技术,在药物代谢和药代动力学研究中发挥着重要作用。作为综合方法中互补技术的一部分,这些技术的持续发展将提供有价值的信息,以协助今后开发更有效的药物。

(余京华译;邢丽丽审校)

参考文献

22

标记化合物的代谢物谱

WING WAH LAM, JOSE SILVA, AND HENG-KEANG LIM

22.1 简介

在药物的研发过程中,经常使用^{14}C 或^{3}H 标记的化合物进行体内或体外代谢研究 (Chang et al. , 1998; Egnash and Ramanathan, 2002; Zhang et al. , 2007)。使用同位素标记化合物进行代谢研究的优点之一,是在缺乏代谢产物对照品的情况下,能够对特定基质中的代谢产物的百分含量进行分析。在体外实验或体内排泄物中,放射性强度通常较高,且样品量也不是限制因素,因此,使用传统的检测方法对代谢产物进行检测,不存在困难。然而,对含量较低的循环代谢产物进行检测,特别是在这些代谢产物的放射性强度同样也很低的情况下,存在很大的挑战。制药工业界在筛选更有效的药物时,为了降低药物失败率,通常会通过降低给药剂量,减少反应性代谢产物所引起的毒性,在这种情况下,这个问题更加突出。此外,相比于美国,在人体吸收排泄代谢研究试验(AEM)中,欧洲规定使用的放射性量更低(~50 μCi)(Penner et al. , 2009)。在新药注册申报阶段,像这样低剂量低放射性强度的人体试验,通过研究血浆中代谢产物的放射性代谢物谱,以期获得候选药物确定性的代谢和排泄途径,具有巨大的分析挑战。FDA 的《代谢产物安全性评价》(MIST, 2008) 和 EMEA 的 ICH M3(2009)指导原则规定,在早期临床研究中,人体稳态期循环代谢产物的定量信息非常重要,有助于确保临床前安全性评价种属中代谢产物能够涵盖人体循环代谢产物。这些监管要求促使了临床前到临床阶段药物代谢研究策略的修订,包括在首次人体试验中对代谢产物的定性和定量信息进行研究,对代谢产物进行早期的评价,确保临床前动物实验种属中代谢产物能够涵盖人体中代谢产物。这致使在缺乏代谢产物对照品的情况下,多种定量代谢产物方法的开发,包括放射性标记类似物含量与质谱响应比值对照的方法(Yu et al. , 2007),和低流量微量喷雾(nanospray)等克分子量质谱响应方法。但有关 ICH M3 指导原则规定的代谢产物的量或负荷的定量信息,这些技术方法均不能够提供。值得制药工业界注意的是,有一个可能的解决办法可以尝试,即用微量^{14}C 给药和加速器质谱对代谢产物进行早期定量(Garner et al. , 2000)。然而,对所有化合物的开发过程中,均采用微量^{14}C

给药和加速器质谱进行联合应用,是不现实的,且费用高昂。今后,我们相信,高灵敏性仪器和技术,能够规避代谢物谱各种困难从而获得各代谢产物定量的准确结果。由于上述这些原因,业界已经开发了各种用于分析检测微量放射性成分的技术方法,本章将对这些方法进行介绍。

22.2 放射性标记化合物的检测方法

一般来说,用于放射性成分检测的方法目前有两种: 高效液相(HPLC)联用在线或离线放射性检测器检测,在线检测能够提供实时检测,因此,这个方法在分析过程中即可观察到结果,如图 22.1 所示,柱后流分和闪烁液在"T"位置进行混合,随后放射性成分被检测出来。

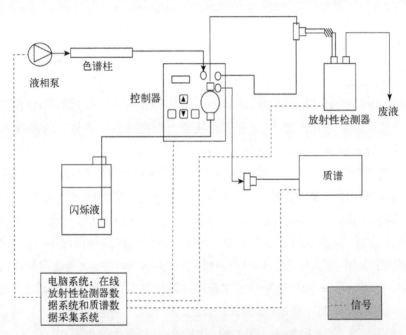

图 22.1 LC-ARC(StopFlow)组件示意图。

另一个是离线检测方法,需要装配流分收集仪。例如,柱后 HPLC 流分收集于 96 孔或 384 孔的 Lumaplate 或 Scintiplate 板中,通常按照时间(秒)收集每份流份,每孔收集的时间越短,分辨率越高。如有必要,当样品的放射性强度过低时,可以重复进样并收集于同一个收集板中。在使用固体闪烁计数仪(PerkinElmer, Inc., Downers Grove, IL, USA)测定之前,需要把板中收集到的流份进行干燥。虽然目前的固体闪烁计数仪能够使用 12 个通道同时进行检测,但是放射性测定过程仍然是此方法的瓶颈,严重影响产出。测定结果可以使用 ProFSA(PerkinElmer, Inc., Waltham, MA, USA),ARC (AIM ResearchCo., Hockessin, DE, USA) 或其他软件输出,绘制,并以放射性色谱图的形式呈现出来。

无论采用在线实时检测还是离线分离采集所使用的仪器,既可以单独作为检测的模块,也可以和质谱检测进行联用,这样,联用质谱仪器以后,则成为高效液相联用放射性同位素检测仪并联用质谱(LC-RAD-MS)的检测方法,即柱后流分经过分流以后,使用此联用方法进行检测,能够同时获得样品的放射性色谱图数据和质谱数据。显然,此方法的优势在于,仅通过一针检测分析,即可同时获得代谢产物的放射性色谱图数据和质谱数据。因此,本方法很受从事代谢研究工作者的青睐和喜欢。这个方法不仅更有效率,同时能降低独立进样分析的差异性,特别是当样品中的代谢物谱过于复杂的情况下。然而,当样品中的放射性强度较低的情况下,单独进行样品放射性代谢物谱的检测更为适用,通过这个方法,将样品进样后放射性成分全部用来测定放射性代谢物谱,这样,将获得放射性更强的代谢产物峰。如果样品的放射性量低于在线放射性检测仪的最低检测线(LOD),那么通过重复进样收集流份,使用离线固体闪烁计数仪进行检测,也许能作为解决方法。

22.2.1　传统检测技术

22.2.1.1　传统的在线放射性检测器

传统的在线放射性检测器是在连续流动的检测模式进行检测,这个检测器能够单独使用作为放射性检测器,也可以和质谱联用,作为 LC-RAD-MS 检测器。柱后的液相流份,通过分流器进行分流,50%~80%的流份进入放射性检测器进行检测,剩下的流份进入质谱进行代谢产物鉴定。这个传统的放射性检测器的灵敏度相对较低,相关报告(Zhu et al.,2007)显示,这类仪器的最低检测线在 250~500 dpm。这类检测器的灵敏度可以通过连接大检测池,和优化液相和闪烁液的流速比例进行提高。更长通道联用大检测池,可以使放射性样品在检测器停留的时间更长,从而增加信号和噪声的比例,增加灵敏度。然而,大检测池增加灵敏度的同时,伴随着峰宽变大,分辨率降低。在放射性强度足够大的情况下,这个传统的放射性检测技术,被广泛地应用于体外和体内(提取)样品分析中。

22.2.2　近代检测技术

22.2.2.1　在线检测器

22.2.2.1.1　高效液相-放射性同位素(StopFlow)-质谱检测(LC-ARC[StopFlow]-MS)技术

检测器的 StopFlow 方法由 AIM Research Co.(Hockessin,DE)开发,和传统放射性检测器相比,在提高灵敏度方面取得了显著的进步。由下面的公式可以看出,通过截流显著增加驻留时间,增加了检测器的灵敏度,而不影响色谱峰的峰宽:

$$T = \frac{V}{L \times (1 + R)}$$

T: 检测池分析计数时间

V: 检测池体积(μL)

L：液相流速（μL/min）

R：闪烁液/液相流速的比例

在线检测技术显著增加了放射性峰的检测灵敏度，理论上能够检测低放射性样品的代谢物谱，特别是血浆样品，低放射性代谢产物的检测灵敏度显著提高（Lee，2003a，b；Nassar et al.，2003）。多名科学家用³H 和¹⁴C 标记的化合物样品均展示了该技术的实用性（Gaddamidi et al.，2004；Colizza et al.，2007；Lam et al.，2007，2008；Zhu et al.，2007）。使用传统的 beta-RAM 和现代 LC-ARC（StopFlow）放射性检测仪器，对含有同等的放射性强度（大约 7 600 dpm）的，含有³H-甲芬那酸血浆样品，同时进行放射性代谢物谱检测，充分阐明了 LC-ARC（StopFlow）技术的优点。在图 22.2 中，上面的放射性色谱图使用的是传统的 beta-RAM，下面的放射性色谱图使用的是现代 LC-ARC（StopFlow）。传统的 beta-RAM 检测出的放射性图谱中，最强峰的信噪比低于 3∶1，事实上，在图谱的 47 min 左右还有一个鬼峰。如果没有更好的 LC-ARC（StopFlow）检测方法，很难区分鬼峰是否是真的。使用 LC-ARC（StopFlow）检测方法，获得的放射性图谱，不仅能清楚的检测出主要代谢产物，而且能检测出低放射性强度的微量代谢产物（~130 dpm；Lam et al.，2007）。

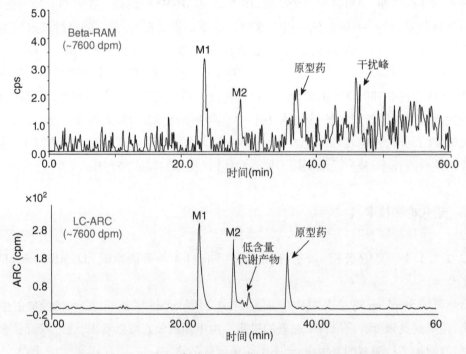

图 22.2 口服给予 150 mg/kg 的³H 甲芬那酸后，比较使用传统 beta-RAM（上）和 LC-ARC StopFlow 技术（下）获得的大鼠 8 h 血浆样品的放射性图谱。

StopFlow 技术的组装示意图见图 22.1。StopFlow 控制器有两个主要的作用。其中一个是 StopFlow 收集数据的过程中维持柱后压力，这是 StopFlow 成功分析数据的关键，因为它将色谱峰的扩散最小化，来保持色谱保真度，维持峰型和分辨率。第二个作用是传送适当量的闪烁液进入检测池中,这个量经过选择优化,能够保证放射性峰的检测。StopFlow 技术能够以三种不同模式组装起来:by-level,by-fraction 和 non-StopFlow。当使用 by-level 模式时,液相流动相将一直流动,直到超过特定放射性阈值的峰在检测池中被检测到。这时,仪器将同时停止液相和闪烁液的流动,允许放射性化学物质在检测池中保持不动,按照预设的时间(15~60 s/份)测定放射性强度,每份的测定时间是固定的。每份收集时间越短,分辨率越好,液相色谱运行时间越长。检测器持续计数,直到检测池中放射性强度低于检测阈值,液相和闪烁液将重新流动(nonstop fashion),直到仪器检测到高于阈值的放射性强度峰,ARC 将重新停止液相和闪烁液的流动,并重新计数。另外一个组合 StopFlow 分析途径叫作 by-fraction 模式。该设置只允许以 StopFlow 的方式计数每个预定义区域,而不考虑运行期间存在的其他放射性。

计数区域,不管是 by-level 还是 by-fraction 模式,是在分析开始前在方法中根据整体运行时间预先进行的设定。计数区域是被用来在分析过程中限制计数的范围,如果超过这个范围,non-StopFlow 将更适用。non-StopFlow 装备,可以看出,在进行 LC-RAD-MS 分析时,对放射性检测等同于传统检测设备。朱等(2007)用一组图解对这三种放射性检测器模式进行对比。

像任何技术产品一样,当使用 StopFlow 方法时存在各种各样的优点和缺点。一个很明显的优点是,当对低放射性能量的样品进行检测时,使用 StopFlow 技术能突破传统的在线检测器,容易获得在线的代谢物谱,灵敏度显著提高,且获得高质量的放射性代谢物谱。主要缺点之一是,分析样品的时间延长。液相分析一次的时间通常要几个小时,分析的准确时间取决于液相运行时间、StopFlow 模式、计数区域和方法设定的计数时间。另外一个主要缺点是,当使用 LC-RAD-MS 方法时,质谱数据变得很大以至于很难打开,因此,需要把 LC-RAD 代谢物谱数据和质谱数据分开,降低分析数据的产生量。为了规避这类问题,AIM 研发公司开发了一个选择性的灵敏性技术,DynamicFlow™,我们将在下面内容进行讨论。

22.2.2.1.2 LC-RAD-MS 联用

这是一个相对较新的技术,能克服 StopFlow 技术的两个主要缺点。如之前所述,StopFlow 的分析时间很长,且很难同时获取质谱数据。DynamicFlow 技术克服了这两个问题,且保留或超过了 StopFlow 方法的灵敏度,伴随着发展,运行时间与传统的 LC-RAD 分析时间相似,且能同时获取质谱数据,图 22.3 显示的是使用该技术分析的人体尿液样品。除了 normal-flow LC-DynamicFlow-MS 之外,与超高效液相的兼容性近来被用来评价 UPLC-DynamicFlow-MS,超高液相主要影响峰高,通过联用 UPLC,峰宽变窄而进一步提高超过 2 倍的灵敏度(UPLC 峰宽[7.2 s]是 HPLC 峰宽[16.2 s]的一半),色谱峰的分辨率也得到提高(图 22.4)。UPLC 联用可改变闪烁液量的传统放射性检测器,检测 200 dpm 低放射性强度[信噪比,S/N=3],得到的结果相似(Cuyckens et al.,2008)。

为探索 DynamicFlow 技术的实用性,对应用程序的不同方面均进行了调查,包括低流量、小色谱柱内径、小的放射性检测池。[14C]双氯芬酸在体外大鼠肝微粒体进行孵育,孵育

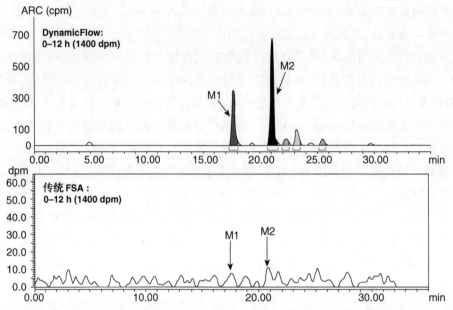

图 22.3 比较使用动态和常规流动放射性检测方法,对含有 1 400 dpm 总放射性的重组的 ^{14}C 标记化合物 A 及其代谢物的 0~12 h 人体尿液样本提取物进行分析(Chen et al. , 2008)。使用 Thermo AquaStar 柱(Thermo Fisher Scientific, Inc. , Bellefonte, PA, USA)(150×2.1 mm, 3 μm 进行色谱峰的分离,柱温为 50℃,使用 2.5 mmol/L 醋酸铵和乙腈进行梯度洗脱,总流速为 400 μL/min,柱后流速以 1∶1 进行分流同步获得放射性图谱和质谱数据)。

体系中含有 NADPH, UDPGA/UDPAG。[^{14}C] 双氯芬酸及其代谢产物使用以下条件进行检测,betasil phenyl hexyl 色谱柱(Thermo Fisher Scientific 公司, bellefonte, PA, USA)(150×1.0 mm ID, 3 μm),流速:100 μL/min,检测池:60 μL(图 22.5)。双氯芬酸的 3 个相关代谢产物被检测到,且每个代谢产物的信噪比均很高,虽然总放射性强度仅有 144 dpm;另一个相似的试验中显示,放射性检测器的最低检测限是 15 dpm(Lam, 2009),为了获得高的灵敏性,我们使用小内径的色谱柱,低流速、小容量的检测池,提供了对未来优化 DynamicFlow 技术灵敏度的方向。通过 DynamicFlow 进行放射性检测原理的理解,可以更好地了解 DynamicFlow 技术相对于传统检测器的灵敏度增益。

放射性衰变遵循泊松分布(poisson distribution),可以通过长时间的计数时间增加灵敏度。

$$Ld = \frac{\left(2.71 + 4.65\sqrt{B \times T \times \dfrac{E}{100}}\right)}{T \times \dfrac{E}{100}}$$

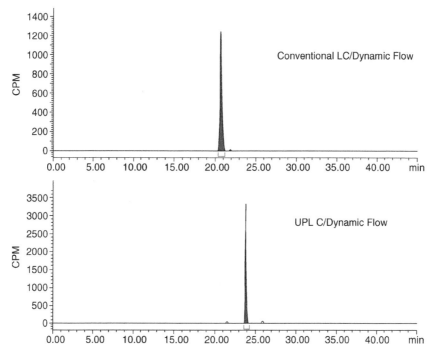

图 22.4　^{14}C 化合物使用传统的 LC 和 UPLC 方法,联用 DynamicFlow 放射性检测器获得的放射性色谱峰。传统 LC 方法使用的是 Thermo AquaStar 色谱柱(150×2.1 mm,3 μm),UPLC 使用的是 Waters Acquity BEH 色谱柱(150×2.1 mm,1.7 μm;Waters,Milford,MA,USA),柱温:50℃,2.5 mmol/L 乙酸铵和乙腈梯度洗脱,流速=400 μL/min,柱后流份以 1:1 分流,一份进行放射性色谱峰的检测,一份进行 MS 检测。

Ld:检测限

T:计数时间(min)

E:检测器的计数效率(%)

B:检测器的本底

　　检测器对放射性样品的计数时间越长,灵敏度则越高。这个原则既适用于在线放射性检测器,又适用于离线放射性检测器。然而,每个检测峰的计数时间是有限的,因此,使用传统的在线放射性检测器,限制了检测灵敏度。

　　然而,DynamicFlow 放射性检测器,使用了一个新颖的技术,(Chen et al., 2008;Lee,2009),在分析过程中,它通过改变闪烁液的流速,或液相的流速,或两者均改变,显著提高放射性检测器的灵敏度,却保持和传统的 LC 相同或相似的运行时间。

　　图 22.6 显示了 DynamicFlow 技术的检测原理。图 22.6(A)图示传统的液相放射性检测方法,当检测有信号时闪烁液流速保持不变。闪烁液和液相的流速比例保持不变,保证一定放射性峰的分辨率和灵敏度。这个场景下,分析运行时,流份的每个部分的计数时间保持相对不变。通常,传统方法对低放射性峰,不能提供足够的灵敏度,检测器的检测限在 250～500 dpm 之间(Zhu et al., 2007)。

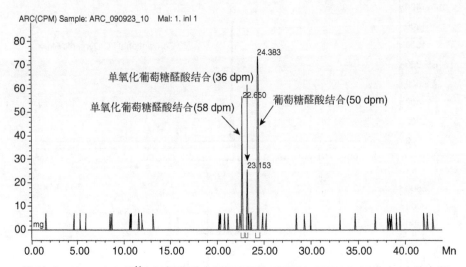

图22.5 10 μmol/L 的[14]C 双氯芬酸在 NADPH 和 UDPGA/UDPAG（144 dpm）的大鼠肝微粒体孵育后的放射性代谢物谱。Thermo Betasil Phenyl/Hexyl 色谱柱（150×1.0 mm, 3 μm），柱温：50℃，2.5 mmol/L 乙酸铵和乙腈梯度洗脱，流速＝100 μL/min, 60 μL 检测池，柱后流分以 1∶1 分流，一份进行放射性色谱峰的检测，一份进行 MS 检测。

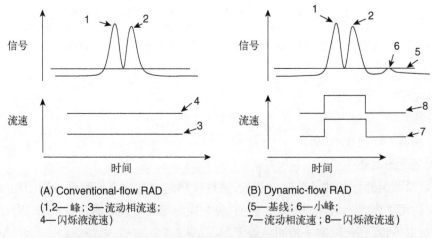

(A) Conventional-flow RAD
(1,2— 峰；3—流动相流速；
4—闪烁液流速)

(B) Dynamic-flow RAD
(5—基线；6—小峰；
7—流动相流速；8—闪烁液流速)

图22.6 传统-Flow 放射性检测器（RAD）(A) 和 DynamicFlow RAD(B)（Lam et al., 2009）。

图 22.6(B) 显示的是 DynamicFlow 运行模式，当信号太弱，闪烁液和液相流速比例在一定的保留时间区域内，缓慢下降，增加计数时间，从而增加弱峰的检测灵敏度。这也增加了一个优点，低放射性检测峰不会被闪烁液稀释，因此，能获得更好的检测限。相反，通过增加闪烁液和液相流速比例，降低滞留时间，提高仪器的分辨率。这样，根据样品中分析物的浓度动态调整检测所需停留时间。因此，DynamicFlow 方法能够显著的增加灵敏度和分辨率而不改变运行时间。

22.2.2.2 离线检测器

22.2.2.2.1 TopCount 和 Microbeta

如之前所述,离线放射性检测器是代谢产物半定量的一个替代检测器(Boernsen,2000; Boernsen et al.,2000)。使用96孔或384孔板收集LC流份,LC系统联用流份收集仪和质谱检测器(LC-Fraction Collector-MS),能收集放射性成分进行放射性检测,又同时进行质谱数据检测。分流器设置好分流比例,使柱后流份一部分使用流份收集仪收集,另一份进入质谱进行检测,通过此设备,在同一个运行程序中,能同时获得代谢产物的放射性代谢物谱和质谱数据。

通常,有两种收集板能满足这种要求,Lumaplates 和 Scintiplate。Lumaplates 板的底部铺有一层硅酸钇,使用TopCount进行计数(Floeckher,1991a,b)。同样,Scintiplate 板的底部也铺有一层闪烁剂,Scintiplate 板使用 Microbeta 进行计数(PerkinElmer,Inc.,Downers Grove,IL,USA)(Yin et al.,2000)。这些收集板在进行计数前,通常使用 Savant SpeedVac (Thermo Electron Corporation,Holbrook,NY,USA)进行干燥处理。使用 SpeedVac 系统进行离心干燥的优点是能够把样品的放射性成分集中在收集板的底部,使样品的放射性成分和闪烁剂在计数时最大程度的接触,使因放射性成分残留在孔壁上导致的放射性损失程度降低。因此,使用离心干燥方法,能够使最大量的放射性成分和收集板底部的闪烁剂进行结合。Lumaplates 的应用优点在于灵敏度高于 Scintiplate,Kiffe 等报道 Lumaplates 的检测限为4.2 dpm(2007)。然而,放射性成分和 Lumaplates 底部闪烁剂结合后,通常不能被回收再进行 MS 结构分析。使用 Scintiplate 收集板的优点是样品能被回收后进行 MS 分析。近来,Kiffe 等(2007)对另外一种叫作 Cytostar-T 的96−或384−孔板(PerkinElmer,Inc.,Downers Grove,IL,USA)进行了评估,通过调整参数,显著降低 Cytostar-T 放射性板本底,提高灵敏度,但是相比 Lumaplates 板,灵敏度降低了3倍左右(图22.7),使用 Cytostar-T 板测定代谢产物的另一个优点是放射性成分能够被回收后再进行 MS 进样进行结构鉴定。

DynamicFlow 和 TopCount 技术均被用来进行低放射性强度的检测,Kiffe 等(2007)报道 TopCount 的检测限是4.2 dpm,Lam 等(2009)报道 DynamicFlow 的检测限是15 dpm。

22.3 AMS

AMS 是一种超高灵敏性的检测技术,能够检测超低放射性强度的样品,检测限可以达到万亿分之一到千万分之一级别。这是因为 AMS 检测是对单个放射性核素原子的计数,信噪比高,由于自然丰度低,放射性核素的背景干扰低,以及原子和分子同量异位素鉴别程度高。因为 Dueker 等在其他地方已经对 AMS 的使用情况进行了介绍,以下面的示意图简要介绍一种低能耗、占地小、使用方便的 AMS 仪器(图22.8)。从原理上讲,C−14 的检测,包括了几个部分:将收集的单个 HPLC 流份进行燃烧,然后将产生的 CO_2 还原为单质碳,形成石墨

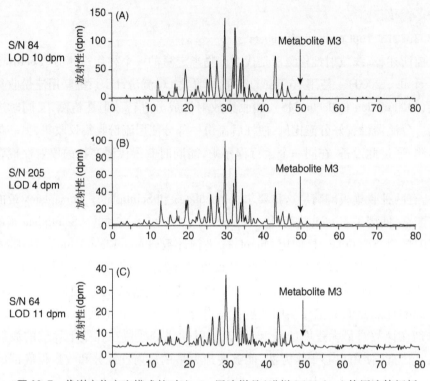

图 22.7 代谢产物产生模式的对比,A:尿液样品(进样 2 000 dpm)使用液体闪烁计数仪测定(计数时间/份:10 min);B:Luna 固体闪烁计数仪(计数时间/孔,3×20 min);C:Cytostar-T microplate 闪烁计数仪(计数时间/孔,3×20 min);(转载于 Kiffe et al.,2007)。

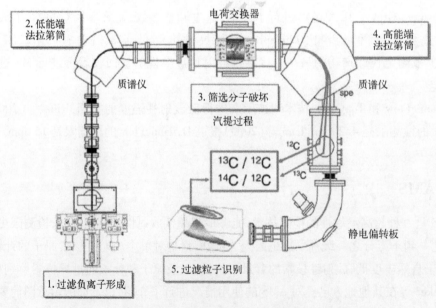

图 22.8 一种低能量、占地小和使用方便的加速器质谱仪的工作示意图(转载于 Dueker et al.,2010)。

球,用铯溅射进行分析。这导致了^{12}C、^{13}C负电荷离子的形成,这些负电荷离子由于质量的不同在低场磁共振中分离,从而消除原子的同量异位素的干扰。串联静电加速器用于加速负碳离子使之与惰性气体或箔进行高能碰撞,将负离子转化为带正电的物质,以消除分子同量异位素的干扰。这些带正电荷的物质,由于能量和电荷的不同,在静电分析仪中被分离成单独的离子,随后用检测器进行识别和计数,以确定响应。^{14}C被转化为稳定的碳同位素,以减少因离子发射和离子传输而产生的偏差。

一般来说,AMS 比最敏感的 decay-counting 探测器 DynamicFlow 的灵敏性高好几个数量级。这是因为放射性核素(如^3H或^{14}C)的半衰期(通常用于 DMPK 药物代谢药代动力学研究)长,只测量了衰变周期的一小部分时间。虽然这项技术最初是应用于考古学和地球科学,研究样品的放射性碳年代而开发的(Bennett et al., 1977;Nelson et al., 1977),但是 AMS 固有的高灵敏度最近已经被用于早期的药物动力学研究和使用^{14}C示踪剂的人体物质平衡研究(Litherland, 1980;Elmore and Phillips, 1987;Elmore et al., 1990;Cupid and Garner, 1998;Gilman et al., 1998;Barker and Garner, 1999;Garner et al., 2000, 2002;Young et al., 2001;Lappin and Garner, 2003;Sarapa, 2003;Sarapa et al., 2005)。微剂量的概念最初是由欧洲药物管理局在一篇关于药物非临床安全性研究的论文中描述的,该论文使用单次微剂量实验来支持临床试验,通常这种微剂量使用≤1% 药理学剂量或 100 μg(以较低的剂量为准)下的剂量,或者使用更低的剂量,以便在药物研发早期对候选药物进行人体临床调查,而无须对动物进行广泛的毒性试验。这相当于每个受试者使用几个 nCi(≤100 nCi)放射性药物。

Garner 等(2002)对 AMS 技术在人体物质平衡和药代动力学研究中的应用进行了很好的探讨。在这个课题中,将^{14}C标记的(R)-6-[氨基(4-氯苯基)(1-甲基-1H-咪唑-5-yl)甲基]-4-(3-氯苯基)-1-甲基-2(1H)-喹啉酮([^{14}C]R115777)给予健康志愿者,每位受试者单次口服给予 50 mg(34.35 nCi)的[^{14}C]R115777。先使用 HPLC 血浆,尿液和粪便样品,将进行流分分离,收集流分,每份流分使用 AMS 进行分析。这些样品的分析结果不仅提供了物质平衡和血浆浓度数据,而且还提供了来自不同基质的放射性代谢物谱(图 22.9)。大体上来说,7 种药物(European Microdosing AMS Partnership Programme, 2008)的微剂量和治疗剂量研究得出的药代动力学数据有相当好的一致性。此外,根据 FDA 和 ICH M3 的代谢物安全性评价指导原则,微剂量能够更早地评估人体代谢产物在临床前物种中的暴露范围,同时考虑微剂量与稳态下的代谢物谱的潜在不同。

由于手动将样品石墨化的通量低,导致每个样品的成本高,而且仪器初始成本高,占用空间大,需要一个专业性物理学家来操作 AMS 仪器,因此阻碍了 AMS 在制药工业实验室的广泛应用。AMS 有许多进展,包括最近商业化了一种使用方便、紧凑、低成本、高通量及低能量的加速器质谱(BioMICADAS, Vitalea Science, Davis, CA, USA),它配备了铯溅射离子源,可以分析石墨和二氧化碳样品(Schulze-Konig et al., 2010)。此外,麻省理工学院(MIT)生物工程加速器质谱(BEAMS)实验室的 Tannenbaum 研究组开发了直接与气相色谱(GC)连

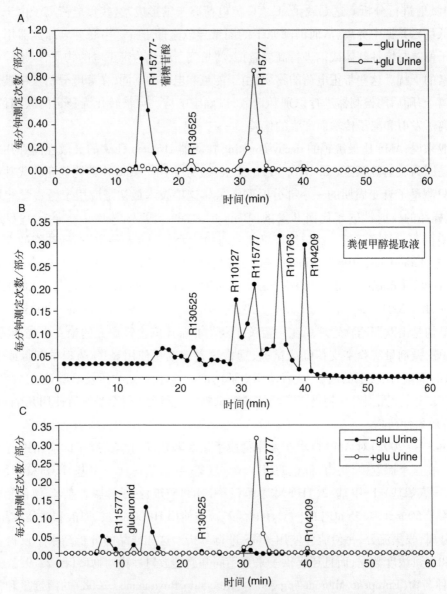

图 22.9 0~24 h 通过流动相分离 AMS 分析获得样品的 HPLC 代谢物谱图,经葡萄糖醛酸苷酶反应前后的混合尿液样品(A),混合粪便样品的甲醇提取液(B),经葡萄糖醛酸苷酶反应前后 3 h 混合血浆的样品(C)(转载于 Garner et al., 2002)。

接的接口,方法是通过改变稳定同位素质谱的接口,或者通过一种新的激光诱导燃烧接口与 HPLC 直接连接(Skipper et al., 2002)。利用激光诱导燃烧方法消除了传统的 AMS 石墨化步骤,允许将液体样品在 AMS 仪器前端直接转化为气态二氧化碳(Lieberman, 2004)。这一技术已成功地应用于在多种样品(如血浆和尿液)中定量低含量的 ^{14}C 代谢产物(Prakash 2007)。

22.4　腔内光电流光谱

Murnick 等(2008，2010)报道了一种新型的基于激光的腔内光电流光谱,它能够检测 ≥ 10 μg 样品氧化产生的 zeptomole(10^{-21})水平的 $^{14}CO_2$。检测灵敏度高(10^{15} 或更高),2 个数量级的线性动态范围($^{14}C/^{12}C$ 比例在 5×10^{-15} 到>1.5×10^{-12} 范围内),加上可以与气相色谱或液相色谱联用的在线分析能力,使该技术成为具有吸引力的 AMS 分析的替代方法。遗憾的是,此项分析技术还没有被商业化使用。

22.5　总结

对于新的候选药物来说,使用放射性标记化合物后,用高灵敏度技术对循环代谢产物进行定量,对评价其安全性和有效性是必要的。上述讨论的所有技术都是现今用于放射性代谢物谱的可行性方法,每个技术均有优缺点,迫切需要进一步发展以改进这些技术。对于 DynamicFlow 检测器,需要继续改进增加灵敏度,一方面可以考虑降低分析过程中的背景噪声,增加信噪比,另一方面,改进软硬件,使它变得更加稳定,提供更多可重复的结果,特别是需要分析低放射性强度代谢产物的时候。

离线计数器 TopCount 的优势在于检测器的低检测限,本底噪声低至 ~ 2 cpm。384 孔 Lumaplates 的可用性使收集小流份(5 s/孔)变得很方便,以确保重建的放射色谱图与在线检测的更接近。典型的计数时间是 5~10 分钟/6 或 12 通道,每块板需要花费几个小时完成计数。从样品进样至重构放射性图谱的整个过程是很长的,迫切需要缩短整体时间来增加产量。另一个问题是样品在减压干燥过程中存在挥发性代谢物丢失的风险。此外,由于 TopCount 生成的数据缺乏便于应用的处理软件,因此需要使用第三方软件进行数据处理,例如绘制放射色谱图以供后续分析。

AMS 是一种超灵敏的仪器用于探测低水平的放射性,以及近期对体积小,低耗能和使用便捷的探索,使 AMS 成为一种更能接受的技术。然而,也需要开发更小、更便宜的 AMS 仪器,以便使制药工业的实验室中更能负担得起(Ognibene et al.，2002)。遗憾的是,由于 AMS 分析中,需要手工操作处理样品,产量低,造成每个样本的分析成本很高。最近发展了一种激光诱导燃烧接口,使快速在线 LC-AMS 分析成为可能,可以作为石墨化的替代方法(Lieberman,2004)。LC-AMS 能够增加样品的分析速度,并产生高分辨率的代谢物谱图(Prakash et al.，2007)。

除了改进以上这些检测技术外,还需要进一步研究采用小内径 UPLC 柱和低 LC 流量相结合来优化检测灵敏度的方法。由于这些高灵敏度检测技术的存在,使应用范围可以扩大到低浓度药物的研究,例如反应表型和酶动力学。

致谢

　　作者们要感谢 Dr. Dian Lee and Aaron Young，谢谢他们对 LC-ARC 技术的有益讨论（StopFlow 和 DynamicFlow）。

（李欢译；郭莲审校）

参考文献

23

使用磁共振谱对微克级代谢物进行快速结构鉴定的方法

Kim A. Johnson, Stella Huang, and Yue-Zhong Shu

建立了一套高效的使用带冷冻探针的高场磁共振快速鉴定微克级代谢产物结构的方法,该方法采用体外方法生成代谢产物并采用高效液相(HPLC)分离制备样品。一般可以使用 2~5 mL 含待测物(10~30 μmol/L)的孵育液来制备代谢产物,孵育所使用的基质主要有微粒体,肝细胞或重组药物代谢酶,通常是细胞色素 P450 和尿苷 5′-二磷酸(UDP)-葡糖醛酸基转移酶。在沉淀除去蛋白并适当浓缩以后,将含代谢产物混合物的样品连续进样 5~10 次到高效液相-质谱中进行色谱分离,将代谢物收集在 96 孔板中,吹干后使用氘代 NMR 溶剂进行复溶。采用配有 5 mm 冷冻探针的 500 MHz 磁共振仪获得分离的代谢产物的 NMR 图谱。该方法已成功作为 LC-MS/MS 进行代谢物鉴定的补充,经常应用于 0.5~10 μg 级别的代谢物鉴定。在信噪比较好的情况下,大多数结构鉴定可以通过 1 H-NMR 图谱快速实现,而有些鉴定则需要二维(2D)NMR 数据。本文以曲唑酮为例描述了此方法开发及代谢物结构鉴定。除了曲唑酮之外,我们实验室还有大量的实例证明了微克级磁共振方法的优越性,既避免了耗时的代谢产物制备和纯化过程,又规避了在线液相色谱(LC)-磁共振等方法可能遇到的相关技术难题。最重要的是,使用本方法能够使代谢不稳定化合物代谢产物结构鉴定的周期与药物合成专家修改代谢软点进行先导化合物优化的时间更加同步,从而对药物发现过程产生实质影响。

23.1 简介

药物发现的一个主要目标是找到安全有效且方便给药(比如一天一到两次)的药物。药物代谢过程影响许多方面,包括生物利用度,系统清除率和毒理等,这些药物代谢相关问题将影响候选药物的选择。与代谢相关问题,如代谢软点,反应性代谢产物,潜在的有毒代谢产物,仍然是候选药物失败的一个主要原因。生物转化研究在指导先导化合物筛选和临床前候选药物评估方面变得越来越重要 (Shu et al., 2008)。药物快速筛选阶段要求生物转化专家鉴定代谢物的速度能够与化学专家合成及进行先导化合物优化同步(Watt et al.,

2003；Ma et al.，2006）。液质联用被广泛用作代谢物鉴定分析工具，串联质谱通过碰撞诱导电离（CID）产生的分子碎裂可以用来鉴定 Markush 型结构，这个功能在某些情况下，可以协助药物结构化学的设计。但是，质谱子离子图谱往往没有足够的信息来确定代谢变化的部位，特别是对于未知的和难预测的药物代谢物。此外 LC-MS 在阐明位置和立体结构等方面存在固有的局限性。

作为结构解析的工具，NMR 光谱学提供有关分子内原子连接的详细信息。尤其是在确定代谢部位方面有非常大的意义，而质谱不能明确确定代谢位置。最近一篇专著中的综述主题是关于 NMR 技术用于代谢物结构鉴定，在专著中讲述了相关硬件，关键参数和方法，并采用代谢物实例进行了阐述说明（Huang et al.，2007）。但是，在生物转化方面，尤其是在药物发现过程中，NMR 不如 MS 作用大。这主要归因于两个原因。首先，串联质谱可以识别存在于复杂的体外孵育体系和体内体液中的代谢物，NMR 样品必须相当纯净，为了保证可靠和准确，不能含有内源性污染物，通常需要耗时来对代谢物进行富集和纯化，这最终限制了磁共振的频繁使用。其次，尽管硬件方面取得了重大进展，例如低温探针，可以通过冷却接收器电子设备使其接近液氮温度，从而将热噪声降低三到五倍从而极大地提高灵敏度和分辨率，磁共振仍然是一个相对不敏感的技术（数量级不如 MS 敏感），需要更大的样本量（≥0.5 μg）来获得简单的一维磁共振谱。这甚至不能通过传统在线 LC-NMR 方法实现。虽然在线 LC-NMR 自其出现十多年以来业界一直对其期望很高，但在生物转化科学家的尝试下，这种技术由于色谱的限制，分辨率和样品量的限制，并没有达到简化药物代谢物结构鉴定的预期（Chen et al.，2007）。

为了克服 NMR 常见的不足和代谢物结构测定的不可操作性，我们研发了一种改进的分析型 HPLC 用于样品制备，连接配备冷冻探针的 NMR 光谱仪测定并解析结构。由于该过程是基于完善的分析级色谱和磁共振技术，它允许我们对单个技术进行独立优化，可以不用通过制备型 HPLC 分离，使用 0.5~10 μg 代谢物样品量，提供足够的磁共振信息从而鉴定代谢物的结构。在这里，本章节使用曲唑酮作为模型化合物，旨在描述快速纯化微克级生物相关的代谢物并进行鉴定的方法。

23.2 方法

23.2.1 曲唑酮的肝微粒体孵育

孵育液（总体积 5 mL）放置于 37℃ 温水浴中。曲唑酮（30 μmol/L 终浓度，0.15 μmol）在含有微粒体（1 mg/mL 蛋白质含量）的 Tris-HCl 缓冲液（50 mmol/L，pH7.4）中预孵育 5 min。加入烟酰胺腺嘌呤二核苷酸磷酸（NADPH）（3 mmol/L）和谷胱甘肽（GSH）（5 mmol/L）以激活反应。90 min 后，加入冷却过的乙腈试剂终止反应（3 倍体积）。在未添加肝微粒体的孵化体系中评估曲唑酮的化学稳定性。在 1 500 g 条件下离心 10 min 后，通过 LC-MS 分析监测代谢物形成的程度，将剩余的上清液在 SpeedVac 上减压干燥过夜（Thermo Savant，Holbrook，

NY，USA)并采用 0.8 mL Tris 缓冲液复溶以备代谢物纯化。

23.2.2　HPLC 分析及代谢物纯化

HPLC 系统由 Thermo Accela 四元组成泵，自动进样器和光电二极管阵列检测器（Thermo Fisher Scientific，San Jose，CA）组成。在 Sunfire C-18 柱（Waters Corp.，Milford，MA，USA）含(3 mm×150 mm，3 μm)上进行色谱分析，采用二元混合试剂作为流动相，分别是 10 mmol/L 乙酸铵的 5% 乙腈的混合溶液(溶剂 A)和乙腈(溶剂 B)，用甲酸调至 pH5.0。起始流动相由 A/B(90∶10)组成，然后在 25 min 后线性变化为 A/B(10∶90)并保持 5 min，1 min 后变回为 A/B(90∶10)。柱子在 A/B(90∶10)处平衡 5 min 后再次进样分析。分析中采用 0.4 mL/min 的流速。将收集的 12~22 min 范围内的组分进行代谢物纯化。液相分离的组分将收集到一个带 0.7 mL 玻璃内插管的深孔板，按 0.125 min 每孔接收流份。多次进样(每次 60 μL)，分别以相同的自动洗脱方式进行色谱分离(最多 10 次)，重复收集柱后流份到同一块板中。将收集到的代谢产物溶液过夜蒸发溶剂后，使用氘代溶剂溶解后进行核磁 NMR 分析。

23.2.3　HPLC-MS/MS

HPLC-MS/MS 在 Thermo Orbitrap Discovery（Thermo Fisher Scientific，San Jose，CA，USA)仪器上进行，使用电喷雾电离方式。HPLC 柱的洗脱液先流入流动池中，Thermo Surveyor 光电二极管阵列检测器(Thermo Fisher Scientific，San Jose，CA，USA)，然后流入质谱仪的离子源。两个探测器之间的响应延迟约为 0.2 min。喷雾电压在 3 kV，鞘气压力为 80 psi，毛细管温度为 275℃，质谱仪采用阳离子操作模式。使用 Orbitrap 以 30 000 分辨率(at 500 Da)获得高分辨率质谱全扫描图谱，并用 L-甲硫氨酰-精氨酰-苯丙氨酰-丙氨酸醋酸盐（MRFA）以及供应商指定的咖啡因混合物进行每日仪器外部校准。使用线性离子阱（LTQ）进行多级质谱扫描，分离宽度设为 3，通常碰撞能量为 30 V，激活能量 Q（activation Q）为 0.25，激活时间（activation time）为 30 毫秒。多级质谱离子碎片进入 Orbitrap 进行高分辨率质量测定。

23.2.4　NMR

HPLC 分离并收集于 0.7 mL 玻璃内插管中的代谢物，挥干溶剂后使用 50 μL DMSO-d6 溶解，并转移至 1.7 mm 的核磁管中。使用 1.7 mm 核磁管进行代谢物分析能够减少由溶剂和残留的水带来的 NMR 干扰信号，由于射频线圈（RF）远离样品，在 5 mm 内探测器中由 3 mm 更换到 1.7 mm 的管来获得质量灵敏度增益较小（Martin and Hadden，2000；de Swiet，2005）。所有 NMR 数据均由布鲁克（Bruker Daltonics Inc.，Billerica，MA，USA）500 MHz 光谱仪获得，该仪器配备一个 5 mm 三重共振冷冻探针（TCI）。^{1}H-NMR 通过用于防水的湿脉冲系列进行水峰抑制（Ogg et al.，1994）。典型的 NMR 参数包括 256 次扫描，1 Hz 线加宽，

1 秒的延迟时间和 1.6 秒的采集时间。代谢物的定量通过比较氘代溶剂中 ^{13}C 和代谢产物质子信号来计算的(Dalisay and Molinski,2009)。浓度为 26 nmol 的 Met4 溶解于 50 μL 氘代(DMSO)-d₆ 溶剂中,放置于 2 048×128 的介质上,累积扫描 64 次获得 ROESY 光谱。该实验选择 2D ROESY 谱,用连续波(CW)自旋锁获得混合脉冲序列(Bax and Davis,1985)。通过第二频域零填充将数据处理为 2 048×2 048 点。通过比较氘代溶剂 DMSO-d6 中 ^{13}C 和代谢产物质子信号来确定代谢物的量,由 Dalisay and Molinski 命名为溶剂 ^{13}C 卫星谱(QSCS)方法(2009)。定量标准曲线使用 2.0、1.0、0.5、0.2 和 0.1 mmol/L 的曲唑酮作为外标。使用等式 $A_{CH}/A_{sat} = c \times m$,$A_{CH}/A_{sat}$ 是曲唑酮中芳香质子的积分峰和 DMSO-d6 的 ^{13}C 的信号比,m 是曲唑酮的摩尔数,斜率(c)确定为 0.34 nmol^{-1}($R = 0.989\,27$)并用于计算代谢物的量。代谢物的量 m 通过同样的公式获得,其中 A_{CH}/A_{sat} 为代谢物芳香质子的积分峰和 DMSO-d6 的 ^{13}C 的信号比。为帮助解释磁共振光谱,将使用 ACD ^{1}H-NMR 预测器(Advanced Chemistry Development,Toronto,ON)。

23.3 曲唑酮及其代谢物

曲唑酮是第二代抗抑郁和抗焦虑药。它抑制 5-羟色胺的再摄取,但与血清素转运蛋白(SERT)的亲和力(SERT)比氟西汀等选择性 5-羟色胺再摄取抑制剂 s(SSRIs)弱。曲唑酮的抗焦虑和抗抑郁作用可能是由于其对 5-HT$_{2A}$ 和 5-HT$_{2C}$ 受体拮抗作用。它在临床主要用于治疗重度抑郁症,通常与氟西汀或其他 SSRIs 合用,或者用于改善因为使用 SSRIs 和去甲肾上腺素再摄取抑制剂(SNRIs)引起的睡眠障碍(Haria et al.,1994)。

曲唑酮在人体内广泛代谢,有羟基化,N-脱烷基化和 N-氧化等途径(Baiocchi et al.,1974;Yamato et al.,1974;Jauch et al.,1976;Fujiwara et al.,1989)。曲唑酮早期生物转化研究鉴定了人和动物排泄物中主要的代谢产物,包括三唑并吡啶酮二氢二醇 代谢物(Met5),氯苯基羟基代谢物 (Met4) 及其葡糖苷结合物。而在人体血浆中,1-(3′-氯苯基) 哌嗪或 m-CPP(Met3) 是主要的循环代谢物。最近一些研究主要集中在研究曲唑酮的代谢活化作用,主要是氯苯基和三唑并吡啶酮等部位生成亲电子奎宁-亚胺和环氧化物中间体(Kalgutkar et al.,2005;Wen et al.,2008)。从富含 GSH 并且由 NADPH 激活的微粒体孵育液中鉴定出大量 GSH 结合物。但是,除代谢物 Met3-5 外,大多数代谢产物是根据 LC-MS/MS 谱图和生物转化反应机制推测的结构。没有磁共振数据或与合成代谢物标准品直接比较,这些代谢物的化学结构仍然不确定。多位点代谢,氧化和结合代谢物的存在,使曲唑酮成为一个很好的模型化合物来使用 NMR 方法进行微克级代谢物的快速结构鉴定。

23.4 曲唑酮代谢物的生成及 NMR 样品制备

30 μmol/L 浓度的曲唑酮于含有 NADPH 和谷胱甘肽(GSH)的 5 mL 微粒体孵育液中孵

育,用于生成曲唑酮氧化代谢物和 GSH 结合物。孵育条件及孵育后样品处理以及样本 HPLC 制备与传统生物转化实验类似。HPLC-MS/MS 系统使用弱或低浓度的流动相改良剂 (10 mmol/L 乙酸铵)。除了需要多次(5~10)重复进样过夜分离来富集代谢产物以减少色谱柱过载,其他 HPLC 条件与传统的代谢物鉴定类似。HPLC 分析的流分将被重复收集到一个含 0.7 mL 玻璃内插管的微孔板后使用 Centrivap 在避光和隔热的条件下挥干溶剂。玻璃内插管主要用于代谢物采集,之后用 NMR 专用的小体积(50 μL)氘代溶剂溶解,这样可以有效防止邻苯二甲酸盐带来的干扰。邻苯二甲酸盐常由微孔板带入并给 NMR 测定造成较大影响。由于流动相的酸性或者碱性会造成代谢物或者结合物在处理过程中不稳定,通常在样品流份收集开始前,在玻璃内插管中加入一定量的缓冲盐溶液,如 1M 乙酸铵(pH6.5,100 μL)以减少样品降解。在我们实验室中建立了可靠的能提供 0.5~10 μg 的曲唑酮及其他候选药物的代谢物 HPLC 纯化方法,0.5~10 μg 可以满足大部分 1D ^{1}H-NMR 分析和一部分 2D NMR 分析的要求,并获得较好的信噪比。大多数结构通过解析 1D ^{1}H-NMR 光谱信息来确定,包括化学位移、^{1}H-^{1}H 耦合模式和积分,通常这些与代谢的部位相关,并可以作为 LC-MS/MS 数据的补充。为了便于代谢物之间光谱的比较,避免由于 pH、溶剂以及其他 HPLC 相关条件引起的数据不一致,提供 NMR 图谱的代谢物以及曲唑酮均来自同一个 HPLC 分析中。

从人肝微粒体 HPLC 分析中共得到七个 HPLC 流份含八种曲唑酮代谢物和谷胱甘肽结合物,并使用进行 5 mm 冷冻探针(1.7 mm 管)进行 NMR 数据采集。Met1a/Met1b 在 LC-MS/MS 和磁共振谱都显示为一对代谢物,但 HPLC 不能完全分离,故收集成一个流份。

23.5 代谢物鉴定

代谢物的质谱,二级质谱和 NMR 特有光谱数据见表 23.1。放大的芳香区域 ^{1}H-NMR 谱见图 23.1。为了 NMR 信号归属的目的,结构的编号仅用于说明情况并不符合国际纯粹与应用化学联合会(IUPAC)规则。

分析包含有 Met1a 和 Met1b 的流份(1.8 μg/0.007 μmol),其 1D ^{1}H-NMR 谱主要来源于 Met1a,精确质谱扫描显示分子离子(MH$^+$)为 m/z 262.1661,推测其分子式为 $C_{13}H_{19}N_5O$,表明由于代谢导致氯苯基部分的丢失。这部分丢失在 1H-NMR 中也被证实,见图 23.1,仅观察到 4 个三唑并吡啶酮的芳香族质子共振,分别为 H5(7.20 ppm),H6(7.2 ppm),H7(6.6 ppm)和 H8(7.85 ppm)。有趣的是,Met1a 是以前从未报道过的曲唑酮的代谢物。

Met1b 是该流份的次要代谢物。它的精确的 MS/MS 显示分子离子(MH$^+$)为 m/z 693.2203,推测其分子式为 $C_{29}H_{38}O_8N_8ClS$,提示为 GSH 结合并羟基化产物。除了碎片 m/z 564(−129 Da,−氨酰基)和 m/z 420(−273 Da,−谷胱甘肽−去硫)为芳香族(sp2)碳连接的 GSH 结合物,碎片离子 m/z 176 归属于 N-丙基-三唑并吡啶酮部分,提示羟基化并且随后发生 3-氯苯基环上 GSH 结合。Met1b 鉴定结果与 Kalgutkar et al. (2005)报道的"结合物 6"

表 23.1 人肝微粒体中曲唑酮代谢物及谷胱甘肽结合物的高效液相色谱–质谱和核磁共振数据分析

代谢物编号	HPLC保留时间 Rt (min)	观察到的 MH⁺ (m/z)	质谱偏差 ppm [a]	分子式	预计量 (μmol) [b]	二级质谱主要碎片 (m/z)	主要 NMR 信息	对代谢物结构的推测	NMR是否能确定位点
Met 1a	11.7	262.1661	0.5	$C_{13}H_{19}N_5O$	0.007[c]	197, 176, 165, 148	三唑吡啶酮中 H5, H6, H7 和 H8 氢质子共振	N-脱烷基氯苯环	是
Met 1b	11.7	693.2203	1.9	$C_{29}H_{38}O_8N_8ClS$		675, 564, 420, 388, 176	氯苯环谷胱甘肽结合物	氯苯环谷胱甘肽结合物	否
Met 2	16.5	695.2358	2.1	$C_{29}H_{40}O_8N_8ClS$	0.009	677, 659, 566, 422, 237	1D-NMR 和 H-H COSY 谱中部分还原三唑吡啶酮部分中 H5, H6, H7 和 H8 氢质子共振	部分还原三唑吡啶酮部分 7-OH, 8-GSH 结合	推测
Met 3	17.2	197.0850	5.0	$C_{10}H_{14}ClN_2$	0.048	154	氯苯环,因三唑吡啶酮无质子信号	1-(3′-氯苯基) 哌嗪 或 m-CPP	是
Met 4	18.2	388.1531	0.9	$C_{19}H_{22}O_2N_5Cl$	0.026	350, 251, 176, 148, 133	氯苯环上 H8, H21, H22 信号; ROESY 中 H8 和 H15 以及 H22 和 H15 有 NOE	对羟基 (20-OH) 氯苯	是
Met 5	20.2	406.1634	1.6	$C_{19}H_{24}O_3N_5Cl$	0.003	386, 235, 210, 192, 182, 164	1D-NMR 和 H-H COSY 谱中部分还原的三唑吡啶酮中 H5, H6, H7 和 H8 氢质子共振	7-OH, 8-OH 三唑吡啶酮	是
Met 6	21.3	406.1637	0.7	$C_{19}H_{24}O_3N_5Cl$	0.0002	386, 210, 192, 182	不可解的 ¹H-NMR	可能为 Met5 的非对映异构体	否
Met 7	21.6	388.1530	1.2	$C_{19}H_{22}O_2N_5Cl$	0.013	253, 192, 176, 148, 133	¹H-NMR 与 Met4 类似,但三唑吡啶酮中 H18, H20, H21 的 ABX 自旋有所不同	22-OH 氯苯	不定

a. 质谱偏差 ppm = $1×10^6$ (MH⁺ 观测值 − MH⁺ 理论值)/MH⁺ 理论值
b. Dalisay and Molinski (2009)
c. 混合质量由大部分 Met1a 和少量 Met1b 计算
d. LC-MS 条件下,三唑吡啶酮在 HPLC 的保留时间同为 22.5 分钟

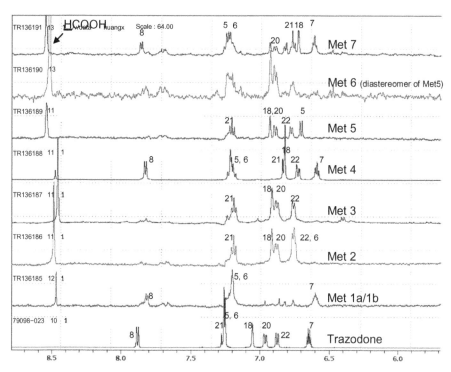

图 23.1　曲唑酮经人肝微粒体孵育后代谢产物 H-NMR 芳香区域放大图谱。

类似。但 GSH 结合的部位以及羟基的位置因样本数量不足而不能确定。

　　Met2 是另一个曲唑酮 GSH 结合物,其分子离子(MH$^+$)为 m/z 695.235 8,推测分子式为 $C_{29}H_{30}O_8N_8ClS$。其二级质谱子离子图谱中碎片 m/z 237 解析为 3-氯苯基-N-丙基哌嗪,因此 Met2 被指定为"二氢二醇"型 GSH 结合物,并在三唑并吡啶酮基上结合,可能与报道的"结合物 3"类似 Kalgutkar(2005),但没有明确的化学结构。Met2 的 ^{1}H-NMR 谱中两个乙烯基质子 H5(6.75 ppm,d)和 H6(5.59 ppm,m)的共振,与曲唑酮相比明显向高场位移(图 23.1 和 23.2)。而 H7 和 H8 的质子也由于双键的消失而向高场位移从而被 1D ^{1}H-NMR 中强烈的水和溶剂光谱信号所掩盖。H-H 相关光谱(COSY)显示 H7(4.9 ppm)和 H8(5.38 ppm)(图 23.2),自旋系统由 H5/H6 扩展为 H6/H7 以及 H7/H8。使用 ACD 软件根据类似子结构的磁共振数据对 ^{1}H 化学位移的进行预测,观察到的 H5,H6,H7 和 H8 的化学位移与 7-羟基 8-谷胱甘肽结构的预测一致,而不是 7-谷胱甘肽 8-羟基取代结构(图 23.2)。因此推测 Met2 在部分还原的三唑并吡啶酮上为 7-羟基和 8-谷胱甘肽结合。

　　主要代谢产物 Met3(9.4 μg/0.048 μmol)显示分子离子(MH$^+$)为 m/z 197.085 0,推测分子式为 $C_{10}H_{14}ClN_2$,与报道的 1-(3'-氯苯基)哌嗪或 m-CPP 相同,是存在于人血浆中 N-脱烷基化代谢产物。^{1}H-NMR 光谱数据也支持将 Met3 鉴定为 m-CPP,在芳香区域观察到来自氯苯基环的质子信号(图 23.1)。

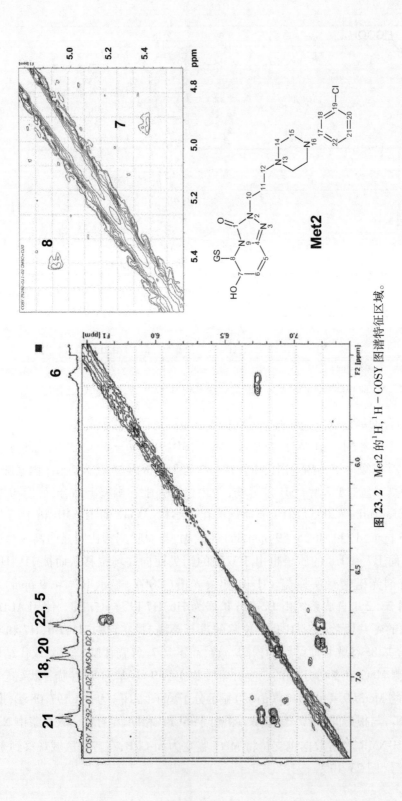

图 23.2 Met2 的 ^{1}H, ^{1}H – COSY 图谱特征区域。

Met4 是从曲唑酮的人肝微粒体培养中获得的最大量的代谢物之一（9.9 μg/0.026 μmol）。它的分子离子（MH⁺, m/z 388.153 1），推测分子式（$C_{19}H_{22}O_2N_5Cl$）和 MS/MS 数据（表 23.1）与氯苯环单羟基化的代谢产物一致。Met4 的 ¹H-NMR 谱显示了一些关键特征，在氯苯基环上剩余三个质子之间有一个显著的自旋耦合系统（AMX）。对应于曲唑酮中的 H21（7.20 ppm）和 H18（7.02 ppm）（图 23.1），H21（6.83 ppm）和 H18（6.81 ppm）向高场位移。以上数据表明 Met4 是 20-羟基或 22-羟基代谢产物。具体的化学结构的依据，是通过 2D-ROESY（rotationg-frame Overhauser enhancement spectroscopy）光谱获得，此光谱清楚显示了 H18 和 H15，以及 H22 和 H15 之间的空间相互作用（NOEs）（图 23.3），最终确定了 Met4 的结构为 20-羟基或对羟基曲唑酮。该代谢物已经在人尿液（Baiocchi et al., 1974；Jauch et al., 1976），大鼠排泄物（Yamato et al., 1974）以及肝微粒体孵育液中检测到（Kalgutkar et al., 2005）。

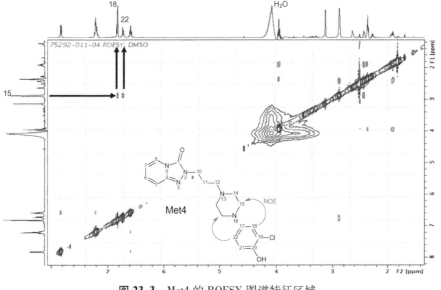

图 23.3 Met4 的 ROESY 图谱特征区域。

Met5 和 Met6 显示相同的分子离子（MH+, m/z 406）和推测分子式（$C_{19}H_{24}O_3N_5Cl$），表明是两个二氢二醇代谢物。观察到的子离子碎片 m/z 210, 192, 182, 164（表 23.1）表明二氢二醇的位置在三唑并吡啶酮环上（Kalgutkar et al., 2005）。然而，只有 Met5 表现出可解析的 1 HNMR 谱（图 23.1）。1 H,1 H-COSY 图谱中，Met5 的三唑并吡啶酮上 4 个质子信号，H5（6.60 ppm），H6（5.51 ppm），H7（4.15 ppm）和 H8（4.38 ppm）属于中同一个自旋系统（数据未显示），与曲唑酮相应的质子相比，明显向高场位移。除此之外，Met5 缺少曲唑酮 H8（接近 7.88 ppm）的信号，提示 Met5 在 C7 和 C8 位置发生由细胞色素 P450 介导的氧化。综合证据证实 Met5 中为 7-,8-二氢二醇而不是 5-,6-二氢二醇，但是 C7 与 C8 的相对立体构型在本研究中无法确定。该结果也与报道的人尿液中曲唑酮的一种主要代谢产物一致（Baiocchi et al., 1974；Jauch et al., 1976；Fujiwara et al., 1989）。

Met7 显示与 Met4 一致的分子离子(MH^+, m/z 388.153 1),分子式($C_{19}H_{22}O_2N_5Cl$)和子离子图谱(表 23.1)。因此 Met7 是氯苯基环上的单羟基化代谢物,和 Met4 为结构异构体。Met7 与 Met4 有类似的 1 H-NMR 谱,不同之处在于 Met7 的氯苯基质子的 ABX 自旋体系,包含 H18(6.68 ppm),H_2O(6.79 ppm)和 H21(6.73 ppm)明显与 Met4 对应质子位移有差别。因此,Met7 被认为是 22-羟基曲唑酮(图 23.1)。

总结一下,如图 23.4 所示,Met1a,Met3,Met4 和 Met5 四种代谢物的化学结构,可以使用 1~10 μg 样品采用^{1}H-NMR,^{1}H,^{1}H-COSY 和 ROESY 谱进行确定。另两个代谢物 Met2 和 Met7 的结构基于观察到的化学位移及与其他代谢物的相似性来确定。两个次要的代谢物 Met1b 和 Met6 因量不够仅通过 MS/MS 进行了初步结构推测。

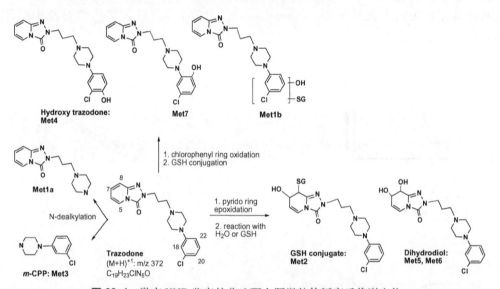

图 23.4 微克 NMR 鉴定的曲唑酮人肝微粒体孵育后代谢产物。

在报道的曲唑酮代谢物中,只有 Met4 和 Met5 的结构有描述(Baiocchi et al., 1974; Jauch et al., 1976; Fujiwara et al., 1989; Kalgutkar et al., 2005)。因此,本研究第一次报道使用 NMR 进行 Met2 和 Met7 的结构鉴定。此外,Met1a 之前也未报道过,这里也是第一次报道。

需要指出的是所有的磁共振数据的采集以及结构的推测所用代谢产物样品均来自单次 5 mL 曲唑酮(30 μmol/L)微粒体孵育液所产生,均为微克级代谢产物,整个实验流程在连续的几天内完成,同时密切关注了其稳定性。

23.6 流量探针和 LC-NMR 的方法比较

为了做比较,我们还评估了从 HPLC 分离的样品通过磁共振的微流量探针(10 μL 体积,Protasis 探针)来进行 NMR 检测的方法。在该方法中,由于溶剂的稀释效应以及在室温条件下操作信号接收器的灵敏度较低等原因，^{1}H-NMR 图谱需要较大样品量（5 μg 或者更多）。尝试使用 5 μg 的曲唑酮进行 ROESY 谱过夜累积采集，未得到可解析的数据。由微流量探针引起的稀释效应，在分段流技术改进以后可能会有所改变（Kautz et al.，2005）。类似于 LC-NMR，微小流分方法在样品回收方面比较难实现。

经验表明，目前在线 LC-NMR 最大的挑战，无论是停止流动（StopFlow）还是循环-存储（loop-storage）模式，都需要开发一个合适的色谱分离系统，捕获感兴趣的流份进入流动探针，同时分离干扰物质。最好的是，感兴趣的流份体积大小应该与流量池体积相匹配，这通常需要对系统时间进行较好控制。除此之外，一般流动池体积（~120 μL）至少为 1.7 mm NMR 管的两倍，这也导致样品稀释而降低灵敏度。如果是分析多个代谢物时采用停止流动模式还有其他缺点，NMR 数据采集的时候，仍旧保留在 HPLC 柱上的代谢物容易发生变化，比如相互之间分离度降低等。LC-固相萃取（SPE）-磁共振解决了 LC-NMR 的一些局限性。SPE 提供了一种更简单的收集和富集各个 HPLC 峰的方法，将分析物直接收集于常规的核磁管中（Godejohann et al.，2004；Sandvoss et al.，2005）。然而，并非所有代谢物都可以被 SPE 保留，比如 GSH 结合物和葡萄糖醛酸结合物。

23.7 通过 NMR 谱进行代谢产物定量

我们使用最近发表的 QSQC 方法，即比较代谢物的质子信号与 DMSO-d$_6$ 中 ^{13}C 峰信号强度来评估代谢物的量（Dalisay and Molinski，2009）。应该指出的是，虽然这种方法对大多数代谢物的定量非常有用，但应用于微克级代谢物仍有困难。纯化学品可以精确称量并在非水 NMR 溶剂中连续稀释（Protasis，Marlboro，MA，USA），而代谢产物则由反相 HPLC 制备获得。样品的湿度，特别是出峰较早的代谢产物，通常对 ^{1}H-NMR 谱的质量影响较大。许多 NMR 影响因子，如信噪比（S/N），分辨率，用于计算的质子信号的清晰度，抑水程度，滞留时间，潜在的因素引起的峰延迟和峰形变差，不可避免地会引起代谢物定量的误差。尽管如此，在药物开发阶段，使用该方法在未合成标准品的情况下进行代谢物量的预估可以为代谢物含量排序提供有价值的信息。

23.8 结论

在本研究中，我们成功开发了一个快速结构鉴定的有效方法，使用冷冻探针对微克级代谢物进行磁共振波谱研究。母体化合物（10~30 μmol/L）以常规微粒体、肝细胞或重组药物代谢酶，通常是细胞色素 P450 和 UDP-葡糖醛酸孵育体系（2~5 mL）孵育，可以获得质量可靠的代谢产物的 ^{1}H-NMR 谱，时间和成本较小。高频场 NMR 配备 5.0 mm 冷冻探针（1.7 mm 管）的使用，提高了检测限，使用分析性 HPLC 分离得到的 ~1 μg 或以上的样品可以得到足够的 ^{1}H-NMR 谱图信息。有时可能需要 2D NMR 实验辅助一些代谢物的结构阐明,样品要求会增加到约 5~10 μg,这一般取决于结构的复杂程度(例如,结合物),磁共振信号的清晰度和溶剂干扰情况等。由于我们的离线方法是基于完善的独立的色谱和磁共振技术,它使我们能够单独优化每种技术,使用常规设备快速且获得足够的磁共振信息,无须单独开发制备和磁共振-兼容的 HPLC 分离系统。除了曲唑酮之外,我们实验室还有大量的实例证明了微克级磁共振方法的优越性,既避免了耗时的代谢产物制备和纯化过程,又规避了在线液相色谱(LC)-磁共振等方法可能遇到的相关技术难题。使用本方法能够使代谢不稳定化合物代谢产物结构鉴定的周期与药物合成专家修改代谢软点进行先导化合物优化的时间更加同步,从而对药物发现过程产生实质影响。

(高峰贞译;郭莲审校)

参考文献

24

超临界流体色谱法

JUN DAI, YINGRU ZHANG, DAVID B. WANG-IVERSON, AND ADRIENNE A. TYMIAK

24.1 简介

在临界温度(T_c)和临界压力(P_c)下,物质会以超临界流体的状态存在。在这个系统中,气态和液态是没有区别的,因为这两相的性质一致(如密度、黏度、扩散系数等)。超临界流体的这种独特的理化性质引起了分离学家的极大关注,它带来了新型流动相及其他色谱法的改进。与液相色谱法(LC)相比,超临界流体色谱法(SFC)凭借着其高扩散率和低背压的特点使其分离效率更高、速度更快。与气相色谱法(GC)相比,SFC 更适用于在低温条件下分离各种各样的溶质。SFC 的一些理论优势已经在许多重要的应用中得以证实,但这种技术的全部潜力还有待实现。

24.2 背景

1958 年,Loverlock 首次提出用超临界流体作为色谱法的流动相(Gere,1983)。4 年后,Klesper 等人(1962)开创了首例 SFC 的应用,以氟氯甲烷为流动相,分离了镍卟啉类化合物。随后 Sie(Sie et al.,1966;Sie and Rijnders,1967)和 Giddings 等人(1968)进行了 SFC 的早期研究。

在 20 世纪 70 年代,SFC 的发展相对缓慢,其中一部分原因在于高效液相色谱(HPLC)仪的快速发展和应用(Sanagi and Smith,1988)。SFC 的再次兴起是在 20 世纪 80 年代,当时石油化学工业主要使用毛细管柱 SFC。在"类 GC"的早期使用中,SFC 比 GC 分离的化合物种类范围更宽,尤其是对于非挥发的和热不稳定的化合物。SFC 作为一个常规分离技术用于多种化合物分离,尽管它能提高效率和速度,但是它的发展并没有预期的那么快。Smith (1999) 在这方面做了一个综述,内容全面翔实。20 世纪 90 年代早期,由于其效率低并且缺少实际应用,这个技术在医药行业几乎要被遗弃 (Harris,2002;Berger,2007)。

SFC 作为色谱技术,其发展的主要障碍是缺少一种重现性好和灵敏度高的商业化仪器。早期的 SFC 比其他色谱技术(LC,GC 等)的色谱性能差,因此人们研究它的兴趣也低。很少有研究人员积极去研究这项技术的一些极限,因此在理解超临界流体的理化性质以及各种溶质在色谱上的行为方面还存在欠缺。SFC 背后的理论欠缺又增加了其常规色谱分离技术发展的难度。

SFC 填充色谱柱及相应仪器的发展标志着 SFC 的复兴(Taylor,2009)。1982 年,Hewlett-Packard 生产了第一台填充柱 SFC 仪器。1995 年,Terry Berger 从 Hewlett-Packard 购入了 SFC 部门,并建立了 Berger Instruments 公司。在 20 世纪 90 年代晚期,Berger Instruments 的 SFC 仪器占据了全球大部分市场(Mukhopadhyay,2008)。正是 Terry Berger (1995)对填充色谱柱 SFC 的系统研究,使人们认识到 SFC 是一个适用于各种化合物的分离技术。在 Terry Berger 获得 2004 年马丁金质奖章时(色谱协会,2004),色谱协会简要总结了他对近代 SFC 的贡献。尤其是 Berger 和他的同事在研究密度和溶剂强度的影响(Berger and Deye,1990;Deye et al.,1990)时,引入了添加剂并且系统的研究了添加剂对峰形和保留时间的影响(Berger and Deye,1991),将 SFC 分离技术应用拓宽到不同类型的化合物,尤其是小分子药物类似化合物,并且证明了长色谱柱低柱压的可行性(Berger and Wilson,1993)。Berger 和他的团队同样也开发了分离器技术,使其可以在不用旋风分离器和没有气溶胶产生的情况下用于溶质的定量回收。

在第一台商品化填充柱 SFC 仪器引入的三十年后,人们在优化仪器性能方面取得了很大进步,例如背压调节、恒定流速的控制、改性剂添加的方法、在线进样和自动化技术。随着对保留机制基本原理更好的理解,人们获得了色谱柱化学、有机改性剂和溶剂添加剂的实用知识。SFC 凭借其特点和独特的优势在分离技术的选择上已经成为 GC 和 LC 的补充。SFC 的成功体现在其已经普遍用于制药行业中药物发现先导化合物的制备中的手性分离,它对各种手性分子的分离速度已经得到了证实和高度肯定。SFC 应用的实例已经扩展到药物发现和发展过程中的分析和制备分离。随着各种手性和非手性固定相的商业化应用,SFC 与其他分离技术和不同检测器的联用使一系列药学的、生物学的和代谢的样品得以分离。

24.3 SFC 仪器和总体考虑

典型 SFC 系统的基本设计如图 24.1 所示。商业化的 SFC 仪器与传统 HPLC 系统有着很多相同部件,然而两者之间有一些地方却是完全不同。SFC 仪器关键要求之一是背压调节器(BRP),它被用于控制出口压力以及防止洗脱液在系统内膨胀为气体。

泵仅作为流速源在运行,电子 BPR 控制系统压力与流速无关。为了输送液体二氧化碳并使可压缩性最小化,需要冷冻二氧化碳泵头(Sanagi and Smith,1988)。采用泵控制算法对计算得到的标准压缩性补偿进行了实证优化(Berger,1997)。流动相作为液体泵入,加压流体进入柱前将在柱温箱中以临界温度附近或以上进行预热。对于二元流路,需要第二个泵来提供流动相改性剂。

现代大多数 SFC 仪器使用的活塞往复泵是专门为可压缩流体设计的,柱下游的机电

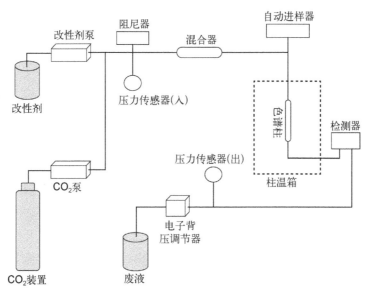

图 24.1　SFC 仪器框图。

BPR 独立控制压力。这些泵使可压缩流体和液体得以精确混合,这对色谱分析的稳定性至关重要。此外,还需要一种能够将样品引入高压环境而不干扰系统压力的进样系统。进样器能够保证其在高压环境下进样的准确性和精密度,且没有任何样品残留。由于流动相的密度是 SFC 运行的关键,所以温度和压力控制对于 SFC 的重现性和灵敏度至关重要。

24.3.1　SFC 的检测器

几乎所有传统的 LC 和 GC 检测器都适用于 SFC。但是对于大多数标准检测器而言,主要因为流动相的可压缩性使 SFC 与 LC 相比在相似条件下,其基线噪声水平更高。除了来自 BPR 的机械噪声外,SFC 的整体噪声可能包含来自热源、电子源和化学源的影响。

传统意义上来讲,HPLC 比 SFC 更受青睐,因为它的高灵敏度和宽动态范围。较低的灵敏度一直是 SFC 应用于药物杂质领域的一个主要障碍,因为需要检测的杂质浓度水平一般都比较低。然而,在降低噪声源和提高整体信噪比方面 SFC 已取得重大进展。对于位于压力调节器前面的检测器,例如紫外(UV)和圆二色谱检测器,检测器流通池必须能够承受更高的压力。一旦检测器在压力调节器后或者是没有与其串联,例如质谱(MS)或者蒸发光散射检测器(ELSD),流动相将通过 CO_2 的自然降压而蒸发。

紫外检测器由于灵敏度高、动态范围广、成本低,是 SFC 最常用的检测器。但是由于系统要将压力维持到检测器之后,这就要求需要一个高压的紫外检测池。SFC 的 UV 检测器的改进主要包含光路增加和确保热平衡以提高信噪比(Berger,2007)。

MS 是 SFC 另一种广泛使用的检测器。超临界 CO_2 对于质谱仪来说是完全透明的。Crowther 和 Henion 于 1985 年首次报道了填充柱 SFC 仪器与 MS 连接用于快速分析非极性和极性化合物的多组分混合物(Crowther and Henion,1985)。在过去的十年中,随着 SFC 和

MS 仪器的进步,SFC-MS 联用技术的可靠性和耐用性得到了很大提高。已经为各种 SFC-MS 接口建立了有用的信息。因此,它已被广泛用于化学和生物分析以及在不同样品基质中纯化各种类型的分子,从小分子药物到聚合物、多肽和蛋白质(Combs et al., 1997; Bolaños et al., 2004; Li and Hsieh, 2008)。大气压电离(API)源中,电喷雾电离和大气压化学电离(APCI)均已用于 SFC-MS。APCI 因其高流速的兼容性而最受 SFC 欢迎。软面检测灵敏度也更偏爱 APCI,因为可以在不裂解的情况下使用该接口(Pinkston et al., 2006)。文中比较了各种 SFC-API 接口方式的优缺点,包括在快速生物分析应用中不激活 BPR 的直接进样,BPR 前裂解的接口和一种用机械 BPR 提供全流程引入的接口(Pinkston, 2005)。由于 CO_2 不在氪灯下发生光电离,所以在 SFC 中使用大气压光电离(APPI)接口可以获得较低的噪声。

氢火焰离子化检测器(FID)广泛用于开管柱 SFC 分析。除了允许压力或密度编程外,FID 提供具有统一响应系数的通用的、灵敏的碳化合物检测。然而,FID 仅限于用纯 CO_2 或是含有极少量改性剂的流动相,因为几乎所有的有机改性剂都会产生显著的 FID 信号(Sanagi 和 Smith, 1988)。

据报道,各种选择性检测器在 SFC 上都可以提供非常灵敏的检测。Strode 和 Taylor(1996)研究了 SFC-电子捕获检测器的优化。尽管 CO_2 和其他的一些改性剂也能够被电子捕获,但是还是能满足它的检测灵敏度。用 5% 的甲醇作为改性剂,检测下限(LOD)能够达到皮克(pg)级别。有文献报道使用甲醇作为 SFC-化学发光氮检测器或 SFC-硫选择性化学发光检测器的改性剂(Shi et al., 1997a, b),该条件下含氮和含硫化合物的灵敏度高、选择性好且动态范围宽。

Dressman 等人(1996)报道了在 SFC 中使用纯 CO_2 和用甲醇改性的 CO_2 流动相进行电化学检测。电化学检测器提供了低达纳克(ng)的检测限,并且经过 20 多年的进样,响应依然呈线性。但是,这个检测器只能兼容 1% 甲醇。

有报道用 1% 乙腈改性的 CO_2 对填充毛细管柱 SFC 进行裸铂微电极安培检测(Wallenborg et al., 1997)。研究发现,基于氧化或还原的检测方法适合使用甲醇作为唯一的改性剂,其检测限也在 pg 范围内。

Brunelli 等人(2007)报道了在 SFC 中使用带电气溶胶检测器(CAD)进行药物分析。在 BPR 前使用流动相补偿和温度控制来降低仪器背景噪声,提高了重现性。研究发现,流动相中的甲醇对非挥发性分析物响应相对一致。据报道,这套配置的平均 LOD 为 4.5 ng。

Takahashi 等(2008)报道了在 SFC 中用 CAD 和 ELSD 对聚乙二醇(PEG)标准品和均匀的聚乙二醇寡聚物等量混合物的定量比较。与 ELSD 相比,CAD 能够检测到均匀低聚物的 10 倍稀释液。最近,他们又报道了一种可用于 SFC 的检测器——凝结核光散射检测器(CNLSD)(Takahashi et al., 2009)。与 ELSD 相比,CNLSD 能够检测到均匀低聚物的 10 倍稀释溶液。结合 SFC 能够完全分离不同聚合指数的低聚物的能力,CNLSD 无须校准即可精确测定 PEG 1000 聚合物的质量分布。

Mah 和 Thurbide（2008）报道了一种新的方法，将声学火焰检测器（AFD）与 SFC 连接作为分离的替代通用检测器，这个需要在流动相中加入有机助溶剂。通过把电阻加热直接应用于节流器出口和声火焰之间的燃烧器区域，能够消除不常见的严重噪声、基线漂移和峰变形。对于不同浓度的甲醇改性的 CO_2，当达到合适的温度时，该接口能够将检测器噪声降低到 10~25 Hz 这一最小范围附近。

24.3.2 SFC 中流动相的使用

有文献报道使用过不同的超临界/过热流体作为色谱流动相，其中包括水（Greibrokk and Andersen，2003）、一氧化二氮（Wright et al.，1985）、氨（Lauer et al.，1983）和卤代烷（Ong et al.，1990）。然而，对于 SFC 最常用的超临界流体是二氧化碳，因为其更接近理想的属性组合。如图 24.2 相图所示，二氧化碳的 T_C 为 31℃，接近室温且 P_C 相对比较低，只有 73 bar。与上述提到的其他超临界流体相比，二氧化碳也是化学惰性、无毒、无腐蚀性和不易燃易爆的。作为一种工业副产品，它成本低且易获得。此外，在大多数常见的检测器包括 UV、FID、红外线、MS 和 ELSD 中，二氧化碳不会产生干扰反应。所有这些优异性能使二氧化碳成为 SFC 主要的超临界流体。

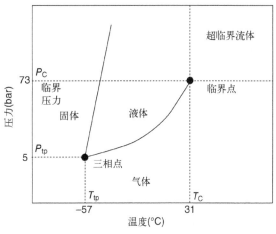

图 24.2 CO_2 相图。

但是作为溶剂，CO_2 相对是非极性的。当密度为 0.25 g/cm^3 时，CO_2 的溶剂强度与全氟烷烃相似；当密度为 0.98 g/cm^3 时，它的极性比己烷稍强（Gere，1983）。尽管超临界流体的密度可以随着压力和温度的变化而改变，但这反过来又改变了它的溶剂化能力，纯 CO_2 不能洗脱强极性化合物。二氧化碳的这种缺陷通常通过添加改性剂来弥补，以增加其极性和改变溶剂强度。Berger 和 Deye（1990）的研究表明，极性溶质的保留随着极性改性剂而显著变化，而二元流路密度的变化对保留的影响较小。

基于 CO_2 与大多数有机溶剂的互溶性，几乎所有在 LC 中使用的有机改性剂都可以用于 SFC。各种溶剂例如甲醇、乙醇、异丙醇、乙腈、甲基叔丁基醚、二氯甲烷和二甲基亚砜等都被报道过当作 SFC 的流动相改性剂。与 LC 相似，极性离子添加剂（例如酸、碱和盐）可以用来改善分离酸和胺时的峰形。也有文献报道过可以添加少量的水（France et al.，1991；Pyo，2000；Ashraf-Khorassani and Taylor，2010）。

在 CO_2 中加入改性剂可以改变临界温度和压力。因此，在通常使用的 SFC 条件下，大多数二元流动相将处于接近（亚或超）临界状态。虽然色谱变量对分离的影响可能取决于流动相是在亚临界条件下还是在超临界条件下，但在实践中区分亚、超临界流体状态并不那么重要。此外,近临界条件下的物理化学性质的变化是连续的,改性后的 CO_2 的扩散系数大于液体的扩散系数(Sassiat et al.,1987;Berger,1997)。因此,即使在亚临界区工作,仍然能普遍达到速度和效率上的提高。在填充柱 SFC 中,改性二氧化碳洗脱液的相分离在大多数操作条件下都很少见。在本章中,提到的 SFC 是指亚-超临界色谱和超临界色谱。

24.3.3 SFC 中固定相的使用

开管柱和填充柱均已用于 SFC。开管柱 SFC 更接近 GC,所有用于 GC 的检测器均可以与它一起使用。开管柱是一种典型的长且窄的毛细管,管壁上有一层固定相涂层。开管柱 SFC 是一种强大的分析工具,可以用于分析不适合 GC 分析的低挥发性或热不稳定分析物,同样也适合一些不能被 LC 充分分离的分析物。

与开管柱相比,填充柱虽然柱效较低,但样品容量更高且重现性更好。因此,填充柱已成为当今 SFC 中最常用的固定相。几乎所有 LC 使用的填充柱都可以用于 SFC。在非手性 SFC 中,常用的固定相是键合有不同功能基团的硅胶固定相。常见的固定相包括 2-乙基吡啶、氰基、二醇和氨基色谱柱。手性 SFC 分离常用的固定相是多糖类衍生物手性固定相。

在 SFC 中,不同化合物的保留行为在很大程度上取决于固定相。基于不同溶质的定量结构-保留关系对色谱柱进行分类,可用于指导 SFC 色谱柱的选择(Lesellier and West,2007;Wes and Lesellier,2008a;Lesellier,2009)。

24.3.4 SFC 与其他色谱技术的对比

密度、扩散系数和黏度是流动相的重要色谱性质。表 24.1 比较了气体、超临界流体和液体的物理性质(Bartle,1988)。流动相密度与溶质扩散系数的关系如图 24.3 所示(Schoenmakers,1988)。如表 24.1 和图 24.3 所示,超临界流体在低压/高温下具有类似气体的性质,在高压/低温下具有类似液体的性质,是气体和液体之间的中间体。超临界流体的这些固有特性使 SFC 具有与 GC 和 LC 互补的分离能力。

表 24.1 气态、超临界态和液态物理性质的数量级

性质	密度(g/cm^3)	黏度($g/cm \cdot s$)	扩散系数(cm^2/s)
气态	10^{-3}	$10^{-5} \sim 10^{-4}$	$10^{-2} \sim 1$
超临界态	$10^{-1} \sim 1$	$10^{-4} \sim 10^{-3}$	$10^{-4} \sim 10^{-5}$
液态	1	$10^{-3} \sim 10^{-2}$	$10^{-6} \sim 10^{-5}$

数据参考:Bartle,1988。

在 SFC 中,扩散系数和黏度是密度的函数。由于超临界流体的高压缩性,压力和温度对 SFC 的影响均比 LC 大,这使得压力和温度在 SFC 中成为调节选择性的有效手段。超临界流体的黏度比液体小得多,这使得柱压降低,从而使 SFC 可以使用更高的流速和更长的色谱柱。超临界流体的扩散速率比液体高得多,SFC 的最佳流速是 LC 的 3 倍左右(Gere,

1983）。由于 SFC 流动相扩散速度快、黏度低，与 LC 相比，其分离速度更快、分离效率更高。

与 GC 相比，SFC 流动相具有更高的溶解能力。SFC 的流动相密度较高、操作温度较低，更适用于高分子量、低挥发性的化合物，而这些化合物通常对 GC 来说比较困难。同样，不适合 GC 的热不稳定分析物，也可以用 SFC 分离。

另一方面，超临界流体的黏度比气体高，溶剂化能力比液体低。因此，SFC 的速度和效率无法与 GC 竞争，溶剂化能力低于 LC。此外，二氧化碳的低极性导致某些分析物的溶解度低，并且经常使强极性化合物的分离比传统的反相液相色谱（RPLC）更困难。在超临界流体 CO_2 中添加有机改性剂和/或离子添加剂可以使其在溶解能力和分离速度之间进行权衡。同时，改性剂也增加了流动相的黏度。

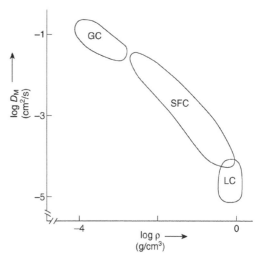

图 24.3 图示说明了流动相密度与溶质扩散系数之间的关系。画出的区域表示典型气体（GC）、液体（LC）和超临界流体（SFC）。该转载已经英国皇家化学学会许可（Schoenmakers，1988）。

24.3.5 SFC 的选择性

对于大多数应用来说，SFC 通常被认为是一种正相技术，即使用极性固定相和相对非极性流动相。然而，非极性固定相，如非常流行的具有反相机理的十八烷基硅烷（ODS）柱也同样被用于到 SFC 中（Lesellier，2009）。因此，SFC 通过将改性后的 CO_2 与不同极性的色谱柱结合，为保留机制提供了更广泛的领域。一系列研究报道了非手性 SFC 的色谱柱分类及选择性对比（West and Lesellier，2008a，b）。

由于 SFC 中流体的可压缩性以及在固定相上吸附的流动相的量的变化，SFC 中的选择性调节比 LC 更加灵活，诠释也更加复杂。通常在 SFC 中可以获得极其不同的选择性。

Slonecker 等人（1996）定量研究了二维（2D）色谱分离的信息正交性。他们使用多达 46 种溶质的保留行为来比较包括 SFC、RPLC、气液色谱和胶束电动毛细管色谱在内的不同技术 2D 范围-缩放保留时间图和信息熵计算。用超过 100 种技术/固定相配对组合来模拟 2D 色谱。使用 SFC 对溶质进行测试后，7 个系统组合中有 6 个显示了零信息相似性（即，信息正交性）。

这种正交选择特性可用于将 SFC 与其他分离技术相结合，以获得有效的多维色谱法和复杂样本系统所需的额外分辨率（François and Sandra，2009；Adam et al.，2010）。

此外，与 LC 相比，SFC 中的柱耦联由于降低了黏度和柱压，更易用于选择性调控（Berger and Wilson，1993；Gaudin et al.，2000）。可以将不同类型的色谱柱串联起来以提供更多的选择性，或者将同一类型的多个色谱柱串联起来以增加柱长，从而提高分离度。据报道，手性和非手性两种色谱柱的串联可以解决有限的手性固定相的非手性选择性问题（Phinney et al.，1998）。串联 5 个 25 cm 的氰丙基柱可以得到大约 100 000 个理论塔板数，从而使在一根柱子上共流出的化合物得以分离（Brunelli et al.，2008）。由于伴随着串联柱上压力的增加，化合物在串联柱上的保留时间小于单独在每一根柱上保留时间的总和（Lesellier，2009）。

基于 SFC 的操作条件，在 CO_2 中使用有机改性剂会影响选择性、效率和洗脱强度（Cantrell et al.，1996；Blackwell et al.，1997）。在 SFC 中添加有机改性剂改变了流动相的溶剂强度，这样通常会提高分析物在流动相中的溶解度。同时，添加的改性剂可以改变溶质与固定相之间的特异相互作用。此外，改性剂还可以通过吸附在固定相表面来对其进行改性。研究表明，改性剂吸附在固定相上的比例取决于流动相的组成（Strubinger et al.，1991；Lesellier，2009）。因此，在 SFC 中，改性剂不仅竞争固定相上的活性位点，还会通过改变其相比例从而影响分析物的保留。

在 SFC 中使用了各种添加剂来改善极性化合物的峰形和调节其选择性（Ashraf-Khorassani et al.，1988；Steuer et al.，1990；Blackwel et al.，1997；Lavison 和 Thiébaut，2003；Zheng et al.，2005a，b）。大多数使用的添加剂都是高极性离子化合物，包括酸、碱和水。二乙胺、异丙胺等强碱用于胺的分离，三氟乙酸、甲酸等强酸用于酸性化合物的洗脱。据报道，如醋酸铵等盐可以改善样品中酸性和碱性溶质的峰形（Anton et al.，1991；Pinkston et al.，2004；Cazenave-Gassiot et al.，2009）。添加剂可以影响溶质、流动相和固定相。首先，添加剂增加了二氧化碳的极性和溶解能力，以促进极性溶质的洗脱。第二，添加剂可以对固定相进行修饰和失活。随着固相极性的增加，被吸附的添加剂的数量也随之增加，但这也与改性剂的浓度有关（Berger，1997）。此外，添加剂可以通过离子配对或抑制电离而与溶质相互作用（Steuer et al.，1990；Berger and Deye，1991）。这些影响都有利于极性离子溶质的分离。

由于超临界流体的可压缩性，压力和温度均是 SFC 的重要参数，因为它们可以改变流体性质，如密度、黏度和扩散率。二元流路与单组分流路相比，因为具有更高的固有密度和较低的压缩性，所以这些变化较小。

流速改变会引起压力增加，也会使分离有轻微改变（Lesellier，2009）。在流速固定的情况下，随着压力升高保留降低。当使用低背压时，柱效损失较大。这种影响取决于有机改性剂的比例（Rajendran et al.，2005）。研究表明，对于以 CO_2 为基础的二元流路，较低的背压产生较低的塔板数，而这种影响在较低比例的改性剂中更为明显（Rajendran et al.，2008）。

在 SFC 中，温度对保留的影响并不像压力那么简单。对于纯 CO_2，温度对保留和柱效的影响随着密度的增加而减小（Ibáñez et al.，1994）。Weckwerth 和 Carr（1998）利用线性溶剂化能量关系研究了 SFC 中的保留过程。研究发现，在以纯 CO_2 为流动相的开管型 SFC 中，扩散相互作用和空腔形成过程在保留上起主要作用。由于二氧化碳密度降低，恒定压力下温度升高会减少与固定相和流动相之间的扩散相互作用。保留会随着这些作用在温度影响下的相对贡献而变化。随着有机改性剂用量的不同,流动相相互作用和溶剂化固定相之间的竞争效应通过影响溶质在流动相和溶剂化固定相之间的迁移焓而改变保留行为(Yonker et al.,1987)。温度效应是溶质所特有的,是实验条件下多种机制产生的结果,这个条件既包含流动相又包含固定相(Lou et al.,1997)。因此,温度可能是优化 SFC 分离的一个非常有用的选择性工具。

由于流动相的压缩性和流动相在固定相上的吸附性,梯度法在 SFC 中的使用(如温度、组分、压力梯度)对改变保留行为的影响力更大。另一方面,由于诸多色谱性质的变化,在梯度条件下建立综合模型是不现实的。

与 LC 相比,SFC 在选择性调节中改变流动相和温度时具有快速重新平衡的优点。研究还发现,SFC 对添加剂的记忆效应很小。

24.4 SFC 在药物研发方面

从高通量筛选开始,寻找对抗疾病的有效药物会遇到很多种类的化合物。为了完成诸多类型化合物的色谱分析工作,HPLC 凭借其多功能性和耐受性成为目前主流的分析工具。近年来,仪器和色谱柱技术的新进展集中在克服 HPLC 扩散速度慢和黏度高的问题上。例如在高流速下使用整体柱,在非常高的压力下使用小颗粒柱(也就是所谓的超高效液相色谱法)以及在高温下使用热稳定柱。相对于需要提高速度的 LC 来说,SFC 以其固有的扩散速率快、流动相黏度低而占据明显优势。与 HPLC 相比,复杂生物样品的 SFC 分离要比典型的LC 方法快得多。因此,对于高通量的需求使得 SFC 的应用越来越普遍。

选择性是 SFC 所需要考虑的另一方面。因此,SFC 作为 HPLC 的替代技术或补充技术,在药物发现和药物开发领域的研究越来越多。尽管填充柱 SFC 在医药行业中被广泛应用于手性拆分,但它也同样适用于非手性小分子药物的分析。SFC 通常具有与 RPLC 正交的选择性,有时也具有与正相色谱(NPLC)不同的选择性。此外,与 NPLC 相比,SFC 通用性更好,选择性调节更灵活,其流动相与 MS 的兼容性更好。

SFC 也被认为是一项绿色科技。用于主体流动相中的 CO_2 作为其他工业过程的副产品是可再生的。CO_2 取代了 NPLC 中常用的己烷或庚烷。由于它在 SFC 分离后蒸发,只剩下少量的改性有机溶剂,因此需要较少的危险废物处理。正是因为这个原因,SFC 被归类为绿色化学。

在药物发现和开发中,虽然填充柱 SFC 主要集中在提纯和纯度测定(主要用于立体异构体分离),但 SFC 也正在开始被广泛应用于不同基质样品中的各种药物分子及其代谢物(Abbott et al.,2008)的分析。利用 SFC 作为支持药物研究工具的主要优点包括:提高了现有 LC 分析的通量和效率;与 LC 不同的独特选择性;可以高效筛选难度大或要求高的方法开发;高分辨率、高效率的快速分析,提高生物分析的通量;并以较低的成本对手性和非手性药物分子进行有效的制备色谱分析。

24.4.1 SFC 在药物和生物分子方面的应用

已有报道在开管柱和填充柱上进行药物和生物样品的分析。早期分离主要集中在开管型 SFC 与类 GC 检测器(主要是 FID)连接。在过去的十年中,使用含有改性剂的流动相的填充柱大大增加了 SFC 在不同类型样品中的应用,克服了开管 SFC 的限制,特别是分析在纯二氧化碳中溶解度低的极性化合物。与 LC 和 GC 相比,许多报道指出 SFC 在分离上有明显的优势。

24.4.1.1 天然产品中代谢产物的 SFC 应用

根据文献报道,当 HPLC 分离不足时,可以使用毛细管 SFC 分离胡萝卜和番茄中 α-胡萝卜素、β-胡萝卜素和番茄红素(Schmitz et al.,1989)。以 1%乙醇为改性剂,使用毛细管 SFC 将 α-胡萝卜素和 β-胡萝卜素各自的顺反式异构体分离。用 SB-氰丙基-25-聚甲基硅氧烷柱分离了所有 β-胡萝卜素顺式异构体,用两个 SB-氰丙基-50-聚甲基硅氧烷柱分离了 α-胡萝卜素同分异构体。

有文献报道了一种有用的 SFC 方法,分析与橡胶植物代谢产物结构相似的多萜醇类似物(Bamba et al.,2001)。采用 SFC-UV 与岛津 ODS-3 色谱柱,在杜仲叶中的聚戊烯醇的达到高分辨分离(GL Sciences,Torrance,CA,USA)。在这个项目上,与 LC 相比,SFC 中得到的十八烷基戊烯醇和十九异戊烯醇的分离度提高了两倍。已分离出分子质量大于 7 000 Da 的复杂几何异构体和聚合物。

同时 SFC 使用硅胶柱和 4%乙醇作为改性剂,在 20 min 内分析了棕榈油中胡萝卜素、维生素 E、甾醇和角鲨烯代谢产物(Choo et al.,2005)。与 LC 和 GC 相比,分析时间减少了一半,同时也获得了维生素 E 单个同分异构体的信息。由于 SFC 操作温度较低,代谢产物的热分解与 GC 相比可以忽略不计,且无须衍生化,样品制备较为简单。其定量分析结果与 LC 和 GC 的结果基本一致。

许多化妆品和香水产品中用到天然植物代谢物呋喃香豆素。Desmortreux 等人(2009)报道了使用填充柱 SFC 分离了精华油中的呋喃香豆素。使用不同的色谱柱和操作条件对分离进行了优化。16 种呋喃香豆素在 10 min 内均达到满意的等度分离,11 min 内采用两步梯度法则进一步改善分离效果,这与 55 min 内的六步梯度 LC 方法相比有显著改善。

最近,Bamba 等(2008)报道了 SFC-MS 对脂类进行了全面分析,包括磷脂、中性脂、糖脂和鞘脂。使用氰丙基硅基柱可以使每种脂类得到良好的分离,而 ODS 柱可以把含有不饱和脂肪酸侧链和异构体的脂类分离开来。与 GC 和 LC 相比,SFC 方法在简单温和的条件下,对具有不同极性成分的复杂脂质样品分析彰显出突出优势。他们也报道了使用 SFC-MS 和整体 ODS 色谱柱成功分离 7 种类胡萝卜素,包括结构异构体(β-胡萝卜素、番茄红素、叶黄素、玉米黄素、花药黄素、新叶黄素和紫黄素)(Matsubara et al.,2009)。由于 SFC 的背压低,可以把三根 10 厘米长的 ODS 柱串联连接,从而改进了实际生物样品中代谢产物分析和鉴定。

24.4.1.2　SFC 应用于活性药物和代谢物

Pinkston 等人(2006)比较了 LC-MS 和 SFC-MS 方法,筛选了 2 000 多种药学相关化合物,包括非极性脂肪族化合物、芳香族化合物、类胡萝卜素、氢卤化物胺、季铵盐、多芳基酸盐、磺酸盐、硫酸盐、氨基磺酸盐、磷酸盐、膦酸盐、多膦酸盐、多羟基化合物和硝基化合物。虽然 SFC 通常被认为更适合于非极性或相对低极性化合物,但作者报道了 SFC-MS 洗脱和检测的样品百分比(75%)与 LC-MS(79.4%)相当。SFC-MS 可以检测 3.7% 的 HPLC-MS 无法检测的化合物,有 8.1% 的化合物 HPLC-MS 可以检测但是 SFC-MS 不行。在该研究条件下,含有磷酸盐、膦酸盐或二膦酸盐的这类化合物是唯一一种只能用 LC-MS 检测,但在 SFC-MS 中无法检测的化合物。他们还发现,与 LC-MS 相比,SFC-MS 在分离过程中对 APCI 源清洁度要求较低。他们得出结论,SFC-MS 方法至少与 LC-MS 方法一样耐用、可靠且容易使用。

SFC 还可用于药物制剂的分析。Mukherjee 等人报道了用手性 SFC 直接分析在 100% 水溶液配方中化合物的研究(Mukherjee and Cook, 2006; Mukherjee, 2007)。这些可行性研究表明,SFC 的方法有可能大大减少分析前样品处理时间。结果表明,SFC 可以分析酸性和碱性药物化合物的含水制剂,并且选择性高,准确性和精密度好,线性范围宽。

SFC 已用于不同生物基质的生物分析。Simmons 等人(1995)利用 SFC-UV 对人血清中非甾体抗炎药苯丁氮酮及其主要代谢物氧丁氮酮的分离进行了研究。内源性化合物对其没有干扰。用 SFC 测定保泰松的检测限为 0.1 μg/mL,羟基保泰松为 1 μg/mL。SFC 的定量结果与高效液相色谱法的结果基本一致。采用 SFC/UV 法对外消旋咪唑安定及其大鼠肝微粒体代谢物进行药理研究(Wang et al. , 1995)。利用 SFC,可以大大改善分析时间、选择性和效率。随着分离的加强,SFC 还提供了 LC 无法获得的代谢产物谱图信息。用 SFC-UV 定量测定尿样中的苯乙醛酸和扁桃酸(苯乙烯的代谢物)(Simon 和 Nicot, 1996)。采用建好的 SFC 方法评估苯乙烯的毒性作用,监测职业性暴露。SFC-UV 法能够定量监测苯乙烯代谢物,直至生物暴露指数最低值的二十分之一。

24.4.1.3　SFC 在生物分子方面的应用

已有文献报道用填充柱 SFC 和开管柱 SFC 对人血清中胆固醇和胆固醇酯进行了分离(Nomura et al. , 1993; Kim et al. , 1994)。Akira Nomura 等人(1993)报道了用纯 CO_2 为流动相,色谱柱为 ODS-硅胶柱,同时使用 FID 和 UV 检测器对人血清中胆固醇和胆固醇酯进行测定。采用无热降解和衍生化的毛细管 SFC-FID 检测方法对生物液体中胆固醇及其酯类同时进行定量分析,其 LOD 为 4~6 pg (Kim et al. , 1994)。

SFC 已被评估是否可用于开发一种快速方法来测定与乳腺癌相关的雌激素代谢产物。Xu 等人(2006)报道了采用 SFC-串联质谱(MS/MS)分离了 15 种雌激素代谢物。使用的色谱柱内径为 2.1 mm、柱长 150 mm,流速为 2 mL/min,以甲醇/CO_2 为流动相进行线性梯度洗脱。将氰丙基硅胶柱和二醇柱串联使用,使 15 种雌激素的分离和定量在 10 min 内完成。该方法获得了与 RPLC (70 min)类似的检测限,但分析速度快得多。SFC 的基线峰宽为 20~

30 s,而 HPLC 约为 1.8 min。该研究证明了 SFC 作为一种广泛、快速、灵敏的分析方法,可用于分析和定量功能基团(质子、甲氧基、羟基或酮)或取代位置的不同而又有密切联系的雌激素。

传统上用 LC-MS 分析多肽,但 SFC-MS 凭借其分析速度快、方法开发时间短的潜力而成为一种有用的替代方法。Blackwell 和 Stringham(1999)发现在 SFC 中多肽的洗脱取决于流动相添加剂的酸性。根据他们的研究,洗脱和改善峰形需要强酸。Bolaños 等人(2004)报道了短杆菌肽 D 的分析与制备分离。他们还报道了 2~20 个氨基酸组成的多肽的快速 SFC 分离,及使用 SFC-MS 流动注射分析法快速分离全长度兔和牛细胞色素 C。稍后,Zheng 等人(2006)评估了 SFC-MS 对高达 40 个氨基酸组成的多肽的分析可行性。他们发现,相对较大的、含有各种酸性和碱性残基的多肽,可以用 SFC 洗脱。以三氟乙酸作为 CO_2/甲醇流动相的添加剂,抑制了肽羧酸基的脱质子作用和肽氨基的质子化作用。研究还发现,SFC 在多肽的液相质谱分析中能够有效降低氢/氘的反交换(Emmett et al., 2006)。由于可以降低氢/氘的反交换,SFC 能够恢复 HPLC 在短时间内丢失的信息,而这个特性是在无交换的 CO_2 流动相、高流速以及短保留时间的综合影响下达成的。

最近,Ashraf-Khorassani 和 Taylor(2010)报道了 SFC 使用乙醇和添加剂改性的 CO_2 作为流动相分离四种水溶性碱基(胸腺嘧啶、尿嘧啶、腺嘌呤和胞嘧啶)。以甲醇、乙醇、1-丙醇和 1-丁醇为改性剂,以甲酸、乙酸铵和水为添加剂,对二醇、氰丙基和 2-乙基吡啶柱进行了分离研究。结果表明,水作为添加剂与乙醇为改性剂可以有效地调节选择性和改善峰形。含水的分离与乙酸铵的分离相似,均优于甲酸。

24.4.2　SFC 在手性分离上的应用

大量研究证实药物的对映体在活性和/或毒性方面表现出不同的特性。每个对映体都有独特的治疗作用或副作用,因为异构体可以具有不同的药理活性和/或以不同的速率或通过不同的途径代谢。

为了提高药品的安全性和有效性,药物手性和手性纯度受到了制药行业和监管机构的关注。在毒理和药理试验中,所有含有手性中心的药物都必须进行手性试验,以便充分解释研究结果。对于含有手性中心的化合物,需要分离对映体来监测对映选择性合成,分离外消旋体以获得纯的对映体来用于药物测试,确定对映体的手性纯度,并监测制剂和生物流体中的手性稳定性。

手性拆分是分离科学中最困难的任务之一。由于手性选择的不可预测性,手性方法的发展在很大程度上是一个反复试验的过程,包括在不同条件下筛选各种手性选择剂。优化分离需要将大量的时间用于每组筛选实验和研究之间的柱平衡。填充柱 SFC 在对映异构体分离中的应用最早由 Mourier 等人于 1985 年报道。近十年来,医药行业在手性分子 SFC 分离方面取得了显著进展。在许多情况下,包括对映异构体、非对映异构体和阻转异构体的分离(Qian-Cutrone et al., 2008),SFC 明显优于 LC。

SFC 手性分析方法开发的过程与 LC 方法类似,但是 SFC 在参数选择上具有更大的灵活性(Lynam and Blackwell, 1997)。与 LC 类似,SFC 中的大多数手性分离在固定相中使用手性选择剂。在 SFC 中使用了多种手性固定相,包括多糖、大环抗生素、刷型和聚合物柱。大多数 SFC 手性应用都是基于衍生多糖手性固定相(Mangelings and Heyden, 2008),它们似乎在商业上可用的手性固定相中具有最广泛的对映选择性。醇类,尤其是甲醇,是手性 SFC 中最常用的改性剂。作为一种替代方法,2,2,2-三氟乙醇已被报道用于对醇敏感的手性化合物的改性剂(Byrne et al. , 2008)。手性 SFC 会使用多种添加剂(Blackwell, 1999)。一些添加剂,如乙基磺酸和环胺,能提供独特的选择性(Ye et al. , 2004; Stringham, 2005)。柱温升高通常通过降低对映体结合焓的有效差值来降低对映体的选择性,这通常会导致对映体共洗脱。更剧烈的温度升高可能导致"熵驱动"手性分离,并有可能会逆转洗脱顺序(Stringham and Blackwell, 1996)。

与传统的 HPLC 手性分离相比,SFC 具有以下优点:在较高的流速下快速分离,类似或独特的选择性,相对直接和快速的方法开发,快速重新平衡,使用添加剂时记忆效应更小(Ye et al. , 2004),有机溶剂使用少。例如,SFC 通过一组含有 111 种手性化合物包括杂环化合物、镇痛药、β 受体阻滞剂、亚砜、N-保护氨基酸和天然氨基酸对三种大环的糖肽手性选择剂的手性识别能力进行了评估(Liu et al. , 2002)。所有 SFC 分离均在 15 分钟内完成,有 70% 的化合物在 4 分钟内完成洗脱。有时 SFC 能提供在 HPLC 上无法得到的独特选择性(Bargmann-Leyder et al. , 1995a, 1995b)。SFC 再平衡时间快允许快速的选择性调节,这有利于高效的手性方法筛选。

目前,在药物、生物和代谢分析中手性分子 SFC 分离的主要分析应用包括:自动化快速 SFC 手性筛选系统,提供高效的手性方法开发;在不引起高压或流动相不相容的情况下,通过柱耦联或柱切换来获得复杂的手性分离的分离度和 SFC 高通量手性生物分析实验,以支持药代动力学研究。

有效的筛选体系是手性方法发展的关键。Welch 等(2007)报道了一种手性 SFC 串联色谱柱筛选系统。通过改造一款商用分析型 SFC 仪器,用两台六通高压柱选择阀分别控制了两组五种不同的色谱柱。最终仪器能够容纳 10 个单独的色谱柱和 25 个独特的串联色谱柱排列的手性筛选。Zeng 等人(2007)报道了一种用于高通量对映选择性优化和分离的 SFC-MS 并行筛选系统。将 8 个手性色谱柱分为两组,分别用于多流动相的四柱并行模式。采用柱控制阀将四柱筛选模式转换为一柱优化模式。Di 等人(2004)报道了一种利用机器人系统和手性 SFC 来监测酶转化对映选择性的自动筛选系统。使用 2% $MeOH/CO_2$ 为流动相,色谱柱为 Chiralcel OD (Daicel Chemical Industries, Tokyo, Japan)柱,运行时间为 1. 5 min 的快速分析方法。快速、高通量的手性 SFC 分析为酶转化研究中的最佳反应条件提供了信息。

不同药物的对映体,如抗溃疡(Toribio et al. , 2005)和抗炎药物(Yang et al. , 2005),均已成功地进行手性 SFC 的分离,且与 HPLC 相比分离效果更好、分析时间更短。手性 SFC 也被用于探索生物转化机制和药物代谢产物分析。为了了解川陈皮素的代谢生物转化,SFC

用于分离其两个主要的同分异构体代谢物 3′-去甲基川陈皮素和 4′-去甲基川陈皮素(Li et al., 2006;Wang et al., 2006)。在手性和非手性色谱柱的两种情况下,与高效液相色谱法相比,SFC 能更好地分离两种川陈皮素代谢产物。这个优化的方法主要是用于描述川陈皮素在小鼠尿液中的代谢物和定量检测 4′-去甲基川陈皮素是其主要代谢产物。Pereillo 等人(2002)报道了用手性 SFC 分离氯吡格雷相关代谢物。通过 SFC 分离四对丙烯腈衍生物氯吡格雷相关代谢物的同分异构体,得到了有用的代谢物谱图信息。

由于 SFC 的柱压较低,所以对于较难的手性分离可以使用柱耦联技术。以 Chiralpak AD-H (Daicel Chemical Industries, Tokyo, Japan)和 Chiralcel OD-H (Barnhart et al., 2005)为基础,采用 SFC 串联柱法对含有 4 个立体异构体的手性药物混合物进行分离,而任何一根柱子都达不到基线分离。据报道,采用非手性/手性柱的耦合能够解决手性固定相非手性选择的有限性。氨基或氰基柱与 Chiralcel OD 柱串联以调节选择性(Phinney et al., 1998)。β-阻滞剂,苯二氮卓类,以及多种药物的手性和非手性成分分离均已证实该耦联技术的优势。Alexander 和 Staab(2006)报道了 Chiralcel OD-H 与非手性二氧化硅柱的结合,使四种甾类化合物从肉桂腈和氢化肉桂腈中同时分离。

由于 SFC 流动相扩散速度快、黏度降低,色谱柱切换可以非常有效地提高难度手性分离的分离度。文献报道了"模拟移动柱"(SMC)与手性 SFC 的新型组合(Zhang et al., 2007)。SMC 使用了两个或三个短手性色谱柱串联,并通过每一根色谱柱重复的、专门的分离没有分开的对映体,直到获得足够的分离度。通过使用 SFC,该技术得到了显著的提高。与 HPLC 相比,SFC 中的 SMC 循环次数可以显著增加,峰宽明显减少。随着色谱柱实际长度的增加,大大提高了分离效率,有助于克服手性分离的困难。

在一项比较研究中,调查了多糖基固定相上采用极性有机溶剂色谱分析和 NPLC 的 SFC 手性分离(Matthijs et al., 2006)。三种方法均得到互补分离结果。与 LC 相比,SFC 提供了快速、有时唯一的手性分离。然而,作为 LC 的补充技术,SFC 并不总是最佳选择。Anton 等人(1994)报道了几个案例,碱性溶质与 CO_2 的明显相互作用导致了在 SFC 中较差的手性分离度。

24.4.3 SFC 应用于高通量分析

高通量分析和定量分析是药物发现和开发的重要组成部分。由于 SFC 在分析速度上的独特优势,特别是与质谱分析仪的结合,越来越被认为是一种非常有效的高通量分析工具。

Hsieh 等人(2005)研究了在填充柱 SFC 条件下,喷雾器温度、洗脱液流速和组分对正离子模式下分析物色谱性能和离子化效率的影响。较高比例的改性剂导致相对 APCI 信号降低。碱性添加剂的使用对 APCI 源的离子化效率有很大的影响。N,N-二甲基乙胺会使 APCI 的响应大幅降低,但异丙胺没有这种现象。手性 SFC/APCI-MS/MS 方法以较快的速度同时测定体外样本的两个双外消旋药物,约 2 min/样本,浓度达到 ng/mL。

Bolanos 等人(2003)报道了利用 SFC/APCI-MS 与飞行时间 (TOF)分析仪对六种模型化

合物进行高通量分析。与四极杆质谱采集系统相比,TOF-MS 高速采样率有了显著的提高。作者得出结论,SFC 与 TOF-MS 的结合提供了单位时间内最大密度的化学信息。

Ventura 等人(1999a)研究表明,在高通量多组分组合库混合物中,SFC/APCI-MS 的分析时间比 LC/APCI-MS 的分析时间缩短了三倍。此外,与 LC 相比,SFC 可以改善库组分的分离,尽管 SFC/APCI-MS 相对于 LC/APCI-MS 来说,灵敏度会有所降低。对 APCI 源使用辅助溶剂会提高质谱灵敏度(Ventura et al., 1999b)。

Hoke 等人(2000)比较 SFC-MS/MS 和 LC-MS/MS 对人血浆中 R-和 S-酮洛芬的生物分析测定。同时使用 SFC 和 LC 色谱方法生成验证数据,并研究口服或局部使用酮洛芬患者的样本数据。对于这两种技术,可以获得类似的分析属性,如特异性、线性、灵敏度、准确性、精密度和耐用性。与 LC 相比,SFC 需要的分析时间大约少了三倍,这使得分析大批量药代动力学样品所需的时间节省了很多。随后,他们以人血浆中右美沙芬为模型化合物,利用 SFC-MS/MS 进行了高通量定量生物分析研究,证明了其在药物代谢动力学上的应用(Hoke et al., 2001)。使用 2×10 mm 氰基柱,甲醇:CO_2 为 35:65,流速 7.5 mL/min,进样时间 6 s/样品,该方法实现了快速、准确和定量的分析。

抗代谢物抗肿瘤药阿糖胞苷(ara-C)被用于治疗白血病。Hsieh 等人(2007)报道了通过 SFC/APCI-MS/MS 对小鼠血浆中内源性化合物 ara-C 的分离。SFC-MS/MS 方法促进了对生物液体中极性和非极性化合物的分离。使用裸硅胶为固定相、CO_2/甲醇为流动相、醋酸铵为添加剂进行等度洗脱,进样时间为 2.5 min 来测定小鼠血浆中 ara-C 在浓度,检测下限能够达到 ng/mL。SFC 法测定的小鼠血浆 ara-C 水平与 LC 测定结果一致。在准确度相当的情况下,SFC 能够提供可靠及更高通量的数据来支持体内研究。

Chen 等人(2006)报道了 SFC/APCI-MS/MS 与 Chiralcel OD-H 柱在小鼠血液中 β 受体阻滞剂(R,S)-普萘洛尔的对映选择性测定。据报道手性 SFC/MS 在测定(R,S)-普萘洛尔可以达到~3 min/样品和低 ng/mL 的检测下限,这个方法可以应用于支持药代动力学研究。Coe 等人(2006)报道了 SFC/APCI-MS/MS 快速生物分析法用于人血浆中 R/S-华法林的分离和定量。与 LC 方法相比,在 Chiralpak AD 柱上开发的 SFC 方法至少快了两倍。此外,在提高灵敏度的同时,对映体的分离度提高了两倍。该验证过的 SFC-MS/MS 方法被应用到药物相互作用的临床研究,在 2 天内分析了大约 460 个样品。

24.4.4 制备分离

在药物发现中,为药理测试提供立体纯手性化合物是非常重要的。为了满足日益增长的对映体纯化合成中间体和产物的生产需求,目前正在使用了几种方法,如不对称合成、手性分离或纯化以及动力学拆分等。使用有效的手性制备色谱分离技术,合成外消旋异构体,然后在色谱上分离异构体,比开发感兴趣的候选药物的对映体合成时间更短。

如今,由于其高速、高分辨率、高产率和低运营成本,SFC 已经成为制药业中最受欢迎的制备分离技术之一。

　　超临界流体 CO_2 作为流动相的一部分,与 100% 液体流动相相比优势更明显。由于有机溶剂的消耗减少,成本大大降低。由于溶剂体积小,使分离馏分的干燥过程简化,蒸发时间缩短。与此同时,废物处理和处置成本也降低了。

　　通过在 SFC 中重叠进样和制备模式进样系统使大量(从毫克到公斤)的纯物质制备成为可能。通过允许在运行结束前多次进样相同样品,重叠进样可以提高生产率,从而减少纯化总时间。通过在改性剂/ CO_2 混合点之前在改性剂流中安装定量环,制备模式进样可以在样品溶剂对柱平衡影响最小的情况下进样大体积或大量的样品。这些技术的应用促进了制备仪器的成功发展,它在等度条件下为手性分离提供了最好的性能,并且对连续的梯度运行也有效。同时,制备 SFC 中,在非高背压的情况下,使用高于最佳的流速能够通过加速分离从而提高产率。Kraml 等人(2005)报道的等度手性分离就是一个例子。使用重叠进样、进样间隔为 160 s,色谱柱为 5 cm×25 cm Whelk-O1,在 21 min 内将 20 多克苄酯基-衍生化的手性化合物成功分离(Regis Technologies, Morton Grove, IL, USA)。流动相为异丙醇: CO_2 ,比例 43:57,流速 350 mL/min,平均进样 4.35 mL(670 mg/mL)。曾有报道样品回收率为 98.1%,该方法中第一对映体和第二对映体的回收率超过报道值,分别为 99.9% 和 99.4%。

　　制备型 SFC 仪器的发展时所遇到的主要问题之一是馏分收集技术,这是多种化合物高通量纯化所必需的。在接近大气压下收集馏分,降低了仪器管道的复杂性,提高了操作安全性。在馏分收集器的补充流动相和联合使用非极性助溶剂(如己烷)改性剂与极性改性剂,作为策略用来提高样品回收率,这个方法只需要少量的极性改性剂。

　　人们一直致力于改进 SFC 质谱引导开放式馏分收集制备系统。Wang 等人(2001)报道了一种自动质量定向填充柱 SFC 半制备系统。部分闭合箔设计用于馏分收集。该平台的平均样品回收率为 77%。Zhang 等(2006)报道了一种质谱引导 SFC 纯化系统的开发,该系统具有精确的峰值检测和可靠的馏分收集。处理了软件兼容性、制备型 SFC 与质谱仪的接口和馏分收集等问题。在高达 30 mL/min 的流速下,常压下得到回收率>85% 的馏分收集。SFC-MS 纯化系统被用于支持高通量库纯化,是 RPLC-MS 技术平台的一种具有价值的补充工具。最近,沃特世公司(Milford, MA, USA)推出了 Prep SFC 100 质谱引导纯化系统。采用气/液分离器和补流技术,克服了 CO_2 泄压时在高流速下形成气溶胶的难题。在 LC-MS 为 50 mL/min 和 SFC-MS 为 100 g/min 的质谱引导纯化的对比研究中,两者的成功率和纯度方面表现相似,SFC 的总成功率为 27%,RPLC 为 25%(Mich et al., 2010)。不同的分离结果,表明了 SFC 和 RPLC 的选择性"正交"。由于 SFC 的后纯化干燥时间较短,使用 SFC 代替 RPLC 可以减少 20% 的处理时间。

24.5　展望

　　以上例子说明 SFC 已成功用于制药、生物及临床研究方面。与 LC 和 GC 相比,SFC 作为一种补充的分离工具具有明显优势,有望广泛地应用于各种样本基质中的众多化合物。

  SFC 的分析时间短、效率高、成本低和环保等优点,使其成为医药行业尤其是药物发现方面中备受重视和广泛应用的技术。期待使用更精细的检测器及 SFC 联用技术(例如,多维分离)以充分实现这一技术平台的优势。仪器的进一步改进,尤其是对于分析仪器的重现性、灵敏度、自动化和耐用性的改进,将使其在临床和生物学应用,包括法规分析上更加通用和精确。为了扩展 SFC 在药物开发中的应用,还需要更广泛的分子测试集和开发方法的系统验证。随着更合适的非手性 SFC 色谱柱的发展,色谱柱技术的进步也将是必需的。

  此外,应用行业以外的科学家对该技术的基础研究将是必要的,我们欢迎大家共同推进对 SFC 的理解。目前明显缺失学术界和其他非营利组织的研究(Chester and Pinkston, 2004;Mukhopadhyay, 2008),我们需要阐明 SFC 诸多明显优势背后的基本原则,并为 SFC 的分离预测提供理论基础。

(安培云译;李小童审校)

参考文献

25

色谱分离方法

Wenying Jian, Richard W. Edom, Zhongping (John) Lin, and Naidong Weng

25.1 引言

25.1.1 历史回顾

在不久前,液相色谱(LC)技术联合紫外(UV)、荧光或电化学检测仍是分离和检测生物样品中候选药物及其代谢产物的默认方法。这些方法通常样品通量较低、灵敏度有限、特异性较差,因而仍然需要能够将分析物与干扰基质分离得更充分的色谱分离技术。荧光和电化学检测技术依赖于分析物的化学/物理性质,对于不具备电导性质的分析物则可能需要衍生化。相比之下,质谱法(MS)可提供出色的灵敏度和选择性、并可以测定有助于分析物结构解析的分子量信息及裂解方式。气相色谱(GC)联合质谱已广泛应用于复杂样品中的痕量组分的分离和定量,但分析物必须是挥发性的且具有高度的热稳定性,以确保可以被 GC 分离以及质谱检测。对于非挥发性的化合物,在"GC-MS"分析前通常需要进行耗时和流程烦琐的化学衍生化。尽管"GC-MS"目前很少用于代谢产物的鉴定和定量,但鉴于其可提供高效的色谱分离度,气相色谱仍是解决某些特殊案例的有用工具,比如可用来分离具有挥发性的位置异构体。大气压电离(API)技术的应用为液相色谱技术与质谱的联用("LC-MS")提供了一个突破,并使"LC-MS"成为分析技术的前沿。自 20 世纪 90 年代中期以来,"LC-MS"分析常应用在制药行业的吸收、分布、代谢和排泄(ADME)实验室中,用于生物基质中药物化合物的定性和定量分析。对于代谢产物鉴定研究,"LC-MS"也可与在线放射性流体检测器或紫外检测器联用,以使质谱数据和放射性或紫外色谱图同步采集,从而可在特定保留时间区域内使用结构解析相关的质谱数据进行组分鉴定。

25.1.2 ADME 研究对分离的需求

对于代谢产物鉴定工作而言,良好的色谱分离至关重要。代谢产物结构多样,且与大量内源组分相比,浓度相对较低。使问题更加复杂的是多个代谢产物可能具有相同的分子量(同量异序),例如由多个位点的羟基化产生的具有相同分子量的代谢产物。位置异构体在色谱上的共洗脱会使生物转化位置的鉴定充满挑战。代谢产物经过色谱分离可得到更干净的 MS/MS 谱图,从而简化结构解析流程。

对生物流体中化合物进行定量分析(即生物分析),通常采用的分析方法是液相色谱分离之后联合采用多反应监测(MRM)的串联质谱(MS/MS)。MS/MS 提供的特异性通常可使对于色谱分离的要求最小化,并且缩短了开发严格液相方法所需的时间。然而,许多干扰可能源自体内生物样品,如果这些干扰成分没有与目标化合物充分分离,可能大大降低分析方法的效能:① 生物基质中的内源性成分(如盐、蛋白质、脂肪酸和磷脂)可能会抑制或增强离子化,从而改变信号强度;② 药物来源的化合物(如代谢产物和前药)可能会与母药竞争电离并导致抑制。偶联代谢产物(如酰基葡糖苷酸、硫酸盐结合物)、N-氧化物和前药可能会经源内转化产生与母药相同的离子,从而影响定量(Matusze-wski et al. , 1998; Jemal and Xia, 1999);③ 制剂中所使用的给药辅料(如聚乙二醇、环糊精、吐温)会导致质谱信号的抑制,使分析的浓度结果不准确(Tong et al. , 2002; Shou and Naidong, 2003)。因此,为得到准确和精确的结果,目标分析物和潜在干扰组分之间足够的色谱分离仍是分析方法开发中需要被优先考虑的。

通常认为来自体外 ADME 筛选试验(如 P450 抑制/诱导、渗透性和蛋白结合)的基质相对干净,所以未经特别优化的短时间的液相色谱方法常被采用。虽然在某些情况下可被接受,但在大多数应用中为得到准确的检测数据,充分的色谱分离仍是必要的。比如蛋白结合试验中所用的缓冲液与分析物如果没有分离,可能会导致离子抑制并影响定量结果(Chu and Nomeir, 2006)。

手性化合物的分析是另外一个需要充分色谱分离的例子。1992 年颁布的 FDA 指南中关于新的立体异构药物的研发指出,评价单一对映体或对映体混合物的药代动力学,研究者应在药物开发前期,建立适用于体内样品的单个对映体的定量方法(FDA, 1992)。由于立体异构体的分子量相同,所以在大多数情况下它们并不能通过质谱进行区分,必须通过色谱分离。从而使评价单一异构体之间潜在的相互转化和各自的活性、毒性及 ADME 性质成为可能。

25.1.3 ADME 研究中色谱技术遇到的挑战

为极性化合物建立可靠的分析方法颇具挑战,因为它们在传统的反相色谱柱上很难保留或不保留。此外,高水相流动相虽然可用来在反相色谱柱上保留极性化合物,但会影响 LC-MS/MS 系统的灵敏度,且有可能导致液相色谱柱床坍塌(即固定相干涸)。由于极性化合物通常会较早的与干扰组分共洗脱,因而基质效应会更严重。所有上述因素都会影响极性化合物分析方法的效果。最新的 FDA 指南要求药物代谢产物安全性测试(MIST)需要测定高比例代谢产物(即仅存于人体的代谢产物,或在人类中血药浓度明显高于非临床研究中动物的血药浓度),强调了开发有关代谢产物的可靠分析方法的需求(FDA, 2008)。通常代谢产物的极性要大于母药,因此对代谢产物进行分离和定量的需求使极性化合物的色谱问题更加突出。

随着越来越多新化学合成药物进入药物研发阶段,分析通量的提高面临着挑战。为提高色谱速度,小型柱已被广泛应用。在 LC-MS/MS 定量分析方法中,小颗粒(直径 3~5 μm)填充的窄内径短柱(20~100 mm×~2.0 mm),相对高的流速(如 0.5 mL/min 以上)和快速梯度洗脱使分析运行时间缩短至几分钟。如何在提高分析速度的同时保持或者提高分离效率是开发更高通量的分析方法所面临的挑战。

样品制备在 LC-MS/MS 方法中是关键步骤,也常会成为定量分析方法开发和应用的瓶颈。生物基质中分析物的提取已从单管的手工操作发展到使用 96 孔板的自动化操作。在线提取技术可进一步缩短样品预处理的时间并简化处理过程。对于复杂生物基质中药物的 LC-MS/MS 分析方法而言,如何进一步增大样品预处理的通量、提高去除基质干扰的效率以及目标分析物的回收率,使其适用于体积少的样品、易操作、自动化并且环保是其面临的挑战。

25.2 液相色谱分离技术

液相色谱是目前 ADME 研究中用于药物化合物定性和定量分析的主要分离技术。液相色谱是根据化合物的化学/物理特性(如疏水性、极性、电荷、分子量大小)以及它们与固定相和流动相的相互作用来分离化合物的。

25.2.1 ADME 研究相关的液相色谱分离的基本实用原理

液相色谱中分离效率和速度之间的基本关系可用范德姆特方程来描述: $H = A + B/\mu + C\mu$ (如图 25.1)。式中 H 是理论塔板高度,代表分析物在流动相和固定相之间转移并达到

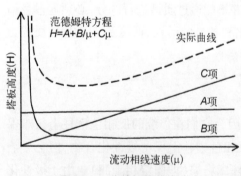

图 25.1 范德姆特曲线。

平衡的距离。柱长一定时,塔板高度越小则分离效率越高。μ 项是流动相的线速度(cm/s),色谱柱规格(横截面)一定时 μ 与流速成正比。A 项代表涡流扩散对塔板高度的贡献,涡流扩散源于分析物在流动相和固定相之间转移时产生的涡流。A 项越小意味着峰展宽越小,分离度越好。A 项与线速度无关,因此对范德姆特曲线的形状没有贡献。B 项代表分析物的纵向扩散。在常规或高流速液相色谱条件下 B 项的贡献可忽略,因为在较高流速下液体介质中的纵向扩散被最小化。C 项代表在固定相和流动相传质阻抗的贡献。C 项随流动相速度线性增长,因此它对塔板高度的贡献很大。在较高的流动相速度下较小的 C 项会使范德姆特曲线的上升部分较为平缓,这意味着分离可以在更高的速度下进行,而不会牺牲分离效率。

在实践中,柱效可用塔板数(N),其与塔板高度(H)成反比,N 一般可根据保留时间和峰

宽来计算。色谱系统的效率也可用峰容量(n_c)来表示,被定义为在第一个峰(或未保留的峰)和目标峰之间能够分离的色谱峰的最大数目(Francois et al.,2009)。流速一定时,具有高柱效的色谱系统的色谱峰比低柱效的峰形更佳。理论上如果二维分离彼此完全独立(正交原理),二维分离的峰容量等于各维度峰容量的乘积。因此,通过结合基于正交机理的两种分离模式可使分离效率大大提高。

选择性(α)是指色谱系统对某些特定分析物的保留明显强于其他分析物的能力。选择性与峰宽无关,因此足够的选择性并不能保证良好的柱效。譬如两个分离良好的峰可能有很宽的峰形,反之,譬如两个尖锐的峰可能会没有完全分离。

若已达到可接受的柱效和选择性,要注意保留因子(k')以确保分析物在柱上得到充分保留。保留因子可通过公式 $k' = (t' - t_0)/t_0$ 来计算,式中 t' 是目标峰的保留时间,t_0 是未保留化合物的保留时间。如果目的是用 LC-MS 进行定量分析,保留因子 3-5 通常被认为是足够的,因为质谱仪可通过化合物独特的分子量和碎片来区分共洗脱组分。在定性的代谢产物鉴定工作中,通常需要更高的保留因子以便获得色谱图中的未知峰的信息。通过改变固定相、流动相组分和柱温可改善保留因子。

除根据待测物的具体分析要求来选择固定相和流动相外,还可优化多种液相色谱条件以便在速度、特异性、灵敏度和简便之间达到最佳平衡。这些条件包括柱温、梯度系统、色谱柱规格、流速和进样溶剂:① 柱温:温度升高可降低流动相的黏度并提高传质。传质提高的一个有利结果是流速和柱子再平衡可被大大加速而不会损失柱效。因此,高温液相色谱可与高流速配合使用以实现快速分离。然而,在使用高柱温时需要重点关注固定相的稳定性和分析物的柱上稳定性。② 等度洗脱与梯度洗脱:等度洗脱(恒定组成)流动相因避开了柱子的细节/再平衡步骤而促进了快速分析。等度洗脱还减少了流动相组成快速变化带来的负面影响,比如系统残留、分析物的沉淀等。然而,在等度系统中峰宽与保留时间成正比,所以晚洗脱的峰宽而平。此外,强保留组分可能会洗脱较晚并干扰后续的样品,也可能会在柱上累积而导致柱损坏。相比之下,梯度洗脱(线性或分步地增加洗脱强度)流动相可降低晚洗脱组分的保留并改善它们的峰形,还有助于进样后柱子的清洗,并可防止晚洗脱组分在柱上保留。由于后洗脱组分的峰宽变窄,所以梯度洗脱的峰容量比等度的要高。③ 柱子规格:ADME 研究中 LC-MS/MS 定量分析最常用的柱子是长约 20 ~ 100 mm、内径约 2.0 mm 的窄内径柱。小的柱内径通过低体积流量和样品预富集提高质谱检测的电离效率。当用 MRM 检测时,较短的柱长可提供快速的运行时间和可接受的选择性。在代谢产物鉴定等定性工作中,通常使用长度为 150 ~ 250 mm 长色谱柱来提高分离效率。当柱流出物需要在质谱仪和紫外检测器(或放射性检测器)之间分流时可使用 4.6 mm 的大内径柱。④ 流速:通常情况下,使用比推荐值更高的流速有利于省时和得到更好的峰形。比如,对直径 2.1 mm 的柱子推荐流速为 0.2 mL/min,实际上常用 0.4 ~ 0.6 mL/min,这样可使分析更快速、峰形更窄。在这种情况下,柱效的微小损失仍可接受。高流速条件下需要考虑柱压以及与质谱接口的兼容性。流出物的柱后分流可避免其溢出离子源。⑤ 进样溶剂:进样溶剂在色谱分离效率中发挥重要作用,特别是在等度洗脱时。进样溶剂的洗脱强度应稍弱于等度洗脱流动相,以便分析物谱带在柱上聚集,否则可观察到色谱峰的变形和前沿(Naidong et al.,2001)。实现此目的的方法包括吹干溶剂并用洗脱能力稍弱的进样溶剂复溶、使用稍弱的洗脱溶剂稀释和使用不同的色谱模式等。吹干并复溶方法的优点是可使分析物富集到较小的体积中,然而需要特别注意分析物的稳定性和潜在的假象(见章节 25.3.1)。使用稍弱的洗脱溶剂(比如水或反相 LC-MS 的缓冲液)稀释可能会产生分析物被稀释了的错觉。然而,用弱洗脱溶剂 1:1 稀释(比如用 0.1 mL 乙酸铵缓冲液稀释的 0.1 mL 乙腈沉淀物),最大允许进样体积将增加 4 倍。换句话说,在 1:1 稀释后注入柱上的分析物的绝对量可加倍(Cheng et al.,1999)。

系统残留是 LC-MS/MS 定量分析研究中的一个常见问题,它会影响到定量的准确度和精密度,尤其是在待测物浓度较低时(Hughes et al.,2007)。残留由前一个样品中残留的分析物引起,残留物常吸附或被捕获到自动进样系统、溶剂管线、萃取柱(比如在线萃取)或分析柱的活性表面。残留可通过在高浓度样品或标准品之后进一针或者多针空白基质样品来评估,通常表述为定量下限(LLOQ)的百分比。残留依赖于检测的线性范围,当使用宽的线性范围时残留问题会更严重。通过选择适当的洗针液、进样针和清洗方法,可使残留最小化。如果残留较难去除,则应在分析方法中采取特殊程序来应对已知的残留,比如在特定样品后进样空白基质,避免样品检测顺序的随机化等。除 LC-MS 系统外,如果使用带有固定枪头的自动液体处理器来进行样品处理或制备,也应进行类似的残留评估。

25.2.2 用于 ADME 研究的液相色谱的主要模式

25.2.2.1 反相液相色谱法(RPLC)

RPLC 是制药行业中最常用的液相色谱方法,用于分离 ADME 研究中的小分子候选药物及其代谢产物。RPLC 采用非极性的固定相和含水的中等极性的流动相,分析物通过与固定相的疏水相互作用而被保留。最常用的固定相是用有机硅烷($R(CH_3)_2Si^-$)处理的硅胶,其中 R 代表不同的键合相(如 C18、苯基等),以实现不同的选择性。由于空间位阻,未衍生化的硅胶通常仍会保留相当多未反应的硅醇基,可与分析物发生次级相互作用。为进一步减少游离硅醇基数量,可采用封端的方法,使用小型的有机硅烷试剂到达残余硅醇基表面并与之反应。另一种类型的 RPLC 固定相是由聚合物载体组成,如聚苯乙烯二乙烯基苯(PSDVB)。与硅胶基柱子相比,聚合物材料的柱子在更宽的 pH 范围和更高的温度范围内具有更好的柱稳定性,但其柱效通常显著低于 C18 色谱柱。RPLC 中常用的流动相是水(弱溶剂)与各种有机溶剂(较强溶剂,比如乙腈和甲醇)的混合。通常在流动相中添加缓冲液或添加剂(比如乙酸铵或甲酸)用来改变离子强度和 pH,它们对可电离分析物的保留、选择性和灵敏度有显著影响。只有挥发性的缓冲液或添加剂(如乙酸铵、甲酸等)可用于 LC-MS,因为非挥发性的化合物(如磷酸氢二钾和氢氧化钠等)与质谱的离子源不兼容。

RPLC 中化合物的保留是基于其疏水性,因此对于传统的 RPLC 来说,寡核苷酸类以及多肽类等极性化合物的保留颇具挑战。对于极性化合物,离子对色谱是一种有效的方法。流动相中添加的离子对试剂可与分析物形成中性离子对,用来增强保留。常用于 LC-MS 分析的挥发性离子对试剂有三乙胺(TEA)、二丁胺和有多个烷基链的全氟羧酸,比如三氟乙酸(TFA)、七氟丁酸(HFBA)、全氟戊酸(NFPA)(Gao et al.,2006;Lin et al.,2007)。分析物和离子对试剂之间离子对的形成,使电离效率降低,因此 LC-MS 分析中可能会观测到较差的灵敏度。有研究表明柱后灌注丙酸和异丙醇可缓解由 TFA 引起的离子抑制(Apffel et al.,1995)。此外,0.5% 的乙酸或 1% 的丙酸可直接加到含有 TFA 的流动相中,有效地降低离子抑制(Shou and Naidong,2005)。

多孔石墨碳(PGC)对极性化合物的保留比传统 RPLC 好,因此已被用于极性药物的 LC-MS 分析(Knox et al.,1986)。PGC 的固定相是由大的六角形碳片组成。流动相通常是由水、甲醇或乙腈组成,但化合物的洗脱需要比硅胶基 RPLC 更高的有机相比例,这样可得到更好的色谱保留和更高的质谱电离效率(Hsieh et al.,2007b)。PGC 上的保留机理涉及分析物-流动相和分析物-石墨表面的分散相互作用,以及极性化合物与可极化石墨之间的偶极和离子相互作用。有研究显示,与硅胶基柱子相比,PGC 对非对映体的分离度更好(Xia et al.,2006)。

25.2.2.2 亲水相互作用色谱(HILIC)

自从 1990 年 Alpert 首次提出 HILIC 的概念以来,HILIC 就一直得到持续的关注和使用(Alpert,1990)。由于其优异的保留极性化合物的能力,目前已成为 ADME 研究中分离药物和/或代谢产物的一种备受青睐的选择(Naidong,2003;Xu et al.,2009;Jian et al.,2010)。在 HILIC 中,分析物与亲水性固定相相互作用,可用相对疏水的二元流动相洗脱。最常用的固定相是裸硅胶。此外,用于 HILIC 的氰基、二醇、氨基和两性离子等键合相柱已经商品化。HILIC 通常使用可与水混溶的极性有机溶剂比如乙腈或甲醇,水通常是较强的洗脱溶剂。梯度洗脱通常从含 5%~10% 水的流动相起始,然后增加到 50%~60%(在极端情况下甚至更高)用于分析物的洗脱。在 HILIC 中,极性化合物比非极性化合物保留得更好,洗脱顺序一般与 RPLC 柱相反。HILIC 的保留机理为分析物在大量洗脱液和局部固化在固定相上的富水层之间的分配,高于 5% 的初始含水比例对于这种保留机理来说是至关重要的。在 HILIC 中为了得到最佳的峰形和保留的重现性,通常的做法是在流动相中添加至少 10 mm 缓冲液或 0.2% 添加剂。理论上来讲,缓冲液或添加剂可以促进富水层的保留,这是亲水保留机理的基础(Grumbach et al.,2004)。此外,离子交换、氢键的形成、偶极-偶极相互作用和其他相互作用也在保留机理中发挥了作用,具体取决于所采用的特定条件(Hemstrom and Irgum,2006)。

HILIC 与 RPLC 是互补的,可为极性化合物提供良好的保留和独特的选择性。HILIC 中所用的高挥发性有机流动相和电喷雾电离质谱可提高灵敏度。图 25.2 展示了脱氧鸟苷(dG)和 8-羟基-2′-脱氧鸟苷(8-OHdG)在 HILIC 和 RPLC 两种 LC-MS 模式下的对比。作为高极性化合物,两种分析物在 RPLC 条件下均显示出较差的保留,并在溶剂前面洗脱。相比之下,HILIC 则对两种分析物都有出色的保留和分离能力,且信号强度比 RPLC 高 50 ~ 70 倍。

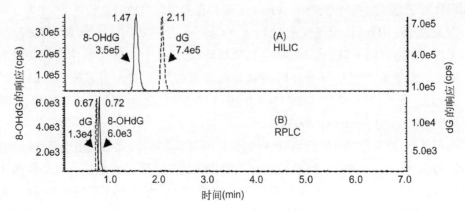

图 25.2　进样 10 μL dG/8-OHdG（100/100 ng/mL）溶液的总离子流色谱图,分别在 （A）HILIC 条件下用 Luna silica （2）柱（50×2.0 mm, 3 μm, Phenomenex）和 在（B）RPLC 条件下用 Luna C18 （2）柱（50×2.0 mm, 3 μm, Phenomenex）。 流动相 A 为 0.1%（v：v）甲酸的水溶液,流动相 B 为 0.1%（v：v）甲酸的乙 腈溶液；流速为 0.3 mL/min；（A）的梯度在 5 分钟内 B 相由 90% 降至 65%, （B）的梯度在 5 分钟内 B 相由 10% 升至 65%。

　　样品提取时常会用到一些有机溶剂,比如蛋白沉淀（PPT）或固相萃取（SPE）洗脱时会 用到乙腈,液-液萃取（LLE）中常用到甲基叔丁基醚、乙醚或乙酸乙酯等,在反相模式下它们 的洗脱能力比流动相强,但比 HILIC 模式下的流动相洗脱能力弱。因此,PPT、SPE 和 SPE （译者注：此处 SPE 应为 LLE）的有机相提取物通常可以直接注入 HILIC 色谱柱,而不会出 现与流动相不匹配并导致色谱峰变形的问题（Naidong et al., 2002, 2004; Li et al., 2004; Song and Naidong, 2006; Xue et al., 2006）。直接注入不仅简化了流程,提高了通量,而且 更重要的是能最大限度地减少潜在的假象（见章节 25.3.1）和污染。

25.2.2.3　正向色谱（NPLC）

　　NPLC 采用极性的固定相和非极性的无水流动相。常用的固定相是裸硅胶、氨基或氰基 键合的硅胶。NPLC 上的保留机理是通过亲水相互作用（如氢键）使分析物吸附到固定相表 面,随着化合物极性增加保留增加。在流动相中使用极性更大的溶剂（如甲醇）将降低保留, 而更疏水的溶剂（如己烷）倾向于增加保留。流动相中的痕量水分会显著影响到色谱,必须 严格控制,因而 NPLC 通常难以操作。然而,NPLC 可高效地保留和分离易溶于非极性溶剂 的分析物,比如脂肪酸和激素等。NPLC 的相互作用强度不仅依赖于分析物分子中的官能 团,还依赖于位阻因素,这样可用来分离结构异构体。因此,NPLC 在制药行业中应用的重要 领域是手性分离,将在第 25.2.3 节中详细讨论。

25.2.2.4　其他色谱模式

　　离子交换色谱（IEC）和体积排阻色谱（SEC）是两种用来分离大分子的重要模式,目前尚未广泛应用于 ADME 研究中的小分子候选药物。最近随着作为临床试剂的多肽、蛋白或寡核苷酸等生物分子的出现,IEC 和 SEC 有潜力成为色谱分离的可选方法。IEC 对离子或极性化合物的保留与分离是基于它们的电荷。其固定相一般是树脂或凝胶基质,由共价结合带电官能团的琼脂糖或纤维素颗粒组成。分析物(阴离子或阳离子)通过与带有相反电荷的官能团相互吸引而保留在固定相上,通过提高带有与分析物相似电荷的物质的浓度将分析物离子从固定相上洗脱下来。IEC 最常用于蛋白质、多肽、氨基酸和核苷酸等生物分子的分离。因为用于洗脱分析物的流动相中通常含有高浓度的非挥发性缓冲液/缓冲盐,与离子源不兼容,所以 IEC 很少与质谱仪直接连接。由于 IEC 与 RPLC 的正交性,它常与 RPLC 联合使用,作为二维液相色谱(2D-LC)系统中的第一维分离,对复杂组分进行分析。在 SEC 色谱方法中,溶液中的分子可渗透进固定相(比如琼脂糖凝胶或聚丙烯酰胺)的基质中而得到分离。但是大分子由于物理尺寸过大而被排阻在填料的部分或全部多孔基质之外,因此它们会比进到孔内的小分子先洗脱。SEC 通常用于分析和纯化合成及天然聚合物,比如蛋白质、多糖或核苷酸等。

25.2.3　手性液相色谱

过去,手性分离方法通常是先用手性试剂对分析物进行衍生化以产生非对映异构体,然后在手性柱上分离。因此试剂的对映体纯度对于手性化合物的正确评估变得非常关键。随着商品化的手性固定相(CSPs)的出现,作为一种简单又实用的手性分离方法,液相色谱越来越多的用来直接分离手性化合物。手性柱的分离度是通过两种对映体分析物与固定在 CSP 上的单一对映体(手性选择剂)的不同相互作用来实现的。涉及的相互作用力包括极性/离子相互作用、π-π 相互作用、疏水作用和氢键。这些作用力非常微弱且易受多种变量影响,比如添加剂、pH、温度和流动相组成等,为得到最优的选择性所有变量都需仔细优化。

用作 CSP 的手性选择剂可分为两种(Okamoto and Ikai, 2008)。第一类由固定在硅胶或有机聚合物凝胶上的光学活性小分子组成。有多种小分子已被用作手性选择剂,比如大环抗生素、环糊精和冠醚等。第二类由光学活性聚合物组成,这类手性选择剂又可进一步分为合成聚合物(如聚酰胺)和天然聚合物(如多糖和蛋白质)。为了提高柱子的分离效率和机械强度,聚合物类 CSP 一般通过在硅胶中涂覆聚合物来制备。多糖基衍生物由于其通用性、耐用性和负载能力,是目前制药应用中最为流行的手性选择剂。据文献报道,超过80%的对映体分离的药物分子可以用这种柱子进行分析[Chiralpak 柱(Daicel Chemical Industries, Osaka, Japan)](Morin, 2009)。用多糖柱进行手性分离常采取正相模式,因为在 CSP 上分离对映体涉及的相互作用力在正相条件下更强。NPLC 与质谱连接的一个挑战是将高流量的易燃溶剂(如己烷)引入到加热的电离源时有爆炸的危险。有三种方法可以解决这个问题。第一种是使用惰性气体(如氮气)作为雾化气和去溶剂化气体,使渗透进离子源的空气最小化。第二种方法是降低离子源温度,比如降到250℃。这种方法的缺点是柱子流出物的去溶剂化不完全,导致在 LC-MS/MS 分析中的灵敏度较差。第三种方法是降低离子源之前流动相中的己烷浓度,在柱后补充大流量的水相。这种方法的主要缺点是分析物的浓度会被稀释,以及柱外谱带展宽效应可能导致分离度的损失。从这个角度来看,RPLC 比 NPLC 更易于操作,并且流动相与质谱检测也更兼容。大多数大环 CSP 在反相条件下运行良好。此外,多糖基和蛋白基的反相手性柱已经商品化,且已成功应用于立体异构药物化合物的定量分析(Chen et al. , 2005)。

25.3　样品制备技术

为了确保 LC-MS 分析有可接受的选择性、分离度和灵敏度,开发一些可高效净化样品并浓缩目标分析物的样品制备程序至关重要。常规样品制备程序通常是分析方法中最耗费人力和时间的步骤,与快速色谱分析存在巨大反差。自动化的离线和在线样品制备技术的引入,以及样品制备技术的改进,都极大地提高了样品制备的效率。

25.3.1　离线样品制备

样品直接进样("稀释和进样")简单而高效,最适合不含大量细胞组分和蛋白质的基质。例如,在不需要药物相关材料浓度的情况下,可将尿液和胆汁经离心和/或过滤后直接进样到液相色谱柱上。对于微粒体孵育样品或血浆样品等含更多蛋白质的生物样品而言,快速且通用的样品制备方法是先用含酸或不含酸有机溶剂进行蛋白沉淀(PPT),然后离心和/或过滤。样品直接进样("稀释和进样")和 PPT 都易于以 96 孔板形式实现自动化。这些样品制备方法虽然简单和直接,但可能没有充分地去除盐、磷脂和脂肪酸等内源性化合物,而导致明显的基质干扰。因此,对 PPT 样品推荐将样品稀释和小体积进样。另一方面,这种提取程序较少受到药物相关组分回收率变化的影响,并且常用于代谢产物鉴定研究。然而研究者应该时刻注意,不要因为与蛋白质共沉淀或溶解度较差而使药物或代谢产物有所损失。

固相萃取(SPE)能更有效的选择性去除基质组分,并从复杂生物样品中浓缩目标分析物,因此其萃取效率要高于 PPT。SPE 吸附剂一般是以化学键合硅胶、交联聚合物或石墨碳为基础,其中键合硅胶材料占主导。SPE 相颗粒可装在小柱、板或柱子中。目前,96 孔板形式的 SPE 与自动化的兼容性较好而广泛用于 ADME 研究的 LC-MS 分析中。通常,SPE 机理包括反相、正相、HILIC、离子交换及混合模式。SPE 吸附剂的使用可分为四个步骤: ① 吸附剂床的活化;② 将样品加载到吸附剂上,使分析物得到选择性保留;③ 清洗吸附剂以除去不需要的基质组分;④ 用强溶剂洗脱被保留的化合物。大多数情况下,洗脱液强溶剂(HILIC SPE 除外)不适合直接进样到 RPLC 中,样品需要挥发后复溶到较弱的溶剂中。通常 SPE 比 PPT 能更好地净化样品,但人力和经济成本较高。

液液萃取(LLE)是水相样品与不溶于水的溶剂(如乙酸乙酯、甲基叔丁基醚、己烷等)混合后的传质过程,所选溶剂对样品中感兴趣的分析物具有更好的溶解度/选择性。在 LLE 中实现高回收率的一个关键因素是通过调节 pH 来电中和分析物,然后用有机溶剂萃取。通过离心实现相分离,将含有分析物的有机层蒸发,再用合适的溶剂复溶,最终进样到 RPLC 系统。LLE 可提供出色的样品净化效果,且已证实去磷脂效率比 PPT 和 SPE 更高。LLE 可实现 96 孔板形式的自动化操作,但选择一些可以在混合过程中避免孔间污染的板和板盖至关重要。LLE 比 SPE 更具成本效益,但可能会产生大量的有机废液。传统 LLE 的一种替代方案就是载体液-液萃取(SLE),它的萃取界面发生在被吸附到惰性固体支撑物上的样品和穿过支撑物的与水不相溶的溶剂之间。SLE 采用 96 孔板形式,因此易于自动化。SLE 与常规 LLE 相比具有更好的提取效率,且更不易受到污染。

在样品制备时,需要注意避免分析物的降解和/或人为导致的代谢产物的生成。例如用乙腈进行 PPT、挥发或者复溶后可观察到某些化学结构的修饰,如下表所示(Leclercq et al., 2009)。此外,在吹干过程中分析物可能会因挥发或吸附到容器而有所损失。

结 构 基 团	转 化
氨基甲酸酯	氨基甲酸酯转移至醇的 β-碳上(Mannens et al., 2007)
碱性氮	N-氧化
酯	水解
酰基葡萄糖醛酸苷	水解,酰基转移
伯胺	N-糖苷化
N-氧化物	还原

25.3.2 在线样品制备

直接在线提取比离线提取更具有优势,因为它可提供最小限度的样品制备,可以减少提取过程中分析物的损失,以及降低提取过程中假象、污染和稀释的概率。图 25.3 中描述了在线提取的典型配置,由自动进样器、两组二元泵、萃取柱、分析柱和转向阀构成。在上样/提取阶段,用 100% 的水相流动相以高流速将血浆样品注入萃取柱。在此阶段,感兴趣的分析物被保留在萃取柱的前端,而大分子、盐等不需要的基质成分被除去并收集到废液中。在洗脱阶段,阀切换使萃取柱与分析柱、质谱仪相连接。使用有机相/水相流动相以常规流速将被保留的分析物洗脱到分析柱,以便分离和后续的质谱检测。该系统可设置为正冲和反冲两种洗脱模式:萃取柱在洗脱阶段的液流方向与在上样阶段相同即为正冲模式,反之即反冲

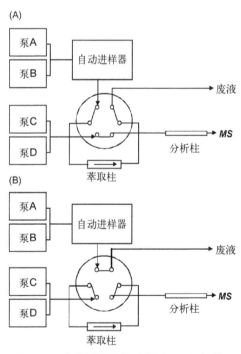

图 25.3 在线提取的典型配置:(A)加载/提取阶段;(B)洗脱阶段。

模式。在正冲模式下,分析物通过萃取柱时可能会表现出色谱行为。强保留的组分可能会在萃取柱中积聚导致其性能下降。因此,为了更好地峰形和更长的萃取柱寿命,反冲模式也常被采用。此外,需要特别注意要降低残留,残留通常是在线提取程序的一个突出问题。

目前可用于在线提取的包括涡流色谱(TFC)柱、SPE 小柱或柱子以及限进材料(RAM):① 实现 TFC 通常使用大直径颗粒(一般 30~50 μm)填充的窄内径柱(一般 1×50 mm)。常规操作采用 4~6 mL/min 的高流速,此条件下小分子可快速结合到固定相上,而蛋白质则被冲出。Cohesive Technologies(Thermo Fisher,Waltham,MA,USA)的 TFC 柱被广泛用于此目的。② 基于反相机理、离子交换机理或混合模式机理的多种在线 SPE 萃取小柱都已商品化。Spark Holland (Emmen, The Netherlands)的自动化在线 SPE 系统(Symbiosis™)在其96 孔盒中有一次性的单用小柱,不易出现堵塞和残留等问题。整体柱有高渗透性因此也被开发用作高流速在线提取的萃取材料,并且在分析血浆中药物化合物时已展示出令人满意的结果(Zang et al., 2005; Xu et al., 2006)。③ 限进材料 RAM 可通过两种方式排阻大分子的保留,一种是产生基于颗粒孔径的物理的扩散阻挡层,一种是由键合在颗粒表面上的聚合物/蛋白质网络组成的化学扩散阻挡层。低分子量化合物通过疏水相互作用而被保留在固定相内部。使用 RAM 对生物流体中药物化合物进行直接分析已在商品化的材料上进行过,比如用烷基二醇硅胶(C4、C8 或 C18)或蛋白质(alpha-1 酸性糖蛋白)进行外部修饰过的材料(Mullett, 2007)。

25.3.3　干血斑(DBS)

将全血样品采集到纸张上(即干血斑),最早在 20 世纪 60 年代早期的新生儿遗传性代谢紊乱筛查时使用过。DBS 是一种采血量通常小于 100 μL 的微创采样方法,具有样本采集和存储更简单、易于转移,以及降低各种病原体感染风险的特点。小的采样体积可允许从同一只动物的多次取血,从而可以降低临床前 ADME 研究所用动物的数量。典型的 DBS 样品制备过程如下:首先在 DBS 卡/纸上打下一个或多个圆形纸片,置于离心管或 96 孔板的孔内,加入一定量含内标的提取溶剂(甲醇、乙腈或水/有机溶剂的混合物),通过轻摇/涡旋并离心进行提取,最后直接进样到 LC-MS/MS 系统进行分析。到目前为止,DBS-LC-MS/MS 正逐渐成为对小分子进行定量分析的一种重要方法(Spooner et al., 2009; Li and Tse, 2010),同时也是代谢产物鉴定的一种手段(Mau-riala et al., 2005; Thomas et al., 2010)。

在 DBS 的方法开发期间,需要特别注意药物和代谢产物的稳定性。有些应用证实了DBS 优于其他方法的地方,比如可以防止一些不稳定分析物的降解,或者延迟降解过程(Alfazil and Anderson, 2008; Garcia Boy et al., 2008)。另一方面,一些化合物(如含酯或酰胺的化合物)会非常快速地酶解。降解可发生在 DBS 采样的干燥过程中,甚者发生在血液样本滴到卡片/纸上之前(Garcia Boy et al., 2008)。在血样滴到卡片/纸上之前的样本采集期间,酶抑制剂不便于加入。因此,在进行 DBS 试验之前的方法开发阶段,必须要评估未经任何前处理的全血中药物和代谢产物的稳定性,时间跨度至少需要 2~3 h 以覆盖血样采集和干燥过程。如果发现不稳定,则 DBS 取样不应当被采用(Spooner et al., 2009; Li and Tse, 2010)。

25.4 高速 LC-MS 分析

在多种 ADME 研究中会产生大量样品,这就需要高速分离技术的发展以实现更高通量的样品分析。当前高速液相色谱分离的技术包括超高压液相色谱(UHPLC)、整体柱技术、熔融核柱和高速 HILIC。

25.4.1 超高压液相色谱(UHPLC)

最近 UHPLC 已成为一种广泛使用的分析技术,在许多专注于快速分离和高灵敏度生物分析的实验室中是最主要的快速色谱方法(Mazzeo et al., 2005)。与其他分析方法相比,UHPLC 的主要优点是分析速度更快,分离效率更高,灵敏度更高,以及溶剂消耗更低。这些都是通过亚 2 μm 颗粒分析柱和专用设备来实现的。与传统颗粒柱相比,亚 2 μm 颗粒柱的范德姆特曲线在更高的线速度和更宽的线速度范围内都具有更低的塔板高度。这是因为小的颗粒具有更短的扩散路径长度,使分析物分子以更小的阻力(更小的 C 项)更快速地进出颗粒;且在产生峰展宽的颗粒内驻留时间更短(更小的 A 项)。因此,小颗粒色谱柱可提供更高的分离效率,且能在柱效无损情况下以更高的线速度运行,从而实现更好的分离度和更快的速度。此外,通过使用小颗粒色谱柱可增强质谱检测,因为峰宽变窄且峰浓度增加使灵敏度更高。然而,小颗粒材料的优势也常伴随柱背压的增加,因为柱背压与颗粒尺寸的平方成反比。在过去的十年中,UHPLC 系统不断改进以应对小颗粒色谱柱产生的高背压。2004 年 Waters (Milford, MA, USA)推出的 ACQUITY™ 系统能够处理高达大约 1 000 bar 的压力。其他制造商也相继开发出超高压液相色谱,例如 JASCO (Easton, MD, USA)的 Xtreme 液相色谱系统(最高压力约 1 000 bar)、Agilent(Santa Clara, CA, USA)的 1 200 Series Rapid Resolution 液相色谱系统(最高压力约 600 bar)和 Shimadzu (Columbia, MD, USA) 的 Prominence 系统(最高压力约 300 bar)。几乎所有的主流柱子供应商都可提供反相亚 2 μm 颗粒柱。最近推出的 HILIC 模式的超高压液相色谱柱有可能改善多糖等极性分子的分离(Grumbach et al., 2008; Ahn et al., 2010)。

到目前为止,已发表约 700 篇关于 UHPLC 和亚 2 μm 颗粒的论文。UHPLC 的主要应用包括药物分析(即药物发现和开发、药物产品的质量控制、生物等效性研究、治疗药物监测等)、蛋白组学、代谢组学、环境分析、食品分析、植物分析和手性分离等。在生物分析应用中,UHPLC 在保持或提高分离度和灵敏度的同时可使分离速度提高 2~20 倍。对于 2.1 mm 内径的柱子,UHPLC-MS 流动相的最佳流速介于 300 μL/min 到 600 μL/min 之间,更高的流速可能会导致灵敏度的损失和分离效率的微降。对生物基质中单一化合物(含内标)进行 UHPLC 分析一般需要 1~2 min。这种高效率的分析对于高通量 ADME 实验室是非常重要的。

使用 UHPLC 来增强色谱分离可能是降低基质效应的方法之一,因为它可从磷脂等电离抑制组分中分离出分析物的峰。然而,必须意识到单独使用 UHPLC 色谱分离的潜在风险。尖锐的分析物峰有时会在数秒内与同样尖锐的基质峰达到分离,这在常规样品分析过程中通常不会监测到。即使生物样品经过提取进行了预净化处理,经其重复进样后柱子的化学性质可能也会轻微改变,分离效率可能会降低。之前可以分离的基质峰(电离抑制组分)可能会有部分与分析物峰共流出而导致明显的基质效应,由于基质峰更尖锐(比如电离抑制组分浓度更高)因此基质效应会比常规柱子更加明显。样品制备和色谱方法(如正交方法)需要保持一个好的平衡来使基质效应最小化。

25.4.2 整体柱

克服快速 LC-MS 分析方法所带来的挑战(比如柱背压过高等)的一种方法是使用整体柱。与颗粒填充柱相比,整体柱由一段密封在管壁上的连续的多孔材料组成。整体支撑材料有两种:交联有机聚合物和整体硅胶(Wu et al., 2008a)。有机聚合物整体柱常用于多肽和蛋白质的分离,或生物聚合物的离析与纯化。相比之下,整体硅胶柱常用于低分子量化合物的分离,且已经应用于制药行业。目前,商品化的整体硅胶柱仅有两种:Merck KGaA (Darmstadt, Germany)的 Chromolith™ 和 Phenomenex (Torrance, CA)的 Onyx™。表面化学物质有三种:硅胶、C8 和 C18。

整体硅胶柱的主要色谱特征归因于可产生高渗透性和短扩散路径的高孔隙率和大的通孔-骨架比,进而产生比颗粒填充柱更低的背压和塔板高度。整体柱的范德姆特曲线比颗粒填充柱更加平缓,这意味着整体柱可以在更高的流速下运行而不会降低分离能力(Unger et al., 2008)。同时,在相同运行条件下整体硅胶柱的背压要比颗粒填充柱低 3~5 倍,如图 25.4 所示

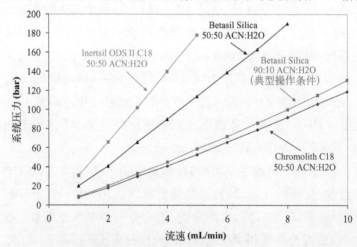

图 25.4 3 种柱子之间的背压比较:Betasil 硅胶柱 (Thermo Fisher, Waltham, MA, USA)、Inertsil ODS Ⅱ C18 柱 (GL Sciences, Torrance, CA, USA)和 Chromolith C18 柱。所有柱子都是规格为 50×4.6 mm 的新柱,Betasil 和 Inertsil 柱的粒径为 5 μm(Shou et al., 2002)。

(Shou et al.，2002)。因此，液相色谱中的整体柱可依赖于快速传质动力学和较低的柱背压用来进行高速分离。4.6×50 mm 规格的整体硅胶柱的常规流速为 4.0 mL/min 且可升至 9 mL/min，这远高于质谱离子源的最佳运行流速（通常小于 1.0 mL/min）。因此，需要使用柱后分流器以降低进入质谱仪的液流。

整体硅胶柱已用于 ADME 研究中药物及其代谢产物的高通量 LC-MS/MS 定量和定性分析。举个实例，在流速为 3.5 mL/min 条件下哌甲酯及其代谢产物盐酸哌甲酯在 15 秒内可达到基线分离。总的看来，在 3 小时 45 分钟内就完成了 768 个经蛋白沉淀的大鼠血浆样品（8 块 96 孔板）中哌甲酯和盐酸哌甲酯定量分析（Barbarin et al.，2003）。显然，整体柱可显著提高 ADME 样品的分析通量，而不会出现亚 2 μm 颗粒柱常遇到的高背压相关问题。此外，整体硅胶固定相的再生时间更短，梯度洗脱中平衡更快，因而更进一步提高了样品通量。大的通孔（2 μm 大孔）堵塞的可能性较小，因此非常适用于样品直接进样的应用（"稀释和进样"）以及来自血浆或尿液等复杂基质的 PPT 样品，这样可以缩短样品制备的时间。传统的颗粒填充柱通常有不锈钢外壳且两端有筛板以防止填料流出，而整体硅胶柱则是由聚醚醚酮（PEEK）构成，无筛板。这可消除一些潜在的问题，比如与不锈钢材料相关的残留问题，以及与入口筛板上填料累积相关的柱堵塞问题。在代谢产物鉴定研究等需要更高分离效率的情况下，多个整体硅胶柱可串联起来以提供比颗粒填充柱更高的塔板数，同时产生的背压又远低于常规液相色谱系统的极限。

整体硅胶柱在常规分析工作中的应用，在某种程度上受限于流动相的高消耗和商品化柱子的选择较少。此外，整体硅胶柱固定相的表面积比传统颗粒填充柱要小，导致负载能力较低。最后，整体硅胶柱由于缺乏 pH 稳定性而阻碍了其在高 pH 下分离碱性化合物（如三环抗抑郁药）的应用（Atia et al.，2009）。

25.4.3 熔融核硅胶柱

最近，部分多孔或熔融核材料被认为可替代亚 2 μm 颗粒，用于超快分离。熔融核颗粒是由薄层多孔壳熔融到实心颗粒上构成。目前，有三种商品化的熔融核柱：Advanced Materials Technology（Wilmington，DE）的 HALO™ 柱、Supelco（St. Louis，MO）的 Ascentis Express™ 柱和 Phenomenex 最新上市的 Kinetex™ 核-壳柱。HALO 柱和 Acentis Express 柱的粒径为 2.7 μm，是由 1.7 μm 实心核和 0.5 μm 多孔壳构成。Kinetex 有两种类型的颗粒：2.6 μm 颗粒由 1.9 μm 实心核和 0.35 μm 多孔壳构成的，1.7 μm 颗粒由 1.25 μm 实心核和 0.23 μm 多孔壳构成。目前熔融核柱的表面化学物质包括 C18、C8、反相酰胺和 HILIC，可为广泛的化合物提供选择性。

与全多孔颗粒相比，熔融核颗粒为进出固定相的溶质提供更短的扩散路径，因此，即使在更高的流动相流速下，峰展宽也是最小化的。熔融核颗粒具有比全多孔颗粒更窄的颗粒尺寸分布，再结合材料的高致密性可使柱子的填充有更多的塔板数，产生更高的分离效率。由于粒径较大，在相同的规格和运行条件下熔融核柱产生的背压约为亚 2 μm 柱的一半

（Cunliffe and Maloney，2007）。依赖上述特性，与传统的液相色谱柱相比熔融核柱可缩短分析时间，进而提高样品通量，且无须牺牲分离度，也无须将液相色谱系统更换为超高压系统。

据称熔融核柱比亚 2 μm 柱有更好的耐用性。熔融核颗粒的窄粒径分布允许使用孔径 2 μm 的筛板（Kinetex 1.7 μm 颗粒柱除外），这与大多数 5 μm 颗粒的填充柱相同。相比之下，亚 2 μm 颗粒则需要孔径为 0.5 μm 或更小的筛板，易于结垢而导致柱子寿命缩短。熔融核颗粒的另一个特点是它们比全多孔颗粒更加致密，在填充柱内形成高度稳定的柱床，因而更加耐用。

已有多篇文章阐述熔融核柱应用于 ADME 研究中的药物及其代谢产物的分离。Hseih 等（译者注：此处 Hseih 应为 Hsieh）发表过一篇关于使用 LC-MS/MS 方法测定小鼠血浆中的利莫那班的研究（Hsieh et al.，2007a）。使用 HALO C18 柱（2.1×50 mm，2.7 μm）以 1.2 mL/min 的流速梯度洗脱，柱流出物直接注入大气压化学电离（APCI）源进行质谱检测。使用该方法分析每个样品仅需 1.5 分钟，其通量与 UHPLC 系统中使用亚 2 μm 柱相当。Song 等报道过另外一个案例，使用 HALO C18 柱（2.1×30 mm，2.7 μm）对大鼠血浆中的丙咪嗪和地昔帕明进行定量分析，与传统的 C18 柱（5 μm）相比，分析时间缩短了 34%，柱效（N）提高了 2~3 倍。流速为 1.0 mL/min 时观测到的背压不超过 220 bar，可使其与标准液相色谱仪器相兼容（Song et al.，2009）。

25.4.4 使用 HILIC 快速分离

如图 25.4 所示，由于流动相的低黏度和柱子的高渗透性，在相似的色谱柱规格、粒径和流速条件下 HILIC 的背压比 RPLC 低得多，这使得在 HILIC 条件下高流速的使用成为可能。作为其他反相超快分离技术的补充，HILIC 可用来超快分离极性化合物。举例来说，使用 50×4.6 mm 的 Betasil（Thermo Fisher，Waltham，MA，USA）硅胶柱对吗啡、吗啡-6-葡糖苷酸（M6G）和吗啡-3-葡糖苷酸（M3G）进行定量分析时，通过将流动相流速从 1.5 mL/min 提高到 9.9 mL/min，使分析时间从约 4.5 分钟减少到约 0.6 分钟，同时分离没有受到显著影响（图 25.5）。系统背压由 1.5 mL/min 时的 22 bar 增加到 9.9 mL/min 时的 156 bar，用常规液相色谱系统也可轻松应对（Shou et al.，2002）。对人血浆中的吗啡、M6G 和 M3G 进行定量分析时采用的最终方法是用 50×3.0 mm 的 Betasil 硅胶柱以 4 mL/min 的流速运行，背压为 122 bar，针到针循环的总时间为 48 秒。为了获得最优的质谱灵敏度，柱后流出物分流后以约 500 μL/min 的流速进入电喷雾电离（ESI）源。

在 HILIC 分离中减小粒径而带来的柱效提升，与在 RPLC 中类似。在 HILIC 条件下的范德姆特曲线表明，1.7 μm 的桥乙基杂化颗粒（BEH）硅胶柱在线速度增加时其柱效能很好地保持，而 3 μm 硅胶柱在线速度高于 2.0 mm/s 时其柱效会降低（Grumbach et al.，2008）。得益于较低的背压，亚 2 μm 硅胶柱，在与 UHPLC 一样的流速条件下使用时，可以保持常规液相色谱系统的压力。

Hseih（译者注：此处 Hseih 应为 Hsieh）等人报道了对小鼠血浆中的依维莫司的定量分

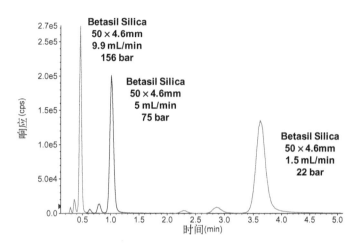

图 25.5 在不同流动相流速下,进样 15 μL 吗啡/M6G/M3G(50/100/100 ng/mL)纯
溶液的总离子流图。流动相 A 为 0.01%TFA 的水溶液,流动相 B 为 0.01%
TFA 的乙腈溶液。等度洗脱流动相组成为 89% 的 B 相(Shou et al. , 2002)。

析,证实了在 HILIC 条件下使用亚 2 μm 未经修饰的硅胶固定相进行药物定量的可行性
(Hsieh et al. , 2009)。在常规液相色谱系统上,使用 1.7 μm BEH 硅胶柱以 1.0 mL/min 的
流速在不到 1 分钟的时间,即可获得分析物及其内标的可接受的分离度。亚 2 μm HILIC 方
法与反相 UHPLC 方法在样品通量、分离度、灵敏度和准确度方面性能相当,且得到的分析结
果也非常吻合。本文阐述了使用亚 2 μm 颗粒固定相的 HILIC 与反相 UHPLC 有相当的色谱
效率,但是既不需要昂贵的超高压仪器也不需要新的实验室方案。因此,作为反相 UHPLC
的替代方案,使用亚 2 μm HILIC 方法来进行极性药物及其代谢产物的分离是可行的。

熔融核颗粒也适用于 HILIC 模式下极性化合物的快速分离。有研究表明,熔融核 HILIC
与亚 2 μm HILIC 柱相比背压低两倍,传质阻力相等,柱效低 30%(Chauve et al. , 2010)。由
于 HILIC 的背压已相对较低,因此与亚 2 μm HILIC 相比较时这些特性不是很有吸引力。但
是,在传统仪器可兼容的背压下,可以通过串联多个熔融核 HILIC 柱以实现分离效率的提高
(McCalley, 2008)。

极性化合物快速分离的另一个策略是使用 HILIC 整体柱载体。在 RPLC 中,整体柱的
吸引力来源于其高渗透性带来的低背压和快速传质。然而,在 HILIC 模式下背压已经非常
低,且整体柱的性能通常也不比 3.5 μm 颗粒的填充柱好,因此研究人员对于在 HILIC 模式
下使用整体柱缺乏兴趣(Chauve et al. , 2010)。

25.5 正交分离

正交分离是指基于不同机理使分析物的相对保留发生显著变化的分离模式,在一种模
式下未分离的峰可能会在第二维度得到分离。使用正交分离的好处是降低了组分重叠,可
潜在地减轻源自复杂生物样品的干扰,提高选择性和灵敏度,同时增加在未知组分鉴定中可

检测到化合物的数量。

25.5.1　正交样品制备和色谱法

为使样品制备程序达到最佳的净化效果,理想情况下样品制备程序应与色谱分离正交。然而,样品制备程序与分离模式的传统组合缺乏理想的正交性。例如,反相SPE萃取柱很难保留极性分析物,同样这些分析物也很难在反相分析柱上被保留。由于分析物可能与基质中的干扰物共洗脱而导致在LC-MS分析时出现潜在的离子抑制,样品净化的作用被最小化。相反,基于正交机理的样品提取技术与色谱技术的组合(如反相SPE与HILIC,或离子交换SPE与RPLC),可提供更好的样品净化效果和提高分析性能。最近一项研究考察了固定相的不同组合,包括SEC-RPLC、强阳离子交换(SCX)-RPLC、RPLC-RPLC和HILIC-RPLC,结果是HILIC-RPLC组合实现了最高程度的正交性(Gilar et al.，2005)。因此,HILIC可与基于反相的样品制备方法进行离线或在线的组合使用,为极性化合物提供更好的分析性能。

有许多HILIC与不同样品提取模式(如反相SPE、混合模式离子交换SPE或LLE)进行离线组合的应用,用来对复杂生物流体中的极性药物和代谢产物进行定量分析。除提高分析性能外,使用HILIC的另一个优点是提取步骤的流出物通常可以直接注入柱子,因为它对于HILIC是弱洗脱液。挥发和复溶步骤的消除不仅提高了测定通量,而且避免了潜在的假象和污染。

HILIC也可与不同的样品制备模式在在线提取设备中组合。例如,弱阳离子交换(WCX)萃取柱已与HILIC在在线提取系统中偶联使用,用于碱性化合物(如血浆中的变肾上腺素)的定量分析 (de Jong et al.，2007)。WCX小柱包含可在中性pH下保留强碱的混合模式的弱羧基交换部分,因此可允许使用水和100%乙腈彻底清洗小柱而不会损失目标分析物。然后用酸中和吸附剂,用高有机相(对HILIC而言是弱溶剂)来洗脱分析物。溶剂中的缓冲液有利于分析物在HILIC条件下保持好的峰形和保留,并且pH可被硅胶柱很好地耐受。因此,WCX萃取柱和HILIC对在线提取设备来说是个优秀的组合,并且这两种保留模式的组合使样品净化的效率得到最大提升。对于反相萃取柱与HILIC分析柱的在线组合,需要注意优化萃取柱的洗脱条件,以便在HILIC分析柱上实现分析物的最佳保留。用于常规在线提取条件的高水相流动相可能会在HILIC分析柱上导致峰变形和"穿透",因为对于HILIC来说,水是强洗脱溶剂。从高有机相(比如90%乙腈水溶液)起始的梯度洗脱可提供更好的峰形和保留(Deng et al.，2005)。

25.5.2　二维液相色谱(2D-LC)

通过偶联正交分离机理,2D-LC通常用于极端复杂的多组分混合物的分析,比如代谢组学或蛋白质组学等。2D-LC可离线,也可在线。在离线2D-LC模式中,第一维柱子的流出物经手动或馏分收集器收集、浓缩(如有必要)并再进样到第二维柱子上。第一维的部分或所有组分都可在第二维柱子上分析。在线2D-LC可分为中心切割或全面液相色谱,这两种方法都需要一个适当的接口将两个维度进行连接。在中心切割 2D-LC 中,只有包含目标化合物的流出物部分进入第二维,而在全面液相色谱中,第一维的所有流出物都经由第二维分析。在线 2D-LC 通常涉及复杂的阀切换配置以及复杂的设备和软件设置。

得益于正交分离机理和水溶性的流动相,HILIC 成为可与 RPLC 在线偶联进行 2D-LC 分析的有利候选者。在连接两种模式时,需要特别注意流动相的兼容性。RPLC 上的保留由低有机相含量的流动相提供,而 HILIC 则相反。因此,对 RPLC 来说相对较弱的洗脱流动相对 HILIC 而言则较强,反之亦然,使得在第二维柱子前端进行分析物的浓缩变得艰难。解决该问题的一种方法是在柱后添加溶剂以改变第一维柱子流出物的极性(Louw et al.，2008)。另一种方法是在第一维柱子之后添加"过渡"SPE 柱,使分析物在进到第二维柱子之前得到收集和浓缩(Mihailova et al.，2008)。

值得注意的是,在 ADME 研究中,2D-LC 很少用到药物及其代谢产物的定性或定量分析中。然而,在以下情况中(但不限于),2D-LC 可能提供切实可行的解决方案:① 当需要在单次运行中鉴别和/或定量多种不同极性的分析物(比如分析物及其代谢产物)时;② 当共洗脱组分不能在单维色谱上分离时。例如在分离对映体混合物时,第一维可用来分离非对映异构体,在第二维上来分离对映体;③ 当使用常规样品制备程序无法实现目标分析物与基质干扰的广泛分离时;④ 当需要进行互补确认来评估单模式色谱的分离效果时。例如,可将 RPLC 的单峰转移至 HILIC 进行正交分离,用以检查 RPLC 条件下的单峰中是否存在其他共洗脱组分。

25.6 结论和展望

LC-MS 已成为并将继续成为,支持 ADME 研究的分析方法中最受青睐的一种选择。近年来在药物和代谢产物的定性和定量分析中,LC-MS 技术的分离效率及分析速度取得了巨大进展。新兴的色谱柱技术和仪器设备将持续改进 ADME 研究的分析方式,进而影响新药的发现和开发。

HILIC 等新型色谱技术的引入为极性化合物和代谢产物的分析带来了更好的分离、更高的灵敏度和更高的通量。最近 HILIC 也应用到相对非极性的化合物、生物标志物、蛋白质和多肽等的分析中。随着大分子药物的出现,人们越来越需要探索作为寡核苷酸、多肽和蛋白质分析工具的 HILIC 或其他新型的分离技术。新技术带来了各种新型的色谱柱使得分离效率加以提高。例如,在疏水固定相中嵌入了离子对基团的混合模式反相柱,既可通过离子交换作用保留极性、离子化合物,又可通过反相机理保留疏水化合物。有一种混合模式的 HILIC 柱采用烷基长链和亲水极性末端材料进行填充,在 HILIC 或者 RPLC 两种模式下可分离极性和非极性化合物。正交分离采用了基于不同机理的多种色谱模式,可显著提高分析极端复杂组分的能力,并将极大地促进代谢组学和蛋白组学分析用于药物发现和开发研究中新型生物标志物的鉴定。

使用亚 2 μm 小颗粒作为固定相可显著提高分离速度和效率。整体硅胶柱、熔融核柱和 HILIC,为超高速液相色谱提供了可选方案且不需要超高压仪器。直径小于 100 nm 的纳米颗粒等新材料有潜力进一步缩短分析时间和提高分离效率(Zhang et al., 2006)。多管路或并行 LC-MS/MS,将多个同步操作的液相色谱系统的流出物引入质谱,可用于高通量,且无须牺牲色谱完整性(Korfmacher et al., 1999;Hsieh 和 Korfm-acher, 2006)。

对于生物样品的 LC-MS 分析,存在的一个突出问题是如何消除基质干扰的不利影响。一些可选择性结合磷脂的样品制备新产品,可能会降低基质效应并改善分析性能,比如 Supelco 的 HybridSPE^TM、Varian(Palo Alto, CA, USA)的 Captiva^TM ND^lipids 以及 Sigma(Sigma, St. Louis, MO, USA)的 Ludox AS-40 试剂(Wu et al., 2008b)。新的 SPE 材料,例如分子印迹聚合物(MIPs),在合成时即包含单目标分析物的多个结合位点(Haginaka, 2009),可以提供卓越的选择性和净化能力。免疫亲和柱是将抗体固化在支撑材料上,展现了以超强的选择性来提取蛋白质和小分子的能力。电喷雾源中的电离抑制与液相色谱流速成反比(译者注:此处成反比应为成正比),且在一模型研究中证实,当流速低于 20 nL/min 时不存在电离抑制(Schmidt et al., 2003)。由于可以显著降低离子抑制作用,纳升流液相色谱(通常小于 100 nL/min)与电喷雾("纳升喷雾")偶联已成功用于代谢产物鉴定研究中低丰度代谢产物的检测(Prakash et al., 2007)。另据报道,与常规流速 LC-MS 相比,纳升喷雾对大量化合物的电离效率更加稳定,因此当没有标准品时,它可能会被用于药物和/或代谢产物的定量分析(Hop et al., 2005)。鉴于其较低的流动相消耗,从环保角度来看纳升喷雾-质谱联用也是很有吸引力的。

追求更少的样品体积和更小的分析设备是当前 LC-MS 分析发展的趋势。由于样品量需求小、样品采集和储存方便以及成本的节约等因素,DBS 分析和微透析采样等微量采样技术在生物分析界引起了极大兴趣。微量样品制备技术,例如使用填充吸附剂的微萃取(MEPS)技术,可使用 10 μL 以下的样品体积进行 SPE,明显降低了萃取溶剂体积(Altun et al., 2004)。基于芯片的灌注设备已经商品化,可在小型芯片中将纳升级色谱分离和分析物进质谱仪的输送结合起来,从而能够在亚微升级样品体积中进行样品分析(Yin 和 Killeen, 2007)。

(朱春利译;谢斯谈审校)

参考文献

26

用于组织内药物分布研究的质谱成像技术

DANIEL P. MAGPARANGALAN, TIMOTHY J. GARRETT, DIETER M. DREXLER, AND RICHARD A. YOST

26.1 简介

药物研发过程旨在寻找全新的候选药物以解决目前未能满足的医疗需求和改善现有的治疗手段。然而,一个新的先导化合物的发现仅是药物研发的第一步。在通过虚拟筛选和体外吸收、分布、代谢和排泄筛选以了解其潜在的化合物缺陷后,药物效力和效价的研究必须建立于药物治疗靶点上。一个候选药物的可开发性和安全性是由贯穿于从临床前研究到药物面市后的后续监测中详尽的体内吸收、分布、代谢、排泄和毒理学(ADMET)研究来评价的。ADMET 研究的一个关键点就是检测体内各组织的药物处置情况。

26.1.1 用于 ADMET 研究的成像技术

成像技术应用于检测给药后药物在体内的转运途径和组织内的分布。当前最流行的放射自显影技术可以跟踪放射性标记的药物自吸收进入血液系统,到分布到各个靶器官,以及从体内排泄出去的过程(Solon et al., 2010)。但是这个技术也有缺点:因其依赖于间接的分析手段,即检测放射性标记或化学标记的部分而不是药物本身,活性药物组分(API)潜在的代谢就需要被考虑到。API 的代谢修饰可将放射性标记从药物上裂解开来,从而使代谢物无法被检测到。但即使放射性标记被保留下来,放射自显影技术依然不能将 API 和代谢物区分开来。其他的标记技术如荧光显微法,也存在相同的问题,而且还有其他问题:以化学标记来修饰药物可能改变药物(或代谢物)在体内的摄取。例如,一个大的荧光标记连在药物上,可能会阻碍一个抗精神病药物穿过血脑屏障。这些技术的一个更大的劣势在于需要花费大量的成本合成放射性标记或荧光标记药物。其他一些成像技术也已用于跟踪药物的分布(如正电子发射断层成像(PET)(Schiffer et al., 2007)和磁共振成像(MRI)(Sosnovik 和 Weissleder, 2007)),但这些技术受限于低灵敏度、低特异性、有限的分子信息和/或不足的空间分辨率(Stoeckli 和 Farmer, 2004)。

26.1.2　质谱成像（MSI）技术的背景

为弥补成像技术的不足,质谱成像(MSI)技术应运而生(Caprioli et al., 1997)。MSI利用显微聚焦离子源使组织表面的分子解吸和离子化,经质量分析器获得样本表面各像素点的质谱图。组织样品在微探针下被光栅处理,质谱数据在每一个特定的时间间隔内被采集,绘制出感兴趣离子的图像,继而生成含有空间信息的二维离子分布图,通常颜色的深浅用来表示第三维度(即离子信号强度)。

相比其他成像技术,MSI最显著的优势在于其对分子的特异性无须依赖于放射性标记或其他标记,特别是结合串联质谱或高分辨率质谱进行分析时。荧光标记或放射性标记的错误鉴定被极大地减少了,并且代谢物可以很容易和母药区分开来。除可直接分析药物分子以外,用药后的其他生理效应也可以被观察。例如2007年,Atkinson等人通过给药后瘤切片中的抗肿瘤前药及其活性代谢物的质谱成像,对比了组织内内源性三磷酸腺苷(ATP)的位置,从而证实了细胞毒素代谢物的转化是限定在特定区域内的。

MSI能够探测不连续的组织切片中的药物、代谢物和内源性化合物,是ADMET研究中强大的研究工具。MSI图谱,可使研究者深层了解药物的分布和药物与机体间的相互作用,具有高度的分子特异性,同时只需很少的样品制备过程。MSI同样有其缺点:首先,MSI定量能力有限,因而目前MSI主要用于定性分析;其次,MSI受限于原位分析。如果进行了其他体内研究,那么有关药物代谢动力学的复杂的实时研究就不能进行。尽管有这两个局限性,作为一个补充性的分析技术,MSI仍应用于药效和安全性的研究。

图26.1展示了基于基质辅助激光解吸/电离(MALDI)的MSI的典型的工作流程。组织样品以特定厚度切片,置于样品载玻片上,随后喷涂MALDI基质。在源的区域,微探针轰击一系列组织上特定的点,这些点的大小通常取决于聚焦激光束的直径(一般为50~200 μm)。每个点的质谱图被采集并且保存起来用于将来的数据处理,最终通过分析物特征质荷比(m/z)的离子图得到分析物在组织内的分布 (Garrett et al., 2007)。

26.2　MSI仪器

MSI的必须部件有两个:① 微探针(一种显微聚焦的离子源,用于在组织切片的特定部位产生离子);② 质量分析器。在以下的章节中列举了与MSI相关的多种微探针离子源和质量分析器。此外,样品制备和数据后处理技术也将被探讨。

26.2.1　微探针离子源

选择一个离子源时必须要考虑三个方面:离子化效率、空间分辨率和采样速率。通常来说,优化离子化效率以在给定的光斑内产生最大的离子数,并且不导致源内裂解,是非常重要的。微探针光斑的大小决定了质谱成像的空间分辨率、灵敏度和整体图像质量。最后,采样速率会影响到每个组织切片的整体分析时间。

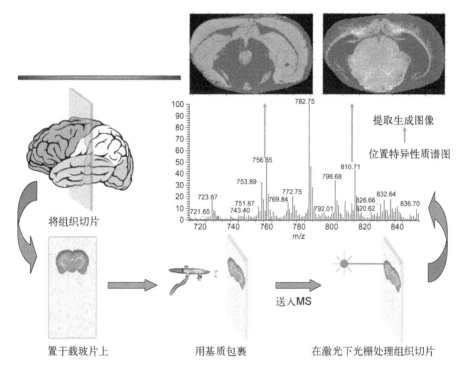

图 26.1 MSI 试验中 MALDI-MS 的处理流程。新鲜冷冻的组织样品在低温恒温器
中被切片并置于显微镜载玻片上(或 MALDI 目标板上)。组织用喷枪或其
他设备涂覆上合适的 MALDI 基质以形成平坦的结晶层,结晶大小小于激
光光点为佳。样品载玻片插入仪器后,激光光斑通过光栅扫描样品,采集
具有空间信息的质谱图。通过提取特定的质荷比,以离子强度对离子位置
作图,生成 MIS 图像。

　　各个参数的优化是非常重要的,但是参数间的相互联系也需要被考虑到。例如,缩小光
斑的大小以提高空间分辨率,会导致更少的分析物被解离,从而抬高了仪器的检测限。此
外,步长的降低会导致整体分析时间的延长(如对于给定扫描区域,步长降低 50% 可导致分
析时间延长 4 倍)。MSI 的三种常用离子源分别为 MALDI、二级离子质谱源(SIMS)和解吸
电喷雾电离离子源(DESI)。虽然 SIMS 所能提供的空间分辨率大大优于其他两种离子源,
SIMS-MSI 大都着眼于分析组织内的内源性化合物。因此,本文不会讨论 SIMS 有关内容
(Solon 等人在 2010 年发表的综述文献中可以找到更多内容)。接下来的章节会重点介绍
MSI 用于药物分析的常见的两种离子源(MALDI 和 DESI),以及新兴的离子源。

26.2.1.1 MALDI

　　MALDI 是 MSI 最常用的离子源(特别是对于小分子化合物的分析)。MALDI 是一种软
电离技术,利用激光解吸附固体表面以带单电荷为主的离子。MALDI 的关键在于对样品敷
用基质。因为通过硬电离技术解吸附分子转变成气态时所需要的能量会导致很大程度的碎
片化,所以在 MALDI 出现之前(Karas 和 Hillenkamp,1988),利用激光从组织上将完整的分
析物分子解吸附出来是非常难实现的。Karas 和 Hillenkamp 发现加入过量的对于激光波长

有吸收的有机基质可以极大地提高离子化效率和形成完整的分子离子形态的可能性。这个发现,使 MIS 分析大分子量的生物分子(如多肽和蛋白质)成为很常规的应用。

用于 MALDI 的基质通常是一种小分子有机酸,能与分析物共结晶,并在激光波长下有吸收。因为大部分能量被有机基质所吸收,样品的碎片化被最小化了。常用的 MALDI 基质有 2,5-二羟基苯甲酸(DHB)、α-氰基-4-基肉桂酸(CHCA)和芥子酸(SA)。MALDI 基质的选择基于组织类型和目标分析物。关于 MALDI 基质选择的进一步讨论可见组织的制备章节(见 26.3.3.2)。

当激光使基质表面解离时,带电的分析物(如离子)随之产生并转移到质谱中。MALDI 产生的单电荷离子是首选的,因其质谱图比较干净且容易解读(与其截然相反的电喷雾离子源(ESI)产生的是各种带多电荷的离子)。这对于组织分析是非常重要的,因为大量的内源性分子会对痕量药物分析产生干扰。

MALDI 实验通常使用脉冲紫外激光,如波长为 337 nm 的氮气激光作为离子源。MALDI 实验要求的激光能量和激光射击数是根据 MALDI 基质的选择和组织类型来优化的。例如,跟更"热"的基质如 CHCA 或 SA 相比,DHB 通常需要用更高的激光能量。

虽然激光的脉冲重复率与成像质量之间无直接的关联,但是更高的重复率可以增加样品通量,最佳脉冲重复率与质量分析器扫描率是接近的。这对于大的组织切片检测是非常重要的,例如 MSI 检测全身组织切片,根据激光的光栅模式和激光脉冲重复率的不同,全身组织切片成像试验可进行 5 天以上(整个组织切片约有 115 000 pixels,横向分辨率约 250 μm,采集速率约 4 s/pixel;Khatib-Shahidi et al., 2006)。

26.2.1.2　DESI

MALDI 之外的另一选择是 DESI(Takats et al., 2004;Cooks et al., 2006),是一种大气压表面采样技术。与 MALDI 不同,DESI 不需要基质。带电的液滴从电喷雾离子源射出,以一定角度轰击组织表面,从而使分析物以离子形式解吸附,并转移到质谱内。组织表面在 DESI 发射器下方以水平方向移动(沿着 x 轴);通过由单点扫描组成的线扫描方式将组织切片从一边扫描到另一边。一个线扫描完成后,组织切片或者回到原 x 位,并沿 y 轴(线间距方向)移动固定距离再进行另一次线扫描(单向扫描),或者沿 y 轴移动固定距离后反方向线扫描到原线扫描起点(光栅扫描)(Kertesz 和 Van Berkel,2008)。

DESI 技术的主要优势在于很少的样品前处理(不需要使用 MALDI 基质)和可以在大气压环境下进行;另一优势在于样品大小无限制,因此 DESI-MS 试验无须将全身组织切片再进行细切分。与此相反,MALDI-MSI 试验需要将全身组织切片再次进行切分,以适合 MALDI 目标板的大小。这就需要用到电脑拼接程序,有可能降低图像质量。

DESI 的劣势在于:在进行试验前,有许多参数需要优化(多个喷射角度以及样品距 ESI 发射器和质谱仪的距离;Takats et al., 2005);采样速率的优化也需要综合考虑分析时间和信号响应;最后,受限于空间分辨率(250 μm;Ifa et al., 2007),其图像分辨率要远低于 MALDI-MSI。此外,DESI 分析样品的过程导致了解吸附离子的定位失准的可能性。例如,在表面从左到右进行线扫描时,分析物被冲向了右方(Kertesz 和 Van Berkel,2008)。冲洗效应是由于 DESI 作用到样品表面以及分析物-表面间的相互作用,导致 MSI 表现出沿 DESI 喷雾方向的位移(Pasilis et al., 2007)。结果光栅模式下,MSI 成像存在锯齿效应(Kertesz 和 Van Berkel, 2008)。虽然单向线扫描可以消除锯齿效应,但分析物沿 DESI 喷雾方向的位移仍旧是个问题。尽管 DESI 有这些问题,它在 MSI 领域的应用仍有增长的趋势。

26.2.1.3 新兴的离子源

大气压离子源在表面样品分析中的优势在于采样时无须将样品转移到真空区域,对于标准的 MALDI 目标板来说真空区域一般约为 8×13 厘米的小区域,以便于抽真空。此外,大气压离子源分析允许组织在原有的状态下采样。另一个大气压源的技术为液滴微连接表面采样探针(LMJ-SSP;Van Berkel et al., 2008;Kertesz 和 Van Berkel,2010)。这种探针包含一个内层和外层的采样管,可以在组织切片表面形成一个微连接,溶剂被传递到表面,然后拉入到质谱内。因此这种探针的有效分辨率为采样管的直径(~500 μm)。这个技术在全身组织切片的多种器官采样中使用过,但还没有公布的 MS 图像。此技术的劣势在于采样溶剂对于跟其不兼容的分析物有影响。因此,如果对比两个分析物的离子图,可能会导致错误的设想。

另一微探针源是纳米结构启动质谱(NIMS;Northen et al., 2007)。虽然它不是一个大气压电离技术,但它有与 SIMS 相似的优势,即无须敷用基质。但它又不同于 SIMS,NIMS 是一种软电离技术;因此分析物在被离子化时不太可能被碎片化。NIMS 和 MALDI-MSI 有相近的横向分辨率(150 μm),因此得到的图像与 MALDI-MSI 是可以匹敌的。但这个技术相对较新,仅有一个检测药物和代谢物的应用发表(Patti et al., 2010)。

26.2.2 质量分析器

目前有几种质量分析器用于 MSI 试验中。文献中最常见的 MSI 质量分析器为飞行时间(ToF)质量分析器(Reyzer et al., 2003)。但是其他质量分析器亦各有其优势而不应被忽视。对于目标物为小分子量化合物(如大多数的 ADMET 研究)的试验来说,二级质谱和/或高分辨率质谱(MS)是必需的。这是由于质谱分析前缺少纯化分离步骤,如 MS 之前的用来移除干扰化合物的萃取和液相色谱分离(LC)步骤。因此,线性离子阱(LIT;Garrett et al., 2007)、傅里叶变换离子回旋共振(FT-ICR;Cornett et al., 2008)、轨道阱(Landgraf et al., 2009)、QqToF (Reyzer et al., 2003)和 ToF/ToF (Stoeckli et al., 2007)等均是组织 ADMET 研究中进行 MSI 试验的有效仪器。

26.2.2.1 ToF 质量分析器

ToF 质量分析器可提供高精度的质量数(20 ppm 以下)、质量分辨率(大于 10 000)和宽的质荷比窗口(反射模式下高达 10 000,线性模式下高达 100 000)。当 ToF 装备了高重复频率的激光,其快速的"扫描时间"可提供更高的样品通量。此外,MALDI 激光的脉冲性质可以很好地适用于 ToF,因为每个激光脉冲都能够采集到质谱图。但是,这些优势又被增加的激光发射数平衡了。增加激光发射数是为了得到足够的信噪比,因为 MALDI 试验中发现有光斑和光斑间的变异性(通常在一级质谱模式下每个光斑有 80 到超过 700 个激光发射数,二级质谱模式下每个光斑有 400 到 8 000 个发射数;Reyzer et al., 2003;Bouslimani et al., 2010)。

ToF 质量分析器另一劣势是有限的结构解析能力,以及区分分析物和具有相同理论质荷比的干扰物(同位素)的能力。大多数 MSI 仅装备一个 ToF 质量分析器,只能提供分子量信息(无结构信息)。当连接第二台 ToF 分析器组成 ToF/ToF 或者增加一个四级杆质量过滤器来组成 QqToF 后(Reyzer et al., 2003;Khatib-Shahidi et al., 2006;Atkin-son et al., 2007;Chen et al., 2008;Trim et al., 2008;Li et al., 2009),ToF 仪也最多只能提供二级质谱(Stoeckli et al., 2007)。相对于单机 ToF,QqToF 和 ToF/ToF 仪可提供更好的分析物专属性,因为它们可提供碰撞诱导解离(CID),在二级质谱中监测产物离子。在某些情况下,可能需要三级质谱(或更多级)来解析化合物结构或区分同位素(Garrett et al., 2007)。这种情况下,LIT 就是必需的了。

26.2.2.2 LIT 质量分析器

虽然比 ToF 质量分析器缺少更宽的分子量范围,离子阱(可以是三维[3D]四级杆离子阱或是 LIT)可提供两级或更多级质谱(MS/MS 和 MS^n)从而有更好的结构解析能力和分析物特异性。早期的一些 MALDI-MSI 试验使用三维四级杆离子阱,研究大鼠肝脏切片中加标紫杉醇的含量(Troendle et al., 1999)。选择一个感兴趣的离子并诱导其碎片化,可用于分析物鉴定或使分析物与干扰峰区分开来(Garrett et al., 2007)。在 MALDI 分析中积极地进行分析物鉴定是尤其重要的,因为在化合物的质量范围内通常有许多 MALDI 基质相关的干扰峰。这些干扰使分析物和基质的区分变得困难甚至不可能,尤其是在痕量分析较为普遍的 ADMET 研究中。另一优势在于中压条件下的 MALDI-LIT(~70 mTorr),每个像素点需要的激光发射数更少(约 10 个发射数或更少)(Garrett et al., 2007)。这样既缩短了分析时间,又减少了组织表面的被解离的基质的量,从而增加了一个组织样品的可分析次数。

离子阱也不是没有缺点的。大多数商品化系统的 m/z 上限为 4 000(虽然一些仪器改进到可扫描 m/z 至 5 500;Magparangalan et al., 2010)。这个 m/z 检测上限基本排除掉了多肽/蛋白质治疗药物的检测,以及给药后受影响的蛋白质的检测。在这种情况下,组织表面的酶消解成为一种选择(Groseclose et al., 2007)。但大多数药物分子的分子量在 1 000 Da 以下,恰好在 LIT 可检测 m/z 的范围内。

除有 m/z 限制之外,离子阱内离子的空间电荷可造成质谱图上的质量偏移。虽然相对于三维离子阱,使用 LIT 大大减少了空间电荷的问题(Schwartz et al., 2002),大量的背景化合物(如组织成像试验中发现背景化合物)可影响到分析物的鉴定。除去这些问题,离子阱因其能够进行二级甚至多级质谱分析而成为一种非常有用的质谱成像工具。

26.2.2.3　三重四级杆（QqQ）和其他混合四级杆质量分析器

虽然 QqQ 质量分析器被广泛应用于药物分析,但 QqQ 仪器一般不会与 MALDI 源连接。早期的激光微探针系统是在 QqQ 系统上安装激光解吸附器(Perchal-ski, 1985)。QqQ 仪器强大之处在于使用二级质谱进行选择反应监测(SRM)和/或多反应监测(MRM)。特别是 QqQ 仪器上的 MRM 扫描,可在 100% 占空比内高选择性的检测一个药物化合物。装备了一个高重复频率激光(1 kHz)的 QqQ 仪器可增加样品通量(Gobey et al. , 2005; Sleno 和 Volmer, 2005)。

然而很少有 MALDI-QqQ 仪器、混合四级杆仪器被用于 MSI 实验。在 QqLIT 仪器中(Kertesz et al. , 2008; Hopfgartner et al. , 2009),LIT 替代 Q_3 成为一个质量过滤器或离子阱。这很关键,因为组织中存在大量的低分子量干扰离子,串联质谱几乎是药物分析所必需的仪器。QqLIT 可进行母离子扫描,可帮助鉴别母药或其他结构类似物。

26.2.2.4　高分辨率质量分析器

鉴定分析物的另一方式是通过使用高分辨率质谱分析器(质量分辨率大于 100 000)进行精确质量分析。进行精确质量分析有两个选择:使用 Orbitrap(Landgraf et al. , 2009; Strupat et al. , 2009)或 FT-ICR(Cornett et al. , 2008)。相对于离子阱或 ToF,Orbitrap 和 FT-ICR 能提供更好的质量精度(<2 ppm)和质量分辨率。更高的质量精度和质量分辨率可允许用户鉴别出具有相同理论分子量的分析物和背景干扰峰(Watson 和 Sparkman, 2007)。这在 ADMET 研究中特别重要,因为药物化合物的分子离子通常具有与 MALDI 基质离子以及内源性化合物(如脂类)相同范围的质荷比。

高质量精度的仪器一个缺点是样品通量低。MSI 试验的样品通量可由单位时间内的像素点数(如空间数据点)所定义。ToF 通常可提供每分钟 30 至 50 个像素点的含有空间信息的质谱图,离子阱的通量也有类似速率(30~50 pixels/min)(Garrett et al. , 2007)。与此相反,FT-ICR 仪器的常规速率为 4 pixels/min。因此,一个鉴定试验要花费 4~8 h,或更多时间来取得更高的空间分辨率,获得整个组织切片的 FT-ICR 质谱数据包含 1 000~1 700 Pixels(Cornett et al. , 2008)。Orbitrap 实验需要的时间远低于 FT-ICR(25 pixels/min,特别是降低质谱扫描范围以后);但是,样品通量仍然无法与 ToF 或 LIT 相比(Landgraf et al. , 2009)。

26.3　MSI 的工作流程

MSI 所要求的样品制备远低于其他成像技术,如放射自显影技术或荧光技术;但是优化样品制备和仪器参数是得到高质量的质谱成像的关键。接下来的章节会就以下几个主题进行讨论,如样品处理、切片、基的选择和 MSI 的分析模式。

26.3.1　组织/器官切除后的制备和储存

当从宿主动物上手术移除组织和整个器官时,必须谨慎处理以保持组织的原始形状,以免丢失空间信息。切除组织后,组织可以用铝箔松弛地包裹住,后浸入液氮 30~60 s。不建议快速的浸入,因组织可能经历破裂和降解过程。此外,直接浸入可导致组织黏附于杜瓦瓶壁。最后,新鲜切除的组织不应该立即放入小塑料管中,否则组织将在冷冻时变成与塑料管一样的形状。整个组织和器官可储存于 $-80℃$ 至少一年,且不会降解(Schwartz et al.,2003)。

26.3.2 组织切片和装载

虽然组织切片通常以福尔马林固定、石蜡包埋后切片为主,但新鲜冷冻切片是 MSI 试验中首选的方法。组织装载到载片过程中使用石蜡或者最佳切割温度(OCT)聚合物会导致 MSI 数据采集中的离子抑制。为避免组织切片被包埋介质污染,可以滴加几滴去离子水到载片上,再将组织放在水滴上面,使组织固定在载片上(Landgraf et al.,2009)。新鲜冷冻切片的组织由此避免了额外的样品制备过程。

组织切片是在切片机的低温恒温器中进行。低温恒温器根据组织类型的不同,保持在 -20~$-30℃$。组织撕裂通常发生在温度较高的情况下,因此降低低温恒温器温度能够提高组织切片的质量。此外,组织切片的厚度会影响到 MSI 试验中从组织提取出的分析物的量(转而影响分析物的响应),因为分子在较厚的组织切片中需要穿过更长的距离(Crossman et al.,2006)。

组织切片以镊子夹取或使用画笔转移到样品板(或显微镜载玻片)上(Schwartz et al.,2003)。对于 ToF 试验,必须使用可导电的表面材料以避免因表面带电导致的质量测定不准确。其他质量分析器无此限制,可用导电或不导电的表面材料;因而传统的显微镜载玻片和不锈钢 MALDI 样品板均可选用(Garrett et al.,2007)。用于转移和装载组织的工具需要保持在低温恒温器中以避免组织升温。

组织切片转移到样品板上后,缓慢加热组织(如将手指贴在显微镜载玻片背后),然后放回低温恒温器以使组织融裱于样品板表面。当融裱后,组织切片需 $-80℃$ 储存以备分析。

26.3.3 组织切片制备、MALDI 基质选择和沉积

组织样品制备是切片进入 MSI 仪器前的最后一步。这部分将着重讲解 MALDI 基质的选择和应用。虽然一份常规的方案就可以得到足够的 MSI 结果,但是理想上每个 MSI 试验都应根据药物分子的性质和组织类型单独优化。

26.3.3.1 组织制备

敷用基质之前,组织可经过清洗和在干燥器中干燥以去除多余水分。清洗步骤是用来去除组织切片中可能会抑制 MALDI 基质结晶的内源性盐类物质。此外,清洗组织可去除一些内源性化合物(如脂类),并增加信噪比。例如,组织切片可用 80%~100% 的乙醇冲洗(或浸洗)30 s(Schwartz et al.,2003)。但是,浸洗过程应谨慎对待,因药物化合物可能会迁移,甚至被洗掉。保留清洗液以检测分析物是否在清洗阶段被提取出来通常是很有帮助的。作

为敷用基质前的最后一步,组织切片必须放入干燥器或真空中,以去除多余水分(通常需要 30 min 到 1 h)。

26.3.3.2 MALDI 基质的选择

为了进行最优化的 MALDI 试验,MALDI 基质需要具备以下两个特性:① 基质必须在激光波长内有吸收以限制源内裂解;② 基质必须可以与分析物共结晶,以在基质解离时使分析物解吸附到气相中去。有紫外吸收的化合物 DHB、SA 和 CHCA 通常用在 MALDI 中,转而可用于 MSI 中(尽管有报道称离子化基质的使用有可形成连续组织覆盖的优点;Lemaire et al., 2006;Meriaux et al., 2010)。特定的 MALDI 基质的选择通常取决于目标分析物。SA 常用于蛋白质或大的多肽,CHCA 常用于小分子,DHB 可作为常规基质使用。但是,使用这些基质的缺点是产生大量的低 m/z 基质和离子簇。作为替代的高分子量基质如卟啉(Ayorinde et al., 1999)也在紫外区有吸收,又很少在低 m/z 区域产生干扰(Cohen 和 Gusev, 2002)。

26.3.3.3 MALDI 基质的敷用方法

相对于 MALDI 试验来说,在 MSI 应用中结晶的大小和涂层的均匀度起到很重要的作用。空间分辨率不单单受限于横穿组织的光栅步长和激光光斑的直径,MALDI 基质单个结晶的大小也会限制图像的有效像素尺寸。因此,DHB 狭长的结晶可能产生比 CHCA 和 SA 小球状的结晶更差的空间分辨率。此外,涂层均匀度影响整个组织的离子信号的变异性。

MALDI 基质的涂层均匀度和结晶大小可以通过选择基质和 MALDI 基质敷用技术来优化。虽然干液滴基质敷用需要的设备最小型(移液器),目前来说它还是最不可重复和耗时的基质沉积技术。文献中常见的 MSI 基质敷用技术包括气动喷雾(Garrett et al., 2007)、喷墨打印(Baluya et al., 2007)、声波基质沉积(Aerni et al., 2006)、升华(Hankin et al., 2007),以及免溶剂基质干法包衣(Puolitaival et al., 2008)。这些方法中,气动喷雾是目前最常用的技术。气动喷雾可以用薄层色谱喷雾器、Meinhard 电晕针,甚至喷枪来进行,因为所有工具均能在整个组织切片上形成平坦的、均匀的基质结晶层(Kaletas et al., 2009)。但在整个组织切片上形成平坦的基质涂层的步骤还是要小心的。商品化的设备可通过自动化来提高基质结晶的重现性。

26.3.4 空间分辨率:激光光斑大小和光栅步长间的关系

根据不同大小的组织样品,不同的方法可以应用于 MSI 试验。一般来说,一个成像试验中的光栅步长会设置成与激光光斑大小相等。这样空间分辨率就受限于激光光斑大小(假设 MALDI 基质结晶比光斑要小)。为了增加空间分辨率,可以将光栅和激光光斑大小一起缩小,或进行过采样。这种情况下,光栅步长就比激光光斑直径要小。但其缺点是分析时间延长,并且 x 和 y 方向的空间分辨率会不相等。但是,分析时间延长的问题可以用更直接的方式来解决,即采集组织上的一个更小的区域。

在一些情况下,光栅步长又比激光光斑直径要大。因需要分析很大的区域全身组织切片使用这种方式。例如,2006 年,Khatib-Shahidi 等人使用了 500 μm 光栅步长来分析大鼠的全身组织切片。增加光栅步长换来的是空间分辨率的损失。

26.4　MSI 在原位 ADMET 组织研究的应用

传统的药物化合物的 ADMET 研究采用间接测定技术的影像学研究(如标记药物的荧光测定)以及原药和代谢物的痕量分析(例如组织提取物的液相串联质谱检测)。两者结合可以提供药物在体内分布的综合概况。但是若两者单独使用,由于(分析物和/或空间位置的)特异性差,会提供误导性的信息。虽然 MSI 不能为 ADMET 研究提供"一站式"的解决方案,但是它提供了附加的确认信息以支持其他平行试验的结果。接下来的章节举例说明了MSI 在 ADMET 研究中的应用。

26.4.1　测定药物分布和作用部位

药效测定以后,验证药物是否转运到预定位置通常是 ADMET 研究的下一个步骤。如果药物在到达预定目标之前就不可逆的被保留、代谢或者排泄了,给药就是无用的。例如,神经类药物通常的靶点是脑部。但是如果不能穿过血脑屏障,药物将是无效的。

MSI 是一个很理想的分析技术,来测定一个药物在体内的处置情况,因为 MSI 可以直接将药物及其代谢物区分开来。与此相反,依赖于放射性标记或荧光标记的技术可能会错误的跟踪了一个有标记的代谢物(其可能有也可能没有任何的药理活性),而不是药物本身。这个观点被 Li 等人在 2009 年所提出。他们检测了抗组胺药阿司咪唑及其主要代谢物去甲基阿司咪唑在大鼠脑部的分布,以确认是药物还是它的代谢物导致了中枢神经系统相关的副作用。试验在 MALDI-QqToF 的二级质谱模式下开展,将药物和代谢物与内源性化合物区分开来。研究者测定出代谢物位于大脑脑室区域周围,药物分子则均匀地分布于大脑区域。基于质谱成像的结果和液质联用数据,研究者推断很可能是药物而不是代谢物导致的中枢神经系的副作用。

测定作用部位的另一个例子是由 Atkinson 等人在 2007 年报道的。他们用 MALDI-QqToF 的质谱模式检测了前药(AQ4N)和活性代谢产物(AQ4)。AQ4N 是一个生物还原性前药,在癌症治疗中与其他抗肿瘤药联合使用(在当前癌症治疗中 AQ4 已被证实对肿瘤敏感;McKeown et al. , 1995, 1996; Friery et al. , 2000; Gallagher et al. , 2001)。作为生物还原性药物,AQ4N 是一个无活性前药,在高水平的特异性还原酶的存在下,或者缺少充足氧气供应的区域内被转化为有效的细胞毒素(例如在实体瘤内因快速的未加抑制的生长超过了血液供应,而表现为区域内缺氧)。这种特异性的前药转化为活性代谢产物是很理想的,因其在癌症治疗中会限制副作用的产生。

MSI 特别适合验证实体瘤缺氧区域内的 AQ4N 到 AQ4 的转化。试验方面,Atkinson 等人(Atkinson et al., 2007)将 AQ4N 直接注射入荷瘤小鼠的实体瘤内。将肿瘤切除、切片、敷用基质后,对切片进行了 MSI 试验。质谱成像显示了 AQ4N 和 AQ4 的区域(图 26.2)。图 26.2a 是 m/z 184 的卵磷脂极性头,指示了样品板上的肿瘤切片的位置(图的右侧)。图 26.2b 显示了叠加 MSI 是怎样用于区分前药区域(主要位于图的上半区)、代谢物(主要位于图的下半区)区域以及叠加区域的(白色)。研究者期望代谢物仅存在于肿瘤的缺氧区域(相对于富氧区域)。研究者从区域间标记的轮廓和图中有限的重叠区域推断,AQ4N 集中在实体瘤组织的缺氧区域。为验证这个推论,生成了 ATP 和 AQ4 的重叠成像图(图 26.2c)。生成 ATP 图的是因为缺氧区域的 ATP 含量很低(Kribben et al., 2003)。因 ATP 和 AQ4 区域的不同和重叠区域(白色)的缺乏,研究者推断 AQ4 的转化是限定在组织切片的缺氧实体瘤区域的。因此,使用 MSI 技术,前药 AQ4N 和活性代谢产物 AQ4 很容易地被区分开和成像。通过检测实体瘤切片中的一个内源 ATP 分子验证了研究者的结论。

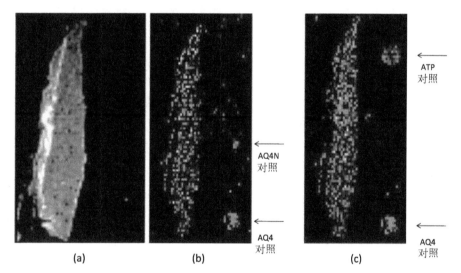

图 26.2 MALDI-MS 图显示了生物还原性前药 AQ4N、活性代谢产物 AQ4 和 ATP 在实体瘤组织内的分布。图(b)和(c)中标准品加在组织切片的右侧。肿瘤切片的位置被 m/z 184(卵磷脂极性头)的成像图标示出来(a)。AQ4N([M+Na]⁺ m/z 467;图的上半部分)的位置和 AQ4([M+H]⁺ m/z 413;图的下半部分)(b) 被测定并在质谱成像图中显示出来。AQ4N 和 AQ4 对照点加在了组织切片的右侧。白色表示 AQ4N 和 AQ4 的重叠区域。在缺氧环境下,肿瘤中的 AQ4N 会代谢成 AQ4,而在富氧环境下则不会被代谢。ATP([M−H₃PO₃]⁻ m/z 409;图的上半部分)和 AQ4([M+H]⁺ m/z 413;图的下半部分)(c)的成像显示了肿瘤组织内缺氧和富氧区域的不同。肿瘤组织内的缺氧区域几乎是没有 ATP 的。白色区域显示了 ATP 和 AQ4 的重叠区域(经同意转载自 Atkinson et al., 2007)。

如果单独使用放射性标记法,是无法得到以上这些推论的,因为它不能区分开前药(AQ4N)和活性代谢产物(AQ4)。除此以外,使用放射性标记法,ATP 也是无法检测出来的。MSI 不仅限于检测小的组织切片,用 MSI 分析全身组织切片也是有一些优势的,在接下来的章节中会做讨论。

26.4.2   使用 MSI 进行全身组织切片分析

全身放射自显影法（WBA）是一种定量的成像技术，使用放射性标记的药物（例如用 β 放射物如 ^3H、^{14}C 或 ^{125}I 标记的药物）给目标动物用药（Solon et al.，2010）。给药后，动物被处死，急冻，然后在大型低温恒温器内被切片，得到从头到尾的单个切片。切片以后，将其放在带有一系列标准曲线的磷光成像板或 X 射线胶片上，暴露时间从几天到几周不等（取决于标记药物的浓度；更长的暴露时间可提供更高的分析物灵敏度）。WBA 虽然可提供优秀的定量能力、灵敏度和分辨率，但其受限于对分析物的特异性，因为 WBA 会检测所有带有放射性标记的化合物（例如，标记的药物和任何带有标记的代谢物）。液相串联质谱通常与 WBA 联合使用检测药物及其代谢物；但是液相串联质谱需要将组织切片匀浆并将药物/代谢物提取出来，空间分辨率会因此而丢失。薄层组织切片的激光捕获显微切割（LCM）技术可以用于特定组织的切割；但是空间分辨率也受限于切片的大小（Emmert-Buck et al.，1996；Drexler et al.，2007）。MSI 有潜力将液相串联质谱对分析物的特异性和 WBA 对检测药物及其代谢物在全身组织薄层切片中的空间定位能力结合起来（Rohner et al.，2005；Khatib-Shahidi et al.，2006；Stoeckli et al.，2007；Chen et al.，2008；Kertesz et al.，2008；Trim et al.，2008）。

Khatib-Shahidi 等人在 2006 详细地报道了一个早期的 MSI 全身组织切片分析案例。口服奥氮平（OLZ）的大鼠全身组织切片在 ToF/ToF 的二级质谱模式下检测。需要注意的是全身组织切片是很难放入 MALDI 离子源的真空室的；在这个研究中，全身组织切片被分成了四块放在 MALDI 目标板上，各自涂层并分析。在数据处理阶段，这些成像图使用仪器的成像软件或是商品化图像处理程序拼合在一起（如 Adobe Photoshop）。一张优化了的全身组织切片的光学成像图如图 26.3a 所示。作者报道了组织切片内 OLZ（图 26.3b）及其主要代谢物 N-去甲基 OLZ（图 26.3c）和 2-羟甲基 OLZ（图 26.3d）的检测。作者特地注明了母药存在于整个组织切片，而代谢物不存在于脑和中枢神经系统中。由此，研究者推断代谢物没有到达中枢神经系统。

2008 年，Chen 等人报道了 MSI 应用于全身组织切片的另一个例子。他们使用 QqToF 二级质谱模式测定了特非那定在大鼠体内的生物利用度。大鼠给药特非那定后，分别于 1 h 和 4 h 处死。经切片和敷用基质后，研究者发现特非那定位于大鼠的胃和肠部，而主要代谢物非索非那定位于肝脏、肠和胃。作者指出给药后 4 h 的质谱成像图显示了特非那定位于小肠，其主要代谢物位于小肠和大肠。由全身切片其他部位缺少特非那定，研究者推断药物在肝脏中和小肠（在较小程度上）中代谢，阻止了药物分布于全身。总之，区分药物和代谢物的能力以测定低生物利用度的原因，这在 ADMET 研究中是一个强大的工具。

尽管 MSI 据有对分析物的特异性和分析时间相对短的优点，它更有可能被作为 WBA 的互补技术来应用。这是由于 WBA 有优于 MSI 的灵敏度和定量能力。虽然有一些研究已经在探索 MSI 的定量能力了（Stoeckli et al.，2007；Reich et al.，2010），但 MSI 仍然是一个定性的主要技术。

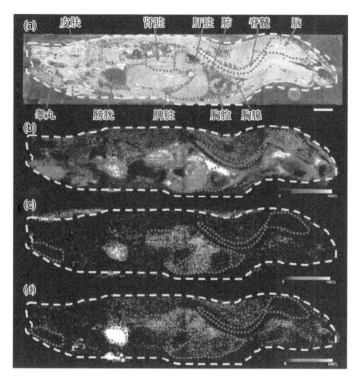

图 26.3 MALDI-MS/MS 的全身组织切片试验。图(a)为大鼠给药 OLZ 2 小时后
处死的全身组织切片光学成像图。图(b)、(c)和(d)呈现了 OLZ(*m/z*
313→256)、N-去甲基 OLZ(*m/z* 299 → 256)和 2-羟甲基 OLZ(*m/z*
329 → 272)的二级质谱成像图。图(a)中的比例尺为 1 cm(经同意转载
自 Khatib-Shahidi et al., 2006)。

26.4.3 质谱成像技术与日俱增的分析物特异性

相关文献检索显示 MSI 目前主要使用一级质谱分析(如 ToF 分析器)。ToF 质量分析器
对于多肽和蛋白质分析是非常有用的;但是正如之前列举的几乎所有应用实例一样,对于药
物及其代谢物分析使用串联质谱系统会更加容易。组织是一种包含磷脂、多肽和其他生物
化合物的复杂混合物。当加入 MALDI 基质分子后会使质谱分析变得更加复杂。测定组织
中的药物分布,MSI 使用增强的分析物选择性从组织中检测出药物,是非常关键的。这些都将
在以下章节做出讨论。

如前述的 LIT(Garrett et al., 2007),增强分析物的选择性的一个方法是使用多级质谱
(MSⁿ)以得到必要的专属性。2007 年,Drexler 等人发表了一个专门应用于 ADMET 研究的
例子。研究者使用 LIT 来鉴别一个专利候选药物高剂量毒性试验大鼠脾脏中的结晶特性。
这些大鼠在两周内给予高剂量的前药。利用二级质谱检测母药的碎片以及对整个脾脏表面
的子离子进行成像,显示了双折射晶体和无晶体的区域的响应(图 26.4)。研究者推论结晶
是由母药产生的,并且这个假设被 LCM 试验所支持。LCM 试验的结果通过对比含微晶和不
含微晶切片的三级质谱与标准品的三级质谱而得到。

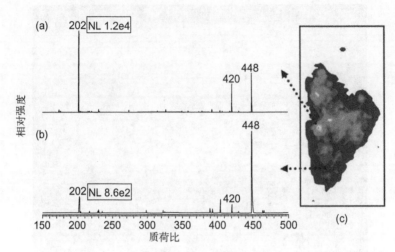

图26.4 脾脏组织切片的二级质谱成像和质谱图,采集于两周内给药高剂量的专利前药后的大鼠。存在双折射晶体区域的二级质谱图(a)和无晶体区域的二级质谱图(b)显示,同一分子存在于两个区域(但浓度不同)。m/z 202 的离子成像(c),提取自监测活性药物(m/z 448)的$[M+H]^+$碎片的二级质谱实验,说明了存在双折射晶体的区域很高的响应强度(经同意转载自 Drexler et al., 2007)。

MSI-MS[n] 试验需要事先了解有关分析物的知识。此外,每个试验只能检测一个母离子(除非使用交替扫描或多点隔离;Reich et al., 2008,2009)。另一个选择是使用高分辨率质谱。高分辨率质谱可区分多个具有相同理论质量数的离子。例如,FT-ICR 用来区分肾脏组织内的 2-羟甲基 OLZ(m/z 329.069)和其他理论质量数 m/z 为 329 的干扰物(图 26.5)

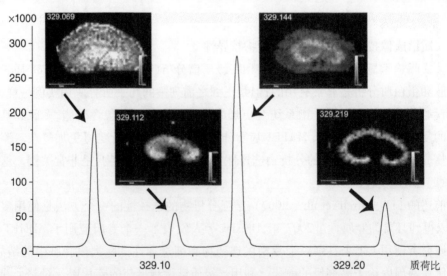

图26.5 FT-ICR MSI 实验产生的肾脏组织的质谱成像图。四张不同的图像分别产生自 m/z 329 的离子。m/z 329.069 的图像指示了代谢物 2-羟甲基 OLZ 的位置。其他三个同位素则为不相关的背景离子(经同意转载自 Cornett et al., 2008)。

（Cornett et al., 2008）。如果使用的是二级质谱,将需要进行多个试验分别产生 2-羟甲基 OLZ 和母药的质谱成像图。使用高分辨率质谱进行质谱成像的一个缺点是需要冗长的试验时间。FT-ICR 采集数据会耗费十几倍于 ToF-MSI 试验的时间。高分辨率质谱得到的信息为数据挖掘提供了支持。

增强分析物选择性的另一方法是增加分析级数,例如增加分离步骤。MSI 的仪器设计中增加液相或气相仪是与质谱成像不兼容的;但是其他可选方案在不断显现。一种方法是结合离子淌度分离。离子淌度色谱(IMS)是一种气相技术,基于碰撞截面分离离子(Jackson et al., 2007)。IMS 结合 MALDI-MS 仪利用漂移时间来区分药物离子和同位素背景离子以提供额外的分析物特异性。2008 年,Trim 等人提出了 MALDI-IMS-MS 在大鼠全身组织切片中检测长春花碱的使用。大鼠在给药后 1 h 处死,使用 IMS-QqToF 仪在一级和二级质谱模式下检测组织中的长春花碱。图 26.6 展示了 IMS-MSI 试验的潜力。IMS-MS 和 IMS-MS/MS 成像图中,分别在图 26.6a 和 26.6b 中的白色箭头指示处有明显的信号衰减。当以长春花碱的漂移时间提取离子,并一级或二级质谱成像后,同位素背景离子的响应从图像中移除,一张更加准确的全身组织切片的肾脏部位成像图显现出来。更重要的是,MSI 成像图与 WBA 成像图相似(图 26.6c),进一步确立了 MSI 可以作为建立成像方法的一种互补技术。

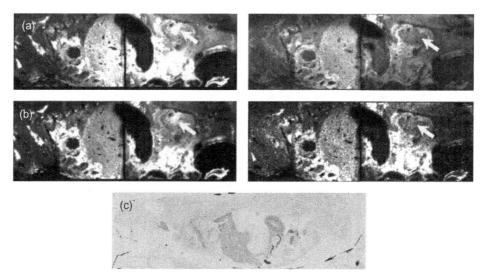

图 26.6 MALDI-IMS-MS 和 MALDI-IMS-MS/MS 试验的对比质谱成像图。肾盂部位 IMS-MS 成像图 m/z 811 离子响应减弱(图 a 右)(白色箭头所示)与传统质谱成像图(图 a 左)提示 IMS 减少了与长春花碱不相关的同位素族的量。产生自 m/z 811 的 m/z 751 的二级质谱成像图(b)进一步分离出了干扰离子。如图所示的 [3]H-长春花碱的 WBA 成像图(c)用来验证 MALDI-IMS-MS 成像图中的药物分布(经同意转载自 Trim et al., 2008)。

来自内源性化合物和 MALDI 基质离子的干扰使 MSI 试验复杂化。二级、多级和高分辨率质谱提供的增强的分析物特异性可以降低数据分析阶段的复杂性。因而利用仪器进行多级分析或高分辨率分析对于 MSI 试验中检测组织切片内的药物分布是至关重要的。

26.4.4 MSI 中 DESI 的应用

对于 MSI 来说,MALDI 依赖其在质谱领域内的熟悉程度和普及程度,是最常用的一种离子源。但是 MALDI 也不是没有局限性的。样品制备是公认的 MSI 初学者的难题,因为对于给定的组织和分析物,MALDI 基质的选择和敷用需要很多的思考和试验。除此以外,MALDI 基质由于其同位素基质簇/分析物基质簇会干扰到分析物峰,或者导致错误的分析物分布,可能对分析造成阻碍。

MALDI 分析中因使用基质而存在很大的劣势,那么不需要基质的方法就似乎很理想。例如,红外(IR)-MALDI 激光可以使用组织内自带的水分作为基质。一些研究表明这种技术是非常有用的(Nemes et al.,2010),但是目前没有针对药物在组织内的 MSI 研究被公布。

另一较少使用基质的 MSI 试验方法为 DESI,因为 DESI-MSI 不使用基质,又只需简单的样品制备。但是由于最佳喷射角度和喷嘴到质谱的距离需要测定得到,优化采集参数是很困难的。此外,DESI-MSI 的空间分辨率与 MALDI-MSI 或 SIMS 成像不在同一级别。排除这些挑战,DESI-MSI 是一种有潜力服务于 ADMET 研究的工具。两项研究特别阐述了 DESI 在药物研究中的便利性(Kertesz et al.,2008;Wiseman et al.,2008)。

2008 年,Wiseman 等人描述了使用 DESI 源结合 LIT 质谱仪检测大鼠器官内氯氮平及其主要代谢物的试验。大鼠给药氯氮平后处死,采集组织并切片,以 DESI 源扫描组织,横向分辨率约为 250 μm。使用 DESI-MS/MS,氯氮平在脑、肺、肾脏和睾丸中被检测出来;此外,氯氮平和其中一个代谢物(N-去甲基氯氮平)位于肺组织中。通过组织匀浆和分析物提取进行分离的液质联用研究证实了组织中氯氮平及其代谢物的存在。不幸的是,其他目标代谢物(N-氧化氯氮平)没有被 DESI-MS 或 MS/MS 检测到。

DESI 应用于全身组织切片的另一实例由 Kertesz 等人在 2008 年提出。DESI 成像以混合 QqLIT 质谱仪得到,与 WBA 进行对比,分析普萘洛尔在全身组织切片中的情况。除了能避免 MALDI 基质的使用,DESI 拥有比配备了 QqLIT 的 MALDI-MSI 更高的采集率。例如,26.4.1 一节描述的 MALDI-QqLIT 仪(Li et al.,2009)在横向分辨率为 100~150 μm(激光光斑的大小)每四秒采集一个谱图。相比之下,DESI 试验在横向分辨率为 140 μm(线扫描速率为 7 mm/s)每秒采集 50 个谱图(图 26.7),但这是在可用的最高扫描率下扫描的。研究者发现更低的扫描速率,分析物的响应会降低。此外,相较于 MALDI 的激光光斑大小,200 μm 的道宽得到的 DESI 成像图的质量比较低。

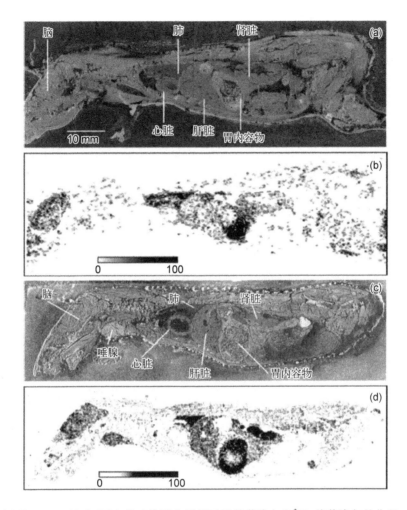

图 26.7 DESI-MS 和 WBA 的成像图分别展示了普萘洛尔和[3]H-普萘洛尔的位置。大鼠给药普萘洛尔(7.5 mg/kg,20 min 后处死)的光学成像图(a)。MSI-DESI-MS/MS 检测普萘洛尔 m/z 260→116 的碎片离子的位置如图(b)所示。组织切片以 7 mm/s 速率在 DESI 发射器下移动(总分析时间为 79 min)。更低的线扫描速率,普萘洛尔响应强度会降低。另一全身组织切片光学成像图(c)来自大鼠给药[3]H-普萘洛尔(7.5 mg/kg,20 min 后处死)。普萘洛尔在各个器官和区域的位置在 WBA 成像图(d)和 MSI 成像图(b)中有很好的可比性(经同意转载自 Kertesz et al.,2008)。

26.5　结论

全面严格的 ADMET 研究对于潜在的药物的开发是非常必要的。需要进行一系列试验来确证候选药物的药效和安全性。例如,放射自显影技术是一个药物在体内分布的可视化成像技术,组织匀浆的液相质谱联用检测允许目标药物的定量分析。当这些用于 ADMET 研究的方法和工具被很好地建立时,新技术的开发能帮助缩短和改善药物的开发。

　　虽然仍处于开发阶段,MSI 作为一个新兴的互补技术,将放射自显影技术和液质联用技术两者的优点结合到单个成像试验中。在单个原位成像试验中,即使受到内源性化合物的影响,MSI 技术提供了监测药物化合物及其代谢物的选择性;减少了 ADMET 研究所需的时间;而且 MSI 周期较短,同时有着较低的样品制备成本。但是 MSI 也有其局限性:MSI 受限于原位样品,相较于放射自显影技术和液质联用技术定量能力较低。除去这些限制以外,MSI 的开发推进了其作为 ADMET 研究补充分析工具的技术进步。

（胡维民译;谢斯谈审校）

参考文献

27

定量全身自显影技术（QWBA）在新药发现和开发中的应用

Lifei Wang, Haizheng Hong, and Donglu Zhang

27.1 引言

由于液体闪烁技术、全身放射性自显影技术（QWBA）和其他方法（Shaffer et al., 2006; Christopher et al., 2008; Wang et al., 2006, 2010a,b; Zhang et al., 2009）可以很容易地检测和定量放射性,放射性标记药物已被广泛应用于药物发现和开发研究中。应用放射性标记药物研究动物组织分布在药物的发现和开发过程中具有重要意义,可提供受试药物或其代谢物在动物组织或器官的分布和药代动力学信息（Igari et al., 1982; Xiang et al., 2004; He et al., 2008）。在开始人体吸收、分布、代谢和排泄（ADME）研究之前,开展放射性标记药物在大鼠体内的组织分布实验,用以预测放射性药物在人体器官的暴露量并评估给药后的安全性。此外,在新药申报时,需要提供雄性、雌性和妊娠大鼠完整的组织分布数据。

QWBA 是一种成熟的成像技术,使用放射性来示踪动物全身组织分布或标记药物在特定组织的定位。它广泛应用于药物的发现和开发,提供标记药物详细而全面的组织分布和组织定位信息（Solon et al., 2002a; Potchoiba and Nocerini, 2004; Skotland et al., 2006; Yu et al., 2007）。QWBA 在组织分布研究中具有多种优势:① QWBA 提供了一种可见的动物体全身放射性的分布图;② QWBA 能准确测定大多数主要器官或组织中的放射性浓度,包括妊娠动物体内的胎儿;③ QWBA 可以检测到药物蓄积的潜在部位,并提供在非常小的组织中的分布和定位信息,提示潜在的毒理学或药理学的作用位点。

27.2 仪器和材料

QWBA 研究需要以下几种类型的仪器和材料。低温切片机（如 Leica CM3600 Cryomacrocut, Nussloch, Germany）用于切片冷冻动物尸体并干燥全身切片。荧光成像板（如 Fuji Bio-medical, Stamford, CT）用于捕捉全身自显影图像。放射性标准品,如^{14}C 葡萄糖或^{3}H 葡萄糖,可用于建立标准曲线来计算放射性浓度。成像系统（如 Fuji FLA imaging system, Fuji Biomedical）用来进行全身图像采集。图像分析软件（例如 MCID image analysis software 7.0,InterFocus Imaging Ltd. , Cambridge, U. K.）用于定量全身自显影组织的放射性浓度。

27.3 实验设计

27.3.1 放射性标记的选择

放射性核素的选择、放射性标记在药物化合物中的位置、放化纯度、放射性比活度是 QWBA 实验设计的重要参数。^{14}C 和^{3}H 是 QWBA 研究中最常用的同位素,因为^{14}C 标记和^{3}H 标记的药物都具有长的放射性半衰期,可以为全身成像提供良好的分辨率。与^{3}H 标记药物相比,^{14}C 标记的药物暴露时间更短,但^{3}H 标记的药物具有高比活度和多个标记位点的特点。如果允许更长的曝光时间的话,与其他同位素相比^{3}H 会获得更好的成像分辨率。其他同位素,如^{35}S、^{32}P 和^{125}I,放射性半衰期短,比活度高,也适用于 QWBA 研究（Nair et al. , 1992; Osaka et al. , 1996; Solon and Kraus, 2002b; Riccobene et al. , 2003; Coro et al. , 2005）。QWBA 实验 需要有高比活度和高纯度的放射性标记药物,放射化学纯度需达到≥98%,但在某些情况下 ≥ 95% 也是可以接受的。在配制药液前需检测放射性标记药物的纯度和给药前后的稳定性。

27.3.2 动物的选择

多种动物种类均可用于 QWBA 研究。小型啮齿类动物（大鼠或小鼠）是 QWBA 研究中最常用的动物,在特定的情况下,兔、犬和猴(约 5 kg) 也可被用于该类研究。动物选择的关键是在低温切片阶段动物的大小必须可以进行全身切片。动物的选择也应取决于 QWBA 研究的目的,并与毒理学研究中所使用的物种相匹配。雄性动物通常用于 QWBA 研究;雌性动物可用于比较雌雄之间放射性分布的差异。

在给药之前,实验动物通常有至少 14 天的检疫期或环境适应期。一般而言,使用合格的犬或灵长类动物的饲料,如 LabChow^{TM} 或 LabDiet^{TM}（Purina Mills, Inc., St. Louis, MO, USA）喂养犬和猴。合格的啮齿类动物饲料,如 LabDiet（Purina Mills Inc.）须提供给大鼠和小鼠以每天自由进食。实验动物可以自由饮水。小鼠一般禁食 4 小时,大鼠、犬和猴通常在给药前禁食过夜。

27.3.3 剂量的选择,配药和给药

QWBA 研究中动物的给药剂量应能对动物产生毒性,并提供足够的循环放射性暴露量。对于高剂量的药物,应选择耐受性好的中剂量。QWBA 研究首选毒性研究中使用的药物赋形剂。给药溶液通常是在给药当日配制。如果药物是稳定的,可提前一天配制并储存在

≤-20℃环境中。实验计划书中应规定好目标剂量水平（mg/kg），给药体积（mL/kg）和药物浓度（mg/mL）。

分析给药前和给药后给药制剂上、中、下三处的样本（~100 μl；必要的情况下可以稀释），通过液体闪烁计数仪测量给药溶液的药物放射性浓度（μCi/mg）。给药溶液中各成分的信息（包括识别号、制造商、物理性质、批号、放射性比活度、过期日期和存储温度）应记录在项目文档中。放射性剂量水平应根据同位素类型和给药途径来选择。对于具有相对较高β能量的^{14}C、^{35}S 或 ^{32}P，放射性剂量水平范围为 50~100 μCi/kg；对于具有较低 β 能量的^{3}H，放射性剂量水平范围为 1~2 mCi/kg。每只动物的给药体积应根据动物体重来计算。如果用注射器给药，应通过称量给药前后注射器重量来确定真实给药量。

药物在动物中的给药途径通常与建议用于临床使用的给药途径相同。常规为口服和静脉注射。其他给药途径包括腹腔注射、肌肉注射、鼻腔和吸入给药。QWBA 研究通常采用单次给药，但特殊情况下也可多次给药。一只动物通常用于一个时间点。

27.4　QWBA 实验步骤

27.4.1　包埋

实验动物给予放射性标记药物后，每只动物在指定的时间点立即被实施安乐死。动物的尸体在大约-70℃的正己烷/干冰浴中冷冻至少 15~20 min，以减少药物在组织和器官中扩散的可能性。然后将冰冻的动物尸体包埋在冰冷的 2% 羧甲基纤维素溶液中，并进行至少 1~2 小时的约-70℃正己烷/干冰浴，再安装在切片机台面上（Leica CM3600 低温切片机）。

27.4.2　全身切片

将包埋动物尸体的冷冻块安装在大型低温切片机（如 Leica CM3600 低温切片机）中。修剪冷冻块直到感兴趣的组织和器官出现。当切到组织和器官合适的位置时，将切片收集胶带（Scotch Tape No. 8210, 3M Ltd. , St. Paul, MN）粘贴到动物块的表面。动物切片（约 40 μm 厚）均是在矢状平面上获得，并粘贴在胶带上。待收集到包含所有主要组织和器官的切片后，将其放置在-20℃的冷冻切片机中干燥至少 48 h。

27.4.3　全身显影

烘干后，修剪全身切片，每只动物的一组全身切片安放在一块纸板上，覆盖薄薄的塑料膜。然后，全身切片与作为校准标准品的 ^{14}C 或^{3}H 葡萄糖（American Radiolabeled Chemicals, St. Louis, MO）一起暴露于^{14}C 敏感的荧光成像板（BAS-MS 2040, Fuji Biomedical）或^{3}H 敏感荧光成像板（BAS TR2040s, Fuji Biomedical）上。整个全身切片暴露在成像板上，方式类似于照射 X 线。将全身切片的成像板放置在遮光曝光盒中，然后将曝光盒放在室温下的铅室内，以减少曝光期间产生的辐射背景干扰。曝光时间是根据同位素的类型和全身切片的放射性量确定的。对于 ^{14}C 药物,暴露时间通常是从几个小时到 1 天;对于 ^{3}H 药物,暴露时间可能长达 3~5 周。

成像板是一块有弹性的图像感光板。许多含有微量二价铕的促显像荧光的氟溴钡小晶体作为发光中心,并覆盖一层 150~300 μm 厚的聚酯支撑涂层。曝光后,使用氦氖激光束的图像扫描仪扫描成像板。氦氖激光束产生波长为 633 mm 的红光作为激发光源,激活发射蓝紫色(400 nm)的光激励发光(PSL),定向到光电倍增管(PMT),并按时间顺序转换成模拟电信号。电信号随后转换为数字信号,进而可以在电脑屏幕上查看 整个成像(Shigematsu et al., 1999)。

27.4.4　放射性浓度定量

使用图像分析软件定量组织和器官中的放射性浓度,如 MCID 图像分析软件 7.0(Imaging Research, Inc., St. Catherines, ON)。使用上述软件,确定 ^{14}C 或 ^{3}H 校准标准品的 PSL/mm^2 值,然后对应标准品浓度绘制标准曲线,用于计算全身自显影中的组织或器官放射性浓度。正常条件下,全身自显影的放射性定量下限可以达到 1~4 nCi/g(未干燥组织)。

27.5　QWBA 的应用

QWBA 在新药发现和开发过程中有许多应用。在药物开发方面,QWBA 数据可用于支持新药申报。QWBA 用于测定药物组织分布和药代动力学,并预测人体 ADME 研究中可接受的辐射剂量。QWBA 也可用于药物发现阶段,以支持新候选药物的选择,并用于确定、评估和解决毒理学问题。此外,QWBA 是研究药物在啮齿类动物胎盘和脑渗透的好方法。由于其高成像分辨率,小胎儿组织中的药物分布也可以识别和定量。此外,在药物发现中,QWBA 可以用来解释与药物毒理、药理指标相关的特定问题或解决 ADME 相关问题。

27.5.1　案例 1:药物传递至药理学靶标研究

CD2F1 小鼠经系统给予[^{3}H]药物 A 后肿瘤对新型叶酸受体介导的埃博霉素的摄取(Gan et al., 2009)。

27.5.1.1　实验设计

[^{3}H]药物 A 的比活度为 20.5 Ci/mmol,放射性纯度 > 99%。从哈兰实验室(Indianapolis, IN)购买 6~8 周的雌性小鼠(CD2F1 品系),并在实验期间自由摄取正常或缺少叶酸的啮齿动物饲料(Harlan Teklad, Madison, WI)。由于正常啮齿动物饲料含有高浓度的叶酸(6 mg/kg),本实验中叶酸受体过表达的小鼠在摄取 2 周无叶酸的饲料后,其血清叶酸水平接近正常人水平,并接种肿瘤。接种肿瘤细胞时,将 100 μL 含 1×10^6 98M109 细胞的培养液皮下注射接种于小鼠左腹侧,另 100 μL 含 1×10^6 M109 细胞的培养液皮下注射接

种于小鼠右腹侧。接种后,肿瘤在小鼠体内生长 14 天。

2 周后,能够同时耐受 98M109 肿瘤（FR+,叶酸受体阳性肿瘤）和 M109 肿瘤（FR-,叶酸受体阴性肿瘤）的雌性小鼠用于本研究。应用 Delbecco 磷酸盐缓冲液新鲜配制 [³H] 药物 A,药物浓度和放射性浓度分别为 1 mg/mL 和 2.5 mCi/mL。四只小鼠均通过尾静脉给予 4 mg/kg 的 [³H] 药物 A。给药后,0.5、2、24 和 48 h 时间点的小鼠实施安乐死,并在 -70℃ 的干冰-己烷浴中冷冻 10 min。应用 QWBA 来测定不同时间点动物体内放射性的组织分布。

27.5.1.2 结果

在对试验小鼠进行单次静脉给药 [³H] 药物 A（4 mg/kg）后,用 QWBA 测定小鼠组织和肿瘤的放射性。表 27.1 和图 27.1 列出了小鼠组织和肿瘤中的放射性分布情况。在所有小鼠组织中,胃肠道的放射性浓度最高,其次是肾脏、肺脏、肝脏、心脏、血液、唾液腺、皮肤、肌肉和其他组织（图 27.1）。大多数组织的放射性浓度在给药后 30 min 达峰。给药后 2 h,放射性从肾脏、肺脏、肝脏、心脏和其他组织中迅速消除。给药 48 h 后,大多数药物相关的放射性从小鼠肝脏中消除。

表 27.1 给予荷瘤鼠 [³H] 药物 A 后小鼠主要组织和肿瘤的放射性

	组织放射性（μg eq./g 组织）（mean±SD）			
	30 min	2 h	24 h	48 h
M109（FR-）	1.73±0.59	1.17±0.40	1.20±0.67	0.53±0.13
98M109（FR+）	5.97±1.44	NC	4.11±2.24	2.29±1.07
脑	0.11±0.03	LLQ	LLQ	LLQ
全血	4.08±0.48	0.35±0.08	LLQ	LLQ
骨髓	2.27±0.64	1.73±0.21	0.93±0.16	0.40±0.08
心脏	5.63±0.61	2.40±0.11	0.91±0.16	0.59±0.05
肝脏	8.45±1.39	4.08±0.53	1.41±0.24	1.07±0.21
肺脏	9.28±1.15	2.35±0.48	0.80±0.13	0.40±0.08
肾脏	11.33±4.48	6.03±3.01	1.49±0.27	1.41±0.37
肌肉	0.80±0.35	0.29±0.05	0.35±0.08	0.24±0.05
皮肤	4.13±0.99	0.80±0.08	0.40±0.08	0.43±0.05
唾液腺	3.12±0.48	3.09±0.64	1.87±0.27	1.41±0.19
脊髓	0.19±0.03	0.11±0.03	LLQ	LLQ
肠及内容物	52.61±21.65	45.76±32.27	37.01±26.53	4.69±2.69

LLQ,定量下限（0.08 μg-eq./g 组织）;NC,未收集。

给药后 30 min,98M109 肿瘤（FR+）（6 μg eq./g）（表 27.1 和图 27.1）中可检测到中等浓度的放射性。给药后 24 h 和 48 h,98M109 肿瘤中放射性的浓度分别为 4.1 和 2.3 μg eq./g,比 30 min 略有下降。然而,M109 肿瘤（FR-）中的放射性浓度显著低于 98M109 肿瘤,其 0.5、2、24 和 48 h 时间点放射性浓度分别为 1.7、1.2、1.2 和 0.5 μg eq./g。

综上,荷瘤小鼠静脉注射 [³H] 药物 A 后,[³H] 药物 A 在组织中广泛分布。所有结果表

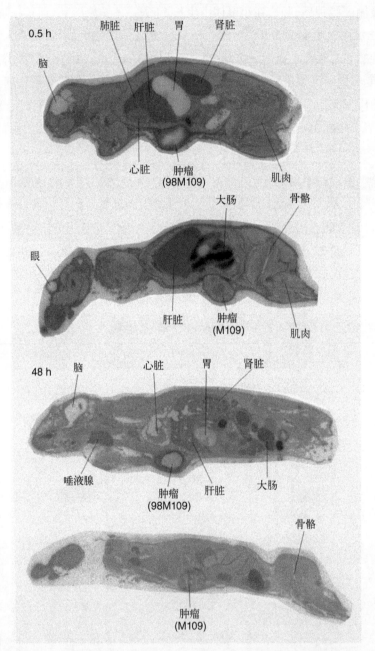

图 27.1 给予荷瘤鼠[^{3}H]药物 A 0.5 h、48 h 后全身放射性自显影图谱

明,[^{3}H] 药物 A 有从血液到叶酸受体阳性 98M109 肿瘤的分布倾向。

27.5.2 案例 2:组织分布和代谢物谱研究

应用 QWBA 和 LC-MS 测定丁螺环酮在大鼠组织中的放射性分布及代谢物谱研究(Zhu et al. , 2003)。

27.5.2.1 实验设计

[^{14}C]丁螺环酮的放射性比活度为 27 μCi/mg,放射性纯度>97.5%。本研究应用两个胆插管雄性 SD 大鼠(体重: 250~280 g)进行。动物给予 20 mg/kg (100 μCi/kg)的[^{14}C]丁螺环酮,其药液浓度为 2 mg/mL,溶媒为 6 mmol/L 盐酸水溶液。大鼠在给药 1 h 和 6 h 后,分别吸入 CO_2 处以安乐死。通过右颈静脉穿刺将全血收集到含有 K_2EDTA 的试管中,1 300 g 离心 10 分钟得到血浆。将每只大鼠的尸体都进行冷冻和包埋。收集厚度为 40 μm 的全身切片用于全身显影。

27.5.2.2 脑组织取样

使用莱卡 CM3600 低温切片机在约-20℃温度下将 200 μm 厚度的全身切片收集至胶带上。主要器官和组织(脑、心脏、肾脏、肝脏和肺脏)在切片中都需呈现出来。在-20℃情况下,从 2~3 块切片上分离出脑组织,收集到闪烁瓶中。将脑样本(约 200 mg)用 1 mL 的蒸馏水在玻璃匀浆器中匀浆,匀浆后的样品用 1 mL 水/乙腈(50/50, v/v)提取两次,然后在 5℃条件下 3 000 r/min 离心 10 min(Heraeus Sepatech GmbH, Osterode, Germany)。上清液被合并转移到玻璃管中,在氮气流下干燥,然后用水复溶至约 200 μL。将浓缩样品转移到自动进样瓶中,进样至 HPLC-MS 中,用于代谢物谱和代谢产物鉴定研究。

27.5.2.3 代谢物谱和代谢物鉴定

血浆和脑组织代谢物谱使用日本岛津 Class-VP 系统(Shimadzu, Columbia, MD),配有两个泵(型号 LC 10AD)、自动进样器(型号 SIL-10AD)和二极管阵列检测器(型号 SPD-MA10A),流速为 1 mL/分钟。使用 Zorbax RX-C8 色谱柱(Phenomenex, Torrance, CA, USA)(4.6×250 mm),流动相 A(0.01%三氟醋酸水溶液)和流动相 B(乙腈)。流动相 B 初始比例为 8%,后续梯度变化为: 8%(8 分钟),40%(30 分钟),90%(35 分钟)和 8%(40 分钟)。收集 HPLC 洗脱液到含有固体闪烁剂(PerkinElmer Life and Analytical Sciences, Waltam, MA, USA)的 Deepwell LumaPlate™-96-well 板中,以 0.25 分钟每板的速度用 Gilson Model FC 204 自动流份收集器收集(Gilson, Middleton, WI),然后用真空系统(SpeedVac AES-2010; Savant Instruments, Holbrook, NY)干燥。96 孔板中残留的放射性物质用 TopCount 微孔板闪烁计数器(PerkinElmer Life and Analytical Sciences, Waltham, MA, USA)来测定,每板读数 10 分钟。使用毛细管 LC 联合 LTQ 质谱仪,对血浆和脑组织样品进行代谢物鉴定。LTQ 质谱仪(Thermo Fisher Scientific, San Jose, CA)在正离子电离模式下运行。加热毛细管温度维持在 300℃;鞘气和辅助气体流速分别设置为 60 和 15 单位,离子喷雾电压、毛细管电压、管透镜偏压调整为 2、9 和 85 V。在 MS/MS 采集过程中,归一化碰撞能量为 30%,以氦气作为碰撞气体。

27.5.2.4 结果

药物相关放射性的组织分布如图 27.2 所示。给药后 1 h,放射性物质在大鼠组织中广泛分布。在胃肠道和肝脏中检测到最高的放射性浓度,大脑、心脏、肺脏和肾脏的放射性浓度相对较低。给药6 h后,胃肠道和肝脏中的放射性浓度仍旧较高,脑、心脏、肺脏、肾脏及其他组织的放射性仍可检出。

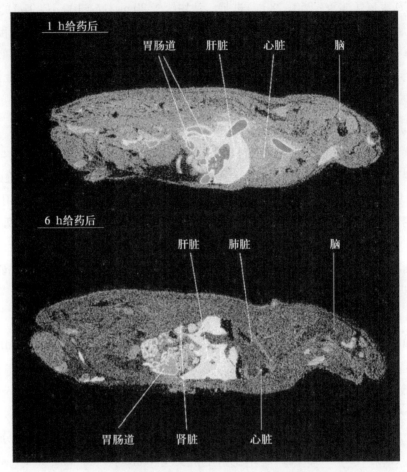

图 27.2 单次给予大鼠 20 mg/kg 的 [^{14}C]丁螺环酮后代表性的
全身放射性自显影图谱。

对[^{14}C]丁螺环酮给药后1 h和6 h的大鼠血浆和脑组织样品进行了丁螺环酮及其代谢物的代谢物谱研究(图27.3)。血浆代谢物谱显示1 h和6 h样品之间的代谢物类似,代谢产物包括1-嘧啶哌嗪(1-PP),6'-基丁螺环酮 (6'-OH-Bu)和5,6'-二羟基丁螺环酮(5,6'-di-OH-Bu),共占血浆放射性的85%以上,是血浆的主要代谢物。丁螺环酮在血浆中少量存在。大脑代谢物谱显示1 h和6 h样品之间的代谢物类似。代谢产物 1-PP 和 6'-基丁螺环酮是脑中的主要存在形式,而丁螺环酮仅少量存在。综上,在大鼠血液中出现了多种代谢产物,但只有 1-PP、6'-基丁螺环酮和丁螺环酮能穿透大鼠脑屏障,为其活性成分。

27.5.3　案例3:组织分布和蛋白质共价结合

[^{14}C] 罗非考昔与动脉弹性蛋白的蛋白质共价结合 (Oitate et al. , 2006)。

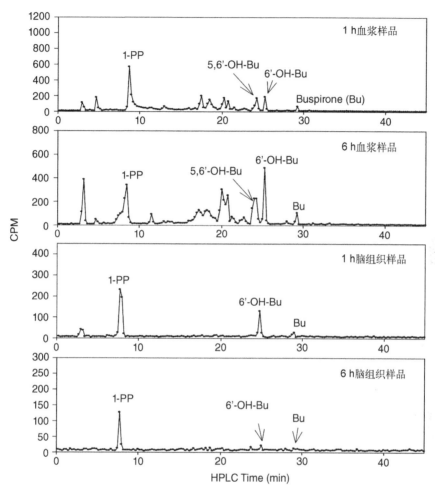

图 27.3 单次口服给予大鼠 20 mg/kg 的[^{14}C]丁螺环酮后血浆及脑组织样品中代谢物谱。

27.5.3.1 实验设计

[^{14}C]罗非考昔按照 2 mg/kg 的剂量溶于聚乙二醇 400 中给药。在同一个专题中(范围:68~370 μCi/kg 体重),给药溶液均是在给药前新鲜配制的并给予相同的放射性。大鼠分别在三天重复给予[^{14}C]罗非考昔(2 mg/kg)后 48 h,7 天重复给药后 48 h 和 10 天时实施安乐死。大鼠被冷冻后进行全身切片和显像。

27.5.3.2 结果

QWBA 结果表明,3 天或 7 天重复给予[^{14}C]罗非考昔后 48 小时,放射性以剂量依赖性的方式在主动脉和脊髓间韧带蓄积。此外,在 7 天重复给药的 10 天后,当放射性几乎完全从身体其他部位清除时,仍可以观测到这些组织中的放射性(图 27.4)。综上,口服[^{14}C]罗非考昔后,全身自显影和组织浓度的定量测定表明,大量的放射性保留并蓄积在大鼠的胸主动脉中。这些发现提示[^{14}C]罗非考昔和/或其代谢物与动脉弹性蛋白存在共价结合的现象。

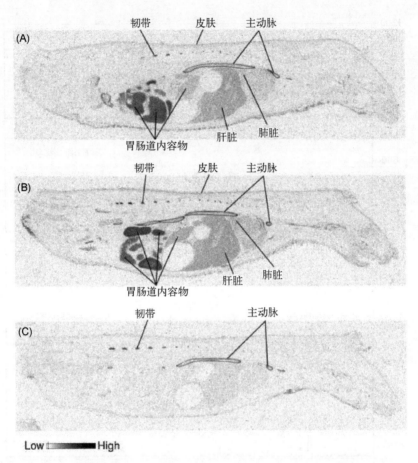

图 27.4 重复给予大鼠 2 mg/kg 的[¹⁴C]罗非考昔后全身自显影图像。(A) 3 天重复给药后 48 h;(B) 7 天重复给药后 48 h;(C) 7 天重复给药后 10 天(*Drug metabolism and Disposition* 授权重新打印)。

27.5.4 案例 4：大鼠组织分布及人体放射性剂量的推算

27.5.4.1 人体放射性剂量预测方法 A

定量分析药物相关物质的组织分布和[¹⁴C]雷扎沙班的组织分布来支持人体 ADME 研究。本研究应用 11 只成年雄性 SD 大鼠开展。每只大鼠单次口服给予 5 mg/kg(100 μCi/kg)的[¹⁴C]雷扎沙班。分别于给药后 0.5,1,3,6,10,12,18,24,30,48 和 96 小时,分别安乐死一只大鼠。收集包括主要组织和器官的全身切片。干燥后,全身切片与 ¹⁴C 校准液一起暴露在对 ¹⁴C 敏感的荧光成像板上(BAS-MS 2040)。曝光后,对成像板进行扫描,定量分析组织和器官的放射性浓度。单次口服给予大鼠[¹⁴C]雷扎沙班 0.5 h 到 48 h 后,用 QWBA 方法确定大鼠组织中的放射性分布,结果列在表 27.2 中。

根据组织浓度数据计算了各组织的药代动力学和辐射剂量参数(半衰期 [$t_{1/2}$]、最大药物浓度 C_{max}[μg eq./g]和组织中的暴露剂量[D])。应用 Microsoft Excel 把组织的浓度单位

从 μCi/g 转化为以 μg[¹⁴C]-药物/g 组织。应用 WinNonLin™ 软件（Pharsight Corp.，Mountain View，CA）计算药代动力学和辐射剂量参数。对单个组织和全身的有效剂量（mrem）是按照 70 公斤的人给予 100 μCi 放射性碳来计算的。

表 27.2　单次口服给予雄性 SD 大鼠 5 mg/kg 的[¹⁴C]雷扎沙班后组织放射性浓度（μg 雷扎沙班/g 组织）

组　织	μg eq. [¹⁴C]雷扎沙班/g									
	0.5 h	1 h	3 h	6 h	10 h	12 h	18 h	24 h	30 h	48 h
肾上腺	0.045	0.038	0.057	NS	NS	NS	NS	NS	NS	NS
血液（心脏）	NS	NS	NS	NS	NS	NS	NS	NS	NS	NS
骨	NS	NS	NS	NS	NS	NS	NS	0.040	0.033	0.034
骨髓	NS	NS	NS	NS	NS	NS	NS	BLQ	BLQ	BLQ
盲肠	NS		0.074	0.159	0.259	0.186	0.065	0.0648	0.051	NS
盲肠内容物	NS	NS	NS	NS	NS	NS	NS	NS	NS	NS
（小脑）	NS	NS	NS	NS	NS	NS	NS	NS	NS	NS
（大脑）		NS	NS	NS	NS	NS	NS	NS	NS	NS
隔膜		NS	NS	NS	NS	NS	NS	NS	NS	NS
附睾	NS	NS	NS	NS	NS	NS	NS	NS	NS	NS
食道内容物	2.73	9.54	2.30	2.62	0.131	0.107	NS	0.116	NS	NS
食管	0.052	0.084	0.176	0.176	0.095	0.112	NS	0.045	NS	NS
眼睛	NS	NS	NS	NS	NS	NS	NS	NS	NS	NS
脂肪（腹部）	NS	NS	NS	NS	NS	NS	NS	NS	NS	NS
脂肪（棕色）	NS	NS	NS	NS	NS	NS	NS	NS	NS	NS
哈德氏腺体	NS	NS	NS	NS	NS	NS	NS	NS	NS	NS
肾脏	0.055	0.065	0.040	NS	NS	NS	NS	NS	NS	NS
大肠内容物	BLQ	BLQ	BLQ	NS	73.3	145	39.3	7.12	4.32	0.055
大肠	NS	NS	NS	NS	0.116	0.229	0.157	0.202	0.085	BLQ
肝脏	0.091	0.168	0.281	0.119	0.317	0.108	0.051	0.028	0.043	NS
肺脏	NS	NS	NS	NS	NS	NS	NS	NS	NS	NS
肌肉	NS	NS	NS	NS	NS	NS	NS	NS	NS	NS
心肌	NS	NS	NS	NS	NS	NS	NS	NS	NS	NS
胰腺	0.027	0.041	0.033	NS	NS	NS	NS	NS	NS	NS
垂体	NS	NS	NS	NS	NS	NS	NS	NS	NS	NS
前列腺	NS	NS	NS	NS	NS	NS	NS	NS	NS	NS
肾皮质	0.050	0.060	0.037	NS	NS	NS	NS	NS	NS	NS
肾髓质	0.059	0.074	0.041	NS	NS	NS	NS	NS	NS	NS
唾液腺	NS	NS	NS	NS	NS	NS	NS	NS	NS	NS
精囊	NS	NS	NS	NS	NS	NS	NS	NS	NS	NS
皮肤	NS	NS	NS	NS	NS	NS	NS	NS	NS	NS
小肠内容物	10.9	29.7	164	50.1	12	0.445	0.06	0.541	0.053	NS

续　表

组织	μg eq. [^{14}C]雷扎沙班/g									
	0.5 h	1 h	3 h	6 h	10 h	12 h	18 h	24 h	30 h	48 h
小肠	0.135	0.299	0.248	0.303	0.134	0.051	BLQ	0.035	BLQ	NS
脊髓	NS	NS	NS	NS	NS	NS	NS	NS	NS	NS
脾	0.031	0.030	0.032	NS	NS	NS	NS	NS	NS	NS
胃	0.152	0.122	0.150	0.069	0.071	BLQ	NS	NS	NS	NS
胃内容物	107	86.4	69.3	14.3	0.281	0.249	BLQ	0.464	BLQ	NS
睾丸	NS	BLQ	NS	NS	NS	NS	NS	NS	NS	NS
胸腺	NS	NS	NS	NS	NS	NS	NS	NS	NS	NS
甲状腺	NS	NS	NS	NS	NS	NS	NS	NS	NS	NS
膀胱	NS	BLQ	BLQ	BLQ	NS	NS	NS	NS	NS	NS

BLQ,低于定量下限[<0.0257 μg eq. [^{14}C]雷扎沙班/g;NS,未取样(样品不能与背景区分)]。

用下面的公式(Dain et al., 1994;Solon and Lee, 2002c)估算了人体给予 100 μCi 的放射性同位素标记化合物后放射性在人体组织中的暴露值：

$$D = (73.8)(E_\beta)(C_{\max(\mathrm{human})})(t_{1/2}) \times 1\,000$$

其中 D=放射性暴露(mrem);E_β=^{14}C 平均 β 粒子能量(本测定应用0.156 MeV 来提供放射性暴露的保守估计);$C_{\max(人)}$=人体最大放射性活性浓度(μCi/g);推理如下：$C_{\max(人)}$=$C_{\max(大鼠)}$(μg eq./g)×人剂量(μCi/g)/大鼠剂量(μg/g)。使用的大鼠剂量是所有大鼠的平均实际剂量(5.03 μg/g)。计划的人体研究中,一个成年人(70 公斤男性受试者)的放射性给药剂量大约是 100 μCi(对70 公斤男性大约为 0.001 43 μCi/g);$t_{1/2}$=大鼠中的^{14}C 标记的化合物生物有效半衰期(天)。

人体剂量测定结果见表27.3。根据 SD 大鼠 QWBA 的研究结果,成年男性全身辐射剂量估计为 0.519 42 mrem。单次给予人体同位素后的辐射剂量远远低于 3 rem 的暴露限值。在 SD 大鼠中,胃、小肠、肝脏、大肠和胰腺预计是受到最大辐射的 5 个器官。在人体,如果给予预期的目标口服剂量 100 μCi 的[^{14}C]雷扎沙班后,这些器官估计的暴露值分别为 0.0306,0.286,0.0637,0.0471 和 0.0112 mrem。所有暴露值都远远低于美国联邦法规(21 CFR：part 361.1,2009)规定的 35 rem 限值。因此,人体给予 100 μCi 放射性药物是安全的。

表 27.3　成年男性给予 100 μCi 的 [^{14}C] 雷扎沙班后预测的辐射剂量(mrem)

基　质	大鼠 $C_{\max}$ (μg equiv/g)	人体 $C_{\max}$ (μCi/g)	大鼠 $t_{1/2}$(h)	大鼠 $t_{1/2}$ (天)	预测人体^{14}C 暴露量(mrem)
肾上腺	0.057	0.000 016 2	4.70	0.196	0.011 5
全血/血液	NA	NA	NA	NA	NA

续 表

基 质	大鼠 C_{max} (μg equiv/g)	人体 C_{max} (μCi/g)	大鼠 $t_{1/2}$(h)	大鼠 $t_{1/2}$ (天)	预测人体^{14}C 暴露量(mrem)
骨	0.040	0.000 011 4	4.70	0.196	0.008 04
骨髓	NA	NA	NA	NA	NA
盲肠	0.648	0.000 18	1.64	0.068 2	0.045 4
小脑	NA	NA	NA	NA	NA
大脑	NA	NA	NA	NA	NA
附睾	NA	NA	NA	NA	NA
食管	NA	NA	NA	NA	NA
眼睛	NA	NA	NA	NA	NA
脂肪（腹部）	NA	NA	NA	NA	NA
脂肪（棕色）	NA	NA	NA	NA	NA
肾脏	0.065	0.000 018 5	2.86	0.119	0.007 94
大肠	0.229	0.000 065 0	4.80	0.200	0.047 1
肝脏	0.317	0.000 090 0	4.70	0.196	0.063 7
肺脏	NA	NA	NA	NA	NA
肌肉	NA	NA	NA	NA	NA
心肌	NA	NA	NA	NA	NA
胰腺	0.041	0.000 011 6	6.39	0.266	0.0112
血浆（LSC）	0.007 5	0.000 002 13	4.70	0.196	0.001 51
前列腺	NA	NA	NA	NA	NA
唾液腺	NA	NA	NA	NA	NA
皮肤	NA	NA	NA	NA	NA
小肠	0.303	0.000 086 1	22.1	0.921	0.286
脊髓	NA	NA	NA	NA	NA
脾脏	0.032	0.000 009 09	4.70	0.196	0.006 43
胃	0.152	0.000 043 2	4.70	0.196	0.030 6
睾丸	NA	NA	NA	NA	NA
胸腺	NA	NA	NA	NA	NA
甲状腺	NA	NA	NA	NA	NA
膀胱	NA	NA	NA	NA	NA
总计					0.519 42

NA,不能提供。

27.5.4.2　人体放射性剂量预测方法 B

当该化合物无临床药动学数据时,可应用预测方法 A 中推算人体放射性剂量。已获得临床数据并已知临床前或临床的清除途径时,应用预测方法 B 可推算出更准确的剂量。在下一段落中,我们将用预测方法 B 来预算人体放射性剂量。

单次口服给予雄性 Long Evans 大鼠 5 mg/kg 的 [^{14}C]药物 B 后（一只大鼠/时间点,在给药后 0.5、1、2、4、8、12、24、48、72、96 和 168 小时处死），应用全身放射性自显影测定放射性的组织分布情况。QWBA 测定的大鼠组织中的药物浓度（μg[^{14}C]药物/g 组织）通过 Microsoft Excel 软件来计算。药物在各组织和器官的药时曲线下面积（AUC_{inf}（μg eq.·h/g）），C_{max}，T_{max} 和末端半衰期（$t_{1/2}$）均通过 Kinetica™ 4.4（Thermo Fisher Scientific Inc.，Waltham，MA）来计算。

根据国际辐射防护委员会（ICRP publication 103）的建议，用大鼠组织分布结果来计算药代动力学和放射性剂量参数。

以 80 μCi 剂量给予 70 公斤人体为例估计了人体各器官的有效剂量（mSv）和整个机体的总有效剂量。

1. 人体剂量：单次口服给予 50 mg（80 μCi 或 2.96 MBq）的[^{14}C]药物 B。放射性活度为 1.6 μCi/mg 或 0.059 2 MBq/mg。

临床数据表明，人体口服 50 mg 时药物 B 的 AUC_{0-inf} 是 5 668 ng·h/mL。假设选定剂量下[^{14}C]药物 B 的血浆总放射性 AUC 与母药无显著不同。那么 $AUC_{(0-t)}$（^{14}C）= 5 668 ng eq. h/mL。

2. 通过肾脏和粪便排泄 ^{14}C：在大鼠中通过粪便排泄总放射性的 80%，通过肾脏/尿液排泄 20%。

3. 假设药物在大鼠和人类的器官分配模式相似，则 $R_{T(rat)}$ = $AUC_{T(rat)}$/$AUC_{plasma(rat)}$。某些器官的暴露量未采用转运模型（公式 27.2）计算，也包括在本推算中。

4. 以下公式由国际辐射防护委员会和其他参考资料（ICRP 年报，1987；ICRP 年报，2007）推荐。在某一器官或组织中所占的辐射剂量 H_T 计算公式如下：

$$H_T = k \times s \times AUC_{(0-\infty)(器官)} [mSv] \tag{27.1}$$

其中，H_T 是各器官的辐射剂量；k 是 ^{14}C 剂量常数（= $Ep \times f$）= 25.6（mSv×g/μCi×d）；s 是药液的放射性比活度（20 μCi/mg）；$AUC_{(0-\infty)(器官)}$ 是 ^{14}C 在各器官的药物浓度-时间曲线下面积。

5. 胃肠道和肾脏是接受放射性暴露最高的器官，归因于其管腔内的放射性对器官壁的辐射。器官剂量（如器官壁剂量）通过一个校正方程（ICRP 出版物 53,1987）计算，几何因子 0.5，并分别定义在肠道段和肾道滞留时间$_{(t)}$（表 27.4）：

$$H_T = A \times F \times k \times t [mSv]/2m \tag{27.2}$$

表 27.4　人体器官重量以及器官滞留时间（ICRP 出版物 53）

器 官	器官内容物 (m)(g)	器官滞留时间		$k \times t/2m$ (mSv/μCi)
		(h)	（天）	
胃	250	1	0.041 7	0.002 13
小肠	1 040	4	0.167	0.002 05

器　官	器官内容物 $(m)(g)$	器官滞留时间		$k \times t / 2m$ $(\text{mSv}/\mu\text{Ci})$
		(h)	（天）	
大肠上段	220	13	0.542	0.031 52
大肠下段	135	24	1.0	0.094 81
尿道	1 400	24	1.0	0.009 14

其中 A 是放射性给药剂量 $= 80~\mu\text{Ci}$（2.96 MBq）；k 是 ^{14}C 的剂量常数为 25.6(mSv×g/ $\mu\text{Ci}\times\text{d})$；$t$ 是滞留时间（天）；m 是器官内容物（g）；F 是通过胃肠道和肾脏管路的给药部分。胃：由于口服给药，100% 的剂量通过胃腔。因此，将 $F = 1.0$ 代入方程 27.2 计算出胃中的放射性剂量。小肠和大肠：给药量的 80% 通过了小肠和大肠。将 $F = 0.80$ 代入方程进行小肠和大肠上、下段放射性剂量的计算。肾道：20% 的剂量通过尿液排泄。因此，用 $F = 0.20$ 代入方程 27.2 进行放射性剂量计算。

在人体中，辐射剂量是根据方程 27.1 计算的：

$$H\text{p 血浆} = k \times s \times \text{AUC}_{(0-\infty)(\text{血浆})} [\text{mSv}]$$

对于各个人体器官和组织，辐射剂量 H_T 的计算是基于血浆辐射剂量乘以器官因子 R_T，R_T 为 ^{14}C 大鼠实验中 AUC_T 与 $\text{AUC}_{\text{血浆}}$ 的比值。器官因子 $R_{T(\text{大鼠})}$ 是由大鼠组织分布数据确定的，用于计算人体在同类器官中的暴露量：

$$H_{T(\text{人})} = H_{\text{血浆}(\text{人})} \times RT_{(\text{大鼠})} [\text{mSv}] \qquad (27.3)$$

例如，人的唾液腺的暴露量计算如下：

大鼠唾液腺 AUC_T 为 136.16 $\mu\text{g eq. h/g}$；大鼠 $\text{AUC}_{\text{plasma}}$ 为 19.89 $\mu\text{g eq. h/g}$；$R_{T(\text{唾液腺})} =$ 136.16/19.89 $= 6.85$；$H_{\text{plasma}} = (K)(s)(\text{AUC}_{0\text{inf}})/24~\text{h}$；$K$：$^{14}\text{C}$ 的剂量常数为 25.6(mSv)(g)/(μCi)（天）；s：制剂的放射性比活度（1.6 Ci/mg）；$H_{\text{血浆}} = 25.6 \times 1.6 \times 0.005,668/24 = 0.009~7~\text{mSv}$；人唾液腺的 $H_T = 0.009~7~\text{mSv} \times 6.85 = 0.066~4~\text{mSv}$。

全身负荷量 Dwb（随机效应），是按照各自的器官和组织剂量（H_T）通过方程 27.3 计算得到，并与 ICRP 出版物 103（2007）吻合。在这项研究中，只考虑规定的器官和组织，并与规定的重量因子一起列出，包括 5 个具有最高 W_T 值的器官和其他较敏感的器官。所有其他器官被概括为剩余器官（表 27.5）。

表 27.5　ICRP 出版物 103 中规定的器官和组织以及重量因子

组　　织	W_T	ΣW_T
骨髓（红），结肠，肺脏，胃，乳房，剩余组织[a]	0.12	0.72
性腺	0.08	0.08
膀胱，食管，肝脏，甲状腺	0.04	0.16

组　　织	W_T	ΣW_T
骨骼表面,大脑,唾液腺,皮肤	0.01	0.04
总计		1.00

a 剩余组织:肾上腺,胸腔外区,胆囊,心脏,肾脏,淋巴结,肌肉,口腔黏膜,胰腺,前列腺,小肠,脾脏,胸腺。$D_{wb} = \Sigma W_T \times H_T$ [mSv](方程27.4);
H_T:单个器官或组织药物的摄取量;W_T:器官或组织的重量因子。

表 27.6 和 27.7 总结了口服给予 80 μCi 的 ^{14}C 药物后,预测的人体胃肠和肾道,各个器官和整个身体的辐射暴露值。FDA 规定在全身和关键器官的辐射暴露限量为 3 rems,其他器官为 5 rems(联邦法规 21 CFR:361.1 部分)。在这种情况下,预测 70 公斤的志愿者单次口服给予 80 μCi 的 ^{14}C 药物后有效的全身剂量低于 3 rems(30 mSv)的剂量上限,预测单个器官暴露值低于 3 或 5 rems(30 或 50 mSv)剂量限值。根据预测,给予受试者含 80 μCi 放射剂量的药物 B 是安全的。

表 27.6　人体单次口服[^{14}C]药物 B(2.96 MBq 或 80 μCi)后估算的胃肠道和肾道暴露量

器　官	$A(\mu Ci)$	F（%剂量）	k（剂量常数）	t（滞留时间;天）	m（器官重量;g）	$H(mSv)$
胃	80	1	25.6	0.041 7	250	0.171
大肠上段	80	0.80	25.6	0.542	220	2.018
大肠下段	80	0.80	25.6	1	135	6.068
小肠	80	0.80	25.6	0.167	1 040	0.132
尿路	80	0.20	25.6	1	1 400	0.146

人体胃肠道和肾道组织分布。
$H = (A)(F)(k \times t)/2(m)$。
A = 人体放射性给药量（μCi）。
F = 药物经过器官的比例（0.8—胃肠道;0.2—肾道）。
k = ^{14}C 给药常数 25.6[(mSv)(g)/(μCi)(天)]。
t = ICRP 滞留时间(胃=0.041 7 天;小肠=0.167 天;大肠上段=0.542 天;大肠下段=1.0 天;肾脏=1.0 天)。
m = ICRP 器官重量(胃=250 g;小肠=1 040 g;大肠上段=220 g;大肠下段=135 g;肾脏=1 400 g)。

表 27.7　人体单次口服[^{14}C]药物 B(2.96 MBq 或 80 μCi)后评估的器官/组织辐射剂量和全身剂量

ICRP 组织/器官	AUC（μg eq.·h/g）	大鼠 RT 值	器官剂量 $H_T(mSv)$	使用方程	重量因子	人体暴露量（mSv）
胃	NA		0.170 8	2	0.12	0.020 50
肺脏	26.57	1.34	0.013 0	3	0.12	0.001 56
大肠下段（结肠）			6.068 1	2	0.12	0.728 18
骨髓	20.87	1.05	0.001 0	3	0.12	0.001 22
乳腺	18.9	0.95	0.009 2	3	0.12	0.001 11
剩余组织a				3	0.12	0.003 53

ICRP 组织/器官	AUC (μg eq. · h/g)	大鼠 RT 值	器官剂量 H_T(mSv)	使用方程	重量因子	人体暴露量(mSv)
性腺（睾丸）	18.77	0.94	0.009 1	3	0.08	0.000 73
食管	30.61	1.54	0.014 6	3	0.04	0.000 60
甲状腺	28.50	1.43	0.001 4	3	0.04	0.000 55
泌尿道（膀胱）	26.67		0.146 3	2	0.04	0.005 85
肝脏	101.40	5.10	0.049 5	3	0.04	0.001 98
骨表面	8.89	0.45	0.004 4	3	0.01	0.000 04
皮肤（色素）	29.81	1.05	0.010 2	3	0.01	0.000 10
大脑	0	0	0	3	0.01	0
唾液腺	136.16	6.68	0.064 8	3	0.01	0.000 65
总计					1.00	0.766 60

a 剩余组织：肾上腺,胸腔外区,胆囊,心脏,肾脏,淋巴结,肌肉,口腔黏膜,胰腺,前列腺,小肠,脾脏,胸腺。

27.5.5 案例5：妊娠大鼠胎盘转移及组织分布研究

[^{14}C]阿哌沙班在妊娠大鼠体内的组织分布——放射性物质的胎盘分布(Wang et al.,2010a,b)。

27.5.5.1 实验设计

阿哌沙班放射性比活度为是 20.1 μCi/mg 和放射性化学纯度大于 99.8%。在给药当天,将[^{14}C]阿哌沙班加入到含 0.5% 吐温 80 的油酸聚乙二醇甘油酯(Labrfil®)(w/w)基质中配制而成口服药液。

六例妊娠雌性 SD 大鼠(体重为 270 到 319 g 之间)用于全身放射性自显影研究。每只大鼠单次口服给予 5 mg/kg (100 μCi/kg)的 [^{14}C]阿哌沙班。给药后,大鼠被放回各自的笼子里并于当天进行笼边观察,实验期间至少每天观察一次。在给药后 0.5、1、4、8、24 和 48 小时分别安乐死一只妊娠雌性 SD 大鼠。

27.5.5.2 结果

妊娠雌性大鼠单次口服 [^{14}C]阿哌沙班 (5 mg/kg) 后,用 QWBA 测定大鼠放射性的组织分布,结果列于表 27.8。结果显示,[^{14}C]阿哌沙班相关的放射性广泛分布在妊娠大鼠的组织内,在胎儿组织中检测到放射性水平较低 (图 27.5)。其中,胎儿的大脑放射性浓度最低。给药后 4 小时胎儿组织中放射性浓度达到 C_{max},然后迅速下降,至给药后 24 h 低于定量限度。给药后 48 小时,雌鼠和胎儿组织的总放射性均低于定量限度。结果还表明,羊水膜中的放射性浓度在 0.5 到 24 小时所有时间点均高于其他胎儿组织。该案例说明了 QWBA 适用于组织选择性分布研究并可用作申报。

表 27.8 单次口服给予妊娠大鼠 5 mg/kg 的 [^{14}C] 阿哌沙班后放射性组织分布研究

组 织	μg eq. 阿哌沙班/g					
	0.5 h	1 h	4 h	8 h	24 h	48 h
肾上腺	1.49	1.90	2.30	0.18	NS	NS
血液	1.43	1.44	1.30	0.09	ND	ND
骨髓	0.50	0.33	0.46	0.06	ND	ND
大脑	0.05	0.06	BLQ	BLQ	ND	ND
褐色脂肪	1.08	0.95	0.87	0.06	ND	ND
哈德氏腺体	1.00	1.09	1.1	0.19	ND	ND
心脏	0.68	0.93	0.83	0.06	ND	ND
肾脏（皮层）	2.11	2.03	1.93	0.21	0.05	ND
肝脏	6.77	7.38	6.13	0.65	0.12	ND
肺脏	1.65	1.56	1.33	0.15	BLQ	ND
肌肉	0.37	0.46	0.50	0.05	ND	ND
胰腺	0.89	0.75	0.99	0.09	ND	ND
脑下垂体	0.72	0.93	0.75	0.19	NS	NS
唾液腺	0.73	0.95	1.03	0.08	ND	ND
脾脏	0.46	0.51	0.47	0.05	BLQ	ND
胸腺	0.38	0.58	0.54	0.05	ND	ND
胎盘	1.02	0.74	1.06	0.10	BLQ	ND
胎儿血	0.27	0.31	0.51	0.07	ND	ND
胎儿脑	BLQ	0.05	0.06	BLQ	ND	ND

ND，未检测到；BLQ，定量下限以下（0.037 μg eq./g 组织）；NS，未采集到，自显影不能观测到，考虑低于 BLQ。

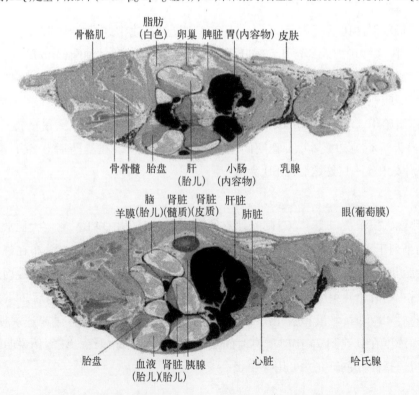

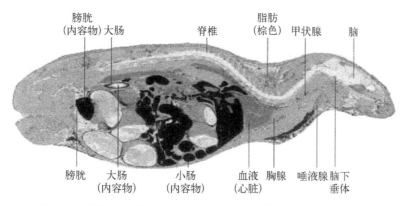

图 27.5　单次口服给予妊娠大鼠 5 mg/kg 的[^{14}C]阿哌沙班 1 h 后
代表性的全身放射性自显影图谱。

综上,QWBA 已被证明是研究放射性物质在动物组织分布的一项有效技术。结合本书 26 章所述的 MALDI MS,可在特定时间点为感兴趣的组织提供药物及其代谢物鉴定数据。

27.6　QWBA 的局限性

QWBA 在药物发现和开发过程中有许多不同的应用,可以回答许多与药物组织分布或蓄积有关的具体问题。然而,QWBA 只提供了总的放射性浓度,不能区分原型药物及其代谢物;将 QWBA 技术应用于短半衰期同位素如 ^{90}Y($t_{1/2}$:2.67 天)和 18F($t_{1/2}$:109.7 分钟)是有难度的;全身自显影需要特定的仪器设备;QWBA 也不能提供放射性药物在细胞水平的信息(Solon et al.,2010)。

(金天译;张玲玲审校)

参考文献

D 部分

相关新技术进展

28

基因修饰小鼠模型在 ADME 研究中的应用

XI-LING JIANG AND AI-MING YU

28.1 介绍

药物的发现和开发是一个耗时耗力的过程,涉及新候选药物的化学,药理和毒理学特性的研究。理解药物进入体内的药代动力学对于临床前和临床研究十分重要。事实上,外源性药物可能受多种途径的影响,包括吸收、分布、代谢和排泄(ADME)。特别是由 I 期氧化酶(如细胞色素 P450【P450 或 CYP】)或 II 期结合酶(尿苷 5′-二磷酸-葡萄糖醛酸转移酶【UGT】)催化的药物代谢或生物转化主要发生在肝脏和小肠中(Guengerich,2006)。各种外排(如 ATP 结合盒家族)或摄取(溶质载体家族)的膜转运蛋白可能限制或促进药物在肠道的吸收,组织的分布以及在肾脏和胆道的消除(Beringer and Slaughter,2005)。药物和酶/转运蛋白之间的相互作用不可避免地会影响药物 ADME 特性,这可能因此改变药物反应。此外,由外源性受体(芳基烃受体,孕烷 X 受体,组成型雄甾烷受体)介导的酶和转运蛋白表达的不同程度的转录调节可能引起药物代谢和存储的显著变化(Tirona and Kim,2005)。因此,了解这些酶、转运蛋白和外源性受体的功能对于预测药代动力学,实现所需的药物治疗效果和预防不需要的药物不良反应至关重要。

许多模型已经开发并用于临床前 ADME 研究。通常使用如啮齿动物、狗、兔和猴子等动物模型来预测人体内的药代动力学,因为这些哺乳动物在解剖学、生理学和基因遗传学方面与人类有许多相似之处(Martignoni et al.,2006;Mahmood,2007)。小鼠模型具有特殊价值。它们尺寸小,有助于降低饲养和维护成本。它们的寿命短,产仔数大,繁殖速度快,允许在相对短的时间内大量繁殖,因此可以在相对较短的时间内进行许多研究。此外,大约 99%的人类基因在小鼠基因组中具有种间同源物(Guenet,2005)。随着分子生物学技术的发展,可以将小鼠体内的靶基因破坏,并将新基因插入到小鼠的基因中(Henderson and Wolf,2003;Manis,2007)。实际上,使用由此产生的基因敲除和转基因小鼠模型已经提高了我们对特定药物代谢酶,转运蛋白或外源性受体在药物代谢和处置中系统性的理解。

然而,从动物数据中并不总是能明确地预测人类的 ADME,因为对于某个特定的物种,药物在体内的代谢方式是复杂且不一样的(Martignoni et al., 2006；Muruganandan and Sinal, 2008)。例如,某种药物的代谢消除在小鼠(和其他动物模型)体内可能是高的,但是在人体内实际上是低的。代谢药物-药物相互作用(DDI)在小鼠中可能是最小的,而在人类中它却是惊人的高,反之亦然。在野生型小鼠模型中也存在不能由相同药物产生,或产生相似水平的人类特定代谢物,需要了解其药理学和毒理学性质。ADME 中的物种差异可能是由药物代谢酶,转运蛋白或外源性受体的组成,表达和/或功能的差异引起的(Dai and Wan, 2005；Xia et al., 2007；Cheung and Gonzalez, 2008)。克服物种差异的一种方法是开发和使用人源化转基因小鼠模型,其可以通过用转基因小鼠育种敲除小鼠来实现,所述小鼠单独产生或直接用相应人基因或 cDNA 替换靶小鼠基因("敲入")(Henderson and Wolf, 2003；Liggett, 2004)。对这些人源化小鼠模型的研究不仅可以提供对 ADME 中物种差异的机理理解,而且还可以提高对人类药代动力学的预测。

本章将简要回顾药物代谢酶,转运蛋白和外源性受体基因敲除,以及已在 ADME 研究中开发和利用的转基因和人源化小鼠模型。更多信息可以在最近发表的许多优秀评论文章中找到(Henderson and Wolf, 2003；Dai and Wan, 2005；Gonzalez and Yu, 2006；Xia et al., 2007；Cheung and Gonzalez, 2008；Lin, 2008；Muruganandan and Sinal, 2008；Lagas et al., 2009)。

28.2　药物代谢酶基因修饰的小鼠模型

28.2.1　CYP1A1/CYP1A2

人的 CYP1A1 和 CYP1A2 参与各种药物和有害物质的生物转化(Ma and Lu, 2007). 由于 CYP1A1/1A2 的表达,功能和基因调控在物种间有高度保守性,Cyp1a1(-/-)和 Cyp1a2(-/-)小鼠品系已经产生并用于研究人 CYP1A 的种间同源物的功能(Pineau et al., 1995；Liang et al., 1996；Dalton et al., 2000)。在 Gonzalez 博士实验室(Pineau et al., 1995)开发的 Cyp1a(-/-)小鼠是第一个报道的 P450 敲除的小鼠模型(Table 28.1)。Cyp1a2(-/-)小鼠是通过在混合的 129×C57BL/6 小鼠背景上破坏 Cyp1a2 的外显子 2 而产生的,并且表现出与严重呼吸窘迫相关的新生儿致死。另一个 Cyp1a2(-/-)小鼠模型是在 Nebert 博士的实验室中通过在 129×CF-1 混合背景上(Liang et al., 1996)靶向破坏 Cyp1a2 的外显子 2~5 而创建的,并且小鼠未显示任何明显的呼吸缺陷或其他明显的表型。这种差异可能归因于小鼠背景或靶向策略的差异(Henderson and Wolf, 2003)。然而,人和啮齿动物的 CYP1A 同工酶确实表现出底物选择和代谢能力的一些差异(Bogaards et al., 2000),并且将啮齿动物的数据外推到人体中容易出错。因此,CYP1A1_1A2 人源化小鼠是通过将 Cyp1a1(-/-),Cyp1a2(-/-)或 Cyp1a1/1a2(-/-)小鼠与 CYP1A1_1A2(+/+)小鼠杂交而开发的,后者是通过将含有人 CYP1A1 和 CYP1A2 的细菌人工染色体(BAC)整合到小鼠基因组中产生的(Jiang et al., 2005；Dragin et al., 2007)。Cyp1a1(-/-),Cyp1a2(-/-)和 CYP1A1_1A2 人源化小鼠模型已被用于研究 CYP1A1/1A2 在包括咖啡因和茶碱等多种药物(Buters et al., 1996; Derkenne et al., 2005)中的药代动力学,以及代谢解毒或激活包括多环芳烃和杂环芳胺/酰胺在内的许多环境致癌物中的作用(Uno et al., 2004, 2006; Cheung et al., 2005a)。因此,这些遗传修饰的小鼠是评估 CYP1A1/1A2 在 ADME 中的作用和外源性风险的独特动物模型。

28.2.2　CYP2A6/Cyp2a5

人 CYP2A6 参与几种重要治疗药物和致癌物的生物转化(Ingelman-Sundberg et al., 2007)。它共享于许多常见底物(如香豆素、尼古丁和可替宁)以及一种小鼠种间同源物 Cyp2a5(Su and Ding, 2004; Wong et al., 2005; Zhou et al., 2009)。此外,CYP2A6 在人类中的表达变化很大,CYP2A6 遗传变异与吸烟和烟草相关癌症的风险有关(Rossini et al., 2008)。为了评估 CYP2A6 在体内药物代谢中的作用,使用全长 CYP2A6 cDNA(由小鼠肝脏特异性转甲状腺素蛋白驱动/增强)来产生具有肝脏特异性表达人 CYP2A6 的 CYP2A6(+/+)小鼠模型(Zhang et al., 2005)(表 28.1)。最近,Cyp2a5(-/-)小鼠模型已在 C57BL/6J 背景上开发,其中用 Tk-neo-bpA 盒破坏 Cyp2a5 的外显子 9(Zhou et al., 2009)。CYP2A6 转基因小鼠和 Cyp2a5 敲除小鼠都表现出正常的生存力和生育能力,没有明显的发育缺陷。这些小鼠模型已被成功用于确定 CYP2A6/Cyp2a5 在 CYP2A 底物药物(如香豆素,尼古丁和可替宁)系统清除中的作用(Zhang et al., 2005; Zhou et al., 2009)。

表 28.1　药物代谢酶基因修饰的小鼠模型

基　因	种　类	示　例　应　用	参　考　文　献
Cyp1a1	敲除	基因表达和功能	Dalton et al. (2000)
Cyp1a2	敲除	Cyp1a2 的潜在生理作用	Pineau et al. (1995)
Cyp1a1/a2	敲除	外源性物的代谢	Liang et al. (1996)
Cyp1A1/A2	人源性	评估环境毒物的风险	Dragin et al. (2007)
Cyp1b1	敲除	评估 Cyp1b1 在 DMBA 致癌中的作用	Buters et al. (1999)
Cyp2a5	敲除	Cyp2a5 在清除尼古丁和可替宁中的作用	Zhou et al. (2009)
CYP2A6	转基因	CYP2A6 在香豆素代谢中的作用	Zhang et al. (2005)
CYP2D6	转基因/人源性	异喹胍代谢和处置	Corchero et al. (2001)
		吲哚烷基胺代谢药物遗传学	Yu et al. (2003b)
Cyp2e1	敲除	对乙酰氨基酚的毒性	Lee et al. (1996)
CYP2E1	人源性		Cheung et al. (2005b)
CYP3A4	转基因	咪达唑仑的肠道代谢,药物-药物相互作用和生理调节	Granvil et al. (2003)
			Yu et al. (2005)
Cyp3a	敲除	多西紫杉醇的代谢和药代动力学	van Herwaarden et al. (2007)
CYP3A4	人源性		

基　因	种　类	示　例　应　用	参　考　文　献
Cpr	敲除	药物代谢和毒性	Henderson et al.（2003） Gu et al.（2003）； Wu et al.（2003）
Gstp	敲除	DMBA 致癌作用 对乙酰氨基酚的毒性	Henderson et al.（1998） Henderson et al.（2000）
Sultlel	敲除	Sult1e1 基因的生理和病理作用	Qian et al.（2001）； Tong et al.（2005）
UGT1	转基因	组织分布，诱导和激素调节	Chen et al.（2005）
Ugt1	敲除	胆红素体内平衡的生理作用	Nguyen et al.（2008）

28.2.3　CYP2C19

人 CYP2C19 是一种重要的多态药物代谢酶，参与多种药物的生物转化，包括抗抑郁药和质子泵抑制剂（Ingelman-Sundberg et al.，2007）。将含有 CYP2C18/2C19 的 BAC 克隆引入 C57BL/6 小鼠基因组中，开发出了 CYP2C18/2C19 转基因小鼠模型（Lofgren et al.，2008，2009）。在转基因小鼠肝脏和肾脏中的 mRNA 水平观察到 CYP2C18/C19 的性二态表达和调节，而在杂合转基因（CYP2C18/19（+/-））小鼠中仅通过免疫印迹可检测到 CYP2C19 蛋白。研究还表明，来自 CYP2C18/19（+/-）小鼠的肝微粒体在 R-奥美拉唑和 S-美芬妥英代谢中表现出比野生型小鼠更高的催化能力。这些结果表明，这种转基因小鼠模型可用于研究 CYP2C 的性别依赖性调节和体内 CYP2C19 介导的药物代谢评估（Lofgren et al.，2008，2009）。

28.2.4　CYP2D6

人类 CYP2D6，最重要的多态性 P450 酶之一，参与许多外源性药物和一些内源性神经调节剂的生物转化（Zanger et al.，2004；Gonzalez and Yu，2006；Yu，2008）。已知 CYP2D6 介导的小鼠和人类之间的代谢存在相当大的物种差异。CYP2D6 是人类唯一的功能性 CYP2D 基因，而 9 种小鼠 Cyp2d 基因中似乎没有一种编码与 CYP2D6 具有相同酶活性的蛋白质（Bogaards et al.，2000）。因此，人源化 CYP2D6（+/+）小鼠模型是使用携带整个野生型 CYP2D6 基因的 λ 噬菌体基因组克隆在 FVB/N 背景上产生的（Corchero et al.，2001）（表 28.1）。功能性 CYP2D6 蛋白存在于 CYP2D6（+/+）小鼠的肝脏、肠和肾脏中，导致代谢升高和异喹胍的消除。尿嘧啶在 CYP2D6（+/+）小鼠和野生型小鼠中的代谢率分别和人体 CYP2D6 广泛代谢产物和代谢不良者非常相似。这一发现表明 CYP2D6（+/+）小鼠可能是用于评估 CYP2D6 药物遗传学无与伦比的动物模型。事实上，CYP2D6（+/+）小鼠已被成功用于定义 CYP2D6 在松香烃代谢中的作用（Jiang et al.，2009），以及 CYP2D6 状态对盐酸骆驼蓬碱药代动力学和药效学的影响(Wu et al., 2009)。另一方面,将 CYP2D6 另一个有名的底物地昔(DMI)注射到 CYP2D6-人源化和野生型小鼠中,DMI 的 UMR 在两种基因型小鼠之间没有太大差异(Shen and Yu, 2009)。结果表明,小鼠酶能显著促进 DMI 2 的羟基化,这主要由人类的 CYP2D6 介导(Spina et al., 1984)。此外,该小鼠模型用于探索 CYP2D6 的内源性底物(Yu et al., 2003a,b,c),表明其在评估 CYP2D6 催化的生物转化在全身系统中的效用。

28.2.5 CYP2E1

人类 CYP2E1 是一种乙醇诱导型 P450,由于其在毒理学上参与许多重要有机溶剂(如乙醇,苯和氯仿),致癌物(如 N,N-二甲基亚硝胺)和治疗药物(如对乙酰氨基酚[APAP]和氯唑沙宗)的生物转化而受到特别关注(Cederbaum, 2006; Gonzalez and Yu, 2006)。由于小鼠和人 CYP2E1 之间基质特异性的高度保守性(Martignoni et al., 2006; Muruganandan and Sinal, 2008),Cyp2e1(-/-)小鼠模型是通过敲除 129/SV×C57BL/6N 小鼠背景 Cyp2e1 的外显子 2 产生的(Lee et al., 1996)(表 28.1)。Cyp2e1(-/-)小鼠表现出正常的生育能力和活力,并且对 APAP 的肝毒性作用的敏感性低于野生型小鼠。这一发现支持了 Cyp2e1 在生物转化中的重要作用,APAP 成为活跃的肝毒性代谢物。然而,在小鼠和人之间,CYP2E1 调节和催化活性的物种差异也被记录(Bogaards et al., 2000)。因此,CYP2E1-人源化小鼠模型是通过将含有 CYP2E1 的 BAC 克隆引入小鼠的基因组,然后 CYP2E1 转基因小鼠与 Cyp2e1(-/-)小鼠杂交而产生的(Cheung et al., 2005b)。在人源化小鼠模型中,CYP2E1 转基因可被丙酮诱导。CYP2E1-人源化和野生型小鼠之间也存在 APAP 毒性的差异。CYP2E1-人源化小鼠对评估药物代谢以及 CYP2E1 底物的药理和毒理学作用可能有用(Cheung et al., 2005b)。

28.2.6 CYP3A4

人类 CYP3A4 代谢大量药物,包括苯二氮卓类药物,人类免疫缺陷病毒(HIV)抗病毒药物,免疫调节剂和类固醇(Gonzalez and Yu, 2006)。此外,CYP3A4 是人体肝脏和肠道中最丰富的 P450 酶,并有助于第一次通过代谢的一些药物,如咪达唑仑,硝苯地平和维拉帕米。虽然小鼠和雄性大鼠肝的微粒体显示出与人类相似的睾酮 6β-羟化活性(Bogaards et al., 2000),但是老鼠中肠道咪达唑仑和尼索地平的氧化率要比在人类中低得多(Komura and Iwaki, 2008)。此外,酮康唑和咪达唑仑之间的 DDI 在人体中比在大鼠中强(Kotegawa et al., 2002)。使用含有完整 CYP3A4 基因的 BAC 克隆开发 CYP3A4-转基因小鼠模型(Granvil et al., 2003)(表 28.1)。有趣的是,转基因小鼠肝脏中的 CYP3A4 表达受到发育和激素调节(Yu et al., 2005; Cheung et al., 2006)。相反,CYP3A4 在转基因小鼠的小肠中表达。使用 CYP3A4 成年雄性小鼠的研究仅在肠道中表达,支持 CYP3A4 在咪达唑仑首过代谢中的作用的比较药代动力学(Granvil et al., 2003)。此外,酮康唑对转基因小鼠模型中咪达唑仑药代动力学的影响似乎更接近于人类(表 28.2)。这些研究结果表明,这种 CYP3A4 转基因小鼠模型可以更好地评估肠道 CYP3A4 介导的药物代谢和 DDI。然而,一些小鼠 P450 酶(例如 Cyp3a 和 Cyp2c)的表达在 CYP3A4 转基因小鼠肝脏中发生了改变,这可能使从这些转基因中获得的小鼠模型数据的解释复杂化(Yu et al., 2005;Felmlee et al., 2008)。

表 28.2 酮康唑对人和动物模型中咪达唑仑药代动力学(AUC(酮康唑)/ AUC(对照))的影响

	静脉给药	口服给药	参 考 文 献
人类	5	16	Tsunoda et al. (1999)
鼠	2	5	Kotegawa et al. (2002)
野生型鼠	NA	3	Granvil et al. (2003)
Tg-CYP3A4 鼠	NA	8	Granvil et al. (2003)

另一个 CYP3A4 转基因小鼠模型是在 Schinkel 博士的实验室中使用含有 CYP3A4 cDNA 的 ApoE 启动子-HCR1 驱动的表达盒产生的(van Herwaarden et al., 2005)(表 28.1)。CYP3A4 特异性表达于转基因小鼠肝脏,能够减少静脉注射咪达唑仑和环孢菌素 A 的暴露。同样,开发了一种绒毛-CYP3A4-转基因小鼠模型,其中 CYP3A4 在小肠中特异性表达(van Herwaarden et al., 2007)。此外,缺乏所有功能性小鼠 Cyp3a 基因的 Cyp3a(-/-)小鼠被生产,并与 ApoE 和 villin-CYP3A4 转基因小鼠杂交以分别产生肝脏(Cyp3a -/- A)和肠道(Cyp3a -/- V)CYP3A4-人源化小鼠(van Herwaarden et al., 2007)。药代动力学使用这些 CYP3A4-基因修饰小鼠模型的大量研究表明,Cyp3a 测定了多西紫杉醇的药代动力学,从而影响了多西紫杉醇的毒性(van Herwaarden et al., 2007)。此外,使用这些小鼠模型的研究表明,口服三唑仑,肠 CYP3A4 主要影响全身,酮康唑和三唑仑之间的 DDI 取决于 CYP3A4 的状态(van Waterschoot et al., 2009)。这些基因改造的小鼠模型品系对于更好地了解 Cyp3a 介导的药物代谢和 DDIs 很有用。相反,在 Cyp3a 敲除小鼠中能观察到小鼠 Cyp2c 表达的显著变化(van Waterschoot et al., 2008)。由于 Cyp2c 酶有助于许多 Cyp3a 底物的代谢,因此对遗传修饰的小鼠模型中获得的数据进行外推时必须谨慎。

28.2.7 细胞色素 P450 还原酶(CPR)

人类 CPR,一种 NADPH:血红素蛋白氧化还原酶,是微生物 P450 催化外源物药物生物转化的唯一电子供体。因此,CPR 的破坏将导致微粒体 P450 介导的反应全部失活。由于 Cpr 的缺失导致了胚胎致死普遍存在(Shen et al., 2002;Otto et al., 2003),一种 Cre-loxP 方法用于创建在肝组织中特异性缺乏 Cpr 表达的条件性敲除小鼠被开发出来(Henderson et al., 2003;Wu et al., 2003)。还产生了其他 Cpr(-/-)小鼠模型,其中 Cpr 基因的表达受组织特异性缺失的影响,如肠(Finn et al., 2007;Zhang et al., 2009)、肺(Weng et al., 2007)和心肌细胞(Fang et al., 2008b),或通过全部下调,如 Cpr 低小鼠(Wu et al., 2005;

Gu et al. , 2007)。这些 Cpr 敲除或敲低小鼠模型已成功用于研究 Cpr 的生理作用(Gu et al. , 2003；Wu et al. , 2005；Mutch et al. , 2006)以及 Cpr 在外源物药物代谢清除和/或解毒中的重要性(Pass et al. , 2005；Henderson et al. , 2006；Weng et al. , 2007；Fang et al. , 2008a,b；Zhang et al. , 2009)。

28.2.8　谷胱甘肽 S-转移酶 pi(GSTP)

人类 GSTP 是最重要的谷胱甘肽 S-转移酶(GST)酶之一,催化谷胱甘肽(GSH)与亲电子化合物的结合,并负责细胞防御内生和外源生物毒素(Meiers et al. , 2007)。此外,GSTP 参与致癌作用和影响人类对癌症的易感性(Meiers et al. , 2007；Simic et al. , 2009)。为了评估 GSTP 的体内功能,通过破坏小鼠 Gstp 基因簇产生 GstP1/P2 (-/-) 小鼠模型(Henderson et al. , 1998)。消除 GstP 并未导致小鼠出现明显的痛苦或疾病迹象,但是一些 GstP-null 小鼠的体重更高。使用 GstP 基因敲除小鼠模型的研究表明,GstP 可能是 7,12-二甲基苯蒽(DMBA)诱导致癌作用(Henderson et al. , 1998),APAP 诱导的肝毒性(Henderson et al. , 2000),和烟草引起的内皮功能障碍(Conklin et al. , 2009)的重要决定因素。

28.2.9　磺基转移酶 1E1(SULT1E1)

雌激素磺基转移酶或 SULT1E1 属于一组 SULT 酶,介导硫酸盐与多种激素,神经递质和外源性药物的结合(Lindsay et al. , 2008)。特别是 SULT1E1 催化雌激素在 3-羟基位置的硫酸化并有助于维持雌激素的稳态。Sult1e1(-/-)小鼠模型用以检查 Sult1e1 的生理作用(Qian et al. , 2001)。由于在无效小鼠的睾丸中没有 Sult1e1 表达,男性发展年龄依赖性 Leydig 细胞肥大/增生和曲细精管损伤,总的来说是雌二醇供应过量。这些发现表明 Sult1e1 在雌激素代谢、胞内和旁分泌雌激素调节中发挥了重要作用(Qian et al. , 2001)。Sult1e1(-/-)雌性小鼠的进一步研究表明,Sult1e1 是胎盘中一种关键的雌激素调节剂,可影响雌激素水平和胎盘血栓形成(Tong et al. , 2005)。然而,这种独特的小鼠模型尚未有任何关于 ADME 研究报道。

28.2.10　尿苷 5′-二磷酸-葡糖醛酸基转移酶 1(UGT1)

UGTs 是一种酶的超级家族,可转化许多内源性化合物(如类固醇、胆汁酸、激素和胆红素)和许多外源性物质(例如,药物、环境毒物和致癌物质)及其氧化代谢物,成为容易从体内排出的亲水性葡糖苷酸。特别值得注意的是,UGT1 亚家族中的酶在外源性药物的代谢中更受青睐(Kiang et al. , 2005)。含有 BAC 的 BAC 克隆将整个人 UGT1 基因簇用于开发 UGT1 转基因小鼠模型(Chen et al. , 2005)。UGT1A 蛋白质在 UGT1(+/+)小鼠的肝脏和胃肠道中差异表达并进行激素调节。UGT1 转基因也可被几种外源性生物受体的配体诱导受体,包括 AHR,PXR 和过氧化物酶体增殖物激活受体 α(PPARα)(Chen et al. , 2005；Bonzo et al. , 2007；Senekeo-Effenberger et al. , 2007)。此外,Ugt1 基因簇的破坏在新生儿 Ugt1

(-/-)小鼠中导致严重的高胆红素血症,类似于人类的 Crigler-Najjar Ⅰ型疾病以及一些药物代谢酶的表达改变(例如,Cyp2b9)(Nguyen et al.,2008)。UGT1 转基因和敲除小鼠将是研究葡萄糖醛酸化的调节和功能以及 UGT1 的生理和病理作用的有用模型。

28.3 药物转运蛋白基因修饰的小鼠模型

28.3.1 P-糖蛋白(Pgp/MDR1/ABCB1)

由 MDR1/ABCB1 基因编码的人 Pgp 位于肠细胞的顶膜,肝细胞的胆道表面和肾近端小管细胞的腔(顶端)侧以高水平表达。此外,MDR1 在脑微血管内皮细胞的腔膜上大量表达。由于许多外源性药物和代谢物是 MDR1 的底物,MDR1 的表达限制或增强了这些药物从特定细胞/组织的进入(Borst et al.,1999)。因此,MDR1 不仅有助于化疗中的多药耐药性,还影响药物的吸收、分布和排泄(Zhou,2008)。在小鼠中,Mdr1a 和 Mdr1b 在一起提供类似于人 MDR1 提供的多药抗性功能(Borst et al.,1999)。为了确定 Pgp 的生理作用,创建了缺乏 Mdr1a(Mdr1a(-/-))(Schinkel et al.,1994)或 Mdr1a 和 Mdr1b(Mdr1a/b(-/-))(Schinkel et al.,1997)的小鼠(表 28.3)。敲除小鼠成活可育并且没有表现出生理异常。野生型与敲除小鼠的研究证明缺乏 Mdr1a 或 Mdr1a/1b 导致许多药物的脑渗透,药代动力学和毒性发生显著变化,如伊维菌素、长春碱、地塞米松、地高辛、环孢菌素 A、恩丹西酮、洛哌丁胺和罗丹明(Schinkel et al.,1994,1995,1996,1997)。这些发现表明 Mdr1 敲除小鼠是评估 Pgp 转运蛋白的药理学和毒理学作用的有用动物模型。相反,明显增加了 Mdr1a(-/-)小鼠(Schinkel et al.,1994)中的 Mdr1b 表达,提醒人们在将数据从转基因小鼠外推至人类时要谨慎。

表 28.3 药物转运蛋白基因修饰的小鼠模型

基 因	种类	示 例 应 用	参 考 文 献
Bcrp1(Abcg2)	敲除	药物吸收,分布和消除,包括化合物分泌到牛奶中	van Herwaarden et al.(2003); Jonker et al.(2005)
Bsep(Abcb11)	敲除	胆汁酸的分布和排泄	Wang et al.(2001,2003)
Mate1(Slc47a1)	敲除	甲福明二甲双胍	Tsuda et al.(2009)
Mdr1a(Abcb1a)	敲除	药物吸收,分布和消除,包括大脑渗透	Schinkel et al.(1994,1995,1996)
Mdr1b(Abcb1b)	敲除	药物分布	Schinkel et al.(1997)
Mdr1a/1b(Abcb1a/1b)			
Mrp1(Abcc1)	敲除	外源性药物与内源性白三烯的处置	Wijnholds et al.(1997); Lorico et al.(1997)
Mrp2(Abcc2)	敲除	谷胱甘肽排泄、胆汁流量与药物处置	Vlaming et al.(2006); Chu et al.(2006)

基 因	种 类	示 例 应 用	参 考 文 献
Mrp3（Abcc3）	敲除	对乙酰氨基酚的处置与胆汁排泄	Belinsky et al.（2005）；Zelcer et al.（2006）
Mrp4（Abcc4）	敲除	药物抵抗和脑渗透	Leggas et al.（2004）
Oat1（Slc22a6）	敲除	有机阴离子和药物的排泄	Eraly et al.（2006）
Oat3（Slc22a8）	敲除	有机阴离子和药物的摄取	Sweet et al.（2002）；Sykes et al.（2004）
OATP1B1（SLCO1B1）	转基因的	米托蒽醌的肝脏摄取	van de Steeg et al.（2009）
Oatp1b2（Slco1b2）	敲除	药物累积和肝脏摄取	Zaher et al.（2008）；Lu et al.（2008）；Chen et al.（2008）
Oct1（Slc22a1）	敲除	肝脏摄取和有机阳离子药物的小肠累积	Jonker et al.（2001）
Oct2（Slc22a2）	敲除	药物的肾排泄	Jonker et al.（2003）
Oct1/2（Slc22a1/2）			
Oct3（Slc22a3）	敲除	Oct3 在药物分布中的作用	Zwart et al.（2001）
Ostα	敲除	胆汁酸累积	Rao et al.（2008）
Pept2（Slc15a2）	敲除	Pept2 在药物分布和排泄中的作用	Rubio-Aliaga et al.（2003）；Shen et al.（2003，2007）

28.3.2 多药耐药-相关蛋白（MRP/ABCC）

人 MRP/ABCC 膜转运蛋白与 MDR1/ABCB1 共享一些特异性底物（Lagas et al.，2009）。个体 Mrp1-4 的破坏不会影响敲除小鼠的生育能力（Lorico et al.，1997；Wijnholds et al.，1997；Leggas et al.，2004；Belinsky et al.，2005；Chu et al.，2006；Vlaming et al.，2006；Zelcer et al.，2006）。这些基因敲除小鼠没有显示出来任何生理异常，除了由于胆红素单葡萄糖醛酸胆汁排泄受损,导致 Mrp2（-/-）小鼠出现轻度高胆红素血症（Vlaming et al.，2006）。这些小鼠模型都被用于研究特定 MRP 转运蛋白在药物处置中的功能。

MRP1/ABCC1 在正常组织中普遍表达,在消除内生和外源性化合物方面具有重要作用（Borst and Elferink，2002）。通过靶向破坏编码小鼠 Mrp1 基因的第一个 ATP 结合域（Wijnholds et al.，1997）或第二个推定的 ATP 结合域的部分外显子,产生了两个不同的 Mrp1（-/-）小鼠品系（Lorico et al.，1997）。在两种小鼠品系中观察到对抗癌药物（例如依托泊苷和长春新碱）的敏感性增加（Lorico et al.，1997；Wijnholds et al.，1997）（Lorico et al.，1997；Wijnholds et al.，1997）,说明了 Mrp1 在防御外源性生物中的关键作用。

MRP2/ABCC2 主要定位于肝脏,小肠和肾脏上皮细胞的顶端表面,介导许多内源性代谢物（如葡萄糖醛酸-胆红素）和外源性化合物（例如,SN-38 和甲氨蝶呤）的转运。MRP2 在肿瘤细胞中的过度表达可能与抗癌药物的抗性有关（Borst and Elferink，2002）。产生两个

Mrp2(-/-)小鼠品系并进行表征(Chu et al., 2006；Vlaming et al., 2006)。Mrp2 缺失导致 Mrp2 底物的胆汁排泄减少，并且口服给药后几种药物和致癌物的全身暴露显著增加，证明了 Mrp2 在外源性生物处置中的重要作用。

MRP3/ABCC3 在肝脏，小肠和肾的基底外侧膜上表达，运输多种抗癌药物(例如依托泊苷，替尼泊苷和甲氨蝶呤)和葡萄糖醛酸化合物(例如依托泊苷葡糖苷酸)(Borst et al., 2007)。为了检查 MRP3 的体内功能，通过靶向破坏带有 pgk-neo 盒的外显子 6~8(Belinsky et al., 2005)或带有 Hygromycin 盒的外显子 2~8 而产生了两个 Mrp3(-/-)小鼠模型(Zelcer et al., 2006)。Mrp3 基因敲除小鼠用于评估 Mrp3 在转运内源性胆汁酸和胆红素葡萄糖醛酸中的作用(Belinsky et al., 2005；Zelcer et al., 2006)。此外，缺乏 Mrp3 的小鼠能显著改变吗啡，吗啡-6-葡萄糖醛酸苷和 APAP 的处置(Manautou et al., 2005；Zelcer et al., 2005)。

MRP4/ABCC4 位于几个组织(包括肾脏，肝脏和大脑)的极化细胞的顶端或基底外侧，并且能够运输多种化合物(例如伊立替康和 SN-38)(Borst et al., 2007)。通过用新霉素抗性替换外显子 27 而开发的 Mrp4(-/-)小鼠模型来证明 Mrp4 在抗癌药物拓扑替康的肾消除和脑渗透中的关键作用(Leggas et al., 2004)。Mrp4 敲除小鼠模型也被用于鉴定 Mrp4 对肾病毒药物(例如阿德福韦和替诺福韦)(Imaoka et al., 2007)的消除作用，以及 9-(2-(膦酰基甲氧基)乙基)-腺嘌呤的细胞毒性和组织分布(Takenaka et al., 2007)。

28.3.3 乳腺癌耐药蛋白(BCRP/ABCG2)

BCRP/ABCG2 是一种 ABC 膜转运蛋白，在人体组织中普遍表达。ABCG2 在多种外源性药物(例如米托蒽醌，多柔比星和托泊替康)和代谢物(例如，雌酮-3-硫酸酯和雌二醇-17-β-D-葡糖苷酸)的处置中发挥了重要的作用(Robey et al., 2009)。此外，ABCG2 的过表达可赋予癌细胞多药耐药性，是致瘤干细胞的重要组成部分。敲除同源小鼠 Bcrp1/Abcg2 基因用以研究 BCRP/ABCG2 的生理学和药理学功能。在 129/Ola×C57BL/6 的混合遗传背景下，一个 Bcrp1(-/-)小鼠是通过用 pgk-neo 盒替换外显子 3~4 来创建的(Zhou et al., 2002)。另一个 Bcrp1(-/-)小鼠模型是通过在 FVB 或混合 129/Ola×FVB 背景上用 pgk-hygro 盒替换外显子 3~6 而开发的(Jonker et al., 2002)。Bcrp1(-/-)小鼠的两种染色都是可育的并且没有显示异常。使用 Bcrp1(-/-)小鼠模型的研究揭示了 Bcrp1 表达在保护造血干细胞免受毒性药物(Zhou et al., 2002)和预防饮食依赖性光毒性方面的关键作用(Jonker et al., 2002)。此外，Bcrp1(-/-)小鼠已被用于证明 Bcrp1 对饮食致癌物的吸收、分布、消除(例如，2-氨基-1-甲基-6-苯基咪唑并[4,5-b]吡啶)和治疗药物(如呋喃妥因)的重大影响(van Herwaarden et al., 2003；Breedveld et al., 2005；Jonker et al., 2005；Merino et al., 2005, 2006)。因此，Bcrp1(-/-)小鼠可以作为独特的动物模型，用于了解 BCRP 运输的药物的体内 ADME 特性。

28.3.4　胆盐出口泵(BSEP/ABCB11)

人类 BSEP/ABCB11,是 Pgp(sPgp)膜转运蛋白的同源物,主要在肝小管膜中表达,并且极大地促进单价胆汁盐的小管分泌(Stieger et al., 2007)。Bsep(-/-)小鼠系(表 28.3)已通过靶向灭活小鼠同源物 Bsep 基因而产生,特别是用新霉素抗性盒,替代 Bsep N 末端 ATP 结合域中,含有 Walker A 编码区的 1.4kb 片段(Wang et al., 2001)。Bsep(-/-)小鼠是活的和可育的,但显示出生长迟缓。此外,Bsep(-/-)小鼠表现出各种表型特征,包括肝内胆汁淤积,胆酸分泌减少和胆盐输出、肝坏死、高死亡率和肝脏基因的一些变化,这些特征支持了 Bsep 在胆汁酸和脂质体内平衡转运中的关键作用(Wang et al., 2001, 2003)。然而,在该 Bsep(-/-)小鼠模型中检查药物处置还没有研究报道。

28.3.5　肽转运蛋白 2(PEPT2/SLC15A2)

人 PEPT2 特异性表达于肾小管细胞和脉络丛上皮细胞的顶膜,并介导细胞摄取各种二肽,三肽和肽类药物(如头孢羟氨苄,依那普利,betain 和伐昔洛韦)(Kamal et al., 2008)。为了研究 PEPT2 的生理学和药理学功能,创建了两个 Pept2(-/-)小鼠模型(Rubio - Aliaga et al., 2003;Shen et al., 2003)。在混合 C57BL/6×129/SvJ/R1 遗传背景上通过靶向删除外显子 1~3,开发了一个组成型 Pept2-缺陷小鼠系(Shen et al., 2003)。使用 Cre-loxP 系统在混合的 C57BL/6×129/Sv 背景上生成另一 Pept2 条件敲除小鼠系(Rubio-Aliaga et al., 2003)。Pept2(-/-)小鼠是可育的并且没有显示出明显的异常表型。敲除小鼠模型中的良好对照研究证明了 PEPT2 在摄取二肽中的重要作用(Rubio-Aliaga et al., 2003;Shen et al., 2003)。进一步的研究表明,肾脏 PEPT2 是肾脏中头孢羟氨苄完全重吸收的原因,而脉络丛 PEPT2 限制了头孢羟氨苄的脑渗透(Shen et al., 2007)。这些发现表明 Pept2 敲除小鼠模型可用于拟肽药物的开发。

28.3.6　有机阳离子转运蛋白(OCT/SLC22A)

OCT/SLC22A 蛋白主要在肝脏和肠道(OCT1/SLC22A1),肾脏(OCT1/SLC22A1 和 OCT2/SLC22A2)以及骨骼肌和心脏(OCT3/SLC22A3)中表达。OCT 能转移许多内源性化合物(如肾上腺素和多巴胺)和在生理 pH 下带正电荷的外源性物质(如 1-甲基-4-苯基吡啶,二甲双胍和西咪替丁)(Koepsell et al., 2007)。开发了多种 Oct 敲除小鼠模型(Table 28.3)以检查 OCT 转运蛋白的生理和药理功能,这些转运蛋白都是可变的和可育的,没有明显表型(注:原文是 pheynotypic,推测是 phenotypic 的笔误)异常(Jonker et al., 2001, 2003;Zwart et al., 2001)。特别是,外显子 7 缺失的 Oct1(-/-)小鼠是用于证明 Oct1 在四乙胺分布和排泄的重要作用,以及 Oct1 在神经毒素 1-甲基-4-苯基吡啶和抗癌药物间碘苄基胍的肝脏积累中的重要作用(Jonker et al., 2001)。通过进一步研究,分别在野生型和 Oct1+/-背景上破坏 Slc22a2 的外显子 1 而产生的 Oct2 单敲除小鼠和 Oct1/2 双敲除小鼠,显示 Oct1 和 Oct2 都是有机阳离子肾分泌的必需成分(Jonker et al., 2003)。OCT3 的小鼠同源物即 Orct3/Slc22a3 也被破坏以产生 Orct3(-/-)小鼠品系,已用于揭示 Orct3 在 1-甲基-4-苯基吡啶的积累在心脏中的主要作用(Zwart et al.,2001)。

28.3.7 药物多样性和排毒素 1(MATE1/SLC47A1)

人 MATE1/SLC47A1,是一种质子依赖性转运蛋白,主要存在于肾近端小管和胆小管的腔侧,介导多种外源性或外源性有机阳离子的最终排泄(Otsuka et al.,2005)。通过用 PGKp-neo r 盒替换外显子 1,靶向破坏鼠 Mate1/Slc47a1 所得的敲除小鼠,不影响其生育力或生存力(Tsuda et al.,2009)。药代动力学研究显示,Mate1 的缺失导致二甲双胍肾清除率急剧下降,二甲双胍全身暴露显著增加,表明 Mate1 在二甲双胍药代动力学中的重要作用(Tsuda et al.,2009)。

28.3.8 有机阴离子转运蛋白(OAT/SLC22A)

OAT/SLC22 转运蛋白位于不同组织的屏障上皮细胞,包括肾的近端小管和脑的脉络丛,它们介导许多外源性和内源性有机阴离子(例如 β-内酰胺类抗生素)的吸收和排泄(Ahn and Nigam,2009)。小鼠 Oat1/Slc22a6 或 Oat3/Slc22a8 的破坏,不影响敲除小鼠的生育能力(Sweet et al.,2002;Eraly et al.,2006)(表 28.3)。用 Oat1(-/-)小鼠进行体内和体外研究,在 C57BL/6J 小鼠背景上,Oat1(-/-)小鼠通过用 LacZ-Neo 盒替换 Oat1 的外显子 1 产生,表明 Oat1 在阴离子和药物的肾分泌中起重要作用(Eraly et al.,2006)。通过用倒置的新霉素盒替换外显子 3 而开发的 Oat3(-/-)小鼠,已被用于证明 Oat3 对肾和脑摄取多种底物的重要作用,例如对氨基马来酸和牛磺酸雌酮(Sweet et al.,2002;Sykes et al.,2004)。

28.3.9 有机阴离子转运多肽

人肝脏特异性 OATP/SLCO 转运蛋白,包括 OATP1B1、1B3 和 2B1,主要在肝细胞的基底外侧(正弦)膜上表达,并有助于肝脏对一系列外源性物质的吸收(Zair et al.,2008)。值得注意的是,小鼠肝脏特异性 Oatp1b2/Slco1b2 与人 OATP1B1 和 1B3 直系同源。为了解 Oatp1b2 在外源物的肝摄取中的作用,Oatp1b2(-/-)小鼠模型通过靶向破坏 Oatp1b2/Slco1b2 来开发,[有的是通过用新霉素抗性基因盒替换外显子 10~12(Zaher et al.,2008),也有的是用 neo 盒破坏外显子 3(Lu et al.,2008)]。使用 Oatp1b2(-/-)小鼠的研究证明了 Oatp1b2 在肝脏摄取,全身处置和一些外源性药物中的重要作用(例如,鬼笔环肽、微囊藻毒素-LR、普伐他汀、利福平、和洛伐他汀)(Chen et al.,2008;Lu et al.,2008;Zaher et al.,2008)。最近,使用 ApoE 启动子——HCR1-创建了具有肝脏特异性表达人 OATP1B1 的转基因小鼠模型,驱动的表达盒由 OATP1B1 cDNA 组成(van de Steeg et al.,2009)。与野生型小鼠相比,OATP1B1(+/+)小鼠具有生育能力,可显著提高甲氨蝶呤在肝脏的积聚(van de Steeg et al.,2009)。这些遗传修饰的小鼠是用于定义 OATP 在药代动力学中作用的有用模型。

28.3.10　有机溶质转运蛋白 α(OSTα)

在肠基底外侧膜上共表达的 OSTα 和 OSTβ 形成功能性异聚体,能输送许多有机化合物,例如牛磺胆酸盐,地高辛和前列腺素 E1(Ballatori, 2005)。为了描述 Ostα-Ostβ 异聚体转运蛋白在肠道胆汁酸重吸收中的作用,通过用新霉素抗性基因替换近端启动子和外显子 1 和 2,来创建 Ostα 基因敲除小鼠模型。Ostα(−/−)小鼠是活的和可育的,与野生型小鼠无法区分。使用来源于 Ostα(−/−)小鼠的外翻肠囊的跨性转运研究表明,Ostα-Ostβ 对胆汁酸的肠道转运至关重要(Rao et al., 2008)。

28.4　外源受体基因修饰的小鼠模型

28.4.1　芳基烃受体(AHR)

AHR 是 bHLH/PAS(−碱性螺旋-环-螺旋/Per-Arnt-Sim)家族的成员。外源性物质(例如,二噁英)激活 AHR 导致 P450 和 UGT 酶的生成,这些酶可能在很大程度上改变药物代谢(Nebert et al., 2004)。迄今为止,各自通过用新霉素抗性盒(Fernandez-Salguero et al., 1995)或 LacZ 盒(Mimura et al., 1997)替换外显子 1,或用新霉素抗性盒取代外显子 2(Schmidt et al., 1996)创建了三种不同的 Ahr(−/−)小鼠品系(Table 28.4)。这些 Ahr-null 小鼠品系表现出一些生理变化,如生长速度降低,生育力下降和/或肝脏缺陷。Ahr(−/−)与野生型小鼠的比较研究表明 Ahr 在 P450 诱导,二噁英诱导的毒性和致癌作用中的重要作用。此外,AHR-人源化小鼠模型,其中通过同源重组将小鼠 Ahr 替换为人 AHR,来研究物种对二噁英毒性敏感性的差异(Moriguchi et al., 2003)。与野生型 Ahr(+/+)小鼠相比,AHR-人源化小鼠没有观察到异常,对 AHR 配体显示出不同的诱导谱。这些小鼠模型可能是评估人类外源物风险的有用工具。

28.4.2　孕 X 受体(PXR/NR1I2)

通过内生素(如类固醇和胆汁酸)或外源物(如利福平,苯巴比妥和圣约翰草)激活后,PXR 上调许多重要药物代谢酶(如 CYP3A4 和 UGT1A)的表达,并可能改变共同给药药物 ADME 的转运蛋白(如 ABCB1)(Ma et al., 2008)。为了研究其生理和药理作用,通过靶向删除外显子 2~3 或外显子 1 来创建 Pxr(−/−)小鼠模型(Xie et al., 2000;Staudinger et al., 2001)(表 28.4)。有趣的是,Pxr 的缺失导致肝 Cyp3a mRNA 基础水平增加了四倍(Staudinger et al., 2001)。Pxr 的缺失消除了 Pxr 配体对各种药物代谢酶和转运蛋白的诱导(Xie et al., 2000;Staudinger et al., 2001)。此外,PXR 转基因小鼠是利用由肝脏特异性白蛋白启动子,VP16 辅激活因子或含有完整 PXR 基因的 BAC 克隆驱动的 PXR cDNA 开发的,然后将其与 Pxr-缺失小鼠杂交。生成 PXR-人源化小鼠模型(Xie et al., 2000;Ma et al., 2007)。利福平在 PXR 人源化细胞中选择性激活人 PXR 小鼠,证实了人 PXR 和小鼠 Pxr 对 ADME 调节的功能差异。总之,这些发现表明 PXR 遗传修饰的小鼠是研究 PXR 配体和 PXR 介导的 DDIs 的独特体内模型。

28.4.3 组成型雄甾烷受体(CAR/NR1I3)

CAR 是另一种重要的外源物受体,其有调节各种酶(例如 CYP2B6, UGT1A1 和 GSTA1)和转运蛋白(例如 ABCC2)的表达,从而调节药物新陈代谢的能力(Timsit and Negishi, 2007)。为了研究 CAR 在体内的功能,通过用 β-gal 和 neo 抗性基因取代一段外显子 1~2 来创建一个没有表型异常的 Car(-/-)小鼠模型(Wei et al., 2000)(表 28.4)。Car (-/-)小鼠中有效 Car 激活剂(如苯巴比妥)诱导 Cyp2b10 的缺失,表明 Car 在调节 Cyp2b10 表达中的重要作用(Wei et al., 2000)。由于小鼠和人 CAR 在配体特异性方面表现出显著差异,因此转基因小鼠系(VP-CAR(+/+))与人类 CAR 表达得以发展(Saini et al., 2004)。与野生型小鼠相比,VP-CAR(+/+)小鼠对石胆酸(LCA)的肝脏硫酸化活性显著提高,对 LCA 诱导的肝毒性更具抗性(Saini et al., 2004)。此外,通过用 CAR(+/+)小鼠繁殖 Car(-/-)小鼠开发 CAR-人源化小鼠模型(Wei et al., 2000),后者使用由肝特异性白蛋白启动子,驱动的人 CAR cDNA 产生(Zhang et al., 2002)。

表 28.4 外源性受体基因修饰的小鼠模型

基 因	种 类	示 例 应 用	参 考 文 献
Ahr	敲除	Ahr 在基因调节和肝脏功能中的作用	Fernandez-Salguero et al. (1995); Schmidt et al. (1996); Mimura et al. (1997)
AHR	人源性	在 AHR 诱导的基因调节中的物种差异	Moriguchi et al. (2003)
Car (Nr1i3)	敲除	Car 在基因调节和肝脏毒性中的作用	Wei et al. (2000)
CAR (NR1I3)	人源性	在 Car 诱导的基因调节中的物种差异	Zhang et al. (2002); Huang et al. (2004)
	转基因的	基因调节和胆汁酸解毒	Saini et al. (2004)
Pparα (Nr1c1)	敲除	基因调节和过氧化物酶体增殖物	Lee et al. (1995)
PPARα (NR1C1)	人源性	在 PPAR-α 诱导的基因调节中的物种差异	Cheung et al. (2004)
Pxr (Nr1i2)	敲除	Pxr 在药物代谢和累积调节中的作用	Xie et al. (2000); Staudinger et al. (2001)
PXR (NR1I2)	人源性	在 PXR 诱导的基因调节中的物种差异	Xie et al. (2000); Ma et al. (2007)
Rxrα (Nr2b1)	敲除	Pxra(胚胎致死性)的生理作用	Kastner et al. (1994); Sucov et al. (1994)
Rxrα (hepatocyte)	敲除	内分泌学和外源性物质的调控	Wan et al. (2000)

28.4.4 过氧化物酶体增殖物-活化受体 α(PPARα/NR1C1)

在 PPAR 亚家族中,PPARα 尤其受到关注,因为 PPARα 不仅可调节 CYP4A 的表达,还可介导啮齿类动物的肝癌发生(Gonzalez and Shah, 2008)。PPARα 配体包括天然存在的类固醇和脂类,除草剂,杀虫剂和一些广泛使用的降脂贝特类药物。通过靶向破坏小鼠 Pparα 的外显子 8,产生 Pparα(-/-)小鼠系,以描绘 Pparα 的生理学和毒理学作用(Lee et al.,1995)(表 28.4)。Pparα(-/-)小鼠是活的和可育的,没有表型异常。在 Pparα(-/-)小鼠中,过氧化物酶体增殖物(例如,clofibrate 和 Wy-14 643)的多效性作用,和 Cyp4a 诱导的研究结果表明,Pparα 在过氧化物酶体增殖和靶基因转录激活中起关键作用(Lee et al.,1995)。为了研究 PPARα 功能的物种差异,使用人类 PPARαcDNA,在四环素响应调节系统的控制下,产生 PPARα-人源化小鼠模型,并将其培育成 Pparα 缺失小鼠背景(Cheung et al.,2004)。Wy-14 643 对过氧化物酶体和线粒体脂肪酸代谢酶的诱导,表现在 Pparα 野生型和 PPARα-人源化小鼠中。形成鲜明对比的是,仅在野生型小鼠中观察到肝细胞增殖和肝肿大,表明小鼠 Pparα 和人 PPARα 激活靶基因存在物种差异(Cheung et al.,2004)。这些研究结果表明,PPARα-人源化小鼠可能是一种用于评估人类过氧化物酶体增殖物(例如,降脂纤维化药物)的风险更好的动物模型。

28.4.5 维甲酸 X 受体 α(RXRα/NR2B1)

由编码 RXRα,β 和 γ 的三个成员组成的类视黄醇 X 受体,在核受体中是独特的,因为它们与其他核受体如 PXR,CAR 和 PPARα 二聚化来参与肝功能的调节(Germain et al.,2006)。用 PGK-neo 盒破坏 RXRα/NR2B1 的外显子 3 或外显子 4,导致这些常规 Rxrα(-/-)小鼠的胚胎致死,可能是由于心脏或胎盘发育缺陷所致(Kastner et al.,1994; Sucov et al.,1994)。因此,在肝细胞中通过条件性破坏 Cre 介导的特异性 Rxrα,来产生 Rxrα(-/-)hep 小鼠模型,用于研究其生理功能(Wan et al.,2000)(表 28.4)。Rxrα(-/-)hep 小鼠是活的并且没有表现出肝脏损伤。然而,在没有 Rxrα 的情况下,由 Rxrα 和外源性受体(例如,Pparα,Car 和 Pxr)之间的异构化,介导的一系列肝代谢途径被改变(Wan et al.,2000; Wu et al.,2004; Dai et al.,2005)。Rxrα(-/-)hep 小鼠是独特的动物模型,可用于确定 Rxrα 对胆固醇、脂肪酸、胆汁酸和类固醇的体内稳态的调节作用,以及外源生物的代谢和处置。

28.5 结论

遗传修饰的小鼠是独一无二的强大的动物模型,用于描述特定基因在全身系统中的生理,药理和毒理作用。对具有丢失(敲除)或获得(转基因)功能的小鼠的研究,显著提高了我们对药物代谢酶,转运蛋白和外源物受体,在药物 ADME 中的体内作用,以及随之而来的对药物有效性或毒性影响的理解。使用人源化小鼠模型,其中鼠类直系同源物被人类基因取代,可以克服 ADME 中的物种差异,从而更好地理解或预测人类中的药物代谢和处置。然而、现在有越来越多的证据表明,小鼠基因组中的一个基因的破坏或引入,可能导致许多其他基因的表达发生显著变化,可能会使数据解释复杂化,同样难以确定小鼠和人类之间基因表达的水平相当。因此,重要的是、要意识到使用转基因小鼠模型、来研究药物的 ADME 特性时的局限性。

(秦袁译;温源审校)

参考文献

29

多能干细胞模型在人类药物开发中的应用

David C. Hay

29.1　引言

原代肝细胞是一种稀有资源,其功能会随培养时间的延长而减弱。因此,它在药物开发中的应用受限。而其他肝细胞模型由于存在严重的局限性,常常会导致无法预料的结果。从理想的遗传背景来看,人胚胎干细胞(hESCs)和诱导多能干细胞(iPSCs)为扩展性资源,可通过传代无限量获得均一的类肝细胞(HLCs)(Hay,2011)。本章将结合组织工程及大规模生产讨论干细胞来源的类肝细胞的潜力。

29.2　人类药物代谢及化合物消耗

人类药物开发成本高,很大程度上取决于化合物的消耗率。每种上市药物在临床前大约要消耗 5 000~10 000 种化合物,这表明在人类药物发现早期就亟须高保真毒性模型(PhRMA,2005)。肝毒性是化合物筛选失败的主要原因之一,因此引起了人们的极大关注。肝细胞约占肝实质的三分之二,具有许多基本功能。其主要功能之一就是代谢外来化合物,并促进其排出体外。因此,制药界对药物代谢酶的功能及肝细胞在化合物代谢和排泄中的作用非常感兴趣。

广义地,药物代谢分为三类。I相代谢酶,如细胞色素 P450s(CYP P450),催化在外源性物质上引入活性基团的反应。I相代谢产物进一步与极性化合物结合,发生II相反应(Gueng-erich,2001)。II相反应中产生的极性代谢物在细胞膜上的扩散能力弱,需通过主动运输清除(Jakoby和 Ziegler,1990)。III相代谢的主动运输由依赖于三磷酸腺苷(ATP)的外排转运体介导。

人类药物消耗的主要原因之一是无法在体外和体内模型中精确模拟人类 P450 的活性(Bachmann 和 Lewis,2005)。人类有 57 个 CYP P450s 基因(Nelson,2003),而动物的 CYP P450 基因的数量与人类相同或更多;例如,鼠类有 101 个 CYP P450 基因。由于人肝细胞的局限性,动物模型经常用于药物发现和毒理学检测。因此,由于 CYP P450 的相对丰度及多样性,动物模型仅能对外推人肝数据提供有限的参考,不能进行预测。

29.3　人肝细胞的供给

原代成人肝细胞是目前毒性预测实验的金标准。但是,这些细胞数量稀少,生存期短且在分离后其功能会发生变化或丧失。因此,人们更倾向于寻找新的、可在长期培养中保持稳定状态的新型肝细胞类型。目前已建立了人肝癌和永生化细胞系,但其药物代谢具有局限性(Dalgetty et al.,2009)。多年来,人们在鉴定和深入了解具有潜力的人干细胞群体方面取得了长足发展。干细胞群具有自我更新的能力,也就是说,在保存发育可塑性的同时,能产生精确的自身副本。理论上可以把它当作一种取之不尽、用之不竭的肝细胞衍生物(Dalgetty et al.,2009)。目前有多种类型的干细胞可用于制造实质肝细胞。青少年和成年人的肝脏中都存在干细胞群。许多研究提出利用胚胎肝干细胞(肝母细胞)和成人肝干细胞(卵圆细胞)制造可持续供应的类肝细胞。因此,务实的方法之一就是扩大培养分离的肝祖细胞群,并根据需要将它们分化为类肝细胞。然而,由于大规模分离难度大、批间纯度差异大及体外培养的局限性等问题,肝祖细胞目前还不适合大规模培养(Czyz et al.,2003)。因此,近年来,人们一直关注从其他来源获得类肝细胞,特别是人胚胎干细胞(Hay,2010)和最近研究较多的人诱导多能干细胞(Medine et al.,2010)。人胚胎干细胞是高度原始的细胞,来源于胚泡期的胚胎内部细胞(Thomson et al.,1998)。诱导多能干细胞则是通过引入一组明确的转录因子从人体细胞中衍生出来的,由 Shinya Yamanaka 的团队首先证实(Takahashi 和 Yamanaka,2006;Takahashi et al.,2007)。

29.4　人胚胎干细胞(hESCs)

人胚胎干细胞源于植入前胚胎中被认为不适合人类使用的内细胞群。人胚胎干细胞在体内外均能自我更新,并展现出多能性(Thomson et al.,1998)。这些属性使得其能够分化出三胚层,从而实现细胞的增殖(Hannoun et al.,2010b)。因此,人胚胎干细胞具有可无限提供合适的衍生细胞类型的潜能,这与成人干细胞相比具有明显优势(Czyz et al.,2003)。

29.5　人胚胎干细胞(hESCs)向类肝细胞(HLCs)的转化

人胚胎干细胞向功能性类肝细胞的转化,不仅可以通过自发分化,即形成多细胞团簇(也称胚状体(EBS))实现,也可以通过直接分化实现。人胚胎干细胞的自发转化形成了胚状体,进而生成具有三胚层的混合细胞群(Itskovitz-Eldor et al.,2000)。胚状体结构内的分化细胞能够进一步分化为类肝细胞(Imamura et al.,2004;Lavon 和 Benvenisty,2005;Baharvand et al.,2006;Basma et al.,2009)。自发分化效率有限,若需同质培养,则需额外进行纯化;相反,人胚胎干细胞直接分化为类肝细胞已被证实是更快、更有效的体外方法

（Cai et al. ，2007；Duanet et al. ，2007；Hay et al. ，2007,2008a,b；Fletcher et al. ，2008；Agarwal et al. ，2008；Hannoun et al. ，2010a；Greenhough et al. ,2010；Medine et al. ，2011）。经过多年的不断发展,随着人类发育参数应用于体外模型,类肝细胞的产量得到了极大的提高,其功能也逐步改善。2007 年,人胚胎干细胞分化为类肝细胞的效率约为 10%（Hay et al. ，2007）,而目前已提高到约 90%（Hay et al. ，2008a；Hannoun et al. ，2010a）。更多的实验性研究也表明,我们不仅可以提高类肝细胞的产量,还可以通过采用与人类发展一致的信号参数（Hay et al. ，2008a）及合成基质（Hay et al. ，2011）来极大地改善其细胞功能及可扩展性。

29.6 人诱导多能干细胞（iPSCs）

利用体细胞生产人诱导多能干细胞已彻底改变了干细胞研究领域。人诱导多能干细胞具有与人胚胎干细胞相似的可扩展性和多能特征。Shinya Yamanaka 实验室利用逆转录病毒在小鼠和人成纤维细胞中插入一组确定的转录因子,首次证实了体细胞的重编程（Takahashi 和 Yamanaka,2006；Takahashi et al. ，2007）。此后,多个实验室采用多种原材料实现了诱导体细胞的多能性。此外,从人诱导多能干细胞衍生出了多种多功能细胞类型,这表明其是人体生物学建模的重要资源（综述见 Dalgetty et al. ，2009）。最近,我们及其他学者都已证明了人胚胎干细胞向人诱导多能干细胞转化模型的可翻译本质,因此可实现为下游应用提供足够的类肝细胞（Rashid et al. ，2010；Si-Tayeb et al. ，2010；Sullivanet et al. ，2010）。

在药物发现和毒理学检测过程中使用人诱导多能干细胞的主要优点是可产生所需种族背景和/或疾病状态的体细胞。因此,考虑到异种生物个体间代谢的重要多态性变化（例如,CYP2C 9/华法林）和建立疾病基因型模型的能力（例如,α1-抗胰蛋白酶；Rashid et al. ，2010）。人诱导多能干细胞来源的资源也因此可能彻底改变我们在体外模拟人体药物代谢的方式。将所需人类基因型重新编程并将其分化成具有不同代谢特征的体细胞,将有助于建立一个有价值的人类文库。

29.7 CYP P450 在干细胞衍生的类肝细胞（HLCs）中的表达

在干细胞领域,多能干细胞模型的 I 相代谢酶 CYPP450 的表达及功能方面均取得了重大进展,该模型具有与成人肝细胞相似的功能。迄今为止,P450 中的 CYP 1A1、1A2、1B1、2A6、2A7、2B6、2C8、2C9、2C19、2D6、3A4、3A7 和 7A1 的表达和/或功能均已在体外通过多能干细胞得到证实（详见综述 Asgari et al. ,2010）。虽然这些研究非常有前景,但不可忽视的是,药物代谢是一个需要三相代谢协调作用的复杂过程。因此,需进一步的研究来表征 II、III 相代谢在基于干细胞模型中的表达及其功能作用。

29.8 组织培养微环境

干细胞来源的类肝细胞在细胞实验中的应用取决于它们的功能。若没有特殊的组织微环境,细胞群的功能通常是有限的。这些关键的微环境因子包括信号分子、细胞与细胞间的联系及细胞与基质间的黏附,这些都可以调节细胞的内平衡(Scadden,2006;Discher et al.,2009)及维持细胞的表型(Ohno et al.,2009 年)。体内细胞微环境的另一个复杂性是其三维(3D)结构。3D 结构对生理组织功能至关重要,细胞极性就被认为是其重要组成部分之一(Lee et al.,2008)。在体内,肝细胞的极性主要表现在与质膜分裂的三个功能域:基底外侧、微管和外侧。从肝脏分离后,肝细胞就失去了极性,从而失去了一些肝脏特有的功能。因此,体外重建肝极性对维持和广泛开发高保真肝模型非常重要。此外,对 3D 环境的深入研究也可以为细胞生理学提供一种更为深入的见解。

29.9　干细胞衍生的类肝细胞(HLCs)的培养

干细胞衍生细胞类型在诊断领域的应用越来越广泛,因此亟须对其细胞培养进行标准化。这一过程的关键是明确培养条件,使干细胞能够以经济有效的方式扩增和分化。目前,人胚胎干细胞和诱导多能干细胞通常都在含动物源成分的细胞外基质中培养。异源性物质的存在给干细胞培养带来了许多问题,包括扩大并发症及数据解释。我们和其他几个研究小组已经开始采用无血清培养条件对干细胞进行培养及分化(Ludwig et al.,2006;Wang et al.,2007;Hannoun et al.,2010a)。优化培养过程的下一阶段是确定能够维持细胞种群多能性和细胞分化的无动物源成分的细胞外基质(Hay et al.,2011 年)。

29.10　结论

近年来,干细胞衍生的类肝细胞在生产方面取得了巨大的进展,这也为建立高保真人肝体外预测模型创造了条件。尽管已经开发出可再生的技术,但仍然有明确的要求,即干细胞衍生的类肝细胞的功能需扩展到目前的黄金标准,即与新鲜分离的原代人肝细胞一致。今后的主要发展方向,不仅包括进一步阐明关键发育因素和新型组织培养微环境,还包括进一步提高干细胞技术。

(杨海芮译;熊涛审校)

参考文献

30

ADME 研究中的放射性同位素合成

BRAD D. MAXWELL AND CHARLES S. ELMORE

30.1 背景及常规要求

活性药物成分(API)的放射性同位素合成是一项经专业培训的化学家在特殊实验室完成的高度专业化的操作。多数的大型制药公司会在药物发现、生物转化或者药物开发部门请一位放射性同位素合成的化学家,负责合成、纯化、分析并提供放射性同位素和稳定同位素,用于临床前、临床及上市后研究。小型的制药公司需要这类同位素标记化合物时,一般会向合同研究组织(CRO)购买此类服务。

目前有许多较好的放射性同位素化学方面的参考资料。最新最完整的信息可以参考"H-3 和 C-14 标记化合物的制备"(Voges et al., 2009);然而,这份资料中并未包含用于人体吸收、分布、代谢、排泄(ADME)研究所用到的 API 的放射性同位素合成。国际同位素协会是另一个关于放射性标记合成的信息来源。在 2003 年,此协会在第八届"同位素及同位素标记化合物的合成和应用国际研讨会"上第一次举办了关于用于人体 ADME 研究的放射性同位素合成的培训班。此次会议中的一个报告为在现有药品生产管理规范(cGMP)条件下对放射性同位素合成的诸多要求(Lloyd et al., 2004)。同时,也有许多文献部分叙述了如何在 cGMP 条件下进行 API 的放射性同位素合成(Roberts, 2009/2010),并且如何用于人体 ADME 研究(Marathe et al., 2004),但是关于同位素合成这一主题的全面的介绍并不多见,有必要在本章节中具体阐述。

30.1.1 美国食品药物监督管理局(FDA)指导原则

用于规范人体放射性 ADME 研究物质合成的 FDA 规范,包括国际协调会议(ICH)的 Q7A 法规,关于"人用药物注册技术要求",以及"活性药物成分的药品生产管理规范,第 XIX 章,用于临床实验的活性药物成分"。由于文件所给出的范围可以用多种方式解读,不同公司关于如何遵守这一指导原则的具体解释也不尽相同。但质量保证部门和放射性同位素化学部门在如何将 API 最终用于人体 ADME 研究方面达成了共识。人体 ADME 研究需遵循联邦法规管理的 21CFR 361 文件(FDA 网页,2010),它指出需要成立放射性药物研究委员会用于监督放射性在人体中的使用。委员会需要确保执行的放射性和药物给药量是合适的,并且研究目的能够匹配受试者的放射性暴露量(Dain et al. , 1994)。

30.1.2 单剂量爬坡给药(SAD)和多剂量爬坡给药(MAD)后的第三个临床研究

人体放射性 ADME 研究的时间点根据项目的需求而调整,通常是在Ⅰ期临床晚期完成单剂量爬坡和多剂量爬坡实验后或者Ⅱ期临床早期的阶段,有时也会延至Ⅱ期临床晚期甚至是Ⅲ期临床阶段。开展的时间由项目的需求所决定。对于那些有毒性或者代谢物问题的项目,需要尽早开展,如果不存在这类问题,则可以等到Ⅱb 期临床再开展。

30.1.3 ADME 团队的组建

ADME 团队指导整个临床实验开展,需要在首次给药前 6~9 个月组建完成。ADME 团队的组成可以有所区别,但大致上需包含来自同位素和放射性化学领域、DMPK(代谢领域的专家)、分析方法开发、质量保证、法规事务、制药或制剂研究,以及临床研究部门的代表。这个团队也需要包含一名专题负责人,他可以同时担任其他角色。ADME 团队协同工作制定整个研究计划,包括项目开展地、受试者的给药量、需要收集的样本类型,以及是否需要收集胆汁作为研究的一部分。同时,团队需要确定用于实验的 API 的纯度范围,进行合适的分析确保 API 的纯度及效价。多数情况下,企业在关于人体 ADME 临床研究放射性药物的标准操作流程(SOP)中已经确定了纯度及效价的最低值,常规来说纯度需要大于 98%,且没有单一杂质含量高于 0.5%。

30.1.4 人体剂量预测

FDA 法规(21 CFR 361)给出了受试者全身及单一器官可以接受的放射性给药量的限定值。为了遵守法规的要求及确保受试者的安全,应用动物给药后的结果预测人体给药剂量。确定全身和器官暴露量的两种通用方法包括传统组织分布(译者注: 原文为物质平衡)或者全身定量放射性自显影(QWBA)实验。两种方法都是给予含黑色素的动物放射性化合物,研究放射性在动物体内的分布,直到多数的放射性被回收到。传统组织分布(译者注: 原文为物质平衡)是将动物进行解剖,对各组织进行匀浆,应用液体闪烁计数器(LSC)测定每个器官的放射性含量。QWBA 是在给药后将动物切片,每张切片用磷成像仪或者类似的成像技术制成图片,并以标准品为参比,测定每个组织的放射性含量。这些含量可以放大到人体,用于估算人体给药剂量,并且可以预测单个器官的暴露量(Solon et al. , 2002;Solon, 2010)。

30.1.5 cGMP 合成条件

cGMP 的目的是通过控制 API 的生产及检测保证药物的质量。cGMP 规定了一系列

API 生产过程中需要遵循的指导原则及法规。其中一些关键性的原则规定了 cGMP 在药物合成中的应用：

1. 备有精心准备并经过验证的计划书；
2. 技术员必须经过良好培训可以从事他们所分配的工作；
3. 步骤经过严格规范及掌控确保结果在预期之内；
4. 需要记录并评估影响生产过程中发生的任一计划书偏离；
5. 保存过程中产生的详细记录以证明按照计划书来执行；
6. 仔细标记及管控产品。

cGMP 的指导原则原先在欧洲、日本及美国有所区别。最终，在 1990 年成立了国际协调会议(ICH)，起草了满足三个地区的统一的指导原则。这一举措颇具成效地为 cGMP 的生产提供了指导。

30.1.6　单一共价键的形成

用完全符合 cGMP 的方式制备用于人体 ADME 研究的 C14 标记物质是不切实际的。通常这类合成是对标记化合物的二次制备，不包含大量的化合物的批次历史信息。另外，由于放射性合成通常在专门的实验室进行，这些实验室经常也为临床前研究制备化合物，可能并不具备专业的 cGMP 设施。验证过的合成路径往往并不适用于放射性标记。那么问题就来了，如何将 cGMP 的法规精神应用到小剂量单一批次的化合物的制备中呢？折中的方式是始终确保 API 的质量，使放射性化学实验室应用可行的合成方法合成药物的安全。

在制备用于人体 ADME 研究的 API 时，其中一个首要的问题是在哪个节点使用最严格及最贴近 cGMP 的质量控制。一些机构要求整个合成过程在满足 cGMP 的条件下进行，而其他机构只要求最终的纯化过程满足这些条件。能够被多数机构接纳的折中方式是对于整个合成过程采取比常规合成更严格的管控，但是对于最终化学键的形成步骤要尽可能的服从 cGMP 的指导原则。这就允许次最终成为在良好控制的环境下完成，而最终步骤在严格的，接近的 cGMP 原则下完成。因为在最终步骤中，纯化和分析是在接近 cGMP 标准下进行的，所以 API 的质量是得到控制的，使受试者可以得到保护，这正是 cGMP 指导原则的最终目的。

30.2　放射性合成的策略和目标

为了制备适用于人体 ADME 研究的放射性标记 API，放射性合成化学家必须攻克一些壁垒。在多数情况下，有效地将放射性标记物引入用于人体 ADME 研究的分子中，与用于药物发现后期代谢物谱研究的分子的引入策略和目标是一致的。下面描述的是需要放射性合成化学家和 ADME 项目团队做出的一些最重要的选项和决策。

30.2.1 确定最合适用于人体 ADME 研究的放射性核素

因为每个 API 结构中都包含氢和碳元素,所以放射性标记 ADME 研究最具代表性的同位素是氚(^{3}H,H-3 或 T)或者碳-14(C-14 或 ^{14}C),在大多数情况下,C-14 要优于 H-3,这是因为氢氚交换导致的放射性标记丢失更易发生在 H-3 标记的 API 中。然而,也有一些案例是 C-14 标记的 API 不适合用于人体 ADME 研究。例如,当 API 低剂量就有好的药效时,需要 API 的比活度(SA)高于 C-14 可以达到的水平,如文献(Hong et al., 2008)图 30.1 关于[^{3}H]-阿帕地松合成路线所述。用氚还原 N-乙烯基邻苯亚胺,再通过 Gabriel 合成得到标记产物[1,2-^{3}H]盐酸乙胺。[1,2-^{3}H]盐酸乙胺与非标记的酸结合三步合成[^{3}H]-阿帕地松。最终用于人体 ADME 的[^{3}H]-阿帕地松的比活度为 48.07Ci/mmol,这个值高于 ^{14}C 标记,甚至高于将阿帕地松的所有 C 都标记所能达到的水平。

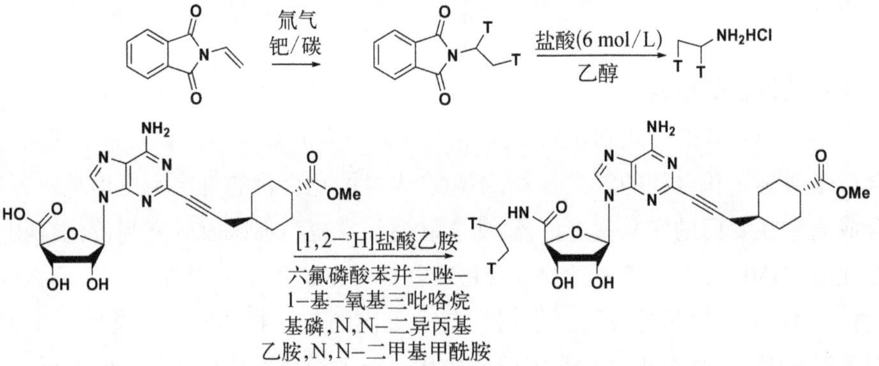

图 30.1 [^{3}H]-阿帕地松的合成。

其他用氚标记 API 优于 C-14 的情况是由于合成 C-14API 的难度和成本高于合成氚标记 API(Rotert et al., 2006;Moenius et al., 2001)。总的来说,大多数用于人体 ADME 研究的 API 都是由 C-14 标记完成的。

30.2.2 在 API 代谢稳定位点标记放射性同位素

标记的位点应以临床前的研究作指导;为不易在交换或呼吸过程中丢失的位置,且应当包含在大多数的代谢产物中,倾向于在最大的代谢碎片中标记放射性核素。如果药物分子断裂成两个较大的部分,应当考虑使用两部分均进行放射性标记的混合物。例如,吉莫曲拉(gemopatrilat)的一个主要代谢途径是肽键断裂得到两个大的代谢碎片。为解决这一问题,人体 ADME 团队设计使用了两个 C-14 标记的吉莫曲拉同位素异构体,C-14 标记在该分子两侧位置上,如图 30.2 (Wait et al., 2006)所示。

另一个双标记的例子如图 30.3 所示,由百时美施贵宝的放射性化学家合成[^{14}C]6-羟基丁螺环酮(Bonacorsiet al., 2007)。[3-^{14}C]2-氯嘧啶由已有的[^{14}C]尿素两步合成得到,再与非标记的临床应用级别的哌嗪二酮偶联形成次最终产物[^{14}C-嘧啶]丁螺环酮。[^{14}C-二酮]丁螺环酮由已有的[^{14}C]氰化钾形成螺环二酮,再经过两步与 1,4-二溴丁烷及非标记

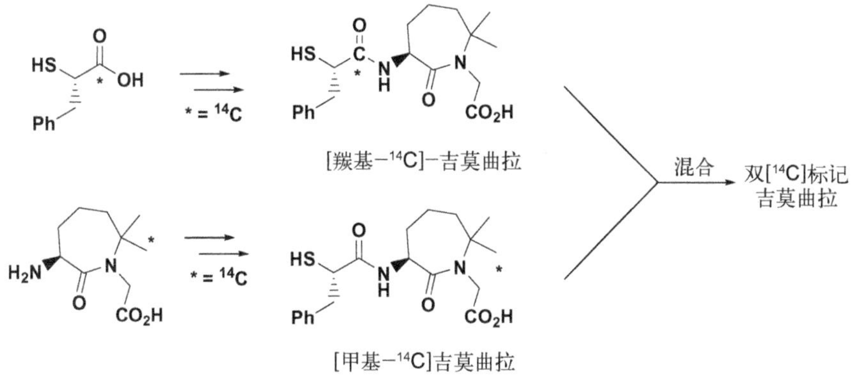

图 30.2 双[14C]标记吉莫曲拉的合成。

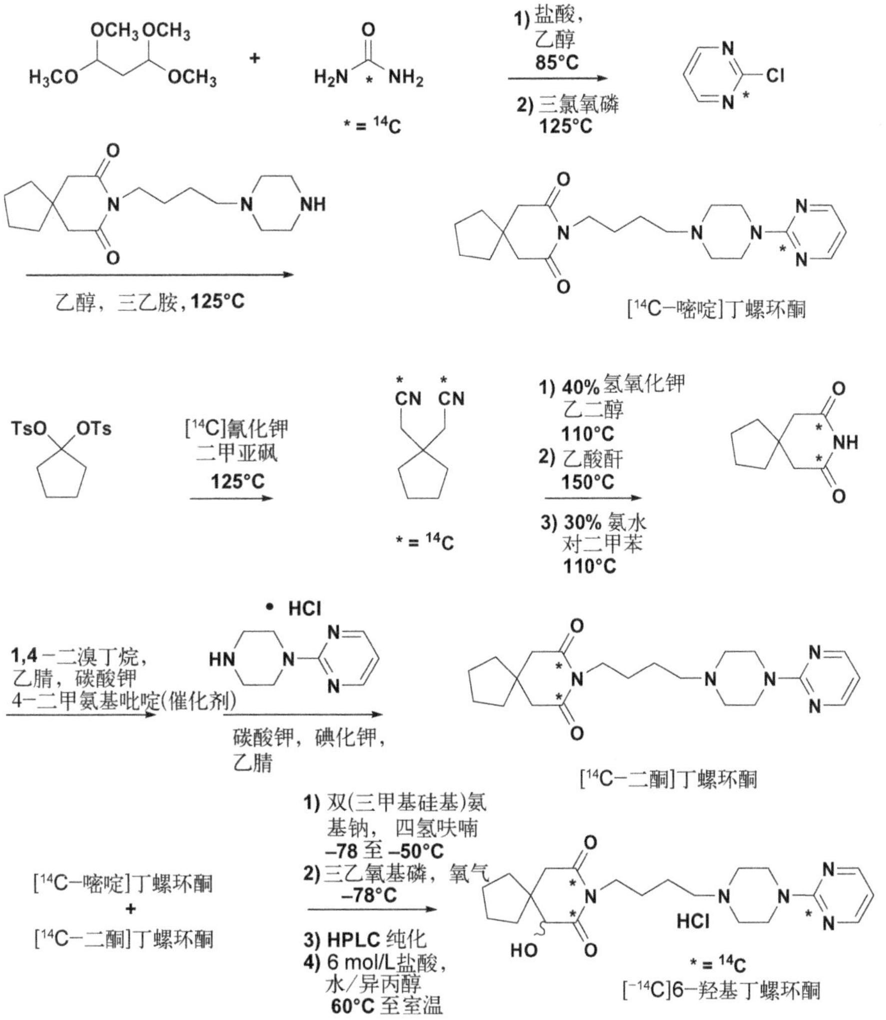

图 30.3 [14C]6-基丁螺环酮的合成。

的哌嗪二酮偶联,形成第二个标记的次最终产物。两个 C-14 标记的丁螺环酮产物混合后得到[¹⁴C]6-羟基丁螺环酮混合物,使得该分子的两部分均可在 ADME 研究中追踪到。

30.2.3 合成后期引入放射性标记

放射性合成化学家倾向于在 API 合成后期引入放射性标记,以此可以减少放射性合成步骤,同时提高 API 的产率以减少放射性废物的产生。如果放射性合成路线与临床级别合成路线是相同的,就可以在 cGMP 条件下合成高价值的中间体,并转化为放射性标记的 API,为放射性合成化学家节省时间和工作量。这些未标记的优质的中间体已包含对应的批次和通行记录,因此可以简化批记录的准备工作。然而,并不总是能在合成后期引入放射性标记,特别是放射性标记需要埋在分子的内部而避开代谢和化学的软点。这就演变成了一种权衡,要么在合成早期的分子内部引入放射性标记,要么在合成晚期标记在边链,但是需要承担标记位点被代谢及丢失的风险。一个典型的例子是合成[¹⁴C]CP-529414 或者[¹⁴C]托彻普([¹⁴C]torcetrapib)。在开发的早期阶段,辉瑞的放射性化学家在合成后期于双三氟甲基苄基和乙酰基两个独立的位点引入 C-14,标记合成了[¹⁴C]托彻普。为人体 ADME 研究合成放射性 API 时,没有用这两个位点,化学家选择了如图 30.4 所示的 9 步反应(Kelley et al.,2004)。这种 C-14 标记是通过将[¹⁴C]氰化钠加入到商品化的(R)-2-氨基-1-丁醇,再用三氟甲烷-硫酸脱保护。通过 Buchward 偶联及腈基水解产生标记的胺,并发生乙酰化。胺的区域被选择性的还原并在酸的催化作用下形成具有立体选择性的环化产物。次最终产物胺由乙酰氯甲酸盐乙酰化,再烷基化连接双-三氟甲基苄溴得到[¹⁴C]CP-529414。

相反,诺华的放射性化学家把放射性标记在 API 的侧链上,避免了更为复杂和冗长的制备标记金刚烷基的过程,而是如图 30.5 所示通过 5 步短步骤从已有的[2-¹⁴C]溴乙酰基溴化物来制备[¹⁴C]LAF237([¹⁴C]维达列汀)(Ciszewska et al.,2007)。他们指出可以应用[1-¹⁴C]溴乙酰基溴化物通过相同的合成路线制备[¹⁴C]维达列汀,但并没有说明是哪种同位素异构体用于人体 ADME 研究。

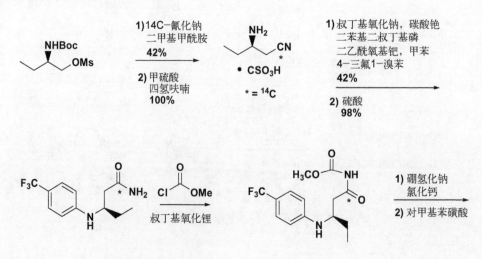

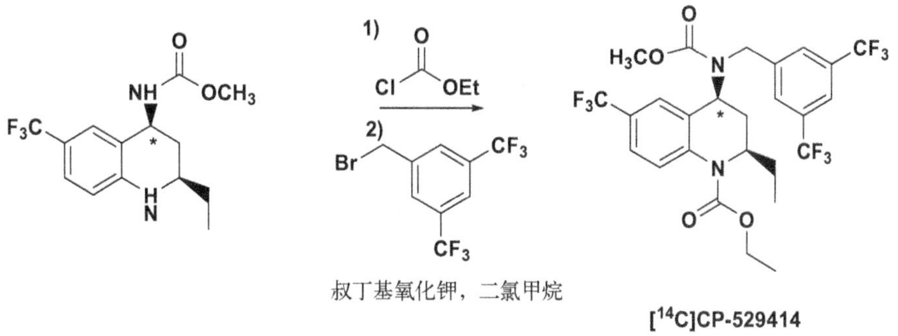

图 30.4 [¹⁴C] CP-529414 的合成。

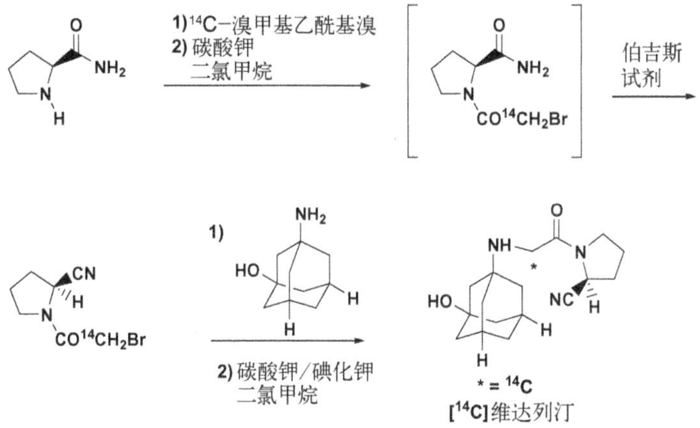

图 30.5 [¹⁴C]维达列汀的合成。

30.2.4 放射性标记试剂为限量试剂

放射性标记试剂比非标记的试剂昂贵,因此,需要使用放射性标记试剂作为限量试剂有效地将放射性标记引入到 API 中,避免购买过量的标记试剂,以及减少放射性废弃物的产生。然而这在放射性标记试剂过量使用时是很难实现的。事实上的情况是要么使用过量的放射性标记试剂使得反应完全但会产生过量的放射性废弃物,要么开发设计新的合成路线使得放射性标记试剂成为限量试剂。这又会带来另一个问题,过量的未反应的非标记物质会残留在反应混合物中,从而使纯化复杂化。如果放射性标记的合成路线与非标记的临床 cGMP 合成路线相同,其路线和纯化步骤已经经过高度优化,这一问题会更具挑战性。而由于放射性合成通常为小规模反应,可以使用快速柱色谱或者制备高效液相色谱(HPLC)纯化,这一问题可以有所解决。这些手段通常不会应用于大规模合成中。因此,放射性标记试剂的用量与标记产物的得率之间又是需要平衡的冲突点。

30.2.5 考虑替代的标记试剂及策略

所有 C-14 标记 API 的起源均可追溯至 C-14 生产过程中[¹⁴C]碳酸钡的分离(Voges

et al. ，2009）。[^{14}C]碳酸钡可以由放射性标记产品供应商通过一系列熟知的步骤转化成更多高级的 C-14 标记产物。一些制药公司具备能力和设备把[^{14}C]碳酸钡转变成放射性标记 API，而一些公司会通过签订合同把整个 C-14 标记 API 的合成交给放射性物质供应商。多数的大型制药公司介于两者之间，他们会购买 C-14 标记的中间体，再把它们变成 C-14 标记的 API。通常情况下，由[^{14}C]碳酸钡变成 C-14 标记试剂所需的合成步骤越多，这些试剂就会越贵，也越不可能直接出现在产品目录里。

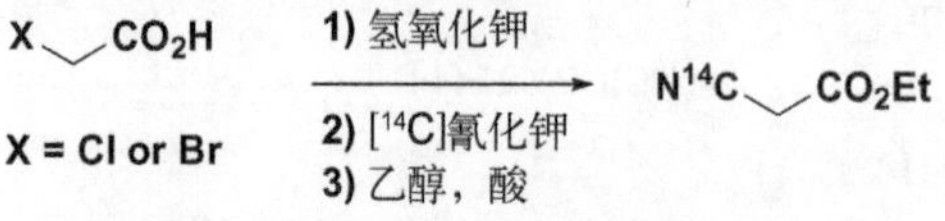

X CO$_2$H

1) 氢氧化钾

X = Cl or Br

2) [^{14}C]氰化钾

3) 乙醇，酸

N^{14}C CO$_2$Et

图 30.6 [^{14}C]氰乙基醋酸盐的合成。

图 30.6 所示由卤代醋酸和[^{14}C]氰化钾制备获得［3 -^{14}C］氰乙基醋酸盐（Maxwell，2004；Coelho and Schildknegt，2007），尽管并不用作 cGMP 的合成，依然揭示了需要考虑的问题，比如何时开始 C-14 合成，购买何种 C-14 原料。[^{14}C]氰化钾远比［3 -^{14}C］氰乙基醋酸盐便宜且更易直接获得。如果放射性合成化学家有过成功制备和纯化［3 -^{14}C］氰乙基醋酸盐的经验，那最好的方式就是购买[^{14}C]氰化钾制备［3 -^{14}C］氰乙基醋酸盐，特别是当［3 -^{14}C］氰乙基醋酸盐用量比较大的时候。然而，如果用量比较小，而放射性合成化学家无暇制备和纯化［3 -^{14}C］氰乙基醋酸盐时，最好还是向供应商购买。

由于放射性 API 通常要求严格的时间且不容出错，因此就需要开发不同的标记方式及预防意外的策略。这就是预先用非标记物质完成反应、纯化和分析极其重要的原因，甚至有可能需要用少量的放射性标记物质作为测试试剂，以确定完成整个合成需要的时间。采用与非标记物质相同的方式来完成放射性标记的合成是非常重要的，不经过预先的尝试而改变放射性标记合成的方式通常会导致失败。

30.2.6　开发一锅法反应并减少纯化步骤

在单一反应容器中完成多步合成可以提高放射性标记 API 的得率。从一个容器向另一个容器转移产物容易造成产物的损失，增加喷溅的潜在风险。减少中间体的纯化步骤同样也十分重要，因为这些过程都会造成一定量的产物损失。但是，如果一个合成步骤的成败取决于前一步骤中产物的纯度，产物就必须要纯化完全，不论纯化过程会造成多大的损失。

30.2.7　安全性考虑

不管是 C-14 还是 H-3 都会产生可以渗入皮肤的放射性，所以对于放射性合成化学家践行 ALARA（as low as reasonably achievable）的概念，避免不必要的放射性物质暴露是很重要的。达到这一目的的最好的方式是做好合成过程的预试验，开发短步骤的合成路线，在合成过程中引入放射性标记时使用放射性标记试剂作为限量试剂，优化产率减少放射性物质的用量，减少产物的转移次数降低放射性物质暴露的风险。

30.3　制备和合成

30.3.1　划分接近 cGMP 要求的区域

在合成人体给药用原料的区域,需要降低污染及交叉污染的风险(ICH 19.3)。一些公司会采取保守的做法,划分一个特定的区域作为放射性化学实验室或者将整个放射性化学实验室仅用于合成接近 cGMP 要求的 API,这是对资源的浪费,只有当许多用于人体 ADME 研究的原料需要制备的情况下才应如此。多数公司会指定一块工作区域使其在合成期间具有近似 cGMP 环境,并且限制仅能单一合成,以减少交叉污染的风险。一些常规的近似 cGMP 条件的区域可以摆放共享的分析仪器,但是制备高效液相或者快速柱色谱等设备必须指定作为某一合成反应使用。当这些设备从一个化合物的合成切换到下一个时,需要确保是否是洁净的,不存在批次间交叉污染的风险。这一点大致可以通过冲洗仪器的管路、使用新的制备 HPLC 色谱柱、或新鲜的硅胶填料来实现。

30.3.2　清洗

在开始一个合成实验之前,通风橱和台面需要确保是洁净的。根据 SOP,可以由操作实验的化学家或者质量保证部门的人员来认定。一般情况下,需要擦拭通风橱排除污染因素,并由擦拭实验来验证清洗的效果。同样也需要清洗旋转蒸发仪及其他会接触到放射性中间体或 API 的物体表面。特别是惰性气体的管路及管路内放置干燥剂的柱子也需要及时更换。对于特殊的化合物,比如具有高的效能,或者为危险化合物,或者会引起人体的过敏反应,例如通风橱内之前用过 ß 内酰胺酶抗生素,就需要采取更多的措施进行清洗。因为所有的步骤都是在接近 cGMP 的条件下完成的,所有工作区域的清洁工作都应该记录。

30.3.3　玻璃容器

所有的玻璃容器都应确保是洁净的,通过外观检查购买的玻璃容器、搅拌子、刮勺及其他所有会接触到放射性标记中间体或 API 的容器,过程也需要完整记录。

30.3.4　分析仪器的配备及校验

对于研究所涉及的设备,都必须提供确切的精确度要求。需要对天平进行校验和清洁以确定天平的功能运行良好。所有的设备均需要配有完整的证明文件及现阶段的维护记录。用于最终鉴定的分析仪器需要更高的认定等级,使用前需要验证及记录。

30.3.5　试剂及原料

所有试剂在使用前均需确认其成分及纯度,通常在核放射性标记合成前,需要供应商提供分析证书,有确定化合物成分的检验,例如磁共振结果,或者预试验的使用测试。这些试剂需要严格管理确保无其他化学品的交叉污染,最简单的方式就是购买新鲜的试剂并将之隔离放置直至完成合成。所有的试剂和溶剂都应当评估其潜在的传播牛海绵状脑病/传染性海绵状脑病(BSE/TSE)的风险,且需要从供应商处获取证明文件表明其在制备过程中没有接触到动物源的物质。因为许多供应商不愿或不能提供这些数据,所以在合成开始之前收集这些数据就至关重要,以确保有其他替代试剂或寻求其他试剂供应商。

30.3.6 预试验反应

在实际的放射性合成之前需要进行预试验,进行化学试剂的使用测试,确定合成路线的可行性。这样的试验可以让化学家制定出用于制备放射性标记 API 可以遵循的具体操作步骤。理想情况下,如果遵循一个工艺化学路径,可以改变反应条件来进行更小剂量反应,且将放射性标记试剂作为限量试剂。比如,更多的溶剂和更高的稀释倍数可以使样品的操作更易进行。这些工艺路线的改变均需要彻底研究,来确定反应的顺利进行。其次,化学家还可以在预试验中测试所有合成中用到的原料,满足测试化学品成分和纯度的要求。第三,预试验可以让化学家规划出需要合成多少的放射性标记 API,调整合理的合成规格,以保证合成足够的放射性 API 用于人体的 ADME 研究,包括用于释放测试,稳定性研究的样本,错误给药后的补给药。

30.3.7 放射性标记的正式合成

放射性标记 API 的正式生产可以由多种方式实现,产品可以由一个批次制备,或者由多个小批次完成后合并得到。后者尤其被广泛采用,因为多次实验的记录可以提供批次的信息,降低一次大规模反应失败的产生无效批次的风险。C-14 标记 API 的放射性合成中,原料的比活度一般很高或者经过分离分析后比活度会比较高。这些产物将被认定为高比活度的 API。随后,这些高比活度的 API 与非标记的临床级别的 API 混合稀释至目标的比活度,用于人体 ADME 研究。通过调节非标记 API 的用量来降低比活度,使其尽可能接近研究所需的目标水平。氚标记的 API 同样也可以添加非标记的 API 得到目标的比活度,但是多数情况下,氚标记的比活度较高,这也正是用氚取代 C-14 的原因。所有操作都必须在实验记录本或批记录上做好记录,特别是需要一位同事来确认所有工序符合实验记录或批记录的描述。随着电子实验记录的应用增加,电子签名取代纸质签名也逐渐被认可。

30.4 分析及产品放行

30.4.1 高效液相色谱分析方法学验证

API 的 cGMP 放射性标记合成必须在受控的条件下完成,其中一种确保符合此标准的方式是对反应进程及最终产物分析时,使用经验证的高效液相色谱(HPLC)方法,以及与每个经过验证的中间体及 API 标准品进行对比。应用与临床级别 API 制备过程同样的合成路径进行放射性合成,其中一个优势就在于经验证的高效液相色谱方法是现成的。但是,如果采用了不同的合成路径,放射性合成化学家就必须建立合适的 HPLC 方法,以跟踪反应进程和确定物质的组成和纯度,包括所有中间体、次最终中间体、高比活度和低比活度 API。放射性合成化学家先自行建立 HPLC 方法分析中间体、次最终化合物和 API。如果方法对这些化合物都适用,分析研究部门的工作人员就会采用此方法完成对次最终产物及 API 的分析。

30.4.2　正交高效液相色谱方法

一些企业的 SOP 对于放射性标记 API 的放行检验会要求单独做正交高效液相色谱(HPLC)分析。对于大多数放射性标记 API,反相 HPLC 分析是确定放射性化学和化学纯度的首选方法。正交 HPLC 方法通常采用不同键合相的 HPLC 色谱柱,不同的流动相,或不同的流动相添加剂。

30.4.3　液相色谱联用质谱分析

所有的中间体产物、次最终中间体、放射性标记 API 都必须用液相色谱联用质谱技术进行分析,并与非标记的标准品进行对比,特别是知道合成会产生杂质时。一些情况下,由于 API 具有放射性裂解的不稳定性质(Jones et al. , 2004),会形成并检测到一些新的未知的杂质。使用与临床化合物合成不同的合成路线或不同的纯化方法会带来未知的杂质。对于高比活度的 H-3 和 C-14 的标记产物,会出现质量数增加 2(M+2)的信号峰。对于高比活度的 C-14 标记的芳香环化合物,会观察到一系列从 M+0 到 M+12 的信号,通过比较放射性标记和非标记的 API,可以再次确认高活性产品的比活度(Lehmann and Kaspersen, 1984;Mayer et al. , 2008)。对于每毫克仅几个微居级别的低比活度 API,其质谱的出峰形式与非标记的化合物极其类似,因此不能通过质谱数据测定比活度。

30.4.4　质子和碳-13 磁共振(NMR)技术

至少合成过程中的次最终中间体及放射性标记 API 需要用 ^{1}H-NMR 进行分析,并与相应的非标记的标准品比对。^{1}H-NMR 还可以用于确定残留溶剂的含量。对于一些次最终化合物及放射性标记 API,根据企业 SOP 要求,可能还需要完成 ^{13}C-NMR 的分析。

30.4.5　测定高比活度 API 的比活度

通常 C-14 标记的起始原料包含一个 C-14 原子,其比活度会在 40 到 60 mCi/mmol 之间,对于单一 C-14 标记的 API,比活度的最大值为 62.4 mCi/mmol。放射性合成化学家在合成过程中可能会用非标记的原料适当降低比活度,最终获得高比活度的 API。当高比活度的 API 通过纯度测定要求及其他分析测试后,会测定比活度。一般来说,比活度的测定采用的是重量分析法,即称取已知量的产物于容量瓶中,用一定量的溶剂彻底溶解 API,取一定量用液体闪烁计数器检测(Mayer et al. , 2008)。对于一些高比活度的 API,取样后需要稀释才能用于液体闪烁计数器检测。基于样品的重量和化合物的分子量,可以计算毫摩尔数,再结合液体闪烁计数器给出的原瓶中的毫居里数可以计算以 mCi/mmol 为单位的样品比活度。

对于一个 H-3 标记的产物,比活度一般在 10 到 25 Ci/mmol 之间,最大为 28.8 Ci/mmol,由于不能称取如此少量的物质,就不能采用重量分析法。然而可以通过与非标记的 API 标准品比较质谱数据来测定比活度(Lehmann and Kaspersen,1984;Mayer et al.,2008)。或者可以应用标准曲线通过 HPLC 测定其比活度。要用这种方法准确测定的话,需要化合物有良好的紫外色谱峰型及高的纯度。非标记的化合物标准品浓度需要覆盖至少 3 个数量级范围,这些标准品溶液进样到 HPLC 中,得到不同浓度标准品的峰面积,绘制出至少 3 个点的峰面积与进样的化合物毫克之间的线性关系。配制高比活度 API 的溶液,其浓度介于标准曲线的最低和最高非标记化合物标准品浓度之间。进样高比活度 API 的样品至 HPLC 中,得到紫外检测器测定的峰面积。当 API 流经紫外检测器,收集化合物相应峰面积对应的流份,用溶剂稀释并充分混合后,取样用液体闪烁计数器检测。根据进样化合物的峰面积,代入标准曲线得到的公式,可以计算进样的毫摩尔数。而液体闪烁计数器可以提供毫居里数,结合二者可以计算出以 mCi/mmol 为单位的样品比活度。

准确测定高比活度化合物的比活度是非常重要的,因为这一数据将用于计算放射性和非放射性临床级别 API 混合的比例,以获得低比活度的 API 用于人体 ADME 研究。

30.4.6　高比活度 API 与临床级别非标记化合物的混合

基于高比活度 API 的比活度,称取适量的 C-14 标记的和非标记的 API 混合,用一定量的溶剂溶解后得到均一的混合 API。有条件的情况下,应当使用对人体安全的溶剂,以防 API 中溶剂残留。常规应用非标记化合物对高比活度的 API 进行 2 到 4 次的稀释,每次均测定其比活度,以确保有多个可调节的比活度溶液,降低了最终 API 比活度太低不能用于实验的风险。

30.4.7　测定低比活度 API 的比活度

低比活度 API 的比活度一般用与高比活度化合物同样的重量分析方法测定。需要称取大量的放射性标记化合物,采用较长的液体闪烁计数器计数时间,才能得到具有统计学意义的数据。因为放射性标记物质的含量太低,质谱方法测定这类物质的比活度是不适用的。

30.4.8　其他需涉及的分析检测

根据企业的 SOP,或活性药物的物理化学性质,可能需要对 API 或具有比活度的中间体做更多的分析检测。其中一些可能涉及的检测包括以下方面:

1. 卡尔费休法测定水分,特别是对于形成水合物的 API。
2. 气相色谱及 ^{1}H-NMR 测定溶剂残留(被测定的溶剂不应用于 ^{1}H-NMR 分析)

3. 重金属测定,特别是在合成中涉及铅、锡、钯、铂、铁。因为它们很难完全除去,通常最好避免在合成中使用这些物质。

4. 最终 API(如包含手性)的手性纯度检测。

5. 如果适用的话,^{19}F-NMR 或 ^{31}P-NMR。

6. 无菌、热原质、细菌内毒素的检测,如放射性 API 用于注射剂时。

7. 酸碱滴定用于酸性或碱性化合物。

8. 重量百分数分析。

还有一些企业 SOP 规定用于临床级别 API 的常规分析,并不能用于具有放射性活性的 API 中,如元素分析。

30.4.9 确定使用日期及使用日期的延长

当低比活度 API 的分析检测完成时,会发布分析证书并指定使用日期,该日期一般根据稳定性研究的结果确定。稳定性研究获取放射性 API 在指定的温度条件下尽可能长的储存数据,其比活度接近或高于人体 ADME 研究中使用量。常规取样放射性 API,用连接放射性检测器的 HPLC 进行分析,测定 API 储存一段时间后的放射性化学及化学纯度。如果放射性化学及化学纯度仍高于人体 ADME 研究规定的纯度水平,则认为从起始时间到储存后取样这段时间内物质是稳定的。如果放射性化学及化学纯度降低到可接受的要求以下,则认为是不稳定的,使用期限应早于稳定性研究的储存时间。如果用于人体 ADME 研究时 API 的稳定性实验没有完成,则需要根据非标记的 API 及之前的放射性 API 合成时的研究数据设定一个合理的近似值。使用日期一般为 2~6 个月,如果放射性 API 未在使用日期前使用,就必须再次测定放射性化学纯度以确定成分。如果化合物仍然满足放射性 API 的纯度及药效标准,则应指定新的使用有效期,且认为该化合物仍可用于人体 ADME 研究。如果化合物不满足标准,则需要再次纯化及分析直至满足标准。重新纯化后的 API 需分配新的批号。

30.4.10 放射性药物产品的分析及放行

当放射性药物产品生产完成,就需要对其进行各种分析检测并放行使用。多数的人体 ADME 研究是采用药-瓶的方法进行给药的。药-瓶的方法避免制备胶囊或片剂,以防受压片机的污染。同样的,此种方法将 API 溶解于溶液中,避免测定晶体形式和制备粒度。

30.5 文件

整个 cGMP 合成和分析过程需要按照企业 SOP 做好完整的文件记录。至少所有的实验过程及分析结果需要有纸质记录或电子实验记录,包括描述工作场所和设备的清洁过程。实验过程同样应当对电子版或纸质的实验记录全程监督。批记录应当包含合成示意图;使用的试剂清单,包含试剂的来源、纯度、过期日期及分析证书;使用的仪器清单,包含型号、序列号及最新的校正日期;API 的分析证书的签字复印件;合成中使用的试剂和中间体关于牛海绵状脑病/传染性海绵状脑病(BSE/TSE)评估证书的签字复印件;签字的实验记录本。

30.5.1 质量保证部监管

整个合成路线必须由人体 ADME 研究小组中质量保证部代表审核和批准,以保证过程满足用于人体 ADME 研究的要求。当合成路线审核通过,API 制备完成、分析、放行后,质量保证部代表会审核结果、详细记录合成的实验记录本及所有批记录的文件。文件记录经批准后,质量保证部代表会签字确认合成完毕,准许药品的生产。

30.5.2 传染性海绵状脑病/牛海绵状脑病的评估

所有会接触到 API 的试剂、污染溶剂和原料必须审核确认是否来自牛海绵状脑病/传染性海绵状脑病的人源或动物源。批记录中应包含申明文件,指出接触到 API 的试剂、溶剂和原料并非来自动物源或人源。

30.6 总结

总之,用于人体 ADME 研究的放射性标记 API 的合成是极具挑战的,需要仔细的规划、合作、交流及同时管控多个细节的能力。深入理解企业的 SOP 要求是至关重要的,要能够将其应用到实践中,能够将偶发事件预案做好,能够快速解决问题保证合成按计划进行,能够完整记录合成的各方面细节。希望通过本章的普及,让读者了解用于人体 ADME 研究的放射性标记 API 合成所需考虑的最重要的问题。

(蔡婷婷译;张玲玲审校)

参考文献

31

临床前体内研究中的剂型开发

YUAN-HON KIANG, DARREN L. REID, AND JANAN JONA

31.1 简介

在药物发现阶段,确认可用于体内研究的制剂是制药支持中一个关键的方面。一般而言,剂型开发需要考虑以下3个方面:① 给药途径;② 体内药效学研究中的终点(生物标记物);③ 药物活性成分(API)的物理化学性质。给药途径是非常重要的,因为它反过来会影响给药体积,可接受的 pH 范围,制剂中溶媒的黏度,还有制剂的类型。表 31.1 总结了一些不同品系的动物在常规的给药途径下的给药体积的案例[1]。在临床开发和上市阶段,给药途径主要取决于治疗目的。虽然如此,在临床前阶段,化合物的给药途径通常取决于体内研究的实验目的。根据化合物药物代谢动力学和药效学特性,在药物发现阶段的常规给药途径包括静脉注射、腹腔注射、皮下注射和口服。了解体内实验终点的重要性在于,有些应用在制剂中的赋形剂可能存在药理作用,干扰研究评估的终点。例如,作为润湿剂的表面活性剂,如泊洛沙姆可提高糖尿病大鼠模型的血糖水平,因此应当避免将其应用在代谢紊乱的研究中或者应用时多加谨慎。二甲基乙酰胺(DMAc),一种常见的增溶剂因其本身具有抗癌作

表 31.1 基于良好操作的给药体积

品　系	给药途径和体积(mL/kg)			
	口　服	皮下注射	腹腔注射	静脉(推注)注射
小鼠	10	10	20	5
大鼠	10	5	10	5
兔	10	1	5	2
犬	5	1	1	2.5
恒河猴	5	2	—	2
狨猴	10	2	—	2.5
小型猪	10	1	1	2.5

用[2],不可以使用在肿瘤(异体移植)实验中。对于药物理化性的基本了解是非常关键的。pKa,LogP,和LogD的信息可帮助确认最可行性的制剂策略和对于给定方法提供一些限制条件。药物固有的独立性非常容易地被检测或者计算。其他物理化学性质比如粒径分布(PSD)、形态、溶解度和化学稳定性与API,物质形态和制剂存在复杂的关系。对化合物这些非独立性质的了解往往是随着药物发现阶段对API研究进程而不断深入的。一旦给药途径,药效学终点和API的物理化学性质确定后,剂型开发就可以开展。

31.2 静脉注射途径中的制剂考察

静脉注射给药途径常被应用在药物代谢动力学研究中,用于获取关键参数比如清除率和分布容积。不同于其他给药途径,静脉注射的制剂只能是溶液或者纳米混悬剂[3],纳米混悬剂的制备需要更多的资源和更长的时间。在临床前药物代谢动力学研究中,用于静脉注射的制剂主要为溶液。用于静脉注射途径的溶媒的选择受限于化合物的溶解度。药物研发的前期,一般而言,由于资源和时间的限制,所有通过体外标准的化合物均以静脉注射方式给予大鼠体内,然而在药物代谢动力学研究中,尝试为每一个化合物获得水溶性制剂是不现实的。有机溶剂,比如二甲基亚砜(DMSO),作为静脉制剂溶媒的选择,应用在啮齿类动物药物代谢动力学研究中。尽管DMSO具有优秀的增溶能力,但它的毒性,尤其是溶血反应,限制了DMSO在更高品系动物上的使用。犬静脉注射 0.5 mL/只或大鼠静脉注射 0.5 mL/kg 的纯DMSO是可接受的。当DMSO是由于其毒性或干扰药效学终点的原因不被使用,或罕见情况下DMSO不能使化合物有足够的溶解度时,则需在水或者非水体系的进行溶解度筛选实验,以确定一种合适的静脉制剂溶媒。

31.3 口服、皮下和腹腔注射给药途径中的制剂考察

对于口服、皮下和腹腔注射给药途径,除了溶液,混悬液也可以进行给药。混悬液是粗分散体系,即不溶性固体颗粒分布在分散介质中。混悬制剂中的颗粒粒径大于 0.1 μm[5]。分散介质,又称制剂溶媒,通常包含作为悬浮剂的聚合物和作为润湿剂的表面活性剂。临床前的混悬液制剂中,羟丙基甲基纤维素(HPMC),甲基纤维素(MC),羧甲基纤维素(CMC)是常用的聚合物。聚山梨酯80,聚山梨酯20和泊洛沙姆是常用的表面活性剂。悬浮的颗粒应不易沉降,沉降的颗粒在摇动容器后可以重新分散成为均质体系。使颗粒悬浮在溶媒中,溶媒需要足够的黏度,但黏度不能太大,以免阻碍制剂在口服管中的流出。因为制剂的黏稠度随药物浓度的升高而加大,当配制高浓度制剂时,应注意确保制剂的是可以用于给药的。沉降时间和黏度之间的平衡可以通过调整溶媒中聚合物和表面活性剂的量来实现。

药物溶解度对混悬液不再是一个限定因素,因此混悬液在一般情况下更容易获得。此外,大部分药物也将会被制备成固体用于口服。在药物发现阶段,混悬液制剂给药可用于评

估药物在临床研究中成为固体制剂成功的可能性。暴露量和生物利用度在临床前药物代谢动力学研究中不仅仅是候选化合物筛选的重要部分,同样对临床制剂研究也非常有价值。表31.2列举出少部分常用于口服制剂中的溶媒。表面活性剂的用量取决于它是单纯的被用作润湿剂或者同时作为增溶剂使用:如果表面活性剂的水平低于它自身的临界胶团浓度,它是作为润湿剂;当水平超过临界胶团浓度,表面活性剂不只是润湿颗粒还通过形成胶束促进化合物的溶解。

表31.2 常见用于混悬液中的溶媒

助 悬 剂		表 面 活 性 剂
名 称	黏度(mPa·s)	
2%羟丙基甲基纤维素	40~60[a]	1% 聚山梨酯 80 或吐温 80
2%羟丙基甲基纤维素	40~60[a]	1%普朗尼克 F68
0.5%甲基纤维素	1 500[a]	
1%甲基纤维素	1 500[a]	1% 聚山梨酯 80 或吐温 80
1%羧甲基纤维素	50~200[b]	1% 聚山梨酯 80 或吐温 80
口服用溶媒(商品化)		1% 聚山梨酯 80 或吐温 80

[a] 在2%水溶液中,

[b] 在4% 水溶液中。

31.4 腹腔给药途径中特殊考量

一些少数的给药途径也使用于临床前药物研究中。

为了避免肠道吸收屏障,在早期的药物发现阶段常选择腹腔给药。虽然混悬液也可以通过腹腔给药,但是一般澄清溶液为更优选择,因为腹腔中存在有限的体液溶解混悬液中的颗粒。由于资源的限制,在体内筛选实验中的每一个化合物均制备为溶液是很难实现的。因此很少采用通用的配方,即使用的溶媒包含增溶剂如环糊精,助悬剂和表面活性剂如羟丙基甲基纤维素(HPMC)和普洛沙姆,例如20% 羟丙基-β-环糊精,1%羟丙基甲基纤维素,和1%普朗尼克 F68。溶媒中的增溶剂会增大溶解度和提高活性化合物在溶液中的浓度。假使在含有增溶剂溶媒中,药物浓度仍旧高于其溶解度,那么在溶媒中加入助悬剂和表面活性剂,将制剂制备成可用于给药的混悬液也是可行的。有些制剂的溶媒包含三种成分,环糊精,助悬剂和表面活性剂,制剂可能会分层,形成雾状物。这种雾状物增加了澄清溶液溶媒筛选的难度,因此应该避免。值得注意的是由于化合物是通过腹腔注射途径给药,最终通过门静脉,从而易受肝首过代谢的影响[6]。为了绕过肝首过代谢和肠道吸收屏障,在早期的药物发现阶段,皮下注射给药途径比口服途径更加频繁地被使用。皮下注射部位富含毛细血管,有利于药物快速吸收。混悬液可被用于皮下注射给药,但是,混悬液的吸收速率取决于颗粒在细胞外液中的溶解速率。因此混悬液中的颗粒尺寸大小是非常关键的,需要用合适的手段测定。

31.5 提高溶解度

药剂学家经常收到其药物发现团队的一个最常见的需求便是希望通过制剂方法改善低口服生物利用度或者达到需要的系统暴露量的问题。药物的口服生物利用度主要受它在胃肠液中溶解度、渗透性、代谢稳定性和化学稳定性的影响。图 31.1 为口服药物吸收的原理图。大部分药物通过被动扩散吸收,只有溶解的药物可以通过肠道管腔,被吸收进入系统循环。在图 31.1 中,药物吸收有 2 个可能的限速步骤:溶解速率和渗透性。渗透性主要是化合物的内在化学结构决定的,不容易通过改变制剂途径来操控,虽然 P-糖蛋白(Pgp)底物的药物渗透率可通过添加 Pgp 抑制剂来提升,如溶媒中加聚山梨酯 80[7,8]。在 Noyes 和 Whitney[9] 的工作基础上建立和改进的公式,很好地解释了溶解速率:

$$\frac{dm}{dt} = \frac{DA}{h}(C_s - C) \tag{31.1}$$

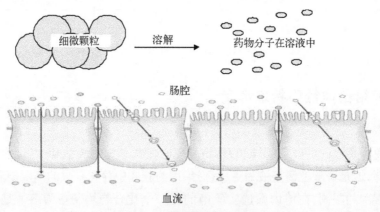

图 31.1 口服药物吸收图解。

其中,D 代表扩散常数,A 为表面积,C_s 是溶解度,C 是化合物在本体溶液中的溶解度,h 是扩散层厚度。为了提高溶解速率,一种方法为降低颗粒的粒径,从而增加表面积,或者增加固体的溶解度。在临床前研究中,常用提高溶解度的方法包含离子化/pH 调节值、潜溶、非晶态固体分散和络合作用。

31.6 pH 调节

很多有活性药物化合物是弱碱或者弱酸,它们可以被电离。在水中,弱碱在低 pH 环境中将被质子化,形成由带电活性化合物及其相反电荷离子组成的原位盐,弱碱的质子化程度取决于自身的 pKa。相反的,当 pH 足够高,弱酸性化合物将被去质子化形成原位盐。图 31.2 显示 pH 依赖型的游离碱的离子化过程。下面讨论碱性和酸性化合物的溶解度的 pH 依赖性:

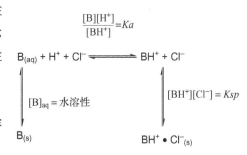

图 31.2 pH–依赖型游离碱的离子化。

碱性化合物:

任何的碱性化合物,在指定的 pH 下的总溶解度:

$$S_{\text{total}} = S_0 + S_{BH^+} \tag{31.2}$$

S_{total} 是总溶解度,S_0 是固有溶解度,S_{BH^+} 是盐的总浓度。当一个碱性化合物溶解在水中,一般的反应如下所示:

$$BH \rightleftharpoons B + H^+ \tag{31.3}$$

上述反应的平衡表达式:

$$K_a = \frac{[B][H^+]}{[BH^+]} \tag{31.4}$$

K_a 是酸离解常数,因此

$$S_0 = [B] \tag{31.5}$$

$$S_{BH^+} = [BH^+] \tag{31.6}$$

公式 31.2 也可以表示为

$$S_{\text{total}} = [B] + [BH^+] \tag{31.7}$$

在上述的公式中,代入 $[BH^+]$ 到 $\dfrac{[B][H^-]}{K_a}$(来自公式 31.4),和 $[B]$ 表示为 S_0,因此得到

$$S_{\text{total}} = S_0\left(1 + \frac{[H^+]}{K_a}\right) \tag{31.8}$$

将 K_a 和 H^+ 替换为 pK_a 和 pH,公式 31.8 可以写为

$$S_{\text{total}} = S_0(1 + 10^{(pK_a - pH)}) \tag{31.9}$$

公式(31.9)表明:

1. 当 pH $\gg pK_a$(高于 2 个单位),碱的总溶解度将会是一个常数,即碱的固有溶解度。

2. 当 pH 接近或者低于 pK_a 时,碱的总溶解度会随着 pH 下降而呈指数上升。

虽然公式 31.9 表明,随着 pH 下降,总溶解度呈指数上升,事实上,溶解度不可能无限增

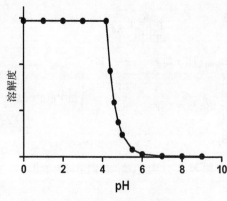

图 31.3 pK_a 是 6.5 的游离碱的在不同
pH 下的溶解度

加—当 pH 下降到一定值时,溶解度将会达到上限。因此如图 31.3 所示碱溶解度的 pH 依赖性,可以分为 3 种情况。第 1 种情况是当 pH 比 pK_a 高 2 个单位(pH>8.5,图 31.3),总溶解度接近于常数,等于游离碱的固有溶解度。第 2 种情况是当 pH 接近或者低于 pK_a 时(pH<8.5,图 31.3),溶解度会随着 pH 下降而呈指数上升。这两种情况,溶解度是有 pH 依赖性并符合公式 31.9。图 31.3 显示第 3 种情况,如果 pH 低于 4,溶解度是一个常数。这种情况下,溶解度表示为盐的饱和溶解度,可表示为溶度积 K_{sp}。以图 31.2 中系统为例,pH 可使用盐酸进行调节,K_{sp} 如下所示

$$K_{sp} = [BH^+][Cl^-] \tag{31.10}$$

当质子化游离碱的浓度产物,BH^+ 和氯化物 Cl^- 超过溶解度离子积常数 K_{sp},BH^+Cl^- 盐会沉淀为固体,因此盐的水溶解度是 K_{sp}。如果平衡离子的浓度 Cl^- 上升,K_{sp} 保持不变,盐的溶解度将下降,这种现象叫作同离子效应。酸性化合物:当酸性化合物溶解到水中,一般反应如下

$$HA \rightleftharpoons A^- + H^+ \tag{31.11}$$

上述反应的平衡表达式:

$$K_a = \frac{[A^-][H^+]}{[HA]} \tag{31.12}$$

将 S_{BH^+} 替换为 S_A-代入公式(31.2),酸性化合物的总溶解度在任一指定的 pH 下可

$$S_{\text{total}} = S_0 + S_A^- \tag{31.13}$$

这里

$$S_A^- = [A^-] \tag{31.14}$$

$$S_0 = [HA] \tag{31.15}$$

将公式 31.12,31.14,31.15 整合,公式 31.13 可表示为

$$S_{\text{total}} = S_0\left(\frac{[K_a]}{[H^+]} + 1\right) \tag{31.16}$$

或

$$S_{\text{total}} = S_0 \left[10^{(\text{pH}-\text{p}K_a)} + 1 \right] \tag{31.17}$$

盐的溶解度可用溶度积表示

$$K_{sp} = \left[A^- \right] \left[N_a^+ \right] \tag{31.18}$$

这里 $[Na^+]$ 是盐形式的反离子浓度,盐的溶解度是 $\sqrt{K_{sp}}$。

　　根据公式 31.9 和 31.17,当 pH 等于化合物的 pKa 时,总溶解度应该是游离碱固有溶解度的 2 倍;当 pH 与 pKa 值差 2 个单位时,总溶解度是其固有溶解度的 100 倍以上。口服制剂的 pH 范围一般在 2~10 之间。因此 pKa 大于 4 的游离碱和 pKa 小于 8 的游离酸是可用 pH 调节,从而获得原位盐的良好候选物。一般情况下,碱性的活性药物比酸性的药物多。此外,人和临床前研究使用的物种的胃液是酸性的,禁食状态下 pH 范围一般在 1.6 到 4 之间。这样,碱性化合物的口服制剂溶媒的 pH 调到 2 左右也屡见不鲜。因为调节 pH 对于原位盐制剂非常重要,选择酸/碱对进行调节可能影响其总溶解度。为了避免同离子效应,含盐化合物的 pH 调节不应该使用酸或碱的反荷离子。在某些实例中,超饱和可用于提高溶解度,即有限暴露。选择在制剂中一次性加入等量的酸/碱使其形成原位盐,用于替代逐步调节中性溶液的 pH 到目标 pH。一旦得到原位盐,最终 pH 可通过加入适量的强酸/碱(常用 NaOH/HCl)进行调节。图 31.3 中显示化合物溶解度随 pH 改变的变化趋势,在最终的 pH 调节后,原位盐可能产生歧化。虽然如此,有时,在 pH 调节到一定范围后盐歧化本该发生,但原位盐的溶解度可能保持一段时间。如果过饱和对于吸收来说是必要的,这将会提升生物利用度。为了保持过饱和情况,使用药用辅料或者其他干扰成核与晶体生长的成分可抑制沉淀的生成。

31.7　潜溶剂的使用

　　如果 pH 调节仍旧不能得到目标的溶解度,可考虑使用潜溶剂。常用的可与水混合的潜溶剂包含: N,N-二甲基乙酰胺(DMAc), N-甲基-2-吡咯酮(NMP),乙醇,聚乙二醇 400(PEG 400),丙二醇(PG)。使用潜溶剂的方法,剂型开发的首要步骤是在少数潜溶剂中进行快速筛选,且制剂可在体内实验中使用。总药用活性成分(API)是 5~10 mg,这一步中获得充分的肉眼可见溶解是必要的。目标浓度取决于给药剂量和给药体积。本章中,10 mg/mL 是我们的目标浓度,使用 DMAc,乙醇,聚乙二醇 400 和丙二醇作为潜溶剂。由于 DMAc 在 4 种潜溶剂中有最高的溶解度,我们首先称量 1.0 mg 的化合物到小瓶中,加入 0.01 mL 的 DMAc。超声后,若得到澄清溶液,此时的溶解度>100 mg/mL。如果测试样品仍旧浑浊,再加入 0.01 mL 的 DMAc 并超声。继续加入 0.01 mL 的 DMAc 直到获得肉眼可见的澄清溶液。其他的潜溶剂的可见溶解度可通过相似的方法获得。虽然如此,由于它们的溶解能力和 DMAc 相比较低,药用活性成分的初始重量应该低于 0.5 mg。一旦得到化合物在选定潜溶剂中的溶解度,另一个关键的信息是研发一种的溶液配方,其潜溶剂体积不超过最大使用

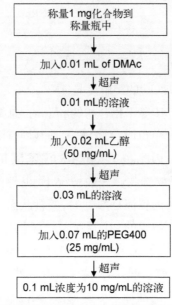

图 31. 4 使用潜溶剂配制给药溶液的示例。

量。表 31.3 总结了常用潜溶剂最大使用量。对于信息有限的潜溶剂,最大使用限量的准则是在单次给药时的用量低于其 LD_{50} 的 10%。图 31.4 提供一个使用潜溶剂获得澄清溶液的示例。在这个例子中,目标浓度是 10 mg/mL,化合物 A 在如下选择的潜溶剂中的溶解度列举在表 31.4。

表 31. 3 常用潜溶剂最大使用量

	大 鼠				小 鼠				犬				猴			
	口服		静脉注射		口服		静脉注射		口服		静脉注射		口服		静脉注射	
	% w/w	ml/ kg	% w/w	ml/ kg	% w/w	ml/ kg	% w/w	ml/ kg	% w/w	ml/ kg	% w/w	ml/ kg	% w/w	ml/ kg	% w/w	ml/ kg
二甲基亚砜	10	0.5	100	1	10	0.5	100	1	—	—	100	0.05	—	—	—	—
聚乙二醇400	100	5	80	0.8	100	5	80	0.8	100	2	80	0.8	100	2	80	0.8
丙二醇	100	2.5	80	1.3	80	2.5	80	0.83	80	2	80	2	50	2.5	10	0.12
二甲基乙酰胺	10	0.5	10	0.5	10	0.5	10	0.5	10	0.5	10	0.5	10	0.5	10	0.5
乙醇	50	1	20	0.5	50	1	20	0.5	50	2	20	0.5	25	2.5	20	0.6
油类	100	5	15	0.75	100	5	15	0.75	100	2	15	1.5	100	2	15	15
聚山梨酯80	10	1	5	0.25	10	1	5	0.58	1	0.05	—	—	1	0.15	1	0.05

表 31.4 化合物 A 在潜溶剂中的溶解度

溶　媒	溶　解　度
二甲基乙酰胺	>100 mg/mL
乙醇	50~100 mg/mL
聚乙二醇 400	25~50 mg/mL
丙二醇	<1 mg/mL

31.8　络合作用

　　环糊精的络合作用是另一种增加低水溶性化合物溶解度的方法。环糊精是一种内腔是疏水基团,外层是亲水表面的环状低聚糖。通过与化合物的亲酯端在疏水空腔结合形成非共价络合物,环糊精可提高难溶于水化合物的平衡溶解度。环糊精的外层亲水表面将络合物溶解在水中。磺丁基醚-β-环糊精和羟丙基-β-环糊精是最常见的两种水溶性环糊精。两者都是β-环糊精的衍生物,β-环糊精带有七个吡喃葡萄糖,中央内腔直径为 6.0~6.5 Å。这种修饰作用非常重要,因为它不仅可以增加环糊精本身的水溶解度而且可以避免肾毒性,未修饰 β-环糊精不适用于胃肠道外给药。综合各种方法比如使用环糊精,助悬剂,润湿剂和调节 pH 是默认为最有效的溶媒筛选方法,适用于除静脉给药以外的其他常见给药途径的药物代谢动力学和药效学的早期研究。

　　对于高脂溶性化合物(LogP>4),脂溶性的溶媒常被用于增加溶解度和生物利用度。因为体液是水溶液,活性化合物在胃肠道中不会从脂溶性的制剂中沉淀或者结晶出来是非常重要的。就这一点而言,由于其双亲性单酸甘油酯和二酸甘油酯比三酸甘油酯用起来更好。当单酸甘油酯和二酸甘油酯的制剂被使用,溶媒与化合物结合形成胶束,因此不会在胃肠道中沉淀。良好的脂溶性制剂是乳剂、自身乳化药物传输系统和固体分散物。

31.9　无定形态

　　无定形固体分散体系近来受到药物发现制剂学家的青睐,因为它可以提高弱水溶性化合物的生物利用度。无定形固体是自然的杂乱状态,因此具有热力学不稳定性。它具有高溶解性因为本身是高能量状态。虽然从生物利用的角度来讲,高溶解性使无定形材料更具吸引力,但是形成一个足够稳定的无定形制剂,即在给药前无定形固体不转化为结晶状态,是非常有难度的。在无定形固体分散体系中,无定形的化合物结合基质载体后是稳定的,载体一般是亲水聚合物比如各种纤维素衍生物。理想状态下,化合物以分子形式分散在聚合物载体中。在水溶性媒介中,以分子形式分散的化合物可以从基质中释放出来,并快速的溶解在媒介中。高溶解速率是分子形式分散的化合物可提高生物利用度的主要原因。对于临床前的啮齿类动物实验,制备用于给药的无定形固体的混悬液是非常必要的。考察无定形固体在混悬液中的物理稳定性是非常重要的。为了提高无定形分散系在混悬液中的物理稳定性,可以增加溶媒的黏稠度或者降低药物在固体分散体系中的负载量。它的缺点是增加聚合物的使用量,同时会带来更多的聚合物会随着活性化合物一起给到动物体内。

31.10 提升溶解速率

Noyes-Whitney 公式表明,溶解速率和药物表面积成正比。颗粒的表面积随着粒径下降而上升。因此减小粒径是增加溶解速率最常用的方法,以此提高弱溶解度化合物的口服吸收。在药物发现阶段,制备混悬液前,25~50 mg 材料可通过使用研钵和研杵或球磨而制成小粒径的颗粒。当使用几百毫克的材料时,可通过球磨或气流喷射研磨的方法降低粒径。有时使用组织匀浆机帮助打破混悬液中的大块团。

31.11 毒理学实验中的制剂

毒理学实验的目标是为了发现活性化合物潜在的副反应。毒理学是化合物从药物发现阶段到临床前药物发展阶段和药物被批准后进行临床试验的最后一步。在这个阶段,化合物在相关动物品系上的药物代谢动力学特征已经很明确。尽管如此,毒理学实验中的制剂发展仍然经常具有挑战性。毒理学实验一般包含的给药剂量较为广泛,最高剂量是目标剂量的 100 倍,一旦化合物在此剂量水平下不存在不良反应,给药剂量根据美国食品药品监督管理局(FDA)的推荐,需要增加至 1.5 g/kg[10]。给予高给药剂量的目标是建立药物出现不良反应时的最大耐受量,或者是未发现药物不良反应时的最大可用量。高剂量的实验中剂量和暴露量成比例是很难获得的,因为难溶化合物的低溶解度导致药物吸收非常有限。混悬液制剂在超过特定的给药剂量后,系统暴露量不会进一步增加而达到平台期。此外,高给药剂量下的混悬液制剂易于黏稠,且易聚集,这会导致给药困难和化合物的分布不均一。为了增加暴露量,提供较容易给药的制剂,需要增加药物的溶解度。在之前的章节中,我们提到一些常用增加溶解度的方法。其中,有潜溶和络合作用的赋形剂可作为增溶剂。非晶态固体分散,非晶形状态下可增加溶解度和溶解速率,但仍需要赋形剂(聚合物)来增加物理稳定性。不幸的是,赋形剂在毒理制剂中的使用是受限的,因为来自溶媒的任何不良反应会使经费和时间的花费增加。通常情况下,使用在毒理学实验中的首选溶媒一般是低剂量的纤维素作为悬浮剂,低剂量的表面活性剂作为润湿剂。0.5%~2% 的甲基纤维素(MC),羧甲基纤维素(CMC),和羟丙基甲基纤维素(HPMC)常被用作悬浮剂和润湿剂聚山梨酯 80 联用。通过调节 pH 得到的盐溶液对于毒理制剂来说也是增加溶解度的可接受的方法,但应先确保化合物有合适的可电离位点。对于口服制剂,非缓冲溶媒的可接受 pH 是 2~10,缓冲溶媒的可接受 pH 是 4~8。pH 调节和其他多样的提高溶解度的方法比如环糊精和表面活性剂的使用是有帮助的。含取代基-β-环糊精比如磺丁基醚-β-环糊精和羟基-β-环糊精在 25%

比例下被用于增加毒理制剂溶解度。虽然如此,在致癌实验中使用羟丙基-β-环糊精作为溶媒将增加某些顾虑,因为它的长期实验会造成大鼠胰腺和小肠肿瘤数增加。潜溶剂 PEG 400、丙二醇、脂类和其他有机溶剂应避免使用,因为在高剂量下可造成未知毒性,或者缺乏长期安全药理学数据。非晶态固体分散在毒理学实验中的使用逐渐增加。

一些少数的药剂学上可接受的聚合物比如羟丙甲基纤维素醋酸琥珀酸盐(HPMC-AS),聚乙烯吡咯烷酮(PVP)和羟丙基甲基纤维素(HPMC)被用于制备非晶体固体分散剂,使制剂在常温条件下可以稳定几个月或者更久。虽然如此,对于啮齿类实验,制剂通过胃管给动物口服,非晶体固体分散剂(ASD)应悬浮在溶媒中。因此最重要的是 ASD 作为固体分散体或者悬浮液都需要具有物理稳定。对于长于 4 天的毒理学实验,考察 ASD 制剂的数天的物理稳定性,从而减少制剂制备的频率是非常有必要的。

毒理学实验中的制剂另外一个关注点是化合物在储存和给药这一段时间内的化学稳定性。因为毒理学研究考察的结果不仅仅是来自活性化合物成分,还有制剂中的所有杂质,化合物的杂质分布和在形成制剂中的降解产物。为了降低化合物批次间在暴露量上的差异,对化合物的关键固体状态比如晶型和粒径的认知是非常重要的。在毒理学实验中使用的所有化合物批次,推荐保留包含固体状态特征用的分析报告用于追踪其潜在的变化。当发现一个新的批次的化合物性质和早期批次不一致时,需要开展桥接药物代谢动力学实验来准确评估药剂学性质不同造成的变化,以此合理调节毒理学实验的给药剂量和调整实验设计方案。

31.12 物理化学性质的评估和时间

基于制剂配制方法的讨论,很显然对物理化学性质基本知识的了解是很重要的。这个性质包括 pK_a,LogP,或 LogD,这些性质仅仅取决于 API 的化学结构,很容易通过广泛使用的程序进行计算或者通过自动化高通量平台可进行快速检测。此外,对药物发现团队来说,这些性质的研究具有短期利益,因为它们和药物代谢动力学和药物代谢(PKDM)相关。因此,它们是药物发现团队对新的 APIs 进行最早评估的项目,并为药剂学家制定可行的制剂配制方法提供有效信息。一般情况下,对这些性质的低通量的评估确认是可以仅仅随着分子研究从发现到临床实验中完成的。第二类可能对制剂性质产生影响巨大的是非独立性质。这些性质包含粒径分布 PSD、溶解度、制剂的稳定性和化合物的化学稳定性,这些性质取决于 API 的最终形式,生产参数和化合物制剂状态。由于这些性质取决于很多未知参数,在早期的药物发现阶段完成全部的评估是不可能的。评估这些不同性质的手段千差万别,一般与制剂本身性质,和在药物发现阶段调控这些特性的能力相关。

31.13 溶解度和稳定性的核心问题

溶解度和稳定性两者是早期药物发现阶段的核心问题,经常被摆在首位。

31.13.1　溶解度

至于溶解度,低暴露量如果不能用 PKDM 参数解释,将会带来关于溶解度和溶出度的一些问题,从而需要针对性的制剂筛选。这些实验可能包含如上所述的可见溶解度筛选或者定量评估。此外,生理相关液体的溶解度(模拟人工肠液［SIF］,模拟人工胃液［SGF］,0.01 N HCl)也可以被测定,虽然这些通常作为 API 方法开发使用。在药物发现阶段的化学稳定性测定和很多溶解度的检测方法是非常相似的。

31.13.2　化学稳定性评估

溶解度的评估基于 pK_a,LogP,和 LogD 的检测,同样的,化学稳定性评估依赖于 API 的化学结构,化学稳定性将可能导致在特定制剂中的降解。例如,化合物对酸催化水解敏感的话,不应将其配制在 pH 2 的制剂中并在室温下(RT)长期储存。最初,这种评估可以通过和制备该化合物的药物化学家或者药剂降解方面的专家简单地交流得到。不尽如人意的是在早期的药物发现阶段,或者在支持长时间给药的药效学研究的制剂稳定性分析中,或者更常见的毒理学实验中制剂经常会出现状态不好,产生化学降解的现象。一旦发现药物存在潜在的不稳定性,需要对基础化学进行了解,从而采取适当的预防措施。比如,pH 调节是否可以控制水解,抗氧化剂的加入是否可以防止氧化[12]。液相色谱-质谱法(LC-MS)是典型用于帮助鉴别降解产物,并且提供其他有价值信息的首选的技术手段[13]。为了解释这些数据,药物制剂学家可以利用很多其他的资源。同样的,应咨询药物化学家和 PKDM 代表,因为药物稳定性常表现为药物代谢[14]。降解产物数据库领域,药物制剂降解的专业知识体系都有了巨大的发展。近年来,药物降解数据库(Pharma D3)[15]有长足发展。这种公共资源可以通过化合物名称(通用名,一般名,商品名),化合物编号,反应条件和最重要的是官能团和分子量变化进行搜索。计算机辅助预测程序或者专业知识库对于某些组织来说是另外一些可利用的资源。这些程序基于新化学实体(NCE)对于官能团的识别和数据库资源中对这些基团化学性质的了解[16-18][19],通常可预测化合物降解途径和降解产物。这些程序常被个人组织开发或提供有限的技术支持,虽然如此,专业知识数据库,Zeneth,正在被 Lhasa Ltd. 公司和一系列制药公司合作开发,预计首次释放时间在 2010 年年底[20]。这个程序创建基于众所周知的 Derek 代谢预测平台和一些公共资源。这些软件资源也可被用于帮助评估在制剂发展中的化合物的化学不稳定性。值得注意的是某些机构对于稳定性评估具有前瞻性的策略。比如,标准品溶液的稳定性实验用于在药物识别阶段中评估药物的固有稳定性。文献中也存在一些突出的指导原则助于筛选更可能产生降解产物的反应条件[17,18,21-27],这些条件往往和开发过程息息相关。基于某种策略,Valentino Stella 提出,可对合成得到的一些化合物分子上进行压力测试,以判断其稳定性,这样就不至于影响到先导化合物的筛选阶段和制剂的开发[28]。

31.13.3　物理和化学稳定性的检测

其他独立的性质,比如 PSD 粒度分布,形态学,晶型,形式稳定性,常在早期的药物发现阶段进行评估,以形成基本的批次信息,而且没有必要控制药物的这些性质。这些信息使得药物学家能够很好地了解 API 的性质,并且有助于临床前制剂开发的支持和发展[29,30]。在早期,历史数据由一些非常基本的信息组成,包含 API 和制剂的偏光显微镜检测,制剂是溶液状态的最高剂量,API 和制剂的颜色。这些信息可解释将来关于制剂状态突然变化的问题,可能由于晶型或者 PSD 粒度分布改变,高给药剂量的毒理学实验制剂的适用性,或者制剂的化学稳定性造成的。通常化合物或者制剂稳定性是通过结合药物代谢动力学和药效学实验结果的进行简单观察得到。这个策略渐渐在临床发展中发展和应用。同样的,随着分子的研究进展,偏光显微图将和其他技术一起紧密结合起来控制或者监测 PSD(动态光散射)或晶型(X 线粉末衍射[XRD],差示扫描量热法[DSC],热失重分析[TGA]),尤其是如果历史数据显示这些性质在药物性状中起重要作用。

31.14 在早期的药物发现阶段,制剂识别的一般和快速方法

在大鼠和犬的静脉制剂中使用 DMSO。化合物早期阶段的储备液是配制在 DMSO 溶液中,因此不需要进行任何制剂准备。唯一需要做的是在给药前确认制剂的浓度。如果由于某种原因导致 DMSO 不被接受或者不可使用,那么使用潜溶剂是第二选择。制剂利用潜溶剂方法进行配制,如前所述在利用潜溶剂时,该制剂配方可以是该一系列的所有化合物可使用的默认制剂配方,也可通过修改配方以适用于该系列的其他化合物。通常建议这些含有潜溶剂的制剂进行稀释实验来确保在注射部位或者化合物进入血液后不会沉淀。用 pH 7.0 磷酸盐缓冲盐水进行 1∶1 或者 1∶2 比例的简单稀释。同样的,给药过程中需要缓慢注射。

对于口服制剂,从基本溶媒开始,例如,2% 羟丙甲基纤维素和 1% 聚山梨酯 80,或者 0.5% 羧甲基纤维素和 0.5% 聚山梨酯 80,通常是默认的配方。下一步是计算分子的 pK_a。如果化合物是碱性的,且 pK_a 大于 3,例如使用盐酸调节制剂的 pH 到 2~2.2。另一种情况,如果化合物是酸性的,且 pK_a 低于 8,那么用氢氧化钠调节 pH 到 10。必须确认没有如 31.13.3 中讨论化合物稳定性的问题。在此阶段降低粒径是通常考虑的方案。如果目标暴露量没有达到或者需要更高的暴露量,则会使用络合剂比如环糊精。加入 15%~20% 羟丙基-β-环糊精或者磺丁基醚-β-环糊精来增加溶解度,从而增加暴露量。如果达到预期暴露量,项目的默认制剂配方被采用,也可对其修改以适用于此系列的其他化合物。

(丁姗姗译;李姝审校)

参考文献

32

体外心律失常毒性试验

HAOYU ZENG AND JIESHENG KANG

32.1　目标、原理和执行标准

　　由于药物安全性问题,大量抗心律失常处方药已经撤出市场或者收到 FDA "黑框警告",自 1998 年以来,撤出市场或者收到"黑框警告"的药物中,约 50% 是由药物引起的(获得性)QT 间期延长,室性心律失常或者尖端扭转性室性心动过速导致。有 QT 问题的药物清单可以在药物安全网站上查询获得,例如:亚利桑洲 CERT (http://www.azcert.org)。这些撤出市场和收到"黑框警告"的药物,伴随审批的延迟,给制药企业造成了巨大的债务和财务负担。由于这些原因,尤其是为了患者的药物使用安全,药物引发的心律失常毒性已成为制药公司和世界各地监管机构在药物开发和研究中关心的主要安全问题之一。

　　多年机制研究表明,大多数情况下,药物引起的心律失常,从 QT 间期延长到罕见且致命的室性心律失常以及尖端扭转性室性心动过速,这些药物的不良反应都与心肌离子通道有关;心肌离子通道负责心肌细胞的动作电位和其他电活动。随着技术可行性研究的不断深入,利用体外试验评估候选药物对心脏离子通道的影响已被制药公司和监管机构广泛接受和采用;这有助于预测候选药物潜在的药物性心律失常风险,避免药物在开发后期失败。由于结构和生物物理特性的独特性 (Sanguinetti and Tristani Firouzi, 2006),人体快速延迟性整流性钾通道基因(hERG)可被大量具有多种结构支架的治疗类药物阻断;在心肌细胞中,hERG 编码的钾通道介导的一种延迟整流钾电流(IKr),能够在心脏动作电位第 3 阶段中延迟 Ikr 的复极化,因此,hERG 通道是药物诱发心脏不良反应的主要靶点。事实上,几乎所有显示心脏不良反应,撤出市场的非抗心律失常的药物都是 hERG 受体阻断剂。因此,为了在协调欧洲、日本和美国的监管机构和药学协会之间的药物发现和开发相关问题,成立于 1990 年的人用药品注册技术要求国际协调会议 (ICH),制定了 S7B 指导原则,建议所有将用于人类临床试验的候选药物均需进行体外 hERG 检测(www.ich.org)。美国食品药品监督管理局(FDA)在 2005 年接受并采纳了此指导原则。

　　除 hERG 通道外 (或者由 KCNH2 基因编码的 Kv11.1),其他心脏离子通道,包括

KvLQT1/mink（或 Iks，由 KCNQ1/KCNE1 编码），Kv4.3（由 KCND3 编码），NaV1.5（由 SCN5A 编码），Kir2.1（由 KCNJ2 编码）和心脏 CaV1.2（由 CACNA1C 编码），由于其在心脏动作电位中占据独特且不可替代的作用，也会成为心脏不良反应的潜在靶点，因此通过对这些基因进行常规地进行体外试验筛选，也可进一步降低药物诱发的心律失常潜在风险。

由于高通量、均一性、易获得、高重现性和低成本等优点，在异种表达系统中使用亚克隆和过表达的离子通道（如 HEK293 或者 CHO 细胞）等技术是体外离子通道检测常用手段。此外，还可使用特定目的的其他体外或离体检测方法，例如，使用宿主心肌细胞的单独离子通道评估间接调节效应的影响。使用分离的心肌细胞记录动作电位，检查混合离子通道效应（如向内和向外离子电流的综合作用）。动作电位时程（APD）是从分离的浦肯野纤维或乳头状肌中检测获得的，用以评估混合离子通道效应和药物组织可及性对电耦合和电导的影响。离体工作心脏（例如：心脏离体灌注）可在全组织水平评估药效。然而，对比培养细胞中进行的检测，所有这些离体的检测方法都具有劳动密集型、低通透量等特性，并且由于试验动物间数据和实验条件的显著性差异，导致试验数据的解读变得复杂而困难。因此，这种方法被当作备用方案，或者用于探索性试验研究，且在下面章节中只做简单讨论。

32.2 试验系统和设计

以下章节将详细介绍制药行业中常用的评估药物性心律失常的体外检测系统。

32.2.1 金标准人工膜片钳系统

所有负责心电活动的主要心脏离子通道同属于电压门控离子通道家族，它们主要由多种多孔跨膜蛋白组成，可以通过调节孔的构象响应跨膜电位的变化，从而促进离子穿过或阻断细胞膜。人工膜片钳技术可以控制膜电位，并测量通过的电流和反向电流，因而广泛用于研究离子通道的生物生理特性和细胞应激性。荣获过诺贝尔奖的膜片钳技术具有多种优点，例如，精确的操控和检测，多种配置基阵和大跨度记录容量，因而被称为离子通道研究和体外心脏离子安全性检测的金标准。

关于人工膜片钳技术的详细描述，建议读者查阅由诺贝尔奖获得者 Bert Sakmann 和 Erwin Neher 编写的单通道记录（Single-Channel Recording）（Sakmann and Neher，1995）。简而言之，用于体外心脏离子道研究的人工膜片钳系统含有一个可以放大 20~60 倍的倒置显微镜，定位器和细胞鉴定器，一个可以用来平稳抓取和精密放置玻璃电极的纤维操纵器，一套用于处理药物/复合化合物的灌注系统，一个用于屏蔽外界电子干扰的静电屏蔽笼，一个温度控制器（可选），一个信号放大器，一个带有数据采集和分析软件的计算机系统。

人工膜片钳技术一般包含以下主要步骤：① 操作玻璃吸液器电极到细胞表面，确保细胞膜和玻璃电极尖端之间紧密结合；② 通过玻璃电极抽吸打破细胞膜以获得具有高密封性的全细胞结构（一般使用>1 GΩ 的电阻，称为吉欧封接）；③ 使用适当的电压从灌注溶媒溶液的对照组细胞中激发所需离子电流;④ 在获得稳定的基线后,使用药物刺激离子通道,检验体外状态下,药物性心律失常毒性。下面案例讲述了被广泛认可的使用过度表达在 CHO 细胞中的 hERG 通道的人工检测过程:

1. 用 0.05% 的胰蛋白酶-乙二胺四乙酸(EDTA)裂解稳定表达 hERG 通道的细胞。

2. 在培养基中重新悬浮细胞。

3. 将细胞装入记录槽,等待几分钟待细胞稳定,使用细胞外液灌注记录槽。

4. 使用微电极拉制仪从硼硅玻璃上制造 2~4 MΩ 电阻电极。

5. 使用放大器的补偿电路使液体接界电位为零。

6. 操作充满自记式溶液的吸液器电极至细胞表面,形成吉欧封接;之后轻轻抽吸以缓慢分裂细胞膜,得到全细胞结构。

7. 使用溶媒对照溶液灌注细胞。

8. 使用所需的电压激发 hERG 电流(例如 4-S 去极化步骤使得细胞钳制电位 -80 到+20 mV,然后利用 4-S 重极化到-50 mV),进而激发拖尾电流供检测。在所需脉冲间隔重复工作电压。

9. 采用记录软件记录当前的电流,一般使用 60%~80% 串联电阻补偿。

10. 在连续增大供试品给药浓度前,监测 hERG 拖尾电流的幅值,以确保在对照组条件下的检测的稳定性,随后,使用溶媒对照溶液清洗以检测可逆性。

11. 规范峰值尾流振幅,以获得指定浓度下供试品的抑制效应。

12. 使用希尔方程计算半数最大抑制浓度。

32.2.2　半自动系统

尽管人工膜片钳是金标准,但是掌握这种技术需要多方面的专业培训,即便是对于一名熟练的电生理专业人员,数据采集的成功率也会受到多种因素影响,数据每天都会有变异(这些影响因素主要有抽吸系统的泄漏,操纵器不稳定,工作台不稳定,玻璃电极的性能,吸液器不稳定,电子干扰),遇到这种情况,只能由具有多年经验的专业人员来鉴定和解决。由于这些不确定因素,在重编码平台上工作多个小时仍收获不到任何数据的情况并不罕见。因此,工程师和研究人员一直在努力开发一种易操作,低劳动密集型,简单培训就可以操作的自动化技术,这种技术比人工膜片钳具有高通量,并具有人工膜片钳的优点,且不会对结果造成影响。到目前为止,相当多的半自动化和自动化系统已经上市。

计算机辅助操作器(ezPATCH 100A, Neo Biosystems,圣何塞,加利福尼亚州,美国)采用电极接触反馈电阻系统的技术,可以自动推送电极到达细胞表面,无须人工操作。软件控制的联合压力元件(ez-gSEAL 100)可以精确的产生正压和负压。把这两种元件应用到传统的人工膜片钳技术中,可以制造出一种人工半自动的膜片钳系统:ezPATCH 可以在用户较少操作时,代替传统的显微器操纵器操作吸液器电极,ez-gSEAL 完成电极和细胞膜间的密封,通过预先设置好的压力破裂细胞膜,得到一个完全的细胞结构,完成人工膜片钳操作中最困难的部分。这套系统可以被看作一个计算机辅助人工膜片钳工作站,这套系统保留了人工膜片钳技术的所有优点,同时减轻了用户在密封和获得全细胞结构操作中的负担;可以确保用户对系统的完全控制,类似普通的人工膜片钳技术。这套系统的缺点是需要人工操作供试品给药和数据收集,因此,只是一个半自动系统,且通量和人工差不多。

32.2.3 自动化系统

全自动化系统,Port-a-Patch,由德国 Nanion Technologies(慕尼黑,德国)开发,是一个微型化,配套齐全,独立的系统,该系统不需要防震工作台,显微镜或者法拉第笼。只需要控制和数据采集的放大器和计算机系统。把悬浮细胞滴加在玻璃芯片(NPC-1)上后,试验的后续部分,包括溶液的处理,均由数据采集软件控制。这套系统的一个独特之处是它可以完成溶液内部交换,能够使供试品在细胞质侧直接作用离子通道。这一特性对于那些不能通过浓度梯度扩散穿过细胞膜的脂类化合物或带电化合物,以及不能通过被动扩散穿过细胞膜的分子和/或蛋白质调制研究具有重大意义。在其他自动化系统中实现内部溶解交换即使并非不可能,也是非常困难的。即便是在人工膜片钳操作中,通过被动扩散(且耗时)实现这种溶液交换也是非常困难的,而且需要使用特别的玻璃电极。完整的细胞结构是在 Port-a-Patch 的玻璃芯片中自动化完成的,因此芯片的质量会对吉伽封口成功率和数据质量产生较大影响。另外,系统每次只使用一个细胞,因此检测通量显然更低。

制药工业中广泛使用的电生理系统通常是平行(通常是二维)的膜片钳系统,可以从多种细胞(如 16,48 或更多)中同时采集数据,且通量更大。这些系统,如流体动力 HT(Cellectricon,恩达尔,瑞典),FlyScreen(Flyion,图宾根,德国),IonWorks(Danaher,森尼伟尔,加利福尼亚州,美国),Patchliner(Nanion,慕尼黑,德国),PatchXpress(Danaher,森尼伟尔,加利福尼亚州,美国)和 QPatch(Sophion,巴勒鲁普,丹麦),具有各自的优缺点,均是设备齐全且独立的系统,完全自动化完成细胞添加,芯片放置,芯片定位,全细胞结构制备,流体处理和数据采集等操作。这些自动化设备的一般原理是相似的。

在芯片中,悬浮细胞在每个记录槽之间穿行或者在其周围流动。理想状态下,每个记录槽中的细胞可以被随机捕获,并被孔密封。细胞膜在预设的自动化程序中裂解得到完整的细胞结构(主要通过精确的抽吸步骤)。通过预先设置的程序,采用内在液体处理装置和流控技术,在预设程序下完成化合物添加或者清洗,以获取数据。每个记录槽是单独控制的,多个槽之间的平行操作极大提高了检测通量。由于整个程序模拟人工膜片钳技术,且可以形成吉伽封口,因此得到的数据质量和人工膜片钳技术得到的数据质量相当。除高通量特点外,这些自动化系统(以 PatchXpress 和 Qpatch 这两种应用广泛的自动化系统为代表)因其预置的精准、良好和高可重现的压力/吸取控制系统(假设使用高质量芯片),具有一致的成功率和高质量数据。第 32.4 章节描述了使用 PatchXpress 进行的体外 hERG 检测案例,并对一些实际问题进行了详细讨论。

实际上,并不是所有的孔都会被细胞占据,不是所有的黏附细胞都会被密封、抓取,也不是所有的全细胞结构都会被吉伽封口,且这种情况会持续整个记录过程。实际成功率(完成和可接受的记录占整个芯片上的记录槽数量的比值)和相应的通量并非最佳。从用户体验而言,许多优化步骤,比如细胞准备方案的修改,压力/抽吸程序优化,内部和外部记录溶液的优化等都已经被用来改进或者解决这些问题,提高成功率。从设计者/生产商角度考虑,一种被称为群体膜片钳的技术已经被整合到最新的设备(例如 Sophion 生产的 QPatch HTX)中以解决这些问题。

在群体记录模式下,每个记录槽都会安置多种开口孔以俘获多种细胞,以提高每个记录孔细胞抓取的机会(即降低或者消除无细胞记录孔)和后续每一步骤的成功率。每一个记录槽的所有可用细胞的信号都会被捕获,并记录为每个槽的所有细胞的总和。因此,群体膜片钳技术不会提高最大通量(即每个记录槽中的可接受数据的通量);它仅仅通过减少无数据记录槽的数量来提高通量,但是却降低了数据的质量(因为封闭的和泄露的信号,电压错误和电气噪声全部被记录)。

在自动化系统中,IonWorks 采用穿孔膜片钳技术,这种技术使用一种抗生素,两性霉素 B,在细胞膜上形成小洞并获得细胞内通路,与其他自动化系统中通过抽吸力破坏细胞膜的操作不同。这种技术使得 IonWorks 比其他任何自动化技术都具有较高的通量。使用穿孔膜片钳技术,IonWorks 可以应用 384 孔板,理论上可同时记录最大 384 个细胞数据。结合群体膜片钳技术(即不是单个,而是在 384 孔板上的每一个孔内设计 64 个小孔,因此,每个孔可以最大一并记录 64 个细胞),可以大大地降低空孔/无细胞孔,IonWorks 的新版本 IonWorks Quattro 可以记录 384 孔板大部分孔(如果非全部)产生的数据,通量接近非电生理检测和替代检测(如下所述)。但 IonWorks 系统不能够生成吉伽封口(封口一般小于 200 MΩ,造成大量电流泄漏和电压错误),因此 IonWorks 具有数据质量低的缺点。正因为此,IonWorks 很少应用在进行药物性心律失常毒性研究的体外离子通道检测中(有 1 个例外,详见第 32.5 章)。

随着 384 孔板甚至更小型化的 1536 孔板的使用,离子通道检测的非电生理学自动化系统甚至比自动化电生理系统的通量更大。通常,非电生理心脏离子通道检测包括放射性标记配体的替代(例如 3H 标记的多非利特或者阿司咪唑结合分析法),放射性或非放射性离子(例如 Ca^{2+},Rb^+ 和 Tl^+)的流进或者流出和自动化仪器的原子吸收光谱法,例如 VIPR(Aurora,圣地牙,加利福尼亚州,美国),ICPE-9000(Shimadzu,京都,日本)和 FDSS(Hammamatsu Photonics,滨松,日本)。根据需要,在这些试验中,可以通过调节外部钾离子浓度粗略地控制细胞内电位。然而,若不使用电压钳技术将离子通道固定在均匀状态,这些检测中的信号是对某种化合物有或者可能有不同响应(例如封闭通道不会对开放通道阻滞剂产生效应),进而导致不确定性的和劣质的数据。由于这个原因,除非无合适的电生理学方法可用,这些非电生理学检测很少用于药物性心律失常毒性的心脏离子通道检测。

32.2.4 分离心肌细胞和稳转细胞系的比较

大多数(或许不是全部的)制药公司,在对心脏离子通道进行体外反筛选时,都使用在异体表达系统（例如 CHO 或 HEK293 细胞）中过表达的离子通道,因为它们容易获得、检测结果重现性好,而且最重要的是,它们适用于自动化的电生理系统(据我们所知,目前还没有在自动化电生理学系统使用原代心肌的成功案例)。但是,由于缺乏非本地环境,心脏离子通道的异体表达对本地调节调制的表达呈现不同响应甚至不响应。例如,表达在 HEK293 细胞上的 L-型 Cav1.2 对于调节器的反应呈现不同响应,并需要与被福司可林激活的某一因子共转染。这种调节器可以通过在本体心肌细胞的 L-型 Cav1.2 调节下加强 Ca^{2+} 离子内流（Gao et al., 1997）。在新药基础研究中或某些特殊要求下(例如,靶向心脏离子通道调节通路的候选药物),需新鲜分离的心肌细胞。本体心肌细胞分离是一种劳动密集型操作,而且由于动物健康状况,动物年龄,个体大小,和酶批次的差异,即便是一个熟练的生物学家,分离出的心肌细胞的质量每天也存在差异。此外,由于它们的体积相对较大,且形状不规则,导致在自动化系统中封闭分离得心肌细胞即便不是不可能,也是极为困难的,进一步限制了它们在药物性心律失常毒性检测研究中的应用。

32.3 良好实验室规范（GLP）-hERG 研究

ICH S7B 指导方针建议所有针对人用药物进行的体外 hERG 检测应在良好实验室规范（GLP）条件下进行。自 2005 年 FDA 批准该指南以来,大部分（或许不是全部）提交给 FDA 的新小分子实体的研究性新药(IND)申请中均包含符合 GLP 标准的体外 hERG 研究。

GLP hERG 检测使用一个获得验证的人工膜片钳系统进行评价(据我们所知,还没有 GLP hERG 检测的自动化系统)。遵照 GLP,所有应用在 GLP 研究中的试验系统在试验前都必须进行验证。和其他遵循 GLP 合规的验证一样,人工膜片钳的验证应该包含安装确认（即系统的安装应该在供应商的说明下进行并记录）,运行确认（即系统的运行应该在供应商的说明下进行并记录）和性能确认（即系统的性能应该在供应商的说明下进行并记录）。GLP 法规的详细内容将不在本章描述。读者可以参考 21 CFR（美国联邦法规）Part 58—临床前研究良好实验室操作规范获得更多信息。这里,我们将从更为实用的角度来描述 GLP hERG 研究。

在 GLP 法规方面,GLP hERG 和其他 GLP 毒性研究没有多大区别;在电生理学方面,和非 GLP 人工 hERG 研究类似（使用相同的封闭和取得完整细胞结构的方法,使用相同的电压指控和方案记录电流）。除获得验证的人工膜片钳系统外,其他一些 GLP 法规相关的因素主要包括:生物学家,毒理的质量保证人员,专题负责人,使用预先批准的试验方案,一个遵循 GLP 法规的环境(例如所有使用的房间,所有冷库和冰箱的温度和湿度将被记录),和预先开发的数据分析程序和排除标准(例如:可接受的背景值泄漏电流,异常动作和/或灭活动力学和过量电流的下降)。这些预定义的标准和程序应该在标准操作程序（SOPs）中明确描述,并在数据采集和分析中严格遵循。任何偏离和/或非预料的时间应及时告知专题负责人,评估其对研究完整性的影响,并及时记录。如果不这样做,将严重影响试验的完整性和结果的可靠性。

由于供试品浓度对药理学研究非常重要,因此在 GLP hERG 检测中在记录槽中对 hERG 产生效应的供试品浓度非常重要。通过称重,计算和稀释得到的理论浓度会受到一些众所周知的因素影响,例如录入/人为误差,称量误差,体积/移液器误差和水相记录缓冲液中药物因素的影响,导致实验结果的不准确。通常在符合 GLP 法规的分析实验室使用分析方法(例如 HPLC)检测供试品的实际浓度。生物学实验室的关键操作是从 hERG 和供试品接触的记录槽中的充分收集,而不只是简单地把最终溶液放置在烧杯或者量筒中进行分析。由于某些生物物理特性,许多化合物将黏附在塑料或者玻璃表面,由于供试品对于塑料输液管的吸附,从记录槽收集的溶液的浓度与从容器中直接收集的溶液浓度比较有明显的下降是很正常的。大量使用玻璃器皿和聚四氟乙烯涂层的管子可以降低但是不能够消除药物吸附。

理论上,在细胞质侧的药物浓度才是真实的药物浓度。但是很明显,从细胞质侧收集样品是不现实的。多数情况下,通过检测细胞周围的溶液浓度可以很好地评估离子通道中药物浓度,但是如果化合物为疏脂性或者带电化合物,则不容易透过细胞膜,这种检测将不再准确。对于这些化合物,一个简单的解决方案是在生理温度下开展试验加速扩散过程,并延长记录时间,使其达到稳态。

补充说明,使用获得验证的自动化系统进行 GLP hERG 检测以提高效率方面技术已有讨论。但是一个实际问题是在多孔板上的微升体积溶液中检测精确溶液浓度是很困难的。由于这些系统需要频繁的日常维护和零部件更换,另外一个限制条件是维持自动化系统的有效验证状态。此外,自动化系统中缺乏精密的温度控制是另外一个障碍。

32.4 使用 PATCHXPRESS 进行的中等通量检测

PatchXpress 是由 Axon 公司(由 Molecular Devices 收购,现在属于 Danaher Corp)开发的一款平行并联膜片钳系统,并已经在 21 世纪早期上市,是最早可以形成吉伽封口并获得高质量数据的自动化系统之一。已经被制药公司广泛应用在药物开发项目和心脏离子通道筛选项目中(Tao et al., 2004; Guo and Guthrie, 2005; Ly et al., 2007; Trepakova et al., 2007; Zeng et al., 2008)。

简短介绍,PatchXpress 使用一个密封片(一种狭窄的塑料装置,有 16 个中心孔腔,可以容纳细胞并形成多达 16 个完整的细胞结构);一个电极板,包含 16 个镀银库珀电极,与密封片上的 16 个孔相匹配;一种液体处理系统,带有可以吸附细胞和化合物的单个吸液器和一种 16 通道接地电极,包含与胞外液槽和用于溶液交换的真空泵相连接的流控系统。

关于 PatchXpress 试验程序已经在大量文献中进行讨论,例如 Zeng et al. (2008) 发表的一篇文献。简而言之,第一步是使用内置的启动程序,利用内部和外部溶液(文献中有多种溶液配制方法,且通常根据人工膜片钳的使用进行配制方法的调整)冲洗和清洁液体操作系统和所有管道;第二步是导入化合物板输入和输出文件(描述了化合物在化合物板上的位置和浓度),调整文件以包含封口压力方案,破膜和获得完整细胞结构(这些方案对于高成功率非常重要,常常根据个体系统进行定制/并用"试错法"检验),设置程序文件,包含电压方案以及细胞和化合物吸附程序。需要用户参与的最后一个步骤是处理和载入细胞。如前面章节描述,和其他自动化程序一样,PatchXpress 检测需要球状悬浮细胞。细胞处理程序,包含使用胰蛋白酶,乙二胺四乙酸™(陶氏化工,米德兰,密歇根州,美国)或者细胞消化液®(西格玛奥德里奇,圣路易斯,密苏里州,美国)试剂从培养皿中分离细胞,这对后面实验步骤非常重要。处理不足会使细胞较难封闭和破膜,但处理过量会导致细胞膜的破损,电流大量泄漏以及完整细胞结构的较早流失。由于试剂种类,浓度和处理时长在不同的细胞种类,传代时间和细胞密度之间不同,因此"试错法"是个体实验室寻找最优细胞分离方法的最佳方式。在细胞导入仪器后,剩余步骤,包括数据采集,都由系统自动化进行。

针对不确定的细胞分离程序,一种替代方法是使用冷冻或者冷藏保存的细胞。多数心脏离子通道在使用液氮冷冻储存数月后,其生物学特性不会因迅速融化而受到影响。根据经验,冷冻细胞与新鲜分离的细胞的试验成功率是一致的。用户可以优化程序,制作大量可供数月使用的冷冻细胞,或者从商业渠道直接购买冷冻细胞(例如瞬时细胞,EZ 细胞,准备细胞)。

为容纳大量生成的数据,数据分析也使用数据分析软件 DataXpress(Danaher)以实现自动化,DataXpress(Danaher)允许用户自定义分析宏。对单个数据文件进行目测检查,排除掉低质量或者异常文件,然后点击按钮启动数据分析宏,即可完成数据分析,并计算出半数最大效应值或其他用户定义参数,可以大大减少数据处理时间,从小时降低到分钟。但是,数据解读还是需要完全依赖用户,本章不做叙述。根据我们的经验,如果使用相同的电压,则使用 PatchXpress 得到的大部分数据和使用人工膜片钳得到的数据差异在三倍之内。

显然,在保证数据质量的同时优化 PatchXpress 程序对于检测通量最大化是非常有益的。例如,优化溶液配方将氟化钾包含在 hERG 的检测内液中就是一个很好的案例,这种方法可以在保证数据质量的同时将检测通量提高 6 倍(Zeng et al.,2008)。其他针对某些特定检测问题的改进和提高通量,例如调整渗透压,增加 ATP 和降低细胞培养温度已经在科学研讨会和文献中进行报道。

32.5 hERG 转运的非功能性和功能性检测

除了直接与心脏离子通道(主要是 hERG)相互作用外,药物还可以通过中断通道转运或通过其他可能的机制,如加速通道内化和改变通道磷酸化性质等间接诱导药物性心律失常毒性。本章节将介绍用于化合物筛选的非功能性和功能性检测方法,以选择少量的,潜在的,通过通道转运诱导 QT 延长的候选药物。

蛋白印迹检测技术被首次开发用于提前检测出可诱导 hERG 转运风险的药物(Wible

et al. , 2005）。表达 hERG 通道的细胞和化合物过夜孵育,固定,使用抗 hERG 抗体检测 hERG 蛋白的表达。对细胞数量的荧光信号进行校正,并将其归一化为对照(无化合物孵育 的细胞),以检查药物对 hERG 转运的影响。这是一个基于平板的检测方法,可以方便小型 化以获得高通量,但是这种方法具需要内标,会导致假阳性或者假阴性的结果。例如,管家 蛋白水平没有得到控制,所以该检测方法不能够确定是否是 hERG 特异性效果。更重要的 是,这不是一种功能性分析,因此不能够区别 hERG 通道是否依然有效,产生假阴性结果。 例如,如果化合物可改变 hERG 门控特性,比如通过修饰磷酸化性质,可能能够使得表面通 道数量保持不变,但是网络功能已经发生了改变。这种药物诱导效应是使用蛋白印迹检测 方法是检测不到的。

明显地,更好的检测方法是使用自动化系统进行功能性检测,以评估供试化合物存在时 hERG 的活性。由于从与治疗组相同的细胞中获得对照数据的可能性很低,该试验将设计成 群体型试验:比较药物组细胞和溶媒组细胞数据。由于细胞间个体差异很大,因此需确保 每组有足够量的数据点(至少 10 个)以获得足够的统计权重。可以用 IonWorks 进行这种功 能性检测。检测的简短讨论如下:

1. 将细胞分配在两个烧瓶中,培养至 40%~60% 的原代。

2. 一个烧瓶中放置供试化合物进行孵育,一个烧瓶中放置溶媒(例如:二甲基亚砜)进 行孵育,作为对照,分别孵育 24 小时。

3. 彻底清洗细胞(例如:10 分钟×6 次冲洗),把所有残留化合物完全冲洗干净,避免任 何供试化合物直接作用。

4. 使用 IonWorks 测量药物组细胞和溶媒组细胞的电流幅值(每种条件下可以获得最 多 384 个细胞)。

5. 使用统计学分析并比较两组的电流幅值:药物组和溶媒组细胞之间统计学显著性差 异显示供试化合物也许非直接作用于 hERG 通道。

补充说明,尽管分析的程序和试验细节尚未披露(www.chantest.com),但使用 IonWorks 评估药物非直接作用于 hERG 和其他心脏离子通道的功能性检测已经商业化。

32.6　结论和前瞻

本章节,我们讨论了药物性心律失常毒性的体外检测方法,重点从原理、法规、不同检测 程序和实际问题方面讨论心脏离子通道的电生理筛选。临床前心律失常毒性评估是一个综 合过程。每个体外检测候选药物的致心律失常潜在风险的方法都存在其自身优势和不足, 以及不能够预测准确结果的风险。(例如维拉帕米:它对 hERG 的作用效果和对 L-型 CaV1.2 通道的效果是平衡的,进而导致无心电图影响)。一般来说,在一级筛选中,通常先 使用高通量检测挑选出少量候选化合物,然后,使用人工 GLP 或者 GLP 类似试验来确认和 优先筛选出用于体内实验的化合物(例如使用清醒犬或者猴进行的遥测检测)。劳动密集型离体检测(例如原发性心肌细胞或乳头肌 APD 检测,灌注和工作心脏制备以检测单相动作电位和心电图测量)将用于与机制相关的研究性试验和根据已知问题进行的针对型研究(即 ICH S7B 指南中的后续研究)。

目前,体外测试主要用于早期发现和检测药物性心律失常问题,且需要在临床前进行动物体内遥测试验来确认或澄清问题。随着药物性心律失常毒性研究的不断深入,体外技术和检测方法已经得到了快速的发展,并正在被开发以便更好地预测药物性心律失常,进而获得更加安全的候选药物。

（杨光译;胡立荣审校）

参考文献

33

应用药代动力学/药效学（PK/PD）模型和转化成像生物标志物的靶向结合研究

VANESSA N. BARTH, ELIZABETH M. JOSHI, AND MATTHEW D. SILVA

33.1　引言

生物标志物研究的指导原则是，能够使侵入性最小化并且可以连续测定生物学过程来监测组织状态和治疗效果（Biomarkers Definitions Working Group, 2001）。在众多的生物标志物中，医学成像已经成为影响临床前研究和临床试验的一项技术（Frank and Hargreaves, 2003；Rudin and Weissleder, 2003；Hargreaves, 2008；Willmann, 2008a,b）。在某些情况下，应用生物标志物的需求是为了推进靶向治疗，生物标志物的成功是由其能够分布、参与、调控靶点生物学相关浓度和持续时间能力而决定的。医学成像技术和其他一些策略相结合，不仅可以提供药物活性的有用信息，而且可以作为一种区分手段来比较药物和其他试剂。加强利用医学成像技术，最终目的是识别和治疗最有可能发生反应的患者，来加速新型试剂的开发，并提供个体化治疗方案。

体内药理学试验中日益普遍的做法，是将观察到的药效反应和给药剂量联系起来，否定如非线性浓度-剂量关系，浓度依赖性血浆蛋白结合，活性代谢产物的作用，种属间生物利用度的差别这些因素。通过加入药物受体占有率（RO）测试，这些关系被进一步加强。通过将靶向结合数据和药代动力学/药效学（PK/PD）模型相结合，可以预期增加在研发中选择正确的化合物和其剂量的概率。

随着技术的进步，现在有多种方法可以直接评估靶向结合。本章节，重点讲述利用从临床前啮齿类动物和非人灵长类动物到人体的转化成像技术的能力。基于液相色谱与串联质谱联用（LC-MS/MS）的受体占位，也称为 RO 和酶占位，提供了一个高通量的定量体内分析方法来解决这一挑战。LC-MS/MS 技术平台还提供了一种利用核成像技术发现临床生物标志物潜在示踪剂的有效机制（例如正电子发射断层扫描）。这种将不同种属之间的靶向结合向患者转化的能力，为严格测试将新靶点与疾病生物学和治疗联系起来的机制假设提供了必要的桥梁。要成功地从啮齿类动物/犬/非人类灵长类动物转化为人类，需要对 PK/PD 模型有一定的了解再确定给药剂量。考虑到血脑屏障(BBB)的限制,PK/PD 模型对于中枢神经系统(CNS)靶点(G-蛋白偶联受体,离子通道,细胞内酶,变构位点)在这方面的障碍是最困难的。但是,这些方法应用于外周靶点被证明是有效的。

本章节的目的是讨论临床前定量药理学和 PK/PD 的整合如何为劳动密集型的体内试验指导化合物和剂量的选择,以及该技术如何应用于临床靶向结合和 PD 测量的转化成像生物标志物。

33.2 利用 LC-MS/MS 技术评估靶向结合

在过去的十年中,质谱分析的灵敏度有了显著的提高。因此,测量组织基质中更低浓度分析物的能力已经非常普遍。临床前靶向结合检测,例如 RO(Stockmeier et al., 1993; Zhang and Bymaster, 1999; Wadenberg et al., 2000),可以通过预处理未标记的测试化合物,使用液体闪烁光谱定量测定放射性标记配体数量的变化,可以测量离体或者体内的靶向结合。从动物体内取出的组织中应用放射性标记配体进行离体 RO 结果的评估,而在活体动物中静脉注射放射性标记配体可进行体内 RO 结果评估。在后一种情况下,配体探测活体动物内可用的目标种群,然后收集组织(Kapur et al., 2001)。在此之前,这两种情况都需要使用闪烁光谱定量测定放射性标记配体。此外,可以认为刚才描述的"体内"方法更像是一种体外评估,因为最终的测定是在动物体外进行的。

LC-MS/MS 方法的主要优点是能够在临床前阶段更快地评估靶向结合,其次是能够以前所未有的速度寻找新的示踪剂。利用这些优势,再加上核成像技术,可以通过创造新的探针而大大增强 PET 成像技术对药物研发和发展过程的影响,解决了通常可用的示踪剂不足的问题(Guo et al., 2009)。

33.2.1 技术和实验设计的优缺点

LC-MS/MS 提供了一种检测和定量化合物预处理作用下配体浓度变化的新方法。这种方法减少了放射性标记配体的需要,并且具有许多实用优点。通过该方法能缩短 RO 分析所持续的时间。开发分析方法、开展活体试验部分、处理样品和分析数据结果的时间在36 小时内。数据的快速周转,能够及时做出化合物和剂量选择的决策。其次,除了了解靶向结合,也可以获得关于该化合物给药后在组织和血浆,甚至在脑脊液(CSF)中的暴露量数据。可以了解单个化合物以及其系列化合物中暴露/反应的关系。此外,可以将多个示踪剂联合注入单个动物体内,以评估同一动物体内多个位点的靶向结合情况(Need et al., 2007)。第三,避免使用放射性标记配体可以减少处理放射性废物、采购和追踪放射性物质的开销,减少实验室认证和从事放射性物质工作法规的开销。用质量-电荷比(m/z)来识别母体示踪剂以替代总放射性测量,放射性测量的不一定是母体示踪剂。这避免了潜在的活性的或非活性的混合代谢物的问题,如果只追踪放射性,这些代谢物都会被检测到。最后一点,也是最重要的是,质谱法应用于检测化合物微量给药提供了一个有效的机制来评估新的配体,使新的 RO 分析成为可能。在此过程中,降低了用于识别临床靶向结合和/或 PD 标记物的 PET 成像的可转化配体/示踪剂的迭代周期。由于避开了放射性标记过程,很难标记的化合物也很容易在体内成为示踪剂。然而,LC-MS/MS 技术的缺点之一是质谱仪和色谱元件的昂贵的资本投资。

33.3 基于 LC-MS/NS 的 RO 研究设计及其计算

RO 测定有两种形式,为比值法和阳性对照法。根据靶点的不同,生物学因素决定了测定的形式(在鉴定配体/示踪剂后进行测定)。比值法需要一个零区域组织(Wadenberg et al., 2000)。是指该组织靶向表达缺乏或者水平极低。零区域表示示踪剂在体内非特异性结合。该模型中固有的一个假设是,具有丰富靶点表达的总结合区域,和类似非特异性结合的零区域。当在大脑各个区域进行比较时,这个假设不难被证明,但在外周就变得更具挑战性。以多巴胺 D_2 RO 为例,纹状体是一个受体丰富的大脑区域,代表着总结合(特异性和非特异性),而小脑是零区域(Kohler et al., 1985)。雷氯必利是用于 PET 成像和体外结合的选择性多巴胺 D_2/D_3 示踪剂,当给予雷氯必利 3 μg/kg 剂量后,雷氯必利在纹状体与小脑的分布相比有 4.5 倍的差异,如图 33.1 所示(Barth et al., 2006)。

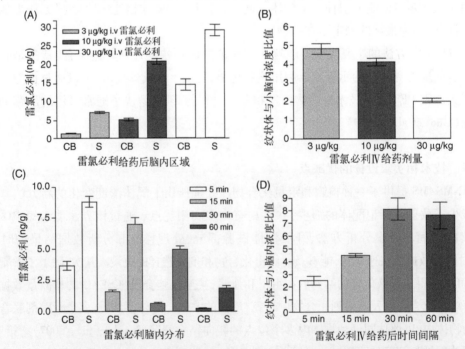

图 33.1 (A)静脉注射(IV)不同剂量雷氯必利,使用 LCMS/MS 测量给药 15 分钟后,雷氯必利在大鼠纹状体(S)相对于小脑(CB)中的差异分布。(B)静脉注射不同剂量示踪剂 15 分钟后,纹状体与小脑内雷氯必利水平的比值。(C)3 μg/kg 给药后 5,15,30 和 60 分钟,雷氯必利在大鼠纹状体和小脑中的动力学及分布。(D)3 μg/kg 给药后不同时间点下,雷氯必利在大鼠纹状体和小脑中水平比值。给药组 N=4;平均值±标准误。

　　当只有溶媒前处理,这一比值相当于 0% D₂ 占有率。当在雷氯必利示踪剂给药前 1 小时,逐渐增加多巴胺 D₂ 拮抗剂,如氟哌啶醇的给药剂量,雷氯必利在纹状体中的水平呈剂量依赖性降低,而其在小脑中的水平保持不变。最终,纹状体中雷氯必利的水平将等同于其在小脑中的水平(图 33.2B)。比值为 1 的结果代表多巴胺 D₂ 占位率为 100%,即多巴胺 D₂ 受体被所有与雷氯必利的特异性结合所阻断。利用占有率计算使用比值法,如下公式:

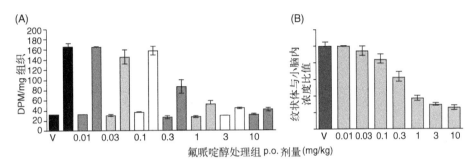

图 33.2　(A) 随着口服氟哌啶醇剂量的增加,纹状组织(右栏)中氚代雷氯必利水平的剂量依赖降低;小脑氚代雷氯必利水平(左栏)。(B) 随着口服氟哌啶醇剂量的增加,雷氯必利纹状体/小脑比值呈剂量依赖性降低。V: 溶媒;平均值±标准误。

$$100\left[1 - \left(\frac{\text{Ratiot} - 1}{\text{Ratioc} - 1}\right)\right] = \% \text{ 占有率}$$

　　每个"比值"是指 LC-MS/MS 检测到的富含靶点受体人脑区域的示踪剂与受体密度很少或没有的区域的示踪剂的比值。"Ratiot"指的是测试化合物处理过的动物,而"Ratioc"指的是溶媒处理过的大鼠的平均比值。本例中从多巴胺 D₂ 受体表达模式看,小脑为零区域,纹状体为总结合区域。溶媒处理组,纹状体示踪剂水平,相对于小脑,占比为 0。比值为 1 就代表 100% 占位率。当所有 D₂ 受体与示踪剂特异性结合而被阻断时,就达到 100% 受体占位率。预处理组的纹状体和小脑示踪剂的比值在溶媒处理动物(0% 占有率)和 1(100% 占有率)之间线性分布,目的是以确定多巴胺 D₂ 受体 RO 比值(Hume et al., 1998)。

　　如果零区域或组织不存在,则采用另一种阳性对照法。在这里,单剂量的选择性阻滞剂决定了残留/非特异性结合示踪剂在 100% 受体占位的剩余量(Donohue et al., 2008)。为了确定化合物的剂量,使用不同组动物来增加化合物的给药剂量。随着受体占位增加,示踪剂的水平下降接近于溶媒组。在一定剂量下,随着阻滞剂剂量的增加,示踪剂水平不能再进一步降低。在此条件下,阻断剂达到 100% 受体占位,测量的残留示踪剂就为非特异性结合。使用组织中示踪剂水平而不是比值来计算占位率%。因此,溶媒组单个组织中示踪剂水平代表 0% 占位,而上述阳性对照组中残留示踪剂水平代表 100% 占位(图 33.3)。

33.3.1　样品分析

　　由生物学评估过的靶点以决定组织的收集。当寻找一种新的示踪剂或反向转化(临床

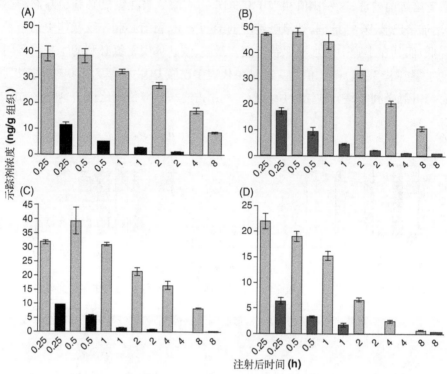

图 33.3　雄性 SD 大鼠给予 8(A),16(B),20(C),22(D)(30 μg/kg,静脉注射),
在基线水平和配体注射 15 分钟前给予 3 μg/kg(10 mg/kg,静脉注射)预
处理后额叶皮质中示踪剂时间依赖性评估:基线水平(浅点彩),预处理
组(深点彩)。

阶段的示踪剂转回研发阶段),需收集现有的 PET 示踪剂、组织等,以代表高靶点和低靶点。
动物颈椎脱臼后采集组织样品,并置于湿冰上。在上述条件下,通常在 5 min 内采集包括血
液在内的 6 个样品。然后在有机溶剂中提取组织,用超声波探头进行组织匀浆,再离心去除
蛋白质(Chernet et al. , 2005;Barth et al. , 2006;Need et al. , 2007)。上清用无菌水稀释,
放入进样瓶中进行 LC-MS/MS 分析。标准曲线做法是通过向未处理的大鼠组织样品中添加
已知浓度的分析物,并按照上述方法进行处理而得到的。

33.3.2　与传统方法的比较和验证

为了验证质谱方法对靶向结合分析的有效性,我们同时使用 LC-MS/MS 和闪烁光谱方
法比较了一些典型和非典型抗精神病药物的多巴胺 D_2 受体占位(Barth et al. , 2006)。无
论采用何种检测方法,均可得到可比较的 D_2 受体占位曲线和 ED_{50} 值,并确定用雷氯必利示
踪剂标记的受体种群百分比(图 33.4)。在大鼠身上测得的抗精神病药物的 ED_{50} 值与产生
脑神经化学和行为变化(条件性回避反应)的值相似(数据未发表)。抗精神病药物 ED_{80} 值
也与运动副反应动物模型(如全身僵硬)中产生效应的剂量接近(数据未发表)。这样就形
成了与临床相似的临床前"机会"窗口;希望达到大约 60%~80% 多巴胺 D_2 受体占位率以达

到疗效且无副反应(Kapur et al., 2000)(Nordström et al., 1993)。多巴胺 D_2 实验例子证明了将靶向结合(临床前和临床)能与神经化学/行为学测定相结合。这些数据验证了该假设机制,并为后续临床试验通过 PK/PD(其中 PD 是 RO 分析测定)模型选择剂量提供了客观、定量的基础。

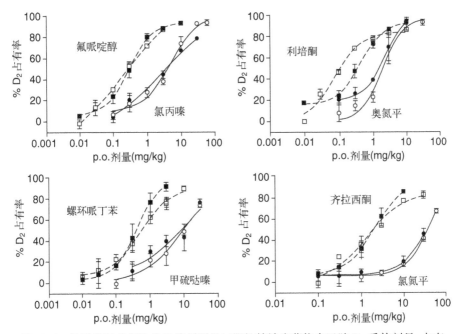

图 33.4　使用雷氯必利作为示踪剂测量口服抗精神病药物多巴胺 D_2 受体剂量-占有曲线。使用放射性标记(实心)或未标记(空心)雷氯必利示踪剂生成八种药物的数据。x 轴表示在使用雷氯必利示踪剂 1 小时前每公斤体重口服的毫克药物剂量。y 轴表示多巴胺 D_2 受体占有百分数。一张图中显示两个药物数据。

33.4　从吸收、分布、代谢和排泄(ADME)的角度,将靶向结合的数据应用于新药研发

　　将 PK/PD 原则与靶向结合数据整合在一起,使得项目团队能够更快速地制定潜在治疗方法的决策,以缩小构效关系(SAR),并最终选择一个可测试的临床候选化合物。在接下来的几节中,我们将讨论几个与 ADME 相关的关键原则,并包括一些案例,以阐述靶向结合和 PK/PD 数据组合后产生的明智决策。

33.4.1　药物暴露量测定
　　为了更好地了解暴露量与靶向结合程度的关系,建立有意义的 PK/PD 关联,必须确保药物浓度的准确测定。所采用的生物分析方法必须可靠、有特异性,并包括适当的质量控制

水平。在药物研发试验中,LC-MS/MS 已成为定量分析的选择,并且是 *Drug Discovery Today*(Korfmacher,2005)综述全面论述的重点。

33.4.2 蛋白结合和非结合浓度

蛋白结合及其对药物药理活性的影响一直是科学界争论的焦点(Sansom 和 Evans,1995;Benet 和 Hoener,2002)。然而,"游离药物假说"在 PK 领域被普遍接受,它描述了对体内药物靶点最终起作用的为游离或非结合的药物浓度(Wilkinson,2001)。这个假设延伸到了中枢神经系统靶向治疗上,它假设在脑间隙中发现的游离的药物浓度最终决定对作用位点(通常被称为生物相)与药物受体的相互作用。特别是当研究涉及多个种属、联合用药,或者比较多个化合物和性别之间的差异时,理解所测浓度(总浓度和游离浓度)和靶向结合(RO 或 EO)数据之间的关系对于理解差异性至关重要(van Steeg et al., 2008)。此外,在已知的平台或靶点内开发可靠的 PK/PD 关系可以加速新药开发。

虽然有许多简单和有效的计算方法可以用来预测相对血浆和组织特异性蛋白结合值,但准确的实验测定总是进行准确评估的最佳手段(Kratochwil et al., 2002;Waterbeemd 和 Gifford,2003;Emoto et al., 2009)。以下将简要介绍蛋白结合的背景及其潜在的重要性。另外,本文将以一个案例来讨论研发团队怎样使用蛋白结合相关参数来有效指导新药研发,并帮助阐明其 PK/PD 关系。

药物的总浓度(C)可由测量其在给定基质(相关血浆或组织)中游离浓度(C_u)与游离比例(f_u)的比值决定,如下式所示:

$$C = \frac{C_u}{f_u}$$

利用这个公式,我们可以看到药物的总浓度受蛋白结合的变化或相关基质中的总蛋白浓度而影响。虽然药物浓度中游离比例(f_u)通常被认为是恒定的,但是当游离浓度接近基质中结合位点的浓度时,C_u 的增加都会引起 f_u 的增加。当游离浓度较低时,结合是恒定的,f_u 不受 C_u 影响。然而,在游离浓度较高时,更多的结合位点被占据,f_u 不断增加至结合位点饱和。一旦饱和,f_u 接近 1 个单位,使 C 和 C_u 浓度相等。当量效关系不在恒定结合范围内时,对这种关系的认识就变得至关重要。

对于靶向为 CNS 系统的化合物,药物通过血脑屏障(BBB)的转运程度决定了药物在体内中枢系统的效力。目前存在许多测定新化学实体(NCE)在 CNS 分布的方法,包括原位法、体外和体内方法;然而,整体实验的复杂性和劳动强度限制了它们在研发阶段的广泛使用(Takasato et al., 1984;Kakee et al., 1996;Garberg,1998;Dagenais et al., 2000)。最近,一种脑匀浆方法被提出作为预测脑中游离药物浓度的替代方法(Kalvass 和 Maurer,2002)。但是,如果所研究的分子已知是限制在大脑的血管区域,这种方法就会受到限制(Friden et al., 2010)。

由于大多数的临床前靶向结合（RO）都集中在 CNS 系统靶点的相互作用上，因此有许多方法被用来理解分子在 CNS 中的分布。脑/血浆分配系数 $K_{p,brain}$，是应用最广泛的评价 CNS 分布程度的体内参数，这个参数受底物与血浆和各种组织蛋白结合亲和力的影响（Kurz 和 Fichtl，1983）。对于被动扩散的化合物，其在组织中的游离浓度将等于平衡时血浆中的游离浓度而达到稳态，脑/血浆分配系数 $K_{p,brain}$ 由下式计算：

$$K_{p,tissue} = \frac{f_{u,plasma}}{f_{u,tissue}}$$

因此，当血浆和脑中游离比例相似时，那么 $K_{p,brain}$ 将等于 1 个单位。近年来，一些文献报道利用 $f_{u,plasma}/f_{u,brain}$ 比值对 $K_{p,brain}$ 进行预测，以评估 CNS 靶向化合物的分布；然而，过高或过低估计的问题还是存在。最近，有建议利用游离比例的数据，并将它应用于测定的浓度，来预测游离血浆药物浓度（$C_{plasma,u}$），脑内游离药物浓度（[brian]u）和他们的比率（$C_{plasma,u}/C_{brain,u}$），用这个简单的模型来评估药物在 CNS 中的分布，不考虑 BBB 系统中转运的机制。（Kalvass et al., 2007）

在某些情况下，体外结合率和总暴露量并不总能预测构效关系影响下在体内 RO 评估中观察到的结果（图 33.5）。在下面的例子中，研发项目团队以一个大脑中的神经肽受体为靶点，没有观察到在体外靶点上测得的效力和在 6 h 测得的体内 RO 之间的任何关系，尽管分子在体外和体内有相似的亲和力（数据未发表）。此外，测得的 C_{brain}（总暴露量）和 C_{plasma}（总暴露量）之间似乎没有相关性，这可能解释了该靶点 RO 值的范围之广。为了阐明靶点与其 PK 之间的关系，研发团队选择了已开发的 25 种最能代表构效空间关系的化合物，并采用平衡透析的方法测量了大鼠血浆和全脑匀浆中的蛋白结合值。如图 33.6 所示，游离的血浆和脑化合物浓度，受化合物与靶点结合亲和力影响，归一化呈 S 形关系，能够阐明在 6 h 达到可接受的 RO（即>80%）所需的暴露倍数。在探索这一关系时，观察到一些化合物落在剂量-反应曲线之外，表明其 CNS 的渗透能力受限。进一步研究表明，这些化合物的 $f_{u,plasma}/$

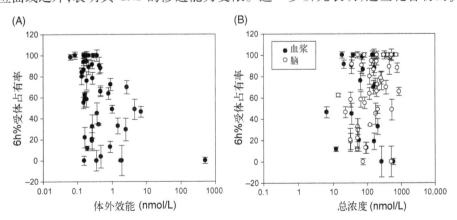

图 33.5 神经多肽受体%受体占有（RO）和靶点效价之间的关系（A），或与血浆或脑内总浓度之间的关系。

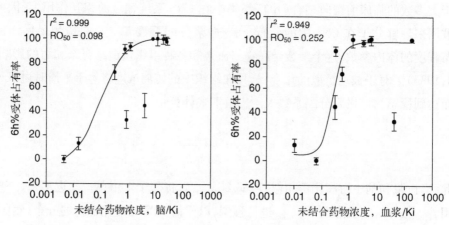

图 33.6 %受体占有(RO)和脑游离浓度(A)或血浆游离浓度(B)之间的关系，
两个值都经测得的神经多肽受体体外靶点效价均一化。

$f_{u,brain}$ 比值小于 0.1，可能是由于主动外排或较差的被动渗透而导致有限的 CNS 分布。虽然被动渗透在体外试验中没有观察到，但后续实验探究 P-糖蛋白(Pgp)可能介导的外排作用证实了这些化合物是外排泵的有效底物。这些数据有效地解释了 CNS 渗透性差会导致较低的 RO(Elsinga et al.，2004)。尽管这个例子的数据解释很简单，但它强调了不管所涉及的机制是什么，只需要综合测量脑和血浆水平并同时结合靶向结合数据，即可了解化合物 CNS 分布的程度。这种数据整合对于构效关系的发展和最终选择临床候选化合物的进展是至关重要的。

虽然前面的例子强调了 Pgp 介导的外排在 CNS 中的作用，但还有许多其他机制与有限的 CNS 暴露有关。包括较差的被动渗透率、非 Pgp 介导的外排、代谢、高非特异性结合和脑脊液团流等因素，也可能阻碍化合物在 CNS 中的暴露，需要在已知的构效关系中将这些因素考虑进去并进一步评估。

33.4.3 代谢和活性代谢物

正在研发阶段的 NCE，我们不仅需要关注其"活性"成分，而且知道它的代谢率也很非常重要。NCE 的代谢可能会产生药理活性的代谢物，这些代谢物可能会保持类似(甚至增加)的活性，从而干扰 PD 的测量，甚至作用于另一个"部位"产生非预期的毒性。了解药物研发项目中代谢产物的性质可以扩大 SAR 适用范围，特别是如果代谢产物本身能够增加效力。然而，如果代谢清除率高并且有"首过"作用，它会限制 NCE 进入体循环的程度。这不仅是外周靶点的潜在问题，而且会严重限制向人脑运输的量，减少有效到达任何 CNS 相关靶点的机会。

目前上市的许多精神类药物在人体和/或动物体内的代谢清除过程中会形成一种或多种活性代谢物。在某些情况下，这些代谢物会迅速被结合后排泄；然而，在另外一些情况下，代谢物的血浆和/或脑内浓度与原药达到相似范围，有时甚至高于原药。虽然通常不知道体外的效力和选择性是否会转化为相似的体内效力,文拉法辛就是一个例子,其主要的代谢物已经被研究,目前该代谢物已上市,并且处方剂量较低。文拉法辛(郁复伸®,辉瑞,纽约,纽约州,美国),是一个芳基烷醇胺,在 20 世纪 80 年代早期首次合成,被发现是血清素和去甲肾上腺素再摄取抑制剂(SNRI),能够有效治疗抑郁症。它在 1993 年获得美国食品和药物监督管理局(FDA)批准上市,每天的剂量为 75～450 mg/天。在药物开发过程中,文拉法辛在细胞色素 P450(CYP)代谢酶 2D6 作用下,氧化-O 脱甲基化,生成代谢物地文拉法辛(图33.7)。临床实验表明这种代谢物是一种有效的 SNRI,其活性与原药相似(Muth et al.,1991)。地文拉法辛(P 倍思乐®,辉瑞,纽约,美国)最近被 FDA 批准上市用于治疗重度抑郁症,推荐剂量为 50 毫克/天。

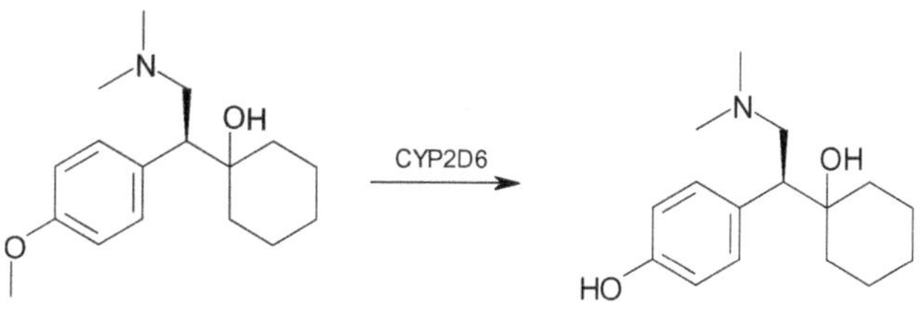

图 33.7　万拉法辛主要的代谢清除路径。

　　除了药物研发项目中候选药物的代谢问题外,在寻找合适的示踪配体时也应考虑其代谢问题。示踪配体所需的性质如靶点选择性高,特异性/非特异性结合比率高,灵敏度高,最低代谢率(或对其代谢有透彻了解),考虑到候选药物的性质并不总是与其一致,这些性质对于在任何项目中找到一个有用的示踪剂是至关重要的。此外,那些靶点在 CNS 内的项目也必须识别具有高被动渗透性和受转运体外排影响最小的分子(如 Pgp 介导的外排),以实现脑渗透。虽然对代谢的全面了解是示踪剂成功开发的一个部分,但由于其测试的复杂性,它通常是最不容易了解的。对于这种困境,我们将通过一系列的例子来说明在 RO/PET 配体开发过程中发现的一些常见代谢问题,同时讨论一些常规的假设。

　　一个有效的成像试剂的标志之一就是代谢稳定,特别是当你将最初为啮齿类动物开发的 RO/EO 配体将转化为用于人体成像的 PET 示踪剂时。至关重要的是,放射性标记的代谢物不能在靶点组织中以任何可察觉的程度出现,因为这将干扰最终的测定结果。对于CNS 相关的靶点,代谢物可能仍然能够穿过 BBB,甚至可以在大脑中产生,从而与预期的示踪剂竞争相同的位点(Dauchy et al.,2008)。此外,应该将放射性标记在稳定的位点,以便在评估期间可以获得合适的信号。在任何示踪剂研发中,都应该特别注意代谢清除中物种间的差异,因为代谢途径并不总是一致的。需特别指出的是,了解产生的代谢物是成功开发PET 示踪剂的关键;但是,代谢稳定并不意味着选择的配体会由于化合物的缓慢清除或高非特异性结合而聚集在靶组织中。

　　在示踪剂研发的过程中,用来了解其代谢的方法通常是有限的。放射性标记的代谢研究通常要到临床研究Ⅰ/Ⅱ期才进行,而这一阶段往往太晚,无法确定与新型示踪剂配体的可靠性。体外方法微粒体制备、肝细胞、脑匀浆等可以用来评估代谢;但是,这些研究通常是用未标记的化合物进行的,并假设合理的体外-体内相关性。此外,由于灵敏度问题,通常采用较高的底物浓度(1~20 μmol/L)进行体外试验,这可能就无法确定体内微剂量示踪剂相关性(Lappin 和 Garner,2003;2008)。根据配体相关的化学特性,放射性标记合成(^{14}C 和/或^{3}H)可以推进研发,增强对代谢途径识别的可信度,但可能在后期的研发工作中才能体现成本效益。

在考虑代谢问题时,示踪剂研发项目中经常会做出一些假设。人们通常认为,不需要关注 PET 示踪剂的代谢,因为它是静脉注射的。然而,直接系统给药和避免任何"首过"效应,该化合物最终将通过肝脏,并可代谢成一种化合物,保留其放射性同位素标记。在评估帕金森疾病病理生理学、疾病进展和治疗作用试验中,使用^{18}F-2β-甲酯基-3β-(4-氯苯基)-8-(2-氟乙基)去甲基托烷(^{18}F-FECNT)示踪剂已经成功地在大脑对多巴胺转运蛋白(DAT)进行非侵入性成像(Goodman et al.,2000)。在对啮齿类动物的研究中,观察到一种放射性标记代谢物的聚积,发现它在大脑的不同区域都非特异性地存在,导致其背景中的总放射性增加(Zoghbi et al.,2006)。检测大鼠单次输注^{18}F-FECNT 的脑匀浆,代谢鉴定证实^{18}F-FECNT经 N-脱烷基化作用生后成 2β-甲酯基-3β-(4-氯苯基)-8-去甲基托烷(nor-CCT)。据推测,^{18}F- FECNT 的代谢清除产生同等量的^{18}F-2-氟乙醇,进一步氧化生成酸,或者生成 2-碳醇与 2-氟乙醇的平衡状态(图 33.8),这被认为是观察到的代谢物蓄积的原因。由于^{18}F-FECNT 与大鼠大脑匀浆孵育时是稳定的,数据提示静脉给药后其代谢在外周系统发生,然后其代谢产物再通过 BBB 屏障进入大脑。

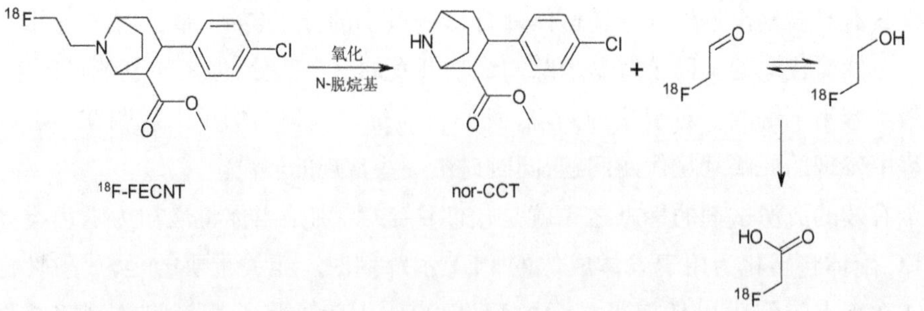

图 33.8 ^{18}F-FECNT N-脱烷基化:推测的氧化代谢途径。

如果使用对照组织模型,放射性标记代谢物的非特异性蓄积可能会对成像数据解释带来挑战,而氟化放射性标记物的裂解在成像试验中会释放出游离的氟,可能存在潜在骨摄取,也会带来问题。以^{18}F-FCWAY(N-{2-[4-(2-甲氧基苯基)对二氮己环]}-N-(2-吡啶基)反式 4-氟环己内酯酰胺)为例,它是用来进行脑 5-HT1a 受体 PET 成像的放射性配体,发现其会在放射性标记处发生脱氟作用,并且发现经过 2 小时后其在颅骨处蓄积(Ryu et al.,2007)。这种脱氟作用被确定是通过 CYP2E1 介导的,并且可以被经典的 CYP2E1 抑制剂例如双硫仑所抑制。一般认为,只要有合适的滞留时间用于成像,其他放射性标记处(如 1C、13N 或 15O)的裂解是可以接受的。

33.5　LC-MS/MS 在新型示踪剂研发的应用

PET 成像的应用受到现有的可用于评估靶向结合以及生物/疾病过程的工具或示踪剂的限制(Burns et al. , 2001;Fowler et al. , 2003 ;Guo et al. , 2009)。传统的方法是一个漫长而昂贵的过程,先选择化合物,做放射性标记,再进行体内测试,并且无法保证成功。应用质谱技术来评估微剂量后化合物在组织中的水平,在放射性标记化学和体内扫描时间之前对化合物进行分类,这种技术提供了一种独特的高通量筛选方法。花费大约一天半的时间进行 LC-MS/MS 方法开发和体内评价,获得的数据可判断化合物是否可用与临床前 RO 试验和成为潜在的 PET 示踪剂,(而进行放射性标记,体内扫描和数据分析需花费至少 3～4 周)。而后者往往更困难,因为必须有其他的参数支持,这些参数包括放射性代谢物和适当的组织摄取或放射性示踪剂对数据很少或没有干扰。通常,基于这些考虑,首先确定支持临床前靶向结合测试的示踪剂以及确定可转化的临床 PET 示踪剂。

33.5.1　使用 LC-MS/MS 表征多巴胺 D$_2$ PET 示踪剂雷氯必利

以下将以雷氯必利来说明使用体内生物分析数据来评估化合物作为示踪剂潜力。在这些情况下,我们的结果往往表明,在微量给药条件下检测的大多数化合物不能作为示踪剂。许多物化的和固有的化学性质聚合在一起,使得一个分子可以以特定的方式向富含靶点的组织差别化分布。这些性质包括分子量、靶点亲和力、靶点选择性(内置于化合物或生物中)、亲脂性、脑摄取/渗透性和非特异性结合。虽然对这些性质已作了概括,但对合适的示踪剂的这些性质的结构特征了解甚少(Wong and Pomper,2003;Waterhouse,2003)。当靶点表达水平减少时,所有这些属性变得更加重要。因此,靶点表达水平越高越容易接近,示踪剂不需要优化。多巴胺 D$_2$ 受体在大鼠纹状组织中的蛋白表达量约为 515 fmol/mg (Barth et al. , 2006)。已经建立了 CNS 和外周靶点的 LC-MS/MS 检测方法,外周蛋白表达量低至 5～10 fmol/mg。这项技术已经成功地应用于 CNS 和外周 GPCRs、细胞内酶(因为它们与 EO 有关)、离子通道和变构拮抗剂的示踪剂的鉴定。如前所述,在对雷氯必利进行静脉微剂量注射给药和适当组织的收集和处理后,将得到的数据与啮齿动物扫描得到的 PET 参数进行比较,参数包括:体内非特异性结合率(判断化合物的分布是否与靶点生物学相匹配)、组织暴露量或%标准化摄取值(SUV)(注射剂量是否有足够高的比例到达组织,以便在低剂量条件下有足够高的放射性进行测量),以及动力学(包括确定标记位点是否存在或是否会引入、相关组织的摄取和洗脱是否发生在所需放射性同位素的适当时间范围内)。

当评估不同微剂量雷氯必利(3,10,30 µg/kg)后,所有情况下都会导致分布差异(图 33.1A,B);然而,为实现最大的靶点信噪比和尽可能小的标记受体,3 µg/kg 剂量下信噪比约为 4.5,或结合潜力为 3.5(比-1)(图 33.1A,B)。最终,极低剂量将难以检测和精确定量,特别是在零区。因此,获得更高的信噪比需与可靠的检测和定量相权衡。除了剂量,还可以控制生存间隔,即静脉注射示踪剂和动物死亡之间的时间等(图 33.1C)(Chernet et al.,2005;Barth et al.,2006)。静脉注射给予示踪剂后的早期时间点下,游离的非特异性示踪剂还没有足够的时间在间质组织和血浆室中清除来测定分布差异,或者是一个大致的分布,其中检测到总结合区域示踪剂累积量有 2.5 或 3 倍差异。随着时间的推移,示踪剂从零区域相对于总结合区的清除速度更快,显示出化合物潜在的分布差异(图 33.1C)(Chernet et al.,2005)。如果在静脉注射后的一小时内没有达到与靶点生物学相匹配的差异分布,那么化合物不太可能作为示踪剂。这种情况可能是由于高于预期的非特异性结合和/或低于预期的动力学/组织清除。雷氯必利在给药后 5 min 已经显示出差异分布,并且随着生存间隔(静脉注射示踪剂和动物死亡之间的时间)的增加,信噪比持续增加,直到发生以下两种情况之一信噪比不再增加(图 33.1C,D):① 无法在零区域可靠地检测和定量示踪剂水平;② 当所有示踪剂从系统中清除时,无信号窗(总结合和零区域组织示踪剂水平的差值)。当确定一种潜在的示踪剂剂量分布存在差异,并与靶点生物学匹配之后,就有必要证明这是由示踪剂特异性结合到预期靶点的结果。在药理学上,示踪剂的验证需要大量的证据,包括证明化合物在特定的组织区域内结构上的特异性和选择性,以剂量依赖性降低示踪剂水平的能力(图 33.4)。此外,如果可能,利用靶点敲除小鼠与野生型小鼠的数据比较,可以证明差异化分布的差别。这是一个令人信服的试验,证明示踪剂确实与假定的靶点结合。

通过对 5 分钟和长达 1 小时给药后数据的分析,微量给药模型下的动力学提示雷氯必利 ^{11}C 标记有合适的脑动力学,其 ^{11}C 半衰期为 20 分钟。此外,通过这些时间点的数据,我们能够了解注射剂量到达组织的比例。在给药后 5 分钟,通过计算示踪剂在组织中的量(ng/g)与注射示踪剂的剂量(μg/g)的比值得到,其 SUV 值大约 300%(图 33.1C),可以看到良好的脑组织摄取率。

综上所述,LC-MS/MS 微量给药模型技术可以为研发项目提供以下信息:① 能够检测靶向分布能力(适合于靶点表达水平的低非特异性分布);② 通过阻断研究和/或敲除小鼠,将分布归因于特异性靶点结合;③ 适当的动力学(在符合预期同位素的时间尺度上快速吸收和清除);④ 组织摄取。对一个化合物来说,这些数据可以在一周内获得。

33.5.2 新型示踪剂的发现

使用 LC-MS/MS 方法,许多新型 PET 示踪剂已经被发现,并可应用于临床前 RO 检测,最近发表的就包括 CB1 逆激动剂(Yasuno et al.,2008;Terry et al.,2009)和一种新型 kappa 阿片类受体拮抗剂(已报道)。图 33.3 显示了在"基线"和阻断条件下,利用 LC-MS/MS 方法分析 4 种结构不同的候选 CB1 PET 示踪剂的。基线/空白和阻断条件下,每个时间点检测的都是单独一组动物。从这组数据中可以明显看出,所有 4 个潜在候选示踪剂在大鼠中都具有适合的动力学,在示踪剂给药 2 小时后迅速摄取并清除。给药后 15 分钟,所有潜在示踪剂均合理摄取，SUV 值在 70%（图 33.3 D）至 160%（图 33.3 B）。然而，图 33.3 A，B 中的示踪剂似乎有更合适的 SUV 值（在更早的时间点就大于 100%——在个例子中是 15 分钟）。当比较空白和处理后/阻断的动物时，所有潜在的示踪剂在大鼠皮质内都显示出特异性结合。A 组和 B 组中的化合物都有最高的摄取率和较大的信号窗（比较总结合与非特异性结合）。C 组似乎有稍慢的动力学，高峰摄取发生在给药后 30 分钟，而 D 组似乎没有足够的摄取。在更早的时间点，如 5 分钟测量吸收是有用的。然而，这些数据清楚地证明了这些化合物有可能被转化为 PET 配体——尽管没有考虑放射性代谢产物或标记化学的可行性。

　　LC-MS/MS 评估潜在示踪剂的方法可以从靶向结合扩展到 PD 标志物中。动物模型可用于示踪剂分布和追踪生物学的筛选。基于示踪剂可用性和正向转化科学，可以扩展的例子包括，示踪剂用于细胞凋亡、代谢、炎症和淀粉样蛋白沉积。这些结果可以通过自动放射学和免疫组织化学等技术加以验证。此外，当 PET 配体被发现并通过临床验证来用以扩展到 PD 标志物时，它们可以被反向转化为临床前基于 LC-MS/MS 的模型——具有更高的通量来筛选药物以及其剂量，以推进更多的劳动密集型和昂贵的研究。

33.6　非侵入性转化成像

　　到目前为止，关于成像的讨论主要集中在核成像技术上（例如，PET 或单光子发射计算机断层扫描[SPECT]），用于监测定制的放射性配体，目的是对靶点分布和结合进行动力学、微量给药研究。虽然这些模式为靶向结合和 PK/PD 建模提供了高灵敏度的数据，但解剖学、功能学、核和分子成像等领域需要结合更广泛的技术。在考虑使用成像技术时，了解每种技术的一些基本原理、优点和缺点通常是很有用的。需要特别注意的是，掌控灵敏度和对比度的物理学机制（因为它同时涉及外源性和内源性的对比度机制）仍然是方法间的根本区别。此外，这些灵敏度和对比度机制的差异是建立多模式成像实验室的理由，因为最合适的成像方法可以用来回答感兴趣的生物学问题。

　　PET 是一种可以将正电子发射放射性核素到活体中并进行定位的成像技术。正如本章所讨论的，组织分布受组织的生理特征（如血流量、渗透性、细胞坏死等）和生物学特征（如靶点表达和可及性）的影响。该探针可以有针对性（例如，^{11}C-雷氯必利）或与生物过程（例如，^{18}F-氟脱氧葡萄糖的葡萄糖代谢[FDG]）有关。不管怎样，PET 扫描依靠的是相同的物理原理，图像是用普通的规则重建的。

　　在 PET 成像中常用的放射性核素中，使用最广泛的是 ^{18}F 和 ^{11}C。^{18}F 在能量平衡中有相对较短的半衰期，是一个很好的成像剂。^{18}F 用于葡萄糖代谢探针[^{18}F]氟脱氧葡萄糖（FDG）和扩增探针[^{18}F]荧光嘧啶（FLT）。另一方面，在不改变化学结构的情况下，碳-11 可以在小分子中进行取代，从而实现生物分布、靶向结合和代谢产物监测的短期成像。需要指出的是，要将 PET 成功地应用于药物研发平台，需要付出巨大的成本和后续资源的挑战。除了仪器和设施成本外，放射性标记配体或小分子的生产还需要大量的放射化学资源。因此，

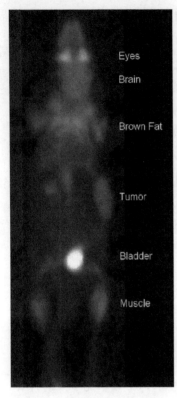

图 33.9 侧面带有异种移植瘤的小鼠全身典型的 FDG PET 成像图。举例标注的是高 FDG 摄取区域。

到目前为止,PET 成像的许多应用都是使用 [^{18}F]FDG 和 [^{18}F]FLT 来监测治疗反应(Gambhir, 2002; Kelloff et al., 2005a,b; Willmann et al., 2008a,b)。图 33.9 所示为侧腹携带异种移植肿瘤的小鼠的典型 [^{18}F]FDG 扫描图。值得注意的是,[^{18}F]FDG 探针没有对肿瘤的"靶向"性;更确切地说,是肿瘤对葡萄糖和糖酵解代谢的依赖导致了的 [^{18}F]FDG 的高摄取。

PET 扫描过程不检测正电子发射;而是,检测在衰变之后的正电子,正电子(它是一个反电子)穿过组织,散射,而丢失能量(主要通过库仑相互作用)。当失去动能时,正电子与电子发生短暂的相互作用,发生正负电子对湮灭反应,产生一对能量为 0.511-MeV 的光子(伽马射线)。PET 扫描仪被设计成一个晶体探测环来探测光子对。巧合的是湮灭光子被释放,并向相反的方向运动(即 180°±0.25°),这样的湮灭反应被定义为在预定的时间窗内(通常是<5 ns),由探测环上对称位置的探测器进行配对检测。PET 扫描仪的灵敏度取决于几个因素,包括几何结构、探测器效率和探测器/电子的死时间。PET 扫描的分辨率也是一个限制因素,因为检测到的正电子对发射位置和正电子衰变的发生点位置不同。正电子在组织中的移动距离主要与正电子的能量有关,因此在选择标记同位素时可以作为一个重要的参考因素。具体来说,在组织中约 0.5 mm 平均范围内 ^{18}F-探针图像会呈模糊状态。Levin 和 Hoffman (1999)对成像的影响进行了详细而彻底的讨论;然而,需要说明的是,大多数临床前扫描仪成像分辨率为 1~2 mm,临床扫描仪成像分辨率为 4~8 mm,这取决于扫描仪和探头。

PET 数据可以通过在事先确定的时间内(通常称为静态扫描)或动态的扫描放射性示踪剂在受试者体内分布而获得。静态扫描过程假设,在注射放射性示踪剂后某个时间下扫描,血室信号不是主要信号(除非输注检测需要检测血液信号)。在示踪剂分布过程中进行动态扫描;也就是说,扫描是从注射阶段开始,持续进行到示踪剂从血室进入组织室的过程。如图 33.10 所示,以 [^{18}F]FDG 测得的葡萄糖代谢的基本房室分布模型为例。在血池中,[^{18}F]FDG 以速率常数 k1 被运输到组织/细胞中,其中它被己糖激酶(k3)磷酸化,并被捕获——如果没有 C-2 上的氧原子,不能进一步分解代谢。^{18}F 以半衰期 109.8 分钟衰减到 ^{18}O,然后再代谢。在静态成像过程中,磷酸化的形式的 [^{18}F]-6-磷酸,被认为反映了组织内的葡萄糖代谢,以此确定了静态扫描时间(通常是 45~75 min),这样磷酸化的形式是主要的信号来源。需要着重注意的是,对于 [^{18}F]FDG 来说,[^{18}F]-6-磷酸盐去磷酸化(图 33.10 所示 k4)不是主要信号,因为葡萄糖-6-磷酸酶在肿瘤和大脑的许多细胞中的表达量低(但不包括肝脏和肾脏皮质）。虽然耗时较长，但是使用动态扫描方法测量组织[^{18}F]FDG PET 才能反映真实的糖酵解速率（Phelps et al.，1979；Reivich et al.，1979；Phelps et al.，1983）。在放射性示踪剂的代谢和排泄可能发挥更重要作用的情况下，必须更仔细地考虑示踪剂状态的动力学；静态扫描结果可能是多种生理状态的结合。

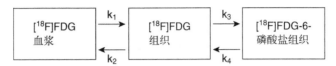

图 33.10 [^{18}F]氟脱氧葡萄糖(FDG)在体内的房室模型。示踪剂从血室通过葡萄糖转运体(时间常数 k1 和反向常数 k2)运输到组织，然后通过己糖激酶磷酸化到[^{18}F]FDG-6-磷酸(k3)。通常，由于葡萄糖 6-磷酸酶水平较低，FDG-6-磷酸去磷酸化(k4)被认为是可以忽略不计的。[^{18}F]FDG 的组织摄取与代谢需求成正比。

动态扫描监测组织中相对于血室和其他潜在的非靶点组织中的示踪剂吸收的变化，从而估计动力学参数（例如，图 33.10 中所示的 k1-4）。这种情况类似于其他放射性标记的探针或配体，为了充分理解系统中每个生理成分的动力学和作用，可能需要创建一个房室模型。成像应用最特别的好处是，这种分析可以无损伤地进行，从而可以在疾病中或作为治疗的结果研究动力学随时间的变化。此外，成像数据允许分区域（整个器官/病灶或器官/病灶片段）或逐帧分析，以更好地表征疾病的异质性。这在肿瘤影像学应用非常有用，可以分析灵敏度降低和解释现象以区分活的和坏死的区域。在其他疾病中，如 CNS 疾病，区域特异性分析是关键，因为化合物分布和受体表达将具有空间依赖性。

PET 扫描期间，记录了数亿个状态。其持续时间可达 5~90 分钟或更长，取决于实验设计和静态与动态采集模式。接下来，对数据进行重建，形成将事件映射到空间位置的图像。因此，图像元素的强度与该区域的放射性示踪剂浓度成正比。显然，动态扫描是为了获取时间常数和房室浓度。另一方面，静态成像分析通常使用 SUV 值（本章前面介绍过的）或单位组织中注射剂量百分比（% ID/g）显示和量化。

SPECT 与 PET 的区别在于所检测到的辐射是放射性核素衰变过程中发射的伽马射线。在实际应用中，成像通常是通过旋转一个探测器（或多个探测器，以增加计数率和减少扫描时间），围绕受试者收集重建立体图像所需的三维信息来进行的。与 PET 利用伽马射线反向探测器探测重合不同，SPECT 扫描仪必须使用物理准直来减少散射。这种准直降低了检测灵敏度，因此 SPECT 常常需要注射高剂量的放射性示踪剂和较长的扫描时间，以改善图像的信噪比。然而，SPECT 的优势是适用于低能量、长半衰期的同位素，进行生物体内半衰期较长的配体或抗体的研究。最终，在临床前或临床研究中决定使用 PET 或是 SPECT 放射性示踪剂，将由研究的生物过程或化合物决定。我们可以想象，如果靶点组织在背景上的分布足够充分，半衰期较长同位素的使用可以多天连续扫描。另一方面，在某些情况下，半衰期较短同位素不仅与生物过程有关，而且在短时间内可进行多次扫描。Saleem 等(2003)报道了使用[11]C 标记替莫唑胺的两个目的：研究体内代谢激活的机制和评估组织房室的药代动力学（包括肿瘤、正常组织和血浆）。本试验采用双重标记策略，在 3-*N*-甲基和 4-羰基上分别用[11]C 标记替莫唑胺。

最近介绍了一种利用组织中高能正电子的释放和随后产生与切伦科夫辐射一致的可见光的光学成像方法（Robertson et al.，2009）。当高能带电粒子（>263 keV）以超过光速的速度穿过组织时，就会产生切伦科夫辐射（例如，取决于介质的折射率）。有几种放射性核素能满足这种条件，并能产生可见光。用于放射治疗的放射性核素也可以满足这种条件，如碘-131 和钇-90（半衰期为 64 小时，能量为 682 keV）。尽管光吸收和散射的复杂性，越来越多的研究表明断层成像是可行的（Li et al.，2010）。切伦科夫发光成像（CLI）和断层成像（CLT）可能为未来的放射性示踪剂成像技术提供不同的检测方法。

除了核成像技术，磁共振成像（MRI）被认为最通用的，它提供了精细的解剖图像和组织灌注和扩散功能的数据。然而，MRI 技术上是具有挑战的，他比较昂贵，且对许多小分子标志物相对不敏感（$10^{-3} \sim 10^{-4}$ mol/L），并且仅限于具有适当自旋系统的原子核，如氢、氟和磷。也就是说，由于在图像中可实现的多功能性和各种造影，MRI 有单环节中可获得各种扫描的优势，并已成为药物研发过程中的关键技术（Evelhoch et al.，2000；Gillies et al.，2000）。磁共振成像对比度和权重主要通过探测组织中的水分子（氢核）来获得，这些水分子（氢核）由于在系统中应用射频能量而偏离平衡状态。在回归平衡过程中，质子将能量转移到局部环境（MRI 术语中的"晶格"）或相邻的质子（"自旋"），分别测量到的结果是 T1 和 T2 弛豫时间常数。此外，图像的信号可通过测定组织中的水量（M0）而定。在 MRI 过程中还有许多其他的造影，如扩散加权成像（Le Bihan，1991；Le Bihan et al.，1991；Moseley et al.，1991）、磁化转移（Balaban and Ceckler，1992；Wolff 和 Balaban，1994）、功能性 MRI（fMRI）（Moonen et al.，1990；Matthews et al.，2006），和动态对比度增强（DCE）MRI（Taylor et al.，1999；Padhani 和 Husband，2001；Hayes et al.，2002）。对于 DCE MRI 这样的技术或改变组织造影的技术，外源性药物可以通过静脉注射给药。最常使用的 MRI 造影剂有钆螯合物，如钆喷酸、钆双胺和钆特醇。

最后，除了成像应用之外，磁共振（NMR）可见核还可以通过光谱探测（磁共振波谱［MRS］）。例如，1H MRS 研究可用于胆碱、肌酸、肌醇、*N*-乙酰天冬氨酸和脂质的研究；31P MRS 扫描可以用来研究磷酸肌酸，无机磷酸盐，磷酸二酯和三磷酸腺苷（ATP）（Dager et al.，2008；Soares 和 Law，2009；van der Graaf，2010）。此外，含有 NMR-可见核（如氟-19）的化合物、探针或配体也可用于监测组织分布（Wolf et al.，1998）。所发生的复杂的磁化化学交换也可以利用于化学交换敏感技术，如化学交换饱和转移（CEST）和顺磁性 CEST（PARACEST）（Zhang et al.，2003；Woods et al.，2006；Sherry 和 Woods，2008）。

计算机断层扫描（CT）和 X 射线是解剖成像的一种经济有效的方式和技术。成像对比度是由扫描过程组织吸收穿透 X 射线的特性产生。因此，与 MRI 不同的是，CT 在现有的造影机制上存在局限性。只有碘化静脉造影剂可用于 CT，它是非特异性分布于组织以改变图像性质。在肿瘤影像学方面，增强对比 CT 通常用于辅助诊断、定位病灶和监测治疗效果。在所有的成像模式中，CT 和 X 射线对骨缺损的可视化成像有很好效果。然而，作为一种分子成像工具，即使添加了碘造影剂，CT 和 X 射线由于灵敏度低，其使用仍然有限。在现代的临床前和临床核成像扫描仪中，CT 都为单次成像同时提供解剖学定位和组织衰减校正。

超声是一种强大且安全的技术，应用于心血管（例如，颈部或四肢的血流动力学）和腹部（例如，妇科或产科）成像。超声图像是在检测到组织反射高频声波后产生的。提高图像分辨率和深度的频率范围是 1~40 mHz。为了提高图像质量和帮助计算血流，微泡造影剂可以用来改变他们分布组织的回声特性（通常是血管或渗漏到肿瘤组织）。最近，一些研究小组通过表面标记（Willmann et al., 2008a,b, 2010）和尺寸辨别（Streeter et al., 2010）来研究微泡的靶向性。

所有上述提到的技术——MRI，PET/SPECT，CT/X 射线，和超声——都被用于临床。未来的发展方向主要是在新的成像方法或探针/示踪剂的开发或将最有前景的方法的标准化（例如，DCE-MRI，FDG-PET）。此外，目前仅局限于临床前研究的是包括荧光和生物发光在内的光学成像技术。这些方法正处于临床应用的前沿，可提供全新和创新的方法来监测体内分子靶点。这两种成像技术方法敏感（$<10^{-15}$ mol/L）和快速，新仪器的成本相对较低。该方法的主要局限性在于，在组织中吸收和散射光会使深层结构成像复杂化（毫米）；然而，近红外（NIR）探头的广泛使用大大提高了成像方法的可靠性（Michalet et al., 2005；Hilderbrand 和 Weissleder，2010），临床应用也在不断涌现（Kosaka et al., 2009；Te Velde et al., 2010）。生物发光和荧光发光的发光原理不同；但是，成像扫描仪都是基于电荷耦合设备（CCD）相机，通常是冷却的，如氙气扫描仪（Caliper Life Sciences，Alameda，CA）。

生物发光成像所产生的光是酶和其底物之间化学发光反应的结果，例如，萤火虫荧光素酶或海水母三色堇荧光素酶和其底物如荧光素酶的 D 荧光素或水母荧光素酶腔肠素。在体内氧的存在下，酶-底物反应释放光子（荧光素酶和水母荧光素酶的发射波长分别为 580 nm 和 480 nm）（Kalish et al., 2005）。生物构建稳定表达该蛋白的细胞（例如，用于异种移植研究的癌细胞）需要具备分子生物学专业知识。在生物发光成像用于生物研究的早期，主要目的是追踪细胞：没有背景信号（例如，只有表达细胞的荧光），研究人员才能清楚地追踪和监测细胞在体内的活力。最近，大量用于监测蛋白质和基因功能的生物构建探针出现，将继续推进生物发光成像的基本研究和转化研究（Hoffman and Gambhir，2007；Massoud and Gambhir，2007）。

荧光成像是将从外部激发源吸收到的能量跃迁到更高能量的另一波长后二次释放的光。用于成像应用的第一个荧光蛋白是绿色荧光蛋白（GFP），Drs. Chalfie, Shimomura 和 Tsien 凭借这项发现获得了 2008 年诺贝尔化学奖。GFP 在可见的蓝光区域被激发，在绿光区域发射（例如，Heim 等人［1995］发现的突变体在 488 nm 处被激发，在 509 nm 处被发射）。在这一点上，GFP 有许多突变体，但激发波段和发射波段是相似的。在体内，绿光经历了大量的散射和吸收，于是，在几毫米以下的深度成像比较困难。因此，基因突变体被用来优化激发波长和用于疾病研究（Gross and Piwnica-worm，2005；Weissleder and Pittet，2008）。特别是在体内成像方面，NIR 探针受到了人们的特别关注，由于具有较长的激发波长，NIR 具有更强的组织穿透深度能力,增强了深层结构影像(Michalet et al., 2005;Hilderbrand and Weissleder,2010),其临床应用也在不断涌现(Kosaka et al., 2009;Te Velde et al.,2010)。

荧光的检测方法与生物发光相似,即定量其中所发射的光的量。然而,大多数生物组织也具有自身荧光。简单地说,当暴露在激发光源下时,一些组织和细胞成分有荧光(例如,线粒体、溶酶体和胶原蛋白),术语"自身"意味着发出的荧光不是荧光团信号,而是内源性结构发出的荧光。这种自身荧光背景使成像过程复杂化,光谱滤波器或数学模型经常被用来去除不想要的信号。尽管有一些新兴的临床例子崭露头角,荧光和生物发光的光学成像仍然是主要的实验研究用工具。例如,我们可以设想将 LC-MS/MS 发现并优化的放射性配体和荧光标记的配体,从动物试验中转化应用到人体的 PK/PD 建模研究。

33.7 结论和展望

靶向调节是体外药物研发试验的一个基本方面,它被用于体内研究生物结合以确认药物治疗效果。在研发阶段,靶向调节、结合和动力学研究的转换能力,使测试疾病生物学和治疗干预之间的机制性连接成为可能。临床前定量药理学与 PK/PD 检测、建模相结合,可以指导化合物和剂量的选择,在某些情况下,还可以为临床前和临床研究开发转化成像生物标志物。

成像技术不断寻找新的方法来影响医学实践和新疗法的发展。有趣的是,正如技术本身最初的采用是仔细权衡了患者的成本和收益(Hillman et al., 1984),新的成像应用的出现需要漫长时间的考虑并接受,特别是当它涉及药物治疗的评估。虽然决定成像检测在临床试验中应用的原因有一些,但有传言的一些主要原因包括,对成像技术本身缺乏了解,生物标志物价值的广泛不确定性,设计和执行临床试验历史的一贯性和传统性。

毫无疑问,非侵入性地观察身体内部的能力对于医学实践和应用研究具有变革性的意义。此外,将靶向结合、调节和生物学结果可视化的能力对制药行业以及最终对患者本身具有不可估量的价值。然而,新药评估的临床试验过程受到严格的指导方针和不断上升的成本的制约(DiMasi et al., 2003, 2010;Frank and Hargreaves, 2003;DiMasi and Grabowski, 2007),因此,必须仔细考虑成像技术的作用。最后,成像技术对医学界来说并不新鲜,对药物开发过程也不陌生;然而,研发新的生物标志物(包括成像技术),需要详尽的特性描述,强大的科学支撑,并承诺这些监测技术能够解决问题。

(徐云婷译;孙建平审校)

参考文献

34

RNA 干扰技术在药物转运体及药物代谢酶研究中的应用

Mingxiang Liao and Cindy Q. Xia

34.1 简介

药物代谢酶和药物转运体在药物的吸收、分布、代谢和排泄（ADME）中发挥着重要的作用。一些药物能够对药物代谢酶和转运体产生一定的抑制和/或诱导作用，从而显著改变药物自身和/或联合用药药物的代谢动力学特性，进而导致药物的毒性增强或药效减弱，这就是药物-药物相互作用（DDI）。药物转运体通常分为 ATP-结合盒转运体（ATP-binding cassette，ABC）超家族和溶质载体（solute carrier, SLC）家族。SLC 类转运体主要介导细胞对药物的跨膜摄取；药物分子一旦进入细胞，它们可能会经历主要由细胞色素 P450（cytochrome P450, CYP）酶催化的一相代谢反应，或者再进一步经历二相结合反应。ABC 类转运体能够通过 ATP 供能介导细胞对药物及其代谢产物的排出。

药物代谢酶和转运体都是蛋白质超家族，均具有多样性和复杂性。药物转运体和药物代谢酶通常被分为家族和亚家族，每个家族或亚家族包含多种亚型。相同家族或亚家族的成员在信使 RNA（mRNA）和蛋白质序列上具有广泛的同源性。例如，人类 CYP3A 亚家族包含 3 种亚型，即 CYP3A4,3A5 和 3A7，它们在基因和氨基酸序列上存在超过 80% 的一致性（Stevens et al. , 2003）。肝脏 SLC 转运体的 3 种亚型 OATP1B1,1B3 和 2B1 也有大约 80% 的基因序列同源性。因此，在药物代谢酶或转运体的亚型间，甚至在转运体和药物代谢酶之间，具有大量重叠的特异性的底物和抑制剂。此外，一些药物可同时作为个别药物代谢酶和转运体的抑制剂和底物。例如，维拉帕米，一种用于治疗高血压和控制心绞痛的药物，是 P-糖蛋白（P-glycoprotein, Pgp）的一个众所周知的底物同时也是一个有效的抑制剂（Pauli-Magnus et al. , 2000）。

鉴于药物代谢酶和转运体在药物研发中的重要性，我们越来越需要前瞻性地明确这些蛋白在 ADME 中扮演的角色。然而，药物代谢酶和转运体的复杂性和多样性以及目前可用的体外研究工具的限制，阻碍了人们对药物代谢酶和转运体在药物代谢动力学和药物药物相互作用中的作用的研究。另外，在药物转运体方面，选择性探针底物，化学抑制剂以及拮抗剂的缺乏阻碍了使用传统工具来阐释药物转运体在药物分布和药物药物相互作用中的作用。RNA 干扰（RNAi）作为一种新兴技术可以成为在体外和体内模型中描述特定基因功能的一个非常有用的工具（Hannon，2002；Lee and Sinko，2006；Lares et al.，2010）。2003 年，RNA 干扰技术首次被报道能够用于沉默多药耐药（MDR）蛋白 1，从那之后，它被广泛地用于表征药物转运体和药物代谢酶的功能以及药物耐药机制（Yu，2007）。与传统方法相比，RNA 干扰技术提供了一个快速，可逆，有效以及经济的基因沉默方法，并且能够运用于多种多样的细胞，组织和动物个体。

RNA 干扰技术自 1998 年被发现以来（Fire et al.，1998），其在基因沉默中的机制及作用在世界范围内被广泛研究。作为一条高度保守的生物学通路，RNA 干扰存在于几乎所有的生物体中，例如植物，酵母和人类，并且涉及了一些重要的细胞过程，例如转录后调控，细胞防御病毒入侵以及转座子扩散等（Hannon，2002；McManus and Sharp，2002）。作为一种有价值的遗传工具和潜在的治疗方法，RNA 干扰技术的应用蓬勃发展。在被发现后不到十年的时间里，RNA 干扰技术迅速地展现了它在生物学研究和医学应用中的价值，因此被授予了 2006 年的诺贝尔生理学或医学奖。针对 RNA 干扰机制，研究者进行了诸多探索，并发现 RNA 干扰是一个双链 RNA（dsRNA）依赖性的，特异性降解靶基因目标 mRNA 从而引起基因沉默的过程（Hannon，2002）。RNA 干扰过程包含几个连续步骤，如图 34.1 所示，它们

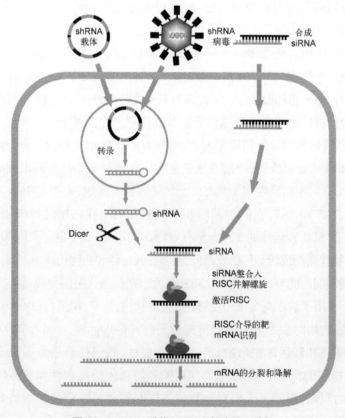

图 34.1 RNA 干扰（RNAi）的发生机制。

受 RNA 介导的基因沉默复合体(RISC)控制并且由与目标 mRNA 享有序列特异同源性的 dsRNA 启动。在细胞内引入 dsRNA 通常有两种方法,通过直接引入外部合成的小干扰 RNA (siRNA)或者引入一个含有 DNA 编码短发夹 RNA(shRNA)的载体或病毒。dsRNA 能够在细胞中特异性与核酸内切酶(一种的 RNaseⅢ 活性的核酸酶,也称为 Dicer)结合并在其作用下,被切割成 21~23 nt 的 siRNA。siRNA 可与核酸酶复合物结合形成 RNA 诱导沉默复合体并被激活。在 ATP 供能情况下,激活的 RISC 将 siRNA 的双链解螺旋成单链 RNA,RISC 催化 siRNA 其中一条链去寻找互补的 mRNA 链,然后对其进行切割。反义链先与同源 mRNA 配对结合,然后 RISC 将 mRNA 切断降解,从而阻止靶基因表达,使基因沉默。

　　RNA 干扰是一种依赖各种分子和细胞水平工具的复杂技术。许多 RNA 干扰相关产品的商业化使得这种方法切实可行并且能够被常规性地使用。本章将为 RNA 干扰技术用于评估药物代谢酶,转运体及其调节因子的功能提供通用的流程和建议。同时也讨论了不同方法的优缺点及可应用的通量。

34.2　实验设计

34.2.1　siRNA 设计

　　siRNA 序列的选择决定了其基因沉默的有效性和特异性。典型的 siRNA 包括一段长度为 21bp 的互补双链及两侧 3′末端的 2nt 的突出端。Elbashir 等人提出了 siRNA 设计的大致原则(Elbashir et al., 2002)。第一,需要找到目标 mRNA 从 AUG 启动子下游 75~100 核苷酸开始的编码序列。第二,需要在编码区域扫描所有从腺苷二核苷酸(AA)开始的长度为 21bp 的序列。3′末端为尿苷二核苷酸(UU)的 siRNA 序列具有最高的沉默效能(Elbashir et al., 2001)。在此条件下,如果没有筛选到合适的序列,3′末端为其他二核苷酸的 siRNA 也可以选用。但是,建议避免末端为鸟苷(G)的情况,因为核糖核酸酶可能会在单链 G 残基处剪切 siRNA。第三,需要计算 siRNA 序列的 GC(C=胞嘧啶)含量。合理的 GC 含量大约为 30%~50%。最后,需要通过对比 siRNA 序列和核苷酸数据库中已知的表达序列标签(ESTs)来检查候选 siRNA 的特异性,常用的数据库例如 BLAST(http://www/ncbi. nlm. nih. gov/blast/)。这个对比是用来确认候选 siRNA 的独特性并减少脱靶效应。与基因组中其他 mRNA 有 15 个核苷酸或更少同源性的 siRNA 序列是合适的选择。基于上述原则设计的 siRNA 也并未均能起作用,据初步统计,通常一半以上的 siRNA 至少降低了目标 mRNA50%的表达水平,大约四分之一的 siRNA 可以引起 75%~95%的降低(Li et al., 2004)。因此,建议开始时可以同时评估多个 siRNA 以获得一个有效的 siRNA。通常,会选择针对目标 mRNA 的 2 到 4 个 siRNA。另外,也建议使用以同一个目标 mRNA 的不同区域为靶向的多个 siRNA 的混合物。这种混合物可以在不增强脱靶效应的前提下克服由靶位点多态性造成的低效从而提高沉默效能。

　　目前,许多 siRNA 设计工具是 siRNA 供应商以及一些公立和私立机构提供,例如,

Dharmacon，Ambion，Invitrogen，Genelinks，Cold Spring Harbor Laboratories 和 the Whitehead Institute。这些工具是使用 siRNA 设计算法来帮助研究者设计和选择候选序列。可以从网上方便地获得并使用这些设计工具。

siRNA 设计代表性网站列表：

Ambion：http://www.ambion.com/techlib/misc/siRNA_finder.html

Dharmacon：http://www.dharmacon.com/seedlocator/default.aspx

GenScript Corp：http://www.genscript.com/

shRNA Designer：http://shRNAdesigner.med.unc.edu

siSearch：http://sonnhammer.cgb.ki.se/siSearch/siSearch_1.7.html

sFold：http://sfold.wadsworth.org/

34.2.2　siRNA 生产方法

siRNA 的生产方法有多种，包括化学合成，体外转录，siRNA 双链的体内表达，或使用转染载体表达 shRNA。

34.2.2.1　化学合成

许多供应商提供了即用型化学合成的 RNA 寡核苷酸。供应商也可以根据研究者的特殊需求定制合成不同的形式和数量的 siRNA。合成的单链正义和反义 RNA 经过退火形成 siRNA 双链。化学合成的 siRNA 双链与其他常用的 siRNA 生产方法相比有许多优势，例如：① 高保真度和高产量；② 重现性好；③ 准备步骤少，可立即使用；④ 易于储存和运输；⑤ 高通量模式；⑥ 最重要的可以引入各种各样的化学修饰，从而增加 siRNA 的稳定性，特异性和性能，或者通过添加荧光标记来帮助检测沉默效应。

化学合成的 siRNA 双链可以使用多种方法导入细胞，组织或动物，包括脂质体转染，电穿孔和显微注射。值得注意的是，化学合成的 siRNA 是沉默靶基因的最有效试剂，通过脂质体转染把 siRNA 导入细胞是目前 siRNA 研究的最有吸引力的方法之一。然而，化学合成 siRNA 成本高昂，并且大多数单独的合成 siRNA 针对靶基因仅能表现出低于 80% 的沉默效能。

34.2.2.2　体外转录合成

体外转录生成 siRNA 需要 DNA 模板和酶催化的转录过程。在 T7 RNA 聚合酶的帮助下，单链正义和反义 RNA 从编码 T7 启动子和目标 DNA 序列的 DNA 模板上被转录，然后退火形成 siRNA 双链（Donze and Picard，2002）。或者，可以设计能够在细胞中被 RNA 干扰工具识别和处理的在一条链上编码 shRNA 的 DNA 模板，这种情况下退火步骤可以被跳过。生成 siRNA 双链采用了多个步骤，包括转录和/或消化，这个过程的载体和酶均可购买。

体外转录 siRNA 成本低并且可以小规模生产，因此，该方法可以用于早期筛选阶段。然而，与化学合成方法相比，体外转录是劳动密集型的并且产量相对较低。目前的商品化试剂盒通常仅能生成纳克级别的 siRNA 双链,因此体外转录不适合大规模生产 siRNA 和高通量筛选。另一个限制是转录的提前终止导致的 iRNA 双链的纯度较低,需要额外的纯化操作才能获得高质量的 siRNA 双链。

此外,还可以用大面积覆盖目标基因的 DNA 模板在体外转录生成单链正义和反义 RNA 的方法进行应用。退火后的长 dsRNA 被重组原核核糖核酸酶Ⅲ或真核 Dicer 酶切割成几个 siRNA 的混合物(Myers et al., 2003)。21~23 nt 的 siRNA 双链复合物被纯化并转染进入细胞发挥 siRNA 的作用。这一技术的优点在于可以跳过检测和筛选有效 siRNA 序列的复杂步骤。然而,混合的 21~23 nt 的 siRNA 双链可能会诱导脱靶效应并降低基因沉默的有效性和特异性。此外,由于哺乳动物细胞中长 dsRNA 诱导的可能引起干扰素反应,且本方法对彻底纯化的需求较高(Schiffelers et al., 2004)。因而,体外转录−消化技术对以快速和廉价的方式评价 siRNA 效应是有益的,但对特定的基因功能分析无益。

34.2.2.3 聚合酶链式反应(PCR)扩增

PCR 是一种从 DNA 模板快速扩增特定 DNA 的强大的体外技术。在这种生产 siRNA 的方法中,产生包含一个 RNA 聚合酶Ⅲ的启动子 H1 或 U6,一段编码特定 siRNA 的正义链,反义或 shRNA 的 DNA 模板,以及一个 RNA 聚合酶终止位点(Castanotto et al., 2002)的表达框架。扩增完成后,PCR 产物直接转染到细胞内。PCR 产物中的 RNA 聚合酶Ⅲ系统能将其中的 dsRNA 转录成首选的 siRNA 或 shRNA。

PCR 扩增方法比其他方法更便宜、更高效。另外,包含 RNA 聚合酶Ⅲ系统和所需 dsRNA 的 PCR 表达框可以直接插入生产 shRNA 的质粒或病毒载体。

为了产生有效 siRNA 和 shRNA,DNA 模板和表达框的严密设计是至关重要的。与体外转录技术相似,通过 PCR 扩增生产 siRNA 和 shRNA 不能引入化学修饰来增加 siRNA 的稳定性和特异性,并且不能高通量应用。

34.2.2.4 质粒和病毒载体的构建

质粒和病毒载体均可产生 shRNA,并且为在细胞中获得稳定的沉默效果提供了重要的途径。生成编码所需 shRNA 的质粒和病毒载体的步骤类似,包括:① 确定目标基因序列;② 设计和合成作为 shRNA 模板的编码 shRNA 的 DNA 片段;③ 将 DNA 片段克隆到适当的载体中;④ 通过 DNA 测序验证构造 DNA 序列的正确性。目前,各种各样可供 shRNA 表达的质粒和病毒载体均已实现商业化应用。

通过上述步骤构建的质粒可以被转染进入目标细胞系。在质粒中添加耐药基因,例如新霉素或博来霉素耐药基因,使得挑选转染细胞更为容易。质粒通常利用 RNA 聚合酶Ⅲ启动子系统在细胞中产生 shRNA。因此,以质粒为基础的 shRNA 可在哺乳动物细胞中形成稳定沉默表达,并且能被应用于多种类型的细胞中。然而,与直接生成 siRNA 的方法相比,利用质粒载体生成 shRNA 是耗时耗力的,它需要严格的设计,综合多种实验操作以及完善的验证。

此外,运用病毒载体时,该载体还需包含用于病毒扩增的部分。因而一个病毒载体需要包含 shRNA 序列以及编码病毒关键成分的序列,包括病毒包膜蛋白质的辅助质粒被共转染进入表达细胞系,例如 HEK293 细胞。病毒基因组在表达细胞中产生和包装,然后病毒颗粒被释放进入培养基中,收集培养基中的病毒并进行滴度测定。最后,病毒颗粒被用来转导靶细胞实现基因沉默。有几种类型的病毒系统被用于 shRNA 的表达,包括逆转录病毒、腺病毒和慢病毒(Kumara and Clarkeb, 2007)。逆转录病毒能够被整合到分裂细胞的宿主基因组中。同样,慢病毒也能被整合到宿主基因组中。慢病毒系统比逆转录病毒更复杂,并且能够感染大范围的宿主细胞,包括不分裂的和晚期分化细胞,例如干细胞和巨噬细胞。相反,腺病毒系统是一种基因组包含一条单链 dsDNA 片段的非整合病毒。与慢病毒相似,腺病毒也能够感染分裂和不分裂的细胞。但是,与慢病毒不同的是,腺病毒游离在细胞中。

因此,由于其高效传递,病毒介导的基因沉默对于原代细胞和其他难转染细胞是一种很有吸引力的方法。这种非常有希望的方法可以导致目标基因的长期沉默。但是,在使用病毒时应谨慎,且使用病毒系统需要 BL-2 的生物安全等级。此外,病毒载体方法是一个非常耗时和劳动密集型的过程,可能需要几周甚至几个月来产生有效的 siRNA。这个过程需要精心设计的优化过程,包括序列设计,病毒扩增和转导。

总之,siRNA 生产的各种方法都有各自的优点和局限性。化学合成产生最准确和特异的 siRNA,并且适应高通量模式。此外,能引入化学修饰来提高 siRNA 的特异性和稳定性。但是,合成 siRNA 是成本很高的,并且它的基因沉默效能的可预测性很低。体外转录和消化方法成本低但是缺乏准确性。从质粒和病毒载体表达的 shRNA 能够长期沉默基因功能,因其费时和烦琐的过程仍使这一技术面临挑战。但到目前为止,病毒介导的 shRNA 是在不分裂和难转染细胞中沉默基因功能的最有吸引力的方法。

34.2.3 对照和转染技术选择

34.2.3.1 对照选择

由于 siRNA 的复杂性,在一个设计完善的 siRNA 研究中应包含多种合适的对照。为了进一步解释实验数据及解析实验过程,一般实验包括多个对照。这些对照(阳性和/或阴性)可以被用来监测传递效率,沉默效率和 siRNA 的非靶向效应。

在 siRNA 研究中常用的对照如下:

未处理的细胞组

未处理的细胞,代表正常的细胞群,应该作为阴性对照被包括在每个实验中。未处理细胞中目标基因的表达和功能可以作为与其他样本进行比较的标准,包括其他阴性对照和阳性对照。为了监测不同样本之间的差异,例如细胞数,目标基因的表达水平可以被归一化成管家基因的表达水平。例如,被处理细胞中目标基因的表达被计算为被处理样本的目标 mRNA:管家基因 mRNA 的比值与未处理细胞的该比值之比(方程 34.1):

$$目标基因表达（对照的百分比）= \frac{（目标\ mRNA：管家\ mRNA）处理组}{（目标\ mRNA：管家\ mRNA）未处理组} \times 100\%$$

$$(34.1)$$

无 siRNA 转染组

与处理组中的细胞相似，该对照组中的细胞也经历过转染处理，只是过程中未包含任何 siRNA。因为转染试剂和过程可能会引起显著的细胞毒性，从而干扰被处理细胞的正常功能。该对照被引入进来是为了评估转染引起的干扰程度。

转染无功能的/非靶向的 siRNA

无功能的/非靶向的 siRNA 作为阴性对照被转染入靶细胞。其中一个常用的对照是乱码 siRNA，是通过扰乱有效 siRNA 的核苷酸序列而合成的。使用 BLAST 将乱码的 siRNA 的序列与基因数据库进行比较，以确保它与目标基因组中的任何基因都缺乏同源性，因此乱码的 siRNA 将不能沉默该物种中的任何基因表达。无 RNA 诱导沉默复合体的 siRNA 代表了另一种类型的对照 siRNA，它失去了与 RNA 诱导沉默复合体相互作用的能力。无 RNA 诱导沉默复合体的 siRNA 可以通过化学修饰携带荧光标记以方便检测基因沉默。此外，无 RNA 诱导沉默复合体的对照可以作为一个简单对照，通过使用流式细胞术或共聚焦显微镜监测荧光信号来评估传递效率。

传递效率对照 siRNA

传递效率是 RNA 干扰研究中主要的技术问题之一。低转染效率一直是基因沉默失败的首要原因。用合适的对照来评估和优化 siRNA 在细胞中，尤其是在难转染细胞中的传递效率，对成功的基因沉默是关键的。如前所述，一些传递对照 siRNA 包含荧光标记片段以促进检测过程。另一个最近开发的转染对照通过检查由对照 siRNA 引起的细胞毒性也可以被用来评估传递效率。当进入细胞后，siRNA 诱导细胞凋亡，转染效率可以通过量化细胞死亡水平，例如细胞活性来评估。偶尔，无功能的/非靶向的 siRNA 对照和阳性沉默对照也可以作为传递效率对照。

阳性沉默对照 siRNA

阳性对照被设计用于沉默靶细胞中研究透彻的基因。由于阳性对照 siRNA 也经历所有转染和沉默的过程，因而它们在评估 siRNA 沉默效应和优化 siRNA 实验条件中扮演着重要的角色。阳性对照通常以管家基因或泛表达基因为靶向，包括甘油醛-3-磷酸脱氢酶（GADPH），亲环素 B 和核纤层蛋白 A/C。化学修饰，例如荧光修饰，可以被引入 siRNA 以便于检测。

目前，siRNA 制造商提供了许多对照 siRNA。这些对照由供应商仔细设计并验证，以使 siRNA 方法更可行和更容易进行。

34.2.3.2 siRNA 传递到培养的哺乳动物细胞

成功的 siRNA 介导的基因沉默主要依赖于极好的转染效率。虽然大多数 siRNA 的基因沉默效能的范围是 70% 到 95%,但是如果只有部分细胞(如<50%)被 siRNA 转染,那么可能造成总体较低的沉默效能(如<50%)。到目前为止,已经开发出多种先进的传递技术,可以将 siRNA 广泛地引入大多数细胞,组织和动物体中。

常用的将 siRNA 引入哺乳动物细胞的传递技术包括转染、电穿孔、显微注射和病毒转导。最近也有其他方法被开发和应用于 siRNA 传递,比如纳米颗粒和 Dharmacon 公司(拉斐特,科罗拉多州,美国)开发的 Accell® siRNA 系统(Donze,2002;Weil et al.,2002;Venkatraman et al.,2010;Wang et al.,2010)。一般而言,传递方法的选择取决于多种因素,包括细胞类型(如不分裂细胞或分裂细胞),靶蛋白的半衰期,以及沉默效应期望的持续时间(如短期或长期基因沉默)。一旦传递方法被确定,应该考虑和执行转染条件的细致和全面的优化,例如细胞融合度,转染试剂类型以及试剂: iRNA 的比例,以实现有效的基因沉默。

34.2.3.2.1 脂质介导的转染

脂质介导的转染是目前将 siRNA 引入哺乳动物细胞的最普遍使用的方法(Elbashir et al.,2001;Weil,2002)。在脂质试剂的作用下,siRNA 分子结合到脂质体上形成 siRNA-脂质复合体并通过内吞途径进入细胞质。有不少供应商提供脂质为基础的转染试剂,它们拥有类似的优化方案,比如优化试剂类型,培养条件和 siRNA 浓度等方面。为了获得最大的转染效率,每个试验必须通过改变细胞密度,转染试剂和 siRNA 用量,以及脂质: siRNA 比例来进行实验条件的优化。

34.2.3.2.1.1 培养基

培养基通常由转染试剂的制造商推荐。血清中的蛋白质可以与脂质结合使其难以接近 siRNA,从而显著抑制 siRNA-脂质复合体的形成。另外,在转染过程中抗生素浓度的增加对细胞是有毒的。因此,大多数转染试剂是需要在不含血清和抗生素的情况下使用,以避免降低转染效率。当然也有例外,有研究表明,对某些脂质而言,因其本身对细胞有毒性,血清的存在可以通过降低对细胞的毒性来提高转染效率。

34.2.3.2.1.2 细胞类型和融合

优化和转染过程通常对每个细胞类型是独一无二的。一般来说,由于代数高的细胞在形态学和遗传学上均可能发生变化,所以推荐使用代数较低的靶细胞。此外,靶细胞应维持在指数生长阶段,转染时有旺盛的细胞分裂能力。细胞密度和转染的细胞融合度对转染也至关重要。高密度细胞可能对转染试剂更敏感,可能导致细胞毒性。相比之下,较低的细胞比例更不容易接近脂质-siRNA 复合体并且会阻碍转染效率。同样,由于细胞过度暴露于转染试剂和脂质-siRNA 复合体,低比例也能诱导细胞毒性。

34.2.3.2.1.3 转染试剂

脂质的组成对脂质介导的转染方法有重要的影响。选择合适的转染试剂是成功的 siRNA 转染成功的关键。文献和产品说明为每个转染试剂的,优势和局限性提供了有价值的信息,应被作为如何开展试验的主要信息来源。不同的细胞类型可能对转染试剂有不同的反应。如果使用某种转染试剂对靶细胞进行转染会导致不良的转染效率,强烈建议使用替代试剂对靶细胞进行转染。

34.2.3.2.1.4 转染试剂和 siRNA 的量

脂质,siRNA 的总量以及脂质:siRNA 比例是优化转染的关键参数。每个转染试剂的供应商通常会对这些参数提供自己的建议,例如,siRNA 的浓度可能会从 1 nmol/L 到 1 μmol/L 或者更高。一般而言,较高浓度的 siRNA 和脂质可能会导致细胞毒性,而较低浓度会导致转染不充分。通过改变转染试剂,siRNA 的用量以及试剂:siRNA 比例来优化转染应该按顺序进行。通常来说,以最低毒性诱导最高基因沉默效应的最低 siRNA 浓度被认为是转染的最佳选择。

34.2.3.2.1.5 转染时间

细胞暴露于脂质-siRNA 复合物中通常持续几小时甚至几天。孵育周期应该通过评价靶细胞的时间依赖性转染效应来确定。转染的时间长度应该调整至获得最佳的转染效率。有时,应该考虑对同一细胞在几天内重复转染几次以获得更高或更长期的沉默效能。

总而言之,成功的 siRNA 介导的基因沉默在很大程度上依赖于转染效率、细胞毒性和基因沉默的平衡。

34.2.3.2.2 电穿孔

电穿孔是一种将 siRNA 引入几乎所有类型的细胞和各种完整组织的高效方法(Jiang et al.,2003;Gilmore et al.,2006)。它利用强大的电脉冲暂时使细胞膜可渗透从而允许 siRNA 分子进入细胞(Purves et al.,2001)。电穿孔的转染效率取决于多种因素,包括电脉冲的持续时间和密度,以及细胞特性。高传递率通常需要细胞处于对数生长中期,密度为 $10^6 \sim 10^7$ 细胞/毫升。对晚期细胞的电穿孔可能导致降低的转染效率和存活率。考虑到细胞的低存活率,电穿孔通常需要比其他方法更少的 siRNA 和更多的细胞。

34.2.3.2.3 显微注射

显微注射是一个在显微镜下使用针将材料,例如核酸插入各种类型的细胞和模型有机体中的过程(Donnelly et al.,2010)。显微注射是一种需要昂贵设备的费时费力的方法,且通常只能将材料引入单个细胞中。

34.2.3.2.4 病毒转导

病毒转导是指通过病毒将 DNA 传递进入靶细胞的过程。人们对病毒载体在 siRNA 传递中的应用很感兴趣,因为它能够诱导长期的基因沉默以及将 siRNA 引入难转染细胞,包括原代细胞(Couto and High,2010)。如前所述,常用的病毒包括逆转录病毒、腺病毒和慢病毒。含有靶 shRNA 的病毒颗粒转染靶细胞,并且该 shRNA 整合了耐药基因,因而可以才能在药物筛选培养基中存活。有所需 shRNA 生产水平的细胞的克隆被选择和筛选用于目标基因沉默。病毒转导的过程需要广泛的优化和验证,包括病毒选择、序列设计、载体构建、病毒生产以及转导进入宿主细胞。许多制造商正在为病毒介导的 siRNA 提供各种试剂和载体。

34.2.3.2.5 其他方法

传统的传递系统对将 siRNA 引入特定类型的细胞,例如原代,不分裂和分化细胞表现出有限的能力。此外,未修饰的 siRNA 通常在细胞中只能稳定一小段时间。最近已经开发了几种可替代的方法,其中由聚合物制成的纳米颗粒封装 siRNA 可以保护它不被降解并能有效地将 siRNA 传递入靶细胞中(Venkatraman et al., 2010)。纳米颗粒封装 siRNA 转染系统提供了比其他方法独特的优势:① 好的转染效率,尤其是应用于难转染的细胞;② 细胞毒性较小;③ 简单的过程;④ 可高通量应用。

由 Dharmacon 开发的 Accell siRNA 传递系统是为了将 siRNA 引入广泛的细胞类型提供高传递效率的另一种方法。它是被特殊修饰的不需要转染试剂即可使用。与其他传递方法不同,Accell siRNA 传递系统是相当简单的并且容易使用。值得注意的是,使用此技术可以完全跳过冗长的优化步骤。Accell siRNA 传递系统可以被用于广泛的细胞类型,包括不分裂细胞,也可以被用于对细胞形态和功能破坏最小的长期基因沉默。

34.2.4 基因沉默效应检测

基因表达的每一步都可以用来测量基因沉默效应,包括:① DNA-RNA 转录水平以确定目标 mRNA 表达的变化;② RNA-蛋白质翻译水平以定量目标蛋白浓度的变化;③ 受靶蛋白影响改变的表型。

一般而言,研究范围以及可用的仪器和实验材料的可用性为检测基因沉默效应的方法的选择提供了依据。虽然 siRNA 的机制没有被完全了解,但目前普遍认为 siRNA 抑制基因表达是通过特异性结合目标 mRNA 从而导致 mRNA 降解(Hannon, 2002)。蛋白质和功能表型可能受除了 siRNA 诱导的 mRNA 降解以外的其他机制影响,因此,mRNA 变化的定量主要是确定 siRNA 沉默效应并且排除其他导致蛋白质和功能改变的机制。

通常,用于检测 mRNA 水平的测试方法包括 Northern 印迹分析,定量逆转录聚合酶链式反应(qRT-PCR)和 DNA 微阵列。评估靶蛋白水平的技术,例如 Western 印迹,通常需要包含特定抗体的探针。功能检测包含多种方法来评价由 siRNA 介导的改变的表型,例如确认药物摄取或转运变化的方法,或在 ADME 中药物代谢的定量变化。

34.2.4.1 mRNA 定量

定量 mRNA 水平的最通用的方法包括 Northern 印迹分析,qRT-PCR 和 DNA 微阵列。mRNA 检测方法的选择取决于实验室可用仪器,预算和方法的可扩展性。

34.2.4.1.1 Northern 印迹分析

典型的 Northern 印迹过程包括:① 从样品中提取总 RNA;② 使用 polyT 纤维素色谱法分离 mRNA;③ 使用凝胶电泳分离 RNA;④ 通过被动扩散或电印迹将 RNA 从凝胶转移到硝化纤维素或尼龙膜;⑤ 使用放射性或化学发光标记的探针进行样品杂交;⑥ 通过放射自显影或磷光成像定量所期望的 mRNA 的表达水平。Northern 印迹法需要由核酸组成的特定探针,其具有与全部或部分目标 mRNA 互补的序列。探针通常用放射性同位素(例如,32P)或化学发光标记。Northern 印迹分析相对简单和便宜。来自多个供应商的 Northern 印迹产品的商业化使这个过程易于进行。与 RT-PCR 相比,它较不敏感但特异性更高,然而它比 DNA 微阵列更敏感并且特异性更高。要注意的是,Northern 印迹主要用于检测单个基因的表达,因此它与高通量筛选不相容。

34.2.4.1.2　qRT-PCR

q RT-PCR 是测量 mRNA 表达水平的一种新的有效方法。这个过程首先从样品中分离出 mRNA,然后以 mRNA 为模板,通过逆转录生成 cDNA。然后用 cDNA 作为模板,利用基因特异性引物,通过 PCR 扩增目标基因。通过测量探针的荧光信号变化来定量 mRNA 的表达。特异的引物和/或探针对于使用 RT-PCR 方法评估有效的 siRNA 效应至关重要。RT-PCR 比其他 mRNA 定量方法更敏感。此外,RT-PCR 可以实时监测扩增过程中的基因表达。

RT-PCR 检测通常使用两种探针(Lutfalla and Uze,2006)。一种是使用与 cDNA 序列短片段互补的靶标特异性探针进行扩增。探针被两个共轭物标记,一个是在 5′末端的报告荧光团,一个是在 3′末端的淬灭团。当探针是自由的,淬灭团接近荧光团会减少荧光共振能量转移(FRET)(Clegg,1995),然而在扩增过程中,探针退火到扩增 cDNA 的互补区域,并且被 Taq DNA 聚合酶裂解。探针的裂解将报告基团与淬灭团分开,增加了荧光强度。荧光强度的测量是为了准确地评估 mRNA 的表达。这个技术通过使用扩增引物和与目标 cDNA 特异性杂交的检测探针提供了高特异性。

另一种方法使用 SYBR Green Ⅰ染料来评估目标 PCR 产物的数量。在扩增过程中,SYBR Green Ⅰ染料可以与双链 PCR 产物的每个拷贝结合。荧光强度与目标 mRNA 的水平成正比。SYBR Green Ⅰ染料绕过了精密的探针设计过程,可以被广泛应用于任何 RT-PCR。这种技术需要更少的时间进行实验设计,而且比其他使用特定探针的方法成本更低。然而,由于染料可以非特异性结合任何 dsRNA,这种技术可能会导致更多的假阳性或者高估 mRNA 的表达水平。

34.2.4.1.3　DNA 微阵列

阵列分析与其他方法相比具有独特的优势。通过微阵列获得的数据通常与 Northern 印迹得到的数据一致。DNA 微阵列是一种在单个实验中测量多个基因表达变化的技术(例如,基因表达谱)(Schena et al.,1995)。它由成千上万个包含大量特定 DNA 序列的点阵组成,这些点阵被称为探针。每个探针都是杂交 DNA 或 RNA 样本的基因的短片段,并且通常通过共价结合附着在固体表面,如玻璃或硅片上。与其他方法类似,从分离的 mRNA 中生成的 DNA 样本被添加到芯片中。杂交发生在样品中的目标 DNA 和芯片上的探针 DNA 之间。这种杂交通常用荧光法或化学发光法来定量。微阵列法通过检测成千上万个基因的表达水平可以被用作一种高通量的检测方法来加速研究。对于在实验中识别 siRNA 诱导的脱靶效应,微与其他两种 mRNA 检测方法相比,这个方法的主要缺点是成本高和灵敏度低。相对较低的特异性是微阵列分析的另一个缺点。

34.2.4.2 蛋白定量

蛋白定量通常伴随着 mRNA 检测。最常用的蛋白质检测方法包括免疫印迹法,酶联免疫吸附测定(ELISA),免疫沉淀法(IP)以及定量和定位靶蛋白的方法,例如免疫细胞化学(ICC),免疫组织化学(IHC)或免疫荧光法(IF)。方法的选择取决于研究计划以及所需仪器和抗体的可用性。通常情况下,蛋白质的变化通常滞后于 mRNA 的变化 24 小时或更长时间,这依赖于靶蛋白的稳定性和丰度。蛋白水平的时间依赖性变化可以在 siRNA 传递后进行直到观察到蛋白表达的减少。

34.2.4.2.1 Western 印迹分析

Western 印迹分析是定量蛋白表达水平的最流行的技术。Western 印迹的过程包括:① 分离总细胞蛋白;② 聚丙烯酰胺凝胶电泳(PAGE)分离蛋白;③ 通过电印迹技术将蛋白质转移到膜上,例如硝化纤维素或特定的聚偏氟乙烯(PVDF)膜;④ 通过阻断试剂,例如牛血清白蛋白(BSA)或脱脂奶粉,阻断膜与抗体之间的非特异性结合;⑤ 将膜与未修饰或结合的一抗和二抗孵育;⑥ 使用比色反应通过与修饰的抗体连接的探针检测蛋白;⑦ 通过磷光成像定量靶蛋白水平。Western 印迹是一种相对容易进行的检测方法,并且在许多领域被广泛用于定量蛋白表达。目前有数个供应商提供仪器,材料和针对数千种蛋白质的单克隆和多克隆抗体。特异性一抗的选择是靶蛋白成功识别的关键。抗体也可能识别靶蛋白以外的类似表位,这可能会导致误导性的结论。因此,合适抗体的缺乏可能使这项技术无法广泛应用于基因沉默试验。与此相反,生物素,碱性磷酸酶(AP)或辣根过氧化物酶(HRP)等探针与商业化二抗结合,通过与化学发光或比色底物反应进行信号放大,使靶蛋白的识别和定量更加容易和准确。

34.2.4.2.2 酶联免疫吸附实验(ELISA)

ELISA 是一种免疫检测技术,用于确定样品中蛋白质的存在和数量。这种测试通常在 96 或 384 孔板中进行,允许高通量筛选。通过测定靶蛋白或与靶蛋白特异性结合的抗体的数量,可以定量靶蛋白。例如,当使用 ELISA 通过测定特定抗体来定量蛋白质时,一定数量的含有多靶蛋白质的细胞裂解物可能被吸收到板的表面。然后添加以特异性一抗使其能够与抗原结合。经过大量洗涤去除未结合的抗体后,添加 AP 或 HRP 为探针的二抗至体系中。通过加入探针酶的比色或化学发光底物来定量靶蛋白。ELISA 是一种易于使用的技术,并且进行蛋白质定量时有广泛的线性动态范围。此外,它通常被用于高通量筛选,且可以在一个单一实验中检测多种蛋白质。然而,通过 ELISA 得到的假阳性结果相对较多,可能也限制了它在某些蛋白质定量中的应用。

34.2.4.2.3 免疫沉淀法 IP

IP 被用来定性或定量地测定蛋白质,通过使用与蛋白质特异性结合的抗体将该蛋白从含有数千种蛋白质的细胞裂解液中提取出来(Bonifacino et al., 2001)。这个过程从分离细胞裂解物开始,然后进行预清洗步骤以去除可能与抗体非特异性结合的蛋白质。然后,将原始样品通过用特定抗体修饰的柱子或将样品与和合适抗体交联的珠子孵育从而对感兴趣的蛋白质进行免疫沉淀。最后,用洗涤剂或高盐含量的溶液将所需蛋白质从柱子或珠子中洗脱出来,并用电泳定量。复杂的过程使 IP 成为一种时间和劳动密集型的检测方法。用 IP 定量蛋白的准确性低于用 Western 印迹或 ELISA 定量。许多用于 IP 分析的产品目前可从几家公司购买,这大大方便了 IP 的开展。

34.2.4.2.4　ICC 和 IF

这两种方法使用抗体与细胞内特定的蛋白抗原相互作用,不仅可以用来测定蛋白水平,还可以用来确定感兴趣蛋白质的细胞内定位(Ryan,1986)。两种方法通常都需要与荧光团或其他信号放大试剂结合的抗体。附着细胞或悬浮细胞都可以被染色并且用显微镜进行观察,例如用共聚焦显微镜。这两种方法需要烦琐的准备步骤,并且要在逐个细胞的基础上测定蛋白质水平,从而限制了它们对大量细胞的使用。

34.2.4.2.5　流式细胞术

流式细胞术是一种强大的技术,通过定量 mRNA 或蛋白质的表达水平来评价 siRNA 效率(Chan et al.,2006)。用荧光标记的 siRNA 检测 mRNA 的存在和数量,并通过与荧光团结合的特异性抗体评估蛋白质。流式细胞术以逐个细胞的模式测量悬浮细胞的荧光信号。流式细胞术是在 mRNA 和蛋白质水平上测定 siRNA 效率和特异性的一种简便和准确的方法。该方法易于自动化并且可用于在高通量模式下筛选有效的 siRNA 和定量感兴趣的基因。然而,流式细胞术方法通常需要昂贵的仪器和训练有素的操作人员。

34.2.4.3　功能检测

与评价 siRNA 对 mRNA 和蛋白水平影响的方法相比,功能检测更多样化并且能用于评估由 siRNA 诱导的各种表型的更复杂的变化。这些试验可以根据目标蛋白质的功能分为几类,包括生长和分化试验,细胞活率测定和细胞凋亡试验。本节将研究由 siRNA 介导的 ADME 相关的基因沉默。

34.2.4.3.1　药物代谢酶的功能检测

关于 siRNA 在药物代谢酶功能研究中的应用的报道非常有限。检测 siRNA 作用的功能检测主要专注于被特定酶代谢的内源性和外源性物质的生物转化。考虑到 siRNA 对一相和二相药物代谢酶影响的信息的不足,本节将不详细讨论这些功能检测。

34.2.4.3.2　转运体实验

siRNA 技术被应用于研究药物转运体对药物分布和药物药物相互作用的贡献。评估 siRNA 效应的常用功能检测方法包括转运实验,摄取试验和肝细胞内的胆汁清除试验(Xia et al.,2007)。

34.2.4.3.2.1　转运实验

siRNA 效应可以通过比较探针底物在 siRNA 改造细胞和原始细胞的细胞单层中的渗透性来测量。在转运实验中,极化细胞,例如 Caco-2 细胞,被接种到 Transwell™(格兰德岛,纽约州,美国)小室中,当细胞达到融合时待用。这个试验主要在顶端(顶端到基底端运输)或基底端(基底端到顶端运输)小室中加入探针底物溶液进行双向或单向渗透测定

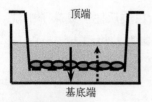

顶端

基底端

AB=顶端到基底端
BA=基底端到顶端
外排比=BA/AB

图 34.2 Transwell 小室模型。

（图 34.2）。底物单向渗透的表观渗透系数（P_{app}）的计算公式为 34.2：

$$P_{app} = (dQ/dt)/(A * C_0) \qquad (34.2)$$

dQ/dt：每单位时间在接收室的药物总量（例如，纳摩尔/秒）

A：表面积（平方厘米）

C_0：供应室的初始药物浓度（例如，纳摩尔/毫升）

P_{app}：表观渗透率表示为厘米/秒×10^{-6}

外排比计算公式见 34.3：

$$外排比 = (P_{app, BtoA})/(P_{app, AtoB}) \qquad (34.3)$$

$P_{app, AtoB}$：当底物溶液加入到顶端时的表观渗透率

$P_{app, BtoA}$：当底物溶液加入到基底端时的表观渗透率

P_{app} 和外排比的变化被用来监测 siRNA 对转运体基因的沉默效能和特异性。转运实验是评估转运体功能最直接的方法，但是细胞通常需要 3~4 周才能形成紧密连接，因此该体系不适用于高通量的筛选，此外，过度生长的细胞可能对细胞毒性更敏感且对 siRNA 分子更有抵抗力。

34.2.4.3.2.2 摄取试验

摄取试验通过测量细胞中积累的探针底物量来确定给定转运体的功能。探针底物被摄取进入细胞，例如 Caco-2 细胞或肝细胞，基于底物的性质，细胞内的底物浓度可以使用多种分析方法进行定量，例如，液相色谱–质谱（LC-MS），液体闪烁或荧光检测。肝细胞摄取试验的流程图如图 34.3 所示。含成不合 siRNA 时细胞内底物浓度的差异反映了 siRNA 对给定转运体的沉默效率。摄取试验容易进行，并且使用荧光，比色或放射性标记的底物可以进一步简化底物的分析。此外，摄取试验适用于高通量筛选。几种经典的荧光底物被用于摄取试验，例如道诺霉素和罗丹明 123 用于 P-糖蛋白（Pgp），钙黄绿素用于多药耐药蛋白（MRP），溶酶体荧光探针用于乳腺癌耐药蛋白（BCRP），以及 H2FDA 和 BODIPY 用于胆汁酸盐输出泵（BSEP）。

Sandwich-cultured hepatocytes: Extensive washing

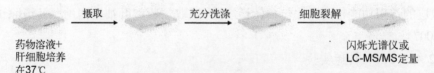

药物溶液+
肝细胞培养
在37℃

摄取　　充分洗涤　　细胞裂解

闪烁光谱仪或
LC-MS/MS定量

图 34.3 三明治培养肝细胞中的摄取试验流程图。

34.2.4.3.2.3 肝细胞转运试验

三明治法培养的肝细胞可以在培养过程中形成功能胆管网络，因而使其成为研究摄取

和外排转运体功能的一个有价值的模型。胆管网络由肝细胞间的紧密连接维持；培养基中钙的存在对于维持这些连接的完整性是必需的。在无钙培养基或缓冲液中孵育细胞可能导致紧密连接的打开和胆管内容物的释放（Liu et al.，1999a，b）。因此，胆汁排泄指数（BEI）可以通过有完整胆管网络存在时底物积累量与无完整胆管管网络存在时底物积累量的差值计算，并归一化为有完整胆管网络存在时的底物积累量（图 34.4）（方程 34.4）：

$$BEI(\%) = (细胞及胆管积累量 - 细胞积累量) / 细胞及胆管积累量 \times 100\% \quad (34.4)$$

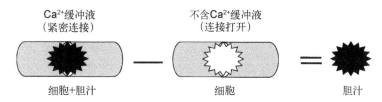

图 34.4　三明治法培养的肝细胞模型。

细胞及胆管积累量：肝细胞在标准 Hank's 平衡盐溶液（HBSS）中孵育时，肝细胞和胆管网络每单位蛋白中的药物总量（例如，皮摩尔/毫克蛋白）。

细胞积累量：肝细胞在无钙 HBSS 中孵育时，肝细胞每单位蛋白中的药物总量（例如，皮摩尔/毫克蛋白）。

siRNA 对外排转运体作用的有效性和特异性可以通过特异性底物在完整肝细胞和 siRNA 沉默的肝细胞中 BEI 值的变化来评估。这种方法在体外测定外排转运体功能时非常有效。然而，从一个供体的肝细胞中得到的结果可能不能反映整个人群，因为可能存在转运体多态性。

34.2.4.3.2.4　细胞毒性试验

细胞毒性试验是一种间接测量细胞中毒性化合物积累程度的方法，是一种常用的替代实验，用于确定化合物是否为给定转运体的底物。通过比较野生型（原始细胞），表达转运体（耐药的）或转运体沉默的细胞的 IC_{50}（抑制 50% 细胞生长的化合物浓度），可以识别转运体底物，而转运体抑制剂可以通过增强（对于外排转运体）或减弱（对于摄取转运体）底物在转运体表达或耐药细胞中的毒性的能力来确定。逆转剂的活性通常表示为倍数逆转或多药耐药（MDR）比值。MDR 比值是单独使用细胞毒药物的 IC_{50} 与存在转运体调节剂时细胞毒药物的 IC_{50} 的比值。

细胞毒性测量可应用于高通量筛选。然而，由于底物必须是一种抗增殖化合物，这种方法在识别转运体底物方面的应用有限。

34.2.5　siRNA 面临的挑战

自从 siRNA 被发现以来，它很快成为人们研究特定基因功能学的有价值的工具。这一项新兴技术可以在不同类型的细胞、组织或者动物中实现快速、可逆、高效的基因沉默。然而,这项技术仍然面临着很多挑战,比如敲除率低和特异性差等。这些缺点的产生主要是由于高效的 siRNA 序列的筛选、有效的转染方法、成熟的基因沉默效率验证试验以及研究目的蛋白的半衰期等方面存在的技术壁垒。攻克这些壁垒需要在对 siRNA 原理充分理解的基础上对研究方法进行变革创新。因此,越来越多的学者和企业研发人员在不断地寻找方法试图解决 siRNA 技术所面临的问题。

34.2.5.1 高效 siRNA 筛选面临的挑战

据报道,随机设计的 siRNAs 中有一半可以引起靶基因的 50%基因沉默,而仅有四分之一的 siRNAs 可以在 mRNA 水平导致靶基因 70%的基因沉默(Li et al.,2004)。针对靶基因的不同功能域设计随机的 siRNAs 复合物可以提高 siRNA 的沉默效率。然而,对于某些靶基因而言,多个 siRNAs 联合使用时反而会降低沉默的效率,可能原因是低敲除率或者无功能的 siRNAs 与有效的 siRNAs 竞争与 RNA 诱导沉默复合体结合而导致的(McManus et al.,2002)。为了提高 siRNAs 的筛选效率,科学家们开发了一系列包含了热力学和序列特异性的相关参数的软件。

34.2.5.2 有效的转染方法面临的挑战

siRNA 的沉默效率很大程度上取决于转染的效率,但实现高效的 siRNA 转染十分困难,特别是针对诸如原代细胞、干细胞以及一些稳定细胞等不易转染的细胞。有效的转染方法需要考虑到很多实验因素的影响,比如细胞生长和细胞活率、转染试剂种类和浓度以及转染的时间跨度。目前,很多转染试剂都已经商业化,销售这些试剂的公司会提供详细的使用说明和试剂的优缺点,然而市场上诸多的转染方法都需要得到有效全面的验证。如今比较受研究者们欢迎的转染方法是脂质体介导的转染,这种方法简便、成本低,并且适用于大多数的细胞系,但这种方法对于不进行有丝分裂的细胞、部分难转染的细胞是不适用的且不易获得稳转细胞系。对于难转染的细胞,载体介导的转染系统可以将基因导入细胞从而实现相关基因表达减少。与其他转染方法不同,载体介导的表达系统是将 shRNA 导入质粒或者病毒颗粒中转染进细胞的,这种转染方法针对 shRNA 的基因沉默效率较低,只有 70%,而针对 siRNA 效率可达 90%。此外,载体介导的转染方法中载体制备以及方法验证都大量的时间和人力。

34.2.5.3 减少脱靶效应面临的挑战

脱靶效应会使 siRNA 的基因沉默效应变得错综复杂,并且会导致不良反应发生。siRNA 能够显著下调由于不完全的碱基互补配对而导致的与 siRNA 的正义链或反义链低于 100%的亲和力的基因。事实上,11 个连续碱基的不配对就可能导致 siRNA 的脱靶效应。大量的研究发现 siRNA 干扰可能会产生非预期的基因表达的变化(Jackson et al.,2003;Semizarov et al.,2003)。由于药物代谢酶或者转运体的家族或亚家族中的亚基在 mRNA 序列中高度同源,因此若使用 siRNA 作用于这类亚基,脱靶效应将尤其严重。此外,解离的单链正义链和反义链 siRNAs 都会被加载到沉默复合体上从而单独对与其互补配对的 mRNA 进行识别和结合(Nykanen et al.,2001)。若形成沉默复合体的是正义链,脱靶效应会加剧,因为会导致非目的 mRNA 序列的识别和降解。

一般情况下,可以通过以下两种途径减小脱靶效应:① 优化设计方案和生物信息筛选方法。正如前文所述,依据指导原则(见 34.2.1 节,siRNA 设计)定向设计出的 siRNA 能够大大减小脱靶效应的可能性。利用诸如 BLAST 的深入的生物信息学分析将目的 siRNA 的序列在整个基因组的核酸数据库中进行筛选比对,可以排除掉与已知基因高度同源的 siRNA,确保候选 siRNA 与其目的基因的特异性。② 化学修饰是减少由 siRNA 正义链引发的脱靶效应的有效手段。根据 siRNA 的热力学理论(Khvorova et al.,2003),沉默复合体结合 siRNA 的一条链之后,就很难结合其另一条链,因此可以通过化学修饰的方式诱使 siNRAs 的正义链失去结合在沉默复合体上的能力,这样足量的沉默复合体偏向于与 siNRAs 的反义链结合,提高了 siRNA 的效能,减少了脱靶效应。

总的来说,将合理的 siRNA 设计、系统的生物信息学检验和化学修饰联合应用可以有效地减少脱靶效应的发生。值得一提的是,这些技术或许只能部分解决脱靶效应带来的问题,其他技术包括微阵列芯片,以及合适的阳性及阴性对照设计等对于检验高靶向性以及数据的合理性是很好的补充。

34.2.5.4 长效基因沉默面临的挑战

CYP 和转运体蛋白一般半衰期较长,因此需要更长的等待时间来观察靶蛋白的表达减少进而功能减弱的现象,就此需要较长的基因沉默效果。引入双链 siRNA 仅可以短暂得使基因表达沉默,这种现象在快速分裂的细胞中更为明显,因为内源性 siRNA 在哺乳动物细胞内没有自我复制的能力,而这些人工合成的 siRNA 一般在细胞中不稳定。值得注意的是,使用化学修饰可以提高 siRNAs 在细胞培养体系中的稳定性。大多数情况下,为了获得长期基因沉默的效果,基于载体的表达系统是首选。质粒或者病毒载体含有 RNA 多核苷酸Ⅲ启动子(比如 U6 或者 H1),哺乳动物细胞中的这些启动子与 5′帽子可以将目的 siRNA 序列转录并加工成功能性 siRNA。然而,这些基于载体的系统一般都是耗时耗力的。

34.2.5.5 体内 siRNA 面临的挑战

虽然体内 siRNA 没有体外 siRNA 应用广泛,但由于体内 siRNA 靶向技术有可能成为多种疾病的潜在治疗方法,因而该技术也受到广泛的关注(Lee and Sinko,2006;Phalon et al.,2010;Walton et al.,2010)。在体内实验中将 siRNA 导入到动物组织中是非常复杂的,需要借助各种物理、化学和生物学的手段,甚至是多种技术手段的联合使用。由于将 siRNA 导入动物组织的目的是在靶细胞中获得活性 siRNA 寡核苷酸序列,系统给予 siRNA 后确保其在细胞内外环境中的稳定性是一件颇具挑战性的任务。第一个难点在于由 21 个核苷酸组成的双链 siRNA 寡核苷酸的分子大小,这些寡核苷酸分子一般体积较小,注射进血液后很容易经尿液快速消除,即便是通过化学修饰法使 siRNA 分子较为稳定也见效甚微。第二个难点在于双链 siRNA 在血清环境中相对不稳定,他们会在很短的时间内被 RNA 酶降解。第三个难点在于 siRNA 是整个系统给药,这些寡核苷酸在全身的非特异性分布将严重降低疾病区域 siRNA 的含量。此外,siRNA 寡核苷酸需要穿过血管内皮细胞壁和众多的组织屏障才能到达靶细胞。最后,当 siRNA 到达靶细胞后,也需要依赖细胞的高效的内吞作用及而双链寡核苷酸的完整性来确保细胞内 siRNA 的活性。

针对这些难点目前有了一些研究进展,比如使用化学修饰的 siRNA 或者胶囊型 siRNA、优化给药途径、选用病毒 siRNA 载体和选用受体介导的 siRNA 可以达到特异性靶向细胞的目的。这些创新的方法可以提高沉默效能和减少 siRNA 在体内的毒副作用(Shim and Kwon,2010)。化学修饰法,比如改变寡核苷酸骨架、使用核苷类逆转录酶抑制剂替换单个核苷酸以及形成寡核苷酸偶联物等,可以提高 siRNA 的稳定性和细胞的整体摄取率,但这种方法不能解决 siRNA 易被肾清除和靶向性差的问题(Soutschek et al.,2004)。因此,要想将 siRNA 成功应用于在体实验中,一个好的传递系统是至关重要的,其可以避免 siRNA 被肾清除和 RNA 酶降解、确保 siRNA 寡核苷酸顺利通过体内各种物理屏障到达靶点组织同时增强细胞对 siRNA 的摄取。但是考虑到不同组织、不同的给药途径以及不同的药理学需求,找到一种适用于每一个 siRNA 的通用传递系统几乎不可能。至于体内 siRNA 传递载体,目前主要的研究类型是非病毒载体,另外一些物理载体和病毒载体传递方法也非常高效。体内 siRNA 的传递途径一般分为局部和全身。siRNA 作为治疗疾病的手段时,一些传递载体和传递途径在动物体内验证时是高效的,但当被应用于人体时,却没什么效果。比如有一种方法,在临床前的试验中被证明比较成功的,其可以运用于未修饰的 siRNA 或者 shRNA,即水动力静脉注射。这个方法能够增强 siRNA 的传递效率,可以达到在很短的时间内(<10 s)注射很大体积(2 mL/小鼠)的 siRNA 的效果,在小鼠上获得了显著的效果。因此,根据是否适用于人体,体内 siRNA 传递载体和方法又可以被分为临床可行型和非临床可行型(Xie et al.,2006;Shim and Kwon,2010)。

在被发现后的数十年内,SiRNA 在基因功能的研究工作中已经被证实是一个非常强大的工具。目前,为了克服在 siRNA 设计、稳定性和功效等方面的困难,科学家们开发出了很多新的技术和手段。持续的创新终将会使 siRNA 技术成为人类疾病治疗方法的成熟的常用的发现工具。

34.3 RNA 干扰技术在药物代谢酶和转运体研究中的应用

34.3.1 药物转运体

RNA 干扰技术已经被开发成为鉴定新的药物转运体、描述新转运体功能以及提供克服多药耐药和预测药物药物相互作用的新方法。

34.3.1.1 应用于鉴定新的药物转运体中

结合其他分子生物学和细胞生物学技术,RNA 干扰技术已经被应用于识别新的药物转运体。3-Iodothyronamine(T1AM),一种新发现的甲状腺激素内源性代谢产物,被注射入体内后能够产生剧烈的生理反应(Scanlan et al., 2004)。在很多体外培养的细胞系中都发现了细胞对 T1AM 的特异性摄取,这表明 T1AM 有一个通用的转运体介导的转运机制,这个机制导致其能够在很多组织中积聚并产生诸如低温、行动过缓、高血糖和一般性活动障碍等剧烈的生理反应(Jansen et al., 2005;Sonders et al., 2005;Braulke et al., 2008 and Friesema et al., 2005)。为了鉴定参与 T1AM 摄取的质膜转运体,Ianculescu 等人在 2009 年发明了一项高通量 RNA 干扰筛选技术,在这项技术中,他们建立了靶向细胞膜表面转运体中所有的溶质转运蛋白家族的 siRNA 库,并将这些 siRNA 转染进 HeLa 细胞后发现这些 siRNA 能够大大减少细胞对 T1AM 的摄取(图 34.5),这些 siRNA 靶向的转运体中很有可能包括负责摄取 T1AM 进细胞的转运体,在 Hela 细胞的 403 个转运体中,总计有 34 个转运体被鉴定出参与了 T1AM 的细胞摄取,其中包括一些负责转运重金属离子和很多无机或有机离子的转运体。正如所料,之前经检验排除为非 T1AM 转运体的转运体被 siRNA 敲除后,T1AM 的摄取并未减少。在对 HeLa 细胞中这 34 个转运体进行内源性表达水平检测和细胞定位后,作者获得了 8 个转运体,在使用 siRNA 分别对这 8 个转运体敲除后,细胞对 T1AM 的摄取明显降低(图 34.5 和 34.6)。尽管针对 RNA 干扰技术筛选出来的转运体进行直接检验具有不确定性,从这项研究中针对 T1AM 开发出来的 RNA 干扰筛选技术可能成为在特定的细胞或组织中鉴定参与摄取特定化合物的转运体的通用方法。

叶酸盐在体内单碳化合物的生物合成和表观遗传过程中均是必须营养素(Stover, 2004)。哺乳动物不能合成叶酸盐,因此需在膳食中补充叶酸且需要哺乳动物对其具有较高的小肠吸收。叶酸盐最初是在十二指肠和空肠吸收,是一个载体介导的吸收过程,在这个吸收过程中,十二指肠和空肠为叶酸盐的吸收提供了最适的酸性环境(Selhub and Rosenberg, 1981;McEwan et al., 1990;Mason and Rosenberg, 1994)。叶酸盐在小肠上段的酸性环境吸收是人们所熟知的,但其中的吸收机制则还没有定论。Qiu 等人在 2006 年鉴定出了一个人类质子-偶联的高亲和力的叶酸盐转运体(PCFT/HCP1,由 G21 基因编码),它具有转运叶酸盐并促进其在低 pH 条件下小肠和各种细胞系的吸收的功能。后来在 Caco-2 细胞中,RNA 干扰技术证实了这个新转运体的功能。研究者将靶向于 G21 转录体的两个不同区域的两个小 shRNA 载体共同稳定转录进 Caco-2 细胞,导致在 pH5.5 的环境中,摄取的氚代叶酸含量减少 55%,并且通过 RT-PCR 检测发现 G21 的 mRNA 的表达也有类似程度的减少(50%)。在使用 Amaxa 公司试剂盒将双链 siRNA 转进野生型 Caco-2 细胞后,与空载体转染的 siRNA 相比,摄取的氚代甲氨蝶呤含量减少了 60%,G21 的 mRNA 表达水平降低了 50%。当向稳定表达的 Caco-2 细胞系中再转入目标 siRNA 则产生了更大的抑制作用,在 pH 为 5.5 的环境下,与空载体转染的 siRNA 相比,摄取的氚代甲氨蝶呤含量减少了 80%,G21 的 mRNA 表达水平降低了 75%。综上所述,这些实验表明 G21 是酸性环境下 Caco-2 细胞中主要甚至是唯一的转运体。通过对由质子-偶联载体介导的叶酸转运分子机制的研究,为叶酸转运的生理机制,特别是小肠吸收机制以及叶酸在其高活跃外周组织之间的传递机制,提供了新的认识维度。

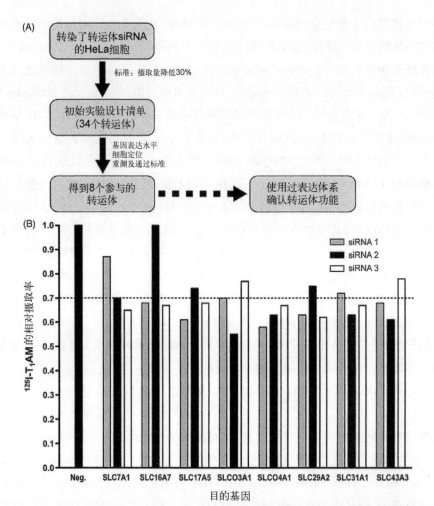

图 34.5　RNA 干扰筛选设计以及由此产生的候选转运体。（A）高通量筛选靶向与
　　　　　T1AM 摄取相关的转运体 siRNA 库的实验方案。筛选用的 siRNA 库包含
　　　　　403 个靶向转运体，包括所有的溶质载体蛋白家族，每个转运体对应三个独
　　　　　立的 siRNA。使用 NeoFX 转染试剂盒将 1209 特定的 siRNA 单独转染进
　　　　　HeLa 细胞，48 小时后检测这些细胞对于 T1AM 摄取情况。与转染空载体的
　　　　　细胞相比，若三个 siRNA 中至少有两个可以使 T1AM 的摄取量减少 30%，则
　　　　　认为针对该靶点的实验设计结果为阳性，这些阳性结果中包括最初的候选转
　　　　　运体。在对内源基因表达水平和细胞亚定位（血浆膜或者囊泡膜/线粒体
　　　　　膜）的分析之后，重新检测了转运体 siRNA，结果将候选转运体减少为 8 个。
　　　　　在未来的研究中需要通过一些方法进一步甄别候选转运体，比如在细胞系中
　　　　　高表达该转运体并检测细胞对 T1AM 的摄取程度。（B）HeLa 细胞转染了靶
　　　　　向由筛选获得的 8 个候选转运体的 siRNA 后对 T1AM 的摄取平均水平，该表
　　　　　达水平是以转染了空载体的细胞作为阴性对照的。每个表达值都是三个复
　　　　　孔的平均值，偏差为 1%～6%。

　　核黄素，也被称为维生素 B_2，是一种水溶性的维生素，对于维持正常细胞功能至关重要。
它在人体中最重要的生物活性形式是黄素腺嘌呤二核苷酸（FDA）和黄素单核苷酸（FMA），
这两种物质是生物学氧化还原反应中起到传递质子的媒介作用。在生理和病理因素的影响

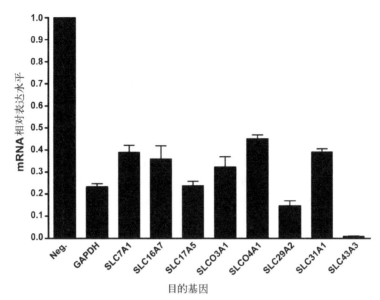

图 34.6 siRNA 转染后细胞 GAPDH 和膜表面转运体的表达水平。使用 qRT-PCR 技术对转染了靶向 GAPDH 的 siRNA 细胞中 GAPDH 的 mRNA 表达水平进行了检测,以确保在对转运体 siRNA 库进行筛选过程中涉及的每一步转染和基因敲除的成功。GAPDH 的表达相对于 PGK1 来说是正常的,在此前提下,实验结果发现,转染了靶向 GAPDH 的 siRNA 细胞表达的 GAPDH 的量减少了至少 70%。获得了 8 个候选转运体后,研究者使用 qRT-PCR 技术对转染了靶向每一个转运体 siRNA 的细胞进行了转运体 mRNA 表达水平检测,结果表明,所有的转运体至少表达量减少 50%~60%,尽管不同转运体的敲除效率存在一定的差异。在只转染某个转运体 siRNA 的细胞中该转运体的表达相对于 GAPDH 是正常的,并且表达水平是将针对同一个转运体的三个 siRNA 的结果进行平均获得的。所有的表达水平都是以转染空载体的细胞相对应的转运体的表达水平作为阴性对照,实验结果是通过比较 Ct 值法计算的。

下,人体比较容易产生核黄素缺乏症。

孕期和青春期的这种缺陷会诱发发育畸形,并且研究发现有导致贫血症、癌症、心血管疾病以及神经退行性疾病风险。人类无法自身合成核黄素,因此需要从日常的营养物质中摄取。核黄素转运体对于核黄素在小肠和肾脏中保持稳态相当重要。人和大鼠中最新的核黄素转运体,hRFT1 和 rRFT1,就是在大鼠肾脏 mRNA 表达数据库的基础上被鉴定出来的(Horiba et al. , 2004)。

而这两个转运体的功能则是通过 RNA 干扰技术通过在 HEK293 和 Caco-2 细胞中敲除表达得以验证。靶向 hRFT1 和 rRFT1 的 siRNA 转染导致 HEK293 和 Caco-2 细胞对氚代核黄素的摄取大大减少。通过对从野生型和 hRFT1 敲除型细胞获得的结果进行动力学分析发现 HEK293 和 Caco-2 细胞对核黄素摄取的米氏常数分别是 28.1 和 63.7 nmol/L,而实验表明在转染了 hRFT1/hRFT1sv siRNA 的 HEK293 细胞中,氚代西咪替丁、硫酸雌激素酮、胆碱以及硫胺素的摄取均未改变。以上结果表明,hRFT1 在小肠对核黄素的吸收过程中作为高亲和力转运体起到相对重要的作用。

34.3.1.2 应用于描述药物吸收、分布、排泄以及药物药物相互作用中转运体功能

运用 RNA 干扰技术已在多种不同细胞系和原代细胞中揭示了转运体的功能。外排转运体,比如 Pgp(由 MDR1 编码)、BCRP 和 MRP2,一般位于小肠具有吸收功能的细胞刷状缘膜,能够降低多种口服给药的药物的生物利用度。目前比较公认的是运用在 Caco-2 细胞单层培养转运实验中加入转运体抑制剂的方法评估转运体(比如 Pgp)对于药物在小肠中的吸收的贡献程度。然而,这种方法仍然颇具争议,因为转运体抑制剂可能会影响其他蛋白的功能。基于载体的 RNA 干扰技术可以用来建立稳定低表达外排转运体的 Caco-2 细胞系

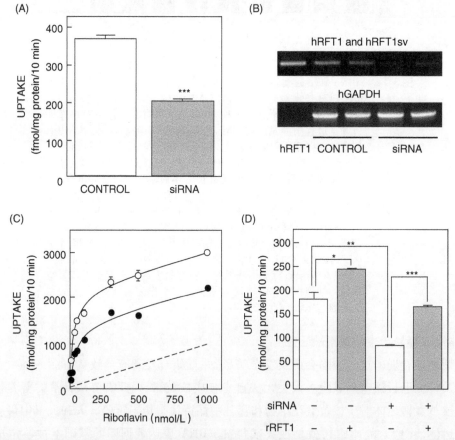

图 34.7 靶向 hRFT1 的 siRNA 对 HEK293 细胞摄取氘代核黄素的影响。(A)转染了阴性对照 siRNA 或者靶向 hRFT1 和 hRFT1sv 的 siRNA 的 HEK293 细胞对氘代核黄素的摄取。(B)RT-PCR 检测转染了 hRFT1/hRFT1sv siRNA 的 HEK293 细胞中 hRFT1 和 hRFT1sv 的 mRNA 扩增图。457bp 的 PCR 产物与 hRFT1/hRFT1sv 相符。RNA 样品的质量通过加入 GAPDH 作为内标得以保证。编码 hRFT1/hRFT1sv 的质粒 DNA 被用作阳性对照。(C)转染了阴性 siRNA 或者靶向 hRFT1/hRFT1sv 的 siRNA 的 HEK293 细胞摄取氘代核黄素的浓度依赖曲线,虚线是 K d[S]值。(D)转染了阴性 siRNA 或者靶向 hRFT1/hRFT1sv 以及空载体或者 rRFT1 的 HEK293 细胞对氘代核黄素摄取量的统计图。

(Celius et al., 2004; Watanabe et al., 2005; Zhang et al., 2009, Darnell et al., 2010; Graber-Maier et al., 2010)。RNA 干扰的活性位点可通过使用 siRNA 库和单个 siRNA 确定,而使用 tRNAval-shRNA 表达载体可建立稳定敲除 MDR1 的 Caco-2 细胞系(Watanabe et al., 2005)。在稳定表达 siRNA 的 Caco-2 细胞系中,MDR1 在 mRNA 水平和蛋白水平的表达均得以减少。使用地高辛的跨细胞转运实验发现,这种细胞系的 Pgp 转运体活性得到显著抑制,效果与异搏定处理的细胞相似。Zhang 等人在 2009 年使用 shRNA/BCRP 病毒颗粒作为载体建立了 BCRP 稳定低表达的 Caco-2 细胞克隆,在其中一种克隆细胞株中发现 BCRP 的 mRNA 的表达量减少了 97%,BCRP 蛋白水平的表达量同样急剧减少。

从功能上看,雌酮-3-硫酸盐和脱镁叶绿酸的外排率大大减少也表明了 BCRP 的沉默有效且 BCRP 的基因表达沉默至少可以维持 25 代。MDR1、BCRP 或者 MRP2 单独敲除或者联合敲除的 Caco-2 细胞系通过 RNA 干扰技术得以成功建立,这些体系可以应用于提高吸收效率后的候选化合物的筛选。

转运体稳定低表达的 Caco-2 细胞系目前已经被用来定量检测外排转运体在其底物转运中的作用。Pgp 和 BCRP 这两个转运体对于很多内源性化合物、药物和毒物在体内的转运过程起到重要的作用,比如酪氨酸激酶抑制剂伊马替尼在体内的转运同时受 Pgp 和 BCRP 两个转运体的影响。通过 RNA 干扰技术可以获得 Pgp 和 BCRP 单独敲除或者两者均敲除的稳定表达的 Caco-2 细胞系(Graber-Maier et al., 2010),随后使用 RT-PCR 技术和 Western Blot 技术分别从 RNA 水平和蛋白水平检测转运体的表达量,并通过定量检测转运体相对应的底物在 Caco-2 细胞中的渗透实验进而验证转运体的功能。结果表明,对于单独敲除 MDR1 或 BCRP 的细胞系,与野生型的阴性对照相比,MDR1 和 BCRP 在 mRNA 水平的表达量分别减少至阴性组的 75% 和 90%。对于双敲除细胞系,MDR1 和 BCRP 在 mRNA 水平的表达量分别减少至阴性组的 95% 和 80%。功能学实验结果表明,对于单独敲除 MDR1 或 BCRP 的细胞系,由于 Pgp 特异性底物氚代地高辛和 BCRP 特异性底物[14]C-氨基-1-甲基-6-苯基咪唑[4,5-b]吡啶在各自细胞系中相反方向的传递明显增加,因此 MDR1 和 BCRP 的活性明显减弱,在对每个转运体使用化学抑制的实验中得到了相似的结果。无论是在单独敲除的细胞系还是在双敲除的细胞系中,与野生型细胞相比,针对 14C-伊马替尼的双向转运实验表明其在敲除了 Pgp 的细胞系中的不对称转运被阻断,而在单独敲除 BCRP 的细胞系中并未得到相同的结果,以此推断,在此 Caco-2 细胞系中,Pgp 对于伊马替尼的转运的贡献程度高于 BCRP。随后,研究者使用 Pgp 或 MRP2 单独敲除的 Caco-2 细胞系进一步研究希美加群及其代谢产物的外排属性(Darnell et al., 2010)。从双向转运实验获得的数据显著表明 Pgp 参与了希美加群、羟基希美加群和美拉加群的转运,而 MRP2 并没有,结果表明临床实验中出现的红霉素-希美加群相互作用是由于肝脏的 Pgp 活性被抑制,而不是 MRP2。文献报道称他汀类药物是 Pgp、BCRP 和 MRP2 的底物,研究者们使用 Pgp、BCRP 或 MRP2 单独敲除的细胞系研究一些他汀类药物的外排通路(Volpe et al., 2010)。阿托伐他汀的酸性形式是由三个外排转运体共同转运的,但其在 Pgp 敲除细胞系中由基底膜侧向顶膜侧的转运量小于在 BCRP 和 MRP2 敲除细胞系中的转运量,氟伐他汀和罗苏伐他汀的酸性形式在三个转运体单独敲除的细胞系中由基底膜侧向顶膜侧的转运量均显著减少,以内酯形式给药的洛伐他汀和辛伐他汀在空载体对照和敲除细胞系中均无显著外排,并且在实验过程中有大量的内酯形式的化合物转化成了酸性形式,而新生成的酸性形式的化合物也无显著外排(表 34.1)。这些研究表明建立 shRNA 介导的转运体敲除 Caco-2 细胞系对于研究药物分子在细胞间转运过程中不同转运体的贡献程度以及预测潜在的药代动力学相互作用点位是一个非常有价值的手段。

表 34.1 他汀类药物通过不同敲除细胞系单层细胞的 B-to-A P_{app}($\times 10^{-6}$; cm/s; $n=3$)值

BL-to-AP P_{app}($\times 10^{-6}$; cm/s)	阴性载体	Pgp 敲除细胞	BCRP 敲除细胞	MRP2 敲除细胞
阿托伐他汀	28.1	8.6	20.3	21.5
氟伐他汀	96.1	25.3	57.3	48.3
罗素伐他汀	14.1	4.6	5.8	6.6
洛伐他汀	22.6	26.4	35.4	27.3
辛伐他汀	10.0	10.5	16.1	12.3

肝胆组织的转运体与药物代谢酶共同控制着药物在肝脏的分布和在胆汁的排泄。研究者们认为使用 siRNA 或 shRNA 敲除三明治模型培养的肝细胞中的相关转运体是研究肝胆转运体的表达和功能以及潜在药物药物相互作用的可行的体外实验手段(Tian et al., 2004; Yue et al., 2009; Liao et al., 2010; Swift et al., 2010)。微管的 MRP2 和基底膜外侧的 MRP3 蛋白介导着包括外源性物质和胆酸的结合物和单体在内的有机阴离子在肝脏的分泌。特异性敲除大鼠肝细胞中的 MRP2 蛋白(大约表达量降低 50%)可导致羧基二氯荧光黄(CDF)的 BEI 值降低 45%(9.3% vs. 16.5%),但没有影响 MRP3 和根蛋白的表达(Tian et al., 2004)。特异性敲除大鼠肝细胞中的 MRP3 蛋白(大约表达量降低 50%)可导致 CDF 在细胞和胆管处高度蓄积(32.3 vs. 24.4 pmol/mg 蛋白/10 min),但细胞内蓄积并未改变(13.7 vs. 15.6 pmol/mg 蛋白/10 min),整体 CDF 的 BEI 值增长了 60%。蛋白的敲除程度与 CDF 位置的改变保持很好的相关性。研究者们已开始使用 shRNA 介导的 BCRP 敲除的大鼠肝细胞三明治培养实验评估 BCRP 对于药物或者代谢产物通过胆汁排泄的贡献程度(Yue et al., 2009, 2011; and Swift et al., 2010)。在此实验中,研究者们将表达靶向 BCRP 的 shRNA 的腺病毒载体(Ad-si01Bcrp)或非靶向的阴性对照(Ad-siNT)打包转染进三明治模型培养的大鼠肝细胞中,靶向 BCRP 的 shRNA 显著敲除了三明治模型培养的大鼠肝细胞中 BCRP 的表达,但并未影响其他转运体蛋白的表达水平(Pgp,MRP2,BSEP,MRP4 和 OATP1A1)。研究者们分别对比了未被转染的、Ad-siNT 转染的和 Ad-si01Bcrp 转染的三明治模型培养的大鼠肝细胞中的 BEI 值以及呋喃妥因(BCRP 底物)和地高辛(Pgp 底物)的体外胆汁清除率(CLbiliary)(Yue et al., 2009)。结果发现在 BCRP 敲除的三明治模型培养

的大鼠肝细胞内呋喃妥因蓄积明显增加,呋喃妥因的 BEI 值和体外胆汁清除率(CLbiliary)分别减少至阴性对照的 11%和 14%,而地高辛的各项指标并未因为 BCRP 的敲除有所改变。在 BCRP 敲除的三明治模型培养的大鼠肝细胞内匹伐他汀的 BEI 和体外胆汁清除率(CLbiliary)分别显著下降至阴性对照的大约 58%和 52%(Yue et al., 2011),该结果表明 BCRP 在匹伐他汀的胆汁排泄过程中起到重要的作用。在大鼠或人 Bcrp/BCRP 敲除的肝细胞中同样也发现美溴非林和司他比锝在胆汁中的排泄并没有 Bcrp/BCRP 的参与(Swift et al., 2010)。

在体外培养的人肝细胞中使用 RNA 干扰技术可评估 OATP-介导的药物药物相互作用(Liao et al., 2010)。在人肝细胞中,OATP1B1、1B3 和 2B1 位于基底外侧膜表面,与肝脏药物摄取和胆汁排泄密切相关。临床实验人员和研究者对由于肝脏 OATP 介导的临床严重的药物药物相互作用十分重视,但由于特异性 OATP 抑制剂或者底物的缺乏以及体外检测工具的局限性导致预测 OATP 介导的药物药物相互作用的程度遇到相当大的挑战。经定量PCR、微阵列技术、免疫印迹分析和摄取实验验证,siRNA 可以有效特异降低 OATP 在肝脏中的表达和转运功能。尽管研究发现 OATP 的 siRNA 干扰技术只能使西立伐他汀得整体摄取减少 20%~30%,但通过监测西立伐他汀的两种主要代谢产物的形成发现 siRNA 干扰技术可以使西立伐他汀的代谢减少 50%。该结果表明,西立伐他汀与 OATP 抑制剂联合给药可以显著改变其临床药代属性。使用该经典的 siRNA 肝细胞模型研究发现 OATP 和 CYP 对于西立伐他汀-二甲苯氧庚酸的相互作用具有协同的功效。使用 siRNA 干扰技术获得的三明治模型培养的肝细胞将来可能成为研究药物药物相互作用的新的重要手段。

研究者们使用来源于肺泡上皮的细胞系 A549 作为研究摄取转运体的 RNA 干扰模型(Seki et al., 2009)。使用靶向 OATP2B1 基因的小干扰 RNA 可以使 A549 细胞中OATP2B1 的 mRNA 水平下降至 50%,同时可以将细胞对胺碘酮的摄取量减少至 40%,这些结果表明 OATP2B1 等转运体对胺碘酮的摄取可能会导致其在肺部的聚集以及无肌病性皮肌炎引发的肺部毒性。

一元羧酸转运体(MCTs)是一种质子泵转运体,它能够转运一元羧酸类化合物,比如乳酸、丙酮酸、酮体和一些药物,比如 β-内酰胺类抗生素。一元羧酸转运体亚型的组织分布大相径庭,并且几乎无处不在,在肠、结肠、肌肉、心脏、大脑、肾脏和血红细胞中都有分布(Garcia et al., 1994; Lin et al., 1998; Price et al., 1998)。MCT2 的分布相对来说比较集中,主要分布在睾丸、大脑、骨骼肌、心脏和肾脏(Lin et al., 1998)。MCT4 主要分布在睾丸、小肠、肺、大脑、心脏、肾脏和脾脏(Dimmer et al., 2000)。γ-羟基丁酸(GHB)在哺乳动物脑内以 γ-氨基丁酸的代谢产物的形式存在(Bessman and Fishbein, 1963),研究表明 GHB是一种神经转运体或者神经调节器,通过与其受体结合发挥生理学作用(Snead, 2000)。除脑组织外,在很多其他组织中也发现了 GHB 的存在,比如心脏、肾脏、肝脏、肺、肌肉和胃肠道(Nelson et al., 1981; Tedeschi et al., 2003)。GHB 在美国被批准用于治疗嗜睡型睡眠障碍(Mamelak et al., 1986),在欧洲被用来治疗酒精依赖症(Gallimberti et al., 2000)。由于具有生长因子释放的功效,GHB以类固醇类替代品的形式深受健美爱好者的追捧(Okun et al., 2001),在夜店或者狂欢聚会中,由于GHB具有使人心情愉悦的效果,人们把它当作一种休闲药物泛滥使用,从而产生了很多不良反应,比如昏迷、癫痫,甚至是死亡(Mason and Kerns, 2002)。在生理pH的环境中,99%的GHB是离子化的,并且很难通过细胞膜进行扩散,因此GHB向大脑等组织中扩散和分布同样需要特殊转运体的参与。王(Wang et al., 2006;2007a;Wang and Morris, 2007b)等采用了siRNA干扰技术在人肾细胞系HK-2中选择性地分别敲除了MCT1、MCT2和MCT4的表达,结果发现,MCT1的基因沉默导致了GHB的转运下降了50%,表明MCT1是肾脏对GHB重吸收的主要转运体,而对MCT1活性的调节可以作为在治疗GHB过量使用带来的潜在毒性的有效手段。在哺乳动物MDA-MB-231细胞中沉默MCT2或者MCT4基因,可显著减少两种蛋白的表达以及细胞对GHB的摄取,然而MCT2抑制导致的GHB摄取减少程度小于MCT4抑制。这些实验结果表明,GHB同时是MCT2和MCT4的底物,MCT4在这些细胞系中对GHB的转运起主导作用,而MCT2起辅助作用,这些转运体可能对GHB的生物利用度和肾脏清除率至关重要,也同样可以通过影响其在大脑的摄取和分布影响GHB的药理活性。

34.3.1.3 应用于确证转运体在药物药效和毒性中作用

为了确证ABC类转运体在解毒中的作用,研究者在使用含有抗生素的培养基中培养肿瘤细胞时发现一些ABC类转运体是高表达的。组织培养研究同样发现在体外培养的肿瘤细胞中,Pgp、MRP和BCRP参与了一些耐药的主要机制。RNA干扰技术为深入理解外排转运体在肿瘤细胞中的作用以及鉴别每个外排转运体对于化疗的重要性提供了有效的研究手段,同样也为克服耐药带来可供选择的解决方案。

RNA干扰技术广泛用于确证一些MDR蛋白是导致耐药的因素之一并且提供避开耐药的有效途径。通过在肿瘤细胞中运用RNA干扰技术,研究者发现MRP1是导致HL60细胞对甲氨蝶呤耐药的因素之一(Golalipour et al., 2006),MRP4是导致SGC7901细胞(一种胃癌细胞)对顺铂耐药的因素之一(Zhang et al., 2010),MRP3是导致乳腺癌细胞对紫杉醇和一甲基澳瑞他汀E耐药的因素之一(O'Brien et al., 2008),MRP5是导致胰腺癌细胞对5-氟尿嘧啶耐药的因素之一(Hagmann et al., 2009),BCRP是导致乳腺癌细胞对米托蒽醌(Lv et al., 2007)和5-氟尿嘧啶(Yuan et al., 2009)耐药以及人绒毛膜癌细胞BeWo对米托蒽醌和拓扑替康耐药的因素之一(Ee et al., 2004),而Pgp,并非MRP1,是导致小细胞肺癌对依托泊苷、阿霉素和长春新碱耐药的因素之一(Sadava and Hamman, 2007)。

靶向抗肿瘤酪氨酸激酶抑制剂药物的细胞配置研究主要集中于伊马替尼,而对于目前的酪氨酸激酶抑制剂来说,Pgp是否对于其功能起到重要作用还备受争议。通过使用RNA干扰技术敲除MDR1,Haouala等人在2010年对Pgp在一些临床使用的主要酪氨酸激酶抑制剂(比如伊马替尼、达沙替尼、尼罗替尼、舒尼替尼和索拉非尼)的细胞配置实验中的特殊功能序列进行了研究和比对。在K562/Dox细胞系中使用siRNA介导的敲除技术为研究Pgp对于酪氨酸激酶抑制剂在细胞内配置的特殊贡献提供了很好的手段。在该技术条件下,体外特异性解除 Pgp 的外排效应,可以导致伊马替尼、达沙替尼、舒尼替尼和索拉非尼在细胞内的蓄积显著性增加,表明这些酪氨酸激酶抑制剂都是 Pgp 的底物,相反,MDR1 基因表达沉默后,尼洛替尼在细胞中的配置并没有显著变化,表明 Pgp 的表达变化或者功能改变并不能影响到尼洛替尼在细胞中的配置。该实验第一次在体外能够评估众多外排转运体和摄取转运体中某个转运体对于酪氨酸激酶抑制剂在细胞中配置的贡献程度,而这项研究对于在系统、组织和细胞水平研究和改善酪氨酸激酶抑制剂的功能、毒性和潜在的药物药物相互作用非常有益。

尽管研究证明 MDR 蛋白在化疗药物耐药机制中起到重要的作用,科学家们对于 MDR 蛋白在肿瘤生长过程中的作用还了解甚少。一些实验室也使用 RNA 干扰技术来评估 MDR 蛋白在肿瘤细胞中的作用。Katoh 等人发现体外敲除肿瘤细胞中的 MDR1 基因可以抑制其增长并可将细胞诱导至 G1/G0 期,进一步研究发现 MDR1 低表达的肿瘤细胞接种到小鼠中生长得到显著抑制,这些研究结果表明 MDR1 基因在肿瘤细胞的生长过程中起到重要的调节作用。Tagami 等人发现通过 siRNA 干扰技术敲除视网膜微血管内皮细胞(HRECs)中的 MDR4 基因并未影响其增殖,但增强了细胞的迁移能力。此外,与阴性对照 siRNA 处理的 HRECs 细胞相比,靶向 MRP4 的 siRNA 处理的 HRECs 细胞更加能够抵抗由于培养基中血清缺失导致的细胞凋亡。在一项基质胶小管形成实验中,尽管敲除 MDR4 基因并没有导致小管总长度显著变化,靶向 MDR4 的 siRNA 处理的 HRECs 细胞汇集成一个巨大的管状形态,而在阴性对照中没有发现这样的现象,这些结果表明 MDR4 特异性参与了视网膜的新生血管形成。对于糖酵解的依赖性是恶性肿瘤的特征之一,因此,肿瘤细胞会生成很多乳酸盐,这些乳酸盐由 MCTs 外排出细胞。研究者发现 MCT1 和 MCT2 是表达于人多形性胶质母细胞瘤和胶质瘤细胞系的主要亚型,而 MDR3 主要表达于正常脑组织中。靶向于 MCT1 和 MCT2 的 siRNA 可以将 U87MG(一种胶质瘤细胞系)细胞中的这两个蛋白的表达水平降低至检测限水平,两种蛋白各自单独敲除可以使乳酸盐的外排减少 30%,联合敲除可减少 85%,同时细胞内的 pH 降低了 0.6(H^+ 浓度增加了 4 倍)。表型检测和流式细胞仪检测结果均表明,长期沉默 MCT1 和 MCT2,单独敲除可以使细胞生存能力降低 75%,联合敲除降低 92%。靶向 MCT 显著降低 U87MG 细胞的生存能力是由细胞凋亡和细胞坏死介导的。这些结果表明,RNA 干扰技术未来可能成为治疗恶性胶质瘤的有效手段(Mathupala et al.,2004)。

顺铂的抗肿瘤功能由于其对正常组织器官的毒性而受到限制,包括肾毒性。肾小管细胞对于顺铂的摄取率很高,导致其在肾脏的蓄积和小管细胞的损伤和死亡,最终导致急性肾衰竭。研究者们针对顺铂肾毒性的信号通路进行了深入的研究,然而对于肾细胞和组织对于顺铂的摄取机制了解甚微。在小管细胞中,铜转运蛋白 Ctr1 表达量很高,然而其在顺铂肾毒性中的作用却不为人知。Pabla 等人发现 Ctr1 主要表达于小鼠肾脏近端和末梢小管细胞中,并主要分布于这些细胞的基底外侧,而据报道顺铂的摄取也发生在这一侧。使用 RNA 干扰技术敲除 Ctr1 或者通过铜预处理可以减少顺铂的摄取。同时,敲除 Ctr1 可以减弱顺铂的毒性反应,比如由细胞凋亡和细胞坏死导致的细胞死亡,这些结果第一次证明了 Ctr1 在顺铂摄取和肾毒性中起着重要作用。

34.3.2 应用于药物代谢酶的沉默

与使用 RNA 干扰技术评估药物转运体的研究数目相比,使用 RNA 干扰技术评估人药物代谢酶功能的研究屈指可数,有可能是因为选择性化学抑制剂、抑制性抗体和重组酶更容易获得。研究者们在肿瘤细胞中使用 RNA 干扰技术评估了 CYP 酶在细胞毒类药物的功能中的作用。为了敲除 CYP3A4 基因的表达,研究者们设计了三个不同的方案以获得 shRNA 分子(Chen et al., 2006a),非目的基因序列作为阴性对照,为了验证三个设计方案敲除 CYP3A4 基因的效果,研究者们在稳定表达 CYP3A4 的中国仓鼠细胞中转入了各自方案的 shRNA。有趣的是,只有在靶向 CYP3A4 的 mRNA 的 3′-UTR 的 shRNA 可以使 CYP3A4 在 mRNA 水平和蛋白水平敲除 70%~80%,而其他靶向 CYP3A4 mRNA 的编码区的方案都没有获得这样的结果。敲除后的 CYP3A4 的表达水平维持了三天,在第五天恢复到了正常水平。尽管 CYP3A4 与 CYP3A5 的氨基酸序列有 84% 的相似度,这种 shRNA 能够敲除 CYP3A4 表达的同时并未对 CYP3A5 的表达产生影响,RNA 干扰使 CYP3A4 表达敲除,也导致了硝苯地平的氧化显著减少。另外,CYP3A4 表达水平的降低也导致了抗癌药环磷酰胺和异环磷酰胺的灵敏度显著降低,而这两种药物的生物活性都是由 CYP3A4 调控的。与野生型细胞相比,表达 CYP3A4 的细胞对氧氮杂膦类药物更加敏感,环磷酰胺对这类细胞的 IC_{50} 值是 210 $\mu mol/L$,异环磷酰胺对这类细胞的 IC_{50} 值是 55 $\mu mol/L$,当这类细胞转染了靶向 CYP3A4 的 siRNA,细胞对这两种药物产生耐药性,导致 IC_{50} 值高于 1 000 $\mu mol/L$。这是一个研究人 CYP 药物代谢酶转录后基因沉默以及随后对药物代谢带来影响的成功案例。

RNA 干扰技术被应用于进一步验证 CYP 酶对于生物转化通路的作用。为了区分人肺部的 CYP1A1 和 CYP1B1 对于芳香烃(多环芳烃碳氢化合物)的生物激活作用,Uppstad 等人在体外对人肺细胞进行了 RNA 干扰技术,将转染了单独靶向 CYP1A1、CYP1B1 或联合靶向这两种蛋白的 siRNA 的肺细胞激活苯并[a]芘的能力与转染了阴性 siRNA 的细胞相比,随后的荧光高效液相分析结果显示,在两种细胞中苯并[a]芘-呋喃-I-1(最终致癌代谢物苯并[a]芘-二羟基-环氧-I-1 的水解产物)的生成主要依赖于 CYP1A1。然而,在高表达 CYP1A1 或 CYP1B1 的细胞中,cis-苯并[a]芘和 trans-7,8-二氢二醇异构体(苯并[a]芘-DHDs),也就是苯并[a]芘-二羟基-环氧的前体,均很容易形成。同时,敲除 CYP1A1 和 CYP1B1 导致了代谢产物的总体生成量减少,而剩余未代谢的苯并[a]芘含量与 CYP1A1 的表达水平成负相关。该实验表明在体外人肺细胞中,CYP1A1 对于苯并[a]芘激活成最终致癌代谢物苯并[a]芘-7,8-二羟基-9,10-环氧至关重要。另外,CYP1B1 对于苯并[a]芘-DHDs 的形成起到了与 CYP1A1 一样的作用。总体来说,苯并[a]芘的代谢主要与 CYP1A1 有关。

越来越多的研究在采用 RNA 干扰技术探究非人类药物代谢酶对内源性物质和外源性物质的生物转化的作用(Menzel et al., 2005; Kulas et al., 2008; Benenati et al., 2009;

Schaefer et al. , 2009)。

34.3.3　应用于沉默核受体(NRs)

核受体调控着一相代谢和二相代谢酶类以及转运体的表达,因此其对于内源性物质和外源性物质的代谢和转运有重要的影响。在一些情况下,通过激活核受体改变药物代谢酶和药物转运体的表达在临床上会产生有害的药物药物相互作用。采用 RNA 干扰技术沉默一种核受体不仅可以帮助理解该核受体调控其靶基因表达的功能,也可深入探究核受体对于药物代谢和转运的潜在作用。

孕烷-X 受体(PXR, NR1I2),也被称作类固醇 X 受体(SXR),可以激活 CYP 酶、谷胱甘肽转移酶(GSTs)、硫酸基转移酶(SULTs)、尿苷-5′-二磷酸-葡萄糖醛基转移酶(UDP-葡萄糖醛基转移酶,UGTs)和 ABC 类转运体的表达,对于很大一部分内源性类固醇和临床用药的体内代谢和转运至关重要。为了探究 PXR 介导的抑制体内胆酸生物合成的机制,Bhalla 等人研究了人类 PXR 和 HNF-4 之间功能的相互关系,HNF-4 是参与胆酸生物合成基因的重要的肝脏激活因子,这些基因包括编码胆固醇-7α-羟化酶(CYP7A1)和甾醇-12α-羟化酶(CYP8B1)的基因。在 HepG2 细胞中加入利福平会导致内源性人类 CYP7A1 表达受到抑制,而这种抑制可以通过靶向 PXR 的 siRNA 干扰得到解除。

法尼醇-X 受体(FXR, NR1H4),是一种胆酸核受体,能够调控一些参与肝脏中胆酸合成、代谢和转运的关键基因的表达,从而对于维持胆酸盐和脂类的稳态至关重要。然而,由于其特异性并不是很高,FXR 同样也可以被它的异二聚体维生素 A-X 受体(RXR,NR2B)的配体激活。启动子报告基因分析实验结果表明,所有的反式视黄酸(atRA)可以特异性地激活 FXR/RXR。然而,更加精细的分子分析技术结果显示被激活的受体是 RXR,其配体是 9-顺式视黄酸。在人肝细胞中使用 RNA 干扰技术敲除 FXR 或者 RXRα 可以提高 CYP7A1 的表达水平(Cai et al. , 2010),但仍然维持着 atRA 抑制 CYP7A1 表达的效应,表明体内同样存在着 FXR/RXR 非依赖的调控 atRA 抑制 CYP7A1 表达的机制。该研究表明 atRA 可以特异性地抑制 CYP7A1 的表达,而这种抑制即受 FXR/RXR 机制调控,也受 FXR/RXR 非依赖的机制调控,atRA 和它的代谢产物都不是 FXR 的配体,并且 atRA 和其他能够转化成 9cRA 的视黄酸都可以激活 FXR/RXR 通路,这也就可以解释为什么长期服用高剂量的视黄酸的患者容易患高血脂。

CYP 家族和亚家族,以及相关的转录因子,可以调控雌激素依赖的环氧二十碳-三烯酸(EETs)的合成,从而引发剪切力诱发的血管舒张。从雌性内皮细胞一氧化氮合成酶敲除的小鼠中分离获得肠系膜动脉/微动脉簇,敲除其中的 RXRγ,可导致大量的 EETs 产生,同时血管舒张得到缓解。靶向 RXRγ 的 siRNA 不仅可以沉默血管 RXR-γ 基因的表达,而且可以同步下调 CYP2C29 的表达,导致 EET 合成减少。这些数据第一次证明了雌激素能够在一氧化氮不存在的情况下激活 CYP2C29 基因的表达这一级联放大反应的存在,而这种级联放大反应可以通过 RXRγ 相关的调控机制合成 EETs 以应对剪切力(Sun et al. , 2010)。

持续性激活受体(CAR,NR1I3)能够特异性调控 CYP2B、CYP3A、GSTs、SULTS、UGTs、和 ABC 转运体的表达,这些基因由很多 PXR 和 XAR 的功能性反应元素组成。另外,FXR 和 CAR 都有可能被相同的配体激活,比如氯丙嗪和苯巴比妥,这种 PXR 与 CAR 之间的复杂关系导致研究者们在甄别 CAR 介导和 PXR 介导的基因调控时常常混淆。RNA 干扰技术联合其他的手段特异性沉默 CAR 基因对于了解 CAR 在药物代谢酶和药物转运体的基因调控中的作用很有益处。事实上,Chen 等人在 2006 年已经使用联合报告基因技术和 RNA 干扰技术研究基因 SULT2A1 受 CAR 调控的机理。

芳烃受体(AhR)是 PAS 家族的成员(β-螺旋-环-螺旋超家族),能够激活 CYP1A、CYP1B、GSTs、UGTs 和其他药物代谢酶的表达。AhR 可以调控由多环芳烃诱导的 CYP1A1 的表达,也参与对于细胞生长和分化的调控。当人脐带静脉内皮细胞经受层流剪切力后,研究者们将其收集,检测其中 CYP1A1 的表达、活性和转录情况以及 AhR 和细胞周期相关的蛋白的表达情况(Han et al., 2008),结果表明生理水平的层流剪切力(15 戴维斯/cm^2)可以有效地提高 CYP1A1 的表达水平和酶活力,而靶向于 AhR 的 siRNA 可以显著地抑制由层流剪切力诱发的 CYP1A1 高表达,该 RNA 干扰技术同样可以解除由剪切力导致的细胞周期停滞、细胞周期依赖性激酶抑制剂 p21(Cip1)的高表达以及成视网膜细胞瘤蛋白的脱磷酸化。这些研究结果表明层流剪切力可以通过激活 AhR 刺激 CYP1A1 基因的转录,效果与 PAH 相近,并且 AhR 还参与了剪切力诱发的细胞周期停滞。

34.3.4 应用于体内实验

与备受推崇和进展顺利的体外 siRNA 转染技术相比,由于 siRNA 在体内传递产生很多问题,siRNA 应用于体内的报道为数不多。如 34.2.5.5 所述,目前,体内 siRNA 系统仍然面临着巨大的挑战,包括 siRNA 在血液中不稳定、组织中的非特异性结合、细胞摄取率低下、有效性低以及肾脏的高清除率。为了研究 siRNA 在体内的生物分布,研究者们在大鼠体内分布注射了放射性标记的 siRNA 和放射性标记的阴性对照组,注射后在不同时间点采用闪烁法进行了照片的捕捉。

结果显示 siRNA 优先聚集在肾脏,并经尿液排出,注射后 1 小时,siRNA 在两个肾脏聚集的量平均比在其他组织聚集的量高 40 倍(肝、脑、肠、肌肉、肺、脾脏和血液)(图 34.8)(van de Water et al., 2006)。除了生物分布之外,研究者们还检测了肾近曲小管中 siRNA 作用于 Mrp2/Abcc2 的效果,Mrp2 的功能通过检测离体灌注的大鼠肾脏中它的荧光底物钙黄素的排泄量进行评估。注射后 4 天,siRNAMrp2 显著降低了尿液中钙黄素的排泄率(相对于灌注后 80~150 min 时抑制了 35%),这种抑制是特异性的,因为实验中还有一组是靶向于近曲小管中不同的转运体(Mrp4)的 siRNA,改组的结果并没有改变尿液中 Mrp2 介导的钙黄素的排泄。该研究表明,siRNA 经注射后自发聚集在肾脏,并且在此特异性地抑制近曲小管中的基因功能,因此静脉注射 siRNA 可能会成为一种肾脏中的基因沉默新颖的实验和潜在的治疗工具。

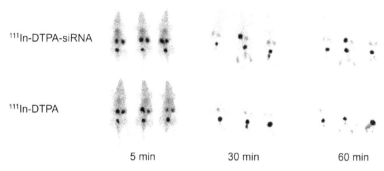

图 34.8　放射性元素标记 siRNA 的摄取闪烁成像图。通过静脉注射的方式将 111 In-DTPA(阴性对照)或 111 In-DTPA-siRNAMrp4 注射入大鼠(每组 3 只)中,随后在 1 小时内使用 γ 照相机记录放射性元素的生物分布情况。

　　Yumi 等人采用了一种基于流体动力学的方案将人工合成的 siRNA 或者 siRNA 表达质粒原形以大体积高流速的方式静脉注射进小鼠,反复操作,肝脏中目的 mRNA 和 Pgp 蛋白的含量分别通过实时定量 PCR 和 Western Blot 进行检测。结果表明,直接靶向于 mdr1a 的人工合成 siRNA 或者 siRNA 表达质粒(pDNAs)注射入小鼠体内后,实验组小鼠肝脏中 mdr1a 的 mRNA 表达量与阴性组小鼠相比降低至 50%~60%,在蛋白水平也检测到了少许降低。在注射了靶向于 mdr1a/1b 的 siRNA 表达质粒 pDNA 后出现了同样的实验结果。这些实验结果表明通过静脉注射 siRNA 的效应分子可以在 mRNA 水平和蛋白水平序列特异性地抑制 mdr1 基因的表达。Hino 等人使用流体动力学的方式向小鼠中静脉注射入大剂量的 OAT3siRNA,结果抑制了小鼠大脑毛细血管内皮细胞(BCECs)中相应基因的表达,OAT3 siRNA 可以被传递至 BCECs 中并能够抑制 BCECs 中内源性 OAT3 蛋白的表达。SiRNA 对 OAT3 蛋白的抑制作用足以减少 OAT3 的底物青霉素 G 由脑组织向血液中的转运量。使用流体动力学技术在体内进行 siRNA 干扰有可能成为研究血脑屏障功能和靶向 BCECs 的基因治疗有效手段。

　　值得注意的是,大多数运用于转运体的体内 RNA 干扰技术主要是确认转运体在多药耐药中的作用。严格控制 siRNA 向目的细胞的传递十分重要,同时使用抗原修饰的逆转录病毒、腺病毒和其他病毒载体系统可能会把 siRNA 靶向传递带来的问题降到最低。实验中使用 MDR1-FLuc 融合结构,通过注射 FLuc 的底物 D-荧光素可以使活体动物体内 Pgp 蛋白表达水平的下调更加直观(Pichler et al.,2005)。在小鼠肝脏中稳定表达了由逆转录病毒介导的靶向 MDR1-FLuc 的 shRNA 后,通过荧光检测发现 FLuc 介导的荧光减少了四倍(图 34.9),未插入目的基因的 shRNA 序列组或者空载体组的荧光信号均未改变。研究者们使用靶向 pMDR1-eGFP 的同样构型的 shRNA 采用流体动力学技术注射入小鼠肝脏内,进行了同样的实验,使用荧光显微镜观察小鼠肝脏区域后发现,只有靶向 MDR1 的 shRNA 组小鼠肝脏中 MDR1-eGFP 的表达产生了显著下调,而阴性对照组则没有。

　　因此,shRNA 的体内靶向传递和功能性表达是可行的,并且可以被应用于下调 MDR1 基因的表达。目前发现靶向 shRNA 可以明显下调细胞、肿瘤移植和哺乳动物肝脏中 MDR1 的

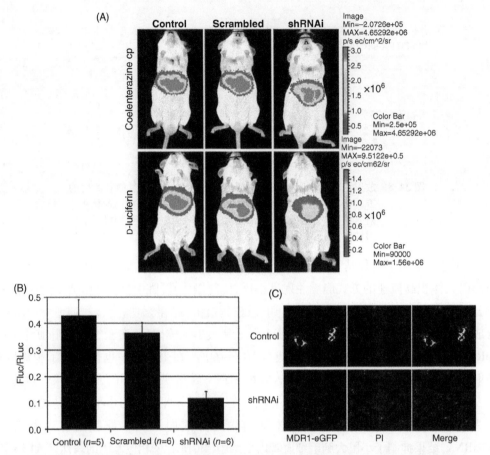

图 34.9 体内敲除 Pgp 蛋白：shRNA 介导的 Pgp 蛋白水平的下调。（A）典型的生物荧光成像：腔肠素代表 Rluc 的表达（顶端），D-荧光素代表 Pgp-FLuc 的表达（底端）。采用流体动力学的方式将带有 pRLuc-N3（1 μg 作为阴性对照）的 pMDR1-FLuc（1 μg）转染入小鼠体内，分别在阴性组（左）、未插入目的基因的 shRNA 组（中）和靶向 MDR1 的 shRNA 组（右）使用超过 10 倍的量。（B）来源于实验动物的定量数据：阴性组（n=5）、未插入目的基因的 shRNA 组（n=6）、靶向 MDR1 的 shRNA 组（n=6）。图表：校正了注射时的偏差后 FLuc/Rluc 的整体外排率，偏差为 ±SE。阴性组与靶向 MDR1 的 shRNA 组相比，P<0.002；未插入目的基因的 shRNA 组与靶向 MDR1 的 shRNA 组相比 P<0.003。（C）从分别采用流体动力学技术转染了 pMDR1-eGFP（1 μg）、超过 5 倍量的阴性 shRNA（顶部）或靶向 MDR1 的 shRNA 的动物从获得肝的冷冻切片，如图所示为切片的荧光共聚焦显微镜成像结果。组织荧光分别由 eGFP（左）和碘化丙啶（中）激发，随后将两者合并（右）。

表达，证明了它是一个减少体内多药耐药的可行手段。使用生物荧光标记的方法记录在活体动物的不同组织中 shRNA 干扰对 Pgp 的转运活性的影响和抑制作用可以为规避多药耐药提供有效的潜在敲除方案。

　　Chen 等人将腺病毒转染的靶向 mdr1b 的 RNA 干扰技术作为一个增强抗癫痫药（AEDs）对难治性癫痫敏感性的基因治疗手段。他们向复制缺陷型重组腺病毒中导入靶向

mdr1b1 的 shRNA, 然后将其成功转染进马桑内酯诱导的 Pgp 过表达 SD 大鼠星形胶质细胞模型中, 在给药后 7 天, 实验组的 mdr1b 和 Pgp 的表达以及罗丹明 123 的外排率均显著低于空白阴性对照组, 尤其是在 48 h 内, 抑制作用更加明显。实验结果表明, 使用腺病毒载体敲除 MDR 不仅可以避免毒副作用和低质粒核转染率, 而且也可以提高 mdr1b 基因沉默效率。Jiang 等人在小鼠的人舌鳞状细胞癌模型上通过使用沙门氏菌伤寒病毒作为靶向 MDR1 基因的 siRNA 的传递载体显著下调了 Pgp 的表达和增强了顺铂的治疗效果。Pan 等人通过将载体介导的靶向 MDR1 的 siRNA 传递至 Pgp 过表达的肿瘤细胞中, 在体内外实验中均实现了使阿霉素和多柔比星的灵敏度恢复到了正常水平的效果。在体内实验中, 通过腹腔注射或者原位给药的方式将病毒载体 pSUPER-shRNA/mdr1 转染进肿瘤细胞 (HepG2 和高表达 mdr1 的 HepG2), 使用流式细胞仪技术和免疫组化技术对肿瘤细胞进行了检测, 检测结果表明 dsRNA/mdr1 被成功地导入目的细胞, Pgp 在实验组中的表达显著低于阴性对照组 (65.1% vs. 94.1%, $P<0.05$), 实验组的肿瘤抑制率是 57.8%, 化疗药物治疗后, 实验组的小鼠肿瘤增长速率显著低于阴性组 (700 vs. 1 659, $P<0.05$)。Li 等人将 pSUPER-BCRP 质粒和脂质体联合使用, 用来传递靶向于 BCRP 的 siRNA, 随后通过腹腔注射的方式将其注射入多药耐药的肝癌裸鼠移植瘤模型中, RNA 干扰质粒 pSUPER-BCRP 显著下调了裸鼠肝细胞肿瘤组织中 BCRP 的 mRNA 表达水平和蛋白表达水平, 并且一定程度上缓解了多药耐药, 阿霉素治疗后, siRNA 注射组小鼠的肿瘤显著小于阴性对照组。

虽然, 病毒载体在移植瘤小鼠模型或疾病大鼠模型中已能够成功将 siRNA 或 shRNA 传递入肿瘤细胞中, 病毒载体并不具备 shRNA 的双重功能 (siRNA 和药物传递), 体内药物传递和成功靶向于肿瘤细胞仍然存在很大问题。MacDiarmid 等人提出了一种双重连续治疗手段, 首先使用含有通过生物特异性抗体 (BsAb) 靶向肿瘤的微细胞的 si/shRNA 敲除已知的药物耐药机制 (比如 MDR、Pgp、MDR1 过表达), 为了获得大量的敲除药物耐药调节蛋白的细胞, 实验预留出了充足的时间, 随后, 第二阶段的工作便是将靶向于 BsAb 的含有细胞毒药物的微细胞注射入小鼠, 这两步操作, 使用装有两种类型负荷 (siRNA 和药物) 的微细胞显著提高了移植瘤小鼠的生存率, 无毒副作用, 并且药物、siRNA 和抗体的使用量比传统的癌症系统治疗手段减少了上千倍。

既然体内 RNA 干扰技术在临床前动物模型中已被证实成功, 经验告诉我们选择正确的靶向目的基因的 siRNA 对于体内转染至关重要。传递系统在临床应用上仍然是一个问题, 目前的传递系统, 比如流体动力学静脉注射、电穿孔和载体系统对于人体来说仍然存在安全隐患, 因为正常组织同样表达转运体和酶, 沉默所有细胞的目的转运体的需求可能只局限于临床前研究和器械研究。因此, siRNA 在临床上的治疗作用可能需要其他避免进入非靶细胞中的技术的协同作用。

34.4　总结

自从 RNA 干扰通路发现以来, 除了目前已有的应用, RNA 干扰技术已被证明是分析基因功能的强有力的手段,它正在以很快的速度向生物药物研究领域的每个方面进行应用和扩张,研究者们使用这项技术的基因沉默功能探究了单个基因的生理功能以及他们在生化信号通路中的作用。使用 RNA 干扰技术敲除特定基因对于确证在药物代谢和配置、基因调节以及药物药物相互作用中单个药物代谢酶、药物转运体或者核受体的作用很有帮助。然而,在体内外实验中均发现了脱靶效应,若干 siRNA 分子的特异性未得到确证,研究者们在处理 RNA 干扰获得的数据时需要慎重,因为脱靶效应导致的其他机制也可能发生了作用。RNA 干扰技术的效果依赖于中间体的有效传递,比如 siRNA 和 shRNA 的寡核苷酸,如果目的是抑制动物体内的目的基因的表达,传递挑战则更加巨大。未来 siRNA 作为治疗药物用于临床是非常值得期待的,因为在研究药物转运体在 ADME 中的作用以及在疾病的治疗的作用中,RNA 干扰技术为处理复杂的机理数据提供了可行的解决方案。除了个别有效的临床应用之外,将 RNA 干扰技术发展成为临床上使用的常规技术,最大的难点在于体内的 siRNA 传递效率。

致谢

作者感谢 Heidi Correira 女士专业的校对工作。

(胡立荣译;姜利芳审校)

参考文献

附录

药物代谢酶和生物转化反应[①]

NATALIA PENNER, CAROLINE WOODWARD, AND CHANDRA PRAKASH

A.1 引言

药物代谢酶是一组多样化的蛋白质,负责代谢各种各样的外源性化学物质,包括药物、致癌物、农药、污染物和食品中的毒性物质,和内源性物质,如类固醇、前列腺素和胆汁酸(Coon, 2005; Brown et al., 2008; Rendic and Guengerich, 2010)。化学物质在药物代谢酶的作用下经过代谢转化,形成更亲水的(水溶性)、极性的物质,这不仅能增强它们在体内的清除能力,还能产生通常在药理上没有活性且相对无毒的化合物。因此,细胞的化学和功能稳态在面对化学物质挑战时得以维持。然而有的时候,化学物质在代谢酶作用下经过代谢生物转化会生成具有药理活性的代谢产物(Fura et al., 2004)和/或者毒性的代谢产物(Baillie, 2003, Kalgutkar et al., 2005, Zhou et al., 2005)。

外源性物质,包括药物和环境中的化学物质,通过 4 种不同的反应发生代谢:氧化、还原、水解和结合(Parkinson and Ogilvie, 2008)。前 3 种反应(氧化、还原和水解)通常被归为一类,称为官能团(Ⅰ相)反应;而结合反应称为Ⅱ相反应。最近,为了识别膜转运蛋白对药物及其代谢物的胆汁排泄作用,以及这些化合物在肝细胞膜上的外排作用,提出了第三相代谢反应(Ⅲ相)。

Ⅰ相代谢反应在分子内引入或暴露出官能团(如-OH、-COOH、-NH$_2$ 或-SH)以增强其亲水性。它可以通过直接引入官能团(如芳香族和脂肪族羟基化)或者改变原有的官能团(如醛和酮还原为醇、醇氧化为酸、酯和酰胺的水解、偶氮和硝基化合物的还原以及 N-、O- 和 S- 氧化脱烷基化)(Parkinson and Ogilvie, 2008)。Ⅰ相药物代谢氧化酶包括细胞色素 P450s 酶(CYPs 或 P450s)、黄素单氧酶(FMOs)、单胺氧化酶(MAOs)和黄嘌呤氧化酶/醛氧化酶(XO/AO)。Ⅱ相代谢反应包括葡萄糖醛酸结合、硫酸结合、甲基化、乙酰化、氨基酸(如甘氨酸、谷氨酸和牛磺酸)和谷胱甘肽(GSH)结合(表 A.1)。这些反应的辅酶因子与外源性物

[①] 本章出现得比较晚,通常应该放在 A 部分第 2 章之后。编辑们认为这是读者想要获得的重要信息,因此我们决定将本章收录到书中,尽管它并不在理想的位置。

表 A.1 常见生物转化反应、药物代谢酶、主要肝亚型及其细胞定位

反应类型	参与反应的药物代谢酶	主要（肝）酶亚型	细胞中的定位	需要的辅因子
氧化反应	细胞色素 P450 酶	CYP3A4,2D6,2C, 1A2, 2E1	微粒体	O₂,NADPH
	黄素单氧化酶	FMO3,FMO4,FMO5	微粒体	O₂,NADPH
	过氧化物酶		线粒体外膜	O₂,H₂O
	单胺氧化酶	MAO-A、MAO-B	细胞溶质	NAD⁺
	醇脱氢酶	ADH1A,1B,1C	线粒体、细胞溶质	NAD(P)⁺
	醛脱氢酶	ALDH1、ALDH2	细胞胞质	O₂,H₂O
	醛氧化酶	AO	细胞胞质	O₂,H₂O
	黄嘌呤氧化酶	XO	肝微粒体	O₂
	前列腺素 H 合成酶	PHS-1、PHS-2		
还原反应	硝基还原酶	P450、非 P450 酶	微粒体、微生物菌群	NADPH
	偶氮还原酶	P450、非 P450 酶	微粒体、微生物菌群	NADPH
	醛酮还原酶	AKR1A1,1B1,1C1-4,1D1	细胞溶质、微粒体	NADPH,NADH
	醌还原酶	NQO1、P450 还原酶	细胞溶质、微粒体	NAD(P)H,NADPH
水解反应	环氧化物酶	EPHX1 (mEH)、EPHX2 (sEH)	微粒体、细胞胞质	H₂O
	酯酶	hCE1、hCE2	微粒体、细胞溶质、溶酶体	H₂O
	肽酶	氨肽酶、羧肽酶和肽链内切酶	细胞溶质	H₂O
结合反应	尿苷二磷酸葡糖醛酸转移酶	UCT1A1,1A3,1A4,1A6,1A9,2B	血浆膜、微粒体	H₂O,UAPGA
	磺酸基转移酶	SULT1A1,1B1,1E1,2A1	细胞溶质	PAPS
	甲基转移酶	COMT、PNMT、TPMT 等	细胞溶质、微粒体	SAM
	N-乙酰基转移酶	NAT1、NAT2	细胞溶质、线粒体	乙酰辅酶 A
	氨基酸结合酶	乙酰辅酶 A 合成酶、乙酰辅酶 A：氨基酸 N-乙酰基转移酶等	细胞溶质、微粒体、线粒体	ATP,乙酰辅酶 A、氨基酸
	谷胱甘肽-S-转移酶	GST A1-1, M1-1, P1-1	细胞质	GSH

质上存在的或在Ⅰ相生物转化过程中引入的官能团反应。Ⅱ相结合反应的药物代谢酶包括尿苷5'-二磷酸(UDP)葡萄糖醛酸转移酶(UGTs)、磺基转移酶(SULTs)、谷胱甘肽S-转移酶(GSTs)、N-乙酰转移酶(NATs)和甲基转移酶(N-甲基-、硫甲基-和巯基嘌呤甲基-)。结合代谢产物极性相对较大,因此很容易从体内排出(尿液或胆汁,取决于化合物的分子量[MW])。事实上,前200种上市药物中的大多数(>75%)都是通过代谢进行清除。参与药物代谢的药物代谢酶中,占主导地位的是P450酶,其次是UGTs和酯酶;合在一起,参与的反应一共占~95%的药物代谢。其他酶参与的反应仅占约市售药物的5%(Williams et al., 2004)。

代谢被认为是生物利用度差(首过效应)、药物反应个体间差异、和/或通过抑制或诱导药物代谢酶而引起药物-药物相互作用的最主要原因之一(Rock et al., 2008)。目前,来自体内临床前和体外人体组织研究的数据可用于预测安全性和人体药代动力学,并评估一个新化学实体(NCE)作为成功的人用候选药物的潜能。然而,>50%的药物因为毒性或不良的药代动力学导致Ⅰ期临床试验失败。即使在药物上市后,由于一些药物的不良反应(早期临床试验中未见过),该药物也有可能退出市场上或获得警告标签(黑匣子)。这主要是由于药物代谢酶在表达、活性、抑制、诱导、药物遗传学和调控方面的物种差异导致(Guengerich, 2003;Zhou et al., 2009;Crettol et al., 2010)。

许多药物代谢酶表现出基因多态性,可被联合用药和/或者饮食抑制或是诱导,从而改变其催化活性或是表达水平。核受体如芳烃受体(AhR)、孕烷X受体(PXR)和组成型雄甾烷受体(CAR)一起被认为在调节药物代谢酶的催化活性中起着关键作用。此外,药物代谢酶在人体中的表达和活性明显受到各种其他因素的影响,例如慢性疾病、年龄、怀孕和环境中的激素变化等。过去六十年中,在动物和人类的药物代谢酶的表征、表达、功能和调节等方面取得了巨大进展(Coon, 2005;Rendic and Guengerich, 2010)。尽管有一些重叠,但每种酶在它们代谢的药物中都表现出不同的底物选择性。在某些情况下,一组内的几种酶,甚至不同组的酶都能催化相同的反应。在这篇综述中,我们总结了这些酶在药物发现和开发中的知识和应用的最新进展,特别强调了它们在药物代谢中的作用。此外,还将讨论由药物代谢酶介导的最常见和不常见的生物转化反应。

A.2 氧化酶

氧化反应由P450、FMO、MAO、钼羟化酶(AO/XO)、醇脱氢酶(ADH)、醛脱氢酶(ALDH)和前列腺素H合酶(PHS)催化。这些酶负责大多数(>75%)已上市药物的代谢(Guengerich and Rendic, 2010)。

A.2.1 P450

细胞色素P450酶是指位于内质网膜上的一大批酶,属于血红素蛋白超家族。从细菌到人类,大多数生命体系中都存在 P450s,迄今为止有超过 11 500 个的基因被报道。P450 的底物范围从小分子(乙烯,MW = 28)到大分子(环孢菌素,MW = 1201)(Testa and Kramer, 2007)都有。P450 氧化的催化循环是一个复杂的多步骤过程,包括 CYP 酶、NADPH(烟酰胺腺嘌呤二核苷酸磷酸)作为电子供体,以及黄素腺嘌呤二核苷酸(FAD)作为电子传递桥梁。P450 作为单加氧酶,通过 NADPH-P450 还原酶,由 NADPH 提供的电子激活分子氧,并将一个氧原子插入底物中,另一个氧原子还原为水(反应式 A. 1 和 A. 2)。还原酶的存在和充分的功能是药物被 CYP450 有效氧化的决定因素。P450 介导的反应被一氧化碳(CO)抑制,因为亚铁离子和血红蛋白一样优先结合 CO:

$$XH + O_2 + NADPH + H^+ \rightarrow XOH + H_2O + NAD(P)^+ \tag{A.1}$$

$$X + O_2 + NADPH + H^+ \rightarrow XO + H_2O + NAD(P)^+ \tag{A.2}$$

P450 酶按其氨基酸序列同源性分为家族和亚族。药物代谢 P450 酶被分为 1、2、3 和 4 亚家族。这些亚家族进一步分为多个亚型(Prakash and Vaz, 2009)。大约有 57 个人类 P450 基因和 58 个伪基因在其催化特异性和组织表达模式方面表现出主要差异。在人类肝脏中,至少有 18 种不同的 P450s,而仅来自 1、2 和 3 家族的 10 种(CYP1A2、CYP2A6、CYP2B6、CYP2C8、CYP2C9、CYP2C19、CYP2D6、CYP2E1、CYP3A4 和 CYP3A5)酶催化大多数上市药物的肝脏代谢。主要 P450 的临床相关底物、抑制剂和诱导物的清单不断更新,并可以在 Parkinson and Ogilvie(2008)中找到。

CYP1A2 主要存在于肝脏中,在肝外组织中表达水平较低。在人肝脏中,它占 CYP 总量的 10%~15%。CYP1A2 底物是规则芳香烃/杂环胺和酰胺,具有一个推定的 H-键供体位点。CYP1A2 参与约 4% 的上市药物的代谢,包括对乙酰氨基酚、非那西丁、他克林、罗匹尼罗、利鲁唑、茶碱、普罗帕酮、他莫昔芬和咖啡因。它还在多环芳烃(PAHs)、芳香胺和杂环胺的代谢活化过程中起重要作用。

CYP2A6 在肝脏中表达,约占肝 CYP 总量的 4%。它是人肝微粒体中香豆素 7-基化的主要催化剂,也可能是唯一的催化剂。CYP2A6 的底物是相对低分子量和具有两个离代谢位点 2~3Å 和 5~7Å 的 H-键受体的非平面分子。CYP2A6 参与约 1% 的药物氧化反应,如尼古丁、环磷酰胺、异环磷酰胺、齐多夫定和法曲唑。此外,CYP2A6 在多种前致癌物和前突变物的活化中也起着重要作用,尤其是亚硝胺。

CYP2B6 在肝脏和一些肝外组织中表达,约占肝脏 CYP 总量的 1%。CYP2B6 参与约 2% 的上市药物的代谢,例如,抗癌药物:环磷酰胺和他莫昔芬,麻醉剂:氯胺酮和异丙酚。有报道在肝脏 CYP2B6 的表达中存在 25~250 倍的显著个体差异。CYP2C8、2C9 和 2C19 是人 CYP2C 亚家族的成员,它们一共约占人肝脏中总 CYP 的 20%~25%。CYP2C8 和 2C9 是主要的亚型,分别占人类 CYP2C 总量的 35% 和 60%,而 2C19(2%)是少量表达的 CYP2C 亚型。CYP2C 亚家族参与了约 20%~25% 上市药物的代谢。CYP2C8 参与视黄醇、视黄酸、花生四烯酸,苯并芘和抗癌药物紫杉醇的代谢。CYP2C9 底物是具有离亲脂性氧化位点 5~8 Å

处有一个或两个 H-键供体/受体的中性和酸性分子。CYP2C9 在包括甲苯磺酸、苯妥英、S-华法林、布洛芬、双氯芬酸、吡罗昔康、替诺昔康、甲芬那酸、氯沙坦、格列吡嗪和托拉塞米在内的许多临床重要药物的代谢中发挥重要作用。CYP2C19 底物为中性或弱碱性化合物,具有两个或三个相距 4~5 Å 的 H-键供体/受体,距离代谢位点 5~8 Å。CYP2C19 可以代谢(S)-甲苯妥英、奥美拉唑、丙咪嗪、地西泮、部分巴比妥类药物和氯胍。

CYP2D6 酶在各种组织中表达,包括肝、肾、胎盘、脑、乳腺、肺和小肠。尽管 CYP2D6 在人肝脏中的表达水平很低,仅占 CYP 总蛋白的 3%,但这种酶负责许多治疗用药物的代谢,如阿米替林、丁呋洛尔、可待因、异喹胍、右美沙芬、芬太尼、吗啡、帕罗西汀、普罗帕酮、金雀花碱和他莫昔芬。经 CYP2D6 代谢的药物的共同特征是在距离氧化位点 5~7 Å 处存在至少一个碱性氮原子。

CYP2E1 在许多组织中表达,例如鼻、肺和肝脏,约占人肝脏中 CYP 总量的 7%。CYP2E1 底物是中性的、小的、相对规则的分子,且具有一个或两个距离代谢位点 4~6 Å 的 H-键供体/受体。CYP2E1 只参与了 2%~3% 的药物代谢,如对乙酰氨基酚、咖啡因和氯唑沙宗,后者被认为是 CYP2E1 活性的标志物。CYP2E1 是形成活性氧中间体最活跃的 CYP 酶,例如超氧自由基,可导致组织损伤。

人体中 P450 的 CYP3A 亚家族由几种酶组成,约占肝脏 P450 总含量的 28%~40%。人类 CYP3A 家族在临床上非常重要,因为它已被证明可以催化几乎所有治疗类药物中大量结构多样的分子的代谢。据估计,CYP3A 亚家族参与 35%~50% 所有上市药物的代谢。CYP3A4 是人肝 CYP3A 亚家族主要的酶,而 CYP3A5 仅存在于 ~20% 的人肝脏中。CYP3A4 和 3A5 在胃、肺、小肠和肾组织中也有表达。CYP3A4 底物的分子量范围从小分子(乙烯,MW = 28)到非常大的(环孢菌素,MW = 1201)分子都有。大多数 CYP3A4 底物也能被 CYP3A5 代谢。经 CYP3A 代谢的药物有特非那定、咪达唑仑、三唑仑、奎尼丁、利多卡因、卡马西平、硝苯地平、他克莫司、氨苯砜、红霉素和右美沙芬。

A.2.2 FMOs

黄素单氧化酶(FMOs)是位于内质网依赖 NADPH 和氧的微粒体黄素酶,与 P450s 类似。FMO 氧化一些含"软亲核"杂原子的药物和外源性物质,如氮、硫和磷。哺乳动物 FMO 基因家族由 FMO1、FMO2、FMO3、FMO4、FMO5 等五种酶组成,它们分别在肝、肺、肠、肾和脑等组织中表达存在差异(Cashman and Zhang,2006)。

FMO1-主要位于肾脏和胎儿肝脏,不存在于成人肝脏中,对叔胺和硫化物有高特异性。

FMO2-位于肺和肾脏。

FMO3-肝脏,具有多个等位基因变体的多态性,三甲胺加氧酶-导致"鱼腥症"活性降低的变种。

FMO4-广泛分布于肝脏、肾脏、小肠和肺中。

FMO5-在人肝、肺、小肠和肾脏中表达。

在所有 FMO 同工酶中,FMO3 具有广泛的底物特异性,包括生理学方面和植物衍生的叔胺、三甲胺、酪胺和尼古丁;常用药物包括西咪替丁、雷尼替丁、氯氮平、甲巯咪唑、伊托必利、酮康唑、他莫昔芬和硫化舒林酸;农药,如有机磷和氨基甲酸盐。FMO 介导的硫化物氧化反应途径如图 A.1 所示。

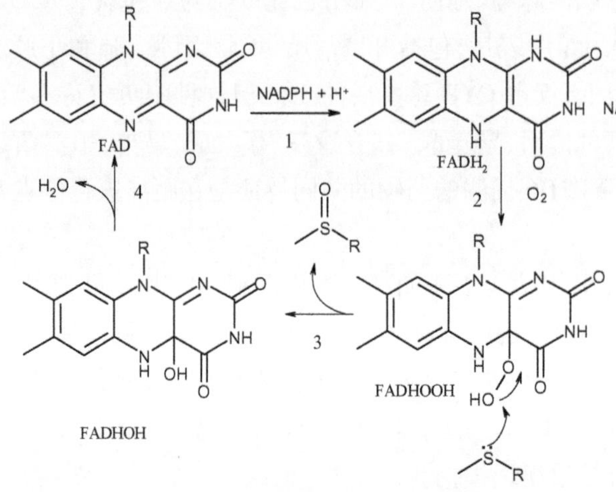

图 A.1 FMO 酶的催化循环。

反应由① NADPH 还原 FAD 开始,② 然后 $FADH_2$ 被 O_2 氧化,③ 生成的反应复合物 FADHOOH 与底物反应,④ 酶在失去水分子后转化为初始状态。

FMO 催化的氧化对 CO 失活不敏感,可通过 CO 失活实验与 P450 进行区分。与 P450 相反,FMO 是热不稳定的酶,在 50℃,无 NADPH 的情况下孵育反应混合物时,FMO 酶会发生变性。

A.2.3 MAOs

单胺氧化酶(MAO)属于黄素蛋白酶,黄素的胺氧化还原酶家族,并且每个多肽链含有一个共价结合的 FAD。这些酶存在于体内大多数细胞类型的线粒体外膜中,但也可存在于由冷冻组织制备的微粒体悬浮液中。MAO 催化不同结构的胺的氧化脱氨和脱氢,包括神经递质多巴胺、去甲肾上腺素、5-色胺、酪胺和 2-苯乙胺,以及一些含有环烷基胺和无环烷基胺的药物和外源性物质。已知有两种酶,MAO-A 和 MAO-B,它们在脑、肝、肺、肠、肾和血小板组织中的表达不同。MAOs 抑制剂用于精神病学治疗抑郁症和神经病学治疗帕金森病。MAO-A 和 MAO-B 在神经毒素 1-甲基-4-苯基-1,2,3,6-四氢吡啶(MPTP)生物活化成有诱导帕金森样作用的毒性代谢物过程中起着关键作用。

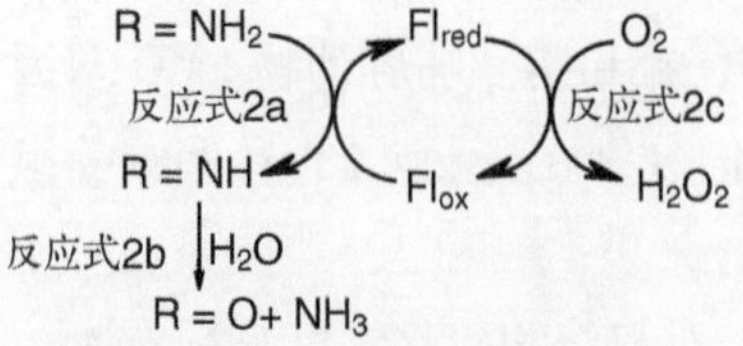

图 A.2 MAO 酶的反应循环。

MAO 的反应循环过程如图 A.2 所示。双电子氧化导致亚胺的形成和蛋白结合的 FAD 的减少(反应式 A.2a)。亚胺非酶水解成羰基化合物(反应式 A.2b)。在第二个反应中,还原的 FAD(FADH2)被氧分子重新氧化,并产生过氧化氢(反应式 A.2)。

MAO 参与反应需要氧气,因为它参与了酶的再生。然而,与 P450 不同的是,最终产物中的氧原子不是来自氧分子,而是来自水。通过在 ^{18}O 标记的水中进行实验,可用于区分 CYP 和非 CYP 介导的反应。此外,与 P450 不同,MAO 介导的反应不被 CO 抑制。

α-氢的存在是上述反应进行的必要条件,有空间位阻的胺不能与黄素结合;因此,它们不会被 MAO 氧化。一些胺类药物如氟西汀(Prozac〔Eli Lilly, Indianapolis, IN, USA〕)、甲基苯丙胺、去甲替林、他莫昔芬和普萘洛尔不被 MAO 氧化,由于中间体是一种通过共振稳定的碳阴离子,因此 MAO 介导的氧化反应具有区域选择性,且取决于 α-氢的酸性。苄基氢和烯丙基氢的酸度比烷基氢高得多,因此前两者优先被代谢。MAOs 可被乙炔-胺衍生物特异性不可逆地灭活,例如氯吉灵(MAO-A)、司来吉兰和帕吉林(MAO-B)等,因此这些化合物可用于区分两种酶。

A.2.4 钼羟化酶(AO 和 XO)

钼羟化酶包括 AO 和 XO,是由两个相同大小的亚基组成的分子量约为 300000 Da 的酶。每一个都包含一个 FAD 分子和一个钼原子,并以钼原子为核心形成钼蝶呤辅因子。这些酶在心脏、大脑、肝脏、肺上皮细胞、肾脏、小肠和胎盘等组织中都有表达。AO 和 XO 在组织的分布存在较大差异。一直有报道 XO 在近端肠和哺乳期乳腺中有高水平表达和活性,而 AO 活性通常在肝脏、肺、肾和脑中有高水平表达。哺乳动物肝细胞质中 AO 的活性有相当大的变异性。人类表现出最高的活性,大鼠和小鼠表现出低活性,而犬中没有可检测到 AO 活性(Garattini et al., 2008;Prakash and Vaz,2009)。

钼羟化酶催化氧化和还原反应。与 P450 不同的是,钼羟化酶催化氧化生成还原性等价物,尽管这两种酶都使用氧分子作为基质,但是被加入到底物中的氧原子来自水而不是氧分子。这些酶催化的反应遵从通用反应式(A.3):

$$RH + H_2O \rightarrow ROH + 2e^- + 2H^+ \tag{A.3}$$

AO 和 XO 是细胞质酶,两者密切相关。然而,它们的底物/抑制剂特性不同。AO 催化一系列醛氧化生成相应的羧酸。此外,AO 还参与了一些临床上重要药物的代谢,如泛昔洛韦、扎来普隆、唑尼沙胺和齐拉西酮。XO 具有比 AO 更窄的底物特异性,主要对嘌呤和嘧啶有活性。XO 在几种化疗试剂的氧化过程中起作用,并与丝裂霉素 B 的生物激活有关。一般来说,氧化反应包括亲核攻击缺电子的碳,将芳香 N-杂环化合物和醛类化合物氧化成羧酸。此外,AO 和 XO 还催化 N-和 S-官能团的还原,如 N-氧化物、亚砜、异羟肟酸,以及噻唑和异噻唑类的还原环裂解(Benedetti et al., 2006;Prakash and Vaz, 2009)。AO 和 XO 可分别用甲萘醌和别嘌呤醇在体外进行鉴别。

A.2.5 ADHs

乙醇脱氢酶(ADHs)是一类含锌酶,以 $NAD^+/NADH$ 为辅助因子,催化醇可逆氧化成醛

或酮(反应式 A.4):

$$CH_3CH_2OH + NAD^+ \rightarrow CH_3CHO + NADH^+ + H^+ \qquad (A.4)$$

ADHs 几乎全部位于细胞的细胞质中,分为七类。ADH 类在同一生物体内具有<70%的氨基酸序列同源性,并且单一类别中乙醇脱氢酶同工酶有>80%的同源序列。人类 ADH 是由两个 40-kDa 亚基组成的二聚体蛋白质,参与乙醇、乙胺丁醇、氢嗪、塞来昔布、阿伐卡韦和非尔氨酯等几种外源性物质和药物的代谢。吡唑及其 4-烷基取代衍生物是许多 ADH 的有效抑制剂(Benedetti et al., 2006)。

A.2.6 ALDHs

醛脱氢酶(ALDHs)是一类依赖性 NAD(P)$^+$的超家族酶,它催化多种醛氧化成相应的羧酸(反应式 A.5):

$$RCHO + NAD + H_2O \rightarrow RCOOH + NADH_2 \qquad (A.5)$$

大约有 17 种人类 ALDH 基因,根据其氨基酸序列的同源性,分为 10 个家族和 13 个亚家族。与 P450 类似,拥有≥40%同源序列的蛋白被分派到由阿拉伯数字命名的特定家族,而拥有≥60%同源序列的蛋白被分派到在由字母命名的相同亚家族。除了内原型物质外,人类醛脱氢酶还参与甲醇、乙胺丁醇、羟嗪环磷酰胺和硝基甘油等外源性物质和药物的代谢(Benedetti et al., 2006)。

A.3 还原酶

还原反应由醛酮还原酶(AKRs)、偶氮还原酶(AZR s)、硝基还原酶(NTR s)、醌还原酶(QR s)、P450s、ADH 和 NADPH-P450 还原酶催化。

A.3.1 AKRs

醛酮还原酶(AKRs)是可溶性 NADPH 依赖性氧化还原酶,其能够将醛和酮还原为醇。已知的人类 AKR 酶可以转化大量的底物,这可以导致它们产生生物活性或解毒(Jin and Penning,2007;Barski et al., 2008)。AKRs 的命名包括识别家族的数字(AKR1)、指定亚家族的字母(AKR1A)以及指定独特蛋白质的第二个数字(AKR1A1)(例如,人醛还原酶)。哺乳动物 AKR 在 AKR1、AKR6 和 AKR7 家族中发现,AKR1 是 15 个家族中最大的。AKR 成员的完整列表可以在 http://www.med.upenn.edu/akr 中找到(Jin and Penning, 2007)。

大多数人类 AKRs 属于 AKR1 家族,人类同源酶包括醛还原酶(AKR1A1)、醛糖还原酶(AKR1B1 和 AKR1B10)、羟基类固醇脱氢酶(HSDs)(AKR1C1-AKR1C4)和类固醇 5β-还原酶(AKR1D1)。其他人类 AKR 酶包括黄曲霉毒素醛还原酶的人类同源物(AKR7A2 和 AKR7A3)(Jin and Penning, 2007; Barski et al., 2008)。

辅酶(NADPH)和底物与酶的不同位点结合并在活性位点聚合。从 NADPH 转移到底物的氢通常是立体特异性的。人类 AKR 参与合成激素(Kang and Kim, 2008)、化疗药物(Jin and Penning, 2007; Novotna et al., 2008)和中枢神经系统(CNS)药物(Jin and Penning, 2007)的代谢。AKR 的天然底物包括糖、脂醛、视网膜、类固醇和前列腺素(Jin and Penning, 2007; Barski et al., 2008)。AKR 还参与尼古丁衍生的致癌物的解毒(Jin and Penning, 2007)。

A.3.2 AZRs 和 NTRs

偶氮还原酶(AZRs)可以还原偶氮染料中的偶氮键(N=N),生成相应的胺(反应式 A.6):

$$Ar-N=N-Ar' + 2NAD(P)H \rightarrow Ar-NH_2 + NH_2-Ar' + 2NAD(P)^+ \quad (A.6)$$

大多数 AZR 同工酶能还原甲基红,但不能还原磺酸偶氮染料。已经证实粪肠球菌的细胞粗提取物可以利用 NADH 和 NADPH 作为电子供体还原偶氮染料(Macwana et al., 2010)。

硝基还原酶(NTR)家族是一组黄素单核苷酸(FMN)或 FAD 依赖和 NADPH 依赖的酶,它们代谢硝基取代类化合物的广泛底物,生成相应的羟胺(图 A.3)。

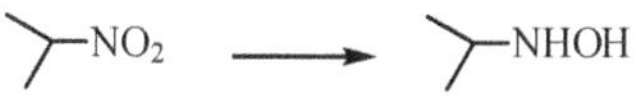

图 A.3 硝基取代化合物的还原。

AZR 和 NTR 通常与细菌相关,除了锥虫之外,大多数真核生物中都不存在(Hall et al., 2010)。主要产生 AZR 和 NTR 酶的细菌属于梭菌和真菌。AZR 和 NTR 具有广泛的底物特异性,不同种属的细菌产生各种不同数量的酶。偶氮还原酶和硝基还原酶都是细胞外和氧敏感的,并且不受生理要求而快速生成的酶。在添加的 FAD 情况下,这两种酶的活性都增加。具有 NTR 活性的细菌降低了硝基芳香族化合物在艾姆斯氏(Ames)试验中的致突变性,而偶氮还原酶将一些偶氮染料代谢为潜在的基因毒性化合物(Rafii and Cerniglia, 1995; Oppermann and Maser, 2000)。

尽管硝基还原酶在体内的作用尚不清楚,但它们在抗癌基因治疗中对许多前药的代谢作用已被证实有益。来自大肠杆菌的 NTR NfsB 用于激活前药 CB1954 成为一种有效的双官能团烷化剂(Vass et al., 2009)。

A.3.3 QRs

醌还原酶 QRs(QR1 和 QR2)是利用 NAD(P)H 作为电子供体,催化醌类还原为氢醌的双电子还原反应的酶(Kepa et al., 1997; Long and Jaiswal, 2000; Oppermann and Maser, 2000; Ross, 2004)。醌还原酶的功能通过"ping-pong"机制实现,其中 NAD(P)H 与 QR 结合,还原 FAD 辅酶,然后释放,使醌类底物与酶结合并被还原。已知醌还原酶可以催化包括醌、醌亚胺和偶氮化合物在内的各种活性底物的还原,保护细胞免受氧化还原循环、氧化应激和肿瘤的侵袭(Kepa et al.，1997)。QR 的细胞抗氧化功能是维持维生素 E 和泛醌(辅酶 Q)保持还原和活性状态。NRH：醌氧化还原酶 2(NQO2)是典型的对 NQO1 抑制剂具有阻抗性，如双香豆素、cibacron blue 和 phenindone。黄酮类化合物，包括槲皮素和苯并芘是已知的 NQO2 抑制剂(Long and Jaiswal，2000)。

A.3.4 ADH, P450 和 NADPH-P450 还原酶

ADH 参与的反应相当简单，还原乙醛或亚胺的 2 个电子(反应式 A.7)：

$$RCHO + NAD(P)H + H^+ \rightarrow RCH_2OH + NAD^+ \tag{A.7}$$

P450 和 NADPH-P450 还原酶参与的还原反应不是很普遍，但是参与硝基、亚硝基、羟胺和 N-氧化物还原的酶已经被证实(Guengerich，2001)

A.4 水解酶

A.4.1 环氧化物水解酶(EHs)

环氧化物水解酶(EHs)属于广泛水解酶的子类别，包括酯酶、蛋白酶、脱卤素酶和脂肪酶(Beetham et al.，1995)。EHs 是一类催化化学活性环氧化物水解生成相应的 1,2-二醇产物的蛋白质。在哺乳动物种属中，至少有五种 EH 亚型：微粒体胆固醇 5,6-氧化水解酶、肝氧蛋白 A 水解酶、白三烯 A 水解酶、可溶性环氧化物水解酶(sEH)和微粒体环氧化物水解酶(mEH)。这些酶中的每一种酶在化学和免疫上都是不同的(Fretland and Omiecinski，2000)。

在过去的 30 年里，可溶性环氧化物水解酶(sEH)和微粒体环氧化物水解酶(mEH)是研究得最多的环氧化物水解酶。随着酶-底物中间体的形成，两步水解反应机制已被广泛接受。最后一步，即复合物的解离，是限速步骤。$H_2^{18}O$ 参与的单次实验(酶过量)显示 ^{18}O 没有参与乙二醇的形成，而是与蛋白质结合(Lacourciere and Armstrong，1993，1994)，这支持图 A.4 所示的机制。

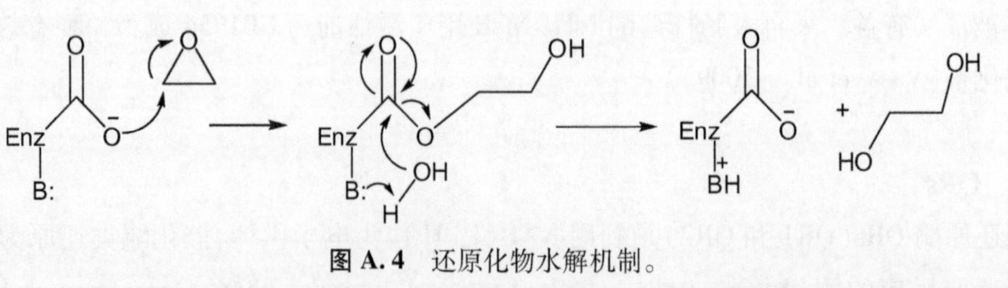

图 A.4 还原化物水解机制。

通过分离可溶性环氧化物水解酶(sEH)和微粒体环氧化物水解酶(mEH)的共价中间体获得了进一步的证据(Lacourciere and Armstrong，1993，1994)。酶-产物中间体的化学特征显示结构与 α-羟基烷基-酶复合物一致。哺乳动物微粒体环氧化物水解酶(mEH)在肝脏中高

度表达,具有广泛的底物选择性。微粒体环氧化物水解酶(mEH)能够使大量结构不同、高度活性环氧化物水解,例如苯并芘和雄甾烷环氧化物。

综上所述,环氧化物水解酶 EHs 在基因毒性环氧化物的解毒中起着重要作用,并且在生理过程的调节中通过调控具有环氧化物结构的信号分子发挥重要功能(Decker et al.,2009)。可溶性环氧化物水解酶参与花生四烯酸代谢,这对调节血管、肾脏和心脏功能很重要(Morisseau and Hammock,2005)。

A.4.2 酯酶和酰胺酶

酯酶和酰胺酶催化酯、硫酯或酰胺与水分子结合形成相应的酸和醇或是胺,与环氧化物水解酶(EHs)类似,酯酶属于 α/β-折叠水解酶家族的一员。它们具有共同结构和催化机理,包括共价中间体的形成和水解。这两种酶催化底物结合水分子,不需要额外的辅因子(图 A.5)。

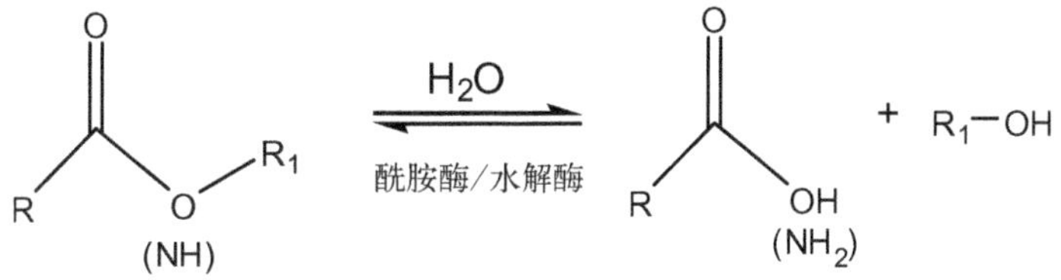

图 A.5 酯和酰胺的水解。

尽管酯酶催化的反应是不可逆的,但酯酶和酰胺酶的作用是可逆的,并且在某些情况下这些酶能够用来合成酯和酰胺。此外,酯酶和酰胺酶用两种底物(酯和水)形成两种产物(酸和醇或是胺)。酯酶和酰胺酶在维持机体正常生理机能和代谢、在生命系统中各种药物和环境毒物的解毒等方面发挥着重要作用,并在化学合成中越来越重要。

哺乳动物羧酸酯酶(CEs)属于多个基因编码的蛋白酶家族,根据氨酸序列的同源性,将同工酶分为 4 个主要的酯酶(CE)组(CE1-CE4)和几个亚组。两种主要的人同工酶 hCE-1 和 hCE-2 分别属于 CE1 和 CE2 类,并且这两种酶具有 48% 的序列同源性。人 hCE-1 在肝脏中高度表达,而在胃肠道中为低表达。另一方面,人 hCE-2 存在于小肠、结肠、肾、肝脏、脑和睾丸中。hCE-1 优先水解含小醇基的酯,而 hCE-2 催化含小酰基和大醇基化合物的水解。与 hCE-1 和 hCE-2 相比,新型的人类羧酸酯酶(CEs)hCE-3 在肝脏和胃肠道中表达极低。

A.5 结合反应(二相反应)药物代谢酶

结合酶包括Ⅱ相酶,如葡萄糖醛酸转移酶(UGTs)、磺酸基转移酶(SULTs)、谷胱甘肽-S-转移酶(GSTs)、N-乙酰转移酶(NATs)和甲基(N-甲基、S-甲基和巯基嘌呤-)转移酶。谷胱甘肽(GSH)结合物进一步代谢成半胱氨酸和 N-乙酰半胱氨酸加合物。大部分Ⅱ相反应导致化合物的亲水性增加和分布容积减小,这些都极大地促进化合物从体内排出。

A.5.1　UGTs

葡萄糖醛酸结合反应由 UGT 酶催化,UGT 酶主要位于肝、肾、肠、肺、前列腺、乳腺、皮肤、脑、脾和鼻黏膜的内质网(ER)中。葡萄糖醛酸结合反应需要辅因子尿苷-5-二磷酸-α-D-葡萄糖醛酸(UDPGA)。UGT 酶的活性位点面向内质网内腔。非极性底物可以通过内质网膜扩散,并可以在内质网腔中被结合。然而,必须将 UDPGA 转运到内质网中,且形成的产物必须转运出内质网(Bossyut and Blanckeart,1994a,b)。有证据表明内质网膜上有多种转运体,他们负责将葡萄糖醛酸结合产物从内腔转运到细胞质(Csala et al.,2004)。体外葡萄糖醛酸结合的筛选实验需要使用清洁剂或穿孔抗生素,例如阿拉霉素,破坏膜屏障并增强底物和辅因子进入活性位点。

根据序列同源性,UGT 酶家族分为两个亚家族,UGT1(1A1、1A3、1A4、1A5、1A6、1A7、1A8、1A9 和 1A10)和 UGT2(2A1、2B4、2B7、2B10、2B11、2B15、2B17 和 2B28)。(http://www.flinders.edu.au/medicine/sites/clinical-pharmacology/ugt-homepage.cfm)含有多种受体基团包括酚类、醇类、脂肪族胺类、芳香族胺类、硫醇类和羧酸类的所有类别的药物都是 UGT 的底物,据估计,该代谢途径约占药物代谢酶代谢的所有药物的 15%。葡萄糖醛酸化反应的位点是富含电子的亲核体,如 O、N 或 S 杂原子。不常见的实例,如双葡萄糖醛酸结合产物,其中两个不同的官能团都与葡萄糖醛酸结合(例如胆红素和吗啡);双葡萄糖醛基,两个葡萄糖醛酸串联连接到单个位点上;N-氨基甲酰葡萄糖醛酸(例如舍曲林和 varenceline),其中甲酰基与葡萄糖醛酸结合;在体内已经发现 UDP-糖的糖基化(如巴比妥酸盐的葡糖苷酸化)。除猫科动物外,所有哺乳动物都有葡萄糖醛酸结合反应(Tukey and Strassburg,2000)。

A.5.2　SULTs

磺化反应由 SULTs 催化,SULTs 是一个大型的多基因家族,主要存在于肝脏、肾脏、肠、肺、血小板和大脑中。在哺乳动物中发现了两类 SULTs:① 高尔基体中的膜结合 SULTs,对细胞黏附、轴突功能、T 细胞反应、细胞增殖以及病毒和细菌感染的调控等许多生物过程都很重要(Grunwell and Bertozzi,2002;Grun-well et al.,2002);②细胞质中的可溶性 SULTs,可催化各种药物的磺化反应(Gamage et al.,2006)。

磺化反应需要辅因子 3′-磷酸腺苷-5′-磷酸硫酸盐(PAPS)以及将磺酸根离子(SO_3^-)而非硫酸根离子(SO_4^-)从 PAPS 转移至外源性物质上,该反应由 SULT 酶催化。结合反应可以发生在-C-OH、-N-OH 和-NH 侧链上,生成 O-硫酸盐和 N-硫酸盐。辅因子 PAPS 由无机硫酸盐和 ATP 通过原核生物中的硫酰酶和腺苷 5′-磷酸激酶以及包括人类在内的高等生物中的双功能酶 PAPS 合成酶(PAPSS)合成。

迄今为止,已在人类中鉴定出 11 种 SULT 亚型,它们被分为两个亚家族,酚类 SULTS(SULT1)和羟基类固醇 SULTS(SULT2)(Blanchard et al.,2004)。SULT1 由至少 8 种亚型组成,负责催化小分子酚类化合物、雌激素、儿茶酚胺和许多治疗药物的结合反应(Meloche 和 Falany,2001)。据报道,SULT1A 亚型负责几种治疗药物的代谢。虽然磺化反应可导致药理和毒理活性降低,但有些情况下毒性与毒性相互关联(Wang and James,2006)。其他药物必须转化为磺酸盐结合产物才能得到预期的药理作用(Wang and James, 2006)。

A.5.3　甲基转移酶(MTs)

甲基转移酶(MTs)参与甲基从 S-腺苷甲硫氨酸(SAM)转移至含有-C,-O,-N 或-S 官能团的外源性或内源底物上。与其他结合反应不同,外源性物质的甲基化形成更疏水的代谢物,除含吡啶的外源性物质的 N-甲基化如尼古丁和硫醚的 S-甲基化。与 SAM 中锍离子结合的甲基具有碳鎓离子的特征,通过从富电子杂原子的亲核进攻转移到外源性或内源底物上。有许多 MTs 分布在体内。催化外源性物质甲基化的主要酶有烟酰胺 N-甲基转移酶(NNMT)、硫嘌呤甲基转移酶(TPMT)、硫醇甲基转移酶(TMT)、儿茶酚-O-甲基转移酶(COMT)和组胺 N-甲基转移酶(HNMT)。

N-甲基转移酶(NNMT)甲基化含有吡啶环的化合物,例如烟酰胺或吲哚环如色氨酸和血清素。S-甲基化由 TPMT 和 TMT 两种酶催化。TPMT 存在于胞质溶质中,其优先催化芳香族和杂环化合物的甲基化,如硫嘌呤类药物。另一方面,TMT 是一种微粒体酶,优先催化脂肪族巯基化合物的甲基化。

TPMT 和 TMT 具有明显的抑制剂敏感性,在外源性物质甲基化中可以很容易地区分它们的相对作用。2,3-二氯-α-甲基苄胺(DCMB)是 TMT 的抑制剂,而对茴香酸是 TPMT 的抑制剂。尽管这两种酶是独立调节的,但它们的表达是由遗传因素决定的。最值得注意的是,TPMT 遗传多态性导致硫嘌呤类药物的毒性和治疗效果在临床上存在显著的个体差异(Weinshilboum et al. , 1999)。COMT 是第一个用生物化学方法表征的 MT。COMT 负责内源性和外源性儿茶酚化合物的 O-甲基化。COMT 的底物是神经递质,如多巴胺、去甲肾上腺素和肾上腺素等,以及儿茶酚类药物,如抗帕金森病药物多巴和抗高血压甲基多巴。

A.5.4　NATs

N-乙酰转移酶(NATs)催化芳香胺和酰基肼的依赖乙酰辅酶 A(CoA)的 N-乙酰化,以及 N-基芳香胺的 O-乙酰化。NATs 是细胞质酶,存在于大多数哺乳动物的肝脏和许多其他组织中。人类表达了两种不同的同工酶,分别命名为 NAT1 和 NAT2,其显示 75%~90% 的序列同源性。NAT1 在许多组织中表达,而 NAT2 主要在肠和肝中。N-乙酰化(人类和大鼠)的底物特异性交叉重叠和种属差异已经被表征。在大多数情况下,通常认为这种反应可导致潜在毒性外源性化合物的解毒作用。然而,NAT 还通过 N-基芳香胺的 O-乙酰化形成不稳定的乙酰氧基酯来参与生物活化反应,乙酰氧基酯分解成高活性诱变剂,并与细胞大分子形成加合物。

N-乙酰化反应通过两个连续步骤进行。第一步,乙酰辅酶 A 的乙酰基转移到 NAT 活性位点的半胱氨酸残基上,释放出 CoA(图 A.6)。第二步,乙酰基从乙酰化酶转移到底物的氨基上,同时酶再生。胺的碱性决定了 N-乙酰化的速率。对于碱性胺,N-乙酰化的速率由第一步确定;而对于碱性较弱的胺,N-乙酰化的速率由第二步确定。

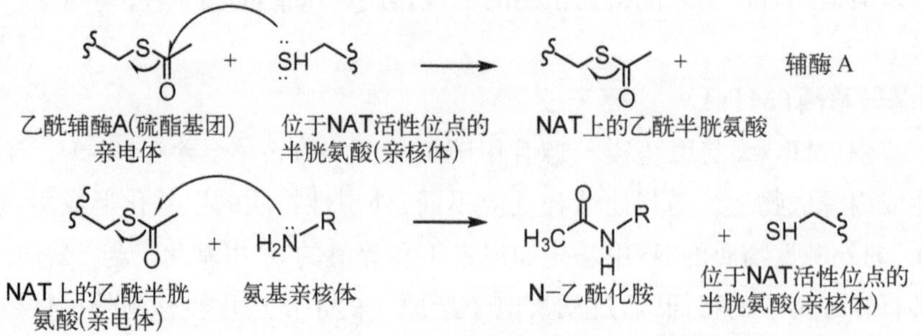

图 A.6 乙酰化机制。

A.5.5 GSTs

GST 酶家族催化三肽(γ-glu-cys-gly)(GSH)亲核攻击外源性物质在 I 相氧化过程中形成的各种软亲电体。GST 不仅在亲电性外源物质的解毒中起重要作用,而且在氧化反应过程中形成的内源性次级代谢产物的失活中起重要作用,如 α-β-不饱和醛、醌、环氧化物和过氧化物。有两种 GST 超家族:(1)膜结合的 GST 同工酶和白三烯 C4 合成酶;(2)胞质可溶性酶,每一种都表现出不同的细胞内分布和不同的催化作用,以及非催化结合特性。13 个不同的人类 GST 亚基,GSTA1-GSTA4、GSTM1-GSTM5、GSTP1、GSTT1、GSTT2 和 GSTZ1 已被鉴定为属于 α、μ、ω、π、σ、θ 和 ζ 七个不同的类别(Hayes and Pulford,1995)。GST 似乎在人体组织中无处不在。形成 GSH 结合物的一些临床意义重大的药物包括对乙酰氨基酚、磺胺类药物、伊立替康、卡马西平、罗托那韦、氯氮平、普鲁卡因、肼嘧啶、环孢菌素 A、双氯芬酸、雌激素和他莫昔芬(Zhou et al. , 2005)。

虽然有强有力的证据表明 GSH 结合是一种解毒途径,但有很多例子表明它可能与形成具有细胞毒性、诱变性或致癌性的代谢产物有关(Parkinson and Ogilvie,2008)。

A.5.6 氨基酸结合

在含羧酸或芳香羟胺的底物中可见到氨基酸结合。氨基酸与羧酸的结合包括三个步骤(图 A.7)(1)羧酸与 ATP 活化产生酰基腺苷酸和焦磷酸盐;(2)酰基腺苷酸与 CoA 反应生成活性酰基辅酶 A;(3)活化的酰基与氨基酸的氨基连接。芳香羟胺与氨基酸的羧基酸,如丝氨酸和脯氨酸结合。氨基酸被氨酰基-tRNA 激活,再与芳香羟胺反应形成有活性的 N-酯(Kato and Yamazoe,1994)。

外源性物质与氨基酸结合依赖于芳香族环系统周围的其他基团或羧酸周围可能存在的空间位阻。氨基酸与羧酸结合是一种解毒途径,葡萄糖醛酸与羧酸结合可能产生毒性。然而,当羟胺与氨基酸结合产物为 N-酯,其在降解后可形成亲电子的氮和碳正离子(Parkinson and Ogilvie,2008)。通过氨基酸结合代谢的化合物实例有苯甲酸(甘氨酸)、valporic acid(谷氨酰胺、谷氨酸和甘氨酸)和布洛芬(牛磺酸)。

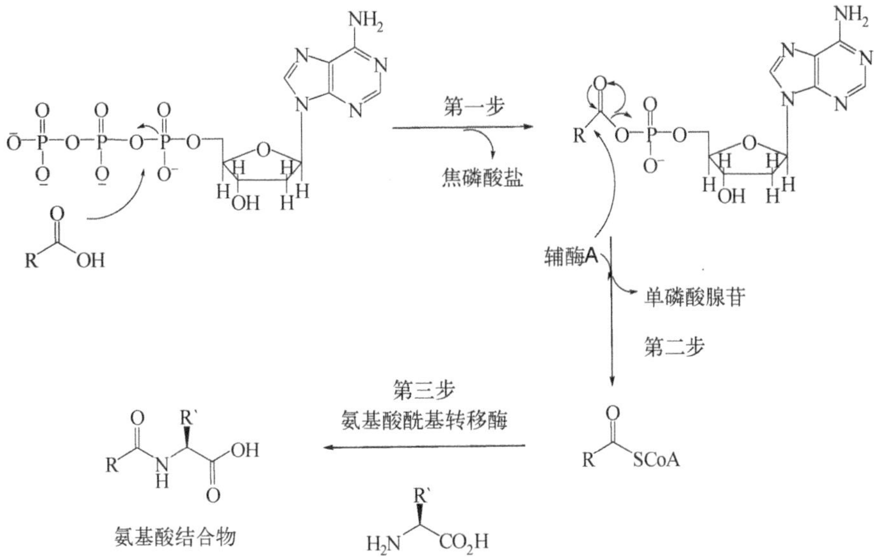

图 A.7　氨基酸结合机制。

A.6　影响药物代谢反应的因素

清除率和血浆半衰期是药物处置的两个重要决定因素,因为这些参数用于确定药物的剂量和给药方案。大多数(>75%)已上市药物从体内被消除,至少部分是通过代谢消除的,因此,代谢在人体药物清除的个体差异中起着重要的影响作用。疾病状态、年龄、性别、药物遗传学和联合用药等几个因素可能会改变药物代谢酶活力,从而导致人体出现不同的程度的药物清除。

A.6.1　种属和性别

哺乳动物中的药物代谢酶具有共同的祖先根源。然而,药物代谢中的种属和性别相关的差异已经确定,并导致了代谢中参与代谢的药物代谢酶的特征以及它们在包括人类在内的跨种属间的表达和催化活性的差异。某些药物代谢酶的种属间特异性可能存在显著差异(Martignoni et al.,2006)。CYP1A、2C、2D 和 3A 家族的种属特异性亚型在催化活性中表现出明显的种间差异,在将动物的代谢数据外推至人时应谨慎运用。同样,当 AO 是参与代谢清除的主要酶时,用于药代动力学和毒理学测试的种属选择是至关重要的。AO 酶的活性在猴和人类中很高,在啮齿动物中活性中等,在犬肝中未检测到。此外,在药物代谢方面也有一些与性别相关的差异。CYP1A2、CYP2D6、CYP2E1、TMT、GT 和 COMT 的底物在男性中表现出较高的清除率,而 CYP3A4 和 XO 的底物在女性中表现出更高的清除率。CYP2C9、2C19、XO 和 NAT 底物的清除无性别相关的差异(Franconi et al.,2007)。因此,除了鉴定代谢物之外,在药物开发过程的早期阶段,参与 NCE 主要代谢物形成的酶对于药代动力学和毒理学测试的种属选择至关重要。

A.6.2 药物代谢酶的基因多态性

药物代谢酶的遗传变异性是人类药物药代动力学变异的重要因素。CYP2C9、CYP2C19、CYP2D6、UGT1A1、NAT 和 TMT 是了解药物代谢酶基因多态性的重要例子。CYP2D6 基因多态性是主要关注的问题,因为其许多底物的治疗范围狭窄,特别是在精神疾病中,约 50% 的患者使用至少一种主要由 CYP2D6 代谢的药物,这可能是药物不良反应和治疗反应不良的原因之一。根据 CYP2D6 多态性的性质,可以分为三类个体(弱代谢者[PM],广泛代谢者[EM]和超快速代谢者)。由于在 CYP2D6 基因位点上存在一个或几个突变等位基因,大约 7%~10% 的白种人,0~5% 的非洲人和 0~1% 的亚洲人缺乏 CYP2D6 活性,这些个体被称为 PMs。由于不能形成由 CYP2D6 催化的活性代谢物吗啡,它们对可待因治疗没有反应。与正常代谢或广泛代谢者相比,弱代谢者显示出 CYP2D6 代谢的母体药物的曲线下面积(AUC)值明显增大,因此需要更低剂量才能达到治疗效果。其他多态性的 P450 酶是 CYP2C9 和 CYP2C19。大约 20% 的亚洲人和 3% 的高加索人是 CYP2C19 的弱代谢者。携带等位基因变体 CYP2C9 * 6 或 CYP2C19 * 2 的患者在使用抗癌药物 indisulam 治疗时易患中性粒细胞减少症,indisulam 主要由 CYP2C9 和 2C19 代谢。

引起广泛关注的多态性 Ⅱ 相代谢酶为 UGT1A1 和 NAT2。据报道,UGT1A1 基因有 62 个等位基因变异体,UGT1A1 的 16 个等位基因变异体导致更少致命的 Ⅱ 型 Crigler-Najjar(CN)综合征。伊立替康、SN38 和癌症药物依托泊苷的活性代谢产物主要是由 UGT1A1 清除的药物,具有较窄的治疗指数(TI)。为了保持药物浓度在治疗窗口内,对用这些药物治疗的患者进行基因分型是至关重要的。N-乙酰化的基因多态性已在人类、仓鼠、兔子和小鼠中得到很好的证实。慢乙酰化表型在中东人中表达较高(~92%),在高加索人和非洲人群中表达中等,而在亚洲人群则较低(Sirot et al. , 2006)。因此,了解酶的表达模式非常重要,据报道这种多态性导致酶活性的改变,从而影响药物的清除(Salman et al. , 2009)。

A.6.3 联合用药和饮食

有大量关于饮食或联合用药改变药物代谢酶催化活性的报道。许多药物代谢酶是可诱导的,且可以被抑制。因此,一种药物对药物代谢酶的抑制和/或诱导能够在另一种药物的处置中产生从药效丧失到严重药物不良反应的显著效果。如果受影响的药物具有高的固有清除率或者仅通过一种主要途径选择性清除,则风险更大。

据报道,在 Saint-John's-wort 的存在下,咪达唑仑、阿米替林、环孢菌素、地高辛、茚地那韦、伊立替康、华法林、阿普唑仑、辛伐他汀和炔雌醇等几种药物的暴露量显著减少,同时 Saint-John's-wort 也被证明是 CYP3A4 的有效诱导剂。Ⅰ 相和 Ⅱ 相药物代谢酶的诱导主要由 AhR、PXR 和 CAR 等大型核受体家族调控。CYP1A2、2B6 和 3A4 的诱导分别表明 AhR、CAR 和 PXR 受体被激活。

A.7 药代代谢反应

A.7.1 氧化反应

氧化反应是最常见的 I 相代谢反应,可以被多种药物代谢酶介导,包括 CYP 酶和非 CYP 酶。许多底物和官能团都容易发生氧化反应。下面列举了不同类型药物代谢酶介导的氧化反应的例子。

脂肪族的羟基化反应是 CYP 酶介导的反应,通常可形成多羟基产物;形成的产物优先来自最稳定的自由基(共振稳定)。

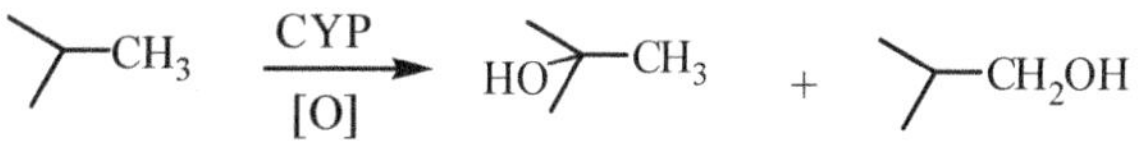

司马西特(图 A.8)内酰胺环氧化生成两个代谢产物,M3 和 M34。M3 是苄基碳羟基化产物,而 M34 是邻近氮原子的碳原子羟基化,并加入一分子水,再开环后形成的产物(Yi et al. , 2010)。

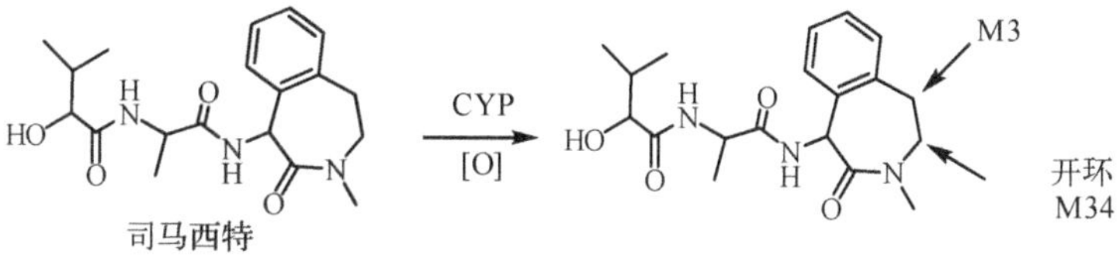

图 A.8 司马西特的氧化代谢(Yi et al. , 2010)。

同样,阿哌沙班的内酰胺环氧化形成三个同分异构的羟基化产物(M4、M7 和 M9),也有开环代谢产物(M3),如图 A.9 所示(Wang et al. , 2010)。

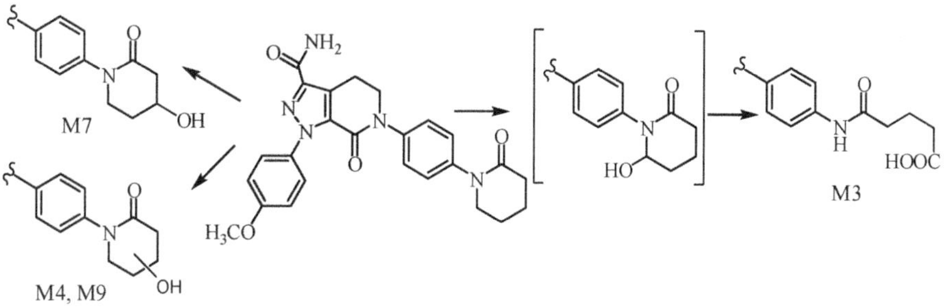

图 A.9 阿哌沙班的脂肪类羟基化代谢。

芳香族的羟基化反应可以通过 CYPs 酶和细胞质酶如 AO/XO 介导,CYP 酶介导的反应经常形成同分异构的羟基化产物。由于共振稳定性的不同,对于单取代苯基,羟基化代谢产物的形成速率通常为:对位>邻位>间位。

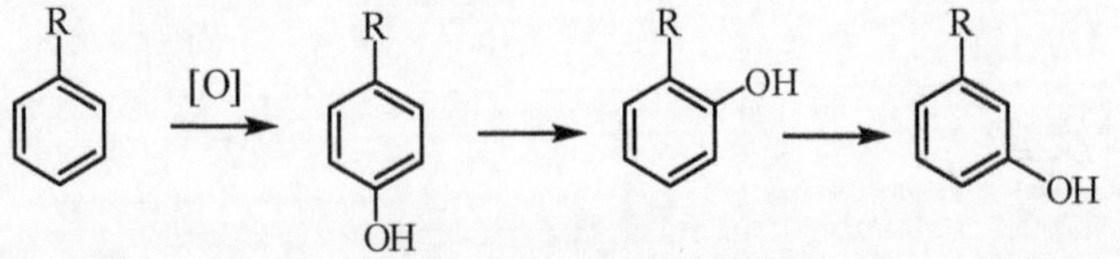

拉索息芬的氧化反应主要由 CYP3A4/3A5 和 CYP2D6 催化,形成同分异构的酚羟基产物,接下来再发生结合反应(图 A.10)(Prakash et al., 2008)。

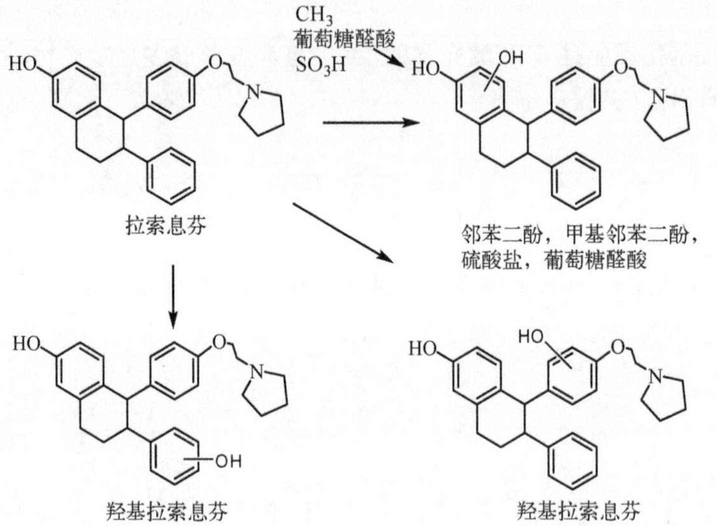

图 A.10 拉索息芬芳环羟基化后的结合反应(Prakash et al., 2008)。

杂环芳香族类的羟基化反应能够形成含羰基的代谢产物。例如,CYP 介导氯吡格雷的氧化(Kazui et al., 2010)形成 2-O-氯吡格雷(硫酯代谢产物),AO 介导的 zoniporide 形成内酰胺代谢产物(Dalvie et al., 2010)(图 A.11)。

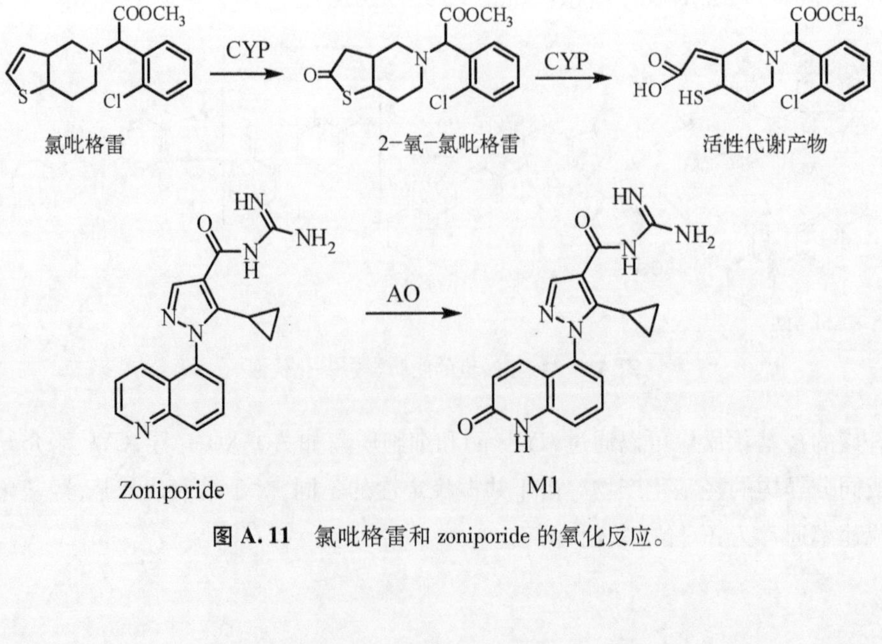

图 A.11 氯吡格雷和 zoniporide 的氧化反应。

环氧化。反应分子中含双键、三键和芳香基团的化合物可以通过 CYP 酶介导发生环氧化反应。

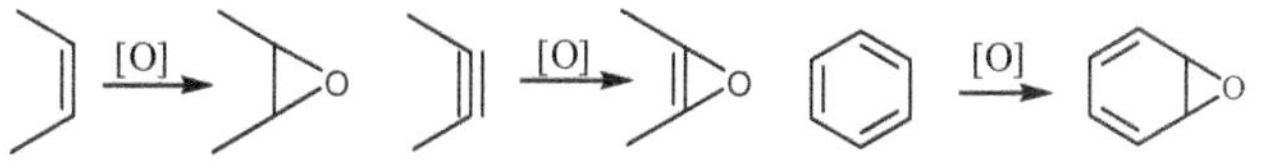

环氧化反应形成不稳定的代谢产物,被环氧化物水解酶(EHs)水解后形成二醇或与大分子中的亲核基团发生反应而产生毒性反应(Guengerich, 2001)。环氧化物也可以进一步代谢生成稳定的代谢产物,如埃罗替尼代谢形成羧酸代谢产物(图 A.12)(Ling et al., 2006)。

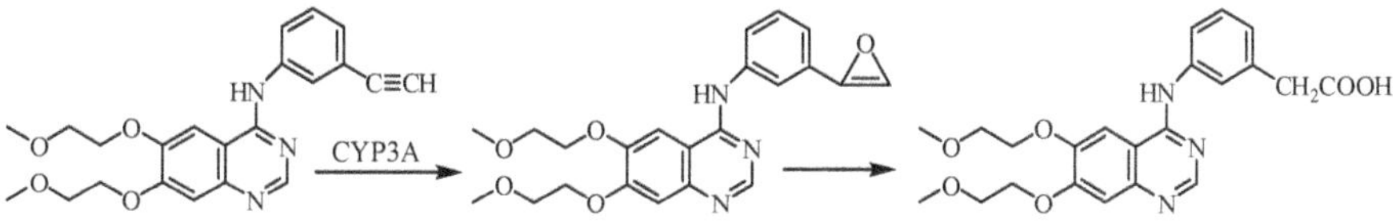

图 A.12 埃罗替尼形成羧酸代谢产物的机制。

胺的氧化。仲胺、叔胺和芳香胺能被许多的酶包括 CYPs 和 FMOs 介导发生 N-氧化反应。这种反应能够形成 N-氧化物或是羟胺。

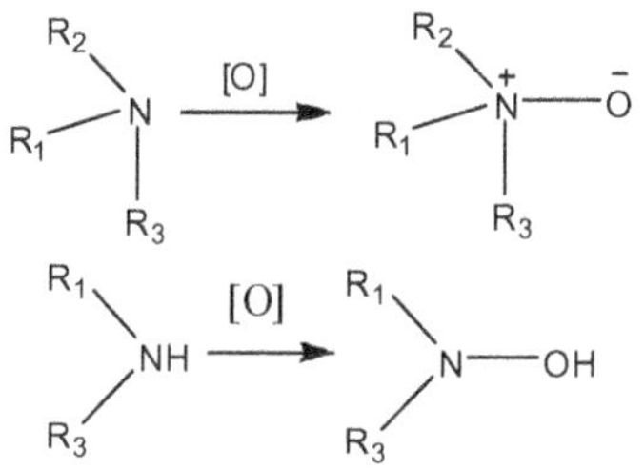

同一位点可以被许多酶催化发生氧化反应,如伏立康唑的 N-氧化是由 CYPs 和 FMO3 介导的 (图 A.13) (Yanni et al., 2010)。

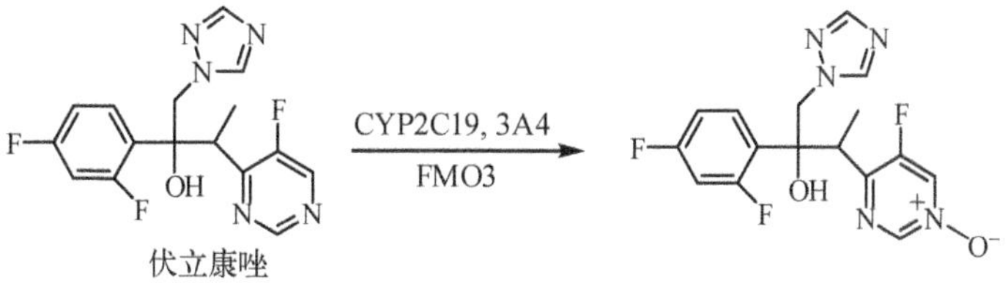

图 A.13 CYP2C19、3A4 和 FMO3 催化伏立康唑的 N-氧化反应。

N 和 O(S)-脱烷基化是含仲胺或叔胺、烷氧基或烷基取代硫醇类药物很常见的一种代谢反应,这类反应由 CYPs 介导,通过两个步骤进行:首先是 N、O 或 S 原子 α 位的碳原子发生氧化,随后是不稳定中间体发生解离。

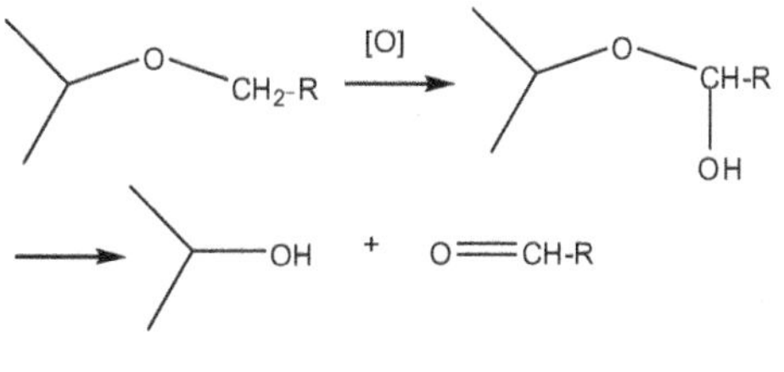

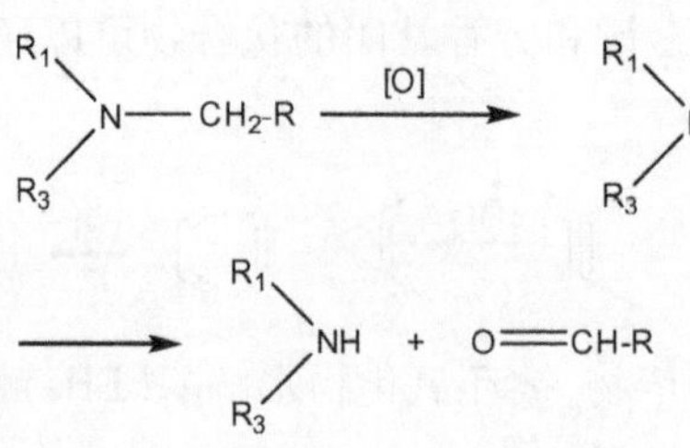

S-西酞普兰(SCIT)的 N-脱甲基化(Rudberg et al.，2009)和氟氯吡啶的 O-脱烷基化(Nagahori et al.，2009)都是由 CYPs 介导的反应(图 A.14)。

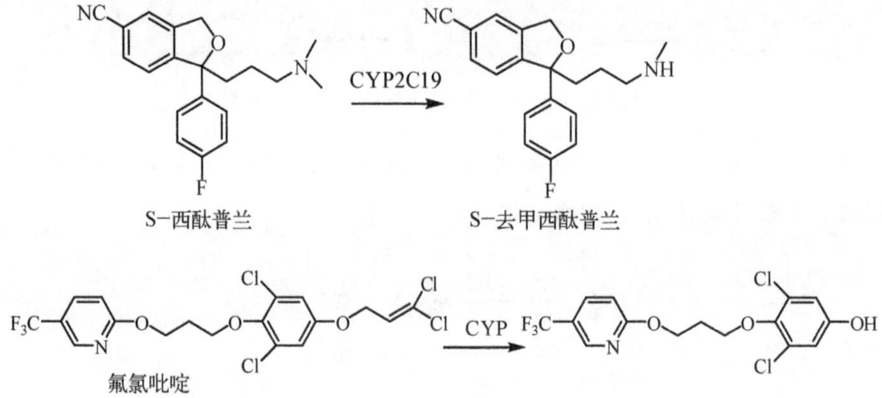

图 A.14　S-西酞普兰的 N-脱甲基化反应和氟氯吡啶的 O-脱甲基化反应。

酯的氧化和酰胺的水解是另一种常见的代谢反应,它包括多个步骤:氧化、不稳定中间体的解离和脱羧。

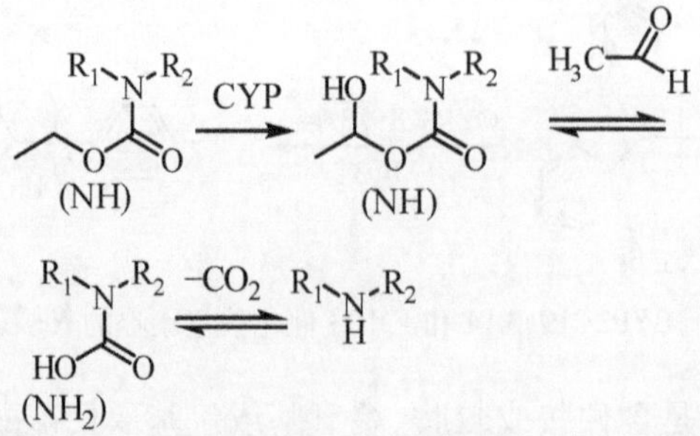

水解也可以通过非氧化过程由非 CPY 酶如水解酶介导。通过对 NADPH-P450 还原酶和 NADPH 的依赖性可以看出氧化反应和非氧化水解的区别 (Guengerich，2001)。CYP3A4 和 2C19 介导的氧化水解反应是氯雷他定形成其活性代谢产物地氯雷他定(或地洛他定)的主要代谢途径(图 A.15) (Ramanathan et al.，2007；Ghosal et al.，2009)。

相反,司马西特的水解反应通过非 CYP 酶进行介导(图 A.16) (Yi et al.，2010),这个过程不包括氧化步骤。

图 A. 15 氯雷他定氧化水解形成其活性代谢产物地氯雷他定。

图 A. 16 非 CYP 酶介导司马西特的水解反应。

氧化脱氨由 CYPs 和 MAOs 介导。例如舒马曲坦的氧化脱氨是通过 MAO 介导,而 SCIT 则由 CYP2C19 介导代谢(图 A. 17)(Dixon et al. , 1994;Rudberg et al. , 2009)。

图 A. 17 舒马曲坦和 SCIT 的氧化脱氨反应。

A. 7. 2 还原反应

还原反应可以由多种酶催化。黄素蛋白酶主要负责催化还原内源性化合物。CYPs 也可以催化还原反应,因为亚铁具有还原性(Isin and Guengerich, 2007)。含有硝基的药物可以通过一系列的还原形成羟胺。(图 A. 18)(Gu et al. , 2010; Guise et al. , 2010)

图 A. 18 硝基化合物的还原反应。

$$RNO_2 \rightarrow RN = O \rightarrow RNHOH \rightarrow RNH_2$$

N-羟胺和 N-氧化物被 P450s 和其他酶如 AO 还原。CYPs 催化的还原反应似乎涉及电子从铁转移到底物上。

醛酮还原酶(AKRs)也能还原酮形成相应的醇。多个醛酮还原酶(AKR)的亚型都可以催化替勃龙还原成羟基替勃龙。

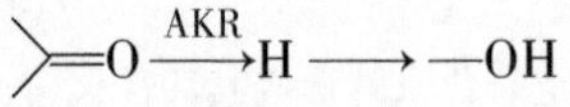

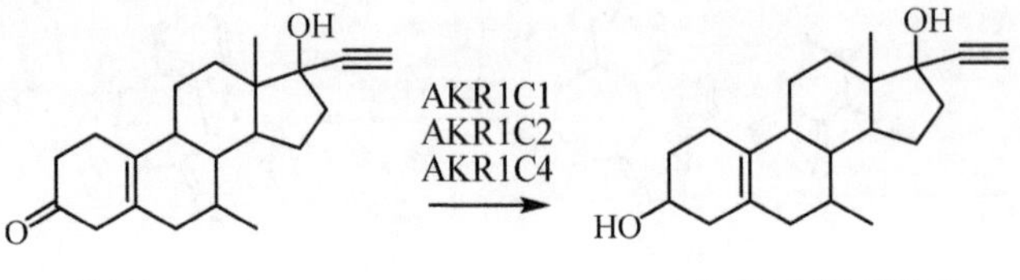

替勃龙　　　　3α/β-羟基替勃龙

图 A. 19　替勃龙的还原反应。

A. 7. 3　结合反应

结合反应或二相代谢反应包括葡萄糖醛酸化、磺酸化、谷胱甘肽和氨基酸结合。羧基、羟基、氨基和巯基等基团通过结合发生代谢。

同一官能团可以成为多种结合反应的反应位点,如拉索昔芬的结合反应示意图(图 A. 20)(Prakash et al., 2008)。

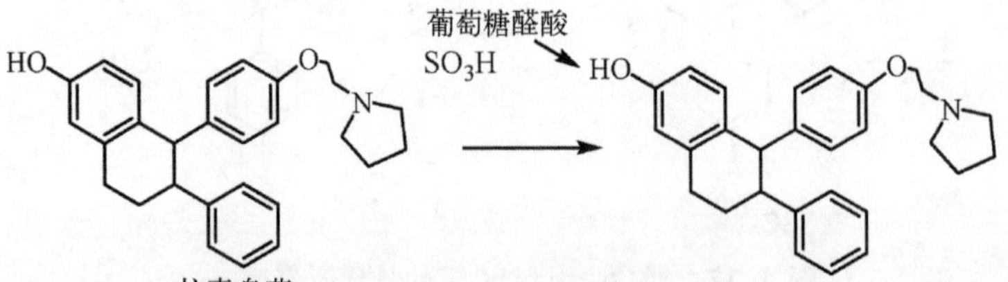

拉索息芬

图 A. 20　拉索息芬的结合反应。

在大多数情况下,结合反应都需要先经过一相反应的过程。氟吡汀首先被酯酶水解,形成二氨基吡啶代谢产物,然后在 N-乙酰转移酶(NAT)的作用下生成 D13223(图 A. 21)(Methling et al., 2009)。

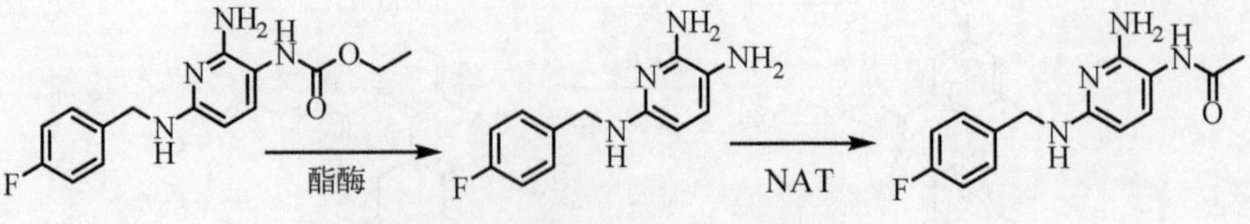

图 A. 21　氟吡汀的 N-乙酰化反应。

含有羧基的药物可以通过与葡萄糖醛酸结合形成酰基葡萄糖醛酸或者通过与氨基酸如甘氨酸、丙氨酸、谷氨酰胺和牛磺酸等结合而被代谢。例如,水杨酸的主要代谢途径就是氨基酸结合,水杨酰甘氨酸(甘氨酸结合产物)占阿司匹林尿液排泄的75%。羧基是结合反应最常见的反应位点,但也有一些情况下,其他官能团例如酮等也会发生结合反应(图A.22)(Herebian et al., 2010)。

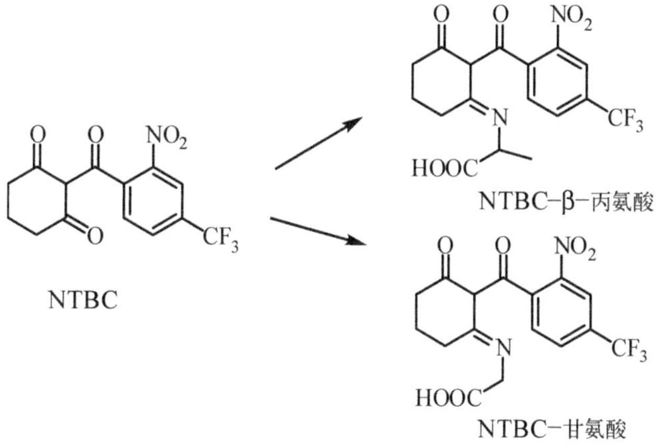

图A.22 NTBC的甘氨酸和β-丙氨酸的结合反应。

谷胱甘肽(GSH)结合反应是活性亲电体解毒的主要途径。GSH结合反应包括将GSH直接加入到分子(迈克尔受体)中,或先经生物活化后再结合,如下图所示的埃罗替尼,先形成活性环氧化物或者醌/醌亚胺中间体再与GSH结合。

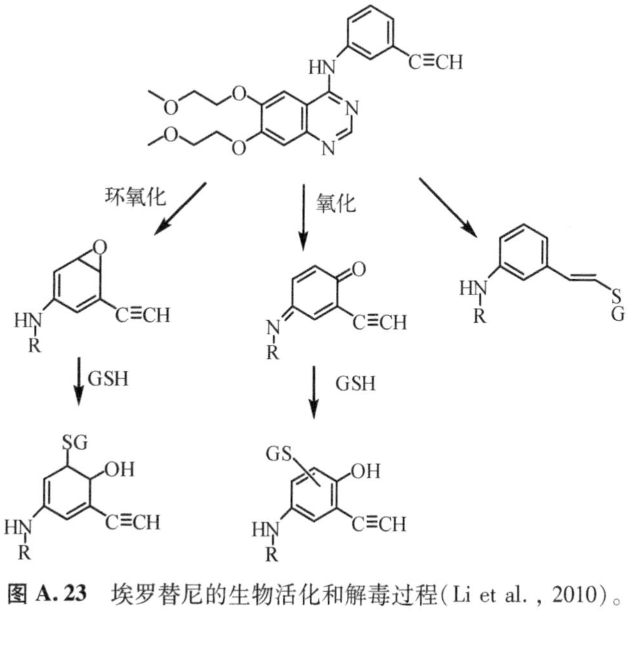

图A.23 埃罗替尼的生物活化和解毒过程(Li et al., 2010)。

A.8　总结

自从 1841 年 Alexander Ure 进行的第一个有记录的研究以来,药物代谢领域已经取得了长足的进展。现在已经确定的是,药物代谢酶(DMEs)知识已经成为药物开发过程中的非常重要的一个关键因素,它包括好几个阶段,从确定目标疾病模型到筛选一系列对靶点有选择性的化合物。药物代谢酶的作用只是明确新化学实体从发现到临床疗效成功路上的众多变量之一。采用亚细胞组分来预测药物在人体内的处置行为和筛选合适的毒理种属已经成为非常流行和有价值的工具。此外,技术上的爆炸式进步使科学家们可以研究与外源性物质代谢相关的各种途径。

参与药物代谢的大多数人类酶如 CYP、UGT、MAO、FMO、UGT 和一些较少遇到的药物代谢酶已被分离或异源表达和表征化,最近一些酶的晶体结构得到解决,使得能够更好地基于结构理解这些酶的广泛特异性。已知有几种 CYP 亚型的特异性抑制剂和底物,它们可以阐明一些主要的代谢途径并评估药物-药物相互作用的可能性。药物代谢和相关酶系统的分子遗传学的进展使人们对遗传性状的分子基础有了一定的了解,比如弱代谢和广泛代谢。扩展我们对 CYP 酶的反应机制、它们的底物特异性和晶体结构的认识,可以进行计算机模拟预测构建模型。

有关非 CYP 酶代谢途径知识也在扩展,许多工具可用于评估 MAO、UGT、SULT、AOs 和 XOs 等酶是否有助于药物清除。随着药物化学家在限制 CYP 介导的新化学实体代谢方面越来越有效,非 CYP 代谢途径将越来越多地参与药物的清除,因此,需要更好的工具来评估这些酶在药物开发过程的早期阶段对新化学实体代谢的作用。

随着用来做代谢产物鉴定工具的技术进步(例如高效液相色谱偶联高分辨质谱的引入),使得能够快速鉴定代谢产物、识别代谢热点和生物转化途径(Prakash et al. , 2007)。如果以迭代方式进行,这将有助于设计具有更好药代动力学性质的化合物。

致谢

作者感谢 Lewis Klunk 博士对本书的审阅和提出有益的建议。

(李瑞兴译;覃耿垚审校)

参考文献